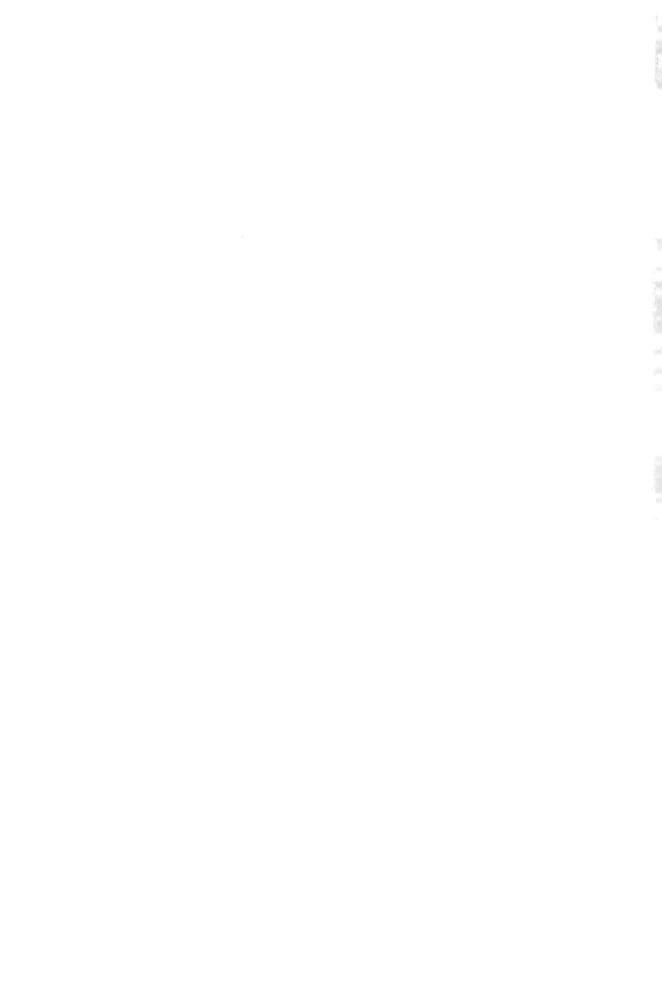

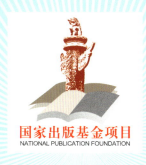

"十三五"国家重点出版物出版规划项目

线粒体生物医学：
靶向线粒体防治人体重大疾病的研究

丛书总主编 刘健康
丛书副总主编 龙建纲

"十三五"国家重点出版物出版规划项目

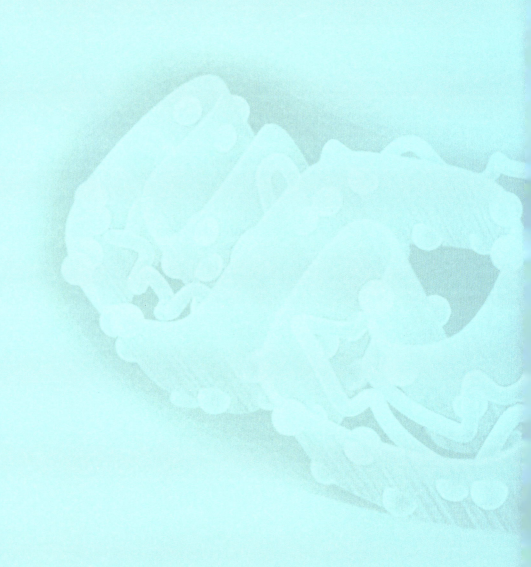

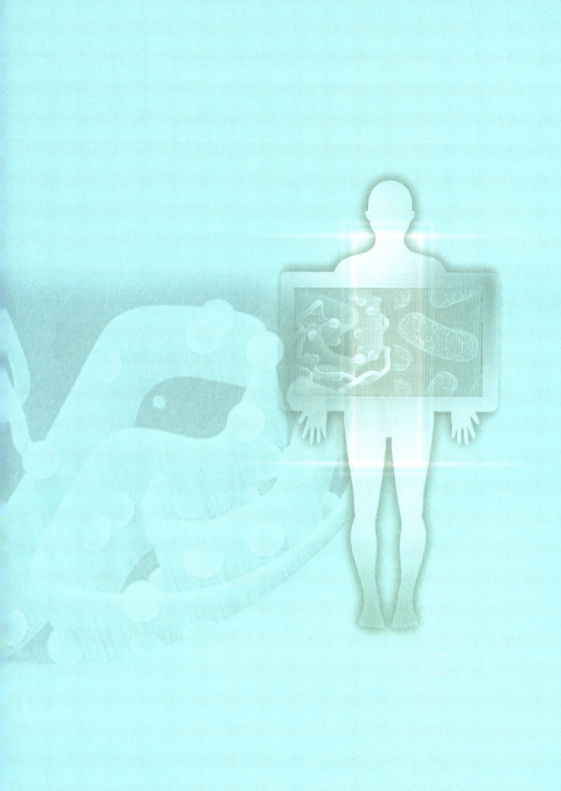

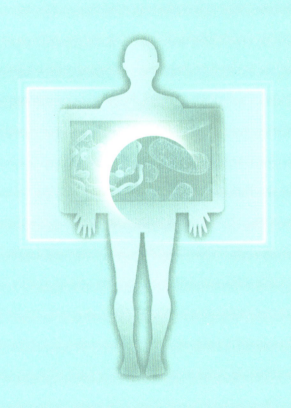

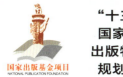

"十三五"
国家重点
出版物出版
规划项目

线粒体生物医学：
靶向线粒体防治人体重大疾病的研究

丛书总主编　刘健康
丛书副总主编　龙建纲

线粒体遗传病

主　编　杨铁林
副主编　董珊珊　郭　燕

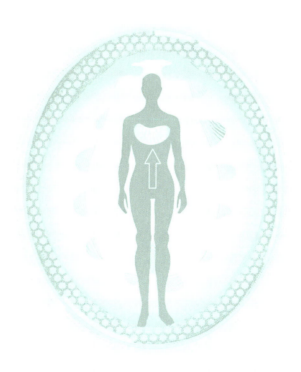

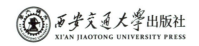

图书在版编目(CIP)数据

线粒体遗传病/杨铁林主编. —西安：西安交通大学出版社，2024.5

（线粒体生物医学：靶向线粒体防治人体重大疾病的研究）

ISBN 978-7-5693-3762-4

Ⅰ.①线… Ⅱ.①杨… Ⅲ.①线粒体－人体细胞学－细胞生物学－关系－遗传病－研究 Ⅳ.①R329.2 ②R596

中国国家版本馆CIP数据核字(2024)第091334号

XIANLITI YICHUANBING

书　　名	线粒体遗传病
主　　编	杨铁林
责任编辑	张永利　吴　杰
责任校对	肖　眉
责任印制	张春荣　刘　攀
装帧设计	程文卫　伍　胜　任加盟

出版发行	西安交通大学出版社
	（西安市兴庆南路1号　邮政编码 710048）
网　　址	http://www.xjtupress.com
电　　话	(029)82668357　82667874(市场营销中心)
	(029)82668315(总编办)
传　　真	(029)82668280
印　　刷	西安五星印刷有限公司
开　　本	787 mm×1092 mm　1/16　　印张　31.5　　字数　669千字
版次印次	2024年5月第1版　　2024年5月第1次印刷
书　　号	ISBN 978-7-5693-3762-4
定　　价	398.00元

如发现印装质量问题，请与本社市场营销中心联系。

订购热线：(029)82665248　(029)82667874

投稿热线：(029)82668803

版权所有　侵权必究

线粒体生物医学：靶向线粒体防治人体重大疾病的研究

编撰委员会

顾　问
林其谁　程和平　宁　光　郭爱克　陈志南　郭子建　王学敏
赵保路　陈　佺　管敏鑫　Douglas C. Wallace　Bruce N. Ames

主任委员
刘健康

副主任委员
刘树森　杨铁林　冯智辉　龙建纲　王昌河　高　峰　郑　铭
沈伟利　邢金良　药立波　张　勇　赵　琳　刘华东　施冬云

丛书总主编
刘健康

丛书副总主编
龙建纲

丛书总审
林其谁　程和平　宁　光　郭子建
王学敏　赵保路　陈　佺　管敏鑫
Douglas C. Wallace　Bruce N. Ames

丛书秘书
崔　莉

编委会成员
（按姓氏拼音排序）

鲍登克	薄　海	曹　可	曹雯丽	常珂玮	车佳行	陈　洋
陈厚早	程　序	程丹雨	崔玉婷	丁　虎	董珊珊	杜冬玥
段媛媛	樊　璠	范　强	封　琳	冯　红	冯梦雅	冯智辉
付　炎	高　丹	高　峰	高　晶	高　静	高佩佩	谷习文
顾禹豪	郭　旭	郭　燕	韩　笑	韩戍君	侯　晨	侯占武
胡绍琴	胡亚冲	黄高建	黄启超	霍靖晓	贾　石	姜　宁
焦凯琳	鞠振宇	康家豪	康新江	李　华	李　嘉	李国华
李积彬	李子阳	林文娟	刘　甲	刘　坚	刘　静	刘　洋
刘　泳	刘华东	刘健康	刘树森	刘中博	柳絮云	龙建纲
楼　静	鲁卓阳	吕　斌	吕伟强	庞文陶	裴育芳	彭韵桦
戚　瑛	秦兴华	曲　璇	权　磊	任婷婷	申　童	申亮亮
沈　岚	沈伟利	施冬云	时　乐	宋　茜	宋默识	苏　田
孙　琼	唐小强	同　婕	王　莉	王　谦	王　严	王　钊
王　珍	王　震	王变变	王昌河	王乃宁	王显花	王雪强
韦安琪	吴　晋	吴美玲	吴轩昂	武丽涛	谢文俊	邢金良
邢文娟	徐　杰	徐春玲	徐华栋	许　洁	薛意冰	闫文俊
闫星辰	杨　飞	杨铁林	药立波	曾孟琦	张　蕾	张　星
张　伊	张　勇	张富洋	张观飞	张海锋	张爽曦	张田田
张子怡	赵　斐	赵　琳	赵保路	赵黛娜	赵云罡	郑　铭
周嘉恒	周幸春	朱剑军	朱栩栋			

《线粒体与遗传病》

编委会

主　编　杨铁林

副主编　董珊珊　郭　燕

编　委　（按姓氏笔画排序）

　　　　　　王乃宁（西安交通大学）

　　　　　　杨铁林（西安交通大学）

　　　　　　段媛媛（西安交通大学口腔医院）

　　　　　　郭　燕（西安交通大学）

　　　　　　董珊珊（西安交通大学）

　　　　　　裴育芳（苏州大学）

秘　书　董珊珊

线粒体生物医学：靶向线粒体防治人体重大疾病的研究

编辑委员会

丛书总编辑

李 晶　张永利　赵文娟

丛书编辑

李 晶　张永利　赵文娟　张沛烨
秦金霞　郭泉泉　肖 眉　张家源

序 一

在生命科学界，线粒体研究是一个历久弥新的前沿方向和热点领域。线粒体作为真核细胞特有的细胞器，不仅为人体生命活动提供能量，而且作为细胞死亡调控中心和活性氧生成中心的地位也得到了证实。从微观尺度看，单细胞内线粒体数以千计，它们运动和迁移、分裂和融合、增殖和降解，形成动态网络；又有线粒体基因组，它与核基因组相互调控，构成人类的双遗传系统。在宏观尺度上，生命活动的最基础、最核心问题——生长、发育、生殖、遗传、代谢、衰老、死亡，无一不与线粒体生物学密切相关。人类已知的与线粒体损伤和功能紊乱相关的疾病已涵盖了诸如神经-肌肉疾病、记忆-视力-听力丧失、出生缺陷、心血管疾病、肥胖、糖尿病、胃肠病、酒精中毒、神经退行性疾病、肿瘤等各大门类。也正因如此，线粒体研究具有引人入胜的魅力，为基础突破提供深刻而丰富的命题，为医学发展指引新的方向，靶向线粒体的药物研发也方兴未艾。

自线粒体研究兴起以来，我国科学家在线粒体领域的贡献不可忽视。近年来，随着青年科学家队伍的壮大，研究成果日益丰硕，但尚未见到系统的相关研究著作。由刘健康作为总主编、龙建纲作为副总主编，联合国内外近 20 所著名大学和研究所编撰的"线粒体生物医学：靶向线粒体防治人体重大疾病的研究"丛书正是为了系统展示我国在线粒体研究领域的成果和贡献而编写的。该丛书共分为 10 卷，内容涵盖了线粒体生物医学导论、线粒体遗传病、线粒体与衰老、线粒体与心血管疾病、线粒体与神经退行性疾病、线粒体与代谢、线粒体与肿瘤、线粒体与运动、线粒体与营养、线粒体研究方法学等方面的研究成果。

该丛书力求瞄准线粒体生物学与医学研究的前沿热点，系统地汇总和梳理了线粒体功能障碍与重大疾病关系的研究，反映了国内外线粒体医学研究领域的重大原创成果与未来动向。同时，丛书的作者阵容汇集了我国在线粒体领域一流的专家和学者，他们在该领域具有深厚的学术造诣和丰富的实践经验，既涉及线粒体生物学的基础理论，又可纵览线粒体相关疾病的诊断和治疗。

我相信，该丛书的出版可填补国内在该领域系统性研究的空白，为我国线粒体领域的发展注入新的动力。恭逢科教兴国大时代，衷心祝愿该丛书能助力我国科学家在线粒体研究领域不断取得重大原创突破，并产出切实的应用成果，为人类生命健康事业做出应有的贡献。

中国科学院院士
北京大学国家生物医学成像科学中心主任
北京大学分子医学南京转化研究院院长
2023 年 12 月

序 二

  线粒体是真核生物中极为重要的细胞器，被称为"细胞能量代谢的工厂"。线粒体中有复杂的能量代谢网络，可产生细胞活动所需的高能磷酸化合物ATP。线粒体还涉及氨基酸、脂肪酸、血红素等重要化合物的合成，以及活性氧自由基的生成。它在真核生物多种细胞活动中起着核心作用，对细胞的生存与死亡起到了重要的调控作用，可调控细胞凋亡、坏死、焦亡、铁坏死，还起到了信号转导中心的作用。线粒体有自身的转录机器，即线粒体RNA聚合酶体系；线粒体有自身的翻译机器，即线粒体核糖体。线粒体基因组（mtDNA）可转录、切割生成22个线粒体tRNA，2个线粒体rRNA，以及13个mRNA。线粒体内膜上行使氧化磷酸化功能的5个大复合物中大部分蛋白质组分是核编码的，转录后出核翻译成蛋白质进入线粒体，有13个蛋白质组分是线粒体基因组编码的。线粒体是高度动态的，当线粒体遭受代谢或环境应激时，为保持其良好的功能，线粒体可以融合、分裂或通过线粒体特殊的自噬——线粒体自噬清除损坏的线粒体。线粒体功能障碍将引起天然免疫系统的激活，以及非细菌性的慢性炎症，从而导致各种疾病，如神经退行性疾病、2型糖尿病、心脑血管病、肿瘤等。这些疾病的发生、发展都受到遗传与表观遗传的调控。

  高等真核生物有两套染色体DNA基因组，即核基因组及线粒体基因组。尽管这两个基因组中的DNA都会发生突变，但与年龄相关的退行性疾病与生活方式、运动、营养、睡眠、环境有密切关系，所以表观遗传调控起了关键作用。核基因组的表观遗传调控包括染色体DNA甲基化、组蛋白修饰、染色体重塑、非编码RNA调控，人类虽对其已研究多年，但线粒体基因组的表观遗传调控（包括线粒体DNA甲基化、线粒体中各类RNA的修饰，以及线粒体中的非编码RNA调控）机制还远不清楚，这一点非常值得关注。核基因组及线粒体基因组通过代谢物可以互作。

  "线粒体生物医学：靶向线粒体防治人体重大疾病的研究"丛书内容涵盖了线粒体发生、发展与生命起源，线粒体结构、形态学、网络与动态，线粒体质量控制，线粒体遗传学，线粒体的生理学功能，线粒体与能量代谢，线粒体与衰老，以及线粒体功能缺失与各类型疾病，包括神经退行性疾病、心血管疾病、代谢性疾病、肿瘤等的病理学机制。丛书内容丰富、数据详实，既包含基础理论，又介绍了该领域的国际前沿。

  该套丛书的作者大多为我国在线粒体研究领域长期辛勤耕耘且取得重要成就的科学家，其中一些人甚至是我国在该领域的开创者和引领者。

我相信，这套丛书的出版可为科技工作者，特别是年轻的大学生、研究生提供难得的优秀的教科书及参考书，也必将推动我国在线粒体生物学与医学领域的研究走向国际前沿，助力健康中国的国家重大战略需求。

中国科学院院士

2024 年 3 月

总 序

线粒体是包括人类在内所有真核生物细胞质中特别重要的细胞器,对它的研究已经经历了两个多世纪。从 1774 年发现氧及其与生命呼吸功能开始,到 1858 年在显微镜下观察到肌肉细胞内的线粒体,并一直持续到 21 世纪的两百多年间,全球近百家著名实验室和数以万计的研究人员对线粒体学的基础研究做出了大量历史性的重要贡献。1978 年,诺贝尔化学奖获得者 Peter D. Mitchell 的"化学渗透偶联学说";1997 年,Paul D. Boyer 与 John E. Walker 共同分享诺贝尔化学奖 F_1 - ATP 酶的"亚基结合旋转变化机制"及其酶晶体结构的成功验证。线粒体研究一直以呼吸链氧化磷酸化 ATP 合成为中心并以生物能力学为主旋律在不断深入和持续发展。但到了 20 世纪 90 年代,越来越多的研究发现,线粒体除为人体生命活动提供能量外,其作为细胞死亡调控中心和活性氧生成中心的地位被证实,在细胞代谢网络和细胞信号网络中的主导和调控作用也被广泛认同。线粒体结构的动态性,使它在细胞中不断分裂和融合、增殖和降解,在生物发生的双遗传系统控制时,密切联系着细胞多种功能以适应机体的不同需要,构成了线粒体学与生物的生长、发育、生殖、遗传、代谢、衰老、死亡及人体线粒体疾病的相互关系。线粒体疾病过去主要指病变发生在人体各种器官和组织的细胞线粒体内,是线粒体 DNA 和/或核 DNA 编码的线粒体蛋白基因变异引起的线粒体结构和呼吸链氧化磷酸化功能损伤的遗传性疾病。然而,目前所说的线粒体疾病包括与线粒体损伤相关的各种疾病,如神经-肌肉疾病,记忆、视力、听力丧失和体力下降,以及出生缺陷、心血管疾病、肥胖、糖尿病、胃肠病、酒精中毒、神经退行性疾病、肿瘤等几乎所有疾病。因而,线粒体已成为 21 世纪细胞生物学的研究中心,是生命科学和基础分子医学中的新前沿,涉及生命科学的所有基本问题。目前,线粒体相关研究已成为全球生命科学研究领域的一个热点,特别是近 10 年来,发表的相关论文数量每年超过 1 万篇,并以约 10% 的速率持续增长,重大科学发现在该领域不断涌现。

线粒体生物医学在国内外研究的快速发展,国外线粒体医学的相关研究著作虽不少,但尚未见到系统的相关研究著作,也不适合国内线粒体医学研究领域的传播。国内出版带有"线粒体"关键词的书罕见,且经典的生物化学、细胞生物学和基础医学等教科书中的有关内容早已远远不能反映当前线粒体研究进展的全貌,满足不了国内线粒体医学研究领域快速发展和专业领域读者的需求。我们 2012 年出版了《线粒体医学与健康》一书,受到了众多从事线粒体生物医学研究的专家和学者的广泛欢迎。近年来,我们紧追国内外线粒体领域的研究动向,与众多团队和专家学者交流、沟通,于 2013 年提出"线粒体生物医学:靶向线粒体防治人体重大疾病的研究"丛书(以下简称"丛书")出版计划,并于 2016 年被列入"十三五"国家重点出版物出版规划项目。

在编写过程中,我们本着符合"牢牢把握高质量发展要求,着力打造代表国家水平的优秀出版项目"的指导思想，符合自然科学与工程领域"反映自然科学各领域具有国际领先水平或国内一流水平的研究成果，对强化基础理论研究、前瞻性基础研究、引领性原创研究具有重要意义的出版项目"的基本要求，符合"坚持正确导向，代表国家水平，体现创新创造"的相关要求，我们又将丛书分别申报了"陕西出版资金资助项目"和"国家出版基金项目"，并先后于2019年和2020年成功获得两项基金的资助。

丛书力求瞄准线粒体生物学与医学研究的前沿热点，于是我们组织了国内外线粒体医学研究领域内优秀的专家学者，同时聘请了多位该领域的国际权威专家担任顾问、主审或分卷主编。丛书分别从线粒体生物医学导论、线粒体遗传病、线粒体与衰老、线粒体与心血管疾病、线粒体与神经退行性疾病、线粒体与代谢、线粒体与肿瘤、线粒体与运动、线粒体与营养、线粒体研究方法学等方面展示了国内外多个知名团队的研究成果，围绕线粒体生物学与医学的基础和临床研究，系统地汇总和梳理了线粒体功能障碍与重大疾病关系的研究，追踪了国际上最新的线粒体医学研究热点和方向，揭示了线粒体在生成、代谢、退变、降解等方面的最新科学发现以及线粒体与人体衰老和重大疾病等发生、发展的相关机制。

丛书可作为我国生命科学及医学方面的本科生、研究生，以及有志于与人类疾病和健康相关领域的基础和临床科技工作者认识、了解线粒体基本知识及其与人类健康关系的参考资料，并可促进线粒体生物医学研究队伍在我国的发展和壮大，也将有利于在国内对线粒体疾病相关知识的普及，对推进我国卫生健康领域某些重大疾病的预防、诊断和早期治疗具有重要的理论意义和实践意义。希望丛书的出版，能为打造我国线粒体研究的学科高地、提升我国在线粒体生物学与医学领域的学术研究水平提供重要支撑。

值此丛书即将出版之际，我们非常激动和感慨，但更多的是发自心底的感谢：衷心地感谢各卷的主编、副主编和所有的编委；衷心感谢丛书参编单位的大力支持，包括西安交通大学、空军军医大学、海军军医大学、浙江大学、中国科学院昆明动物研究所、中国科学院动物研究所、中国科学院生物物理研究所、中国科学院上海生物化学与细胞生物学研究所、华东师范大学、北京大学、清华大学、复旦大学、天津体育学院、上海交通大学、康复大学、加利福尼亚大学伯克利分校、南加利福尼亚大学、宾夕法尼亚大学等。我们更要把最特殊的感谢给予西安交通大学出版社医学分社的各位编辑老师，是他们十多年的精心策划，使丛书先后入选"十三五"国家重点出版物出版规划项目、"陕西出版资金资助项目"和"国家出版基金项目"并获得资助，也是他们经过五年多的辛勤耕耘，使得丛书能够顺利编审完成并出版。

最后，但也是最深切地感谢五年来关心和支持丛书编写的线粒体领域的同仁和朋友们，没有你们的支持和鼓励，就不会有丛书的出版和问世！再次说声："谢谢您！"

刘健康　龙建纲
2023年12月

前　言

　　线粒体是生物氧化与能量转换的重要场所，是唯一的细胞核外带有遗传物质的细胞器，在人类遗传中占有重要地位。随着人类对线粒体结构和功能的深入了解，作为五大类遗传病之一的线粒体遗传病，日益成为医学遗传学关注的焦点。其之所以能引起人们的广泛关注，是因为线粒体的DNA变异在多种疾病，包括常见的线粒体遗传病、神经退行性疾病、代谢综合征和肿瘤等发病过程中发挥着关键作用。然而，针对线粒体遗传病的诊断和治疗目前还处于摸索状态，需要长期深入的研究，期望读者能通过本书了解线粒体遗传病的分子机制和研究现状。

　　本书在概述线粒体遗传学的特点和线粒体遗传病分子机制的基础上，介绍了常见线粒体遗传病和与线粒体变异相关的复杂疾病的研究现状，并讨论了线粒体遗传病相关的诊断和治疗方法方面的最新进展。本书的特点是注重基本原理与最新前沿研究的结合，能使读者在扩充知识面的同时激发对当前研究现状的思考。

　　本书在编写过程中坚持基本理论、基本知识与科学性、先进性、适用性相结合的原则。在基本理论和知识的介绍方面，力求具备相对全面系统的线粒体遗传学知识体系，突出先进性，贴合前沿技术方法，综述国内外研究现状，反映最新研究成果与发展趋势。本书主要面向生命科学和医学相关学科的工作人员、学生，以及对线粒体遗传病感兴趣的其他读者。

　　本书主要由杨铁林统稿，董珊珊作为副主编及秘书，负责相关章节的审校工作。其他参与编写的人员还有郭燕、王乃宁、段媛媛。在此，对他们的辛勤付出表示衷心的感谢。本书在撰写过程中参考了国内外相关研究的论文和成果，在此感谢所涉及的所有专家和研究人员。

　　在本书的编写过程中，尽管我们努力跟踪当前的研究进展，尽力将最新研究结果纳入书中，但因编者水平有限，书中错误和不足之处在所难免，恳请广大读者批评指正，提出宝贵意见。

杨铁林
2023年10月

目 录

第1章 线粒体遗传学概述 ... 1
1.1 线粒体基因组 ... 1
1.2 线粒体DNA的复制、转录和翻译 ... 4
1.2.1 线粒体DNA的复制 ... 4
1.2.2 线粒体DNA的转录 ... 15
1.2.3 线粒体蛋白质的翻译 ... 34
1.3 线粒体表观遗传 ... 40
1.3.1 甲基与羟甲基胞嘧啶 ... 41
1.3.2 细胞核与线粒体表观遗传相互作用 ... 42
1.3.3 线粒体DNA甲基化 ... 47
1.3.4 线粒体表观遗传研究的前景 ... 51

第2章 单基因线粒体遗传病 ... 71
2.1 线粒体疾病简介 ... 71
2.1.1 线粒体功能概述 ... 71
2.1.2 研究历史 ... 72
2.1.3 疾病机制 ... 72
2.1.4 临床表现 ... 72
2.1.5 疾病分类 ... 73
2.2 线粒体遗传病的遗传特性 ... 73
2.2.1 异质性 ... 73
2.2.2 阈值效应 ... 74
2.2.3 半自主性 ... 75
2.2.4 母系遗传 ... 76
2.2.5 遗传瓶颈 ... 77
2.2.6 克隆扩增 ... 77
2.2.7 高利用率 ... 78
2.2.8 累加效应 ... 78
2.3 线粒体DNA的突变 ... 78

	2.3.1	研究现状	78
	2.3.2	线粒体 DNA 突变类型	79
	2.3.3	线粒体 DNA 具有高突变率	80
2.4	线粒体 tRNA 的突变	81
	2.4.1	线粒体 tRNA 突变的分子效应	81
	2.4.2	反密码子突变的遗传	82
	2.4.3	同质性线粒体 tRNA 点突变	83
2.5	线粒体 DNA 突变的全局效应	83
	2.5.1	线粒体 DNA 突变对线粒体生理活动的影响	83
	2.5.2	线粒体 DNA 突变的广泛效应	87
2.6	核基因突变对线粒体的影响	87
	2.6.1	呼吸链蛋白亚基结构变异及装配异常	88
	2.6.2	线粒体 DNA 稳定性下降	88
	2.6.3	线粒体蛋白合成障碍	89
	2.6.4	线粒体运输装置缺陷	89
	2.6.5	线粒体融合和分裂异常	89
	2.6.6	其他	90
2.7	线粒体遗传病的实验模型	90
	2.7.1	转线粒体模型	90
	2.7.2	酵母模型	91
	2.7.3	小鼠模型	92
	2.7.4	斑马鱼模型	93
	2.7.5	秀丽线虫模型	93
	2.7.6	果蝇模型	94

第 3 章	常见的线粒体遗传病	102
3.1	Leigh 综合征	103
3.2	Kearns - Sayre 综合征	109
3.3	莱伯遗传性视神经病变	114
3.4	MELAS 综合征	116
3.5	慢性进行性眼外肌麻痹综合征	124
3.6	视网膜色素变性共济失调性周围神经病	128
3.7	肌阵挛性癫痫伴破碎红纤维综合征	131
3.8	耳聋	139
3.9	母系遗传性高血压	153

3.10 巴思综合征 ·· 161

第4章 线粒体与复杂疾病 177
4.1 神经退行性疾病 177
4.1.1 帕金森病 177
4.1.2 阿尔茨海默病 184
4.1.3 亨廷顿病 187
4.1.4 多发性硬化症 189
4.1.5 脊髓小脑性共济失调 192
4.1.6 弗里德赖希共济失调 194
4.1.7 肌萎缩性脊髓侧索硬化症 196
4.2 代谢综合征 197
4.2.1 糖尿病 198
4.2.2 骨质疏松症 201
4.2.3 肥胖症 202
4.3 心血管疾病 205
4.3.1 高血压 205
4.3.2 心力衰竭 211
4.3.3 动脉粥样硬化 213
4.3.4 缺血性心脏病 214
4.4 肿瘤 217
4.4.1 线粒体功能障碍与肿瘤的发生和发展 217
4.4.2 线粒体基因异常与肿瘤的发生和发展 225
4.4.3 线粒体遗传变异与各类癌症 229

第5章 核基因变异与线粒体遗传病 281
5.1 涉及线粒体呼吸链复合物结构的基因缺陷 281
5.2 涉及线粒体呼吸链复合物装配的基因缺陷 288
5.3 涉及线粒体DNA稳定性的基因缺陷 295
5.3.1 *POLG* 基因 296
5.3.2 *POLG2* 基因 297
5.3.3 *PEO1* 基因 298
5.3.4 *TFAM* 基因 299
5.3.5 *MGME1* 基因 299
5.3.6 *RNASEH1* 基因 299
5.3.7 *DNA2* 基因 300

  5.3.8　影响线粒体核苷酸合成酶的基因 300

  5.3.9　影响线粒体核苷酸代谢酶的基因 303

  5.3.10　影响线粒体核苷酸转运体的基因 304

  5.3.11　影响线粒体融合相关蛋白的基因 306

  5.3.12　*FBXL4* 基因 307

  5.3.13　其他 308

 5.4　线粒体蛋白质合成相关基因的缺陷 309

  5.4.1　线粒体 tRNA 修饰酶基因的分子缺陷 309

  5.4.2　线粒体延伸因子编码基因的分子缺陷 315

  5.4.3　线粒体核糖体蛋白编码基因的分子缺陷 316

  5.4.4　线粒体氨酰-tRNA 合成酶编码基因的分子缺陷 317

  5.4.5　释放因子编码基因的分子缺陷 322

 5.5　涉及线粒体运动、融合和裂变的蛋白质编码基因的分子缺陷 323

 5.6　继发性呼吸链缺陷相关基因的分子缺陷 329

 5.7　涉及线粒体功能的其他核基因 331

第6章　线粒体表观遗传学与疾病 352

 6.1　神经类疾病 353

  6.1.1　神经退行性疾病 353

  6.1.2　其他神经性疾病——唐氏综合征 359

 6.2　代谢综合征 359

  6.2.1　糖尿病及其相关疾病 360

  6.2.2　肥胖症 361

  6.2.3　非酒精性脂肪性肝病 362

 6.3　癌症 363

  6.3.1　乳腺癌 363

  6.3.2　大肠癌 363

 6.4　线粒体表观遗传和衰老 364

 6.5　环境暴露与线粒体 DNA 甲基化 365

  6.5.1　空气颗粒污染物和香烟烟雾 366

  6.5.2　重金属离子 367

  6.5.3　亲脂性化合物 368

  6.5.4　饮食 368

  6.5.5　药物制剂 368

第 7 章 线粒体遗传病的多组学研究 ... 380
7.1 组学技术在线粒体疾病研究中的应用 ... 380
7.1.1 基因组学 ... 381
7.1.2 转录组学 ... 382
7.1.3 蛋白质组学 ... 383
7.1.4 代谢组学 ... 385
7.1.5 集成组学和系统生物学方法 ... 386
7.1.6 多组学在线粒体疾病研究中的应用前景 ... 389
7.2 线粒体多组学数据库 ... 390
7.3 常见线粒体遗传病的多组学研究 ... 391
7.3.1 Leigh 综合征的多组学研究 ... 391
7.3.2 Kearns-Sayre 综合征的多组学研究 ... 393
7.3.3 莱伯遗传性视神经病变的多组学研究 ... 394
7.3.4 线粒体脑肌病伴高乳酸血症和卒中样发作综合征的多组学研究 ... 396
7.3.5 慢性进行性眼外肌麻痹综合征的多组学研究 ... 396
7.3.6 视网膜色素变性共济失调性周围神经病的多组学研究 ... 397
7.3.7 肌阵挛性癫痫伴破碎红纤维综合征的多组学研究 ... 398
7.3.8 耳聋的多组学研究 ... 398
7.3.9 母系遗传性高血压的多组学研究 ... 399
7.3.10 巴思综合征的多组学研究 ... 400

第 8 章 线粒体遗传病的诊断 ... 407
8.1 组织化学和生化检测 ... 408
8.1.1 代谢物分析 ... 408
8.1.2 酶测量 ... 413
8.1.3 组织生化(组织活检)检测 ... 417
8.1.4 避免"陷阱"的出现 ... 420
8.1.5 儿童与成人线粒体疾病的临床诊断标准 ... 421
8.2 分子遗传学检测 ... 422
8.2.1 传统的分子诊断方法(1988—2005 年) ... 426
8.2.2 近代的分子诊断方法(2006—2011 年) ... 427
8.2.3 新兴的分子诊断方法(2012 年及以后) ... 431
8.3 线粒体疾病诊断时的注意事项 ... 436
8.3.1 基因诊断与组织生化检查相结合 ... 437
8.3.2 要区分病理性突变和正常衰老所致的线粒体基因突变 ... 438

8.3.3　线粒体基因异常与临床表现的严重程度之间存在量效关系 ……… 440
　　8.3.4　注意区别传染性疾病与遗传性疾病 …………………………………… 441
　　8.3.5　诊断是否为遗传病需要排除环境、药物和衰老等因素 …………… 441

第 9 章　线粒体遗传病的治疗策略 …………………………………………… 449
9.1　膳食改良疗法 ………………………………………………………………… 450
9.2　药物代谢物疗法 ……………………………………………………………… 451
9.3　成肌细胞移植疗法 …………………………………………………………… 452
9.4　运动疗法 ……………………………………………………………………… 452
9.5　基因疗法 ……………………………………………………………………… 454
　　9.5.1　作用于突变的线粒体 DNA 的治疗方法 ……………………………… 454
　　9.5.2　作用于野生型线粒体 DNA 的治疗方法 ……………………………… 456
　　9.5.3　将特定的线粒体多肽转运入线粒体——异位表达和异体表达 …… 457
　　9.5.4　将特定的线粒体 tRNA 导入线粒体 …………………………………… 459
　　9.5.5　提高线粒体 tRNA 的稳定性 …………………………………………… 459
　　9.5.6　近年来的典型方法 ……………………………………………………… 460
9.6　其他方法 ……………………………………………………………………… 460
　　9.6.1　蛋白质转导/蛋白质转染 ……………………………………………… 461
　　9.6.2　清除毒性中间体 ………………………………………………………… 461
　　9.6.3　乳酸缓冲 ………………………………………………………………… 462
　　9.6.4　抗氧化剂的使用 ………………………………………………………… 462
　　9.6.5　构建线粒体药物输送系统——新型纳米技术载体 ………………… 463
9.7　最新的治疗方法 ……………………………………………………………… 463
　　9.7.1　线粒体核移植 …………………………………………………………… 463
　　9.7.2　基因编辑技术 …………………………………………………………… 466
　　9.7.3　干细胞疗法 ……………………………………………………………… 467
9.8　线粒体遗传病的预防 ………………………………………………………… 468
　　9.8.1　预防线粒体遗传病面临的困难 ………………………………………… 468
　　9.8.2　线粒体遗传病的预防策略 ……………………………………………… 469
9.9　线粒体遗传病研究的展望 …………………………………………………… 470

索　引 ……………………………………………………………………………… 478

第1章 线粒体遗传学概述

线粒体是真核细胞中的一种双膜结构的细胞器，是细胞进行有氧呼吸的主要场所，也是能量(ATP)产生的场所。

线粒体还拥有自身独立的遗传物质和遗传体系。线粒体DNA(mitochondrial DNA，mtDNA)可以单独进行复制、转录和翻译，是真核细胞内的两个遗传系统之一，两套系统各自合成一些蛋白以及基因产物，参与生物体的遗传。

虽说核DNA(nuclear DNA，nDNA)在遗传中发挥主要功能，但线粒体基因组也有着自己的独特之处。线粒体基因组对于基础的细胞功能至关重要。为此，面对内源性和环境因素的不断冲击，nDNA需要忠实地复制、转录、翻译和修复mtDNA。尽管mtDNA仅编码13种多肽，但线粒体蛋白质组包含1500多种蛋白质，这些蛋白质由nDNA编码并转移到线粒体，以维持线粒体功能。通过表观遗传学变化和翻译后修饰对mtDNA和线粒体蛋白质的调节，促进了核与线粒体之间的串扰，最终维持细胞健康和体内平衡[1]。

线粒体遗传学与传统的孟德尔遗传有很大的不同，其主要特征是单亲遗传、细胞多倍性以及遗传密码的差异。而这些特征主要是由于子代的mtDNA基本上都是来自卵细胞，属于母系遗传，且不发生DNA重组。另外，由于线粒体基因组突变率高而且来源确定，在分子遗传研究中占据着重要的位置。

1.1 线粒体基因组

线粒体(mitochondrion)是一种非常微小的细胞器，直径只有0.5～1.0 μm，存在于大多数真核生物的细胞中，是细胞进行有氧呼吸的主要场所。在线粒体内，细胞中的糖类、脂肪和氨基酸多类物质被最终氧化、释放能量，供给生命活动的需要，因此线粒体也被称为"能量工厂"[2-3]。

除了为细胞提供能量以外，线粒体还参与了细胞分化、细胞周期、细胞信息传递、细胞凋亡等生命过程。如果线粒体的功能出现异常，可能会导致多种线粒体疾病的发生。由于线粒体是功能细胞器，因此一般会使心脏、大脑、肌肉等消耗能量较多的器官的功能出现问题。研究人员通过对线粒体的结构及功能的研究，可以进一步认识线粒体基因组变异引起的线粒体疾病，为疾病的预防和治疗提供理论依据。

线粒体拥有自身独立的遗传体系，即线粒体基因组，也可称线粒体DNA。除少数呈线状的DNA分子外，线粒体基因组一般均为环状结构（图1.1），由内环的富含胞嘧啶的轻链（L链）以及外环的富含鸟嘌呤的重链（H链）两条链组成。线粒体基因组的两条链分别编码不同的基因，且两条链上都有各自的复制起始点和转录启动子。另外，双链结构中有一个特殊区域，称为D环（D-loop）结构。D环不编码基因，它是复制起始点和转录启动子所在的位置。mtDNA编码多种氨基酸，包括苯丙氨酸（Phe）、脯氨酸（Pro）、苏氨酸（Thr）、谷氨酸（Glu）、亮氨酸（Leu）、丝氨酸（Ser）、组氨酸（His）、精氨酸（Arg）、甘氨酸（Gly）、赖氨酸（Lys）、天冬氨酸（Asp）、酪氨酸（Tyr）、半胱氨酸（Cys）、天冬酰胺（Asn）、丙氨酸（Ala）、色氨酸（Trp）、甲硫氨酸（Met）、谷氨酰胺（Gln）、异亮氨酸（Ile）和缬氨酸（Val）。

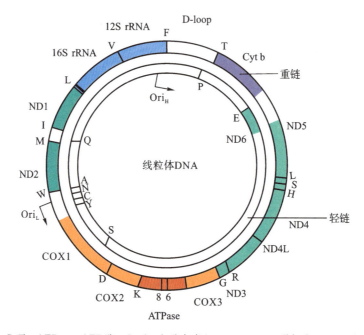

D-loop—D环；ATPase—ATP酶；Cyt b—细胞色素b；ND—NADH脱氢酶；COX—细胞色素氧化酶或细胞色素c氧化酶；Ori_L—轻链复制的起始点；Ori_H—重链复制的起始点。

图1.1 线粒体基因组模型图[4]

一个细胞内有多个线粒体，且每个线粒体内可能有多份基因组拷贝，一个细胞内也许会有成千上万份的线粒体基因组DNA拷贝。因此，线粒体基因组的数目会因物种和组织类型的不同而不同，不同物种的线粒体基因组的大小也相差悬殊。在目前已知的线粒体基因组中，哺乳动物的线粒体基因组最小，果蝇、蛙和酵母的基因组稍大，而植物的线粒体基因组最大。

在植物中，线粒体基因组的大小为100~2500 bp，主要是由非编码的DNA序列组成。植物线粒体基因组中含有许多短的同源序列，同源序列之间会发生DNA重组，生成较小的亚基因组环状DNA，这些小的环状DNA与主要的基因组共同存在于植物细胞内，因此对植物线粒体基因组的研究更为困难。

酿酒酵母的线粒体基因组长约 84 kb。每个酵母细胞里有 22 个线粒体，而每个线粒体内有 4 个基因组。在生长中的酵母细胞中，mtDNA 占细胞总 DNA 量的比例可高达 18%。

目前还不清楚在果蝇和蛙的细胞里有多少个线粒体，而每个线粒体内有多少份 DNA 拷贝，据估计，其 mtDNA 的总量仅为 nDNA 的 1% 左右。动物细胞的线粒体基因组比较小，为 10~39 kb。经全序列测定，人、小鼠和牛的线粒体基因组大小均为 16.5 kb 左右。

因为线粒体基因组大小的限制，所以线粒体基因组携带的基因数量并不多，并不能编码与线粒体结构以及生物学功能相关的所有基因。线粒体基因组自身主要编码合成几种呼吸链复合物中的蛋白以及核糖体 RNA(rRNA)、转运 RNA(tRNA)，而呼吸链复合物中的其他蛋白和 DNA 聚合酶(DNA polymerase)、RNA 聚合酶(RNA polymerase)及转录辅助因子等都是由 nDNA 编码的，并在细胞质中翻译合成后转运到线粒体中发挥作用。另外，组成线粒体各部分的蛋白质也大多由 nDNA 编码，在细胞质核糖体上合成后再运送到线粒体各自的功能位点上。正因为如此，线粒体的遗传系统仍然要依赖于细胞核的遗传系统，由此可以说线粒体是一个半自主性的细胞器。

虽说线粒体基因组功能受细胞核的遗传系统调控，携带基因数量也较少，但它将自身结构做到了功能最大化——mtDNA 编码的基因大部分都没有内含子，也没有那么多非编码区域(调控区域)。在整个线粒体基因组中，仅仅只有转录和复制的控制区域是非编码部分，其余几乎每一对核苷酸都参与一个基因的组成，还有许多基因的序列是重叠的。1981 年 S. Anderson 等人测定[5]以及 R. M. Andrews 等人[6]于 1999 年再次分析了人类线粒体基因组全序列，在长为 16569 bp 的 mtDNA 中，除了与启动 DNA 有关的 D 环区外，只有 87 bp 没有参与基因的组成。现已确定线粒体基因组中有 13 个蛋白质编码的区域(如图 1.1 所示)，分别编码 2 种线粒体 rRNA(mt-rRNA，分为 12S 及 16S)，22 个线粒体 tRNA(mt-tRNA)和 13 种呼吸作用相关酶的亚基(每种约含 50 个氨基酸残基)，即 Cyt b、COX 的 3 个亚基、ATP 酶的 2 个亚基，以及 NADH 脱氢酶的 7 个亚基。

线粒体基因组如今已经成为分子遗传研究中的重点研究内容，主要是由于以下几个特征。①mtDNA 是母系遗传(maternal inheritance)。精子的细胞质极少，基本上子代的线粒体基因组都来自卵细胞，而且不会发生 DNA 重组，因此具有相同 mtDNA 序列的个体一定是同一位雌性祖先的后代。②突变率高。mtDNA 的突变频率是核 DNA 的 10 倍左右，而且线粒体基因在细胞减数分裂期间不发生重排，因此即使是在近期内才趋异的物种之间，也会很快地积累大量的线粒体核苷酸变异，这有利于比较不同物种的相同基因之间存在的差别，确定这些物种在进化上的亲缘关系，在目前的分子进化生物学研究中，多半是以取材于古生物或动物化石的牙髓或骨髓腔中残留的 mtDNA 作为实验材料。③mtDNA 的异序性。mtDNA 的同序性(homoplasmy)是指在个体生成时细胞质内所有 mtDNA 的序列都是相同的，当细胞质里 mtDNA 的序列存在差异时，就是 mtDNA 的异序性(heteroplasmy)。近年来，经 PCR 技术证实，精子也会为受精卵提供少量的 mtDNA，这是造成 mtDNA 异序性的原因之一，异序性会对种系发生的分析研究造成一定的困难。④基因与功能。mtDNA 编码的基因影响着其氧化磷酸化的过程，因此与细胞内的能量供应密切相关。mtDNA 编码的基因若出现突变，会使心脏、大脑、肌肉等消耗能量较多的器官的功能出现异常。近年来的研究发现，线粒体基因与人的一些神经肌肉变性疾病（如母系遗传的糖尿病和耳聋、线粒体脑肌病、早老痴呆症、莱伯遗传性视神经病变、帕金森病等）相关。

另外，研究也发现了相比于男性而言，线粒体基因组似乎对女性更有益处。许多物种中雄性相比于雌性而言寿命更短，这可能就是因为线粒体基因组中存在的进化"漏洞"。几乎在所有的物种中，mtDNA 都仅仅来自于母亲。通常，自然选择也是一个变异筛选的过程，它尽量不使有害的变异累积，以确保它们不会被遗传而危及后代。而根据最新的研究结果，线粒体基因组这种母系遗传的直线遗传方式可能会导致一些有害的变异不断积累。因为如果 mtDNA 中的变异只对男性有危害，而对女性没有危害或者是有益的，这种变异可能就会通过自然选择的漏洞传递给下一代，结果导致线粒体基因组中存在很多对女性没有危害，但是会缩短男性寿命的变异。

瑞典卡罗林斯卡医学院和德国马克斯普朗克生物老化研究所的研究人员发现：从母亲一方遗传下来的变异基因可以预先决定人体老化的速度[7]。该研究结果显示，线粒体中受到损伤的 DNA 在部分程度上控制着实验小鼠体内的老化率，而 mtDNA 所含有的基因只来自母亲一方。

1.2 线粒体 DNA 的复制、转录和翻译

mtDNA 主要以 D 环方式进行复制，少数也存在有 θ 型复制以及滚环复制两种模式。复制期主要在细胞周期的 S 期和 G_2 期，与细胞周期同步。另外，mtDNA 复制过程中涉及的相关酶以及相关调控因子大多是由 nDNA 编码合成的。

mtDNA 上一共有 3 个转录起始位点，其转录过程主要包括转录的激活、起始、延伸以及终止，这个过程也涉及了相当多的转录相关因子。

线粒体的蛋白合成基本上属于原核生物类型，具有原核生物蛋白合成的特点。如线粒体 RNA 的转录和翻译是在同一时间、同一地点进行的，蛋白质合成的起始 tRNA 也与原核生物的相同，蛋白质合成对药物的敏感性与细菌一样。线粒体使用 nDNA 的通用密码，但也有较多的稀有密码子。

1.2.1 线粒体 DNA 的复制

同细胞核 DNA 复制一样，mtDNA 的复制也是以半保留方式进行的。经同位素标记的方法证明，mtDNA 复制的时间主要是在细胞周期的 S 期和 G_2 期，DNA 先进行复制，随后线粒体分裂。mtDNA 的复制仍然是由细胞 nDNA 控制的，因为线粒体复制过程中所需要的 DNA 聚合酶以及相关辅助因子都是由 nDNA 编码、在

细胞质核糖体上合成并转运到线粒体中发挥作用的。

现在对 mtDNA 复制机制的研究仍然处于初始阶段。以前，人们一直认为相对于复杂的核 DNA 复制机制来说，mtDNA 复制是一个非常简单的过程，因为哺乳动物的线粒体内没有修复系统，mtDNA 也没有重组，而且仅仅只有一种 DNA 聚合酶 γ(DNA polymerase γ，DNA Polγ)。Polγ 通过 D 环复制的方式复制 mtDNA，即先导链先复制约 2/3 环之后，后随链才开始复制，也称为链替换模型(strand-displacement model)，后随链与 RNA 结合以保护单链。随着研究的深入，发现在哺乳动物中还存在着链结合双向复制和链结合单向复制两种模型。mtDNA 复制的链结合模型基于 mtDNA 中的核糖核苷酸取代模式。另外，线粒体基因组也有着自身的修复系统，在植物中也会发生 DNA 重组(在人类中未发现)。这说明 mtDNA 的复制机制也是相当复杂的，这与线粒体内的"恶劣"环境有着密切的联系。

目前，有关 mtDNA 复制的研究多以酵母和哺乳类(或其他脊椎动物)为研究对象。人类作为哺乳动物，其 mtDNA 复制方式与其他哺乳动物是相似的。mtDNA 主要有三种复制模式，经典的是 D 环复制模型，另外两种是链结合模型(strand-coupled model)和 RITOLS(RNA intermediates laid on the mtDNA lagging-strand)模型，如图 1.2 所示。

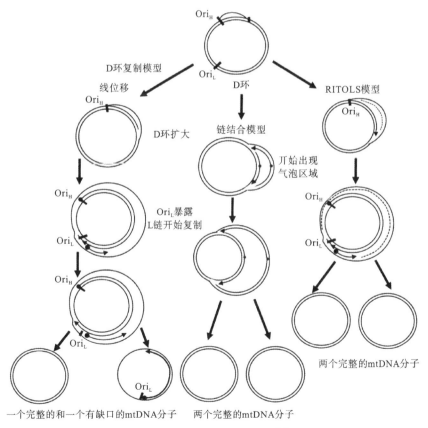

图 1.2　mtDNA 复制模式图[8]

mtDNA 的复制过程有着独特的几点：①在不同的生物种群中，mtDNA 的复制方式有多种，最为常见的是 D 环复制这种模式（复制模型如图 1.2 所示），而在少数的一些种群中，还存在其他两种模式，即滚环复制模式和 θ 型复制模式；②mtDNA 复制过程中受到两种基因组调控，即线粒体基因组和核基因组，这是因为复制过程中有着多种酶以及调控因子发挥功能，这些都是由 nDNA 编码合成的；③mtDNA 的复制与核 DNA 的复制完全不同，在一个细胞分裂时期，核 DNA 固定地复制一次，然而在一个细胞周期内，mtDNA 的复制次数并不是确定的，甚至在细胞分裂时期可以不复制。

1. mtDNA 的复制模式

mtDNA 的复制模式包括 D 环复制模式、θ 型复制模式、滚环复制模式。

(1) D 环复制模式：大部分的 mtDNA 以 D 环复制模式（即置换式）进行复制，其模式如图 1.2 左列所示。线粒体双链 DNA 分子中有两个复制起始原点，分别位于两条极性单链上，即重链启动子（heavy-strand promoter，HSP）和轻链启动子（light-strand promoter，LSP），而且两个启动子之间相距较远。HSP 区域存在着重链复制的起始点（Ori_H），在距离 Ori_H 约为整个环状 mtDNA 长度的 2/3 处是另外一个复制起始原点，即轻链复制的起始点（Ori_L）。另外，在一般情况下，重链复制的起始点区域由 1 个启动子以及位于启动子下游位置处的 3 个保守序列区（conserved sequence block，CSB）CSBⅠ、CSBⅡ、CSBⅢ组成。

在 D 环复制模式中，DNA 的复制启动是由 H 链的转录来激活的，而且两条链的复制合成是不同步的。具体来讲，D 环模式的复制过程主要分为以下 4 个阶段。①H 链首先合成：在 Ori_H 处，首先将轻链作为合成的模板，合成一段由 LSP 转录合成的 RNA 引物，接着在 DNA 聚合酶 γ 的作用下合成一个长度为 500~600 bp 的 H 链片段，此时并不会引起 mtDNA 超螺旋结构的明显改变。该 H 链片段通过氢键的方式与 L 链结合在一起，从而排除置换出亲代的 H 链，形成了 D 环复制过程的中间产物。由于片段的 3′端终止位置不一定或者 3′端位置固定而 5′端被降解，这个新生的 H 链 DNA 片段长短不一。②H 链片段继续合成：由于首先合成的 H 链片段太短，很容易被挤出去，以恢复 mtDNA 完整的双螺旋结构，但是在拓扑异构酶（topoisomerase）、螺旋酶及相关因子的作用下将双链打开，复制叉会沿着 H 链合成的方向移动，新生成的短的 H 链片段能够继续合成。③L 链合成开始：随着原来的 H 链被置换，D 环越来越大，当 D 环膨胀到环形 mtDNA 约 2/3 位置时，L 链复制的起始位点被暴露出来，单链 DNA 吸引 mtDNA 引物酶合成第 2 个 RNA 引物，并以被置换下来的亲代 H 链为模板开始合成 L 链 DNA。④复制完成：H 链的合成首先完成，随后 L 链的合成结束。双链合成完成后，RNA 引物被去除，两个完整的 DNA 环连接（新生轻链和亲代重链、新生重链和亲代轻链），最后以环状双螺旋的结构被释放。mtDNA 合成速度相当缓慢，每秒约合成 10 个核苷酸，整个复制过程需要 1 小时左右。另外，刚合成的 mtDNA 是松弛型的，需要 40 分钟变成超螺旋型。

可以说，mtDNA 的 D 环复制模式最大的特征是两条链的合成是不同步、连续的，H 链合成约 2/3 后，L 链合成才开始。另外，两条链的合成中没有不连续的冈崎片段的合成与连接过程。

酵母 mtDNA 的复制方式与哺乳动物 mtDNA 的复制方式基本类似，主要区别在于哺乳类 mtDNA 复制是单向起始的，而酵母的是双向起始复制。

(2) θ 型复制模式：DNA 复制的新起始方式(denovo initiation)是环状和线状 DNA 复制的主要方式，其主要特点是每次复制都是从一个固定的复制起点开始，通过转录的激活作用解开双链 DNA，启动先导链的连续复制，并在两个方向形成复制叉(因此也被称为复制叉式，replication fork)，后随链依照不连续的方式合成冈崎片段。在完成一个周期的复制后，下一轮的复制又会从同一起始点处开始新一周期的复制。

1963 年，J. Cairns 利用 ^{3}H 放射自显影技术，将大肠杆菌(E. coli)复制慢停突变体培养在含 ^{3}H－T 的培养基内。当 DNA 复制进行到第二周期，在培养基中加入溶菌酶，缓慢裂解大肠杆菌以提取完整的环状 DNA，并将其固定到载玻片上，覆盖照相底片进行放射自显影。结果，在电镜下观察到从一个起始原点开始，双链 DNA 的两个复制叉分别向两边展开，形似"θ"结构的复制图像。J. Cairns 的研究不仅证明了 DNA 半保留复制理论的正确性，而且还获得了 DNA 复制是一渐进过程的证据。另外，他还提出了 DNA 复制是按"从一个起点开始，按双方向"模式进行复制的推论。因此，也将环状 DNA 的半保留复制的方式称为 θ 型复制，即从复制起点开始，双向同时进行，形成 θ 样中间物，最后两个复制方向相遇而终止复制（如图 1.2 中链结合模型所示）。少数 mtDNA 以 θ 型复制模式进行复制。

(3) 滚环复制模式：某些 mtDNA 采取另一种模式进行复制，即滚环复制(rolling circle)。

1959 年，R. Sinsheimer 发现了单链环状 DNA 病毒 φX174 的复制方式和特点，这是目前研究得最为清楚的单链 DNA 复制系统。它的复制周期一般分为三个阶段：①φX174 病毒 DNA 通过吸附、穿透的方式进入寄主细胞后，单链 DNA 经复制成为双链复制型(replicative form，RF)；②随后 RF 以一种滚环复制的方式复制得到约 60 个的 RF；③最后获得的 RF 中的负链(－)又按滚环复制的方式复制出多拷贝的正链(＋)单环病毒分子(约 500 个)。可以说，以 φX174 为代表的单链环状 DNA 病毒(如 M13 等)的复制主要就是以这种滚环方式或称之为共价延伸的方式进行 DNA 分子的复制。

滚环复制方式是在 1968 年由 W. Gilbert 提出的。亲代双链 DNA 的正链(＋)在 DNA 复制起点处被切开，使 3′－OH 末端外露，5′端游离出来，DNA 聚合酶 III 在 3′－OH 端聚合脱氧核糖核苷酸。随着模板负链(－)的滚动，新生正链不断在 3′－OH 末端延伸，因而也称这种方式为共价延伸方式。在复制进行中，直到被单链结合蛋白(single strand binding proteins，SSB)结合前，亲代 DNA 上被切断的 5′端一直处于游离状态。因为在复制过程中环状双链 DNA 的 5′端解链过程会绕着环状

DNA 的中心轴不断地旋转，并且以 3′-OH 端为引物的 DNA 新生链也以另一条环状 DNA 链为模板不断地向前延伸，因而将这种复制模式称为滚环复制（如图 1.2 中 RITOLS 模型所示）。另外，由于滚环复制的 DNA 图形形似"σ"字母，因此有时又称其为 σ 型复制。

由于复制过程中只有一条 DNA 链是完整的，因此解链时未解链的双螺旋区不会发生超螺旋，不会产生拓扑学问题。被切开的 5′ 端处于游离状态后不久就会与 SSB 结合，以后就在其上形成可移动的引发体，引发 RNA 引物的合成，然后与前述的 DNA 后随链的合成一样，由 DNA 聚合酶Ⅲ催化合成冈崎片段。最后 DNA 聚合酶Ⅰ切除链上的 RNA 引物，并填充间隙形成完整的 DNA 链。另外，DNA 聚合酶Ⅲ及引发体构成的复制中间体中的螺旋酶不停地向前移动，导致 5′ 端不断从环上解链。在这种复制方式中，DNA 的延伸可以一直进行下去，因而产生的 DNA 链可以是亲代 DNA 单位长度的很多倍。但是目前还不清楚 DNA 链转变为单位长度的 DNA 分子的机制，可能是由特异性的内切酶切开 DNA 长链，产生单位长度的子代 DNA。这些子代 DNA 可以有环状分子或线状分子两种状态。

滚环复制与新起始方式都是链结合模型，其主要区别有：①滚环复制以另一个完整的单环负链为模板开始启动先导链新生正链的合成，游离的 5′ 端以冈崎片段的形式启动后随链的合成。因此在这种方式中，新生链与亲本链总是连接在一起，而新起始方式中新生链与亲本链是完全分开的。②以亲本负链为模板滚动复制的新生正链在游离出滚环后，立即会作为正链模板按不连续方式合成冈崎片段，以合成新生负链。经过多轮的滚动，合成出的双链 DNA 分子是多个基因组串联在一起的多联体，后经切割才形成单体分子。③滚环复制先导链的启动不需要引物，也不需要转录激活，直接在 3′ 端 OH 切口上启动复制。另外，整个复制过程中只有一个复制叉，属于单向复制。

2. mtDNA 复制的调控

为了维持 mtDNA 正常功能，复制过程需要大量相关酶以及因子参与 mtDNA 的复制、修复和表达。与 nDNA 复制类似，参与 mtDNA 复制体系的相关酶和因子主要包括 DNA 聚合酶 γ、SSB、引物酶、解旋酶、连接酶、拓扑异构酶等。另外，参与 mtDNA 复制过程中相关的酶和相关蛋白因子都是由 nDNA 编码的，因此 mtDNA 的调控机制与 nDNA 有着密切的联系。

在 mtDNA 复制过程中，大多需要 RNA 引物激活复制，因此 mtDNA 复制是一个转录依赖的复制体系。对 mtDNA 的调控主要发生在复制的起始阶段，而这一调控过程中最主要的部分是复制起始位置处 RNA 引物的合成与去除，以及 DNA 聚合酶 γ、mtSSB、模板以及引物之间的相互作用和调节。如果没有意外情况发生，mtDNA 的复制一旦开始，复制过程就可以一直进行，直到形成最终的复制产物。

另外，细胞中线粒体的含量和 mtDNA 的拷贝的存在以及其数目有着特殊的调控路径，也有相关的 DNA 损伤修复机制来维持 mtDNA 复制过程的忠实性。

mtDNA 的复制从起始至终止与细胞氧化磷酸化代谢过程紧密相关，对细胞的生长以及程序性死亡至关重要。在真核生物中，对能量的需要会因为组织和细胞的不一样而有所差异。因此根据需要，线粒体基因组通过反复地复制合成 DNA，在细胞中形成了几个到几千个数目不等的拷贝，这一独特之处也造成了不同细胞之中 mtDNA 的含量甚至是线粒体的数量极其不同。

另外，有实验通过 ^{3}H 嘧啶核苷标记的方法证明了 mtDNA 的复制主要是发生在细胞分裂的 S 期及 G_2 期，而且线粒体的分裂发生在其 DNA 复制完成之后。另外还发现了一个有趣的现象，如果在耐力训练时期[9]某些特定刺激发生的情况下，例如，肌肉电刺激、激光放射刺激，还有一些特定激素的刺激，线粒体会出现增殖，并且 mtDNA 的复制速率会提升。另外，在 mtDNA 复制时期，并不是所有的 mtDNA 都会发生复制，例如在一个细胞周期中某些 mtDNA 可能会发生两次复制，而有一些 mtDNA 根本不发生复制。在休眠细胞发生分化时，mtDNA 也会开始复制，而且与位于细胞边缘区域的线粒体相比，在核附近的线粒体更容易发生 mtDNA 的复制。上述所有的现象都说明有一个控制 mtDNA 复制数量的机制存在。

已经有研究证实，Abf2p 是调控 mtDNA 数量的重要因子之一，mtDNA 的分离、重组、数量等多个方面都与 Abf2p 的调控相关。研究证明，如果 Abf2p 在细胞中过度表达，会造成 mtDNA 的含量下降[10]。而且在 mtDNA 延伸时，提前终止重链的合成会使人类 mtDNA 的复制速率有所提升。研究表明，无论在哪种类型的生长情况中，mtDNA 的含量与核 DNA 含量呈线性相关。可如果处于缺乏核 DNA 合成的裂殖酵母细胞中，虽然会影响 mtDNA 复制的速度和产量，但 mtDNA 复制仍然可以进行，因此 mtDNA 的复制也并非完全依赖于核 DNA 的合成。

引起 mtDNA 突变的因素有很多，mtDNA 发生突变最终可能会导致呼吸链功能产生障碍。mtDNA 发生的突变主要来自于 mtDNA 在复制时可能会发生的错配、插入等情况，或者是由其他原因造成的 mtDNA 的损伤，如 DNA 长时间暴露在高度氧化的线粒体环境，或者是受到紫外线照射时，都可能会导致 mtDNA 发生单双键断裂、碱基修饰改变、DNA 链间的交联变化等。

为了维持 mtDNA 复制的忠实性，需要存在相应的修复机制，主要包括 DNA 聚合酶 γ 的校正功能、错配修复、重组修复、DNA 切除修复等功能。长期以来，人们一直认为线粒体中不存在 DNA 的修复，并且认为这种修复机制的缺失导致了 DNA 损伤的积累。但是，近年来有研究在线粒体的提取物中检测到了一些修复因子，这表明线粒体中存在着 DNA 的修复途径，即使 mtDNA 自身并不存在编码任何 DNA 修复蛋白的基因。这些检测到的修复因子主要是酶，其在单个突变碱基的切除中发挥作用。

线粒体碱基切除修复可分两种途径：碱基切除修复 (base excision repair，BER) 和核苷酸切除修复 (nucleotide excision repair，NER)。由特定的糖基酶识别被氧化或发生损伤的碱基，并且在损伤位点进行切割，形成脱碱基位点，紧接着由一种脱嘌呤嘧啶核酸内切酶切割这处位点 5′端的磷酸二酯主链，最终形成一段悬浮的脱氧核糖磷酸片段。上述两种途径的区别在于前者是指从 DNA 上切除单个损伤的碱基，而后者则是将寡聚核苷酸从损伤的DNA上切除。在BER途径中，最后由DNA聚合酶γ来填补这一损伤碱基切除后产生的空隙，并且利用DNA连接酶Ⅲ封闭缺口，最终完成DNA的修复[11]。而实际上，在mtDNA损伤修复中仅仅有BER机制的存在，NER机制并没有发挥作用。

3. mtDNA复制的相关因子

(1) 复制关键酶——mtDNA聚合酶γ：在动物线粒体中，DNA Polγ是线粒体专用的DNA复制酶。mtDNA Polγ既可以使mtDNA链的合成过程持续不断，又可校正修复mtDNA复制过程中出现的差错。

DNA Polγ是由两个亚单元组合而成的异二聚体，这两个亚基分别是一个较大的催化亚基α(分子量为125000～140000)和一个较小的附属亚基β(分子量为35000～55000)。经研究证明，催化亚基α具有由5′端至3′端DNA聚合酶活性、3′端至5′端的核酸外切酶校正活性，以及5′-dRP(5′末端脱氧核糖磷酸残基)裂解酶活性；而附属亚基β能够增强mtDNA Polγ与DNA链之间的亲和力，并且与复制起始时RNA引物的识别过程相关。

与果蝇的DNA聚合酶γ的两个亚基相关的研究结果表明，在mtDNA复制进行过程中，如果编码DNA Polγ的mRNA的含量降低，将会导致mtDNA的复制效率下降。另外，β亚基在果蝇的mtDNA复制过程中有着重要的调控作用[12]。

此外，在人类某些种类细胞中，如果编码DNA聚合酶γ催化亚基α的基因持续表达，将会导致mtDNA的复制出现异常。而一旦DNA聚合酶γ出现了氧化损伤，mtDNA自身的复制和修复能力都会出现不同程度的降低[13]。

因此，多项研究结果都表明了在mtDNA复制过程中DNA聚合酶γ的重要性，而且影响DNA聚合酶γ合成的相关因素都会影响其自身功能。

(2) 链延伸——mtSSB：mtSSB主要是在mtDNA复制起始以及链延伸的过程中发挥作用。SSB又被称为双螺旋稳定蛋白(helix destabilizing protein)。当解旋酶将双链打开以后，有两种影响DNA复制的情况：其一，单链DNA具有一种潜在的重新形成氢键、恢复原本双链的能力；其二，若是单链DNA本身具有反向重复序列，会形成发夹结构，而SSB的存在可以解决这一问题。

SSB并不是一种酶，而是一种由177个氨基酸组成的蛋白，真核生物的mtSSB是一个分子量为13000～18000的保守因子。mtSSB通过与复制中间体的单链DNA结合，使作为模板的单链DNA呈伸展状态，防止单链DNA再次复性或者被DNA酶降解，有利于复制的进行；另外，mtSSB还可以增强mtDNA聚合酶的活性，保证mtDNA复制链的正常延伸。在原核生物中，SSB在发挥作用时表现出协同效应，以确保SSB在下游区段的继续结合，这可能是因为第一个SSB和DNA的结合改变了DNA的结构或者是由于SSB之间的相互作用。SSB在作用时并不像聚合酶那样一直沿着复制方向向前移动，而是不停地结合、脱离，当新生的DNA链合成到某一位置时，该处的SSB便会脱落，并被重复利用。

研究证实，在缺乏编码mtSSB的基因*RIM1*的酵母细胞中几乎没有mtDNA的存在[14]。D. Maier 等人[15]通过构建果蝇线粒体 mtSSB 突变体的研究结果证明,在缺乏 mtSSB 的细胞中,呼吸作用的水平下降至 10% 以下,因此出现了能量几乎完全耗尽的情况。果蝇的 mtSSB 编码基因包括 4 个外显子和 3 个内含子,2 个与果蝇 DNA 复制相关的元件(drosophila DNA replication-related elements,DRE)、DRE 结合因子(DRE binding factor,DREF),以及与细胞周期相关的转录因子 E2F 等多种因子会调控 mtDNA 的表达。DRE 与 DREF 是与 nDNA 复制激活相关的因子,它们还可以激活 mtSSB 的启动子,因此 DRE/DREF 系统也可以调控 mtSSB 的表达,从另一方面证明了细胞核复制与 mtDNA 复制之间的联系。

C. L. Farr 等人[16]通过研究证实,在果蝇 mtDNA 的复制过程中,mtSSB 可以促进 DNA 聚合酶 γ 催化亚基 α 由 5′端至 3′端的 DNA 聚合酶活性,以及 3′端至 5′端的核酸外切酶校正活性;另外,对于 DNA Polγ-DNA 复合物,通过 DNase Ⅰ 足迹法(DNase Ⅰ footprinting,一种确定 DNA 结合蛋白在 DNA 分子上的结合位点的方法)发现 mtSSB 可增强引物与模板 DNA 的识别与结合能力,并且通过测定起始速率,发现 mtSSB 的存在使得 DNA 链的复制起始速度升高了近 30 倍;再者,即使在复制附属蛋白缺乏的环境下,仍然可以形成 DNA Polγ-模板-引物这一起始复合物,从而证实了 mtSSB 不仅能够加快这一起始复合物的形成,同时还能够使得这一复合物的稳定性增加。

(3)解旋酶与拓扑异构酶:在 DNA 复制的过程中,解旋酶和拓扑异构酶这两种酶发挥的主要作用是解开 DNA 的双链,有时也会负责其他改变 DNA 双螺旋结构的事情,这种功能在复制启动的起始以及 mtDNA 链延伸的过程中发挥着重要的作用。

在酵母线粒体中至少存在着 PIF1 和 Hmi1p 两种解旋酶。PIF1 的主要功能是促使形成单链 DNA,在 mtDNA 热稳定性的维持、损伤修复还有其特异性重组中不可替代。位于第 15 号染色体的开放阅读框(open reading frame,ORF)编码的 Hmi1p 是一种由 7 个保守基序组成的解旋酶(80 kD),与大肠杆菌的 Rep 蛋白属于同一个家族。另外,Hmi1p 的 C 端存在着定位到线粒体的运输信号。经研究发现,在正常生长温度下,Hmi1p 的存在对线粒体野生型基因组稳定性的维持是必需的,而且据推测,Hmi1p 在 mtDNA 的重组过程中也发挥了一定的作用。

J. A. Korhonen 等人[17]通过研究,提供了充分的生物学证据,表明 TWINKLE 是位于哺乳动物 mtDNA 复制叉处的解旋酶,它与 DNA 聚合酶 γ 共同作用,以单链 DNA 为模板,使 mtDNA 的合成顺利进行。TWINKLE 和 DNA 聚合酶 γ 两者中若是任意一个发生变异,都将引起 mtDNA 的复制合成发生异常。

拓扑异构酶是指通过切断 DNA 的一条或两条链中的磷酸二酯键使 DNA 重新缠绕,然后封口来修正 DNA 链环数的酶。在 DNA 解链的过程中,DNA 拓扑异构酶切开将要打结或已打结的地方,下游的 DNA 穿过切口,并通过一定程度的旋转打开或解松结,再旋转封口,以使得解链不会因为打结而受到阻拦,继而可以继续下去。简而言之,DNA 拓扑异构酶通过使 DNA 链发生断裂和结合的方式来改变

DNA 的拓扑状态，参与 DNA 模板超螺旋结构的调节，即把正超螺旋变成负超螺旋，使 mtDNA 的合成顺利进行。

哺乳动物中主要存在拓扑异构酶Ⅰ和拓扑异构酶Ⅱ两种拓扑异构酶。DNA 拓扑异构酶Ⅰ改变 DNA 复制的拓扑结构的方式主要是暂时性的单链裂解-结合循环的产生；与之不同的是，拓扑异构酶Ⅱ改变 DNA 的拓扑异构状态是通过形成双链 DNA 的断裂-解结-重新封闭循环。目前，虽然还没有确定 mtDNA 复制过程中涉及的拓扑异构酶，可是实验预测 TopⅠ仍然在其中发挥作用[18-19]。

(4) DNA 连接酶：也称 DNA 黏合酶，无论是双链或是单链 DNA，DNA 黏合酶都可以通过形成磷酸双酯键(phosphodiester bond)将 DNA 的 3′端末端与 5′端前端连在一起。在细胞内虽然也有其他蛋白质，例如 DNA 聚合酶在以其中一条 DNA 为模板的情况下，能够将另一条 DNA 单链的断裂端通过聚合反应的过程形成磷酸双酯键来黏合 DNA(而 DNA 连接酶是将 DNA 片段缝合起来，恢复被限制酶切开的两个核苷酸之间的磷酸双酯键)。但是 DNA 聚合酶的黏合过程却只是聚合反应的其中一个附带的功能而已，在细胞内主要还是通过 DNA 连接酶来黏合断裂的 DNA。在细胞内只有 DNA 复制与修复的反应涉及了 DNA 片段的合成，因此 DNA 连接酶就是在上述两个过程中发挥作用。另外，除了细胞内的黏合反应，随着分子生物学的发展，大部分分子生物实验室都会利用 DNA 连接酶来进行重组 DNA 的实验，这也可以认为是 DNA 连接酶另一种重要的功能。

1967 年，原核生物的 DNA 连接酶被几家实验室同时发现，而真核生物的 DNA 连接酶在 20 世纪 90 年代才被鉴定成功。

在酿酒酵母中，mtDNA 复制的连接酶是哺乳动物 DNA 连接酶Ⅰ的同源物，是由核基因 *CDC9* 编码的蛋白 Cdc9p。这种连接酶有两种类型，即在核中存在的 N-Cdc9p 以及在线粒体中存在的 M-Cdc9p。研究已经证实[20]，Cdc9p 在 nDNA 以及 mtDNA 的复制和修复过程中均起着重要的作用。如果 Cdc9p 失活，碱基的切除和修复会出现问题，进而导致 mtDNA 的拷贝量减少。这可能是因为在碱基切除修复过程中，Cdc9p 连接酶的作用机制是通过与 mtDNA 末端结合，防止 mtDNA 末端被 mtDNA 核酸内切酶降解。

目前在真核生物中发现了 3 种 DNA 连接酶——DNA 连接酶Ⅰ、Ⅲ和Ⅳ，分别简称为 Lig1、Lig3 和 Lig4[21]，其中 DNA 连接酶Ⅰ和 DNA 连接酶Ⅳ在所有真核生物中都存在，而 DNA 连接酶Ⅲ则主要存在于脊椎动物中。只有在相应的伴侣蛋白参与的情况下，3 种 DNA 连接酶才能发挥生物学功能，如 DNA 连接酶Ⅰ与复制因子增殖细胞核抗原(proliferating cell nuclear antigen, PCNA)相互作用，DNA 连接酶Ⅲ则与 DNA 修复蛋白 XRCC1(X-ray repair cross-complementing protein 1)形成复合物，而 DNA 连接酶Ⅳ需要 XRCC4 的辅助。这些功能都是在细胞核内完成的，而 DNA 连接酶Ⅲ还可以在线粒体基因组中发挥功能。

U. Lakshmipathy 等人[22]通过研究发现，人类 nDNA 以及线粒体基因的连接酶都是由连接酶Ⅲ基因编码的。DNA 连接酶Ⅲ有 α 和 β 两种亚型，而 β 亚型为 α 亚型的C端缩短形式；另一方面，连接酶Ⅲ还有着细胞核和线粒体两种定位形式，通过转录后前体RNA的选择性连接而使其拥有线粒体靶向序列（mitochondrial targeting sequence，MTS），从而在线粒体上定位[22]，这使得DNA连接酶Ⅲ拥有了4种类型，因此DNA连接酶Ⅲ是3种连接酶中结构最为独特的一种。

应用反义技术降低DNA连接酶Ⅲ的表达可减少mtDNA的含量，同时mtDNA单链切口增多，对γ射线引起的mtDNA突变的修复能力丧失[22]。酵母DNA连接酶CDC9也能够在线粒体上定位，连接酶的失活导致了mtDNA的含量急剧下降。这些研究结果初步证明了DNA连接酶Ⅲ对线粒体基因组的重要性。另外，一系列体外细胞研究表明，DNA连接酶Ⅲ缺失可能会造成mtDNA在复制及修复水平上出现损伤。因此，mtDNA连接酶Ⅲ在DNA复制、重组和修复过程中起着核心作用，而且对哺乳动物体细胞中的mtDNA含量的适当维持是必需的。但目前对DNA连接酶Ⅲ保持线粒体基因组完整性的作用机制还知之甚少。

（5）线粒体转录因子A：RNase MRP mtDNA复制是一个转录依赖的复制体系，这是由于引物RNA结构复合体在重链起始位点的复制开始是必需的，而这一复合体的合成是依赖于转录的，随后在DNA Polγ、mtSSB等相关酶和因子的作用下使复制继续进行。因此，在这一RNA引物的合成过程中，需要RNA聚合酶以及可以提高特异性的转录水平的线粒体转录因子A（mitochondrial transcription factor A，mtTFA或TFAM）参与。在鼠的细胞中，如果使得mtTFA的表达水平降低至50%，则会导致mtDNA的拷贝数下降到34%[23]，这一结果也证明了mtTFA表达水平的下降会对mtDNA的复制产生很大的限制。

在真核生物中，过氧化物酶增殖活化受体γ协同活化因子1（peroxisome proliferators activitied receptor γ coactivator 1，PGC1）可以诱导基因*NRF-1*和*NRF-2*的表达。而*PGC1*和*NRF-1*能够通过与*mtTFA*基因的启动子结合促进*mtTFA*的表达，进而增强*mtTFA*的复制与转录活性[24]。这一信号转导通路可以将外部给予的物理刺激与mtDNA的生物学发生直接联系起来，说明外部刺激可以通过对*mtTFA*基因的表达产生影响，从而对mtDNA的复制发生影响。

为了确保mtDNA复制的完整性以及高保真性，在RNA引物的使命完成后，会立即将其删除。而在真核生物的线粒体中，主要是由一种用于线粒体RNA加工的核糖核酸酶（ribonuclease for mitochondrial RNA processing，RNase MRP）来删除引物。

研究已经发现，RNase MRP在哺乳动物以及酵母的线粒体中均有存在，位于核仁中，由nDNA编码，主要功能是去除残余的RNA引物，而且具有特异性的核糖核苷酸内切酶活性。

在鼠类mtDNA复制过程中，引物RNA的合成以及其对DNA复制的激活就发生在位于Ori_H处下游位置的保守序列区（CSB区域），而CSBⅡ和CSBⅢ会影响RNase MRP降解功能的准确性和效率。

另外，RNase MRP可以切除引物是因为其具有RNA加工活性。这些被切除的引物可以与 DNA 模板配对，有助于 mtDNA 复制的起始。但是否在 mtDNA 复制刚刚启动的时候 RNase MRP 便开始切除引物 RNA，仍然有待于进一步的研究证明。

哺乳动物中多肽 EndoG 广泛存在。除了具有脱氧核糖核酸酶活性以外，mtDNA 中的 EndoG 还具有 RNaseH 和核糖核酸酶活性，有利于 RNA 引物的生成以及与 DNA 聚合酶 γ 一起启动 mtDNA 的复制，随后还可去除残留的 RNA 引物[25]。

（6）其他相关因子：除上述相关酶和蛋白因子之外，还有其他因素（如序列元件或蛋白因子）通过各种化学或者是生物学的途径相互作用、相互联系，对 mtDNA 的复制、表达水平、相关蛋白因子等环节产生影响，进而间接影响 mtDNA 的形成。早在 1999 年，G. S. Shadel 等人[26]就已经列出了酵母细胞中与 mtDNA 复制相关、参与 mtDNA 的复制及其调控的近 30 个 nDNA。有研究表明，线粒体融合严重影响 mtDNA 拷贝数，并将线粒体膜融合与 mtDNA 的复制和分布联系起来[27]。

对百岁老人基因的研究一直是这一领域的重点。近年来，研究发现了一种既可以由后天突变产生也能从母体处继承的变异，即在 mtDNA"中央控制区"处（非编码区）发生的"150C＞T"遗传变异。出现的这种变异会使 mtDNA 复制的位置发生改变，从而调控 DNA 的复制。这一变异有一定的可能会使 mtDNA 复制的进程加快，甚至修复 mtDNA 中出现的损伤，这会使得人体内因年龄增长等原因发生损伤的遗传物质能够更容易、更频繁地进行更新，这可能对寿命的增加有益。

对于 mtDNA 复制的调控，最主要的调控时期是复制起始阶段。这一重要环节主要包括转录依赖的引物的合成及其去除，nDNA 对各个复制组分表达的调控，以及这些复制组件之间的相互作用等多个方面。然而，在复制起始阶段具体受到哪些因素的调控及其调控机制至今还知之甚少，仍然需要研究者对 mtDNA 转录和复制的相关组件做进一步的探索研究。

4. 对 mtDNA 复制机制研究的意义

线粒体基因在复制过程中相当保守，尤其是在细胞减数分裂期间并不会发生重排，但是 mtDNA 上位点发生突变的频率较高，所以适合用于系统进化分析，有利于检测在较短时期内不同物种间基因发生的变化，对 mtDNA 的研究已经成为遗传进化中方便而有力的信息来源。此外，因为精子细胞仅仅含有少量的细胞质，所以男性的 mtDNA 并不能遗传给后代。因此，利用线粒体基因构建的进化树反映的是母系脉络的进化关系以及种群进化史。研究者曾对世界不同地区和民族的女性进行了 mtDNA 检测，认为现代人的 mtDNA 来自于约 15 万年前的一位女性，因而将这位母系祖先称为"线粒体夏娃"。这就是一个利用线粒体基因组研究群体遗传学的典型例子。同样地，为了理清各民族、各地域人的母系血缘关系，也可以检测现代人线粒体基因组；为了弄清历史上人类各个民族、种族、家族间的母系血缘关系、迁徙路线等，可以检测古生物化石的牙髓或骨髓腔中残留的 mtDNA 序列[28]。

再者，每个线粒体中常有 2~10 个基因组备份，而每个细胞中又含有几个（如酵母）至上千个（如在肝脏等代谢旺盛的器官中）线粒体不等。因此，线粒体基因组在自身复制更新的过程中即使出现复制错误或者变异，也会因为细胞中其他多个备份而在表型和功能上表现不出来。这样，经过一代又一代的复制、遗传和筛选，有些有意义的变异就被保留并富集下来，最终形成了线粒体基因组单核苷酸多态性（single nucleotide polymorphism，SNP）。

这种因为基因组备份而隐藏的核苷酸变异情况，可以很容易地利用二代高通量测序技术检测出来。因为二代高通量测序技术可以一次并行地对几十万甚至是几百万条 DNA 分子进行序列测定，所以利用这种高覆盖度的测序技术能够准确而且高效地检测出细胞中多备份的线粒体基因组上携带的 SNP，以深入解析隐藏在线粒体基因组中的变异和进化信息。

虽然 mtDNA 在遗传学研究中占据了重要地位，但是 mtDNA 序列中的信息只能反映所考察的群体中的雌性成员的演化进程，而不能代表整个种群。这一缺陷需要通过对父系遗传序列（如 Y 染色体上的非重组区）进行测序来弥补。另外，只有既考虑了 mtDNA 信息、又考虑了 nDNA 信息的遗传学研究，才能为种群的进化史提供全面的线索。而且，相对于核基因组而言，线粒体基因组能提供的信息还是有着很大的局限性，因为有很多参与线粒体功能的蛋白是由 nDNA 编码然后运输给线粒体的。所以，必须将线粒体基因组与核基因组共同分析，才能为系统进化分析以及揭示由于线粒体功能异常导致的线粒体疾病提供正确的遗传学信息。

1.2.2 线粒体 DNA 的转录

mtDNA 的转录机制早在 20 世纪 70 年代就开始被研究了，但一直进展缓慢。近年来，随着对人类线粒体缺陷疾病的深入研究，mtDNA 具体的转录机制逐渐清楚起来。

人类 mtDNA 上一共有 3 个转录起始位点，即 2 个相互重叠的重链转录起始位点（HSP1、HSP2）和 1 个轻链转录起始位点（LSP），它们都位于 D 环区域。HSP1 位于 $tRNA^{Phe}$ 基因上游 16 bp 处，它调控的转录在 $16S\ rRNA$ 基因的 3′末端处终止，HSP1 编码着大量的 rRNA。HSP2 位于 $12S\ rRNA$ 基因 5′末端附近，转录产生一条几乎覆盖整条 H 链的多顺反子 mRNA。位于 D 环区域的 LSP，转录产生一条完整的 L 链多顺反子 RNA（图 1.3）。另外，HSP1 和 LSP 都有一个长度大约为 15 bp 的 5′- CANACC(G)CC(A)AAAGAYA 和一个位于上游起始区 −12 bp 至 −39 bp 可以结合转录因子的区域来加速转录，HSP2 仅有一个类似于 HSP1 和 LSP 的 15 bp 的启动子结合区域。

mtDNA 转录过程需要很多蛋白质和转录因子的共同参与。目前研究初步确认了在哺乳动物细胞中参与 mtDNA 转录的因子主要包括线粒体转录因子 A（mitochondrial transcription factor A，TFAM 或 mtTFA）、线粒体转录因子 B（mitochondrial transcription factor B，TFBM）、线粒体 RNA 聚合酶（mitochondrial RNA polymerase，POLRMT）和线粒体转录终止因子（mitochondrial transcription termination factor，MTERF）等多种重要的转录因子。

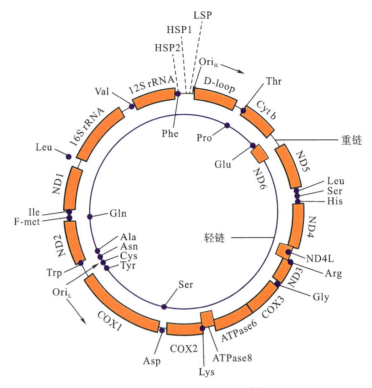

图 1.3　mtDNA 转录模式图[29]

1.2.2.1　线粒体转录激活因子

mtDNA 的转录激活体系由 3 种因子组成，即线粒体转录因子 A（TFAM）、线粒体转录因子 B1/B2（TFB1M/TFB2M）及线粒体 RNA 聚合酶（POLRMT）[30]。但也有学者认为转录激活体系只有 2 种因子，即 POLRMT 和 TFB2M[31]，因为通过体外实验研究人的线粒体转录激活体系，发现 TFAM 会对 HSP2 处的转录产生抑制[31]。而且无论 TFAM 是否存在，体系中有 POLRMT 以及 TFB2M 存在时，LSP 和 HSP1 处的转录均能被激活[31]。而具有甲基化转移酶的活性的两种转录激活因子 TFB1M 和 TFB2M 是同源体，二者都可以和 TFAM 的 C 端结合，并且能够以 1∶1 的比例与 POLRMT 结合，引发在 H 链和 L 链的转录起始位点处的转录[32]。在有 TFAM 存在的体系中，与 TFB1M 和 POLRMT 结合后相比，TFB2M 和 POLRMT 结合后激发转录的效率是其 10 倍[30]。

1. **线粒体转录因子 A**

由 nDNA 编码的 TFAM 是第一个被人类发现的线粒体转录因子，这种因子是迁移率很高、高度亲和 DNA 的 HMG 蛋白家族中的一员。TFAM 在 mtDNA 的复制、转录及包装中均发挥着重要的作用[33]。另外，它还可以维持 mtDNA 的完整性和稳定性。

TFAM 是由两个被 27 个氨基酸残基间隔开来的 HMG 结构域（HMG box）以及一个由 25 个氨基酸残基构成的 C 末端组成，通过与 POLRMT 结合引发转录起始位点处 mtDNA 的转录。HMG 结构域在 DNA 的非特异性结合中是必需的，而且它还可以使 DNA 发生弯曲、缠绕以及展开[34]。TFAM 的 C 末端是 DNA 的特异性识别区域，能与 LSP 和 HSP 上游区域特异性结合，从而激活转录。如果整个 TFAM 都过量表达，将会降低 mtDNA 的 D 环量，而如果仅过量表达无 C 尾端的 TFAM，则没有此现象，说明 C 尾端参与了维护 D 环稳定性的过程。另外，去掉 C 尾端会导致 TFAM 结合 DNA 的能力下降 3 个数量级，激活转录的能力减弱，说明在 mtDNA 转录过程中 TFAM 的 C 末端与 mtDNA 的结合是必需的。

TFAM 与 LSP 启动位点结合后，使得 mtDNA 形成了一个 "U" 形的转折，使 DNA 螺旋方向反向，而形成的弯曲可能会增加 C 末端与 TFB2M 之间的相互作用，从而提高 LSP 处的转录效率[34]。TFAM 非特异性地结合 DNA 时也能使 mtDNA 弯曲，但是弯曲度要比在 LSP 和 HSP1 处的小。C 末端与 TFB2M 和 TFB1M 都可以结合，说明 TFBM 通过在转录启动区域与 TFAM 直接作用来启动 mtDNA 的转录。

Abf2p 是酵母菌的转录因子，也是 HMG 家族蛋白，它有两个 HMG 结构域，但是没有 C 尾末端，不能与酵母菌线粒体转录启动子结合从而激活转录。与 TFAM 一样，Abf2p 在维持酵母菌 mtDNA 的稳定性和线粒体呼吸链的正常中起到关键作用。向缺乏 Abf2p 的酵母菌线粒体转录体系中加入人体的 TFAM，酵母菌 mtDNA 的稳定性和呼吸功能均可以重新恢复正常[35]。由此可以发现，虽然两种蛋白的主要结构有很大的差别，但它们在维持 mtDNA 的稳定性和线粒体的呼吸功能方面是相通的。

采用基因敲除技术敲除小鼠的 *Tfam* 基因，mtDNA 会出现缺失，从而导致小鼠胚胎死亡[23]。而适当地增加 *Tfam* 基因的表达能够提高 mtDNA 的转录效率，但是如果 *Tfam* 基因过量表达，相应地会对 mtDNA 的复制以及转录产生抑制[36]。上述的这些结果表明，在线粒体转录的过程中，由 TFAM 引起的 mtDNA 结构改变发挥着尤为关键的作用。因此，TFAM 与 mtDNA 的含量应该有一个相对适宜的比值。在最适比值处，转录效率最高。当 *TFAM* 过量表达时，二者比值逐渐增大，当其超过最佳比值时，线粒体转录和复制的能力降低，此时如果适当降低 *TFAM* 的表达量，mtDNA 的转录又能够回升，而这皆是由于其能够对 mtDNA 进行包装以及弯曲。当 TFAM 过多时，必然会导致 mtDNA 与 TFAM 过量结合，进一步造成 mtDNA 结构发生改变，这使得 mtDNA 与其他调节蛋白的结合能力降低，最终降低了 mtDNA 的转录效率。在胚胎干细胞分化阶段的研究中发现，mtDNA 复制增加与 TFAM/mtDNA 比值的降低有关，这也说明了 TFAM/mtDNA 的最适比值不是固定的，它与细胞的发育阶段相关。如果线粒体功能出现障碍，升高 *TFAM* 的表达量会增加 mtDNA 的拷贝数，并且能在一定程度上对线粒体的功能进行改善。另外，对成熟个体的组织以及胚胎中 mtDNA 的拷贝数进行检测，发现在每个组织中 mtDNA 的拷贝数都与 *TFAM* 的表达量呈正相关关系，这表明 *TFAM* 的表达量有可能限制了 mtDNA 的拷贝数。由于人体处于成长发育时细胞分化需要的能量增多，mtDNA 的复制和转录相应地也加快了速度，*TFAM* 的表达量增加，也可以说是细胞生长和分化这一过程中氧化代谢的增加可能是由 mtDNA 复制和转录活性的增加引起的。因此，可能是细胞的能量代谢的需要决定了 TFAM 的表达量。

2. 线粒体转录因子 B1 和 B2

sc-mtTFB 是酵母菌中的线粒体转录因子 B，其上有一段 rRNA 甲基化转移酶的同源序列，通过与 RNA 聚合酶(RPO41p)结合形成一种异源二聚体，然后以识别 mtDNA 的转录启动子的方式来促使转录的激活。

TFB1M 和 TFB2M 属于 TFBM（又称 mtTFB）的高度同源蛋白，与 mtTFB 相同，二者含有相似的 rRNA 甲基化转移酶的序列，并且可以使核糖体小亚基 3′ 端的茎环结构内两个相邻的腺苷酸二甲基化[37]。另外，二者都能和 TFAM、POLRMT 形成重组体在 H 链和 L 链的启动区域激活转录，不过 TFB2M 作用的转录效率是 TFB1M 作用的 10 倍[30]，所以 TFB1M 和 TFB2M 都具有双重功能，但两者的功能是独立的，去除甲基化转移酶活性，mtDNA 转录产物、mtDNA 拷贝数相互之间并不受影响，这说明甲基化转移酶的活性与转录无关[38]。

TFB2M 存在时，TFB1M 存在与否不影响 mtDNA 的转录，但是在实验中，如果将小鼠的 Tfb1m 基因敲除，会造成小鼠的胚胎死亡，而如果对心脏组织中的 Tfb1m 基因进行选择性敲除，会造成心肌细胞的呼吸链功能出现障碍[39]。发生上述情况的原因主要是位于 12S RNA 发夹结构区域的相邻的两个腺苷酸未被二甲基化，因而核糖体处于不稳定的状态，继而损伤了线粒体的翻译过程[39]。由此也能够知道，核糖体的大、小亚基的重组必须要求 12S RNA 的两个腺苷酸被甲基化，这也证明了 TFB1M 在 mtDNA 的翻译中发挥着重要作用。另外，J. Cotney 等人在研究中发现，12S RNA 的表达量会在 TFB1M 不表达的情况下降低。上述情况说明 TFB1M 是通过调节 rRNA 的稳定性来实现其在线粒体翻译过程中的作用的[38]。另外，如果 TFB1M 基因过量表达，会使 12S RNA 发生超甲基化，这会造成合成了异常的线粒体产物，并且使得细胞死亡的可能性增加[38]。研究人员在体外实验中已经证明了 TFB1M 确实有着线粒体转录活性，但是如果 TFB1M 过量表达，mtDNA 的转录却并未增加[40]。

TFB2M 在 mtDNA 的转录过程中也发挥着很重要的功能，但是与 TFB1M 的情况不同，TFB2M 过量表达时，线粒体的转录活性也增加[40]。另外，将 TFB2M 的甲基化转移酶活性去除，线粒体的功能发挥并未受到影响，这也证明了 mtDNA 的转录与其甲基化转移酶功能并没有什么关系。如果果蝇细胞中的 TFB2M 基因被敲除，mtDNA 的拷贝数以及转录水平都会降低[41]。但是如果只单单敲除掉 TFB1M 基因，线粒体的复制以及转录功能不会发生变化，而线粒体的翻译功能会降低[42]。所以，虽然 TFB1M 和 TFB2M 在结构上具有高度同源性，但二者的功能却并不是完全相同的，TFB1M 主要是在 mtDNA 的翻译过程中发挥作用，而 TFB2M 一般在 mtDNA 的转录过程中发挥其功能。虽说如此，在某些特殊的情况下，如在 mtDNA 的转录调控中，TFB1M 有时候也会参与。

3. 线粒体 RNA 聚合酶

在酵母菌中，它的线粒体 RNA 聚合酶(RPO41)与 T7 噬菌体的 RNA 聚合酶有着一定的同源性。但是，酵母菌的 RPO41 与 T7 噬菌体的 RNA 聚合酶还是有差异的，RPO41 发挥转录激活功能必须是在有其他的转录因子与之结合的情况下[43]，而噬菌体的 RNA 聚合酶却并不需要。实际上，RPO41 中的小亚基与细菌的 RNA 聚合酶中决定转录起始的因子有一定关联，而它的大亚基和噬菌体的单体 RNA 聚合酶具有一定的同源性，因而 RPO41 乃至真核细胞中的线粒体 RNA 聚合酶能被视为介于最简单的噬菌体 RNA 聚合酶和复杂程度中等的细菌 RNA 聚合酶之间的蛋白质。POLRMT 为 DNA 依赖性单亚基 RNA 聚合酶，也与 T3、T7 噬菌体的 RNA 聚合酶具有同源性[44]，也不能单独结合 mtDNA，激活其转录[31]。

人类 POLRMT 基因定位于 19p13.3，cDNA 全长为 3831 bp，其编码的蛋白质由 1230 个氨基酸残基构成，N 端的 41 个氨基酸残基为该蛋白定位线粒体的前导肽，C 端则包含一系列的保守结构域。POLRMT 含有一个 C 端区域（C - terminal domain，CTD），一个 N 端区域（N - terminal domain，NTD）和一个 N 端延伸（N - terminal extension，NTE）[44]，而 T7 噬菌体却没有 NTE 结构。CTD 与噬菌体的 RNA 聚合酶序列具有很高的相似性，都含有保守性很高的引物识别的区域以及催化结构域。对于氨基末端域来说，与它最为相似的就是在噬菌体中的 RNA 聚合酶的启动子结合域，甚至是识别启动子的元件都很相似。例如，嵌入元件中的 β 发夹结构以及富含 AT 序列的识别环[45]，这些发夹结构可以帮助将双链 DNA 分离开，而且对于单链 DNA 的稳定性的维持也有帮助[46]。经研究证明，RPO41 的 NTD 可以帮助维持 mtDNA 的稳定性，而且稳定性的维持与其聚合作用并不是一起的，将 RPO41 的 NTD 序列内的 185 个氨基酸去除，会造成 mtDNA 结构失去稳定性以及基因发生丢失，但是体内 mtDNA 的转录过程一般情况下并不会受到这种变异的影响，这也说明 NTD 区域里有一个转录独立的结构域，这个区域只与 mtDNA 稳定性的维持以及复制过程相关。在 NTE 与 TFAM 结合的情况下，能够保证特定启动了的转录。如果去除 NTE，在没有 TFAM 的情况下，POLRMT 可以促使启动子与非特异的 DNA 序列的转录激活；而在存在 TFAM 和线粒体转录启动子的情况下，与正常的 POLRMT 相比，没有 NTE 的 POLRMT 的转录活性会更高，这也证明了 NTE 是一个转录抑制区域[46]。POLRMT 的 NTE 包含两个五肽重复（pentatricopeptide repeat - containing，PPR）的结构域[44]，虽然现在还不清楚 PPR 结构域的作用，但是它能够和 NTD 中富含 AT 序列的识别环相互作用，这一点提示研究者 PPR 结构域也许在启动子的特异性识别过程中发挥功能[44]。在线粒体核糖体的生物合成过程中，POLRMT 展示出具有单独的转录功能[44]，含有 PPR 结构域的蛋白参与了植物线粒体 RNA 合成的各个环节，不过 POLRMT 的 PPR 结构域自身是否就含有 RNA 结合位点及其在 mtDNA 的转录和复制过程中的功能还需要证明。

进入线粒体后，成熟的 POLRMT 由 1189 个氨基酸残基构成。POLRMT 在细胞线粒体内不能进行特异的基因转录，需要 TFAM、TFB1M 或 TFB2M 等转录因子的存在，才能启动 mtDNA 的转录[32]。M. Weber 等人在体外重新构建 mtDNA 转录体系的实验也证实了这一点。

1.2.2.2 线粒体转录终止因子

真核细胞线粒体转录终止因子是一类由核基因组编码、转运到细胞线粒体发挥作用且能够与 mtDNA 特异结合的单体蛋白,在线粒体复制、转录和翻译中发挥调控作用。到目前为止,已经鉴定出的动物线粒体转录终止因子有 3 种:果蝇的 DmTTF、海胆的 mtDBP 以及人类的 MTERF,它们都能够与 POLRMT 结合,但与 mtDNA 结合的位点因不同物种而异。

线粒体有 3 个转录起始位点,LSP、HSP1 和 HSP2,目前只对起始于 HSP1 的转录终止有明确的认识。线粒体转录终止子 MTERF 包括 MTERF1、MTERF2、MTERF3、MTERF4,这是一类家族蛋白,高度保守的亮氨酸拉链样结构域为该家族蛋白的特征,能与 DNA 结合形成 DNA-蛋白质异二聚体。利用 PSI-BLAST 的方法与美国 NCBI 数据库中蛋白质序列比对显示,MTERF 蛋白家族成员普遍存在于植物与后生动物中,但在真菌中尚未发现与其同源的蛋白质。

HSP1 的转录在 16S rRNA 下游的 tRNA^{Leu} 基因处终止转录,由线粒体转录终止因子(MTERF1)调节[47]。人 MTERF1 基因定位于 7q21,包含有两个外显子,其编码的蛋白产物分子量为 39000。MTERF1 含有一个由 5 个精氨酸构成的保守序列,对 tRNA$^{Leu(UUR)}$ 表现出很强的亲和力,能特异性地结合转录终止位点的终止序列,引起 DNA 螺旋结构解链、碱基漂移[47],进而终止转录。转录终止因子 MTERF1 能结合双向终止位点,促进线粒体基因转录的终止。线粒体脑肌病伴乳酸酸中毒及卒中样发作综合征的 A3243G 点突变能解除 16S rRNA 转录终止,并且能降低 MTERF1 蛋白与 mtDNA 的亲和力。研究结果表明,MTERF1 蛋白与人类线粒体疾病的产生存在着密切的联系。

而起始于 HSP2 处的转录并不受这一因子调节,HSP2 处可直接产生一条与 H 链长度相近的 mRNA,而 HSP1 启动的转录速率比 HSP2 启动的转录速率快 50 倍也可以说明这一点[48]。敲除小鼠的 Mterf1 基因,线粒体的 rRNA 量及线粒体翻译并没有受到影响,反而是 LSP 的转录水平降低,这说明了 MTERF1 不能调节 H 链的转录,而是阻止 L 链的转录,从而防止 L 链的转录启动的干扰[48]。进一步的研究发现,在人类线粒体中还存在一些与 MTERF1 序列高度同源的蛋白(MTERF2-F4),它们在线粒体基因表达调控中发挥着不同的作用,所以将它们归纳为人线粒体转录终止因子蛋白家族。在 HeLa 细胞中,过度表达 MTERF2 可引起 mtDNA 的复制和 mtDNA 的表达受到抑制,而 mtDNA 抑制程度与 mRNA、线粒体蛋白下降程度一致。敲除小鼠的 Mterf2 基因,mtDNA 转录产物减少,氧化磷酸化(oxidative phosphorylation)水平也出现下降,引起组织细胞氧化磷酸化反应复合物缺乏,线粒体呼吸功能障碍,从而导致小鼠肌病和记忆短缺,因此推测在 mtDNA 转录过程中 MTERF2 蛋白可能起到了正向的调控功能[49]。

2007 年,C.B.Park 等研究员在《细胞》杂志上第一次报道了一种由 nDNA 编码的 MTERF3 蛋白。这种蛋白存在于哺乳动物细胞内,在其胚胎发育的过程中是必要的,它是一种对 mtDNA 转录有着负向调控作用的因子。如果将动物细胞内的

Mterf3 基因敲除，发现无论是 mtDNA 的轻链还是重链，它们的转录起始活性明显上升，这也说明 MTERF3 蛋白确实是转录起始的负调节因子。另外，利用体内染色质免疫共沉淀(chromatin immune precipitation，ChIP)技术，发现 MTERF3 对转录的抑制是通过与 mtDNA 启动子区结合的方式来行使的[50]。如果将小鼠的 *Mterf3* 基因敲除，会造成小鼠的胚胎死亡，心脏特有的 *Mterf3* 基因也会失去活性，mtDNA 的转录也会发生异常，产生不正常的 mRNA，线粒体的呼吸功能也会出现缺陷[50]。但是将果蝇的 *Mterf3* 基因敲除，线粒体转录产生的 mRNA 的含量并未出现显著性的差异，而由线粒体编码的蛋白量出现下降，这说明 MTERF3 是一种调节线粒体翻译和转录的因子。MTERF2 的去除会造成 mRNA 含量下降，而 MTERF3 的去除会造成氧化磷酸化复合物的含量下降以及异常的 mtDNA 转录增加，这也证明两者影响线粒体氧化磷酸化的方式不同。

因此，MTERF1 不仅在 mtDNA 的转录过程中发挥作用，还能通过与其他序列(除转录终止序列之外)结合的方式来调控 mtDNA 的复制，在 MTERF1 过量表达的情况下，mtDNA 复制的终止能力会提高。另外，MTERF2 和 MTERF3 也在 mtDNA 的复制过程中发挥了功能。MTERF1、MTERF2、MTERF3 都能够与 mtDNA 启动子区相同位点结合，以调节 mtDNA 的转录[49]，同时它们还都参与了 mtDNA 的复制，但这三种因子之间的相互作用仍不清楚，有可能三种因子形成复合物共同作用，也有可能是 MTERF1 与 MTERF2 或 MTERF3 结合参与线粒体的转录与复制。另外，MTERF4 能通过与 5-甲基胞嘧啶(5-methylcytosine，5mC)RNA 甲基转移酶 NSUN4 结合，调节线粒体核糖体的合成[51]。可以预见的是，对 MTERF 蛋白家族各成员的深入研究将为人们进一步阐明和理解 mtDNA 转录调控的分子机制奠定基础。

1.2.2.3 mtDNA 转录流程

mtDNA 转录流程包括 mtDNA 转录的激活、转录的起始、转录的延伸和转录的终止四个阶段。

1. mtDNA 的转录激活

目前研究者还没有完全了解 mtDNA 转录启动子的激活过程。研究发现，在 TFAM 存在的情况下，POLRMT 能够通过和 TFB1M 或 TFB2M 一起形成复合物的方式来启动转录，而在没有 TFAM 的情况下，它们并不能成功完成转录的启动。发生上述情况可能是由于 TFAM 的存在使 mtDNA 的结构发生了变化，例如将启动子区域的双链 DNA 解开来启动转录[52]。TFAM 通过与 HSP 和 LSP 上游的 DNA 序列特异性结合，改变启动区域的结构，展开转录起始位点的一部分，这点也可以说明在 LSP 转录位点和 TFAM 的结合位点之间的距离是一定的。

另外，通过体外研究发现，TFAM 的最强结合位点位于 LSP 转录起始位点的上游处，因而 LSP 处的转录会首先被激活[46]。HSP1 的激活与 LSP 处差别非常大，这是因为 TFAM 的结合位点相比较而言会弱一些[46]。T. E. Shutt 等人在体外研究了 TFAM 的剂量效应，实验中使用的模板全部含有 LSP 和 HSP1 两个转录起始位点。结果表明，在不存在 TFAM 的情况下，TFB2M 和 POLRMT 在两个位点都可以有效地与启动子序列结合来激活转录，不过在 HSP1 位点处有着更高的转录效率而已[31]。将 TFAM 加入上述体系中，LSP 和 HSP1 处的转录效率都会增加，只是在达到最大的转录激活效率时，LSP 位点处所需要的 TFAM 量比 HSP1 处少一些[31]。不过，TFAM 的过量表达对其识别启动子能力的影响还存在一定的争议。有研究已经证明，mtDNA 碱基个数与 TFAM 分子量有一定的比例关系。一般情况下，1 个 TFAM 分子可以负责 15~20 个 mtDNA 碱基，如此 mtDNA 可以在保证自身空间结构的情况下，完全弯曲缠绕[33]，这样也可以结合其他的调节因子。但是如果在 TFAM 分子量过剩的情况下，mtDNA 的弯曲以及压缩情况可能会过度，这也会造成转录效率的降低。因此在转录过程中，TFAM 的功能主要是识别启动子以及改变 mtDNA 的结构。

2. mtDNA 转录的起始

首先，利用 C 末端尾巴，线粒体 TFAM 能够特异性识别 D 环的增强子区域，然后通过进一步解螺旋、弯曲 DNA 的方式改变其构象。线粒体 TFAM 中的 HMG 结合 DNA 的增强子，线粒体 TFBM 聚合酶对转录起始区域的识别能力会变强，RNA 聚合酶与 DNA 链结合后开始转录。另外，h-mtTFBM 作为 h-mtTFAM 和 h-mtRNA 聚合酶的纽带，三者一起构成启动子复合物，从而使得转录的起始效率得到提高。

3. mtDNA 转录的延伸

mtDNA 转录是双向的（如图 1.4 所示），H 链中两个不同的转录起始点（HSP1 和 HSP2）中，HSP1 转录 12S rRNA、16S rRNA、tRNA^{Phe} 和 tRNA^{Val}，HSP2 转录 12 种 tRNA 和 12 种 mRNA。因为 HSP1 的转录效率要比 HSP2 的转录效率高 20 倍，所以 H 链上 rRNA 的合成速率要比 mRNA 的合成速率高。HSP1 和 HSP2 的转录是独立的。实验表明，在 HSP1 上游插入溴化乙锭复合物，蛋白质印迹显示 rRNA 的合成速率改变，但是不会影响到 mRNA 的合成，进一步证明了 HSP1 与 rRNA 的转录相关。

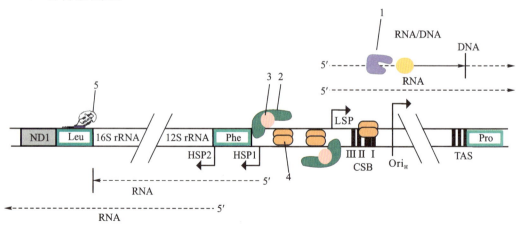

1—RNase MRP，一种核糖核苷酸蛋白；2—mtRNA poⅠ，mtRNA 聚合酶Ⅰ；3—TFB1M 或者 TFB2M，mtDNA 的转录激活因子；4—mtTFA，一种转录因子；5—MTERF，线粒体转录终止因子。

图 1.4　线粒体转录的延伸[29]

4. mtDNA 转录的终止

线粒体的转录终止因子 MTERF 在 mtDNA 转录的终止过程中是必需的一种蛋白质，它有 3 个亮氨酸拉链结构以及 2 个独立的基本区域，通过单体的形式弯曲 DNA，以便进行特异性的结合。以前的研究一直认为，通过蛋白质的多聚化以及翻译后的修饰来实现 MTERF 的活化；然而最近的研究发现，在体外以非磷酸化的形式存在的 MTERF 已经达到了转录终止活性最大化，转录的终止过程已经不需要其他的细胞因子去辅助进行。另外，根据 MTERF 在启动子区域结合位置的不同，既可以让转录完全终止也可以使其部分终止。关于 MTERF 阻止转录的机制，一些研究认为是形成了一个物理形式的阻碍，还有部分研究认为这是由转录后的聚腺苷酸化造成的。

1.2.2.4 mtDNA 转录的调控

1. nDNA 编码的蛋白质对 mtDNA 转录的调控

在只有 RNA 聚合酶和转录因子存在的情况下，mtDNA 的转录也可以进行，只是转录水平仅为最基本的。为了使转录效率最高，转录因子会与转录活化因子结合，而转录活化因子一般位于距离启动子有一定距离的增强子处。然而，线粒体转录过程中需要的相关酶和因子主要是由 nDNA 编码的，线粒体自身仅仅编码呼吸链中的 13 种蛋白质。

mtDNA 转录过程中的主要调控因子是转录活化因子和协同活化因子，它们都是由 nDNA 编码的。转录活化因子包括 NRF-1、NRF-2、SP-1、YY1 和 CREB 等，协同活化因子包括过氧化物酶增殖活化受体 γ 协同活化因子 1(peroxisome proliferators activitied receptor γ coactivator 1，PGC1)以及 PGC1 相关活化因子(PGC1 related coactivator，PRC)。根据细胞的生理状态不同，协同活化因子通过与转录活化因子结合来参与基因转录的调节。

2. 激素对 mtDNA 转录的调控

细胞外的一些信号，如 ATP 和甲状腺激素的浓度等都会影响到线粒体的转录，特别是甲状腺激素对能量代谢调节有很重要的作用，所以尤其受到重视。在甲状腺功能减退的患者中发现 RNA 的含量明显下降，其中 mRNA 的下降最为显著。在小鼠肝脏线粒体中发现的一种截短的 C-CRBa-1 核受体 p43 可以与 mtDNA 的甲状腺功能元件结合来刺激线粒体转录。激素对线粒体转录的调节主要发生在转录起始和终止的过程中，而对 RNA 的加工则是第二个调节位点。

1.2.2.5 线粒体 RNA 编辑

锥虫中的线粒体 mRNA 编辑是一种转录后加工途径，因此尿苷残基(Us)被插入信使 RNA 前体中或者从中删除。通过校正移码，引入起始和终止密码子，并且通常情况下的添加大部分编码序列(coding sequence，CDS)，编辑恢复线粒体编码的 mRNA 的 ORF。在单个前体 mRNA 中可能存在数百个编辑事件，通常以少量核苷酸间隔，而 U 插入出现频率约是 U 缺失的 10 倍。另外，尽管已经鉴定出了一些由大环编码的向导 RNA(guide RNA，gRNA)，但是大环主要产生的是 rRNA 和

mRNA 前体，而 gRNA 主要是从小环产生。gRNA 通过与 premRNA 杂交并形成一系列错配来指定插入或删除 Us 的位置和数目。这些 50～60 nt（核苷酸）被 RET1 TUTase 3'尿苷化，并通过与 gRNA 结合复合物（gRNA binding complex，GRBC）结合而稳定。mRNA 剪切、U 插入或 U 缺失和连接的编辑反应都是由 RNA 编辑核心复合物（RNA editing core complex，RECC）催化的。为了在线粒体翻译中起作用，前体 mRNA 必须进一步通过聚腺苷酸化/尿苷化进行编辑后 3'修饰。

1. U 插入/U 缺失以及 RECC 的基本机制

在以合成的 mRNA 和 gRNA 作为底物和粗线粒体提取物的单个位点中，通过再生基本反应和完整编辑级联作为编辑复合物来源证实了[53-54]"酶级联"模型[55]。对纯化的 RECC（也称为～20S 编辑体）的进一步研究确定了负责每个酶促步骤的特定组分，并揭示了各个酶的底物特异性。值得注意的是，从 gRNA 到 mRNA 的信息传递并不涉及对进入的 UTP 的 RNA 依赖性识别，这将在典型的模板-复制聚合反应中进行。相反，关键酶的内在底物特异性，如通过 RET2 末端尿苷酰基转移酶（TUTase）[56]进行的 UTP 选择，负责编辑的总体保真度。

在连续的"锚"双链体附近的第一个未配对的核苷酸处发生内切核酸前体 mRNA 切割，这是在缺失位点突出的尿苷或插入位点中典型的嘌呤碱基（图 1.5）。切割反应产生 5'和 3'mRNA 切割片段，其可能通过与 gRNA 杂交或者最有可能与 RECC 和/或 GRBC[57]接触进行杂交。在内切核苷酸切割的三 RNA 杂交产物的"预切割"测定中也说明了保留与 gRNA 结合的 mRNA 切割片段的重要性（图 1.5，步骤Ⅱ）。具体来说，在 gRNA 和两个切割片段之间引入延伸的互补区刺激了 U 插入、U 缺失和 RNA 连接反应[58-59]。

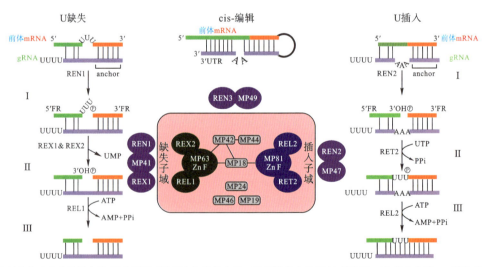

核心复合物内的直接蛋白质-蛋白质相互作用由灰色条表示。罗马数字表示 RNA 编辑的三个基本步骤：mRNA 切割、U 缺失或 U 插入和 mRNA 连接。MP—线粒体蛋白（结构和/或 RNA 结合组分）；REX—RNA 编辑核酸外切酶；REN—RNA 编辑核酸内切酶；REL—RNA 编辑连接酶；RET—RNA 编辑 TUTase。

图 1.5　RECC 催化基本的 RNA 编辑反应

U 缺失和 U 插入位点的不对称结构分别以 RNaseⅢ型核酸内切酶 REN1 和 REN2[60]来区分。第三种内切酶(REN3)明显靶向在其 3′非翻译区(UTR)中含有顺式类 gRNA 元件的 COX2mRNA[61-62]。值得注意的是,尽管大多数 RNaseⅢ催化结构域形成具有两个活性位点的同源二聚体并且切割双链 RNA 中的两条链,但在编辑过程中只有前体 mRNA 链被切割。为了解释单链切割,J.Carnes 等人认为编辑核酸内切酶 REN1 和 REN2 可能会分别形成与 RNaseⅢ类似,但 RECC 组分催化失活的异源二聚体(MP46 和 MP44),因此仅仅留下单一的功能活性位点[61]。此外,REN1、REN2 和 REN3 与包含 U 缺失、U 插入和连接酶活性的一组常见蛋白质的互斥关联指出编辑复合物的模块化性质[61-62]。在最简单的模型中,核酸内切酶模块,例如与特定蛋白质相关的核酸内切酶(如 REN1/REX1/MP41、REN2/MP47 或 REN3/MP49),将与普通粒子结合,以分别赋予 U 缺失、U 插入或顺式编辑(cis-编辑)位点特异性(图 1.5)。因此,酶 RECC 至少存在三种亚型,它们共享大部分亚基,但可通过核酸内切酶模块位点特异性的存在来区分。

在常见的蛋白质中,似乎相反的 U 缺失和 U 插入级联在空间上是分开的,使得关键酶围绕不同的结构蛋白排列。含有锌指(C2H2)的蛋白质 MP63 和 MP81 分别作为 U 缺失和 U 插入子结构域的主要成员[63-64];MP63 与 REX2 U-特异性 3′-5′核酸外切酶和 REL2 RNA 连接酶直接进行蛋白质-蛋白质相互作用,而 MP81 与 RET2 TUTase 和 REL1 RNA 连接酶形成广泛接触。REX1 和 REX2 核酸外切酶均具有外切核酸酶-内切酶-磷酸酶(exonuclease - endonuclease - phosphatase,EEP)催化结构域,表现为对单链尿苷具有特异性的无法区分的核酸外切酶活性[65]。然而,在布氏锥虫中,核心编辑复合物内的核酸外切酶分布显著不同:编辑 REX1 的必要条件与 REN1 内切核酸酶模块相关,并且可能代表主要的 U 缺失活性;而非必要的 REX2 似乎在 U 缺失子结构域中发挥作用[65]。因此,REX2 缺少催化结构域,但在密切相关的蜥蜴利什曼原虫中,与 U 缺失子结构域保持关联[65-67]。

在 U 型插入子结构域中,RET2 TUTase 通过非催化中间结构域与 MP81 锌指蛋白相互作用,使二者相互稳定,并且刺激双链 RNA 底物上的 TUTase 活性[56,68-71]。RET2 对 UTP 的特异选择性由高度结构化的结合位点决定,该结合位点通过直接以及由水介导的氢键网络和堆叠相互作用来容纳尿嘧啶碱基[56]。因为 gRNA 在 UTP 选择中不起作用,所以向导位置中的腺苷和鸟嘌呤都以相同的效率指导 U 插入编辑。相反,RET2 的 RNA 底物特异性起着重要作用:无论+1 U 是否与 gRNA 碱基配对,单个尿苷都可以以近似的效率添加到 mRNA 切割片段上。然而,如果新添加的 1 U 和 gRNA 之间发生错配,由于酶对双链 RNA 的强烈偏好[70],因此将会阻止下一个 U 添加到单链突出端。此外,根据最后的 mRNA-gRNA 碱基对的化学性质,RET2 TUTase 以不同的模式添加 U。当嘌呤碱基占据 mRNA 5′切割片段的 3′核苷酸时(图 1.5,步骤Ⅱ),明显会更倾向于+1,而如果

RNA底物以U终止，则几乎不发生＋1的情况；相反，RET2一直在填充由向导核苷酸数量决定的缺口。尽管重组RET2和纯化的RECC之间的＋1 U添加比例相似，但后者的体外填充能力显著更高(高达10 U)，而前者仅限于4～5 U。RET2的底物由内切核酸mRNA切割产生，在3′mRNA切割片段的5′末端留下单磷酸基团(图1.5)。然而，磷酸盐对编辑复合物的U插入不是必需的，但是对于重组RET2的活性是必需的。这可能反映了RNA编辑和碱基切除DNA修复酶之间的机械相似性。AP内切/外切核酸酶修饰碱基切除DNA过程中产生的与REX1/REX2编辑核酸外切酶同源的缺口DNA中间体在拓扑学上与预期的切割后RNA编辑中间体类似。DNA聚合酶β是RET2所属的核苷酸转移酶超家族的创始成员[65-66]，可以修复这类DNA损伤。DNA修复聚合酶活性极为依赖5′磷酸酯识别[72]，尽管保真度低，但只要间隔不超过4个或5个核苷酸，就可以读取到损伤。对RET2催化反应要求的磷酸基团表明具有内部5′-单磷酸酯的双链"锚"构成RET2结合位点。单就RECC而言，它缺乏磷酸盐依赖性和填充更长间隔的能力，这也证明了其他亚基对RNA结合的贡献。如果RET2作为核心复合物亚基在mRNA切割时仍然与"锚"双链体结合，则5′-mRNA切割片段的3′-OH基团必定位于活性中心附近。对于短缺口，3′-羟基可以与3个或4个向导核苷酸保持充分靠近；因此有效的U插入可能不需要RET2外部的额外RNA接触。对于更长的缺口，将3′-OH基团引入RET2的活性位点会导致更高的熵成本，而这可能通过与其他RECC亚基的相互作用而承担。

U缺失和U插入都会产生RNA编辑连接酶的最佳底物双链RNA，其中mRNA片段被缺口分开，并且互补的gRNA充当桥[73]。RNA编辑连接酶1、2(REL1、REL2)分别被确定为U缺失和U插入子结构域的组成部分[64,67-68]。尽管空间分离和接触亚结构域内不同的结构蛋白MP63和MP81分别发挥了极为重要的作用，但只有REL1被发现对细胞活力至关重要[74]。锥虫RNA编辑连接酶与T4 RNA连接酶2 (Rnl2)[75-76]之间催化结构域的结构和RNA底物特异性的显著相似性进一步促进了原始RNA/DNA修复系统作为编辑活动的潜在进化来源的概念。

2. 辅助RNA编辑复合物

RECC的三种亚型负责基本编辑反应，并且很可能靶向锥虫线粒体中的大部分编辑位点。在过去的几年中，显而易见的是编辑途径的复杂性及其与编辑前和编辑后加工过程和翻译之间的混乱的关系远远超出了简单的mRNA切割、U插入和U缺失以及RNA连接中涉及的酶[77]。下面我们回顾最近的一些发现，这些发现揭示了RNA编辑底物(预编辑的mRNA和gRNA)的加工和稳定以及mRNA 3′修饰的关键因素。

(1)指导RNA加工：在gRNA发现时，人们就已经发现了gRNA末端明显的特征，即5′三磷酸和3′寡聚(U)尾(U-tail)[55]，而这些发现也表明了缺少5′加工和3′降解以及尿苷化途径。在蜥蜴利什曼原虫的线粒体中检测到RNA末端尿苷酰转移酶活性[78]，并通过常规方法纯化行使职能的蛋白质[79]。Termed RNA editing

TUTase 1(RET1)，这种酶最初与基于 RNAi 敲低研究的 gRNA 尿苷化有关，这些研究证实了 gRNA 的缩短伴随着其丰度下降，并且对体内编辑有抑制作用[68,79]。U-tail 参与编辑过程（直接效应）和/或其对线粒体 gRNA 稳定性的要求（间接效应）最初被认为是 RET1 抑制后有效编辑阻断的潜在原因。事实上，U-tail 与富含嘌呤的预编辑的 mRNA 的相互作用可以用于稳定 gRNA-mRNA 杂交[80]，并且在没有蛋白质的情况下也可以观察到合成 RNA 的这种影响[81-82]。另外，U-tail 可以作为编辑复合物的结合平台。为此，已经鉴定了几种对 poly(U) 具有显著亲和力的蛋白质，但是两者的遗传抑制对编辑过程均没有统一的抑制作用[83-86]，体外编辑反应也不需要 U-tail[87]。尽管 U-tail 仍然完全有可能参与编辑过程，但深入研究表明这种结构仅仅只是临时用于维持 gRNA 的稳定性。相反，在 RET1 缺失的寄生虫中，成熟 gRNA 的缺失归因于 gRNA 加工受损[88]。在布氏锥虫中，gRNA 主要从小环转录为均一大小（约 800 nt）的前体[89]。因为约 1 kb 微环通常具有 3~5 个 gRNA 基因，所以这些前体很可能是多顺反子的，并且因为在成熟的约 60 nt gRNA 上发现 5′ 三磷酸，所以假设只有大多数 5′ gRNA 被加工成成熟尿苷化的分子，而长的 3′ 末端在尿苷化之前被除去。

这些发现提出了更多的问题，其中最紧迫的是：①为什么敲低 RET1 蛋白或通过显性负突变抑制其 TUTase 活性抑制了核溶解降解。②相对精确的内切核酸切割的机制是什么？或 3′→5′ 核酸外切酶降解阻断剂，其在尿苷化之前产生 gRNA 的 3′ 末端。RET1 TUTase 似乎可能与感兴趣的核酸形成复合物，并且在 RET1 缺失的情况下核酸酶活性受到抑制。作为高效核酸外切酶募集的先决条件，长 gRNA 前体的尿苷化也与现有数据一致，并且使人联想到哺乳动物细胞中 Dis3l2 外切核酸酶对尿苷 pre-let-7 miRNA 前体降解的作用[90]。总之，涉及 RET1 和 gRNA 前体测序的大分子复合物的详细表征对于在这个方向上取得进一步进展是至关重要的。关于切割机制，已经提出了一种模型，来源于 gRNA 基因附近的相反链的反义尿苷化转录物指导 pre-gRNA 降解[88]。具体来说，推测由长反义转录物的 5′ 区形成的双链区可以引导类 RNaseⅢ 核酸内切酶活性，与编辑性核酸内切酶不同（图 1.5），或阻断 3′-5′ 核酸外切酶降解。尽管已经提出候选 RNaseⅢ 型线粒体 RNA 加工核酸内切酶 1(mRPN1) 来完成加工功能，但 B. R. Madina 等人观察到的在 mRPN1 敲低[91]中积累的与 RET1 敲低中检测到的 gRNA 前体长度不一致[88]。虽然需要进一步的工作来了解 gRNA 加工的机制，但双链中间体的存在如果得到证实，将进一步证实 U 插入/U 缺失 RNA 编辑和 RNA 干扰之间的进化联系。

考虑到编辑，还必须考虑在蜥蜴利什曼原虫[92]和布氏锥虫[93]的线粒体中检测到的类 gRNA 的小 RNA。与 gRNA 的区别是以完全编辑的 mRNA 作为主要标准：如果一个小的线粒体 RNA 可以退火到单个编辑的 mRNA，允许 G-U 碱基配对，并且已知编辑模式，那么它被认为是一种 gRNA。由于大多由 gRNA 编辑的 mRNA 杂合体仍然含有错配，因此该方法留下很大的余地，并为允许的缺陷数量设置了阈值。由于缺乏关于起始锚定靶识别所必需的结合热力学的实验知识并且足以支持编辑反应的级联，这样的预测进一步受到阻碍。虽然大多数 gRNA 被预测指定编辑多个相邻位点，但不清楚是否已经发现了每个 gRNA 的整个信息总量。具体而言，由 gRNA 的 3′部分指定的编辑事件将需要 5′mRNA 切割片段被非常有限数量的碱基对限制(图 1.5)。理论上，这个潜在的问题可以通过稳定蛋白质复合物的参与或通过参与重叠或取代已经结合的 gRNA 的 3′区域的重叠 gRNA 来克服。这种情况也意味着通过编辑核酸内切酶对编辑位点周围的双链区域的长度和/或稳定性也是衡量的标准。最终，类 gRNA 分子与预先编辑的 mRNA 的结合可能产生另外的编辑模式，并可能导致不同多肽的合成[94]。考虑到 U 插入/U 缺失编辑作为蛋白质多样性的来源仍然是一个广泛开放的领域，很可能类 gRNA 分子与经典 gRNA 合成和处理的路径相同。而它们在线粒体基因表达相关的其他元件中的功能，诸如多顺反子大环转录物的核苷酸加工和翻译的调节等有待进一步的研究。

(2)指导 RNA 结合和稳定：从转录到功能再到衰变的蛋白质复合物之间的小 RNA 转换的概念实际上是普遍的，而 gRNA 也不例外。对含 gRNA 的复合物的早期研究表明，从 10S 到 50S 的核糖核蛋白微粒中发现了 60～65 nt 长的 gRNA[95]。已经通过各种生物化学手段鉴定了几种候选 gRNA 结合蛋白，并且研究了它们在 RNA 编辑中的作用，但是由于缺乏确定的基因数据和对编辑的统一效应，这些研究还比较混乱[96]。对 MRP1/MRP2 复合物的研究最深入，许多发现(对 gRNA 的高亲和力，促进互补 RNA 退火的能力，在 MRP1/MRP2 双重阻遏下下调编辑 Cyt b mRNA)指出了它们在线粒体 RNA 加工中的一些功能，但并没有确定在编辑中的特定作用。然而，通过与 MRP1/MRP2 共同纯化从蜥蜴利什曼原虫中分离出的两种蛋白质，符合 gRNA 生物合成基本组分[97]。GRBC 亚基 1 和 GRBC 亚基 2 (GRBC1 和 GRBC2)也被称为 GAP1 和 GAP2[98]，这些多肽组装成稳定的 α2β2 异源四聚体，并在体内和体外结合 gRNA，并且它们的敲低会导致 gRNA 去稳定化并禁止编辑[57,88]。任何一个亚基的敲低都会导致相应的蛋白质结合伴侣丢失[98]。GRBC1/GRBC2 四聚体与几种缺乏可辨别基序的蛋白质相互作用，形成稳定的蛋白质-蛋白质相互作用，这些蛋白质一起构成了我们称之为 GRBC 的更大的核糖核蛋白组装体的一部分。这种复合物也被命名为线粒体 RNA 结合复合物 1(MRB1[99])。此外，在亲和纯化的聚腺苷酸化复合物[100]和大核糖体亚基[101]中检测到了 GRBC1 和 GRBC2。虽然对 GRBC 的研究仍处于早期阶段，但仍然可以得出以下结论：①GRBC亚基的数量可能超过 RECC；②GRBC1/GRBC2 四聚体似乎是 GRBC 与 gRNA 结合平台，而且其也参与 mRNA 结合，以及与 RECC、聚腺苷酸化复合物和核糖体的相互作用[101]；③GRBC 复合物很可能具有模块化组成，其中 GRBC1/GRBC2 是一个稳定模块的一部分，RGG2 RNA 结合蛋白代表另一个模块的亚基[102-103]；④大多数 GRBC 亚基对 RNA 编辑过程是必不可少的，但对于稳定 gRNA 不是必需的；⑤蛋白质-蛋白质和 RNA-介导的相互作用对 GRBC 完整性和功能至关重要。对于 GRBC 相关蛋白(抑制编辑和细胞生长，但对 gRNA 没有影响)和对其进行亲和纯化(鉴定更多候选蛋白质)的 RNAi 敲低实验的几乎相同的结果强调了这个复合物内部工作的复杂性[102,104-105]。鉴于 gRNA 和类 gRNA 分子之间的微小差别，GRBC1/GRBC2 对 gRNA 的识别变得特别重要。如果 gRNA 加工确实涉及双链中间体，则关于 gRNA 选择性结合 GRBC(效应复合物)以及反义(过客链)RNA 链的代谢结果的问题也将被提出。随着基于体内交联的方法和深度测序方法的应用，我们将在不久的将来看到新的见解。

（3）重构含 mRNA 的大分子复合物。在理解编辑过程的这个阶段，我们假设：①双链 RNA 在启动过程中形成并通过编辑进程延伸；②gRNA-mRNA 双链体的编辑后解旋必须发生，以释放下一个 gRNA 的结合位点；③预测完全编辑的 mRNA 和 gRNA 会形成稳定的杂交体，其可能阻止翻译，除非通过主动机制取代；④含有 mRNA 的核糖核蛋白复合物在转录、编辑和翻译过程中经历重构。RNA 解旋酶参与 U 插入/U 缺失编辑过程与 NTP-水解驱动的分子重塑剂的特定作用一样难以捉摸。迄今为止，两种(DExH)-box 蛋白的基因抑制已被证明可以减少编辑 mRNA 的产生，尽管是以转录特异性方式 mHel61p[106]，重新命名的 RNA 编辑解旋酶 1(REH1)[107] 和 RNA 编辑解旋酶 2(REH2)[98,108]。REH1 已在核心编辑复合物的一些制备中检测到[109]，而 REH2 通过 RNA 链接与 GRBC(MRB1)复合物共同纯化[57,108]。对于两种解旋酶，RNA 介导的与相应编辑复合物的相互作用足够稳定，以经受亲和纯化。在编辑过程中，REH1 体外参与连续 gRNA 的 ATP 依赖性置换[110]。两项独立研究应用牛痘病毒鸟苷酰转移酶标记初级转录物来检测 REH2 RNAi 触发的 gRNA 丰度的减少[98,108]。然而，这些结果仍有待通过其他方法验证，因为 5′三磷酸化的线粒体 RNA 不仅包括 gRNA，还包括类 gRNA 分子[92-93]。另外，基于鸟苷酰转移酶的检测反映的是集体 5′磷酸化状态而不是 RNA 丰度。然而，在进一步处理之前，REH2 完全有可能使完全编辑的 mRNA 脱离编辑复合物。

3. RNA 编辑过程

从多顺反子前体切除后，线粒体前体 mRNA 通常具有短的 5′单磷酸化 UTR，没有核糖体结合位点和短的 3′UTR。线粒体 mRNA 的 3′修饰也相当复杂：预编辑的 mRNA 通常具有 20~25 nt 的 A 尾，而完全编辑的 mRNA 可以分成具有短 A 尾和短 A 尾延伸出的 200~300 nt 长的 A/U 尾。未编辑的 mRNA 也被分成具有短 A 尾和长 A/U 尾的两部分[100,111]。重要的是，预编辑的 mRNA 在开始编辑之前通过短 A 尾添加进行 3′修饰，并且在编辑过程以 3′→5′方向进行时保持这种状态。编辑过程完成后，通常发生在 mRNA 的 5′区域，由穿插少量 Us 的 As 延伸段组成的长 A/U 尾加至预先存在的 3′A 尾。鉴定线粒体聚腺苷聚合酶(mt-PAP)KPAP1[100] 和聚腺苷酸化/聚乙二醇化因子 KPAF1 和 KPAF2[101] 对 3′修饰进行功能分析，揭示了 mRNA 聚腺苷酸化、编辑和翻译之间的相互关系。KPAP1 的抑制导致短尾和长尾形式的未编辑的和完全编辑的 mRNA 的下降，随后细胞快速死亡。相反，预编辑的 mRNA 的稳态水平不受 KPAP1 敲低和随后丢失短 A 尾的影响[100]。这些发现清楚地表明预编辑时添加短 A 尾可以稳定部分编辑和完全编辑的 mRNA，但提出了更多问题：①从预编辑中间体转换到稳定编辑的 mRNA，短 A 尾的功能机制是什么？②在完成 5′区的 U 插入/U 缺失编辑和 3′末端的 A/U 尾添加之间的信号转导的性质是什么？③如何建立 A/U 尾部以及这种不寻常结构的功能是什么？

RET1 TUTase 与 KPAP1 的瞬时结合[100]和 RET1 对细胞器中 UTP 刺激的 mRNA 降解的要求[112]表明，该酶在 mRNA 腺苷酸化/尿苷化过程中可能是 KPAP1 的对应物。然而，重组 KPAP1 和 RET1 在体外重建 A/U 尾合成的尝试失败[100]，直到将最初在聚腺苷酸化复合物中发现的两个 PPR 的蛋白质〔称为动粒体多聚腺苷酸化/尿苷化因子(kinetoplast polyadenylation/ uridylation factor，KPAF)1 和 2〕纯化复合物加入到反应中[101]。RNA 结合 PPR 蛋白被定义为存在简并 35－氨基酸串联重复[113]，并且在具有数百个控制细胞器 RNA 加工和翻译的非冗余因子的陆生植物中是高度丰富的[114]。在布氏锥虫中，已经注释了超过 40 种 PPR，包括与 KPAP1 复合物[100-101]和线粒体核糖体[115]相关的 PPR。至少一些核糖体相关的 PPR 对于 rRNA 生物合成或稳定性是必不可少的，这也被各个 RNAi 敲低中会出现 9S rRNA 或 12S rRNA 丢失所证明[116]。与研究者提出的功能相一致，敲低 KPAF1 和 KPAF2 导致 A/U 尾 mRNA 选择性消除，同时短 A 尾 mRNA 不受影响[101]。此外，还发现带有 200~300 个核苷酸长的 A/U 尾但不是短的 A 尾的编辑的转录物在翻译核糖体复合物中优先与小的核糖体亚基相关联[101,107]。总之，初步研究建立了 KPAP1 催化的预编辑短 A 尾添加，在编辑过程中和编辑过程之后，足够稳定 mRNA 的稳定性。相反，KPAF1/KPAF2 与 RET1 和 KPAP1 负责的 A/U 添加后编辑协调是布氏锥虫中具有翻译能力的线粒体 mRNA 的生物发生的最后一步。似乎短 A 尾和 A/U 尾的 mRNA 同样稳定，但只有后者与核糖体结合并参与翻译[101]。

执行 mRNA 编辑反应、提供编辑底物、稳定中间体和引导产物的核糖核蛋白复合物的复杂性由于其动态相互作用以及与编辑前和编辑后处理事件和翻译的偶合而进一步加剧。虽然 RECC 和 GRBC 的结构功能研究正在以一定的速度发展，并且更多的参与者正在被发现，但是鉴于锥虫线粒体中非常复杂的小 RNA 转录组，缺乏关于其如何实现编辑的特异性这方面的知识。这些问题需要小环基因组的实验分析和小 RNA 基因映射，以及它们的启动子和终止信号。可以想象，普遍但精确启动的转录会产生 gRNA 前体和作为其处理伴侣蛋白的反义分子。

1.2.2.6　线粒体 RNA 转录后修饰

哺乳动物线粒体 mRNA 通过转录后加工以及随后由 POLRMT 介导大型多顺反子前体成熟而最终形成(图 1.6)。尽管它们具有共同的线粒体 mRNA 衍生物，rRNA 和 tRNA 却可以显示出不同的个体差异，这也说明了转录后修饰在转录过程中发挥的重要功能[118-119]。

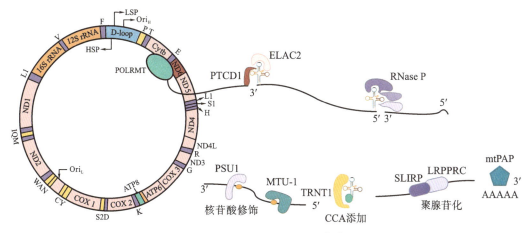

图 1.6 线粒体转录后修饰[119]

1. 转录后 tRNA 修饰

线粒体前体转录后的一个重要步骤是将其加工成单个种类的 RNA。"tRNA 标点模型"意味着 mt-tRNA 序列的三叶草结构的共转录形成，定义了线粒体前体上的重要 tRNA 加工位点[120]。涉及前体成熟的主要核酸内切酶分别是 RNaseZ（ELAC2）和 RNaseP，它们分别具有用于 3′加工和 5′加工的识别位点，因此在线粒体中加工生成不同种类的 RNA[121-123]。

RNaseZ 由 *ELAC2* 基因编码，并以两种类型存在，一种包含 MTS，位于线粒体，另外一种不含 MTS 且位于核内[121,124]。研究发现，*ELAC2* 基因发生的突变与肥厚型心肌病、线粒体功能障碍[125]和前列腺癌[126]相关，线粒体中 RNaseZ 水平降低导致 mt-tRNA 3′-末端加工缺陷，以及线粒体 RNA 前体转录物的积累[121]。此外，据报道，RNaseZ 与五价肽重复结构域蛋白 1（PTCD1）相互作用，这也被认为在 tRNA^Leu(UUR) 和 tRNA^Leu(CUN) 3′-末端成熟的负调节中起作用[127]。

已知参与 tRNA 成熟的第二种酶 RNaseP 负责 tRNA 5′-末端加工。它是一种由多种蛋白质构成的复合物，由线粒体 RNaseP 蛋白 1（MRPP1）、MRPP2 和 MRPP3[122]组成。MRPP1 被认为参与了 tRNA 结合和甲基化[128]，MRPP2 似乎是 RNaseP 活性所必需的，MRPP3 含有三个 PPR 结构域，而假定的金属核酸酶结构域是 mt-tRNA 结合和加工所必需的。敲除 RNaseP 的亚基会导致线粒体前体转录物增加，并因此降低成熟的 mRNA 和 tRNA 的水平[123]。

mt-tRNA 切割后的后续步骤是其成熟过程，其中包括大量的 tRNA 修饰。对 tRNA 成熟至关重要的是在它们的 3′-末端添加 CCA 三联体，这是氨酰基偶联和氨酰基-tRNA 合成酶结合以及延伸因子 Tu 所必需的[127,129-130]。第二种常见修饰是假尿苷酸合成酶 1（pseudouridine synthase 1，PUS1）的假尿苷化，它的缺失与线粒体肌病、乳酸酸中毒和铁粒幼细胞性贫血（myopathy, lactic acidosis, and sideroblastic anemia，MLASA）相关[131-132]。

尽管上述过程对于所有 mt-tRNA 都是常见的，但也存在针对各个 tRNA 功能的特异性修饰，例如通过线粒体特异性 2-硫脲酶（MTU-1）介导的 2-硫醇化摆动修饰促进了线粒体翻译。线粒体翻译优化 1（mitochondrial translation optimization 1, MTO1）同源基因和线粒体 GTP 结合蛋白 3（GTPBP3）具有相同的功能，MTO1 可能参与了 tur$^{Nuuu(UUR)}$ 和 tRNA^{Trp} 的摆动位置处发现的另一类 tRNA 修饰——5-牛磺酰甲基尿嘧啶基化[133]。tRNA 量的变化会对线粒体代谢产生深远影响，进一步鉴定 tRNA 修饰酶将拓宽我们对线粒体基因表达调控的理解。

2. 转录后 rRNA 修饰

除 tRNA 之外，线粒体核糖体 RNA 也会经过各种类型的修饰。然而，迄今为止对于在哺乳动物线粒体中参与该过程的酶知之甚少。线粒体核糖体由两个亚基组成，即分别含有 12S rRNA 和 16S rRNA 的 28S 小亚基和 39S 大亚基[134]。对仓鼠细胞的研究揭示了小核糖体亚基 rRNA 中的 5 个核苷酸被修饰[135]。所有的修饰在人类中都是保守的，但是在哺乳动物线粒体中仅仅只发现了两种 rRNA 修饰酶负责这五种修饰中的两种修饰。两个高度保守的腺嘌呤 $m_2^6A^{936}$ 和 $m_2^6A^{937}$ 的 N6-二甲基化由 TFB1M 介导，并且这些腺嘌呤的二甲基化通过 S-腺苷甲硫氨酸（SAM）依赖性 MTase 结构域进行[136-137]。该过程被证明是完整装配 55S 线粒体核糖体所必需的，因为在条件性敲除小鼠模型中，如果缺乏 TFB1M，将会导致小核糖体亚基难以形成[138]。而负责其他三种修饰的酶仍未发现[139]。

根据先前的研究，在 16S rRNA 中发现了四种修饰，迄今为止，已知仅有两种甲基转移酶与大亚基一起迁移：NSUN4/MTERF4[140] 和 RNMTL1[141]。尽管最近发现 RNMTL1 负责 Gm_{1370} 位置处的甲基化，但是由于复合物 NSUN4/MTERF4 属于 m5c 甲基转移酶，而且在 16S rRNA 中没有这种已知的修饰，因此它没有确定的底物。然而，在 12S rRNA 中存在假定的 m5c 修饰位点，推测 NSUN4/MTERF4 在与大亚基相互作用时可以在介导两个亚基之间的接触的小亚基中甲基化 12S rRNA。尽管如此，目前仍然没有关于该模型的体内证据。最近发现，两种推定的 16S rRNA 甲基转移酶（即 MRM1 和 MRM2）可能分别参与尿苷酰 2′-Oribose 的 G_{1145} 和 U_{1369} 位置处的甲基化[141]。但是，体内证据仍然有待提出。

3. 线粒体中的聚腺苷酸化

线粒体 mRNA 切割后的主要成熟步骤是由 mt-PAP 介导的 3′-聚腺苷酸化[142]。mRNA 的多聚腺苷酸化具有多种功能，这主要取决于生物体以及细胞器的类型。例如，在细菌和植物中，线粒体 mRNA 的聚腺苷酸化主要起降解信号的作用，因为成熟的 mRNA 根本不是聚腺苷酸化的[143]。而在锥虫体内，线粒体中的多聚腺苷酸化与 mRNA 编辑有关。从预先编辑和部分编辑直到完全编辑过程中的所有阶段的加工转录本都是通过聚腺苷酸化[143] 才得以稳定。与之不同的是，酵母线粒体 mRNA 根本不是聚腺苷酸化的。

在哺乳动物细胞质中，聚腺苷酸化的主要作用就是在 mRNA 从细胞核转运出以及初始转录和翻译的过程中确保它的稳定性，而在哺乳动物线粒体 mRNA 中，多聚腺苷酸化可以为大多数线粒体 mRNA 产生功能性终止密码子，并且还可能具有其他功能等待阐明[142]。哺乳动物线粒体中聚腺苷酸化转录物的长度会根据细胞类型或者是转录物类型发生显著变化。例如，小鼠中的 ND6 转录物根本不是聚腺苷酸化的，但是能编码一段大的非编码的 3′UTR。

介导人线粒体聚腺苷酸化的酶是人 mt-PAP。mt-PAP 的下调会导致 poly(A)尾部产生明显的缩短[142,144]，这也证实了这种酶负责人线粒体中的聚腺苷酸化。然而，迄今尚未就 poly(A)延伸在线粒体 mRNA 稳定性中的作用达成共识。对人类 PAP 进行敲除实验，结果表明一些线粒体转录物会发生部分降解，而另一些则并没有受到影响[145]。即使 mt-PAP 的作用尚未得到很好的解释，但已经有研究表明其功能对于线粒体是必需的，因为 mt-PAP 基因的突变与痉挛性共济失调有关[146]。

值得注意的是，当 mt-PAP 水平降低时，检测到的 mRNA 并没有完全不含腺嘌呤残基，这表明存在另一种尚未鉴定的能够进行寡腺苷酸化的酶[142,146]。

多核苷酸磷酸化酶(PNPase)一直被认为负责着哺乳动物线粒体 mRNA 转录物的降解，因为据报道，该酶的缺失会增加 poly(A)尾长[144]。然而，它的线粒体作用并没有完全弄清楚，因为这种酶被认为位于线粒体内膜，而且远离位于基质中的线粒体 mRNA。

除了 PNPase 之外，研究表明还有另一种蛋白质也参与了某些线粒体 mRNA 的特定去腺苷化。酶 PDE12 被认为仅仅负责某些特定线粒体 RNA 的去腺苷酸化。这种酶是一种与其他 RNA 脱腺苷酸酶共享序列的同源核糖核酸外切酶[145]。而它的活性仅仅会影响一些线粒体转录物的稳定性，而其他 mRNA 的稳态水平保持正常，与 PARN 的作用类似。值得注意的是，线粒体 mRNA 的去腺苷酸化也会对线粒体的翻译过程产生一定的负面影响[145]，但其在蛋白质合成中的直接作用还不清楚。

1.2.2.7　PPR 蛋白家族

五肽重复序列(pentatricopeptide repeat，PPR)结构域蛋白家族最初是在植物中被鉴定出来的，它是由被预测会在线粒体 RNA 代谢中发挥重要作用的蛋白质组成的[147]。PPR 是 RNA 结合蛋白，其主要特征是存在一个 35 个氨基酸的 PPR 模体，且与四重三肽重复序列(TPR)模体有关，其在蛋白质内的重复次数为 2~26。在植物中，PPR 蛋白非常丰富，有数百个成员，主要存在于叶绿体和线粒体中，它们在 RNA 编辑和转录加工中起着维持 RNA 稳定性和起始翻译的作用[148-149]。PPR 结构域由亲水性残基组成，其与大沟相互作用，使得蛋白质能够识别并结合 RNA[150]。然而，关于 RNA 特异性结合的分子机制仍不清楚。在哺乳动物中仅有 7 种已知的 PPR 蛋白质，它们都位于线粒体中：RNA 聚合酶(POLRMT)[151]是催化线粒体转录的主要酶，而五肽重复结构域蛋白 1~3(PTCD1~3)分别参与 mt-tRNA(PTCD1)、细胞色素 b mRNA(PTCD2)加工和线粒体蛋白质合成(PTCD3)的加工[152-154]，线粒体核糖体蛋白 S27(MRPS27)[152]是小核糖体亚基的一部分，线粒体核糖核酸酶 P 蛋白 3(MRPP3)[122]是线粒体蛋白质 RNAseP 的一部分，最后一类蛋白质是富含亮氨酸的五肽重复序列(leucine rich pentatricopeptide repeat containing，

LRPPRC)[155]。

LRPPRC是一种130 kD的线粒体基质蛋白，具有22个PPR模体。在 *LRPPRC* 基因中出现A354V氨基酸替代的隐性突变会导致一种被称为法国-加拿大型Leigh综合征(LSFC)变异的神经变性疾病[156]。LSFC患者患有COX缺乏症，以及线粒体的翻译活性降低，特别是在脑和肝脏中[157-158]。此外，在LSFC患者以及LRPPRC被敲除的细胞的体外研究显示线粒体mRNA水平降低，这也表明其在RNA稳定性中的作用[159]。

这些发现也已经通过在小鼠心脏和骨骼肌中有条件地敲除LRPPRC的研究而得到证实，因为小鼠中LRPPRC的纯合敲除会导致胚胎死亡。小鼠COX活性的显著下降会造成mt-mRNA水平降低、聚腺苷酸化和翻译错误[160]。另外，研究结果还表明，LRPPRC在稳定非翻译活性的mt-mRNA中起着重要的作用。除了在mRNA稳定化和聚腺苷酸化中的作用之外，LRPPRC还通过与POLRMT相互作用以激活线粒体转录。据报道，LRPPRC在小鼠肝脏中的过度表达会导致线粒体嵴的压缩和氧化磷酸化的刺激[161]，并且近年来有若干研究发现了LRPPRC的一系列潜在的功能以及能与其发生相互作用的配体[159-160]。例如，M. P. Cooper等人在细胞核中发现了LRPPRC，它通过结合PGC1α促进参与糖异生的基因的转录[162]；该组的另一项研究证明了LRPPRC和POLRMT的直接相互作用促进了线粒体转录[161]。不同LRPPRC水平对核编码的线粒体蛋白质的影响意味着不同的线粒体RNA水平对nDNA表达的影响[163-164]。此外，有研究表明LRPPRC是一种细胞质翻译激活因子，起到穿梭蛋白的作用，有助于将核mRNA输出到细胞质中[165]。然而，到目前为止，唯一被普遍接受的LRPPRC结合配体是SRA茎环相互作用RNA结合蛋白(SLIRP)。SLIRP是另一种通过SRA结合抑制核受体反式激活的线粒体RNA结合蛋白[166]。据报道，缺乏SLIRP的小鼠模型证明了这种蛋白质对于精子的发生和精子的活力很重要[167]。LRPPRC和SLIRP能够形成一种稳定的复合物，研究表明，这种复合物可以稳定线粒体RNA的加工以及其稳定性[159]。尽管有几篇报道表明LRPPRC还具有与细胞核和细胞质相关的功能，但这种蛋白质主要位于线粒体中[168]。

1.2.3 线粒体蛋白质的翻译

线粒体具有自己的翻译机制，线粒体翻译过程中的核糖体、tRNA和翻译因子都与细胞质中对应的完全不同。然而，线粒体的翻译受到核DNA(nDNA)和细胞质翻译(cytoplasmic translation, ct-translation)的高度调节，因为在线粒体翻译系统中涉及的所有因子都由核DNA编码，并且是在细胞质中合成[169-170]。另一方面，线粒体翻译也会影响基因组的稳定性、细胞质转录和细胞中蛋白的平衡。另外，如果线粒体蛋白合成出现缺陷，会在人体内引起多种线粒体疾病。因此，对线粒体翻译机制以及翻译过程中涉及的相关因子的了解是必要的。

哺乳动物mtDNA中缺乏内含子，大多数mRNA不含或只含有非常短的5′-非翻译区(5′-UTR)和 3′-UTR。另外，其中两个线粒体 mRNA 是双顺反子，含有 ND4/ND4L 和 ATP6/ATP8，这两个 CDS 中的一部分是相互重叠的[171]。在 mtDNA 编码的氧化磷酸化亚基中，ND1~ND6 和 ND4L 是复合物 I 的亚基，Cyt b 是复合物 III 的亚基，COX1~COX3* 是复合物 IV 的亚基，ATP6 和 ATP8 是 ATP 合酶(复合物 V)的亚基[172-173]。然而，复合物 II 的所有亚基，以及 mtDNA 复制、转录和翻译所需的因子均由核 DNA 编码，并且通过线粒体膜上的转运蛋白进入线粒体发挥功能[174]。

1.2.3.1 线粒体核糖体

早期对线粒体蛋白质合成的研究主要来源于对原核生物的观察。而在三十多年前，有研究证明抑制线粒体中蛋白质合成的抗生素序列与原核系统中的类似。后续研究证实，几乎所有在线粒体中翻译的蛋白都与其对应的胞质蛋白不同。研究者首先在线粒体核糖体的分子水平上对线粒体蛋白合成的独特特征进行了研究。线粒体核糖体，或者称之为线粒体核蛋白体，位于基质中。通过对大鼠肝细胞中的稳态 rRNA 水平进行研究，发现在每个线粒体中存在的核糖体都低于 100 个。

线粒体中的核糖体的物理和化学性质与胞质以及细菌中的核糖体完全不同。马氏链霉菌具有非常低的 RNA 含量，因此沉降系数也很低，约为 55S。沉降系数约为 39S 和 28S 核糖体亚基分别含有由 mtDNA 编码的 16S 和 12S 种类的 rRNA。而通常存在于核糖体中的 5S rRNA 似乎在哺乳动物微管体中并不存在，但在人 16S rRNA 的 3′末端的长为 23 bp 区域与枯草芽孢杆菌 5S rRNA 部分的序列具有 68% 的一致性。该研究结果发现的两区域结构相似性及其对应的位置可能是由于该片段是一个截短的 5S rRNA，但其仍然是大 rRNA(16S rRNA)组成的一部分。

哺乳动物的线粒体核糖体虽然 RNA 含量低，但是这一点由含量相对较高的蛋白质给予了补偿，这使得哺乳动物线粒体中核糖体的总质量与细菌核糖体的总质量相似。二维凝胶电泳可以从牛肉中分离出 85 个线粒体蛋白位置，从大鼠中分离出 86 个线粒体蛋白位置，然而，一些斑点的染色强度差异表明，不同线粒体的蛋白质的实际数量可能较少，因此这是否是蛋白水解酶导致的降解以及其他蛋白质产生的污染也不能完全排除。另外，人们推测，一些线粒体核糖体蛋白质已经适应了失去 rRNA 后的结构和功能，可是目前并没有关于哺乳动物线粒体核糖体蛋白质的功能的实验数据，最近对个体线粒体核糖体蛋白的性质方面的研究进展大多是来自对酿酒酵母的研究。

1.2.3.2 线粒体翻译的起始和延伸

尽管分离的完整的线粒体也能够顺利地进行蛋白质的合成，但是如果在体外仅仅使用线粒体提取物，线粒体的翻译系统是不可用的。由于这种不可克服的缺陷，

---

* 细胞色素氧化酶(cytochrome oxidase，COX)也称为线粒体编码的细胞色素 c 氧化酶 1(MT-CO1)，是人类中由 *MT-CO1* 基因编码的蛋白质。在其他真核生物中，该基因被称为 COX1。

因此对线粒体蛋白质生物合成的许多细节知之甚少。线粒体蛋白质合成主要分为四个步骤：翻译的起始、延伸、终止以及最后的核糖体回收，其中延伸部分是最主要的步骤。目前仅仅对少数涉及翻译起始和延伸的哺乳动物辅助因子有所了解，对翻译过程的终止还知之甚少。

1. 线粒体翻译的起始

在许多方面，线粒体翻译的结构都是独一无二的。如前所述，各个种类的 rRNA 和 tRNA 都是极小的。翻译过程的开始是非常神秘的，因为与原核细胞和真核细胞胞质中有的信使不同，哺乳动物线粒体 mRNA 并不具有促使核糖体结合的上游前导序列，而是在 5′末端或者是非常接近 5′末端的 N-甲酰甲硫氨酸的起始密码子处开始。此外，线粒体 mRNA 的 5′末端缺少 7-甲基胍甲酸酯（m7G，甲基鸟苷）帽子结构，也缺少在真核细胞的胞质溶胶中观察到的用于将核糖体引导到起始密码子处的帽子结构的识别和扫描机制。因此，线粒体信使的低翻译效率实际上可能就是不存在 5′端核糖体识别位点的结果，并且需要观察到数量足够的线粒体信使来确保翻译水平足够。

与牛线粒体核糖体相关的体外实验已经表明，与原核细胞和真核细胞的系统不同，在明显不存在辅助起始因子或引发剂 tRNA 的情况下，小（28S）核糖体亚基具有以不依赖序列的方式紧密结合 mRNA 的能力。从受 RNaseT1 水解保护的 RNA 片段的大小来看，小亚基和信使之间的主要相互作用发生在 30~80 个核苷酸的延伸上，但是为确保结合有效，则至少需要约 400 个核苷酸。这也可能解释了为什么哺乳动物 mtDNA 中的两个最短表达的 ORF（*ATPase8* 和 *ND4L*，小于 300 bp）都属于两个重叠基因的一部分（*ATPase8*/*ATPase6* 和 *ND4L*/*ND4*）。两对基因都有着双顺反子信使，因为 *ATPase8* 和 *ND4L* 基因的单顺反转录本可能太短，无法让其与小亚基进行有效的相互作用。

在小核糖体亚基与信使结合后，亚基被认为移动到了如今尚不明确的辅助起始因子介导的 mRNA 的 5′末端处。迄今为止，在哺乳动物线粒体中鉴定的唯一起始因子是 mtIF-2。目前已经有研究克隆、测序了牛和人 mtIF-2 的 cDNA。人类的起始因子与大肠杆菌 IF-2 显示有 36％的氨基酸同一性。这种单核蛋白因子属于 GTP 酶家族，并在 GTP 和模板的存在下促进 fMet-tRNA 与小核糖体亚基的结合，这使人联想到了细菌因子 IF-2。另外，对牛 mtIF-2 的体外详细研究表明，在 mtIF-2 与 GTP 相互作用之前，mtIF-2 可能会先与小核糖体亚基结合，然而，GTP 增强了 mtIF-2 与小亚基之间的亲和力，并且使 fMet-tRNA 与 mtIF-2-小亚基复合物结合。研究认为，GTP 的水解促进了 mtIF-2 的释放，同时使大（39S）核糖体亚基缔合形成 55S 起始复合物。另外，GTP 的不可水解的类似物仍然可以促进起始复合物的形成，表明 GTP 水解不是亚基结合所必需的。

2. 线粒体翻译的延伸

线粒体翻译的延伸部分的机制模式如图 1.7 所示，每一个延伸循环都可以分为三个步骤，即解码、肽转移、mRNA 易位。在翻译延伸期间，线粒体延长因子 Tu (mtEF-Tu)将氨酰-tRNA(aa-tRNA)带到核糖体的 A 位点,以协调 mRNA 和 tRNA 之间特异性识别的密码子——反密码子配对。反密码子配对会导致 mtEF-Tu 介导的 GTP 水解和新形成的 mtEF-Tu:GDP 复合物的释放。接下来,大核糖体亚基催化 P 位点中的肽基-tRNA 与 A 位点的 aa-tRNA 形成肽键。肽键形成后,线粒体延长因子 G1(mtEF-G1)与 A 位点的核糖体结合,并促使核糖体沿着 mRNA 移动,并且诱导 A 和 P 位置处的 tRNA 分别移动到 P 位点和 E 位点[171,175]。

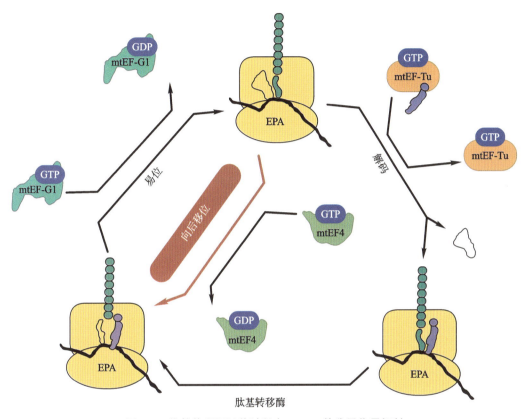

图 1.7 线粒体翻译延伸过程中 **mtEF4** 的分子作用机制

目前已经从牛的肝脏中提取出了三种线粒体延长因子,mtEF-Tu、mtEF-Ts 和 mtEF-G。另外,对从哺乳动物中获得的这三种因子的 cDNA 进行克隆和测序,人的 *mtEF-Tu* 基因已经被定位到了染色体 16q11.2 位置处。而纯化后的延长因子的体外表征和 cDNA 序列信息已经揭示了其与相对应的原核细胞中延长因子的明显的相似之处。另外,与大肠杆菌的延长因子 EF-Tu 和 EF-Ts 不同,哺乳动物的 mtEF-Tu 和 mtEF-Ts 形成了紧密相关的复合物,不像细菌复合物那样可以容易地被单独的寡核苷酸解离。不过,最近有研究表明,mtEF-Tu-mtEF-Ts 复合物会在 GTP 和带电荷存在的 tRNA 的环境下解离。

1.2.3.3 mtDNA 翻译的相关调控因子

1. mtEF4 调控因子

即使延伸期是蛋白质合成的核心,它也被认为是生命三大领域中最为保守的翻译期[176-177]。细菌和细胞器采用与真核生物不同的特异性调控机制,即利用一种高度保守的翻译延伸因子EF4,而因子EF4分别由细菌和真核生物中的 *lepA* 和 *guf1* 基因编码[178]。相关的体外分析研究结果表明,EF4可逆位移核糖体,以保证在应激条件下的翻译效果[179]。与EF4的结构和功能相关的研究表明,EF4通过将肽基tRNA的CCA末端与肽基转移酶中心(PTC)的P环脱离,以及促进翻译核糖体的A位点处的肽基tRNA结合[180],促使P位点和E位点处tRNA向A位点和P位点反向运动(图1.7)。

在动物中,EF4同源物在其N-末端具有MTS,而且其在线粒体中定位也已被验证[181],因此被认为是mtEF4。与其他细菌同源物类似,mtEF4与翻译核糖体相互作用,并可以在应激条件下增加线粒体蛋白质的合成。另外,在秀丽隐杆线虫中,guf1缺失会导致由呼吸链超复合物组装缺陷引起生长延迟和线粒体功能障碍;在敲除小鼠模型中,mtEF4切除导致的呼吸链复合物的缺陷主要是复合物Ⅳ的缺陷,会引起雄性失去生育能力[181]。

2. 翻译激活剂

mtDNA编码的氧化磷酸化亚基的单个mRNA的翻译需要翻译激活剂。大多数翻译激活剂通过结合mRNA 5′-UTR或者是线粒体核糖体来促进起始步骤的开始。Cyt b的翻译启动过程目前已经得到了很详细的研究,这个过程需要激活剂Cbp1(Cyt b mRNA - processing 1)、Cbs1(Cyt b synthesis 1)和Cbs2在5′-UTR上的结合,同时还需要Cbp3和Cbp6结合在多肽末端附近的核糖体上[182]。对于三种COX亚基,COX1需要Pet309(petite colonies 309)和线粒体剪接抑制物51(Mss51);COX2需要Pet111;COX3需要Pet54、Pet122[175]。对于复合物Ⅴ亚基,ATP6/ATP8需要翻译激活因子Atp22(ATPase synthase 22),而ATP9需要ATP表达酶1(Aep1)和Aep2。翻译激活剂与线粒体翻译体系的结合是线粒体蛋白质合成速率的限制原因,这取决于它们的丰度以及线粒体翻译体系与氧化磷酸化复合物组装之间的协调[175]。

1.2.3.4 MITRAC组件

复合物Ⅳ(COX)是呼吸链的终端成分,由14个亚基组成,其中COX1、COX2、COX3是由mtDNA编码的,而且是复合物Ⅳ的核心成分,而其余的亚基是由核DNA编码的。COX的组装在线粒体翻译过程中十分重要,因此也是氧化磷酸化复合物的生物发生中研究最多的过程之一[183]。COX1的翻译由MIM[184]中早期组装中间体MITRAC(COX的转换调节装配中间体)调节。MITRAC12(COA3)和C12ORF62(COX14)是MITRAC的两个核心组分,可以稳定新合成的COX1蛋白。另外,研究表明,MITRAC组件出现突变或者缺乏时,会导致 *COX1* 翻译水平降低及COX缺乏[185]。此外,线粒体转运体TIM21是TIM23复合物[184]的组成部分,也是MITRAC的中间体,它是将前体蛋白质导入基质的易位酶。因此,MITRAC也被认为参与了核DNA编码的亚基COX的控制和调节。

1.2.3.5 翻译过程中的干扰

1. 微小 RNA 对翻译的干扰

微小 RNA(microRNA,miRNA)是通过抑制 mRNA 转录和/或诱导 mRNA 降解来间接调节细胞质中基因表达的一类保守的小非编码 RNA。miRNA 通常和 AGO2(Argonaute 2)一起与靶基因的 mRNA 的 3'-UTR 区结合形成 RNA 诱导的沉默复合物(RISC)[186-187]。除了抑制翻译之外,还有研究报道了 miRNA 在细胞周期停滞期间上调靶 mRNA 的表达[188]。最近很多研究表明,miRNA 可以被转移到线粒体,来调节线粒体的翻译。例如,已经观察到 miR-181c 通过抑制 COX1 的翻译,从而导致复合物Ⅳ重塑,以及心室肌细胞中线粒体活性总体增强。另一项研究发现,AGO2 位于具有 miR-1 的线粒体基质中,它们可以与 MTCO1 和 MTND1 的 mRNA 结合,从而在肌肉分化过程中刺激它们的翻译[189]。此外,miR-101 可以增强 Cyt b、COX3 和 ATP8 的翻译水平。miR-499-5p 可以增加 ND4L 的合成[189]。因此,可以认为 miRNA 对细胞质翻译以及线粒体翻译会产生干扰。

2. mTOR 对翻译的干扰

mTOR 是一种丝氨酸/苏氨酸蛋白激酶,如今已经发展成为用于检测和整合多种环境和细胞信号,以调节线粒体转录(细胞最耗能的过程)的全面的途径[190-191]。通过激活真核翻译起始因子 4E(eIF4E)-结合蛋白 1(4E-BP1),mTOR 将营养物质、生长因子、能量或应激刺激等这些信号转导到线粒体翻译机制。磷酸化的 4E-BP1 将从细胞质翻译起始因子 eIF4E 释放,随后它将参与翻译起始复合物的形成过程。另外,S6 激酶 1(S6K1)是可以通过 mTOR 磷酸化并且随后使许多翻译因子(如核糖体蛋白 S6)或 eIF4B 磷酸化的另一主要底物。而 S6K1 的激活会引起 mRNA 的生物发生、翻译起始以及延伸[192]。

最近的研究表明,mTOR 作为上游调节因子,在调节线粒体功能方面起着多方面的作用。另外,大量研究已经证实,mTOR 复合物 1(mTORC1)通过 4E-BP 依赖的翻译调控来控制线粒体的活性以及其生物发生[193]。研究还发现,mTORC1 会刺激多种转录因子,如 PPARγ 共激活因子 1α(PGC1α)、缺氧诱导因子 1α(HIF1α)和激活转录因子 4(ATF4)[194-195]。然而,短期 mTOR 的抑制并不会改变由核 DNA 编码的线粒体转录调节因子的表达[193]。但是雷帕霉素的延长治疗降低了 PGC1α 和雌激素相关受体 α(ERRα)的表达,导致人类骨骼肌细胞和 Leigh 综合征的小鼠或细胞模型的线粒体翻译水平降低[196]。mTOR 对 PGC1α 的作用是由 YY1 介导的,而 YY1 的敲除会引起线粒体基因表达水平的降低[194]。

与以前的研究认为 mTOR 是线粒体上游调节因子不同,最近的研究表明在秀丽隐杆线虫以及大鼠中切除 mtEF4,线粒体翻译缺陷会对 mTOR 以及细胞质翻译有影响。研究结果表明,mTOR 可以感知线粒体翻译缺陷,并且随后激活细胞质翻译以补偿这种缺陷。另一个表明线粒体应激可以调节 mTOR 的例子是 mTOR 由 Parkin 泛素化,Parkin 是一种位于线粒体上的 E3 泛素连接酶。线粒体处于应激条件时,Parkin 需要维持 mTORC1 活性。

由于mTOR调节的是细胞最耗能的过程，即线粒体蛋白翻译，因此mTOR对生物能量变化这样一个由线粒体控制的过程有所反应也是正常的。而且，mTOR可以感测到线粒体翻译过程中存在的缺陷，并通过mTOR和随后的细胞质翻译激活来补偿这种缺陷，可以认为mTOR和线粒体翻译能够调节细胞质翻译。

1.2.3.6 线粒体的遗传密码子

在进行人类的线粒体遗传学研究时人们确认，与通用的遗传密码相比，线粒体的遗传密码有着些许的差异，接着许多有轻微不同的遗传密码陆续被发现。而且，有些物种中密码子的不同只涉及终止密码子。例如，在山羊支原体线粒体遗传密码的UGA由终止密码子变为色氨酸的密码子，而且使用频率比UGG更高；四膜虫线粒体遗传密码里只有UGA一种终止密码子，而UAA和UAG都由终止密码子变为谷氨酰胺的密码子；游仆虫线粒体遗传密码里则只有UAA和UAG两种终止密码子，其UGA由终止密码子变为半胱氨酸的密码子。通过对通用遗传密码与线粒体遗传密码进行对比，可以推导出遗传密码演化过程的可能模式。不过除了上述的少数例外以外，线粒体基因组编码蛋白质的密码子都是生命世界通用的密码子。

1.3 线粒体表观遗传

除了基因序列本身以外，表观遗传机制是另一种调控基因表达水平的方式，很多因素能够响应环境变化进而影响基因的表达[197]。由此，表观遗传学被认为是生物体与环境之间灵活的中介[197]。

DNA甲基化、非编码RNA调控基因表达（microRNA）和翻译后组蛋白修饰是表观遗传机制的三种主要类型[1]，它们不仅调控基因表达，还控制发育、分化和衰老。由于环境在刺激基因表达的某些模式中起作用，因此营养可能是影响基因表达的表观遗传变化的关键因素[197-198]。

作为细胞的力量源泉，线粒体在提供不同类型的信号方面发挥重要作用，这些信号将机体对外界刺激的反应转化为表观遗传变化。另一方面，核表观遗传学也会限制线粒体功能，因为许多线粒体蛋白质是核编码的。根据目前已知的情况，线粒体内不含组蛋白，环状mtDNA（通常以单个线粒体内的多个拷贝存在）似乎比较容易受5mC和5-羟甲基胞嘧啶（5-hydroxymethylcytosine，5hmC）修饰的影响，但不涉及其他在染色质重塑中起作用的表观遗传机制的直接作用[199]。因此，最近的研究将线粒体表观遗传调控方式总结为四种[200-201]：①mtDNA由nDNA编码，表观遗传机制调控核基因组的表达，mtDNA的表达也受到这种调控，也就是细胞核对线粒体的顺行调节；②nDNA的甲基化受多方面的影响，特定细胞中mtDNA的含量（拷贝数）和线粒体的活性起到某些决定作用；③当mtDNA产生变异的时候，也会影响到nDNA的表达模式，有时会影响nDNA甲基化水平，也可以认为②和③是线粒体对细胞核的逆行反应；④类似于nDNA，mtDNA作为一种独立的遗传物质时，本身也会有表观遗传学修饰，这一过程主要是通过5mC和5hmC来完成的。

1.3.1 甲基与羟甲基胞嘧啶

目前已经在几项研究[202-203]中确认了 mtDNA 中 5hmC 的存在。最近开发了一种基因组 5hmC[202]的高分辨率绘图的新方法。该方法基于与测序偶联的 DNA 修饰依赖性限制性内切核酸酶 AbaSI(Aba-seq)。使用 Aba-seq 和生物信息学分析从小鼠 mtDNA 获得的结果,研究人员发现在 CG 和 CH(H=A/C/T)情况下,线粒体基因组中的 5hmC 位点密度最高。换句话说,在 mtDNA 中,归一化的 CH 5hmC 位点密度与标准化的 CG 5hmC 位点密度一样高(在 ncDNA 中,CH 5hmC 位点密度<CG 5hmC 位点密度的 1%)[202]。这些结果不仅提出了一种研究线粒体表观遗传学的新方法,而且还表明了 mtDNA 和 ncDNA 表观基因组之间存在显著差异的生理学机制。

胞嘧啶、5mC 和 5hmC 三种核苷酸都存在于 nDNA 和 mtDNA 中。DNA 甲基化模式在细胞类型中是非常动态的,因为它在胚胎发生期间经历了重新编排,并且会随着衰老、环境刺激和疾病而发生变化。这种 DNA 修饰的动态性意味着必须存在快速更新机制来平衡甲基化/去甲基化水平。对 nDNA 甲基化/去甲基化过程进行的研究发现了各种去甲基化途径[204-205]。例如,去甲基化可以通过胞嘧啶脱氨酶将 5mC 脱氨基成胸腺嘧啶,再用 DNA 糖基化酶将胸腺嘧啶删除,然后进行碱基切除修复[206]来实现。有人提出 5hmC 代表甲基化转化过程中的中间体,因为它可以被代谢成 5-甲酰基胞嘧啶(5fC)和 5-羧基次黄嘌呤核苷(5caC),或脱氨基成为 5-羟甲基尿嘧啶,再将这些氧化-mC 中间体用 DNA 修复酶切下,然后用正常胞嘧啶置换[204]。这些研究表明,5hmC 可能只是 nDNA 去甲基化的一个短暂中间过程。但是,也不能排除其可能存在的功能性作用[207]。

从线粒体的角度来看,尽管人们已经发现了 mtDNA 的羟甲基化,但具体机制并不清楚[208-209]。现已确定甲基化过程可归因于三种 DNA 甲基转移酶(DNA methyltransferase,DNMT)的作用:DNMT1 是唯一含 MTS 的酶[208],DNMT3A 和 DNMT3B 在特定条件和特定细胞类型中表达[210]。目前还不知道 mtDNA 甲基化是否像 nDNA 一样在胚胎发生过程中进行重新编排。然而,与老化[209]、环境刺激[208]和疾病[211]相关的动态 mtDNA 甲基化模式强调了通过快速甲基化/去甲基化转换重塑 mtDNA 甲基化的可能性,这也得到了关于丙戊酸等药物在调控线粒体表观遗传学中作用的研究结果的支持[203]。在 D 环中发生 mtDNA 甲基化表明了甲基化在 mtDNA 复制中的调节作用。TET 家族双加氧酶[212]催化 5mC 转化为 5hmC,进一步产生 5fC 和 5-羧基胞嘧啶[213]。但是我们不能排除其他机制,包括 DNMT1 直接羟甲基化胞嘧啶和 DNMT3A 及 DNMT3B 的脱羟基甲基化酶活性可能有助于转化为 5hmC。与 nDNA 相比,去甲基化过程进一步的步骤在 mtDNA 中还不太清楚。然而,考虑到 mtDNA 中 5hmC 的高丰度和分布[214]以及 TET 蛋白质活性需要线粒体代谢中间产物的事实,不能排除 5hmC 可能具有功能作用,而不是如 nDNA 去甲基化过程中只是简单的瞬时代谢物。当全基因组检测 5hmC 能更灵敏、能分辨碱基对时,上述线粒体水平出现的这些问题将被阐明[207]。

1.3.2 细胞核与线粒体表观遗传相互作用

线粒体功能需要来自核 DNA 的很多支持。所有可能的调控 mtDNA 复制、转录和核编码 RNA 加工的因子都可以从细胞核流向线粒体。大多数线粒体蛋白被运输到线粒体中。尽管构成呼吸链复合物的 13 种关键蛋白来自 mtDNA，但其中大多数都是 nDNA 编码的。核编码的 RNA 也被运输到线粒体中[215]。表观遗传因子也在这种交流中发挥作用，但调控两种基因组之间表观遗传交流的机制尚未完全阐明。事实上，对核和线粒体因子、辅因子和调节这一复杂过程的酶的认识还不明确。在下文中，我们将总结细胞核与线粒体之间在表观遗传学方面已知的调控网络。

1.3.2.1 DNA 水平表观调控

细胞核和 mtDNA 之间的双向作用对细胞稳态和正常功能至关重要。两种 DNA 的共同进化是维持生物功能和细胞活性的基本过程。已知 nDNA 和 mtDNA 产物之间的相互作用发生在不同的水平，例如氧化磷酸化中的蛋白质-蛋白质相互作用、蛋白质-RNA 相互作用、复制和转录过程中的核因子-mtDNA 识别位点相互作用[216]。表观遗传学变化在这些相互作用中发挥着重要功能，它是两种基因组之间信息流动的工具和接受者。

1. 核编码蛋白质的表观遗传修饰对 mtDNA 的作用

nDNA 的表观遗传调节会影响 mtDNA。核编码聚合酶 γ（PolγA）（一种负责 mtDNA 复制、修复和拷贝数的 Polγ 亚基）提供了一个很好的例子。该基因受表观遗传机制的调控，其通过外显子 2 中 CpG 岛的 DNA 甲基化导致其表达的减少。此外，PolγA 表达与 mtDNA 拷贝数的稳态水平呈线性相关[217]。

涉及维持线粒体核苷酸库以及转录和翻译机制的核编码蛋白也是表观遗传控制的潜在候选者。胸苷激酶（TK2）是一种线粒体嘧啶核苷激酶，参与线粒体脱氧核苷酸合成的补救途径[218]。这种蛋白质已被证明在促进维持静态下暂时被捕获的细胞中 nDNA 完整性方面发挥作用[219]。有研究发现，受扩张型心肌病影响的人心脏中 TK 基因启动子的甲基化与 TK2 蛋白水平的降低相关，TK2 蛋白水平是造成这种情况典型的 mtDNA 耗竭的原因[220]。虽然目前还没有具体的信息，但是对于表观遗传学驱动线粒体控制其他潜在的核编码的线粒体的候选可以是编码细菌 RNA 酶 Z（ELAC）的直系同源物 2 的人类基因、线粒体核糖核酸酶 P 蛋白 1（MRP1）和 3（MRP3）以及 pentatricopeptide 重复结构域蛋白 1（PTCD1），它们参与线粒体多顺反子 RNA 的加工[221]。

2. 核编码的 miRNA 对线粒体转录本的作用

miRNA 是基因表达的重要调控者。在调节细胞功能的数百种 miRNA 中[222]，有些在线粒体中被发现，既以 miRNA 前体出现，也作为成熟的 miRNA 出现[223]。miRNA 也与线粒体外膜有关。已有研究报道了来自不同细胞系和组织的富集以及与线粒体相关的已经被验证的 miRNA 列表[224]。另外，一些由核编码的 miRNA 已被证明可以调控线粒体转录。例如，hsa-miR-133a 靶向 ND1 复合物 1 亚基[225]，miR-has-130 靶向大鼠肝线粒体中的 COX3[225]，has-miR-181c 调节线粒体复合物Ⅳ和心肌梗死期间活性氧（reactive oxygen species，ROS）自由基的水平[226]。其他 miRNA 与线粒体代谢的调节更是直接相关。确实，miR-210 可调节线粒体功能、降低代谢率[227]，而 miR-30 调节线粒体的分裂[228]。在大鼠中，与线粒体有关的一小部分 miRNA 参与凋亡、细胞增殖和分化相关基因的表达[225]。小鼠肝脏及其线粒体中 miRNA 的表达模式在链脲菌素诱导的 1 型糖尿病中是异常的[229]。

除了上述这些令人鼓舞的初步发现之外，关于表观遗传学-miRNA 调控网络复杂性的几个问题仍有待研究[230]。①miRNA 影响 DNMT 和组蛋白乙酰化酶表达的机制[231]，这可能反过来调节 DNA 表观遗传，但这尚不完全清楚。②要确定每种 miRNA 的确切作用，特别是在线粒体代谢、生物发生和 mtDNA 转录/翻译机制方面。关于它们在外膜和线粒体基质两个位置的功能差异方面也留下了一些未解决的问题。③细胞代谢、起源和功能的作用以及与其他区室在诱导 miRNA 与线粒体的关联中的相互作用尚不清楚。阐明这些方面存在的问题可能有助于确定线粒体特异性 miRNA 的标记及其与细胞内其他细胞器的相互作用[224]。④miRNA 导入系统的过程与其来源完全未知。在这方面，miRBase 数据库中鉴定了 33 种前体 miRNA 和 25 种成熟 miRNA[232]、HEK293 细胞和 HeLa 细胞中的 2 种 miRNA 以及 HEK293 中 22 种推定的新型 miRNA[224] 比对到了 mtDNA，表明这些 miRNA 可能来源于 mtDNA。

3. mtDNA 拷贝数和单体型对核表观遗传学的作用

线粒体拷贝数是线粒体影响 nDNA 甲基化模式的信号之一。在癌细胞系中进行的研究表明，通常在癌细胞中观察到的 mtDNA 拷贝数的变化会诱导 nDNA 甲基化的变化。在癌细胞系中，mtDNA 的消耗产生许多基因的甲基化模式的显著变化，这些基因在细胞中重新注入 mtDNA 后迅速逆转[233]。由于 mtDNA 耗竭会通过改变氧化还原状态、膜电位和 ATP 水平以及线粒体和胞质溶胶之间代谢物的重新分布强烈影响细胞功能，可以想象与线粒体功能障碍相关的信号可能是表观遗传变化的原因。关于抑制氧化磷酸化不同步骤或所鉴定的线粒体载体的运输活性的研究可能有助于我们理解与表观遗传反应有关的线粒体信号的确切性质。

在欧洲发现的 9 种不同 mtDNA 单体型中，J 单体型的存在与 nDNA 甲基化水平较高有关[234]。mtDNA 单体型也影响 nDNA 基因表达、细胞分化和线粒体代谢。有趣的是，在未分化和分化的胚胎干细胞中观察到与多能性、分化、线粒体能量代谢和 DNA 甲基化有关的基因的 mtDNA 单体型特异性表达[235]。此外，mtDNA 甲基化和拷贝数对一些线粒体毒素敏感[236]，突显了 mtDNA 作为环境生物传感器的作用。mtDNA 拷贝数与暴露因素相关人类疾病和 mtDNA 单体型的 mtDNA 甲基化变化之间的关系也可能是一个有趣的研究领域。值得注意的是，癌症与 mtDNA 单体群之间的关联已有报道[237]。

1.3.2.2 代谢水平表观调控

线粒体功能被认为是维持基因组 DNA 的基础。除了能量需求之外，还需要功能性线粒体电子传递链来产生乳清酸，这是从头合成嘧啶的基础[198]。ROS 等电子传递链的不利产物可能会对 nDNA 产生不同程度的破坏[197]。最近的发现表明，线粒体代谢的生理或病理变化导致能够调节 nDNA 表观遗传的关键中间体的积累[197]。这些信号分子的水平响应许多刺激，其中最重要的是热量摄入。我们的讨论将通过关注特定的线粒体内产生的代谢物或其直接产物来讨论线粒体代谢在 nDNA 表观遗传学中的作用(图 1.8)。

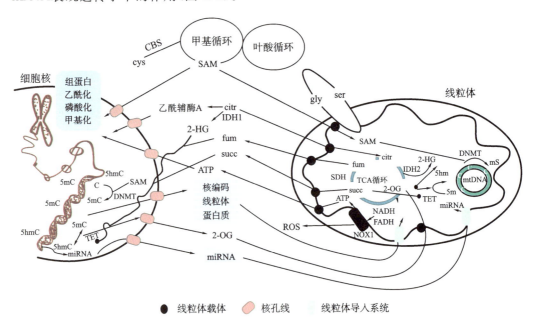

IDH—异柠檬酸脱氢酶；SAM—S-腺苷甲硫氨酸；miRNA—微小 RNA；Acetyl-CoA—乙酰 CoA；5mC—5-甲基胞嘧啶；5hmC—5-羟甲基胞嘧啶；ROS—活性氧；DNMT—DNA 甲基转移酶；TET—TET 家族双加氧酶；2-OG—TCA 循环的产物；2-HG—2-羟基戊二酸；NOX1—NADPH 氧化酶 1；SDH—琥珀酸脱氢酶；CBS—胱硫醚-β 合成酶；fum—延胡索酸；succ—琥珀酸；citr—柠檬酸。

图 1.8 细胞核与线粒体之间的表观遗传相互作用概述[238]

除了作为氧化磷酸化位点的基本作用之外，线粒体处于各种代谢和信号转导途径的交叉点，并且可以合理地将其定义为各种生理和病理事件中的关键调控细胞器。线粒体也证明了环境刺激可以转化为表观遗传调控基因表达的机制[228]。线粒体代谢与一些 TCA 酶〔异柠檬酸脱氢酶(IDH)、琥珀酸脱氢酶(SDH)〕一起控制 ATP、乙酰 CoA、NADH、NAD^+ 和它们的比例，控制 S-腺苷甲硫氨酸(S-adenosyl-methionine，SAM)[197]等关键信号分子的水平、TCA 循环的中间体（柠檬酸盐、酮戊二酸盐、富马酸盐和琥珀酸盐）或它们的衍生物(2-羟基戊二酸盐，2-HG)[239](图 1.8)。nDNA 和 mtDNA 的甲基化代表了线粒体和细胞功能相互控制的机制：从核方面看，许多核编码的线粒体蛋白质被表观遗传学调控，并且这些蛋白质能够影响线粒体功能。miRNA 也可以调节线粒体功能；而线粒体代谢在通过 ATP、NADH/NAD⁺、柠檬酸盐、乙酰辅酶 A 和 SAM 水平调节核表观遗传学以及通过甲基循环调节 SAM 细胞可用性的机制中起重要作用。线粒体代谢通过调节线粒体 SAM 和 TCA 中间体的可用性来控制 mtDNA 甲基化，其可影响 TET 活性，并因此影响 5mC 和 5hmC 之间的平衡。因此，线粒体功能障碍可以改变参与代谢、信号转导、生长、分化和凋亡的 nDNA 的表达。在接下来的内容中，我们将重点介绍一些线粒体代谢物如何影响 nDNA 表观遗传。

1. ATP 和氧化还原状态

已知 ATP 通过组蛋白尾部的磷酸化参与染色质的修饰。组蛋白尾部中负电荷排斥打开染色质促进转录和复制，使得线粒体能量流动与 nDNA 基因表达严格相关。在能量消耗的条件下，ATP 和乙酰 CoA 水平的下降降低了还原当量的水平，导致较低的 NADH/NAD⁺[197]。提高的 NAD⁺ 可用性可激活Ⅲ类 NAD⁺ 依赖性组蛋白去乙酰化酶，使组蛋白去乙酰化[240]。ATP 消耗也降低蛋白质磷酸化能力，其注定影响 DNA-蛋白质相互作用和信号转导途径。相反，高能量底物的存在使 DNA 结合蛋白处于磷酸化状态，高 NADH/NAD⁺ 比率使去乙酰化酶失活，从而打开 DNA 转录的染色质结构[197]。线粒体还原当量的变化调节谷胱甘肽的氧化还原状态，影响半胱氨酸/胱氨酸和巯基/二硫化物的比例，从而调节许多蛋白质的活性，包括转录和生长因子[241]。

2. 柠檬酸盐

在 TCA 循环中产生的柠檬酸盐被输出到线粒体外，被 ATP-柠檬酸裂合酶（ACL）裂解成乙酰辅酶 A 和草酰乙酸（OAA）[242]。除了在脂肪酸生物合成中的代谢作用外，乙酰辅酶 A 还可用于组蛋白乙酰转移酶（histone acetyltransferase，HAT）的全局组蛋白乙酰化[243]。乙酰 CoA 的产生与能量产生密切相关。当能量产生增加时，乙酰辅酶 A 积累通过组蛋白修饰触发染色质开放。乙酰辅酶 A 可用性的降低有助于降低组蛋白乙酰化，导致染色质凝聚。此外，乙酰辅酶 A 是一种已知的乙酰供体，用于翻译许多类别的蛋白质[244]。由于 DNMT1 是已知的乙酰化靶标，乙酰化促进了 DNMT1 的降解[245]，乙酰 CoA 消耗可能增加 DNA 甲基化水平。有趣的是，DNMT1 的表达已被证实受 ACL 的调节，ACL 是线粒体柠檬酸盐产生胞质内乙酰辅酶 A 的酶。所有这些代谢信号都有助于染色质浓缩、抑制基因表达和复制以及细胞增殖。

3. SAM

SAM 是 DNA 和染色质多功能甲基化过程的主要细胞甲基供体，其合成发生在同型半胱氨酸循环和叶酸线粒体代谢的交叉点[246]。线粒体代谢通过合成 ATP 和叶酸来调节 SAM 的产生。叶酸循环反应发生在细胞质和线粒体中[246]，丝氨酸-甘氨酸交换是两种区室化途径之间的连接反应。氨基酸通过亚甲基四氢叶酸（methylenetetrahydrofolate，MTHF）被线粒体和胞质丝氨酸羟甲基转移酶（serine hydroxymethyltransferase，SHMT）相互转化。线粒体 MTHF 的可用性决定了 SAM 和核苷酸合成之间的转换，通过线粒体双功能酶（mitochondrial bifunctional enzyme，

MBE)的作用,其在胚胎和癌细胞中有活性以促进核苷酸合成,并在成体细胞中被阻断以促进 SAM 依赖性 DNA 甲基化[198]。细胞质合成的 SAM 通过特定的线粒体载体——SAM 载体(SAMC)转运到线粒体中,为所有线粒体甲基化过程提供甲基部分[247]。

4. 2-OG

2-OG 是 TCA 循环的产物,由特定的载体在线粒体外运输。它从 DNA 中去除 5mC 修饰的过程中起作用,TET 蛋白是必需的底物。TET 蛋白最重要的作用是 DNA 去甲基化,尽管还不能排除 5hmC 的功能作用。越来越多的证据表明,TET 成员可能是染色质动力学的调节者。最近,有研究[248]报道,TET2 和 TET3 不仅参与去甲基化,还调节组蛋白糖基化和甲基化。这些酶与 O 连接的 N-乙酰葡糖胺(O-GlcNAc)转移酶(OGT)相互作用,导致组蛋白 2BS112 糖基化和 H3K4 甲基化增加。另一项研究报道 TET1 可通过与 Sin3A 和 Mi-2/核小体重塑和脱乙酰酶(NuRD)复合物结合来抑制基因表达,通过 OGT 糖基化 TET1 本身导致 TET1 表达增加和 5dmC 向 5hmC 的转换[249]。此外,TET 和 5hmC 可能在疾病和衰老中起作用[209]。另一个去甲基化酶家族——含 Jumonji C(JmjC)结构域的组蛋白脱甲基酶,参与赖氨酸和精氨酸的甲基去除[239],使用 2-OG 和 Fe^{2+} 作为辅助因子使抑制性 H3K27ne3/2[250]去甲基化。

5. 琥珀酸盐和富马酸盐

琥珀酸盐和富马酸盐是 TCA 循环的代谢产物,是含 JmjC 结构域的组蛋白去甲基化酶和三种 TET 的竞争性抑制剂[239]。对细胞培养进行的实验表明,琥珀酸通过阻断 SDH 的积累导致组蛋白 H3 甲基化的增加,这通过组蛋白脱甲基酶蛋白 KDM3 的过表达来逆转[251]。SDH 的功能受损也会促进不同肿瘤中的 nDNA 甲基化,筛选研究显示琥珀酸盐是癌症发展期间组蛋白和 DNA 甲基化的强诱导剂[252]。除了抑制 TET 之外,富马酸盐还是蛋白质琥珀酸化的诱导剂[253],这是一种翻译后修饰,会损害许多蛋白质的功能。

6. 2-羟基戊二酸

2-羟基戊二酸(2-HG)是由柠檬酸代谢衍生的非常规中间体,由 IDH 的突变形式产生。该突变赋予 IDH 催化 2-OG 的 NADPH 依赖性还原成 2-HG[254]的新型酶促活性(功能获得)。2-HG 具有两种对映异构体 R-2HG 和 S-2HG,它们都能抑制 TET 活性,尽管抑制程度不同[255],不过相对于 R-2HG,S-3HG 能更有效地抑制活性的原因尚不清楚。有人提出 R-2HG 选择性地刺激 EglN 脯氨酰羟化酶的活性,这种酶修饰缺氧诱导转录因子[256]。在没有 IDH 突变的情况下,在缺氧条件下增殖的细胞中也观察到了 2-HG 的产生[257]。IDH 突变、抑制 TET 活性和癌症似乎是严格相关的,尽管机制尚不清楚。不同的研究报道携带 IDH 突变的癌症患者的 DNA 超甲基化可能归因于 TET 抑制[258]。

7. ROS

ROS 的线粒体生成可影响表观遗传信号。ROS 是作为线粒体中氧化磷酸化的副产物产生的。氧化磷酸化中2‰~4‰的氧气被转化为ROS。除线粒体外，NADPH氧化酶1（NOX1）也在细胞中产生大量的ROS。最近有研究证明线粒体控制NOX1氧化还原信号转导，这可能有助于肿瘤发生[259]。

值得一提的是，mtDNA的突变或甲基化可能会促进呼吸链中线粒体编码亚单位的异常表达，从而导致线粒体代谢的改变。线粒体内稳态的破坏可能改变细胞生理学，包括核表观遗传学。

线粒体反应的代谢平衡可以影响DNA和组蛋白甲基化水平，从而控制基因表达。当这种平衡失去时，积累的中间体可以获得一种新的功能，作为能够诱导基因表达的表观遗传变化的信号转导试剂。

1.3.3 线粒体DNA甲基化

1.3.3.1 mtDNA甲基化模式

最近许多有关mtDNA甲基化[211]和线粒体甲基转移酶活性[208]的研究表明线粒体表观遗传因子的存在，而这在以前一直被忽视或者不被接受。缺乏线粒体组蛋白和甲基化酶活性以及一些方法学上的局限性限制了研究者们在这一方面的研究。最近，D. Bellizzi等人[260]的研究表明，来自人和鼠血液和培养细胞的mtDNA样品在非常关键的区域（如D环和CpG位点）外被甲基化。这就解释了为什么传统使用的方法仅仅能够在CpG岛上识别到DNA甲基化，但不能为mtDNA甲基化提供明确和确凿的证据。

与nDNA甲基化一致[261]，mtDNA甲基化模式的异常取决于不同的因素，如疾病[262]、暴露于环境刺激和药物[203]。关于疾病状态下mtDNA甲基化改变的新近研究为这方面提供了一些有趣的线索。有研究专注于甲基代谢在调节mtDNA甲基化程度方面的可能作用，其研究模型是来自唐氏综合征（Down syndrome，DS）患者的永生细胞。DS是最常见的人类常染色体三体遗传病，编码特定酶的基因的过表达直接导致典型代谢疾病的生化畸变。在DS中，位于21号染色体上的胱硫醚-β-合成酶（cystathionine-β-synthetase，CBS）的过表达极大地影响了单碳代谢，后者从甲基周期中去除同型半胱氨酸以产生半胱氨酸[263]。CBS过度活动引起DS中细胞一碳代谢的几个中间体水平发生变化，其中包括SAM。与对照样本相比，研究者在DS患者的细胞中检测到较低水平的mtDNA甲基化，并且该发现与DS患者细胞质和线粒体中的SAM水平的降低相关[211]。这也强调了SAM可用性的重要性，表明其合成和向线粒体的转运可以代表mtDNA甲基化的关键调控步骤。甲基循环从甲硫氨酸转移甲基部分，从而产生高半胱氨酸和SAM。然后，同型半胱氨酸被转换回甲硫氨酸。这种流动的特点是通过不同的化学品的回收和补充来调节SAM的可用性。特别是，CBS回收同型半胱氨酸生产半胱氨酸。此外，SAMC从细胞质中去除SAM以支援线粒体。它们的核编码基因表达的表观遗传学协调可以代表核控制的线粒体表观遗传学中通过调节线粒体SAM可用性的重要机制。相反，补充SAM合成的甲基部分的甲基-THF/THF交换可代表线粒体代谢通过作用于叶酸代谢而直接调节线粒体表观遗传的相互作用。

同型半胱氨酸是甲基周期中的关键代谢物,在表观遗传调控方面是一种有前景的分子。对高同型半胱氨酸血症患者的研究证据表明,高同型半胱氨酸血症引起的先天性代谢异常可能导致异常的 DNA 甲基化。另外,神经管缺陷、先天性心脏缺陷和非综合征性口腔裂隙似乎与高同型半胱氨酸血症有关[264],可能以表观遗传异常为特征。最近有研究发现了高半胱氨酸、线粒体表观遗传学和骨重塑之间的潜在联系,表明同型半胱氨酸的合成可能是表观遗传机制的另一个关键调节点[265]。但是,这种关系的机制目前还需要充分研究。

1.3.3.2　mtDNA 甲基化检测方法的限制

鉴于人们对研究多种病理学中 mtDNA 的表观遗传学变化的兴趣日益浓厚,与该研究领域相关的重要因素很多。首先,DNA 甲基化的组织特异性作用意味着对与疾病相关的组织进行概要分析可能至关重要。此外,取决于细胞需求和局部环境,不同的细胞类型将具有不同水平的 mtDNA 拷贝数和不同的 DNA 甲基化水平[266]。因此,研究 mtDNA 甲基化的研究应将 mtDNA 拷贝数视为后续分析的潜在混杂因素。鉴于许多研究表明 mtDNA 甲基化状态与 mtDNA 拷贝数之间存在关联,因此这是 mtDNA 甲基化分析中的一个相关问题[267]。解决此问题的一种可能方法是先使用流式细胞术(荧光激活细胞分选法)从组织匀浆中分离出不同类型的细胞。然而,从当前需要大量输入 DNA 的技术看来,从单个细胞群体中分离出足够水平的线粒体以产生足够的 mtDNA 进行甲基化分析似乎不太可能。因此寻找研究 mtDNA 甲基化的更合适的方法是另外一个重要考虑因素。虽然人们已经开发出许多不同的平台,它们能够评估核基因组中的 DNA 甲基化,但鉴于 mtDNA 表观遗传学领域的相对匮乏,人们从未对其广泛的基因组技术的适用性进行过广泛的研究。虽然基因组技术的进步已经使 nDNA 甲基化研究从少数候选 CpG 位点的 DNA 甲基化分析转变为表观基因组范围的关联研究,但是目前用于此类研究的主要工具无法覆盖线粒体基因组。

定量 mtDNA 上的甲基化是一个挑战。基因内和细胞内甲基化模式的不均匀分布,以及 DNA 甲基化无法扩增的情况,需要敏感性水平很高的方法,这种方法多年来一直妨碍着 mtDNA 甲基化检测。研究人员在 20 世纪 70 年代和 80 年代早期获得了相互矛盾的结果,从一开始就表明靶向 mtDNA 甲基化在方法上出现了问题。在初期,mtDNA 甲基化的检测依赖于甲基化 CpG 二核苷酸的识别,其位于甲基化敏感性限制酶的公认序列内[268]。现在我们知道这些方法并不是 mtDNA 的最佳选择,因为大部分甲基化胞嘧啶已被证明位于 mtDNA 中的 CpG 核苷酸之外。

亚硫酸氢盐法代表 mtDNA 甲基化状态评估的进一步发展,因为它允许单个碱基的分辨率。最近,它与新的平台相关联,以读取甲基化信号,已经通过 Illumina 基因组分析仪平台用于小的真核生物基因组,如拟南芥[269]和哺乳动物 DNA[270],提供单碱基对分辨率。亚硫酸氢盐测序已成功应用于 mtDNA,尽管有时并不能检测到 mtDNA 的甲基化[271]。亚硫酸氢盐方法还需要考虑一些预防措施。DNA 的提取必须通过使用不同的方法进行，并避免污染可能损害亚硫酸氢盐转化的蛋白质。另外，对照实验是基本的，例如测定完全非甲基化的 DNA 样品以排除分析的 DNA 样品对亚硫酸氢盐转化的任何可能的结构效应，以及从缺乏 mtDNA 的细胞提取的 DNA 样品排除核线粒体假基因的扩增。关于亚硫酸氢盐方法的另一个重点是它不区分 5mC 和 5hmC。由于 5hmC 的亚硫酸氢盐转化产物趋向于在 PCR 期间阻滞 DNA 聚合酶，因此在定量甲基化分析中 DNA 的羟甲基化区域注定不足。

  考虑到这一点，现在已经开发了替代方法。通过用特异性抗体免疫沉淀变性的 DNA 富集甲基化区域已被证明在 mtDNA 甲基化检测中非常有用[203]，并且最近已经与微阵列杂交(MeDIP 和 mDIP)，对甲基化状态进行快速有效的评估。其他非特异性 DNA 甲基化测量提供了细胞 DNA 甲基化水平的总体情况，并且对于理解 DNA 甲基化、基因特异性甲基化模式和基因组稳定性的全基因组改变之间的关系至关重要。其应用于 mtDNA 时，敏感性至关重要。液相色谱-电喷雾串联质谱(LC-ESI-MS/MS)为测定基因组和 mtDNA 甲基化提供了基本工具[211]，提供了 5mC 和 5mhC 的明确分离和特异性定量，没有任何序列限制。定量 mtDNA 甲基化技术方法的未来发展将是至关重要的。纳米孔测序可提供直接测序 5mC 而不需要亚硫酸氢盐处理[272]，这可能意味着高通量 DNA 甲基化分析的革命。下面将叙述测量 mtDNA 甲基化的新技术的优缺点。

1. 下一代测序(NGS)

  (1)MeDIP-Seq 和 hMeDIP-Seq：甲基化 DNA 免疫沉淀测序(MeDIP-Seq)使用针对 5mC 的单克隆抗体。简而言之，通过超声处理剪切纯化的基因组 DNA 以产生随机片段，将这些片段变性并免疫沉淀，再进行 PCR 扩增，然后使用深度为两个千兆碱基的高通量测序，可以鉴定出人类基因组中 70%～80% 的 CpG[273]。优点：①用抗 5hmC 抗体染色可用于分析 5hmC，它不仅存在于大脑中，并在阿尔茨海默病(AD)中显著降低，而且还存在于脑细胞线粒体中[274-276]；②测序产生的文件通常小于 6 GB(fasta 格式)，这使得比对和生物信息学分析在计算上不那么费力；③相对于大多数基于亚硫酸氢盐的方法而言，具有成本效益；④使用抗体意味着只调查感兴趣的区域。缺点：①研究 5mC 和 5hmC 价格昂贵，需要几微克的 mtDNA，因为典型的羟甲基化 DNA 免疫沉淀测序(hMeDIP-Seq)实验需要 4～5 μg 的 DNA[274,277]；②抗体结合的需要降低了对甲基化窗口的分辨率，无法分析单个胞嘧啶甲基化位点[278]；③基于计数的数据必须对 CpG 密度和总读取计数进行标准化[279-280]。

  (2)自定义捕获：自定义捕获提供的自定义捕获工具包允许自定义库设计，以丰富特定的 DNA 目标区域。简言之，DNA 在经过定制的诱饵、亚硫酸氢盐处理和扩增之前，先经过标准的 NGS 管道超声处理、末端修复、A 尾处理，在这种情况下为甲基适配器连接；然后可以在诸如 Illumina HiSeq 的定序器上运行样品[281]。优点：①可进行 DNA 甲基化分析的单碱基拆分；②定制的文库可以捕获 100% 的线粒体基因组，从而进一步丰富 mtDNA，降低核线粒体假基因扩增的风险；③可以使用 1 μg 的 mtDNA(Nimblegen)；④小目标基因组可能通过测序产生小的输出文件，并允许快速的、较少计算的穷尽比对；⑤CpG 与非 CpG 甲基化可以同时分析；⑥由于基因组的多拷贝特性，可在 Mi-Seq 泳道上留出足够的空间，一次可覆盖超过 100 个样品，这可能是很重要的。缺点：①目前 Agilent 不支持此过程；②通常成本超过非亚硫酸氢盐实验；③亚硫酸氢盐的转化降低了序列的复杂性[282]。

（3）RRBS 和 ERRBS：简并代表性亚硫酸氢盐测序/精简表示亚硫酸氢盐测序（RRBS）利用限制性内切酶 Msp I 选择性地消化 nDNA。这一过程将会产生富集 CpG 位点的基因组区域片段，并且不管当前甲基化状态如何，亚硫酸氢盐均可对其进行处理和测序[283]。优点：①与全基因组鸟枪亚硫酸氢盐测序（WGS-BS）和大多数其他技术相比，所需的 DNA 输入要少得多，其中 RRBS 只需 10 ng，增强简并代表性亚硫酸氢盐测序/增强精简表示亚硫酸氢盐测序（ERRBS）只需 50 ng 或更少[284-285]；②可以覆盖 CpG 启动子和 CpG 岛，而费用仅为 WGS-BS 的一小部分；③单碱基分辨率；④经修改后以允许细胞表观分析[286-287]。缺点：①靶向 CpG 启动子和 CpG 岛，但是线粒体基因组不包含 CpG 岛，因此对 mtDNA 甲基化的覆盖可能非常差；②亚硫酸氢盐的转化降低了序列的复杂性[282]。

（4）WGS-BS 和 OxBS：亚硫酸氢盐测序（WGS-BS）技术通过用亚硫酸氢钠来处理片段化的 DNA，使得这些片段中未甲基化的位置嘧啶替换成尿嘧啶，但是这一过程中 5mC 和 5hmC 不受影响[288]；再通过 PCR 扩增后，可以与未甲基化位点区分开；然后可以对读段进行比对，以重建 DNA 序列[289]。氧化亚硫酸氢盐（OxBS）方法的最新发展允许通过在亚硫酸氢盐处理之前将 5hmC 碱转化为 5fC 来定量羟甲基化，这样就可以在碱基对分辨率下直接测量 5mC，并间接测量 5hmC[290]。优点：①单碱基分辨率；②对 CpG 和非 CpG 甲基化同时分析；③OxBS-Seq 的开发允许在与标准 BS Seq 结合使用的同时识别 5hmC 和 5mC[291-292]；④OxBS-Seq 可以进一步与亚硫酸氢盐还原测序结合使用，以表征 5mC、5hmC 和 5-甲酰基胞嘧啶，从而可以深入表征线粒体甲基化[293]。缺点：①对整个基因组进行测序，包括许多重复的非甲基化的 AT 富集区域；②测序后产生的大量数据（超过 100 GB 的文件），导致处理耗时；③提高灵敏度的测序成本高，使其不适合进行大型研究；④亚硫酸氢盐的转化降低了序列的复杂性。

2. 第 2.5 代测序(PacBio)

Pacific Biosciences 使用零模式波导（ZMW）阵列技术实现了单分子实时测序（SMRT）。这项技术使用附着在 ZMW 孔底部（直径为数十纳米）的单个 DNA 聚合酶分子，通过用激光仅照射 ZMW 的底部 30 nm，可以测量 DNA 中单核苷酸的添加。每个核苷酸与 DNA 聚合酶结合时发出荧光，该酶在被切割之前被照相机检测到，可以通过相应的荧光颜色识别碱基[294]。优点：①单分子拆分技术通过使用预扩增的 DNA 作为测序输入避免了潜在的 PCR 偏差[295]；②针对环状基因组进行了优化，使 mtDNA 分析的潜在用途成为一个有趣的可能性；③由于基于修饰的聚合酶动力学变化确定了 DNA 修饰，因此基于亚硫酸氢盐方法的文库复杂性增加，这可以发展为在一次同时运行中准确表征所有甲基化标记；④较长的读取长度可能会导致改进的覆盖率和准确性，例如变体调用[296]；⑤从头测序的理想选择，能够读取 8 kb 的长度[297]；⑥选择性化学标记后，可用高通量方式检测 5hmC 的链特异性模式[298]。缺点：①RSII 平台能够产生连续的长读和循环共识读，目前这些读通常与高错误率相关，然而考虑到错误的随机性，如果以高覆盖率进行测序，足够深度的 SMRT 可以准确读取基因组[299-300]；②PacBio RSII 的成本和规模加上对专业技术和生物信息学支持的需求，可能会限制将研究外包给专业测序服务的大量研究。

3. 第三代测序(纳米孔)

这项技术利用了生物纳米孔或固态纳米孔[301]，它们被嵌入浸在盐溶液中的膜中。为了产生通过孔的离子流，可以施加电流。单链 DNA 分子穿过孔会在电流强度上产生可测量的变化，并且不同的 DNA 碱基可以通过电流调节的程度和持续时间来区分[302]。优点：①尽管仍处于 alpha 测试中，但牛津的 MinION™ 等纳米孔技术仍允许在便携式台式设备上实时进行测序分析[303]；②确定 5hmC 和 5mC；③与单孔技术相比，牛津 MinION™ 等系统可以并行激活数百个纳米孔，从而减少了对大型基因组测序的时间；④减少了样品制备步骤，因为无须扩增或克隆，并且限制了酶的使用，降低了测序的成本[304]。缺点：①近年来，诸如 DNA 测序等应用的每碱基错误率有所降低，但仍然很高，最近报道为 30%[303]；②一些纳米孔技术利用甲基 DNA 结合蛋白 1(MBD1)与 5mC 的结合，改变流过纳米孔的电流来检测甲基化标记，尚未在线粒体中鉴定出 MBD1；③尽管纳米孔测序原则上可能需要少于 1 μg 的基因组 DNA，但由于可以限制 DNA 分子捕获的浓度受限速率，估计需要 700 μg[304]。

以上总结了当前适合捕获 mtDNA 甲基化的技术[281]，以及对 mtDNA 进行完整表观基因组测序的方法，相信新的技术不断发展，将有助于增进对线粒体表观遗传领域的不断深入研究。

1.3.4 线粒体表观遗传研究的前景

由表观遗传改变导致的线粒体功能异常，其基因表达和 ATP 产生改变可导致各种疾病，包括与衰老相关的神经退行性疾病、新陈代谢改变、昼夜节律改变和癌症[1]。由于线粒体基因组编码一部分线粒体蛋白，因此需要来自 nDNA 的强大输入以产生功能完全的细胞器。相反，线粒体能够控制 nDNA 的稳定性和表达，以至于细胞命运依赖于细胞器的功能。我们正在从关于表观遗传学与线粒体之间关系的研究中，加深对线粒体与细胞核之间复杂交流水平的理解。越来越多的证据阐明线粒体通过表观遗传学在形成 nDNA 表达中的作用，但是关于线粒体表观遗传机制仍需要做更多的工作。对 mtDNA 甲基化状态的兴趣重燃和改进的研究方法预计将为调节线粒体基因组表达以响应线粒体和核信号调节机制提供重要条件，使 mtDNA 表观遗传学顺利成为基因的新前沿表达调节响应环境刺激，这旨在通过鉴定新的疾病生物标记来改善我们对线粒体信号转导和代谢的理解。随着线粒体表观遗传学修饰越来越受到广泛的关注，有关线粒体表观遗传的研究也越来越多。最新研究发现高丰度的 N^6-脱氧腺苷甲基化(6mA)修饰在哺乳动物的 mtDNA 中广泛存在，这一修饰抑制 TFAM 对 mtDNA 的结合和折叠状态，从而抑制线粒体转录。mtDNA 上的表观遗传学机制和它的生物学功能一直广受关注，之前的研究主要关注在 5mC 修饰。mtDNA 6mA 也是最近才被发现的，这项工作系统地研究了 mtDNA 上高含量 6mA 修饰的生物学功能，其新颖的角度为未来相关领域的研究奠定了基础，并提供了新的思路[305]。

目前研究需要解决的几个方面仍然难以捉摸，所以科研人员还需要不断研究，以弥补多年"忽略"mtDNA 表观遗传而出现的空白。

（杨铁林　董珊珊）

参考文献

[1] SHARMA N, PASALA M S, PRAKASH A. Mitochondrial DNA：epigenetics and environment [J]. Environmental and molecular mutagenesis, 2019, 60(8)：668-682.

[2] SHARMA P, SAMPATH H. Mitochondrial DNA integrity：role in health and disease [J]. Cell, 2019, 8(2)：100.

[3] ABATE M, FESTA A, FALCO M, et al. Mitochondria as playmakers of apoptosis, autophagy and senescence [J]. Seminars in cell & developmental biology, 2020, 98：139-153.

[4] TAYLOR R W, TURNBULL D M. Mitochondrial DNA mutations in human disease [J]. Nature reviews genetics, 2005, 6(5)：389-402.

[5] ANDERSON S, BANKIER A T, BARRELL B G, et al. Sequence and organization of the human mitochondrial genome [J]. Nature, 1981, 290(5806)：457-465.

[6] ANDREWS R M, KUBACKA I, CHINNERY P F, et al. Reanalysis and revision of the Cambridge reference sequence for human mitochondrial DNA [J]. Nature genetics, 1999, 23(2)：147.

[7] ROSS J M, STEWART J B, HAGSTROM E, et al. Germline mitochondrial DNA mutations aggravate ageing and can impair brain development [J]. Nature, 2013, 501(7467)：412-415.

[8] KASIVISWANATHAN R, COLLINS T R L, COPELAND W C. The interface of transcription and DNA replication in the mitochondria [J]. Biochim Biophys Acta, 2012, 1819(9-10)：970-978.

[9] WU H, KANATOUS S B, THURMOND F A, et al. Regulation of mitochondrial biogenesis in skeletal muscle by CaMK [J]. Science, 2002, 296(5566)：349-352.

[10] MACALPINE D M, PERLMAN P S, BUTOW R A. The high mobility group protein Abf2p influences the level of yeast mitochondrial DNA recombination intermediates in vivo [J]. Proceedings of the National Academy of Sciences of the United States of America, 1998, 95(12)：6739-6743.

[11] LONGLEY M J, PRASAD R, SRIVASTAVA D K, et al. Identification of 5′-deoxyribose phosphate lyase activity in human DNA polymerase gamma and its role in mitochondrial base excision repair in vitro [J]. Proceedings of the National Academy of Sciences of the United States

of America, 1998, 95(21): 12244-12248.

[12] LEFAI E, FERNANDEZ-MORENO M A, ALAHARI A, et al. Differential regulation of the catalytic and accessory subunit genes of *Drosophila* mitochondrial DNA polymerase[J]. Journal of biological chemistry, 2000, 275(42): 33123-33133.

[13] GRAZIEWICZ M A, DAY B J, COPELAND W C. The mitochondrial DNA polymerase as a target of oxidative damage[J]. Nucleic acids research, 2002, 30(13): 2817-2824.

[14] VANDYCK E, FOURY F, STILLMAN B, et al. A single-stranded DNA binding-protein required for mitochondrial-DNA replication in *Saccharomyces cerevisiae* is homologous to *Escherichia coli* SSB[J]. EMBO J, 1992, 11(9): 3421-3430.

[15] MAIER D, FARR C L, POECK B, et al. Mitochondrial single-stranded DNA-binding protein is required for mitochondrial DNA replication and development in *Drosophila melanogaster*[J]. Molecular biology of the cell, 2001, 12(4): 821-830.

[16] FARR C L, WANG Y X, KAGUNI L S. Functional interactions of mitochondrial DNA polymerase and single-stranded DNA-binding protein: template-primer DNA binding and initiation and elongation of DNA strand synthesis[J]. Journal of biological chemistry, 1999, 274(21): 14779-14785.

[17] KORHONEN J A, PHAM X H, PELLEGRINI M, et al. Reconstitution of a minimal mtDNA replisome in vitro[J]. EMBO J, 2004, 23(12): 2423-2429.

[18] DOUARRE C, SOURBIER C, DALLA ROSA I, et al. Mitochondrial topoisomerase I is critical for mitochondrial integrity and cellular energy metabolism[J]. PLoS One, 2012, 7(7): e41094.

[19] ROSA I D, GOFFART S, WURM M, et al. Adaptation of topoisomerase I paralogs to nuclear and mitochondrial DNA[J]. Nucleic acids research, 2009, 37(19): 6414-6428.

[20] DONAHUE S L, CORNER B E, BORDONE L, et al. Mitochondrial DNA ligase function in *Saccharomyces cerevisiae*[J]. Nucleic acids research, 2001, 29(7): 1582-1589.

[21] ELLENBERGER T, TOMKINSON A E. Eukaryotic DNA ligases: structural and functional insights[J]. Annual review of biochemistry, 2008, 77(1): 313-338.

[22] LAKSHMIPATHY U, CAMPBELL C. Antisense-mediated decrease in DNA ligase III expression results in reduced mitochondrial DNA integrity[J]. Nucleic acids research, 2001, 29(3): 668-676.

[23] LARSSON N G, WANG J M, WILHELMSSON H, et al. Mitochondrial transcription factor A is necessary for mtDNA maintenance and embryogenesis in mice[J]. Nature genetics, 1998, 18(3): 231-236.

[24] WU Z D, PUIGSERVER P, ANDERSSON U, et al. Mechanisms controlling mitochondrial biogenesis and respiration through the thermogenic coactivator PGC-1[J]. Cell, 1999, 98(1): 115-124.

[25] COTE J, RUIZCARRILLO A. Primers for mitochondrial-DNA replication generated by endonuclease-G[J]. Science, 1993, 261(5122): 765-769.

[26] SHADEL G S. Yeast as a model for human mtDNA replication[J]. American journal of human genetics, 1999, 65(5): 1230-1237.

[27] RAMOS E S, MOTORI E, BRÜSER C, et al. Mitochondrial fusion is required for regulation of mitochondrial DNA replication[J]. PLoS Genetics, 2019, 15(6): e1008085.

[28] FU Q M, MITTNIK A, JOHNSON P L F, et al. A revised timescale for human evolution

based on ancient mitochondrial genomes[J]. Current biology, 2013, 23(7): 553-559.

[29] FERNANDEZ-SILVA P, ENRIQUEZ J A, MONTOYA J. Replication and transcription of mammalian mitochondrial DNA[J]. Experimental physiology, 2003, 88(1): 41-56.

[30] FALKENBERG M, GASPARI M, RANTANEN A, et al. Mitochondrial transcription factors B1 and B2 activate transcription of human mtDNA[J]. Nature genetics, 2002, 31(3): 289-294.

[31] SHUTT T E, LODEIRO M F, COTNEY J, et al. Core human mitochondrial transcription apparatus is a regulated two-component system in vitro[J]. Proceedings of the National Academy of Sciences of the United States of America, 2010, 107(27): 12133-12138.

[32] BONAWITZ N D, CLAYTON D A, SHADEL G S. Initiation and beyond: multiple functions of the human mitochondril transcription machinery[J]. Molecular cell, 2006, 24(6): 813-825.

[33] SHI Y H, DIERCKX A, WANROOIJ P H, et al. Mammalian transcription factor A is a core component of the mitochondrial transcription machinery [J]. Proceedings of the National Academy of Sciences of the United States of America, 2012, 109(41): 16510-16515.

[34] NGO H B, KAISER J T, CHAN D C. The mitochondrial transcription and packaging factor Tfam imposes a U-turn on mitochondrial DNA[J]. Nat Struct Mol Biol, 2011, 18(11): 1290-1296.

[35] LARSSON N G, GARMAN J D, OLDFORS A, et al. A single mouse gene encodes the mitochondrial transcription factor A and a testis-specific nuclear HMG-box protein[J]. Nature genetics, 1996, 13(3): 296-302.

[36] POHJOISMAKI J L O, WANROOIJ S, HYVARINEN A K, et al. Alterations to the expression level of mitochondrial transcription factor A, TFAM, modify the mode of mitochondrial DNA replication in cultured human cells[J]. Nucleic acids research, 2006, 34(20): 5815-5828.

[37] SEIDEL-ROGOL B L, MCCULLOCH V, SHADEL G S. Human mitochondrial transcription factor B1 methylates ribosomal RNA at a conserved stem-loop[J]. Nature genetics, 2003, 33(1): 23-24.

[38] COTNEY J, MCKAY S E, SHADEL G S. Elucidation of separate, but collaborative functions of the rRNA methyltransferase-related human mitochondrial transcription factors B1 and B2 in mitochondrial biogenesis reveals new insight into maternally inherited deafness[J]. Human molecular genetics, 2009, 18(14): 2670-2682.

[39] METODIEV M D, LESKO N, PARK C B, et al. Methylation of 12S rRNA is necessary for in vivo stability of the small subunit of the mammalian mitochondrial ribosome [J]. Cell metabolism, 2009, 9(4): 386-397.

[40] COTNEY J, WANG Z B, SHADEL G S. Relative abundance of the human mitochondrial transcription system and distinct roles for h-mtTFB1 and h-mtTFB2 in mitochondrial biogenesis and gene expression[J]. Nucleic acids research, 2007, 35(12): 4042-4054.

[41] MATSUSHIMA Y, GARESSE R, KAGUNI L S. Drosophila mitochondrial transcription factor B2 regulates mitochondrial DNA copy number and transcription in Schneider cells[J]. Journal of biological chemistry, 2004, 279(26): 26900-26905.

[42] MATSUSHIMA Y, ADAN C, GARESSE R, et al. Drosophila mitochondrial transcription factor B1 modulates mitochondrial translation but not transcription or DNA copy number in Schneider cells[J]. Journal of biological chemistry, 2005, 280(17): 16815-16820.

[43] DESHPANDE A P, PATEL S S. Mechanism of transcription initiation by the yeast mitochondrial RNA polymerase[J]. Biochimica et Biophysica Acta, 2012, 1819(9-10): 930-938.

[44] RINGEL R, SOLOGUB M, MOROZOV Y I, et al. Structure of human mitochondrial RNA polymerase[J]. Nature, 2011, 478(7368): 269-273.

[45] SUROVTSEVA Y V, SHADEL G S. Transcription-independent role for human mitochondrial RNA polymerase in mitochondrial ribosome biogenesis[J]. Nucleic acids research, 2013, 41(4): 2479-2488.

[46] POSSE V, HOBERG E, DIERCKX A, et al. The amino terminal extension of mammalian mitochondrial RNA polymerase ensures promoter specific transcription initiation[J]. Nucleic acids research, 2014, 42(6): 3638-3647.

[47] YAKUBOVSKAYA E, MEJIA E, BYRNES J, et al. Helix unwinding and base flipping enable human MTERF1 to terminate mitochondrial transcription[J]. Cell, 2010, 141(6): 982-993.

[48] TERZIOGLU M, RUZZENENTE B, HARMEL J, et al. MTERF1 binds mtDNA to prevent transcriptional interference at the light-strand promoter but is dispensable for rRNA gene transcription regulation[J]. Cell metabolism, 2013, 17(4): 618-626.

[49] WENZ T, LUCA C, TORRACO A, et al. mTERF2 regulates oxidative phosphorylation by modulating mtDNA transcription[J]. Cell metabolism, 2009, 9(6): 499-511.

[50] PARK C B, ASIN-CAYUELA J, CAMARA Y, et al. MTERF3 is a negative regulator of mammalian mtDNA transcription[J]. Cell, 2007, 130(2): 273-285.

[51] SPAHR H, HABERMANN B, GUSTAFSSON C M, et al. Structure of the human MTERF4-NSUN4 protein complex that regulates mitochondrial ribosome biogenesis[J]. Proceedings of the National Academy of Sciences of the United States of America, 2012, 109(38): 15253-15258.

[52] GASPARI M, FALKENBERG M, LARSSON N G, et al. The mitochondrial RNA polymerase contributes critically to promoter specificity in mammalian cells[J]. EMBO J, 2004, 23(23): 4606-4614.

[53] SEIWERT S D, HEIDMANN S, STUART K. Direct visualization of uridylate deletion in vitro suggests a mechanism for kinetoplastid RNA editing[J]. Cell, 1996, 84(6): 831-841.

[54] KABLE M L, SEIWERT S D, HEIDMANN S, et al. RNA editing: a mechanism for gRNA-specified uridylate insertion into precursor mRNA[J]. Science, 1996, 273(5279): 1189-1195.

[55] BLUM B, BAKALARA N, SIMPSON L. A model for rna editing in kinetoplastid mitochondria-guide RNA molecules transcribed from maxicircle DNA provide the edited information[J]. Cell, 1990, 60(2): 189-198.

[56] DENG J P, ERNST N L, TURLEY S, et al. Structural basis for UTP specificity of RNA editing TUTases from *Trypanosoma brucei*[J]. EMBO J, 2005, 24(23): 4007-4017.

[57] WENG J, APHASIZHEVA I, ETHERIDGE R D, et al. Guide RNA-binding complex from mitochondria of trypanosomatids[J]. Molecular cell, 2008, 32(2): 198-209.

[58] IGO R P, LAWSON S D, STUART K. RNA sequence and base pairing effects on insertion editing in *Trypanosoma brucei*[J]. Molecular and cellular biology, 2002, 22(5): 1567-1576.

[59] IGO R P, PALAZZO S S, BURGESS M L K, et al. Uridylate addition and RNA ligation contribute to the specificity of kinetoplastid insertion RNA editing[J]. Molecular and cellular biology, 2000, 20(22): 8447-8457.

[60] CARNES J, TROTTER J R, ERNST N L, et al. An essential RNase III insertion editing endonuclease in *Trypanosoma brucei*[J]. Proceedings of the National Academy of Sciences of the United States of America, 2005, 102(46): 16614-16619.

[61] CARNES J, SOARES C Z, WICKHAM C, et al. Endonuclease associations with three distinct editosomes in *Trypanosoma brucei*[J]. Journal of biological chemistry, 2011, 286(22): 19320-19330.

[62] CARNES J, TROTTER J R, PELTAN A, et al. RNA editing in *Trypanosoma brucei* requires three different editosomes[J]. Molecular and cellular biology, 2008, 28(1): 122-130.

[63] SCHNAUFER A, WU M, PARK Y J, et al. A protein-protein interaction map of trypanosome similar to 20S editosomes[J]. Journal of biological chemistry, 2010, 285(8): 5282-5295.

[64] SCHNAUFER A, ERNST N L, PALAZZO S S, et al. Separate insertion and deletion subcomplexes of the *Trypanosoma brucei* RNA editing complex[J]. Molecular cell, 2003, 12(2): 307-319.

[65] ROGERS K, GAO G, SIMPSON L. Uridylate-specific $3'-5'$-exoribonucleases involved in uridylate-deletion RNA editing in trypanosomatid mitochondria[J]. Journal of biological chemistry, 2007, 282(40): 29073-29080.

[66] KANG X, GAO G, ROGERS K, et al. Reconstitution of full-round uridine-deletion RNA editing with three recombinant proteins[J]. Proceedings of the National Academy of Sciences of the United States of America, 2006, 103(38): 13944-13949.

[67] APHASIZHEV R, APHASIZHEVA I, NELSON R E, et al. Isolation of a U-insertion/deletion editing complex from *Leishmania tarentolae* mitochondria[J]. EMBO J, 2003, 22(4): 913-924.

[68] APHASIZHEV R, APHASIZHEVA I, SIMPSON L. A tale of two TUTases[J]. Proceedings of the National Academy of Sciences of the United States of America, 2003, 100(19): 10617-10622.

[69] ERNST N L, PANICUCCI B, IGO R P, et al. TbMP57 is a $3'$ terminal uridylyl transferase (TUTase) of the *Trypanosoma brucei* editosome[J]. Molecular cell, 2003, 11(6): 1525-1536.

[70] RINGPIS G E, APHASIZHEVA I, WANG X, et al. Mechanism of U-insertion RNA editing in trypanosome mitochondria: the bimodal TUTase activity of the core complex[J]. Journal of molecular biology, 2010, 399(5): 680-695.

[71] RINGPIS G E, STAGNO J, APHASIZHEV R. Mechanism of U-insertion RNA editing in trypanosome mitochondria: characterization of RET2 functional domains by mutational analysis[J]. Journal of molecular biology, 2010, 399(5): 696-706.

[72] PRASAD R, BEARD W A, WILSON S H. Studies of gapped DNA substrate-binding by mammalian DNA-polymerase-beta -dependence on $5'$-phosphate group[J]. Journal of biological chemistry, 1994, 269(27): 18096-18101.

[73] BLANC V, ALFONZO J D, APHASIZHEV R, et al. The mitochondrial RNA ligase from *Leishmania tarentolae* can join RNA molecules bridged by a complementary RNA[J]. Journal of biological chemistry, 1999, 274(34): 24289-24296.

[74] SCHNAUFER A, PANIGRAHI A K, PANICUCCI B, et al. An RNA ligase essential for RNA editing and survival of the bloodstream form of *Trypanosoma brucei*[J]. Science, 2001, 291(5511): 2159-2162.

[75] DENG J P, SCHNAUFER A, SALAVATI R, et al. High resolution crystal structure of a key editosome enzyme from *Trypanosoma brucei*: RNA editing ligase 1[J]. Journal of molecular biology, 2004, 343(3): 601-613.

[76] HO C K, SHUMAN S. Bacteriophage T4 RNA ligase 2(gp24.1) exemplifies a family of RNA ligases found in all phylogenetic domains[J]. Proceedings of the National Academy of Sciences of the United States of America, 2002, 99(20): 12709-12714.

[77] APHASIZHEV R, APHASIZHEVA I. Mitochondrial RNA editing in trypanosomes: small RNAs in control[J]. Biochimie, 2014, 100: 125-131.

[78] BAKALARA N, SIMPSON A M, SIMPSON L. The leishmania kinetoplast-mitochondrion contains terminal uridylyltransferase and RNA ligase activities[J]. Journal of biological chemistry, 1989, 264(31): 18679-18686.

[79] APHASIZHEV R, SBICEGO S, PERIS M, et al. Trypanosome mitochondrial 3′ terminal uridylyl transferase(TUTase): the key enzyme in U-insertion/deletion RNA editing[J]. Cell, 2002, 108(5): 637-648.

[80] BLUM B, SIMPSON L. Guide RNAs in kinetoplastid mitochondria have a nonencoded 3′ oligo (U) tail involved in recognition of the preedited region[J]. Cell, 1990, 62(2): 391-397.

[81] LEUNG S S, KOSLOWSKY D J. Mapping contacts between gRNA and mRNA in trypanosome RNA editing[J]. Nucleic acids research, 1999, 27(3): 778-787.

[82] LEUNG S S, KOSLOWSKY D J. RNA editing in *Trypanosoma brucei*: characterization of gRNA U-tail interactions with partially edited mRNA substrates[J]. Nucleic acids research, 2001, 29(3): 703-709.

[83] PELLETIER M, MILLER M M, READ L K. RNA-binding properties of the mitochondrial Y-box protein RBP16[J]. Nucleic acids research, 2000, 28(5): 1266-1275.

[84] HAYMAN M L, READ L K. *Trypanosoma brucei* RBP16 is a mitochondrial Y-box family protein with guide RNA binding activity[J]. Journal of biological chemistry, 1999, 274(17): 12067-12074.

[85] VANHAMME L, PEREZ-MORGA D, MARCHAL C, et al. *Trypanosoma brucei* TBRGG1, a mitochondrial oligo(U)-binding protein that colocalizes with an in vitro RNA editing activity [J]. Journal of biological chemistry, 1998, 273(34): 21825-21833.

[86] BLOM D, VAN DEN BURG J, BREEK C K D, et al. Cloning and characterization of two guide RNA-binding proteins from mitochondria of *Crithidia fasciculata*: gBP27, a novel protein, and gBP29, the orthologue of *Trypanosoma brucei* gBP21[J]. Nucleic acids research, 2001, 29(14): 2950-2962.

[87] CRUZ-REYES J, ZHELONKINA A, RUSCHE L, et al. Trypanosome RNA editing: simple guide RNA features enhance U deletion 100-fold[J]. Molecular and cellular biology, 2001, 21 (3): 884-892.

[88] APHASIZHEVA I, APHASIZHEV R. RET1-catalyzed uridylylation shapes the mitochondrial transcriptome in *Trypanosoma brucei*[J]. Molecular and cellular biology, 2010, 30(6): 1555-1567.

[89] GRAMS J, MCMANUS M T, HAJDUK S L. Processing of polycistronic guide RNAs is associated with RNA editing complexes in *Trypanosoma brucei*[J]. EMBO J, 2000, 19(20): 5525-5532.

[90] CHANG H M, TRIBOULET R, THORNTON J E, et al. A role for the Perlman syndrome exonuclease Dis3l2 in the Lin28-let-7 pathway[J]. Nature, 2013, 497(7448): 244-248.

[91] MADINA B R, KUPPAN G, VASHISHT A A, et al. Guide RNA biogenesis involves a novel RNase Ⅲ family endoribonuclease in *Trypanosoma brucei*[J]. RNA, 2011, 17(10): 1821-1830.

[92] MADEJ M J, ALFONZO J D, HUTTENHOFER A. Small ncRNA transcriptome analysis from kinetoplast mitochondria of *Leishmania tarentolae*[J]. Nucleic acids research, 2007, 35 (5): 1544-1554.

[93] MADEJ M J, NIEMANN M, HUETTENHOFER A, et al. Identification of novel guide

RNAs from the mitochondria of *Trypanosome brucei*[J]. RNA biology, 2008, 5(2): 84 – 91.

[94] OCHSENREITER T, HAJDUK S L. Alternative editing of cytochrome c oxidase Ⅲ mRNA in trypanosome mitochondria generates protein diversity[J]. EMBO Rep, 2006, 7(11): 1128 – 1133.

[95] GORINGER H U, KOSLOWSKY D J, MORALES T H, et al. The formation of mitochondrial ribonucleoprotein complexes involving guide RNA molecules in *Trypanosoma brucei* [J]. Proceedings of the National Academy of Sciences of the United States of America, 1994, 91(5): 1776 – 1780.

[96] ALLEN T E, HEIDMANN S, REED R, et al. Association of guide RNA binding protein gBP21 with active RNA editing complexes in *Trypanosoma brucei*[J]. Molecular and cellular biology, 1998, 18(10): 6014 – 6022.

[97] APHASIZHEV R, APHASIZHEVA I, NELSON R E, et al. A 100kD complex of two RNA – binding proteins from mitochondria of *Leishmania tarentolae* catalyzes RNA annealing and interacts with several RNA editing components[J]. RNA, 2003, 9(1): 62 – 76.

[98] HASHIMI H, CICOVA Z, NOVOTNA L, et al. Kinetoplastid guide RNA biogenesis is dependent on subunits of the mitochondrial RNA binding complex 1 and mitochondrial RNA polymerase[J]. RNA, 2009, 15(4): 588 – 599.

[99] PANIGRAHI A K, ZIKOVA A, DAILEY R A, et al. Mitochondrial complexes in *Trypanosoma brucei*: a novel complex and a unique oxidpreductase complex [J]. Molecular & cellular proteomics, 2008, 7(3): 534 – 545.

[100] ETHERIDGE R D, APHASIZHEVA I, GERSHON P D, et al. 3′ adenylation determines mRNA abundance and monitors completion of RNA editing in *T. brucei* mitochondria[J]. EMBO J, 2008, 27(11): 1596 – 1608.

[101] APHASIZHEVA I, MASLOV D, WANG X, et al. Pentatricopeptide repeat proteins stimulate mRNA Adenylation/Uridylation toactivate mitochondrial translation in trypanosomes[J]. Molecular cell, 2011, 42(1): 106 – 117.

[102] AMMERMAN M L, PRESNYAK V, FISK J C, et al. TbRGG2 facilitates kinetoplastid RNA editing initiation and progression past intrinsic pause sites[J]. RNA, 2010, 16(11): 2239 – 2251.

[103] AMMERMAN M L, DOWNEY K M, HASHIMI H, et al. Architecture of the trypanosome RNA editing accessory complex, MRB1[J]. Nucleic acids research, 2012, 40(12): 5637 – 5650.

[104] AMMERMAN M L, HASHIMI H, NOVOTNA L, et al. MRB3010 is a core component of the MRB1 complex that facilitates an early step of the kinetoplastid RNA editing process[J]. RNA, 2011, 17(5): 865 – 877.

[105] KAFKOVA L, AMMERMAN M L, FAKTOROVA D, et al. Functional characterization of two paralogs that are novel RNA binding proteins influencing mitochondrial transcripts of *Trypanosoma brucei*[J]. RNA, 2012, 18(10): 1846 – 1861.

[106] MISSEL A, SOUZA A E, NORSKAU G, et al. Disruption of a gene encoding a novel mitochondrial DEAD – box protein in *Trypanosoma brucei* affects edited mRNAs[J]. Molecular and cellular biology, 1997, 17(9): 4895 – 4903.

[107] SIMPSON L, APHASIZHEV R, LUKES J, et al. Guide to the nomenclature of kinetoplastid RNA editing: a proposal[J]. Protist, 2010, 161(1): 2 – 6.

[108] HERNANDEZ A, MADINA B R, RO K, et al. REH2 RNA helicase in kinetoplastid

mitochondria ribonucleoprotein complexes and essential motifs for unwinding and guide RNA (gRNA) binding[J]. Journal of biological chemistry, 2010, 285(2): 1220-1228.

[109] PANIGRAHI A K, ALLEN T E, STUART K, et al. Mass spectrometric analysis of the editosome and other multiprotein complexes in *Trypanosoma brucei*[J]. Journal of the American society for mass spectrometry, 2003, 14(7): 728-735.

[110] LI F, HERRERA J, ZHOU S, et al. Trypanosome REH1 is an RNA helicase involved with the 3′-5′ polarity of multiple gRNA-guided uridine insertion/deletion RNA editing[J]. Proceedings of the National Academy of Sciences of the United States of America, 2011, 108(9): 3542-3547.

[111] BHAT G J, KOSLOWSKY D J, FEAGIN J E, et al. An extensively edited mitochondrial transcript in kinetoplastids encodes a protein homologous to atpase subunit-6[J]. Cell, 1990, 61(5): 885-894.

[112] MILITELLO K T, READ L K. UTP-dependent and-independent pathways of mRNA turnover in *Trypanosoma brucei* mitochondria[J]. Molecular and cellular biology, 2000, 20(7): 2308-2316.

[113] SMALL I D, PEETERS N. The PPR motif - a TPR-related motif prevalent in plant organellar proteins[J]. Trends in biochemical sciences, 2000, 25(2): 46-47.

[114] SCHMITZ-LINNEWEBER C, SMALL I. Pentatricopeptide repeat proteins: a socket set for organelle gene expression[J]. Trends in plant science, 2008, 13(12): 663-670.

[115] ZIKOVA A, PANIGRAHI A K, DALLEY R A, et al. *Trypanosoma brucei* mitochondrial ribosomes[J]. Molecular & cellular proteomics, 2008, 7(7): 1286-1296.

[116] PUSNIK M, SMALL I, READ L K, et al. Pentatricopeptide repeat proteins in *Trypanosoma brucei* function in mitochondrial ribosomes[J]. Molecular and cellular biology, 2007, 27(19): 6876-6888.

[117] RIDLON L, SKODOVA I, PAN S, et al. The importance of the 45S ribosomal small subunit-related complex for mitochondrial translation in *Trypanosoma brucei*[J]. Journal of biological chemistry, 2013, 288(46): 32963-32978.

[118] MERCER T R, NEPH S, DINGER M E, et al. The human mitochondrial transcriptome[J]. Cell, 2011, 146(4): 645-658.

[119] KAZUHITO T, WEI F Y. Posttranscriptional modifications in mitochondrial tRNA and its implication in mitochondrial translation and disease[J]. Journal of biochemistry, 2020, 168(5): 435-444.

[120] OJALA D, MONTOYA J, ATTARDI G. tRNA punctuation model of RNA processing in human mitochondria[J]. Nature, 1981, 290(5806): 470-474.

[121] BRZEZNIAK L K, BIJATA M, SZCZESNY R J, et al. Involvement of human ELAC2 gene product in 3′ end processing of mitochondrial tRNAs[J]. RNA Biology, 2011, 8(4): 616-626.

[122] HOLZMANN J, FRANK P, LOFFLER E, et al. RNase P without RNA: identification and functional reconstitution of the human mitochondrial tRNA processing enzyme[J]. Cell, 2008, 135(3): 462-474.

[123] SANCHEZ M I, MERCER T R, DAVIES S M, et al. RNA processing in human mitochondria[J]. Cell cycle, 2011, 10(17): 2904-2916.

[124] ROSSMANITH W. Localization of human RNase Z isoforms: dual nuclear/mitochondrial targeting of the ELAC2 gene product by alternative translation initiation[J]. PLoS One, 2011, 6

(4): e19152.

[125] HAACK T B, KOPAJTICH R, FREISINGER P, et al. ELAC2 mutations cause a mitochondrial RNA processing defect associated with hypertrophic cardiomyopathy[J]. American journal of human genetics, 2013, 93(2): 211-223.

[126] TAVTIGIAN S V, SIMARD J, TENG D H, et al. A candidate prostate cancer susceptibility gene at chromosome 17p[J]. Nature genetics, 2001, 27(2): 172-180.

[127] RACKHAM O, MERCER T R, FILIPOVSKA A. The human mitochondrial transcriptome and the RNA-binding proteins that regulate its expression[J]. Wiley interdisciplinary reviews RNA, 2012, 3(5): 675-695.

[128] ELISA V, CHRISTA N, AURÉLIE B, et al. A subcomplex of human mitochondrial RNase P is a bifunctional methyltransferase: extensive moonlighting in mitochondrial tRNA biogenesis[J]. Nucleic acids research, 2012, 40(22): 11583-11593.

[129] CUSACK S. Aminoacyl-tRNA synthetases[J]. Current opinion in structural biology, 1997, 7(6): 881-889.

[130] LEVINGER L, MÖRL M, FLORENTZ C. Mitochondrial tRNA 3′ end metabolism and human disease[J]. Nucleic acids research, 2004, 32(18): 5430-5441.

[131] BYKHOVSKAYA Y, CASAS K, MENGESHA E, et al. Missense mutation in pseudouridine synthase 1 (PUS1) causes mitochondrial myopathy and sideroblastic anemia (MLASA)[J]. American journal of human genetics, 2004, 74(6): 1303-1308.

[132] CASAS K, BYKHOVSKAYA Y, MENGESHA E, et al. Gene responsible for mitochondrial myopathy and sideroblastic anemia(MSA) maps to chromosome 12q24.33[J]. American journal of medical genetics part A, 2004, 127A(1): 44-49.

[133] LI X, GUAN M X. A human mitochondrial GTP binding protein related to tRNA modification may modulate phenotypic expression of the deafness-associated mitochondrial 12S rRNA mutation[J]. Molecular & cellular biology, 2002, 22(21): 7701-7711.

[134] O'BRIEN T W. The general occurrence of 55S ribosomes in mammalian liver mitochondria[J]. Journal of biological chemistry, 1971, 246(10): 3409-3417.

[135] DUBIN D T. Methylated nucleotide content of mitochondrial ribosomal RNA from hamster cells[J]. Journal of molecular biology, 1974, 84(2): 257-273.

[136] FALKENBERG M, GASPARI M, RANTANEN A, et al. Mitochondrial transcription factors B1 and B2 activate transcription of human mtDNA[J]. Nature genetics, 2002, 31(3): 289-294.

[137] MCCULLOCH V, SHADEL G S. Human mitochondrial transcription factor B1 interacts with the C-terminal activation region of h-mtTFA and stimulates transcription independently of its RNA methyltransferase activity[J]. Molecular & cellular biology, 2003, 23(16): 5816-5824.

[138] METODIEV M D, LESKO N, PARK C B, et al. Methylation of 12S rRNA is necessary for in vivo stability of the small subunit of the mammalian mitochondrial ribosome[J]. Cell metabolism, 2009, 9(4): 386-397.

[139] RORBACH J, MINCZUK M. The post-transcriptional life of mammalian mitochondrial RNA[J]. Biochem J, 2012, 444(3): 357-373.

[140] CÁMARA Y, ASIN-CAYUELA J, PARK C B, et al. MTERF4 regulates translation by targeting the methyltransferase NSUN4 to the mammalian mitochondrial ribosome[J]. Cell metabolism, 2011, 13(5): 527-539.

[141] LEE K, OKOTKOTBER C, LACOMB J F, et al. Mitochondrial rRNA methyltransferase family members are positioned to modify nascent rRNA in foci near the mtDNA nucleoid[J]. Journal of biological chemistry, 2013, 288(43): 31386-31399.

[142] TOMECKI R, DMOCHOWSKA A, GEWARTOWSKI K, et al. Identification of a novel human nuclear-encoded mitochondrial poly(A) polymerase[J]. Nucleic acids research, 2004, 32(20): 6001-6014.

[143] CHANG J H, LIANG T. Mitochondrial poly(A) polymerase and polyadenylation[J]. Biochim Biophys Acta, 2012, 1819(9-10): 992-997.

[144] NAGAIKE T, SUZUKI T, KATOH T, T. Human mitochondrial mRNAs are stabilized with polyadenylation regulated by mitochondria-specific poly(A) polymerase and polynucleotide phosphorylase[J]. Journal of biological chemistry, 2005, 280(20): 19721-19727.

[145] RORBACH J, NICHOLLS T J J, MINCZUK M. PDE12 removes mitochondrial RNA poly(A) tails and controls translation in human mitochondria[J]. Nucleic acids research, 2011, 39(17): 7750-7763.

[146] CROSBY A H, PATEL H, CHIOZA B A, et al. Defective mitochondrial mRNA maturation is associated with spastic ataxia[J]. American journal of human genetics, 2010, 87(5): 655-660.

[147] BARKAN A, ROJAS M, FUJII S, et al. A combinatorial amino acid code for RNA recognition by pentatricopeptide repeat proteins[J]. PLoS Genetics, 2012, 8(8): e1002910.

[148] SCHMITZ-LINNEWEBER C, SMALL I. Pentatricopeptide repeat proteins: a socket set for organelle gene expression[J]. Trends in plant science, 2008, 13(12): 663-670.

[149] ZEHRMANN A, VERBITSKIY D, HÄRTEL B, et al. PPR proteins network as site-specific RNA editing factors in plant organelles[J]. RNA biology, 2011, 8(1): 67-70.

[150] DELANNOY E, STANLEY W A, BOND C S, et al. Pentatricopeptide repeat(PPR) proteins as sequence-specificity factors in post-transcriptional processes in organelles[J]. Biochemical society transactions, 2007, 35(6): 1643-1647.

[151] TIRANTI V, SAVOIA A, FORTI F, et al. Identification of the gene encoding the human mitochondrial RNA polymerase(h-mtRPOL) by cyberscreening of the expressed sequence tags database[J]. Human molecular genetics, 1997, 6(4): 615-625.

[152] DAVIES S M, RACKHAM O, SHEARWOOD A M, et al. Pentatricopeptide repeat domain protein 3 associates with the mitochondrial small ribosomal subunit and regulates translation[J]. FEBS Letters, 2009, 583(12): 1853-1858.

[153] RACKHAM O, DAVIES S M K, SHEARWOOD A M J, et al. Pentatricopeptide repeat domain protein 1 lowers the levels of mitochondrial leucine tRNAs in cells[J]. Nucleic acids research, 2009, 37(17): 5859-5867.

[154] XU F, ACKERLEY C, MAJ M C, et al. Disruption of a mitochondrial RNA-binding protein gene results in decreased cytochrome b expression and a marked reduction in ubiquinol-cytochrome c reductase activity in mouse heart mitochondria[J]. Biochemical journal, 2008, 416(1): 15-26.

[155] MILI S, PIÑOL-ROMA S. LRP130, a pentatricopeptide motif protein with a noncanonical RNA-binding domain, is bound in vivo to mitochondrial and nuclear RNAs[J]. Molecular & cellular biology, 2003, 23(14): 4972-4982.

[156] MOOTHA V K, LEPAGE P, MILLER K, et al. Identification of a gene causing human

cytochrome c oxidase deficiency by integrative genomics[J]. Proceedings of the National Academy of Sciences of the United States of America, 2003, 100(2): 605 - 610.

[157] MERANTE F, PETROVABENEDICT R, MACKAY N, et al. A biochemically distinct form of cytochrome oxidase (COX) deficiency in the Saguenay-Lac-Saint-Jean region of Quebec[J]. American journal of human genetics, 1993, 53(2): 481 - 487.

[158] XU F, MORIN C, MITCHELL G, et al. The role of the LRPPRC(leucine-rich pentatricopeptide repeat cassette) gene in cytochrome oxidase assembly: mutation causes lowered levels of COX (cytochrome c oxidase) I and COXIII mRNA[J]. Biochemical journal, 2004, 382(1): 331 - 336.

[159] SASARMAN F, BRUNELGUITTON C, ANTONICKA H, et al. LRPPRC and SLIRP interact in a ribonucleoprotein complex that regulates posttranscriptional gene expression in mitochondria[J]. Molecular biology of the cell, 2010, 21(8): 1315 - 1323.

[160] RUZZENENTE B, METODIEV M D, WREDENBERG A, et al. LRPPRC is necessary for polyadenylation and coordination of translation of mitochondrial mRNAs[J]. EMBO J, 2012, 31(2): 443 - 456.

[161] LIU L, SANOSAKA M, LEI S, et al. LRP130 protein remodels mitochondria and stimulates fatty acid oxidation[J]. Journal of biological chemistry, 2011, 286(48): 41253 - 41264.

[162] COOPER M P, QU L, ROHAS L M, et al. Defects in energy homeostasis in leigh syndrome french canadian variant through PGC - 1alpha/LRP130 complex[J]. Genes & development, 2006, 20(21): 2996 - 3009.

[163] GOHIL V M, CAN R T, LUO B, et al. Mitochondrial and nuclear genomic responses to loss of LRPPRC expression[J]. Mitochondrion, 2010, 285(18): 13742 - 13747.

[164] RACKHAM O, FILIPOVSKA A. The role of mammalian PPR domain proteins in the regulation of mitochondrial gene expression[J]. Biochim Biophys Acta, 2012, 1819(9 - 10): 1008 - 1016.

[165] TOPISIROVIC I, SIDDIQUI N, OROLICKI S, et al. Stability of eukaryotic translation initiation factor 4E mRNA is regulated by HuR, and this activity is dysregulated in cancer[J]. Molecular & cellular biology, 2009, 29(5): 1152 - 1162.

[166] HATCHELL E C, COLLEY S M, BEVERIDGE D J, et al. SLIRP, a small SRA binding protein, is a nuclear receptor corepressor[J]. Molecular cell, 2006, 22(5): 657 - 668.

[167] COLLEY S M, WINTLE L, SEARLES R, et al. Loss of the nuclear receptor corepressor SLIRP compromises male fertility[J]. PLoS One, 2013, 8(8): e70700.

[168] STERKY F H, RUZZENENTE B, GUSTAFSSON C M, et al. LRPPRC is a mitochondrial matrix protein that is conserved in metazoans[J]. Biochemical & biophysical research communications, 2010, 398(4): 759 - 764.

[169] RICHMAN T R, DAVIES S M K, SHEARWOOD A M J, et al. A bifunctional protein regulates mitochondrial protein synthesis[J]. Nucleic acids research, 2014, 42(9): 5483 - 5494.

[170] RICHTER-DENNERLEIN R, DENNERLEIN S, REHLING P. Integrating mitochondrial translation into the cellular context[J]. Nature reviews molecular cell biology, 2015, 16(10): 586 - 592.

[171] HALLBERG B M, LARSSON N G. Making proteins in the powerhouse[J]. Cell metabolism, 2014, 20(2): 226 - 240.

[172] DIMAURO S, SCHON E A. mechanisms of disease: mitochondrial respiratory-chain diseases[J]. New England journal of medicine, 2003, 348(26): 2656 - 2668.

[173] KOOPMAN W J H, DISTELMAIER F, SMEITINK J A M, et al. OXPHOS mutations and neurodegeneration[J]. EMBO J, 2013, 32(1): 9-29.

[174] SCHULZ C, SCHENDZIELORZ A, REHLING P. Unlocking the presequence import pathway[J]. Trends in cell biology, 2015, 25(5): 265-275.

[175] OTT M, AMUNTS A, BROWN A. Organization and regulation of mitochondrial protein synthesis[J]. Annual review of biochemistry, 2016, 85(1): 77-101.

[176] KAPP L D, LORSCH J R. The molecular mechanics of eukaryotic translation[J]. Annual review of biochemistry, 2004, 73: 657-704.

[177] DEVER T E, GREEN R. The elongation, termination, and recycling phases of translation in eukaryotes[J]. Cold Spring Harbor perspectives in biology, 2012, 4(7): a013706.

[178] QIN Y, POLACEK N, VESPER O, et al. The highly conserved LepA is a ribosomal elongation factor that back-translocates the ribosome[J]. Cell, 2006, 127(4): 721-733.

[179] YAMAMOTO H, QIN Y, ACHENBACH J, et al. EF-G and EF4: translocation and back-translocation on the bacterial ribosome[J]. Nature reviews microbiology, 2014, 12(2): 89-100.

[180] ZHANG D J, YAN K G, LIU G Q, et al. EF4 disengages the peptidyl-tRNA CCA end and facilitates back-translocation on the 70S ribosome[J]. Nature structural & molecular biology, 2016, 23(2): 125-131.

[181] GAO Y Y, BAI X F, ZHANG D J, et al. Mammalian elongation factor 4 regulates mitochondrial translation essential for spermatogenesis[J]. Nature structural & molecular biology, 2016, 23(5): 441-449.

[182] GRUSCHKE S, KEHREIN K, ROMPLER K, et al. Cbp3-Cbp6 interacts with the yeast mitochondrial ribosomal tunnel exit and promotes cytochrome b synthesis and assembly[J]. Journal of cell biology, 2011, 193(6): 1101-1114.

[183] MICK D U, FOX T D, REHLING P. Inventory control: cytochrome c oxidase assembly regulates mitochondrial translation[J]. Nature reviews molecular cell biology, 2011, 12(1): 14-20.

[184] MICK D U, DENNERLEIN S, WIESE H, et al. MITRAC links mitochondrial protein translocation to respiratory-chain assembly and translational regulation[J]. Cell, 2012, 151(7): 1528-1541.

[185] DENNERLEIN S, OELJEKLAUS S, JANS D, et al. MITRAC7 acts as a COX1-specific chaperone and reveals a checkpoint during cytochrome c oxidase assembly[J]. Cell reports, 2015, 12(10): 1644-1655.

[186] CZECH B, HANNON G J. Small RNA sorting: Matchmaking for argonautes[J]. Nature reviews genetics, 2011, 12(1): 19-31.

[187] JONAS S, IZAURRALDE E. NON-CODING RNA towards a molecular understanding of microRNA-mediated gene silencing[J]. Nature reviews genetics, 2015, 16(7): 421-433.

[188] VASUDEVAN S, TONG Y C, STEITZ J A. Switching from repression to activation: microRNAs can up-regulate translation[J]. Science, 2007, 318(5858): 1931-1934.

[189] ZHANG X R, ZUO X X, YANG B, et al. MicroRNA directly enhances mitochondrial translation during muscle differentiation[J]. Cell, 2014, 158(3): 607-619.

[190] LAPLANTE M, SABATINI D M. mTOR signaling in growth control and disease[J]. Cell, 2012, 149(2): 274-293.

[191] YANG H J, RUDGE D G, KOOS J D, et al. mTOR kinase structure, mechanism and

regulation[J]. Nature, 2013, 497(7448): 217-223.

[192] DIBBLE C C, MANNING B D. Signal integration by mTORC1 coordinates nutrient input with biosynthetic output[J]. Nature cell biology, 2013, 15(6): 555-564.

[193] MORITA M, GRAVEL S P, CHENARD V, et al. mTORC1 controls mitochondrial activity and biogenesis through 4E-BP-dependent translational regulation[J]. Cell metabolism, 2013, 18(5): 698-711.

[194] CUNNINGHAM J T, RODGERS J T, ARLOW D H, et al. mTOR controls mitochondrial oxidative function through a YY1-PGC-1 alpha transcriptional complex[J]. Nature, 2007, 450(7170): 736-740.

[195] BEN-SAHRA I, HOXHAJ G, RICOULT S J H, et al. mTORC1 induces purine synthesis through control of the mitochondrial tetrahydrofolate cycle[J]. Science, 2016, 351(6274): 728-733.

[196] JOHNSON S C, YANOS M E, KAYSER E B, et al. mTOR inhibition alleviates mitochondrial disease in a mouse model of leigh syndrome[J]. Science, 2013, 342(6165): 1524-1528.

[197] WALLACE D C, FAN W. Energetics, epigenetics, mitochondrial genetics[J]. Mitochondrion, 2010, 10(1): 12-31.

[198] NAVIAUX R K. Mitochondrial control of epigenetics[J]. Cancer biology & therapy, 2008, 7(8): 1191-1193.

[199] MANEV H, DZITOYEVA S, CHEN H. Mitochondrial DNA: a blind spot in neuroepigenetics[J]. Biomolecular concepts, 2012, 3(2): 107-115.

[200] MANEV H, DZITOYEVA S. Progress in mitochondrial epigenetics[J]. Biomol concepts, 2013, 4(4): 381-389.

[201] 高剑基, 张文娟, 杨杏芬. 线粒体DNA表观遗传学研究新进展[J]. 毒理学杂志, 2018, 32(3): 248-252.

[202] SUN Z Y, TERRAGNI J, BORGARO J G, et al. High-resolution enzymatic mapping of genomic 5-hydroxymethylcytosine in mouse embryonic stem cells[J]. Cell reports, 2013, 3(2): 567-576.

[203] CHEN H, DZITOYEVA S, MANEV H. Effect of valproic acid on mitochondrial epigenetics[J]. European journal of pharmacology, 2012, 690(1-3): 51-59.

[204] HE Y F, LI B Z, LI Z, et al. Tet-mediated formation of 5-carboxylcytosine and its excision by TDG in mammalian DNA[J]. Science, 2011, 333(6047): 1303-1307.

[205] BHUTANI N, BURNS D M, BLAU H M. DNA demethylation dynamics[J]. Cell, 2011, 146(6): 866-872.

[206] MAITI A, DROHAT A C. Thymine DNA glycosylase can rapidly excise 5-formylcytosine and 5-carboxylcytosine potential implications for active demethylation of CpG sites[J]. Journal of biological chemistry, 2011, 286(41): 35334-35338.

[207] BRANCO M R, FICZ G, REIK W. Uncovering the role of 5-hydroxymethylcytosine in the epigenome[J]. Nature reviews genetics, 2012, 13(1): 7-13.

[208] SHOCK L S, THAKKAR P V, PETERSON E J, et al. DNA methyltransferase 1, cytosine methylation, and cytosine hydroxymethylation in mammalian mitochondria[J]. Proceedings of the National Academy of Sciences of the United States of America, 2011, 108(9): 3630-3635.

[209] CHEN H, DZITOYEVA S, MANEV H. Effect of aging on 5-hydroxymethylcytosine in the

[210] CHESTNUT B A, CHANG Q, PRICE A, et al. Epigenetic regulation of motor neuron cell death through DNA methylation[J]. Journal of neuroscience, 2011, 31(46): 16619-16636.

[211] INFANTINO V, CASTEGNA A, IACOBAZZI F, et al. Impairment of methyl cycle affects mitochondrial methyl availability and glutathione level in Down's syndrome[J]. Molecular genetics and metabolism, 2011, 102(3): 378-382.

[212] TAHILIANI M, KOH K P, SHEN Y, et al. Conversion of 5-methylcytosine to 5-hydroxymethylcytosine in mammalian DNA by MLL partner TET1[J]. Science, 2009, 324(5929): 930-935.

[213] PASTOR W A, ARAVIND L, RAO A. TETonic shift: biological roles of TET proteins in DNA demethylation and transcription[J]. Nature reviews molecular cell biology, 2013, 14(6): 341-356.

[214] MANEV H, DZITOYEVA S. Progress in mitochondrial epigenetics[J]. Biomolecular concepts, 2013, 4(4): 381-389.

[215] SIEBER F, DUCHÊNE A M, MARÉCHAL-DROUARD L. Mitochondrial RNA import: from diversity of natural mechanisms to potential applications[J]. International review of cell & molecular biology, 2011, 287: 145-190.

[216] LUNG B, ZEMANN A, MADEJ M J, et al. Identification of small non-coding RNAs from mitochondria and chloroplasts[J]. Nucleic acids research, 2006, 34(14): 3842-3852.

[217] KELLY R D W, MAHMUD A, MCKENZIE M, et al. Mitochondrial DNA copy number is regulated in a tissue specific manner by DNA methylation of the nuclear-encoded DNA polymerase gamma A[J]. Nucleic acids research, 2012, 40(20): 10124-10138.

[218] COPELAND W C. Defects in mitochondrial DNA replication and human disease[J]. Critical reviews in biochemistry and molecular biology, 2012, 47(1): 64-74.

[219] LEE M H, WANG L, CHANG Z F. The contribution of mitochondrial thymidylate synthesis in preventing the nuclear genome stress[J]. Nucleic acids research, 2014, 42(8): 4972-4984.

[220] KOCZOR C A, TORRES R A, FIELDS E J, et al. Thymidine kinase and mtDNA depletion in human cardiomyopathy: epigenetic and translational evidence for energy starvation[J]. Physiological genomics, 2013, 45(14): 590-596.

[221] SANCHEZ M I G L, MERCER T R, DAVIES S M K, et al. RNA processing in human mitochondria[J]. Cell cycle, 2011, 10(17): 2904-2916.

[222] BARTEL D P. microRNAs: genomics, biogenesis, mechanism, and function[J]. Cell, 2004, 116(2): 281-297.

[223] SRIPADA L, TOMAR D, SINGH R. Mitochondria: one of the destinations of miRNAs[J]. Mitochondrion, 2012, 12(6): 593-599.

[224] SRIPADA L, TOMAR D, PRAJAPATI P, et al. Systematic analysis of small RNAs associated with human mitochondria by deep sequencing: detailed analysis of mitochondrial associated miRNA[J]. PLoS One, 2012, 7(9): e44873.

[225] KREN B T, WONG P Y P, SARVER A, et al. microRNAs identified in highly purified liver-derived mitochondria may play a role in apoptosis[J]. RNA biology, 2009, 6(1): 65-72.

[226] DAS S, FERLITO M, KENT O A, et al. Nuclear miRNA regulates the mitochondrial genome in the heart[J]. Circulation research, 2012, 110(12): 1596-1603.

[227] CHEN Z, LI Y, ZHANG H, et al. Hypoxia-regulated microRNA - 210 modulates mitochondrial function and decreases ISCU and COX10 expression[J]. Oncogene, 2010, 29(30): 4362 - 4368.

[228] LI J, DONATH S, LI Y, et al. miR - 30 regulates mitochondrial fission through targeting p53 and the dynamin-related protein - 1 pathway[J]. PLoS Genetics, 2010, 6(1): e1000795.

[229] BIAN Z, LI L M, TANG R, et al. Identification of mouse liver mitochondria-associated miRNAs and their potential biological functions[J]. Cell research, 2010, 20(9): 1076 - 1078.

[230] SATO F, TSUCHIYA S, MELTZER S J, et al. MicroRNAs and epigenetics[J]. FEBS J, 2011, 278(10): 1598 - 1609.

[231] YAN H, CHOI A J, LEE B H, et al. Identification and functional analysis of epigenetically silenced microRNAs in colorectal cancer cells[J]. PLoS One, 2011, 6(6): e20628.

[232] BARREY E, SAINT-AURET G, BONNAMY B, et al. Pre - microRNA and mature microRNA in human mitochondria[J]. PLoS One, 2011, 6(5): e20220.

[233] SMIRAGLIA D J, KULAWIEC M, BISTULFI G L, et al. A novel role for mitochondria in regulating epigenetic modification in the nucleus[J]. Cancer biology & therapy, 2008, 7(8): 1182 - 1190.

[234] BELLIZZI D, D'AQUILA P, GIORDANO M, et al. Global DNA methylation levels are modulated by mitochondrial DNA variants[J]. Epigenomics, 2012, 4(1): 17 - 27.

[235] KELLY R D W, RODDA A E, DICKINSON A, et al. Mitochondrial DNA haplotypes define gene expression patterns in pluripotent and differentiating embryonic stem cells[J]. Stem cells, 2013, 31(4): 703 - 716.

[236] BYUN H M, PANNI T, MOTTA V, et al. Effects of airborne pollutants on mitochondrial DNA methylation[J]. Particle and fibre toxicology, 2013, 10(1): 18.

[237] VERMA M, NAVIAUX R K, TANAKA M, et al. Meeting report: mitochondrial DNA and cancer epidemiology[J]. Cancer research, 2007, 67(2): 437 - 439.

[238] CASTEGNA A, IACOBAZZI V, INFANTINO V. The mitochondrial side of epigenetics[J]. Physiological genomics, 2015, 47(8): 299 - 307.

[239] SALMINEN A, KAUPPINEN A, HILTUNEN M, et al. Krebs cycle intermediates regulate DNA and histone methylation: epigenetic impact on the aging process[J]. Ageing research reviews, 2014, 16: 45 - 65.

[240] COSENTINO C, MOSTOSLAVSKY R. Metabolism, longevity and epigenetics[J]. Cellular and molecular life sciences, 2013, 70(9): 1525 - 1541.

[241] WALLACE D C. Bioenergetics and the epigenome: interface between the environment and genes in common diseases[J]. Developmental disabilities research reviews, 2010, 16(2): 114 - 119.

[242] IACOBAZZI V, INFANTINO V. Citrate -new functions for an old metabolite[J]. Biological chemistry, 2014, 395(4): 387 - 399.

[243] WEBER M, DAVIES J J, WITTIG D, et al. Chromosome-wide and promoter-specific analyses identify sites of differential DNA methylation in normal and transformed human cells[J]. Nature genetics, 2005, 37(8): 853 - 862.

[244] CHOUDHARY C, KUMAR C, GNAD F, et al. Lysine acetylation targets protein complexes and coregulates major cellular functions[J]. Science, 2009, 325(5942): 834 - 840.

[245] DU Z, JING S, WANG Y, et al. DNMT1 stability is regulated by proteins coordinating deubiquitination and acetylation-driven ubiquitination [J]. Science signaling, 2010, 3

(146): ra80.

[246] IACOBAZZI V, CASTEGNA A, INFANTINO V, et al. Mitochondrial DNA methylation as a next-generation biomarker and diagnostic tool[J]. Molecular genetics and metabolism, 2013, 110(1-2): 25-34.

[247] AGRIMI G, DI NOIA M A, MAROBBIO C M T, et al. Identification of the human mitochondrial S-adenosylmethionine transporter: bacterial expression, reconstitution, functional characterization and tissue distribution[J]. Biochemical journal, 2004, 379: 183-190.

[248] CHEN Q, CHEN Y, BIAN C, et al. TET2 promotes histone O-GlcNAcylation during gene transcription[J]. Nature, 2013, 493(7433): 561-564.

[249] SHI F T, KIM H, LU W, et al. Ten-eleven translocation 1(Tet1) is regulated by O-linked N-acetylglucosamine transferase(Ogt) for target gene repression in mouse embryonic stem cells[J]. Journal of biological chemistry, 2013, 288(29): 20776-20784.

[250] AGGER K, CLOOS P A C, CHRISTENSEN J, et al. UTX and JMJD3 are histone H3K27 demethylases involved in HOX gene regulation and development[J]. Nature, 2007, 449(7163): 731-734.

[251] CERVERA A M, BAYLEY J P, DEVILEE P, et al. Inhibition of succinate dehydrogenase dysregulates histone modification in mammalian cells[J]. Molecular cancer, 2009, 8(1): 89.

[252] KILLIAN J K, KIM S Y, MIETTINEN M, et al. Succinate dehydrogenase mutation underlies global epigenomic divergence in gastrointestinal stromal tumor[J]. Cancer discovery, 2013, 3(6): 648-657.

[253] NAGAI R, BROCK J W, BLATNIK M, et al. Succination of protein thiols during adipocyte maturation: a biomarker of mitochondrial stress[J]. Journal of biological chemistry, 2007, 282(47): 34219-34228.

[254] YAN H, PARSONS D W, JIN G, et al. IDH1 and IDH2 mutations in gliomas[J]. New England journal of medicine, 2009, 360(8): 765-773.

[255] CHOWDHURY R, YEOH K K, TIAN Y M, et al. The oncometabolite 2-hydroxyglutarate inhibits histone lysine demethylases[J]. EMBO reports, 2011, 12(5): 463-469.

[256] KOIVUNEN P, LEE S, DUNCAN C G, et al. Transformation by the(R)-enantiomer of 2-hydroxyglutarate linked to EGLN activation[J]. Nature, 2012, 483(7390): 484-488.

[257] WISE D R, WARD P S, SHAY J E S, et al. Hypoxia promotes isocitrate dehydrogenase-dependent carboxylation of alpha-ketoglutarate to citrate to support cell growth and viability[J]. Proceedings of the National Academy of Sciences of the United States of America, 2011, 108(49): 19611-19616.

[258] BAYLIN S B, JONES P A. A decade of exploring the cancer epigenome-biological and translational implications[J]. Nature reviews cancer, 2011, 11(10): 726-734.

[259] DESOUKI M M, KULAWIEC M, BANSAL S, et al. Cross talk between mitochondria and superoxide generating NADPH oxidase in breast and ovarian tumors[J]. Cancer biology & therapy, 2005, 4(12): 1367-1373.

[260] BELLIZZI D, D'AQUILA P, SCAFONE T, et al. The control region of mitochondrial DNA shows an unusual CpG and non-CpG methylation pattern[J]. DNA research, 2013, 20(6): 537-547.

[261] HOQUE M O. DNA methylation changes in prostate cancer: current developments and future

[262] MINOCHERHOMJI S, TOLLEFSBOL T O, SINGH K K. Mitochondrial regulation of epigenetics and its role in human diseases[J]. Epigenetics, 2012, 7(4): 326-334.

[263] POGRIBNA M, MELNYK S, POGRIBNY I, et al. Homocysteine metabolism in children with Down syndrome: In vitro modulation[J]. American journal of human genetics, 2001, 69(1): 88-95.

[264] OKANO M, BELL D W, HABER D A, et al. DNA methyltransferases Dnmt3a and Dnmt3b are essential for de novo methylation and mammalian development[J]. Cell, 1999, 99(3): 247-257.

[265] KALANI A, KAMAT P K, VOOR M J, et al. Mitochondrial epigenetics in bone remodeling during hyperhomocysteinemia[J]. Molecular and cellular biochemistry, 2014, 395(1-2): 89-98.

[266] DEVALL M, MILL J, LUNNON K. The mitochondrial epigenome: a role in Alzheimer's disease? [J]. Epigenomics, 2014, 6(6): 665-675.

[267] GAO J, WEN S, ZHOU H, et al. De-methylation of displacement loop of mitochondrial DNA is associated with increased mitochondrial copy number and nicotinamide adenine dinucleotide subunit 2 expression in colorectal cancer[J]. Mol Med Rep, 2015, 12(5): 7033-7038.

[268] DAWID I B. 5-methylcytidylic acid-absence from mitochondrial-DNA of frogs and HeLa cells[J]. Science, 1974, 184(4132): 80-81.

[269] COKUS S J, FENG S, ZHANG X, et al. Shotgun bisulphite sequencing of the *Arabidopsis* genome reveals DNA methylation patterning[J]. Nature, 2008, 452(7184): 215-219.

[270] LISTER R, PELIZZOLA M, DOWEN R H, et al. Human DNA methylomes at base resolution show widespread epigenomic differences[J]. Nature, 2009, 462(7271): 315-322.

[271] MAEKAWA M, TANIGUCHI T, HIGASHI H, et al. Methylation of mitochondrial DNA is not a useful marker for cancer detection[J]. Clinical chemistry, 2004, 50(8): 1480-1481.

[272] BRANTON D, DEAMER D W, MARZIALI A, et al. The potential and challenges of nanopore sequencing[J]. Nature biotechnology, 2008, 26(10): 1146-1153.

[273] HIRST M, MARRA M A. Next generation sequencing based approaches to epigenomics[J]. Brief funct genomics, 2010, 9(5-6): 455-465.

[274] STROUD H, FENG S, KINNEY S M, et al. 5-Hydroxymethylcytosine is associated with enhancers and gene bodies in human embryonic stem cells [J]. Genome Biol, 2011, 12(6): R54.

[275] CONDLIFFE D, WONG A, TROAKES C, et al. Cross-region reduction in 5-hydroxymethylcytosine in Alzheimer's disease brain[J]. Neurobiol aging, 2014, 35(8): 1850-1854.

[276] DZITOYEVA S, CHEN H, MANEV H. Effect of aging on 5-hydroxymethylcytosine in brain mitochondria[J]. Neurobiol aging, 2012, 33(12): 2881-2891.

[277] TAN L, XIONG L, XU W, et al. Genome-wide comparison of DNA hydroxymethylation in mouse embryonic stem cells and neural progenitor cells by a new comparative hMeDIP-seq method[J]. Nucleic acids research, 2013, 41(7): e84.

[278] HUANG J, RENAULT V, SENGENÈS J, et al. MeQA: a pipeline for MeDIP-seq data quality assessment and analysis[J]. Bioinformatics, 2012, 28(4): 587-588.

[279] LAIRD P W. Principles and challenges of genomewide DNA methylation analysis[J]. Nat Rev Genet, 2010, 11(3): 191-203.

[280] CHAVEZ L, JOZEFCZUK J, GRIMM C, et al. Computational analysis of genome-wide DNA

methylation during the differentiation of human embryonic stem cells along the endodermal lineage[J]. Genome Res，2010，20(10)：1441-1450.

[281] DEVALL M，ROUBROEKS J，MILL J，et al. Epigenetic regulation of mitochondrial function in neurodegenerative disease：new insights from advances in genomic technologies[J]. Neurosci Lett，2016，625：47-55.

[282] LEE E J，LUO J，WILSON J M，et al. Analyzing the cancer methylome through targeted bisulfite sequencing[J]. Cancer letters，2013，340(2)：171-178.

[283] GU H，SMITH Z D，BOCK C，et al. Preparation of reduced representation bisulfite sequencing libraries for genome-scale DNA methylation profiling[J]. Nat Protoc，2011，6(4)：468-481.

[284] STIRZAKER C，TABERLAY P C，STATHAM A L，et al. Mining cancer methylomes：prospects and challenges[J]. Trends Genet，2014，30(2)：75-84.

[285] GARRETT-BAKELMAN F E，SHERIDAN C K，KACMARCZYK T J，et al. Enhanced reduced representation bisulfite sequencing for assessment of DNA methylation at base pair resolution[J]. J Vis Exp，2015，(96)：e52246.

[286] GUO H，ZHU P，WU X，et al. Single-cell methylome landscapes of mouse embryonic stem cells and early embryos analyzed using reduced representation bisulfite sequencing[J]. Genome Res，2013，23(12)：2126-2135.

[287] GUO H，ZHU P，GUO F，et al. Profiling DNA methylome landscapes of mammalian cells with single-cell reduced-representation bisulfite sequencing[J]. Nat Protoc，2015，10(5)：645-659.

[288] 周翔，王天露，翁小成. 种检测 DNA 中 5-甲基胞嘧啶的化学方法：CN201210427481.5[P/OL]. 2013-02-06[2021-01-06]. https：// xueshu. baidu. com/usercenter/ paper/show? paperid=10240j80qm2s0gx00k760tk0a5651872&-site=xueshu_se.

[289] KRUEGER F，KRECK B，FRANKE A，et al. DNA methylome analysis using short bisulfite sequencing data[J]. Nat Methods，2012，9(2)：145-151.

[290] STEWART S K，MORRIS T J，GUILHAMON P，et al. oxBS-450K：a method for analysing hydroxymethylation using 450K BeadChips[J]. Methods，2015，72：9-15.

[291] BOOTH M J，BRANCO M R，FICZ G，et al. Quantitative sequencing of 5-methylcytosine and 5-hydroxymethylcytosine at single-base resolution[J]. Science，2012，336(6083)：934-937.

[292] BOOTH M J，OST T W，BERALDI D，et al. Oxidative bisulfite sequencing of 5-methylcytosine and 5-hydroxymethylcytosine[J]. Nat Protoc，2013，8(10)：1841-1851.

[293] BOOTH M J，MARSICO G，BACHMAN M，et al. Quantitative sequencing of 5-formylcytosine in DNA at single-base resolution[J]. Nat Chem，2014，6(5)：435-440.

[294] SCHADT E E，TURNER S，KASARSKIS A. A window into third-generation sequencing[J]. Hum Mol Genet，2010，19(R2)：R227-R240.

[295] DAVIS B M，CHAO M C，WALDOR M K. Entering the era of bacterial epigenomics with single molecule real time DNA sequencing[J]. Curr Opin Microbiol，2013，16(2)：192-198.

[296] SIMS D，SUDBERY I，ILOTT N E，et al. Sequencing depth and coverage：key considerations in genomic analyses[J]. Nat Rev Genet，2014，15(2)：121-132.

[297] STEINBOCK L J，RADENOVIC A. The emergence of nanopores in next-generation sequencing[J]. Nanotechnology，2015，26(7)：074003.

[298] SONG C X，CLARK T A，LU X Y，et al. Sensitive and specific single-molecule sequencing of 5-hydroxymethylcytosine[J]. Nat Methods，2011，9(1)：75-77.

[299] ONO Y, ASAI K, HAMADA M. PBSIM：PacBio reads simulator：toward accurate genome assembly[J]. Bioinformatics, 2013, 29(1)：119-121.

[300] ROBERTS R J, CARNEIRO M O, SCHATZ M C. The advantages of SMRT sequencing[J]. Genome Biol, 2013, 14(7)：405.

[301] 陈文辉, 罗军, 赵超. 固态纳米孔：下一代DNA测序技术——原理、工艺与挑战[J]. 中国科学：生命科学, 2014, 44(7)：649-662.

[302] MCGINN S, GUT I G. DNA sequencing-spanning the generations[J]. N Biotechnol, 2013, 30(4)：366-372.

[303] KILIANSKI A, HAAS J L, CORRIVEAU E J, et al. Bacterial and viral identification and differentiation by amplicon sequencing on the MinION nanopore sequencer[J]. Giga Science, 2015, 4(1)：12.

[304] BRANTON D, DEAMER D W, MARZIALI A, et al. The potential and challenges of nanopore sequencing[J]. Nat Biotechnol, 2008, 26(10)：1146-1153.

[305] HAO Z, WU T, CUI X, et al. N6-deoxyadenosine methylation in mammalian mitochondrial DNA[J]. Molecular cell, 2020, 78(3)：382-395.

第 2 章
单基因线粒体遗传病

2.1 线粒体疾病简介

2.1.1 线粒体功能概述

线粒体广泛存在于真核细胞中,是细胞内产生 ATP 的重要细胞器。细胞中线粒体的数量、形态和活性都处于动态平衡中。一个体细胞中通常含有 $10^2 \sim 10^3$ 个线粒体[1]。

线粒体的主要功能包括产生能量,生成活性氧(ROS)自由基,调节细胞程序性死亡,参与营养物质(脂肪和丙酮酸等)的代谢和氧化等过程[2]。

1. 线粒体最主要的功能是氧化磷酸化

氧化磷酸化(oxidative phosphorylation)作用是指利用糖类、脂类、氨基酸等有机物在分解过程的氧化步骤中所释放的能量,驱动 ATP 合成的过程。在真核细胞中,氧化磷酸化作用发生于线粒体中,参与氧化及磷酸化的分子以复合体的形式分布在线粒体的内膜上,构成呼吸链,也称电子传递链。其功能是进行电子传递、氢离子传递及氧的利用,产生水分子和 ATP[3]。

线粒体中,氧化代谢产生的能量先转化为电化学质子梯度,随后经由 ATP 泵合成高能磷酸键储存在能量通货 ATP 分子中。

2. 线粒体与细胞凋亡密切相关

多数细胞在接受凋亡前刺激后才发生凋亡。凋亡前刺激一般表现为线粒体外膜通透性改变,外膜上的蛋白质通道(线粒体传递孔)开放,进而引起线粒体内膜释放特定种类蛋白因子到胞质的现象。这类蛋白因子包括活化 caspase 酶的 Cyt c 和引起细胞死亡的凋亡早期因子等[4]。

凋亡相关因子的过度活化与莱伯遗传性视神经病变中细胞死亡有关。

3. 线粒体在某些代谢通路中的基本作用

三羧酸(tricarboxylic acid,TCA)循环是需氧生物体内普遍存在的代谢途径。因为在该循环中几个主要的中间代谢物是含有三个羧基的柠檬酸,所以叫三羧酸循环,又称柠檬酸循环。三羧酸循环是三大营养素(糖类、脂类、氨基酸)的最终代谢通路,也是糖类、脂类、氨基酸代谢联系的枢纽。在线粒体内,丙酮酸脱氢酶催化丙酮酸氧化产生乙酰辅酶 A,为三羧酸循环提供了必要的反应物。

此外,脂肪酸的β氧化、酮氧化、支链丙酮酸代谢过程和尿素循环的某些步骤(氨甲酰磷酸和鸟氨酸聚合形成胍氨酸)均在线粒体中进行。因此,线粒体功能障碍通常会导致这些基本生理代谢通路的异常。

2.1.2 研究历史

由于遗传缺陷而导致线粒体中的酶或蛋白质缺陷,使得线粒体的能量代谢异常,最终导致细胞功能损伤的疾病称为原发性线粒体病(primary mitochondrial disease),即本书中所讨论的线粒体遗传病。原发性线粒体病是遗传性代谢缺陷中最常见的疾病,人群中的患病率为1/10000~1/5000。继发性线粒体病则是由于各种继发性原因所致的线粒体功能障碍,如炎症、药物或毒物以及其他疾病等。

1962年,R. Luft等人首次发现了线粒体病,并将其命名为Luft病。该病主要临床表现为骨骼肌无力,基础代谢率异常增高,伴有出汗、消瘦等,患者的线粒体嵴结构异常且氧化磷酸化过程脱偶联[5]。虽然Luft病的病因不明且迄今只发现两例,但对该病的探索开启了人类线粒体病的研究进程。1963年,研究人员在对鸡卵母细胞的研究中发现了线粒体具有独立的遗传物质,即mtDNA。1981年,人类线粒体基因组(mitochondrial genome)测序完成[5]。1988年,科学家报道了首例由mtDNA突变引起的人类疾病,证实了mtDNA突变是人类疾病的重要病因,建立了有别于传统孟德尔遗传的线粒体遗传新概念[5]。自此,mtDNA突变与人类疾病间的关系日益成为医学遗传学关注的焦点[6]。

近年来的研究表明,核基因编码着超过1000种与线粒体功能相关的蛋白质,参与了mtDNA的复制和修复过程、线粒体蛋白质合成过程和氧化磷酸化过程[7]。核基因的突变也是线粒体遗传病产生的重要原因[8]。

2.1.3 疾病机制

目前,关于线粒体遗传病发病机制的学说有四种,分别是氧自由基损害学说、钙离子平衡改变学说、兴奋性氨基酸学说、细胞凋亡学说[9]。

其中,被广泛接受的是氧自由基损害学说,即mtDNA缺失或突变导致的线粒体疾病主要归因于体内氧自由基的异常增多。线粒体呼吸链上的电子在传递过程中常常会有一部分电子渗漏,脱离呼吸链并与氧分子结合产生ROS。电子传递复合物缺陷或有引起线粒体紊乱的物质存在时,亦会导致过量ROS的产生[10]。

当由ROS诱导的线粒体损伤积累后,各种病变会接踵而来,并形成恶性循环,即线粒体突变引起ROS增多,ROS增多诱导更多的突变,从而加剧机体损伤,由此引起衰老甚至癌症的发生[2]。

2.1.4 临床表现

线粒体是体内除红细胞外各组织细胞所需能量的主要来源,线粒体代谢障碍常常引起多系统、多器官的病变,尤其是对于代谢旺盛、能量需求量大的器官(如大脑、肌肉、内分泌腺、肾脏等)的影响更为明显[11]。

线粒体遗传病的临床表现呈异源性(heterogenous)，病情从单一组织结构的损伤(如视神经损伤、耳聋)或无明显症状到多系统症状群的发生(如线粒体脑肌病、运动不耐受症)，且发病时间从新生儿期到成年期不等[12]。

核基因突变所引起的线粒体病通常比较严重，多在婴儿期发病；线粒体基因突变引起的线粒体病症状则较轻，发病较晚。此外，同样的基因突变可表现出空间表达差异或时间表达差异，其临床表型的变化很大。因此，线粒体遗传病具有临床表现多样性、表型变异性和可变外显率的特征[13]。

作为一种能量代谢疾病，线粒体遗传病的病情复杂多样，对该类疾病的诊断难度较大，常有延误治疗的情况发生，因此对其致病机制和遗传模式的研究有重要的现实意义。

2.1.5 疾病分类

1. 按照疾病发生机制分类

根据分子遗传学的分类方法，人类线粒体基因组数据库(MITOMAP，网址为 http：//www.mitomap.org/)将线粒体遗传病分为线粒体基因组突变与核基因组突变两大类。其中，前者又分为4种：mtDNA缺失或重复、线粒体蛋白质基因突变、mt-tRNA基因突变和mt-rRNA基因突变。后者分为8种：呼吸链复合体缺陷、装配因子缺陷、mtDNA稳定性降低、线粒体蛋白质合成障碍、线粒体代谢缺陷、线粒体转运缺陷、线粒体离子平衡缺陷和线粒体完整性缺陷。

2. 按照病变发生系统分类

根据线粒体病主要病变系统，这类疾病进行分类，结果如下[14]。

线粒体病的病变若以侵犯骨骼肌为主，称为线粒体肌病(mitochondrial myopathy)；若病变除侵犯骨骼肌外，尚侵犯中枢神经系统，则称为线粒体脑肌病(mitochondrial encephalomyopathy)；若病变以侵犯中枢神经系统为主，则称为线粒体脑病(mitochondrial encephalopathy)。另外，尚有大量中间类型。目前还发现帕金森病、2型糖尿病、心肌病及衰老等也与线粒体功能障碍有关[15]。

2.2 线粒体遗传病的遗传特性

2.2.1 异质性

同质性(homoplasmy)指一个细胞或组织中所有的线粒体具有相同的基因组。该基因组可以为野生型序列，也可以为携带突变的序列。

异质性(heteroplasmy)指同一细胞或同一组织中有两种或两种以上mtDNA共存。体内细胞中的线粒体数目取决于细胞的种类、代谢状态和对能量的需求水平，而单个线粒体中的mtDNA拷贝数也可不同。一般情况下，每个线粒体含2~10个mtDNA分子，为多倍体。此外，mtDNA中常发生大量中性突变，因而一个细胞内通常同时存在多种类型的野生型 mtDNA 和突变型 mtDNA，具有 mtDNA 异质性。

mtDNA 异质性可以分为长度异质性和位点异质性两种类型。长度异质性主要由线粒体 D 环（D-loop）区产生串联重复所导致，被认为是中性选择的结果。位点异质性指一个或者多个核苷酸位点的碱基改变，即 mtDNA 上一个或者多个碱基的转换、插入或者缺失等突变引起的线粒体异质性。异质性点突变的数量与年龄呈正相关[16]。

不同的细胞中可能含有不同比例的突变 mtDNA。病理性的 mtDNA 突变既不是常染色体显性遗传的"全或无"状态，也不是常染色体隐性遗传的 50% 的杂合子，而是与正常 mtDNA 分子以不同构成比同时存在于同一个线粒体、细胞或器官中。在细胞分裂过程中，线粒体及其所含 mtDNA 随机分布到子细胞中，造成不同的细胞 mtDNA 异质性水平不同的结果。

个体中不同的器官也可能具有不同的异质性水平。对两种正常的 mtDNA 在同一个动物不同组织的异质性水平的观察发现，随着动物的成长，组织会对特异的基因型进行选择。一种可能的原因是脑、心脏和肌肉等组织可以储存氧化磷酸化的能量，而肝脏组织却不能。所以，肝脏在长期需要能量的情况下，将选择性淘汰与核基因编码的氧化磷酸化复合体亚型"合作"效率最低的 mtDNA 种类[9]。

线粒体遗传病中的同质 mtDNA 突变通常具有空间特异性（stereotypical），一般只发生于某一种组织中，如莱伯遗传性视神经病变以及遗传性非综合征性耳聋等。单纯的同质 mtDNA 突变可能不足以致病，需要环境因素、线粒体基因多态性及核基因组等促发因素的影响。

事实上，人类大多数的 mtDNA 突变为异质性突变。

2.2.2 阈值效应

mtDNA 的分离是与细胞周期和细胞核复制无关的随机事件。异质细胞在有丝分裂和减数分裂期时，突变型 mtDNA 和野生型 mtDNA 随机分布到子细胞中，使子细胞拥有不同比例的突变型 mtDNA 分子。经过多代传递后，mtDNA 表型向野生型或突变型占优势的方向漂变，这一过程称为复制分离，如图 2.1 所示。

在异质性细胞中，突变型 mtDNA 与野生型 mtDNA 的比例以及该种组织对线粒体 ATP 供应的依赖程度决定了其是否发病。当突变 mtDNA 的比例达到某种程度时，突变型 mtDNA 的功能缺陷超过野生型 mtDNA 的代偿能力，才会引起某种组织或器官的功能异常，称为阈值效应[12]。

阈值是一个相对概念，受细胞中线粒体的异质性水平以及组织器官维持正常功能所需最低能量的影响。突变型 mtDNA 的表达可产生不同的外显率和表现度。阈值决定机制表明了每个突变的阈值水平是不同的，具有组织差异性，而且取决于不同细胞或组织对能量的依赖性。在高度依赖于氧化磷酸化代谢的组织中，其阈值水平比在依赖于厌氧糖酵解的组织中更低，如脑＜骨骼肌＜心＜肾＜肝。

通常，阈值水平在 mtDNA 总拷贝数的 60%～90% 范围内。有体外实验证实，

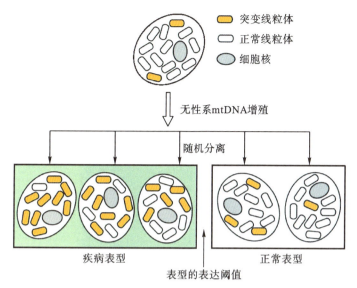

图 2.1 复制分离示意图

细胞中最多可含有 70%~90% 的突变型 mtDNA 而仍不出现呼吸链功能的异常。不同的 mtDNA 突变阈值的大小不同，如 tRNA 点突变的阈值为 90%，而 mtDNA 大片段缺失的阈值为 60%。此外，女性携带者的细胞内突变的 mtDNA 未达到阈值或在某种程度下受核影响而未发病时，仍可能通过 mtDNA 突变体的传递使下一代患病[17]。

阈值效应的表现之一是在某些线粒体遗传病的家系中有些个体起初并没有临床症状，但随年龄增加，由于自发突变、环境选择等原因，突变型 DNA 逐渐积累，线粒体的能量代谢功能持续性下降，最终出现临床症状。大量的临床研究证实，当突变型 mtDNA 超过阈值导致个体发病时，相应组织中突变型 mtDNA 的比例越高，临床症状就越严重。含有同质性突变型 mtDNA 的高需能组织细胞将会遭受更为严重的损害。

mtDNA 突变来源于自身突变或母系遗传，其产生的 mtDNA 异质性是个体或其后代患线粒体疾病的潜在诱因。从分子水平上调控 mtDNA 异质性水平对于线粒体疾病的预防和治疗具有重要临床意义，如 mtDNA 异质性研究可为生殖细胞含有 mtDNA 突变的女性提供更准确的产前筛查等。

2.2.3 半自主性

线粒体是一种半自主细胞器，其生命活动受线粒体基因组和核基因组两套遗传系统共同控制[1,18]。

线粒体中的 mtDNA 和蛋白质合成系统组成了其独立的遗传系统。mtDNA 能够独立自主地复制、转录和翻译，表明线粒体具有一定的自主性。然而，mtDNA 仅编码 13 种蛋白质，绝大部分（90%）蛋白质亚基和其他维持线粒体结构和功能的蛋白质都依赖于核基因编码，在细胞质中合成后，经特定转运方式进入线粒体。核基因组编码的大量蛋白质参与构建并维持了线粒体正常的结构和功能。这些由核基因组编码的蛋白质大约有 850 种，行使众多的功能，包括在膜间隙和基质间转运分子、代谢底物、调节线粒体对铁的摄入、维持 mtDNA 结构的完整性、控制 mtDNA 的复制等[19]。此外，参与呼吸链的一些酶成分受到双重遗传系统控制，即部分亚基为细胞核基因所编码，另一部分则是 mtDNA 编码产生。因此，mtDNA 基因在转录与翻译过程中对核基因有很大的依赖性，二者共同作用参与机体代谢调节，表明了线粒体为半自主性细胞器。

由于线粒体中大多数线粒体酶、结构蛋白和各种蛋白因子由核基因编码，因而多数原发性线粒体病是核基因突变所致，符合孟德尔遗传定律；少数则由 mtDNA 缺陷造成，属于母系遗传。两种 DNA 突变所引起的分子病理机制和临床表型特征有所不同，因而研究具体病例时需要充分考虑所有可能的影响因素[3]。

2.2.4　母系遗传

线粒体在卵细胞中极为丰富，而在精子中只在精子头部的颈处发现了 4 个由多个线粒体融合形成的融合线粒体。且在大多数受精过程中，这些融合线粒体并不进入卵细胞中。因此，受精卵中的 mtDNA 几乎全都来自于卵子。这种双亲信息的不等量表现决定了 mtDNA 突变引起的线粒体遗传病的传递方式不符合孟德尔遗传定律，而是表现为母系遗传（maternal inheritance）[18]。即母亲将 mtDNA 传递给她的儿子和女儿，但只有女儿能将其 mtDNA 传递给下一代。传递突变线粒体基因的母亲可以是同质或异质的患者，也可以是无疾病的杂质突变 mtDNA 的携带者。图 2.2 所示为一个母系遗传的线粒体遗传病系谱图。

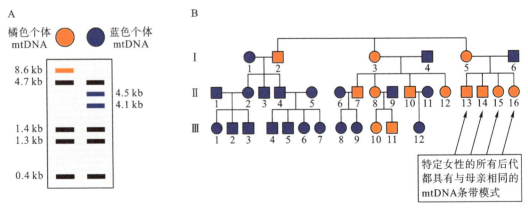

图 2.2　某母系遗传线粒体病系谱图

过去人们普遍认为 mtDNA 是核外基因，具有严格的母系遗传特征，因而完全遵从非孟德尔遗传定律。最近有人提出了父系遗传物质对子代中 mtDNA 的碱基组成同样有影响。研究人员在果蝇、小鼠、人等物种中已经发现了不同程度的线粒体父系遗传现象，在人类中，父系遗传的概率为 0.1%～1.5%。但在鼠和牛的种间杂交中（具备合适的线粒体），父本线粒体 mtDNA 容易被种间杂交失败机制所破坏，即精子线粒体在进入卵细胞后会发生蛋白泛化作用，由胚胎中的蛋白酶体（proteasome）和溶酶体（lysosome）在第三次胚胎卵裂之前或在此过程中使它们降解[20]。因此，父系线粒体基因组在受精卵中的作用过程仍值得深入探索[21]。

2.2.5 遗传瓶颈

每个卵母细胞约有十万个线粒体，但在其经减数分裂形成成熟卵细胞的过程中大多数线粒体会丢失，只有随机的小部分（2～200个）可以进入成熟卵细胞，这种因线粒体锐减而使mtDNA剧减的过程称为"遗传瓶颈"[18]。

通过遗传瓶颈而保留下来的线粒体完全是随机的，因此不同的卵母细胞含有不同比例的突变型mtDNA。如果卵母细胞保留下来较高比例的突变型mtDNA，由这个卵母细胞受精发育而来的后代就更易出现线粒体疾病。相反，如果卵母细胞经过减数分裂的复制分离后，卵母细胞不含mtDNA突变，或含有较低比例的mtDNA突变，那么这种卵母细胞受精发育而来的后代则可能不会发病，或症状较轻。具体机制如图2.3所示。

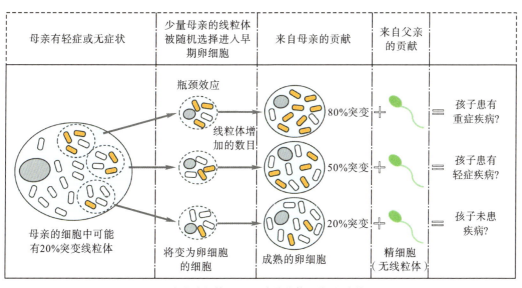

图2.3 卵母细胞分裂产生不同突变比例的子细胞

2.2.6 克隆扩增

克隆扩增指突变mtDNA在有丝分裂后组织中优先扩增至超过阈值水平而引发线粒体疾病。这种扩增被认为是随机遗传漂移的结果，依赖于线粒体基因组的松弛复制。

随着细胞的分裂传代，某些未发病的组织细胞中的突变mtDNA拷贝数可能达到阈值而发病。同时，突变体mtDNA也可能因随机分离而丢失，特别是在快速分裂的组织中。例如，研究表明，与血管紧张素水平相关的mtDNA 3243位点突变的突变率平均每年降低1%。

2.2.7　高利用率

在mtDNA中，各基因排列紧密，无内含子，利用率极高，且其37个基因间隔区总共只有87 bp，因此几乎mtDNA的任何点突变都会累及基因组中一个重要区域并极可能累及氧化磷酸化功能，使病理性mtDNA突变更普遍。

2.2.8　累加效应

除上述遗传特点之外，线粒体疾病的遗传具有"累加效应"，表现为相关基因中突变种类越多，临床症状越严重的现象[18]。例如，mtDNA大片段缺失发生在心肌、脑、肌肉细胞时，患者表现为Kearns-Sayre综合征（Kearns-Sayre syndrome，KSS），病情较轻，可存活到青少年时期。但当这种突变同时发生在血细胞时，则表现为Pearson综合征（Pearson syndrome），病情较严重，患者多在婴儿期因严重贫血而夭折[8,22]。

线粒体疾病的严重程度与突变mtDNA的量成正比。例如，ATP合酶中的亚基Ⅵ中的点突变可引起神经病变伴共济失调和视网膜色素变性（neurogenic weakness with ataxia and retinitis pigmentosa，NARP）及亚急性坏死性脑病（Leigh syndrome，LS），各疾病的病症严重程度与mtDNA的突变量相关[13]。

2.3　线粒体DNA的突变

2.3.1　研究现状

线粒体在维持细胞稳态中起着至关重要的作用，并参与了许多细胞过程，例如ATP的生成、ROS的产生、钙信号的产生和传递，以及细胞凋亡过程。这些过程互相影响，使得对线粒体功能的分析变得十分复杂[12]。

自1988年首次报道线粒体突变以来，已发现的与线粒体遗传病相关的mtDNA突变体有729种，包括重排（缺失与重复）261种、编码基因与控制区突变238种、rRNA和tRNA突变230种。而已报道的与线粒体遗传病相关的核基因突变不足40种。可见，线粒体基因突变频率大大高于核基因的突变频率。

mtDNA突变引起的遗传缺陷涉及糖、脂肪、蛋白质、核酸等重要代谢通路。缺陷的基因产物包括线粒体膜的物质转运、氧化磷酸化、三羧酸循环、脂肪酸β氧化、尿素循环、mtDNA的复制等生化反应中的酶或蛋白质。目前发现有超过65种疾病与线粒体编码的tRNA突变有关，超过39种疾病与线粒体编码的多肽突变有关。另外，有5种疾病与线粒体编码的rRNA突变有关。迄今为止，对mtDNA突变分子机制的研究主要集中在阐明mt-tRNA突变的分子影响中，特别是探究干扰线粒体蛋白质合成的结构变异和功能异常。

2.3.2 线粒体 DNA 突变类型

mtDNA 的突变主要分为点突变和拷贝数变异两种类型。

1. 点突变

点突变即 mtDNA 上发生的单碱基突变。同一种碱基替换发生的位置不同，突变所产生的效应也不同。发生在编码蛋白质基因上的碱基置换可以导致错义突变，进而影响氧化磷酸化相关酶的结构及活性，使细胞氧化磷酸化功能下降。而发生在编码 tRNA 和 rRNA 基因上的碱基替换则影响 tRNA 和 rRNA 的结构，导致与氧化磷酸化相关酶的合成障碍，使细胞内 ATP 供应减少[17]。

下文将介绍两种最常见的 mtDNA 突变 m.8344A>G 和 m.3243A>G。

m.8344A>G 突变是人类发现的第一个致病 mtDNA 突变，位于 mt-tRNA^{Lys} 分子的 TψC 环，是引发进行性肌阵挛性癫痫伴破碎红纤维(myoclonic epilepsy associated with ragged red fiber，MERRF)综合征的重要点突变之一。在体外线粒体疾病模型中的研究表明，该突变通过影响 mt-tRNA^{Lys} 的氨酰化、转录、翻译和修饰过程，阻碍了线粒体蛋白质合成，使得细胞氧气消耗量降低为野生型的十分之一，表明了该点突变对呼吸链功能的重要影响。组化研究结果表明，在携带 m.8344A>G 突变的细胞中 COX 活性显著降低。尽管 m.8344A>G 突变是目前研究最深入的 mt-tRNA 突变之一，关于其致病机制的结论仍未统一。一项研究结果表明，携带该突变的位点上，mt-tRNA^{Lys} 的数量约为野生型中的 65%。而另一项研究中发现携带该突变细胞中的 mt-tRNA^{Lys} 的数量水平处于正常生理范围内，MERRF 患者体内的 mt-tRNA^{Lys} 减少很有可能是另一种突变 m.8356T>C 导致的[13]。利用体外模型研究所得的这些相反结果进一步证明了线粒体疾病研究的复杂性。

线粒体脑肌病伴高乳酸血症和卒中样发作(mitochondrial encephalomyopathy with lactic acidosis and stroke-like episode，MELAS)综合征的发病通常与多个 mtDNA 的突变相关，超过 80% 的 MELAS 疾病患者携带 m.3243A>G 突变[23]。与其他位点处突变相同，m.3243A>G 突变会引起多种不同疾病表型，如糖尿病、听力下降和慢性进行性眼外肌麻痹(chronic progressive external ophthalmoplegia，CPEO)等。在线粒体体外模型研究中发现，m.3243A>G 突变通过影响线粒体蛋白质的合成导致了呼吸链功能异常。该突变位于 mtDNA 与转录因子 mTERF 的结合序列处，使得 mTERF 亲和力降低，从而导致相关疾病的发生。尽管在体外实验的突变体中观测到了转录终止异常情况，但是体内的转录水平与野生型细胞中的转录水平没有统计学差异，表明细胞中 mTERF 的过表达或转录频率升高对亲和力降低具有代偿作用。体外模型中检测发现氨酰化的 mt-tRNA 和总 mt-tRNA 水平均有明显下调，这可能是 m.3243A>G 突变导致各种疾病表现的分子机制[23]。

2. 拷贝数变异

mtDNA 拷贝数的变异是指大小从 kb 到 Mb 范围内亚微观（在普通电子显微镜所能分辨的范围内）的片段拷贝数突变，包括片段复制、片段断裂、片段融合、片段缺失、片段倒置等[24]。

mtDNA 拷贝数变异最常见的表现形式为片段缺失，即 mtDNA 在复制分离过程中发生的碱基序列的丢失。其中，与人类疾病最密切的缺失种类是 4977 bp 缺失，多发生在 8483—13459 位碱基之间的区域，帕金森病中常见该类型缺失[25]。另一个较为常见的缺失发生在 8637—16073 位碱基之间，两侧有 12 bp 的同向重复序列。大片段的缺失往往涉及多个基因，最终导致线粒体氧化磷酸化功能下降，产生的 ATP 减少，进而影响组织器官的功能[26]。

单处 mtDNA 缺失往往是遗传自亲代线粒体，而多处缺失的发生则与相关核基因的突变有关，如 mtDNA 聚合酶 γ 基因（POLG）的突变可引起多种 mtDNA 突变和 mtDNA 耗竭[27]。

插入突变指多余的 mtDNA 以数以千计的核苷酸插入基因组从而使体积增大的事件，发生概率较小。

2.3.3 线粒体 DNA 具有高突变率

mtDNA 基因突变可影响线粒体氧化磷酸化功能，使 ATP 合成减少。一旦线粒体不能提供足够的能量，则可引起细胞发生退变甚至坏死，导致一些组织和器官功能的减退，出现相应的临床症状。mtDNA 的突变率比 nDNA 的突变率高 10～20 倍，原因有以下几点。

1. mtDNA 的特殊结构

mtDNA 是裸露的分子，不与组蛋白结合，缺乏组蛋白和其他 DNA 结合蛋白的保护。由于 mtRNA 没有内含子且基因间隔区通常只有几个碱基长度，因此任何突变都可能会影响到其基因组内的某一重要功能区域[13]。

2. 独特的复制方式

D 环复制形式特别易受 ROS 和自由基袭击。此外，mtDNA 的复制具有高频率和不对称复制的特点。mtDNA 中较短链的复制速率快于正常长度的链，因而带有缺失突变的 mtDNA 增殖速率高于正常 mtDNA[28]。当 mtDNA 不断复制时，缺失突变就不断累积，最终突变的 mtDNA 在数量上逐渐占据优势并引发相应疾病。

3. 缺乏有效的 DNA 损伤修复能力

T. W. Brown 等人曾报道线粒体不能清除 mtDNA 中由紫外线诱导生成的嘧啶二聚体，因而人们一直认为线粒体没有 mtDNA 损伤修复功能[29]。近年来，通过对原核生物和低等真核生物的研究，研究人员发现在线粒体中同样存在碱基切除修复、错配修复、直接修复、重组修复等修复系统，以及用于碱基切除修复过程中的 APE/Ref1、APE2 等酶[30]。但目前对修复的详细机制以及这些修复系统在哺乳动物体内是否发挥作用还了解甚少。

4. 处于高度氧化性的环境

mtDNA 位于线粒体内膜附近，直接暴露于呼吸链代谢产生的超氧离子和电子传递产生的羟自由基中。体内活性氧的 90% 来源于线粒体，这使得 mtDNA 极易受到氧化损伤。又因为 mtDNA 既缺乏组蛋白的保护，也没有有效的损伤修复系统，因而不易减轻这样的氧化损伤[31]。

如果体内活性氧导致的自由基过量产生或由于外来因素使自由基累积，它们就会连续攻击 mtDNA 突变热点上的基因，产生点突变，例如 $tRNA^{Leu(UUR)}$ 基因的突变就是 mtDNA 突变的一个病原学热点。如果在 mtDNA 复制期间，毗邻的重复序列发生错配(slipped mispairing)或者由于 RNA 错误的剪接(splicing)，则易导致缺失突变[32]。

C. Richter 等人观察到用 200 mol/L H_2O_2 处理人纤维原细胞相同时间后，mtDNA的损伤程度比 nDNA 的损伤程度高 3 倍，而且 1.5 小时后 nDNA 的损伤可以修复，但 mtDNA 的损伤没有被修复的迹象，这表明氧化损伤对 mtDNA 作用更为严重，持续时间更长[33]。对人脑细胞的类似研究结果也表明，mtDNA 较 nDNA 更易受损[34]。

2.4 线粒体 tRNA 的突变

2.4.1 线粒体 tRNA 突变的分子效应

尽管编码 mt-tRNA 的基因只占到线粒体基因数目的 5%~10%，但大多数线粒体疾病的产生与 mt-tRNA 的功能异常有着密切关系。目前 MITOMAP 数据库中收集的 mtDNA 致病突变数据超过 400 个，其中约 50% 是 mt-tRNA 基因突变[35]。

mt-tRNA 有特征性的苜蓿叶状结构，部分结构由 Watson-Crick 碱基配对维持。其由四个结构域组成：受体茎、二氢尿苷(DHU)环、TψC 环和一个反密码子环。该二级结构通过保守的三级结构相互作用进一步缠绕折叠成 L 形。mt-tRNA 独特的结构特点决定了它们与典型的三叶草结构不同[36]。

mt-tRNA 分子的基本功能是使核糖体能够合成线粒体蛋白质。该功能的实现依赖于初级多顺反子转录物在成为成熟 mt-tRNA 的过程中是否被正确剪接和折叠。研究表明，mt-tRNA 合成的各个阶段中都可能受到突变影响，例如 16S mt-rRNA 的正确转录受到 mt-tRNA$^{Leu(UUR)}$ 上常见点突变 m.3243 A>G 的影响，该突变使得 16S mt-rRNA 和 Leu(UUR)边界处的转录终止位点被干扰，导致包含 16S mt-rRNA、mt-tRNA$^{Leu(UUR)}$ 和 *MTND1* 基因转录出的 RNA 中间体(RNA19)不能被进一步加工。转录产生的前体 mt-tRNA 分子经核酸内切酶切除 5′末端和 3′末端的 UTR 后，在 3′末端添加 CCA 序列成为成熟的 mt-tRNA 分子。成熟转录产物的转录后修饰(例如甲基化，5-甲氧基甲基尿苷修饰)引入了与蛋白质相互作用的识别元件，并保证了mt-tRNA分子结构的稳定性[37]。理论上，mt-tRNA反密码子碱基或者识别碱基发生突变会直接影响tRNA功能[38]。病例研究中很少观察到上述位置处的mt-tRNA突变，因为此处的点突变将导致胚胎发育异常，机体无法存活[39]。

所有mt-tRNA突变均会导致不同程度的分子结构缺陷。mt-tRNA$^{Ser(UCN)}$上m.7512T>C突变会引起受体茎的轻度局部扭结，而DHU环中的突变m.3243A>G则会导致严重的结构变化，包括通过防止核蛋白A14/U8相互作用破坏mt-tRNA$^{Leu(UUR)}$的"L"形三级结构的形成和通过分子间D环基配对促进形成二聚体复合物破坏mt-tRNA的四级结构[39]。此外，在体外实验和胞质细胞骨肉瘤细胞中均已经证实线粒体基因的某些位点突变会显著降低mt-tRNA的稳定性[40]。

若某种mt-tRNA基因发生突变且得不到其他tRNA代偿时，突变的mt-tRNA会导致蛋白质翻译过程的众多缺陷。病理状态下的mt-tRNA的突变与单个tRNA的稳态水平下降有关，通常会影响所有mtDNA编码的多肽的翻译，导致普遍的氧化磷酸化缺陷[38]。

线粒体中的全部22种tRNA分子均有可能发生突变并导致大量不同的临床症状。关于各种tRNA分子突变如何决定疾病表型的机制尚不清楚，目前认为这种现象与异质性水平和mt-tRNA分子的组织特异性有关[40]。

2.4.2 反密码子突变的遗传

发生在反密码子环上的点突变称为反密码子突变。

多数mtDNA突变仅在异质性水平很高的时候（通常为70%~90%）表现出疾病症状，因而被认为具有隐性遗传的特征。然而，J.Yarham等人的一项发现表明，mtDNA突变中存在显性遗传的类型。m.5545C>T突变作为首个被发现的显性突变，其阈值水平仅为8%。该突变位于反密码子三联体上，将mt-tRNA^{Trp}的反密码子ACU突变成为AUU，因而识别UGA密码子和UGG密码子的能力下降，易将上述两种密码子误识别为终止密码子UAA或UAG以及半胱氨酸密码子UGC和UGU，并导致大量蛋白质的错误翻译[41]。

与常见点突变的致病机制不同的是，该突变并非通过抑制mt-tRNA的氨酰化而干扰线粒体蛋白质的正常翻译，而是将终止密码子识别为色氨酸并改变翻译产物的分子量。m.15990C>T是另一种发生在反密码子上的突变，与m.5545C>T的不同之处在于，该突变为隐性遗传且阈值高达85%[42]。

这种存在于反密码子上的点突变不会影响mtDNA转录后加工，因而特定内切酶上识别二次结构的过程并未受到影响。m.5545C>T突变使得反密码子序列UGG被突变至UGA，意味着丝氨酸残基位置上被引入脯氨酸。由于脯氨酸侧链上具有易断裂的环形结构，这种氨基酸替换事件极可能对蛋白质的结构产生重大影响。

m.15990C>T位于mt-tRNA^{Pro}的36位碱基，与37位碱基处的鸟嘌呤残基相邻。野生型细胞中mt-tRNA^{Pro}含有8个被修饰的碱基，包括第37位鸟嘌呤的甲基化。该位点甲基化防止了mt-tRNA^{Pro}被一种非共轭合成酶识别并加上错误电荷。

因为该过程中的甲基化酶只有当36位碱基是鸟嘌呤时才有催化活性，所以当m.15990C>T存在时，36位碱基处的鸟嘌呤被替换成腺嘌呤，导致mt-tRNA^{Pro}被非共轭合成酶识别并被错误乙酰化[42]。

2.4.3 同质性线粒体tRNA点突变

大多数mtDNA突变的效应具有组织特异性，仍然有小部分点突变对体内各组织功能均存在影响，这一类点突变被称为同质点突变。相反，若某点突变只对某一种或某几种组织器官有影响，则该突变称为异质性点突变。

同质性点突变因其对各组织影响程度相同，具有更简单的遗传机制。m.7512T>C和m.7497G>A是两种已经在体外模型中鉴定的同质性点突变。在携带这两种突变的细胞内，尽管氨酰化过程未受到影响，mt-tRNA分子的结构却发生了变化，且由于该突变影响了mt-tRNA的转录后加工过程，使得携带突变的mt-tRNA被大量降解[43]。

存在于反密码子环上的m.4300A>G突变与心肌肥大相关。虽然该点突变引起的呼吸链缺陷仅局限于心肌细胞中，但在肌肉细胞中同样观测到了其导致的mt-tRNA^{Ile}分子数目减少的现象，表明局部因子对于同一种突变表型可能有影响[44]。

然而，同质性突变导致的疾病可能在不同组织甚至祖辈各代间产生性状分离现象，如携带同质性线粒体突变的未患病母亲有可能生育出含有同样同质性突变但患病的子代个体。因此，同质性突变疾病的发病与来自核基因、线粒体其他基因和环境因素的影响有不可分割的联系，如携带m.7445A>G突变的个体只有在同时存在m.1555A>G突变时才会表现出耳聋的临床症状[40]。

一些突变型tRNA在体外转录的生化特征研究表明，致病性点突变即使没有影响mtDNA的复制和转录，也可能会影响转录后tRNA的生理功能，包括加工、转录后修饰、氨酰化、与延伸因子的关系，以及翻译过程中与线粒体核糖体的相互作用[41]。但由于体外研究中使用的mt-tRNA分子未经修饰，与人体内真实情况有所差异，因而具有一定局限性，由此也产生了构建线粒体疾病体内模型的要求。

2.5 线粒体DNA突变的全局效应

2.5.1 线粒体DNA突变对线粒体生理活动的影响

1. 细胞内ATP水平

线粒体ATP合成的驱动力是呼吸链产生的电化学质子梯度，即线粒体膜电位。因而任何影响线粒体呼吸链(mitochondrial respiratory chain, MRC)或线粒体ATP合酶活性的突变均会影响线粒体中ATP的合成效率。例如，MERRF疾病中 *tRNA^{Lys}* 基因突变使得ATP的合成速率降低了90%以上，MELAS疾病中的两种不同 *tRNA^{Leu}* 突变使得线粒体 ATP 合成速率分别降低了 83% 和 63%。此外，同一处碱基的不同突变类型对 ATP 合成速率的影响差异可能有巨大差异。例如，NARP 疾病中，ATPase 6 上的 m.8993T>C 和 m.8993T>G 可以分别引起 ATP 合成速率降低 22% 和 95%，表明了该碱基对于 ATPase 6 蛋白活性的重要决定作用[9]。

大多数研究仅关注了野生型细胞和含有 mtDNA 突变细胞在线粒体 ATP 合成速率方面的差异，而并未检测细胞内总 ATP 水平的情况。事实上，线粒体 ATP 合成速率的降低并不意味着细胞中总 ATP 数目减少。对含有 NARP 或 MELAS 突变的细胞研究表明，若含有 mtDNA 突变的细胞在含有充足葡萄糖的培养基中培养，细胞中总 ATP 水平与野生型细胞相同，因为静息条件下细胞质中发生的糖酵解过程产生的能量可以满足细胞的能量需求。在具有 mtDNA 突变的细胞中，糖酵解过程被活化，以补偿线粒体 ATP 合成速率过低对细胞生理活动的影响。因此，当葡萄糖供应充分时，可以用糖酵解中产生的乳酸分子数目来估算 mtDNA 突变的异质性水平[45]。

2. 线粒体膜电位

除了作为线粒体 ATP 分子合成的驱动力，线粒体膜电位对线粒体膜的通透性也有重要影响。膜电势的变化会影响细胞呼吸的底物运输以及线粒体内膜上离子通道的开放程度，进而损害神经细胞和肌肉细胞的正常功能。线粒体膜电位的主要产生途径是呼吸链介导的线粒体基质内的氢离子外排，其主要消耗途径是 ATP 的生成。在不同异质性水平 NARP 患者的细胞中均发现了呼吸链复合物编码基因中产生突变时线粒体膜电位降低，而 ATP 合酶亚基编码基因突变时导致线粒体膜电位异常升高[46]。

3. 钙离子代谢

线粒体内膜上存在单通道的钙离子运输系统，可以将 Ca^{2+} 由细胞质摄入线粒体基质。这种通道的 Ca^{2+} 亲和性较低，但仍具有高效转运 Ca^{2+} 的能力。当局部 Ca^{2+} 浓度升高时，该钙离子单通道被激活，使得线粒体机制中的 Ca^{2+} 浓度升高，线粒体脱氢酶活化，氧化磷酸化能力提高。然而，线粒体过量摄入 Ca^{2+} 时会促进线粒体内膜通透性增加，释放出细胞色素 c 和凋亡因子，引起细胞死亡[47]。

该钙离子通道的开放水平是由线粒体膜电位水平决定的。当线粒体膜电位降低时，Ca^{2+} 吸收减弱；膜电位上升时，Ca^{2+} 吸收增强。因此，mtDNA 突变引起的微小膜电位变化都可以导致线粒体内 Ca^{2+} 浓度异常，继而通过影响细胞内多个信号的级联引发多种线粒体遗传病[48]。

4. 辅酶 Q10

人类线粒体呼吸链中辅酶 Q(CoQ)主要以辅酶 Q10(CoQ10)的形式存在。CoQ 作为线粒体呼吸链中主要的电子载体，对线粒体的生理活动起着重要的作用。目前已经有多项研究表明，在患有各种线粒体疾病的患者中，CoQ10 状态存在明显的缺陷。T. Matsuoka 等人[49]通过对 25 例线粒体脑肌病患者进行研究表明，线粒体中的 DNA 突变不仅导致线粒体中 CoQ10 出现了明显的下降，也使线粒体呼吸链中的各种关键酶，如泛醌还原酶(NADH)、细胞色素还原酶(COX)等的含量降低。多项研究表明[50]，在线粒体呼吸链紊乱患者的肌肉组织中线粒体出现增殖现象。由于与线粒体蛋白或线粒体标记酶相关的细胞 CoQ10 约 50% 存在于表达 CoQ10 的线粒体内[51]，因此研究者提出用柠檬酸合酶来寻找 CoQ10 缺陷的证据[51-52]。在 S. Sacconi 等人[53]的研究中，没有详细说明 MRC 障碍患者的肌肉 CoQ10 状态下降与组织中线粒体富集的整体下降是否不同。因此，在这些研究中，不能排除所报道的肌肉 CoQ10 状态下降反映组织中线粒体富集的整体减少的可能性。在 3 名患有 Kearns–Sayre 综合征的患者中，仅当线粒体蛋白质表达浓度降低时才发现 CoQ10 降低。在对 8 位年龄在 0.2～14 岁的患者的肌肉 CoQ10 状态进行评估时发现，这些患者具有多重线粒体呼吸链酶缺陷的现象，尽管肌肉 CoQ10 状态在参考区间内，但如表 2.1 所示，将 CoQ10 状态表示为与柠檬酸合酶活性的比率，则显示明显的 CoQ10 缺乏。

表 2.1 比较对照组和多重线粒体呼吸链酶缺陷患者的肌肉 CoQ10 状态

项目	对照组	多重线粒体呼吸链酶缺陷患者
CoQ10（pmol/mg）	140～580	144.7 ± 19.0
CoQ10/柠檬酸（10^{-3} min）	2.27 ± 0.11	0.95 ± 0.12**

注：** $P < 0.001$，对照组为 20 例正常人。

线粒体 DNA 耗竭综合征 (mitochondrial DNA depletion syndrome, MDS) 是一种异质性疾病群，其特征是不同组织中 mtDNA 拷贝的数量较少[54]。这些综合征常常与严重的婴儿期和儿童期 MRC 缺陷相关，并且患者可能呈现不同的表型、肌病、脑肌病等最常见的形式[55-57]。MDS 与 mtDNA 复制受损 (*POLG1* 和 *C10orf2/PEO1* 基因突变)、改变脱氧核苷酸库线粒体代谢 (*TK2*、*DGUOK*、*MPV17*、*RRM2B*、*SUCLA2*、*SUCLG1* 和 *TYMP* 基因突变) 有关[55-57]。

CoQ 是一种移动分子，在 MRC 中用作电子载体，将电子从复合物 I 和复合物 II 转移到复合物 III[58]。它也是几种线粒体脱氢酶的辅因子，如二氢乳清酸脱氢酶，是一种参与嘧啶生物合成的酶。CoQ 缺乏与嘧啶生物合成受损之间的联系在先前已被证实[59]，尽管只有一些报道研究了 MDS 患者的 CoQ 状态[60]。有研究发现参与 CoQ 生物合成途径的 6 个基因中的突变与一系列临床表型有关：在严重婴儿多系统疾病的病例中已经报道了 *COQ2*、*PDSS1*、*PDSS2* 和 *COQ4* 的突变[61-63]，*ADCK3* 基因的突变与 CoQ 缺乏的小脑无毒形式[64]有关，*COQ6* 基因突变导致肾病综合征伴有感音神经性耳聋[65]。有趣的是，一些研究发现了辅助性 CoQ 缺陷在疾病中的存在，例如动眼神经失用性共济失调[66]和戊二酸尿症 II 型[67]，在线粒体疾病中也经常检测到 CoQ 缺陷[62,68-71]。此外，继发性 CoQ 缺乏可能很难被发现并诊断，因为在大多数情况下，该病的分子基础仍然难以捉摸[70]。

S. DiMontero 等人的一项研究表明，MDS 与肌肉 CoQ10 缺乏相关[72]。该研究中 14 名 MDS 患者中有 6 名患者出现肌肉 CoQ10 状态下降，目前尚不清楚是否是因为疾病导致 CoQ10 缺乏，但是极有可能是疾病病理生理学的副作用或醌降解增加的结果。鉴于 CoQ10 在嘧啶合成中的关键辅因子作用，可能出现 CoQ10 状态的缺陷导致 MDS 中 mtDNA 的丢失的现象。考虑到 CoQ 在嘧啶生物合成中的参与，其中 CoQ 的还原形式——泛醇作为双氢乳清酸脱氢酶的主要辅助因子起作用，可能出现 CoQ 状态缺陷导致嘧啶合成扰动而发生 MDS。在上述研究检查的患者中，11 号患者表现出与 MDS 相关的严重新生儿脑病以及严重的 CoQ 缺乏症。然而，并没有检测到 CoQ 相关基因序列致病性突变。此外，尽管 CoQ 状态与嘧啶生物合成之间的密切关系值得进一步研究，但尚未有关于原发性 CoQ 缺乏症患者 mtDNA 消耗的证据。在绝大多数 MDS 患者中，明确的分子诊断仍然难以进行。对这些患者中 MDS 的分子基础的研究将有助于我们了解 CoQ 缺乏与 mtDNA 缺失之间的关系。

5. ROS 和抗氧化水平

生理条件下，线粒体由于呼吸链缺陷（电子泄露）会产生少量的 ROS。当线粒体被超极化或 ATP 合酶发生功能障碍时，ROS 的产量会异常增高[10]。如编码呼吸链复合物Ⅲ的 mtDNA 中携带点突变时，线粒体中 ROS 水平显著升高。为抵御 ROS 使细胞免受氧化应激的后果，细胞中的抗氧化酶——超氧化物歧化酶（包括 SOD1 和 SOD2）、过氧化氢酶、谷胱甘肽过氧化物酶（Gpx）和谷胱甘肽还原酶（GR）等表达上调或活性升高[13,73]。

研究发现，MERRF 患者和 MELAS 患者突变体细胞中 ROS 产量的增加伴随着 SOD1、SOD2 和过氧化氢酶活性的升高，而在这些细胞中没有观察到预期的氧化应激的细胞症状（蛋白羰基化或脂质过氧化），表明抗氧化酶的活性上调对于维持细胞正常生理功能有直接作用[10]。

6. 线粒体蛋白质表达水平

尽管转录组学分析可以提供关于疾病分子机制的宝贵信息，但最终决定致病突变表型表达的是蛋白质表达水平及蛋白质的翻译后修饰情况。因此，目前的研究主要集中在哺乳动物线粒体蛋白质组的领域[7]。其中，较有代表性的是 T. Rabilloud 等人在 2002 年进行的以研究原代遗传的 mtDNA 突变对线粒体蛋白质的影响进行的大规模定量蛋白质组学研究。该研究通过银染二维电泳法比较了携带 MERRF m.8344A>G 突变和 MELAS m.3243A>G 突变的突变型杂种细胞系和野生型细胞系的线粒体蛋白质组，随后对超过 800 个可检测点进行了定量分析。研究结果表明，m.8344A>G 突变体杂交细胞系中有大约 5% 的蛋白点与对照组相比有显著差异[74]。与预期相符，这些蛋白质中包括了 13 种线粒体编码的氧化磷酸化相关蛋白的亚基。此外，该实验也确定了几种核编码的线粒体蛋白，如呼吸链复合物亚基、代谢酶和线粒体翻译蛋白在突变细胞系中的表达差异[74]。此外，细胞核中氧化磷酸化相关基因表达上调被认为是线粒体功能障碍的一种普遍补偿效应[73]。然而，由于该研究中并未考虑到杂化细胞固有的非整倍体问题，因此其结果的严谨性有限。

2.5.2 线粒体 DNA 突变的广泛效应

在 mtDNA 突变中，大多数是对机体既无害也无益的"中性突变"。这些突变以一定频率存在于线粒体群体中，构成 mtDNA 的多态性。同时，野生型线粒体的补偿(complementation)对发生了 mtDNA 突变的细胞起到保护作用，使 mtDNA 突变时并不立即产生严重后果[75]。

线粒体功能障碍中的特征现象包括泛素介导的蛋白质降解、线粒体核糖体和细胞核核糖体蛋白质合成的抑制，以及未折叠蛋白质的激活反应。在含有大片段缺失突变的肌肉细胞和含有视网膜病变综合征 m.8993T>G 突变的 143B 细胞中均观察到了几种核编码的呼吸链复合物转录产物的表达上调现象。据报道，这种现象发生在超过 88% 的含有 m.3243A>G 突变的肌肉细胞中，可用于检测胞质杂交过程的持续效应[76]。

mtDNA 突变引发的线粒体遗传病的发病时间、临床表型和发病程度取决于突变 mtDNA 在组织中的分布和相对量。当突变 mtDNA/野生型 mtDNA 达到 60% 以上时，线粒体的氧化呼吸链功能将发生明显障碍，且突变 mtDNA 在组织中的分布越广，其临床表型越重。例如，慢性进行性眼外肌麻痹患者的 mtDNA 片段缺失只发现于受累的眼肌组织，临床表现较轻；KSS 患者的 mtDNA 片段缺失同时还存在于血液细胞中，但比例较低，病情较重；而 Pearson 综合征的 mtDNA 片段缺失在血细胞中存在的比例更高，其病情最严重，常造成患者在婴儿期死亡[18]。

研究表明，mtDNA 的点突变累积是导致衰老以及与衰老相关的退行性疾病的重要原因，可分为 tRNA 的点突变、D 环区的点突变和编码蛋白基因的点突变。mtDNA 的点突变累积与年龄有密切的相关性[77-78]。此外有研究证实，mtDNA 的点突变可发生于各种组织。研究人员通过分析 8 种不同组织，发现 m.189A>G 和 m.408T>A 是具有组织特异性的突变频率，其中突变发生最多的组织是肌肉。造成该现象的可能原因是 mtDNA 突变累积与衰老呈正相关，其突变的累积导致线粒体功能障碍，使细胞能量供给不足，进而可引发器官功能障碍，促进机体细胞组织退化衰老[79]。儿童早衰综合征是研究衰老的较好的模型，检测儿童早衰综合征患者的 mtDNA 突变情况可以为认识衰老与 mtDNA 突变的相关性提供依据，同时也有助于理解 mtDNA 突变在衰老机制中的作用[80]。

此外，考虑到线粒体疾病发病中潜在的细胞代偿作用，进行全局性研究十分必要，其研究成果将为线粒体遗传病提供十分有前景的治疗思路。

2.6 核基因突变对线粒体的影响

虽然刚发现 mtDNA 突变时曾引起轰动，在医学上也重新激起人们对氧化磷酸化的兴趣，但核基因突变对线粒体功能的影响也不可忽视[81]。尤其在婴幼儿中，线粒体疾病的病因往往并非 mtDNA 突变，而是核基因组中与线粒体功能相关的基因功能异常所致[82]。近年来发现的与线粒体疾病相关的核基因数目呈指数上升趋势，这些核基因的功能涵盖了多个方面，包括编码呼吸链中蛋白亚基，协助各蛋白亚基装配形成呼吸链复合物，参与 mtDNA 复制和修复过程，参与线粒体蛋白质合成过程以及参与线粒体能量生成过程等[83]。

核基因突变导致的细胞线粒体功能异常主要表现在以下几个方面。

2.6.1 呼吸链蛋白亚基结构变异及装配异常

线粒体呼吸链中的大多数蛋白质亚基是被核基因所编码的，核基因突变往往会引起相应的线粒体疾病。其中，大多数基因的突变会干扰线粒体呼吸链复合物Ⅰ的正常结构[84]。复合物Ⅰ是由 7 种线粒体基因编码的亚基和至少 35 种核基因编码的亚基共同组成，是线粒体疾病中最常见的功能异常的分子之一。40% 的呼吸链复合物Ⅰ结构异常是由核基因突变导致的。核基因变异引起的复合物Ⅰ功能异常与早发的多器官病变相关，且在儿童中多表现为 Leigh 综合征，其他临床症状包括肌张力减退、眼球异常运动、发育迟缓等。

呼吸链中其他复合物的结构变异较为少见。但相关研究已表明，复合物Ⅱ和复合物Ⅲ结构异常时，个体会出现与复合物Ⅰ异常时类似的临床症状。而复合物Ⅳ的结构变异会引起胰腺功能障碍和先天性贫血等疾病。

当呼吸链中某一种复合物的调节异常时会引起其各亚基的装配不稳定。不同核基因的突变可能会引起特定复合物上的铁离子、铜离子或血红素结合异常或特定亚基的装配异常，如某种特定呼吸链复合物与呼吸链脱偶联等[85]。装配异常多见于呼吸链复合物Ⅰ和复合物Ⅲ中，易导致致死性新生儿脑病和 Leigh 综合征等疾病。

2.6.2 线粒体 DNA 稳定性下降

线粒体 DNA 耗竭综合征是以骨骼肌或血液中 mtDNA 片段缺失为特点的一类疾病，主要包括 KSS、进行性眼外肌麻痹（progressive external ophthalmoplegia, PEO）和 Pearson 综合征。大部分患者为散发病例。KSS 和 Pearson 综合征的遗传方式为母系遗传，而 PEO 同时具有常染色体显性遗传和隐性遗传两种遗传方式。大部分显性遗传的家系中携带 POLG、ANT1 和 twinkle 基因的杂合突变，少部分显性遗传由 POLG2 基因杂合突变引起。ANAT1 基因编码心肌组织和骨骼肌组织中特有的线粒体腺嘌呤核苷酸转运蛋白，twinkle 基因编码 mtDNA 解螺旋酶，POLG 基因编码 mtDNA 聚合酶 γ 的催化亚基，POLG2 编码 mtDNA 聚合酶 γ 的装配亚基。POLG 基因是 PEO 中最为常见的致病基因，可引起除该疾病症状外的多种临床表型，包括感觉性共济失调神经病变、构音障碍和眼肌麻痹、脊髓小脑共济失调，以肌病、肝病、偏头痛、难治性癫痫和智力障碍为特征的新生儿 Alpers-Huttenlocher 综合征，儿童脑肌病和肌阵挛性癫痫肌病感觉性共济失调（myoclonic epilepsy myopathy sensory ataxia, MEMSA）等[27,86]。

2.6.3 线粒体蛋白合成障碍

线粒体蛋白合成需要 tRNA、rRNA 和核基因编码蛋白的参与，包括线粒体核糖体蛋白、tRNA 成熟酶（如假尿苷合成酶 1）、氨酰基-tRNA 合成酶和翻译起始、延伸、终止因子。编码线粒体核糖体蛋白的 *MRPS16* 和 *MRPS22* 基因突变，可引起氧化磷酸化联合缺陷，表现为新生儿期起病的严重乳酸酸中毒，伴有脑和心脏的发育不良[87-88]。编码假尿苷合成酶 1 的 *PUS1* 突变和编码酪氨酰-tRNA 合成酶的 *YARS2* 突变，分别导致常染色体隐性遗传性线粒体肌病、乳酸酸中毒和铁粒幼细胞性贫血[89]。编码门冬氨酰-tRNA 合成酶的 *DARS2* 基因突变导致脑白质病变伴脑干和脊髓受累、乳酸酸中毒综合征。编码精氨酸-tRNA 合成酶的 *RARS2* 基因突变导致常染色体隐性遗传性脑桥小脑发育不良[90]。

2.6.4 线粒体运输装置缺陷

目前已报道了 4 种基因突变导致的线粒体运输装置缺陷（如表 2.2 所示）。

编码线粒体内膜运输蛋白的 *DDP1* 基因突变引起的伴 X 隐性连锁遗传性耳聋-肌张力障碍综合征，又称为 Mohr-Tranebjaerg 综合征，表现为儿童期起病的渐进性耳聋、肌张力障碍、痉挛状态、智力倒退和失明。

编码线粒体内膜移位酶的 *DNAJC19* 基因突变会引起扩张型心肌病伴共济失调综合征（dilated cardiomyopathy with ataxia syndrome，DCMA），表现为早发性扩张型心肌病伴传导阻滞、非进行性小脑共济失调、生长缓慢、睾丸发育不全等。

编码 ATP 结合体运输家族成员的 *ABCB7* 基因突变也可引起线粒体运输障碍。ABCB7 是将铁从线粒体运输至细胞质中的运输蛋白，其突变引起伴 X 隐性连锁遗传性铁粒幼细胞性贫血伴共济失调症[91]。

线粒体磷酸盐载体 *SLC25A3* 基因突变会导致婴儿期乳酸酸中毒、肥厚型心肌病和肌张力减退，肌肉酶活性测定表明携带该突变的细胞中的 ATP 合成受损。

表 2.2 4 种基因突变导致的线粒体运输装置缺陷

基因突变	编码蛋白缺陷	不良影响
DDP1	线粒体内膜运输蛋白	Mohr-Tranebjaerg 综合征
DNAJC19	线粒体内膜移位酶	扩张型心肌病伴共济失调综合征
ABCB7	ATP 结合体运输家族	伴 X 隐性连锁遗传性铁粒幼细胞性贫血伴共济失调
SLC25A3	线粒体磷酸盐载体	婴儿期乳酸酸中毒、肥厚型心肌病和肌张力减退

2.6.5 线粒体融合和分裂异常

线粒体是一种动态细胞器，处在不断的分裂和融合过程中。两者间的动态平衡水平受核基因控制，并决定着线粒体的形态学改变[92]。一般情况下，活跃组织的细胞含线粒体多，易发生融合现象，线粒体较长甚至分支；代谢缓慢或静止期的细胞含线粒体较少，易发生分裂现象，形态短小甚至形成小球状。

线粒体的融合需要三种蛋白的参与，线粒体融合蛋白1(Mfn1)、线粒体融合蛋白2(Mfn2)、视神经萎缩蛋白1(OPA1)。融合蛋白突变时，线粒体持续分裂而不进行聚合，导致线粒体碎片的形成，引发肌萎缩等。其中，$Mfn2$基因或$OPA1$基因突变时还会导致儿童早期视神经萎缩、PEO等线粒体缺失综合征样表现[93-94]。

线粒体分裂由动力蛋白样蛋白(DNM1L)催化完成。$DNM1L$基因突变时，线粒体分裂异常形成过长线粒体和连通线粒体，导致严重的新生儿脑病，一般表现为小头畸形、脑发育不良、持续乳酸酸中毒等[95]。

2.6.6 其他

核基因导致的线粒体生理活动异常还包括线粒体脂质环境缺陷、线粒体铁代谢障碍、线粒体凋亡失调等[8]。

核基因突变导致的线粒体病的临床表型遗传符合孟德尔定律，但与一般遗传病不同的是，有些核基因突变将造成其与线粒体基因组间的信号转导障碍(defects of intergenomic signalling)，直接影响mtDNA的质量与数量。mtDNA耗竭综合征是一组疾病，特点是组织中mtDNA数量进行性降低。该综合征是较少见的一种mtDNA突变类型，仅见于一些致死性婴儿呼吸障碍、乳酸酸中毒，或肌肉、肝、肾衰竭的病例[96]。患者出生时相对正常，6～24个月以后，多数患儿发生张力低下、停止生长。在某些患者，有肝功能异常和进行性肝衰竭(肝性脑病)现象。该类型突变的发生与核基因有关，通常由两种基因突变引起，即胸腺嘧啶脱氧核苷酸激酶基因突变和鸟嘌呤核苷酸激酶突变[97]。

2.7 线粒体遗传病的实验模型

mtDNA突变的生物化学效应一般以细胞呼吸水平降低，呼吸链膜蛋白复合物活性受损和ATP合成减少为特征。由于线粒体在产生氧自由基和细胞凋亡中有重要作用，因此在携带mtDNA突变的细胞系、组织和小鼠模型中研究上述生理过程对表征不同突变的生化效应具有重大指导意义。

线粒体疾病目前缺乏有效的动物模型，当前研究多局限于体外实验。因此，从分子、生化水平着手，并通过更有效的多种动物模型探讨并最终阐明线粒体疾病发病机制，将是以后线粒体疾病研究的重要方向。

2.7.1 转线粒体模型

核基因表达及调控机制的研究往往依赖于nDNA的转基因操作，但线粒体内缺乏类似的转基因模型，阻碍了对哺乳动物细胞线粒体基因组复制与表达的深入研究。第一种线粒体疾病的体外模型——转线粒体模型是通过融合患者的去核细胞与去除了内源mtDNA的永生化细胞(ρ0细胞)而构建的，可用于在不同异质性水平、

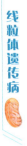

不同核背景的条件下研究 mtDNA 特异性疾病[98]。

1985 年至 1988 年，研究人员陆续完成了禽类 ρ0 细胞的开创性工作。1989 年，使用人类 ρ0 细胞的第一个转基因细胞质杂交细胞模型被成功构建并应用。自此，转线粒体细胞模型被证明是研究 mtDNA 突变的有力工具[98]。

转线粒体细胞系的制备有 3 个环节：ρ0 细胞的制备、外源线粒体的获得及线粒体的转化[99]。这种具有稳定核背景且含有特定 mtDNA 突变的细胞系具有重要的研究价值，如调查 mtDNA 突变的分子生物学机制、分析核背景在突变表型中的作用、研究突变型与野生型 mtDNA 间的互补及分离行为等。如将某种功能异常的线粒体导入 ρ0 细胞，转化细胞的线粒体功能表现正常时，则这种疾病可能由 nDNA 突变引起，反之则可能由 mtDNA 突变引起。亦可将正常线粒体导入 ρ0 细胞中，观察细胞表型变化。这是用线粒体转化方法研究线粒体疾病分子病因的基本原则。

S. Prior 等人观察到 mtDNA 减少和去除雄激素诱导的线粒体呼吸功能下降使雄激素依赖型前列腺癌变成雄激素非依赖型[100]。A. A. Kazuno 等人对 35 个胞质杂合细胞系分析得出线粒体多态性通过影响线粒体基质 pH 值和细胞内钙动力，对一些复杂疾病的病理生理起作用，并且鉴定了两处 mtDNA 单核苷酸多态性[101]。A. Sato 等人用转移能力强的小鼠肿瘤细胞 mtDNA 替换转移能力弱的小鼠肿瘤细胞的内源性 mtDNA，产生了具有很高的转移潜能的杂合细胞，并据此认为 mtDNA 突变可通过加强肿瘤细胞转移潜能促进肿瘤进展[102]。在携带致病突变的细胞中过表达某些种类的合成酶后，mt-tRNA 的功能恢复正常，为线粒体疾病的临床治疗提供了新的思路。

此外，ρ0 细胞的获取和细胞杂交过程都可以对细胞转录组产生重大影响。微阵列研究结果表明了即使在重新增殖含有野生型线粒体的 ρ0 细胞后，这两种过程仍可以引起许多氧化磷酸化过程相关的核编码基因的显著和稳定上调。这些实验结果可能部分解释了体内表现型与体外的杂交细胞表现型并不完全相同的现象。例如，生物体内 $MT-TV$ 基因的 m.1624C>T 同质突变会引起骨骼肌和心肌细胞的严重代谢缺陷，并使得线粒体呼吸链中的复合物Ⅰ和复合物Ⅳ的活性明显降低，因而导致了新生儿死亡。而在含有该突变的杂交细胞模型中并未发现明显的呼吸链缺陷，只表现出了 mt-tRNA^{Val} 稳态水平的显著降低[14]。

然而，在使用转线粒体细胞模型时需要注意：大多数杂交细胞模型的构建基础是非整倍体的肿瘤细胞，而非整倍体核型对线粒体功能的影响尚不清楚。因此在得出某些结论时，需要充分考虑核型因素的影响。

2.7.2 酵母模型

酿酒酵母（Saccharomyces cerevisiae）是理想的真核模式生物，具有遗传背景清晰、生长旺盛、易培养、遗传操作体系完善等特点[103-104]。由于在哺乳动物线粒体基因组中的实验操作难度很大，研究人员将酵母菌作为研究 mtDNA 突变替代模型系统，用以研究突变与表型间的关系，发病过程中的决定因素和如何代偿某种点突变的生化影响[105]。

鉴于一些人和酵母mt-tRNA的序列和结构的相似性，酵母系统在用于构建人类致病性mt-tRNA碱基取代突变的类似模型时有明显优势。例如，由于酿酒酵母在完全缺失功能性mtDNA的情况下仍能存活，可用于研究非常严重的线粒体缺陷疾病[106]。目前，以酿酒酵母为模型的线粒体功能及相关疾病的研究已成为生命科学研究的热点领域之一。

基因枪法通过同源重组的方式将外源DNA整合入线粒体基因组中的过程是高度可控的，因此可以借助该方法在酵母菌mtDNA的任何所需位置引入突变，如在酵母菌模型中引入了蛋白质编码基因线粒体ATPase6的m.8993T>C突变并对其生化效应进行了研究。已报道线粒体翻译延伸因子EFTu和线粒体亮氨酰-tRNA合成酶的过度表达可以补偿由于在酵母模型中对应于MELAS疾病中的m.3243A>G，m.3256C>T和m.3291T>C的突变引起的线粒体功能障碍。此外，酵母模型已被成功应用于mt-tRNA突变抑制基因的鉴定中。

尽管研究人员投入了大量的时间和精力来提高酵母模型在各种人类致病突变研究中的适用性，但实际应用中仍存在一些难以克服的问题[106]。

(1)并非所有人类mt-tRNA与酵母mt-tRNA都有高的同源性，因此难以在酵母mt-tRNA中引入某些人类疾病对应的突变。

(2)尽管酵母系统可以用于研究不同核基因背景下的mt-tRNA突变对酵母呼吸表型的影响程度，但由于酿酒酵母基因组具有同质性，因而该模型不适用于阈值研究。

(3)酿酒酵母由于缺乏呼吸链复合物Ⅰ，不能用于相关研究。目前，其替代模型——专性需氧酵母解脂耶氏酵母(Yarrowia lipolytica)模型已被建立。这种酵母菌具有NADH(泛醌氧化还原酶)这种重要的质子泵，使其可用于线粒体呼吸链复合物Ⅰ的重要结构和功能分析研究。

2.7.3 小鼠模型

虽然转线粒体细胞模型和酵母模型有助于进一步研究线粒体遗传学和相关疾病，但这些模型仍然不能完全解决诸如mtDNA作用方式、线粒体疾病发病机制和组织特异性等问题，因而研究人员仍需要构建一种哺乳动物的体内线粒体疾病模型[107]。

小鼠具有生命周期较短，易于繁殖，遗传机制明确以及在生物研究中被广泛应用的优势。其90%的基因与人类相匹配，人mtDNA 4977 bp缺失突变在小鼠相应表现为4834 bp缺失突变，因此被用作线粒体病理学研究中的重要模型[108]。

线粒体复杂疾病模型的直接构建需要将突变引入到小鼠的生殖细胞中，由于目前无法将携带突变mtDNA的质粒转化入线粒体中，这种构建方式十分困难。因此，研究人员将携带不同种线粒体基因型的小鼠细胞质和另一只小鼠的卵细胞进行融合获得了具有异质性线粒体基因组的子代细胞。这种方法可将已有的mtDNA突变引入不同核背景的细胞中，但无法创造新的 mtDNA 突变类型。

可以引入新突变的构建方法：对突变体 mtDNA 进行耐氯霉素处理并显微注射入小鼠胚胎干细胞，随后将胚胎干细胞移植入囊胚中使其正常发育成为嵌合体子代小鼠，但由于目前缺乏有效的筛选手段，嵌合体后代中的耐氯霉素 mtDNA 降解速度太快，只能复制分裂数次，难以在成年小鼠体内检测。直到最近，这一问题才真正得以解决。异质性线粒体疾病小鼠模型是通过融合携带不同 mtDNA 单体的两只正常小鼠的细胞质，在特定组织中借助单组织特异性生长因子，随后进行重复观察和方向性筛选特定 mtDNA 突变而产生的。这些小鼠模型对于理解组织特异性和 mtDNA 体细胞分离的理论基础有重要意义。

此外，已建立的转线粒体小鼠模型还表现出了可遗传的线粒体功能障碍现象。由此，研究人员构建了携带高比率 mtDNA 片段缺失的"Mito-mice"线粒体疾病小鼠模型，并成功诱导出了多种疾病特征，如肌肉病、心肌病、肾功能衰竭、贫血、耳聋和寿命缩短等临床疾病。另一些线粒体遗传病小鼠模型的构建则是通过操控 mtDNA 维持和复制相关的核基因，如 *PGC*、*TFAM*、*POLG* 和 *PEO1* 等完成的。

2.7.4 斑马鱼模型

斑马鱼是一种核基因组和线粒体基因组均被测序的模式生物，其线粒体基因组与人类具有高度同源性，因此被越来越多地使用在线粒体相关疾病的研究中[109]。通过在斑马鱼中抑制相关因子的表达，研究人员已经成功构建出诸如神经系统疾病模型、细胞色素 c 缺陷模型、乙酰辅酶 A 脱氢酶缺陷模型等[110]。斑马鱼对线粒体毒素的敏感性使其可以应用于帕金森病机制研究、线粒体靶向的药物药理学研究以及醌类化合物对心血管疾病发病影响研究中[111-112]。

目前，对线粒体相关疾病的斑马鱼模型的研究已经得到了一些成果。如 2012 年发表的 mtDNA 的代谢通路分析结果，以及另外一项研究中解析的线粒体中氧消耗的机制，也有一些研究者则分析得到了某些 mtDNA 突变对钙离子稳态水平和线粒体膜通透性的影响[109]。

2.7.5 秀丽线虫模型

秀丽线虫（*C. elegans*）是一种已被大量应用于现代发育生物学、遗传学、基因组学研究中的模式生物。秀丽线虫是第一个基因组完全被测序的多细胞生物[113]。其基因组很小，仅有 80 Mb，为人类基因组的 3%，约有 13500 个基因。秀丽线虫大部分是 XX 型的雌雄同体个体。由于基因组简单和生命周期短的优势，秀丽线虫在研究细胞分化（cellular differentiation）方面特别有贡献[114]。

2014 年，Z. Y. Tam 等人在一项研究中向培养秀丽线虫的营养液中加入了一定浓度的锂离子，随后检测了这些线虫中线粒体的损伤程度。研究发现，锂离子处理后的秀丽线虫中，ATP 产生能力降低，mtDNA 拷贝数显著降低，氧化损伤率明显升高且生命周期缩短，验证了锂离子对衰老的加速作用[115]。

这是目前报道的为数不多的秀丽线虫的线粒体疾病模型之一。但考虑到线虫作为模式生物的明显优势，可以推测在之后的线粒体疾病研究中秀丽线虫模型会被更广泛地使用[113]。

2.7.6 果蝇模型

果蝇作为线粒体相关疾病的模式动物，与哺乳动物模型相比具有明显优势，如生命周期短、繁殖率高、易于繁殖、遗传背景清晰、基因组的高度利用率等[116-117]。

果蝇中的氧化磷酸化相关基因与人类的高度同源，且其肌肉细胞中也可进行糖酵解反应和氧化磷酸化反应。75%的致病基因在果蝇中都可以找到功能对应基因，因此大部分人类线粒体疾病（尤其是神经退行性疾病和肌肉相关疾病）的致病突变均可以在果蝇中找到对应突变并据此构建对应模型[118]。故此，在果蝇模型中研究氧化磷酸化异常和相关药物的结果的可信度远超别的模式生物中的类似实验。

果蝇模型的构建和研究流程如图 2.4 所示。

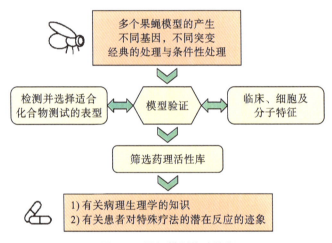

图 2.4 果蝇模型构建流程

综上所述，可以看出目前常用的线粒体模型主要是转线粒体模型、小鼠模型、酵母模型。这三种模型主要是通过改变 mtDNA 基因组，构建新的 mtDNA 导入到对应的模式物种中，致病性 mtDNA 突变总会导致线粒体呼吸链受损，导致细胞产生 ATP 的能力降低。然而，线粒体病症的临床表型是多样的。因此，降低呼吸率不是导致这种变异性的唯一原因，而更多的是分子机制促进疾病的发展。为了完善线粒体疾病的有效疗法，揭示连接基因型与表型的生物化学和分子机制是重要的。而证明 mtDNA 突变的多种功能影响已被证明是具有挑战性的。工程性 mtDNA 因其多倍性、双膜性细胞器不可及性而存在问题，由于明显缺乏重组，阻止了外来 DNA 质粒或修饰的 mtDNA 转化到线粒体基因组。虽然发展合适的疾病模型、准确描述线粒体疾病的发病机制是十分必要的，但目前进展比较缓慢。

（董珊珊　郭　燕）

参考文献

[1] CHINNERY P F, HUDSON G. Mitochondrial genetics[J]. British medical bulletin, 2013, 106(1): 135-159.

[2] SCHAPIRA A H V. Mitochondrial disease[J]. Lancet, 2006, 368(9529): 70-82.

[3] BAR-YAACOV D, BLUMBERG A, MISHMAR D. Mitochondrial-nuclear co-evolution and its effects on OXPHOS activity and regulation[J]. Biochim Biophys Acta, 2012, 1819(9-10): 1107-1111.

[4] ANTICO ARCIUCH V G, ELGUERO M E, PODEROSO J J, et al. Mitochondrial regulation of cell cycle and proliferation[J]. Antioxidants & redox signaling, 2012, 16(10): 1150-1180.

[5] DIMAURO S, GARONE C. Historical perspective on mitochondrial medicine[J]. Developmental disabilities research reviews, 2010, 16(2): 10. 1002/ddr. 1102.

[6] LIGHTOWLERS R N, TAYLOR R W, TURNBULL D M. Mutations causing mitochondrial disease: what is new and what challenges remain? [J]. Science, 2015, 349(6255): 1494-1499.

[7] KABEKKODU S P, CHAKRABARTY S, SHUKLA V, et al. Mitochondrial biology: from molecules to diseases[J]. Mitochondrion, 2015, 24: 93-98.

[8] SCAGLIA F. Nuclear Gene Defects in Mitochondrial Disorders[M] // WONG P D L-J C. Mitochondrial Disorders: Biochemical and Molecular Analysis. Totowa, NJ: Humana Press, 2012.

[9] ALSTON C L, ROCHA M C, LAX N Z, et al. The genetics and pathology of mitochondrial disease[J]. The journal of pathology, 2017, 241(2): 236-250.

[10] ZOROV D B, JUHASZOVA M, SOLLOTT S J. Mitochondrial reactive oxygen species(ROS) and ROS-induced ROS release[J]. Physiological reviews, 2014, 94(3): 909-950.

[11] KOOPMAN W J H, DISTELMAIER F, SMEITINK J A M, et al. OXPHOS mutations and neurodegeneration[J]. The EMBO Journal, 2013, 32(1): 9-29.

[12] WONG L J. Diagnostic challenges of mitochondrial DNA disorders[J]. Mitochondrion, 2007, 7(1-2): 45-52.

[13] TUPPEN H A, BLAKELY E L, TURNBULL D M, et al. Mitochondrial DNA mutations and human disease[J]. Biochim Biophys Acta, 2010, 1797(2): 113-128.

[14] SCHAPIRA A H V. Mitochondrial diseases[J]. Lancet, 2012, 379(9828): 1825-1834.

[15] MARTINEZ T N, GREENAMYRE J T. Toxin models of mitochondrial dysfunction in Parkinson's disease[J]. Antioxid Redox Signal, 2012, 16(9): 920-934.

[16] MOGGIO M, COLOMBO I, PEVERELLI L, et al. Mitochondrial disease heterogeneity: a prognostic challenge[J]. Acta Myologica, 2014, 33(2): 86-93.

[17] SZCZEPANOWSKA J, MALINSKA D, WIECKOWSKI M R, et al. Effect of mtDNA point mutations on cellular bioenergetics[J]. Biochim Biophys Acta, 2012, 1817(10): 1740-1746.

[18] AREA-GOMEZ E, SCHON E A. Mitochondrial Genetics and Disease[J]. Journal of child neurology, 2014, 29(9): 1208-1215.

[19] POWELL C A, NICHOLLS T J, MINCZUK M. Nuclear-encoded factors involved in post-transcriptional processing and modification of mitochondrial tRNAs in human disease[J].

Frontiers in Genetics, 2015, 6: 79.

[20] DANAN C, STERNBERG D, VAN STEIRTEGHEM A, et al. Evaluation of parental mitochondrial inheritance in neonates born after intracytoplasmic sperm injection[J]. The American journal of human genetics, 1999, 65(2): 463-473.

[21] HOUSHMAND M, HOLME E, HANSON C, et al. Is paternal mitochondrial DNA transferred to the offspring following intracytoplasmic sperm injection? [J]. Journal of assisted reproduction and genetics, 1997, 14(4): 223-227.

[22] PAGLIARINI D J, RUTTER J. Hallmarks of a new era in mitochondrial biochemistry[J]. Genes & development, 2013, 27(24): 2615-2627.

[23] MANCUSO M, ORSUCCI D, ANGELINI C, et al. The m.3243A>G mitochondrial DNA mutation and related phenotypes: a matter of gender? [J]. J Neurol, 2014, 261(3): 504-510.

[24] REZNIK E, MILLER M L, ŞENBABAOĞLU Y, et al. Mitochondrial DNA copy number variation across human cancers[J]. eLife, 2016, 5: e10769.

[25] KATADA S, MITO T, OGASAWARA E, et al. Mitochondrial DNA with a large-scale deletion causes two distinct mitochondrial disease phenotypes in mice[J]. Genetics, 2013, 3(9): 1545-1552.

[26] GRADY J P, CAMPBELL G, RATNAIKE T, et al. Disease progression in patients with single, large-scale mitochondrial DNA deletions[J]. Brain, 2014, 137(Pt 2): 323-334.

[27] FUKE S, KAMETANI M, YAMADA K, et al. Heterozygous Polg mutation causes motor dysfunction due to mtDNA deletions[J]. Annals of clinical and translational neurology, 2014, 1(11): 909-920.

[28] HOLT I J, REYES A. Human mitochondrial DNA replication[J]. Cold Spring harbor perspectives in biology, 2012, 4(12): a012971.

[29] BROWN T A, CLAYTON D A. Release of replication termination controls mitochondrial DNA copy number after depletion with 2′,3′-dideoxycytidine[J]. Nucleic acids research, 2002, 30(9): 2004-2010.

[30] YANG Z, YANG S U N, MISNER B J, et al. The role of APE/Ref-1 signaling pathway in hepatocellular carcinoma progression[J]. International journal of oncology, 2014, 45(5): 1820-1828.

[31] CLINE S D. Mitochondrial DNA damage and its consequences for mitochondrial gene expression[J]. Biochim Biophys Acta, 2012, 1819(9-10): 979-991.

[32] PINTO M, MORAES C T. Mechanisms linking mtDNA damage and aging[J]. Free radical biology & medicine, 2015, 85: 250-258.

[33] RICHTER C, PARK J W, AMES B N. Normal oxidative damage to mitochondrial and nuclear DNA is extensive[J]. Proceedings of the National Academy of Sciences of the United States of America, 1988, 85(17): 6465-6467.

[34] YAKES F M, VAN HOUTEN B. Mitochondrial DNA damage is more extensive and persists longer than nuclear DNA damage in human cells following oxidative stress[J]. Proceedings of the National Academy of Sciences of the United States of America, 1997, 94(2): 514-519.

[35] BELOSTOTSKY R, FRISHBERG Y, ENTELIS N. Human mitochondrial tRNA quality control in health and disease: a channelling mechanism? [J]. RNA Biol, 2012, 9(1): 33-39.

[36] SUZUKI T, NAGAO A, SUZUKI T. Human mitochondrial tRNAs: biogenesis, function, structural aspects, and diseases[J]. Annu Rev Genet, 2011, 45: 299-329.

[37] BAR-YAACOV D, FRUMKIN I, YASHIRO Y, et al. Mitochondrial 16S rRNA is methylated by tRNA methyltransferase TRMT61B in all vertebrates[J]. PLoS Biology, 2016, 14(9): e1002557.

[38] VAN HAUTE L, PEARCE S F, POWELL C A, et al. Mitochondrial transcript maturation and its disorders[J]. Journal of inherited metabolic disease, 2015, 38(4): 655-680.

[39] NICHOLLS T J, RORBACH J, MINCZUK M. Mitochondria: mitochondrial RNA metabolism and human disease[J]. Int J Biochem Cell Biol, 2013, 45(4): 845-849.

[40] SALINAS-GIEGÉ T, GIEGÉ R, GIEGÉ P. tRNA biology in mitochondria[J]. International journal of molecular sciences, 2015, 16(3): 4518-4559.

[41] YARHAM J W, ELSON J L, BLAKELY E L, et al. Mitochondrial tRNA mutations and disease [J]. Wiley Interdiscip Rev RNA, 2010, 1(2): 304-324.

[42] MORAES C T, CIACCI F, BONILLA E, et al. A mitochondrial tRNA anticodon swap associated with a muscle disease[J]. Nat Genet, 1993, 4(3): 284-288.

[43] MÖLLERS M, MANIURA-WEBER K, KISELJAKOVIC E, et al. A new mechanism for mtDNA pathogenesis: impairment of post-transcriptional maturation leads to severe depletion of mitochondrial tRNA$^{Ser(UCN)}$ caused by T7512C and G7497A point mutations[J]. Nucleic acids research, 2005, 33 (17): 5647-5658.

[44] TAYLOR R W, GIORDANO C, DAVIDSON M M, et al. A homoplasmic mitochondrial transfer ribonucleic acid mutation as a cause of maternally inherited hypertrophic cardiomyopathy[J]. J Am Coll Cardiol, 2003, 41(10): 1786-1796.

[45] LU W, HU Y, CHEN G, et al. Novel role of NOX in supporting aerobic glycolysis in cancer cells with mitochondrial dysfunction and as a potential target for cancer therapy[J]. PLoS Biology, 2012, 10(5): e1001326.

[46] MARTÍNEZ-REYES I, DIEBOLD L P, KONG H, et al. TCA cycle and mitochondrial membrane potential are necessary for diverse biological functions[J]. Molecular cell, 2016, 61(2): 199-209.

[47] BALLA T. Regulation of Ca^{2+} entry by inositol lipids in mammalian cells by multiple mechanisms[J]. Cell Calcium, 2009, 45(6): 527-534.

[48] BROOKES P S, YOON Y, ROBOTHAM J L, et al. Calcium, ATP, and ROS: a mitochondrial love-hate triangle[J]. Am J Physiol Cell Physiol, 2004, 287(4): C817-C833.

[49] MATSUOKA T, MAEDA H, GOTO Y I, et al. Muscle coenzyme Q10 in mitochondrial encephalomyopathies[J]. Neuromuscular Disorders Nmd, 1991, 1(6): 443-447.

[50] OGASAHARA S, NISHIKAWA Y, YORIFUJI S, et al. Treatment of Kearns-Sayre syndrome with coenzyme Q10[J]. Neurology, 1986, 36(1): 45-53.

[51] ERNSTER L, DALLNER G. Biochemical, physiological and medical aspects of ubiquinone function [J]. Biochim Biophys Acta, 1995, 1271(1): 195-204.

[52] MONTERO R, SÁNCHEZ-ALCÁZAR J A, BRIONES P, et al. Analysis of Coenzyme Q10 in muscle and fibroblasts for the diagnosis of CoQ10 deficiency syndromes[J]. Clinical biochemistry, 2008, 41(9): 697-700.

[53] SACCONI S, TREVISSON E, SALVIATI L, et al. Coenzyme Q10 is frequently reduced in muscle of patients with mitochondrial myopathy[J]. Neuromuscular disorders, 2010, 20(1): 44-48.

[54] SPINAZZOLA A. Mitochondrial DNA mutations and depletion in pediatric medicine[J]. Seminars in fetal & neonatal medicine, 2011, 16(4): 190-196.

[55] SUOMALAINEN A, ISOHANNI P. Mitochondrial DNA depletion syndromes: many genes,

common mechanisms[J]. Neuromuscular disorders, 2010, 20(7): 429-437.

[56] ROETIG A, POULTON J. Genetic causes of mitochondrial DNA depletion in humans[J]. Biochimica et biophysica acta - molecular basis of disease, 2009, 1792(12): 1103-1108.

[57] NOGUEIRA C, CARROZZO R, VILARINHO L, et al. Infantile - onset disorders of mitochondrial replication and protein synthesis[J]. Journal of child neurology, 2011, 26(7): 866-875.

[58] ERNSTER L, DALLNER G. Biochemical, physiological and medical aspects of ubiquinone function[J]. Biochim Biophys Acta, 1995, 1271(1): 195-204.

[59] LOPEZ-MARTIN J M, SALVIATI L, TREVISSON E, et al. Missense mutation of the COQ2 gene causes defects of bioenergetics and de novo pyrimidine synthesis[J]. Hum Mol Genet, 2007, 16(9): 1091-1097.

[60] MONTERO R, SANCHEZ - ALCAZAR J A, BRIONES P, et al. Coenzyme Q(10) deficiency associated with a mitochondrial DNA depletion syndrome: a case report [J]. Clinical biochemistry, 2009, 42(7-8): 742-745.

[61] SALVIATI L, TREVISSON E, HERNANDEZ M A R, et al. Haploinsufficiency of COQ4 causes coenzyme Q(10) deficiency[J]. J Med Genet, 2012, 49(3): 187-191.

[62] SACCONI S, TREVISSON E, SALVIATI L, et al. Coenzyme Q(10) is frequently reduced in muscle of patients with mitochondrial myopathy[J]. Neuromuscular disorders, 2010, 20(1): 44-48.

[63] QUINZII C M, HIRANO M. Coenzyme Q and mitochondrial disease[J]. Developmental disabilities research reviews, 2010, 16(2): 183-188.

[64] LAGIER - TOURENNE C, TAZIR M, LOPEZ L C, et al. ADCK3, an ancestral kinase, is mutated in a form of recessive ataxia associated with coenzyme Q(10) deficiency[J]. American journal of human genetics, 2008, 82(3): 661-672.

[65] HEERINGA S F, CHERNIN G, CHAKI M, et al. COQ6 mutations in human patients produce nephrotic syndrome with sensorineural deafness[J]. Journal of clinical investigation, 2011, 121(5): 2013-2024.

[66] QUINZII C M, KATTAH A G, NAINI A, et al. Coenzyme Q deficiency and cerebellar ataxia associated with an aprataxin mutation[J]. Neurology, 2005, 64(3): 539-541.

[67] GEMPEL K, TOPALOGLU H, TALIM B, et al. The myopathic form of coenzyme Q10 deficiency is caused by mutations in the electron - transferring - flavoprotein dehydrogenase (ETFDH) gene[J]. Brain, 2007, 130(Pt 8): 2037-2044.

[68] QUINZII C M, HIRANO M. Primary and secondary CoQ(10) deficiencies in humans[J]. Biofactors, 2011, 37(5): 361-365.

[69] MILES M V, MILES L, TANG P H, et al. Systematic evaluation of muscle coenzyme Q10 content in children with mitochondrial respiratory chain enzyme deficiencies[J]. Mitochondrion, 2008, 8(2): 170-180.

[70] EMMANUELE V, LOPEZ L C, BERARDO A, et al. Heterogeneity of coenzyme Q10 deficiency patient study and literature review[J]. Arch Neurol, 2012, 69(8): 978-983.

[71] DIMAURO S, QUINZII C M, HIRANO M. Mutations in coenzyme Q(10) biosynthetic genes [J]. Journal of clinical investigation, 2007, 117(3): 587-589.

[72] MONTERO R, GRAZINA M, LÓPEZ - GALLARDO E, et al. Coenzyme Q10 deficiency in mitochondrial DNA depletion syndromes[J]. Mitochondrion, 2013, 13(4): 337-341.

[73] CLINE S D. Mitochondrial DNA damage and its consequences for mitochondrial gene expression[J]. Biochim Biophys Acta, 2012, 1819(9-10): 979-991.

[74] RABILLOUD T, STRUB J M, CARTE N, et al. Comparative proteomics as a new tool for exploring human mitochondrial tRNA disorders[J]. Biochemistry, 2002, 41(1): 144-150.

[75] MANFREDI G, FU J, OJAIMI J, et al. Rescue of a deficiency in ATP synthesis by transfer of MTATP6, a mitochondrial DNA-encoded gene, to the nucleus[J]. Nat Genet, 2002, 30(4): 394-399.

[76] BONNET C, AUGUSTIN S, ELLOUZE S, et al. The optimized allotopic expression of ND1 or ND4 genes restores respiratory chain complex I activity in fibroblasts harboring mutations in these genes[J]. Biochim Biophys Acta, 2008, 1783(10): 1707-1717.

[77] PAYNE B A, GARDNER K, CHINNERY P F. Mitochondrial DNA mutations in ageing and disease: implications for HIV?[J]. Antivir Ther, 2015, 20(2): 109-120.

[78] BOLAND M L, CHOURASIA A H, MACLEOD K F. Mitochondrial dysfunction in cancer[J]. Frontiers in oncology, 2013, 3: 292.

[79] CHAN D C. Mitochondria: dynamic organelles in disease, aging, and development[J]. Cell, 2006, 125(7): 1241-1252.

[80] PINTO M, MORAES C T. Mechanisms linking mtDNA damage and aging[J]. Free Radic Biol Med, 2015, 85: 250-258.

[81] DUNHAM-SNARY K J, BALLINGER S W. Mitochondrial-nuclear DNA mismatch matters[J]. Science, 2015, 349(6255): 1449-1450.

[82] GOLDSTEIN A C, BHATIA P, VENTO J M. Mitochondrial disease in childhood: nuclear encoded[J]. Neurotherapeutics, 2013, 10(2): 212-226.

[83] SAKI M, PRAKASH A. DNA damage related crosstalk between the nucleus and mitochondria[J]. Free radical biology & medicine, 2017, 107: 216-227.

[84] GORMAN G S, SCHAEFER A M, NG Y, et al. Prevalence of nuclear and mitochondrial DNA mutations related to adult mitochondrial disease[J]. Annals of neurology, 2015, 77(5): 753-759.

[85] MELBER A, NA U, VASHISHT A, et al. Role of Nfu1 and Bol3 in iron-sulfur cluster transfer to mitochondrial clients[J]. eLife, 2016, 5: e15991.

[86] NURMINEN A, FARNUM G A, KAGUNI L S. Pathogenicity in POLG syndromes: DNA polymerase gamma pathogenicity prediction server and database[J]. BBA Clin, 2017, 7: 147-156.

[87] SAADA A, SHAAG A, ARNON S, et al. Antenatal mitochondrial disease caused by mitochondrial ribosomal protein(MRPS22) mutation[J]. Journal of medical genetics, 2007, 44(12): 784-786.

[88] SMITS P, SAADA A, WORTMANN S B, et al. Mutation in mitochondrial ribosomal protein MRPS22 leads to Cornelia de Lange-like phenotype, brain abnormalities and hypertrophic cardiomyopathy[J]. European journal of human genetics, 2011, 19(4): 394-399.

[89] RILEY L G, MENEZES M J, RUDINGER-THIRION J, et al. Phenotypic variability and identification of novel YARS2 mutations in YARS2 mitochondrial myopathy, lactic acidosis and sideroblastic anaemia[J]. Orphanet journal of rare diseases, 2013, 8: 193-193.

[90] KOTIADIS V N, DUCHEN M R, OSELLAME L D. Mitochondrial quality control and communications with the nucleus are important in maintaining mitochondrial function and cell

health[J]. Biochimica et Biophysica Acta, 2014, 1840(4): 1254-1265.

[91] BOULTWOOD J, PELLAGATTI A, NIKPOUR M, et al. The role of the iron transporter ABCB7 in refractory anemia with ring sideroblasts[J]. PLoS One, 2008, 3(4): e1970.

[92] PICARD M, SHIRIHAI O S, GENTIL B J, et al. Mitochondrial morphology transitions and functions: implications for retrograde signaling? [J]. American journal of physiology - regulatory, integrative and comparative physiology, 2013, 304(6): R393-R406.

[93] ALAVI M V, FUHRMANN N. Dominant optic atrophy, OPA1, and mitochondrial quality control: understanding mitochondrial network dynamics[J]. Molecular neurodegeneration, 2013, 8: 32.

[94] STEFFEN J, VASHISHT A A, WAN J, et al. Rapid degradation of mutant SLC25A46 by the ubiquitin-proteasome system results in MFN1/2-mediated hyperfusion of mitochondria[J]. Molecular biology of the cell, 2017, 28(5): 600-612.

[95] ZHOU J, LI G, ZHENG Y, et al. A novel autophagy/mitophagy inhibitor liensinine sensitizes breast cancer cells to chemotherapy through DNM1L-mediated mitochondrial fission[J]. Autophagy, 2015, 11(8): 1259-1279.

[96] SKLADAL D, HALLIDAY J, THORBURN D R. Minimum birth prevalence of mitochondrial respiratory chain disorders in children[J]. Brain, 2003, 126(8): 1905-1912.

[97] EL-HATTAB A W, SCAGLIA F. Mitochondrial DNA depletion syndromes: review and updates of genetic basis, manifestations, and therapeutic options[J]. Neurotherapeutics, 2013, 10(2): 186-198.

[98] WILKINS H M, CARL S M, SWERDLOW R H. Cytoplasmic hybrid(cybrid) cell lines as a practical model for mitochondriopathies[J]. Redox Biol, 2014, 2: 619-631.

[99] FERNÁNDEZ-MORENO M, HERMIDA-GÓMEZ T, GALLARDO M E, et al. Generating Rho-0 cells using mesenchymal stem cell lines[J]. PLoS One, 2016, 11(10): e0164199.

[100] PRIOR S, KIM A, YOSHIHARA T, et al. Mitochondrial respiratory function induces endogenous hypoxia[J]. PLoS One, 2014, 9(2): e88911.

[101] KAZUNO A A, MUNAKATA K, KATO N, et al. Mitochondrial DNA-dependent effects of valproate on mitochondrial calcium levels in transmitochondrial cybrids[J]. Int J Neuropsychopharmacol, 2008, 11(1): 71-78.

[102] SATO A, KONO T, NAKADA K, et al. Gene therapy for progeny of mito-mice carrying pathogenic mtDNA by nuclear transplantation[J]. Proc Natl Acad Sci USA, 2005, 102(46): 16765-16770.

[103] LASSERRE J P, DAUTANT A, AIYAR R S, et al. Yeast as a system for modeling mitochondrial disease mechanisms and discovering therapies[J]. Disease models & mechanisms, 2015, 8(6): 509-526.

[104] KALISZEWSKA M, KRUSZEWSKI J, KIERDASZUK B, et al. Yeast model analysis of novel polymerase gamma variants found in patients with autosomal recessive mitochondrial disease[J]. Human genetics, 2015, 134(9): 951-966.

[106] BAILE M G, CLAYPOOL S M. The power of yeast to model diseases of the powerhouse of the cell[J]. Frontiers in bioscience(Landmark edition), 2013, 18(1): 241-278.

[107] TORRACO A, PERALTA S, IOMMARINI L, et al. Mitochondrial diseases Part I: mouse models of OXPHOS deficiencies caused by defects on respiratory complex subunits or assembly

factors[J]. Mitochondrion, 2015, 21: 76-91.

[108] BROOKS C, WEI Q, CHO S G, et al. Regulation of mitochondrial dynamics in acute kidney injury in cell culture and rodent models[J]. J Clin Invest, 2009, 119(5): 1275-1285.

[109] BOURDINEAUD J P, ROSSIGNOL R, BRETHES D. Zebrafish: a model animal for analyzing the impact of environmental pollutants on muscle and brain mitochondrial bioenergetics [J]. Int J Biochem Cell Biol, 2013, 45(1): 16-22.

[110] PINHO B R, SANTOS M M, FONSECA-SILVA A, et al. How mitochondrial dysfunction affects zebrafish development and cardiovascular function: an in vivo model for testing mitochondria-targeted drugs[J]. Br J Pharmacol, 2013, 169(5): 1072-1090.

[111] PLUCINSKA G, PAQUET D, HRUSCHA A, et al. In vivo imaging of disease-related mitochondrial dynamics in a vertebrate model system[J]. J Neurosci, 2012, 32(46): 16203-16212.

[112] JOSHI M S, WILLIAMS D, HORLOCK D, et al. Role of mitochondrial dysfunction in hyperglycaemia-induced coronary microvascular dysfunction: protective role of resveratrol[J]. Diabetes and vascular disease research, 2015, 12(3): 208-216.

[113] FALK M J, ZHANG Z, ROSENJACK J, et al. Metabolic pathway profiling of mitochondrial respiratory chain mutants in *C. elegans*[J]. Molecular genetics & metabolism, 2008, 93(4): 388-397.

[114] YANG W, HEKIMI S. Two modes of mitochondrial dysfunction lead independently to lifespan extension in *Caenorhabditis elegans*[J]. Aging cell, 2010, 9(3): 433-447.

[115] TAM Z Y, GRUBER J, NG L F, et al. Effects of lithium on age-related decline in mitochondrial turnover and function in *Caenorhabditis elegans*[J]. J Gerontol A Biol Sci Med Sci, 2014, 69(7): 810-820.

[116] FORIEL S, WILLEMS P, SMEITINK J, et al. Mitochondrial diseases: *Drosophila melanogaster* as a model to evaluate potential therapeutics[J]. Int J Biochem Cell Biol, 2015, 63: 60-65.

[117] FARRAR G J, CHADDERTON N, KENNA P F, et al. Mitochondrial disorders: aetiologies, models systems, and candidate therapies[J]. Trends in genetics, 2013, 29(8): 488-497.

[118] PARK J, LEE S B, LEE S, et al. Mitochondrial dysfunction in Drosophila PINK1 mutants is complemented by parkin[J]. Nature, 2006, 441(7097): 1157-1161.

第 3 章
常见的线粒体遗传病

线粒体病(mitochondriopathy)是指因遗传缺损引起线粒体代谢酶的缺陷，导致ATP合成障碍、能量来源不足的一组多系统疾病，也被称为线粒体细胞病(mitochondrial cytopathy)。线粒体 DNA(mitochondrial DNA，mtDNA)是双链闭合的环状分子，外环为重链(H链)，内环为轻链(L链)，其长度约为 16569 bp。表 3.1 列举了线粒体基因组部分基因的位置信息。

表 3.1 线粒体基因组部分基因的位置信息

基因	起始位置	终止位置	基因	起始位置	终止位置
TRNL1	3230	3304	TRNK	8295	8364
ND1	3307	4262	ATP8	8366	8572
TRNI	4258	4326	ATP6	8527	9207
TRNQ	4324	4395	COX3	9207	9990
TRNM	4402	4469	TRNG	9991	10058
ND2	4470	5511	ND3	10059	10404
TRNW	5512	5579	TRNR	10405	10469
TRNA	5587	5655	ND4	10470	10766
TRNN	5657	5729	ND4L	10760	12137
TRNC	5761	5826	TRNH	12138	12206
TRNY	5826	5891	TRNS2	12207	12265
COX1	5904	7445	TRNL2	12266	12336
TRNS1	7446	7514	ND5	12337	14148
TRND	7513	7580	ND6	14149	14673
COX2	7586	8269			

线粒体是细胞所需的 ATP 生成的重要细胞器，对于能量要求很高的细胞尤为重要，比如负责信号传输的神经元和负责心脏持续机械工作的心肌细胞[1]，而线粒体疾病主要由 mtDNA 的突变造成，主要为点突变、缺失、重复及丢失等。迄今为止，研究人员共发现了 50 余种病理性 mtDNA 点突变及数百种重排方式，且研究人员发现，对不同临床表现的患者进行检测，其体内可能存在同一种 mtDNA 突变。线粒体病的病变若是以侵犯骨骼肌为主，则将其称为线粒体肌病；若线粒体病

变除侵犯骨骼肌外，还侵犯了中枢神经系统，则将其称为线粒体脑肌病；若病变以侵犯中枢神经系统为主，则称为线粒体脑病。

本章将介绍一些典型的线粒体遗传疾病，主要涉及线粒体突变及缺失。表 3.2 列举了常见的线粒体遗传病的主要突变位点。

表 3.2 常见的线粒体遗传病

疾病	主要临床表现	主要突变位点
Leigh 综合征	呼吸困难，不能吞咽，全身无力	m.3243A>G m.14487T>C
Kearns-Sayre 综合征	智力落后，身材矮小，甲状腺功能低下	m.3243A>G m.8363G>A
莱伯遗传性视神经病变	视力急剧下降，膀胱无力	m.3460G>A m.14484T>C
MELAS 综合征	偏头痛，共济失调，痴呆	m.5541C>T m.14453G>A
CPEO 综合征	眼睑下垂，眼球运动障碍，四肢肌无力	m.1658T>C m.10006A>G
NARP 综合征	手脚疼痛，共济失调	m.8839G>C m.8993T>G
MERRF 综合征	癫痫发作，运动功能异常	m.3243A>G m.8344A>G
耳聋	听觉过敏，幻听	m.1095T>C m.1494C>T
MIEH 综合征	头晕，肢体麻木，心悸	m.1005T>C m.4295A>G

3.1 Leigh 综合征

Leigh 综合征（Leigh syndrome，LS）是一种由线粒体氧化磷酸化缺陷导致的多基因遗传的神经退行性疾病，又被称为亚急性坏死性脑脊髓病（subacute necrotizing encephalopathy，SNE），1951 年由 D.Leigh 首次报道，所以将其命名为 Leigh 综合征。它是婴幼儿时期最常见的一种线粒体疾病，也会在老年时期发病，患者通常死于呼吸衰竭，其主要特征是延迟生长、肌病、呼吸困难、乳酸酸中毒和进行性脑疾病[2]。Leigh 综合征由脑干、基底神经节、小脑和脑的其他区域双侧的病变引起，这些部位的损害引起患者出现 Leigh 综合征的主要症状，即人们失去了对这些区域功能的控制[3]。

与 Leigh 综合征相关的大多数基因都会参与线粒体能量生产的过程，线粒体利用氧气将食物中的能量经过复杂的化学反应转化成一些产物,这些产物可被细胞氧化磷酸化使用,我们称之为线粒体呼吸链(图3.1)。其中,包含5种蛋白质复合物,它们均由几种蛋白质组成并参与此过程的发生,分别为复合物Ⅰ、复合物Ⅱ、复合物Ⅲ、复合物Ⅳ和复合物Ⅴ。线粒体呼吸链中的5种复合物、丙酮酸脱氢酶复合物的缺陷,或是线粒体中的tRNA发生了突变等,均可引起Leigh综合征的发生[4]。目前已知的Leigh综合征的发病原因大多数是由线粒体的突变引起的。对于Leigh综合征这种复杂的病症,其确切的致病机制尚不完全清楚。

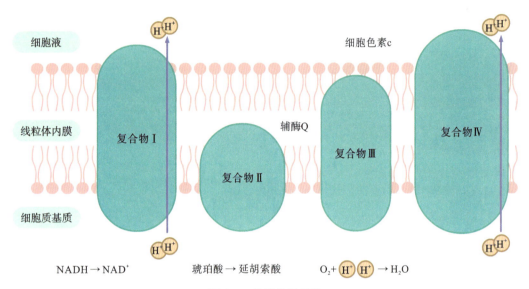

图3.1　线粒体呼吸链

Leigh综合征是以中枢神经系统坏死病变为特征的在儿童中最常见的线粒体疾病,Y. Zhang等人[5]1992年至2005年共收集了124例相关的病例,其中77例(62.1%)符合Leigh综合征的典型标准,包括对称双侧基底神经节、丘脑和脑干信号异常等;其他病例(37.9%)属于具有非典型临床或放射学表现的Leigh样综合征。32例患者(25.8%)被证实携带突变基因,其中有6例已被证明患者的mtDNA具有点突变。研究人员检测到两个独立的患者在m.8344A>G和m.3243A>G上均有突变。而在2名患者的体内均发现了m.8993T>C突变。有25例患者被鉴定出与细胞色素c氧化酶缺乏相关的SURF1突变,有22例患者发现了m.604G>C突变,有1名患者出现了丙酮酸脱氢酶E1α亚基基因m.214 C>T突变。

M. Henriques等[6]研究人员报道了一位确诊为Leigh综合征的女性,她是一对葡萄牙夫妇的第三个孩子,出生时无任何异常的情况。在出生一个半月后,患儿发生肺炎克雷伯杆菌败血症,伴随的病症有乳酸酸中毒和中度高氨血症。经过短暂的无症状期,患者被诊断为进行性神经系统疾病,并伴随持续性高反应性肝病,最终确诊为Leigh综合征。检查到体内的线粒体呼吸链复合物Ⅴ在肝脏中渐渐减少,在肝、肌肉和血液中鉴定出mtDNA m.8993T>G突变(82%~87%异质性)。患儿在6个月大的时候死亡。

M. Tarnopolsky 等人[7]描述了与 Leigh 综合征和其他神经性疾病相关的线粒体 *ND6* 基因中的突变。Y. Monden 等人[8]研究了一名确诊为 MERRF 综合征的男性患者,他从 2 岁开始就出现静息性癫痫发作的病症,后来发展为共济失调和肌阵挛,在淋巴细胞中检测到 mtDNA 几乎同质的 m.8344A>G 突变,6 岁时感染肺炎,并逐渐发展为迟发性 Leigh 综合征,然后又出现延髓性麻痹和深昏迷。综合 M. Tarnopolsky 研究中三例类似的案例指出:其中两个案例在肌肉组织中携带几乎均质的 m.8344A>G 突变。这些结果表明,几乎同质的 m.8344A>G 突变在早期阶段表现为 MERRF 综合征的临床表型,而到了晚期则会发展为 Leigh 综合征。

D. Ronchi 等人[9]对一名确诊为 Leigh 综合征的女性进行了研究,研究人员根据该女性的肌肉活检分析,发现了同质的 m.9176T>C 突变,证明 m.9176T>C 是 Leigh 综合征的致病原因之一。Leigh 综合征是由呼吸链衰竭引起的不可治愈的疾病,几乎是致命的儿科疾病。导致 Leigh 综合征最常见的 mtDNA 突变有很多,例如 m.8993T>C 和 m.9176T>C。

M. Chol 等人[10]研究了Ⅲ型 mtDNA 基因在三名儿童中的关系,三名儿童均缺乏复合物Ⅰ,在所有检测的组织中发现了不规则的异质性,在肌肉中观察到高比例的突变体 mtDNA,最终发现 m.13513G>A 的线粒体突变。

J. D. Tsai 等人[11]对一名 2 岁的小女孩进行了详细的研究。该女孩表现为急性发作意识水平的变化,脑磁共振图像显示双侧基底神经节和小脑齿状核的信号强度存在异常。在这种情况下,研究人员进行了生物化学的研究,提取患儿的血清进行遗传学的研究,最终确诊为 Leigh 综合征,在线粒体 *ATPase6* 基因的 m.8597T>C 位置发现一处突变。

K. Q. Ji 等[12]研究人员研究了确诊为 Leigh 综合征的一名 3 岁男孩,其在 NADH 脱氢酶基因 *MT-ND4* 的第四个亚基中携带线粒体 m.11778G>A 突变,并且研究人员在患者体内除了检测到 m.11778G>A 突变外,还检测到一种新型 C15620A 变体,这种变体会导致线粒体细胞色素 b 中的亮氨酸变成异亮氨酸。由于 m.11778G>A 突变是与莱伯遗传性视神经病变相关的最常见突变,鉴于异常表型,假定 C15620A 突变影响 m.11778G>A 突变的致病性。

D. K. Miller 等人[13]对一名确诊为 Leigh 综合征的 5 岁的女孩进行了研究,对其家族病史进行了解并进行 SNP 阵列和整体外显子测序后使用 PCR 扩增子进行随后的多组织靶向深度的线粒体测序,在核编码的基因中没有发现推定的因果突变,而在线粒体基因组中发现了 *MT-ND3* 突变(m.10134C>A,p.Q26K)(LS),研究表明,该突变在母亲血液中具有 1% 异质性,患者的血液、成纤维细胞、肝脏和肌肉均为同质异体,酶学测定显示复合物Ⅰ活性降低。

M. H. Martikainen 等人[14]对一名确诊为 Leigh 综合征的 16 岁男孩进行了研究。该患者患有发育迟缓、帕金森综合征和性腺功能减退症等病症,研究人员对患者的血液测定全 mtDNA 显示 *MT-TI* 基因中存在着 m.4296G>A 突变,研究表明,该突变是异质性的,具有突变基因组的 95% 的比例,而在患者母亲的血液中突变比例为58%，其母亲完全健康。研究结果表明：线粒体突变 m.4296G>A 在人类是具有致病性的。

E. Leshinsky-Silver 等人[15]对一位患者进行了研究，其胎儿脑的超声显示脑室周围具有假性囊肿，研究人员猜测可能会导致线粒体疾病，其后与 Leigh 综合征进行了对比，肌肉活检显示复合物Ⅰ和丙酮酸脱氢酶的活性部分降低，对丙酮酸脱氢酶进行基因测序，并没有发现任何突变。而 mtDNA 的测序揭示了 ND3 基因中的新型异质性 m.10254G>A（D66N）突变，该突变导致在 ND3 亚基的高度保守结构域中天冬氨酸被天冬酰胺取代，而在母亲的血液或尿液沉积物中未检测出该突变。

F. Degoul 等人[16]研究了一名 2 岁的女孩，研究人员提取其肌肉的 mtDNA 进行检测，发现了 m.8993T>G 突变，而后发现患者的肌肉细胞发育迟缓、脑脊液中乳酸浓度增高、脑视觉功能异常、无视网膜病变，最终呈现出非典型的 Leigh 综合征。在患儿母亲的血液和皮肤成纤维细胞中发现 m.8993T>G 突变，而在患者未受影响的姐妹的血液中并未发现 m.8993T>G 突变，这种"零星"的病例可能是由于在胚胎早期卵母细胞中 mtDNA 分子的突变引起的。

越来越多的报道描述了 mtDNA 编码区的突变，特别是 mtDNA 编码的呼吸链复合物Ⅰ的烟酰胺腺嘌呤二核苷酸脱氢酶亚基的基因。E. Leshinsky-Silver 等人[17]对一名 24 岁已经确诊为 Leigh 综合征的男性青年进行研究，他的症状为视力萎缩、共济失调、肌张力障碍和癫痫症状。研究人员在实验中确定了导致线粒体疾病的 m.14487T>C 突变，该突变在肌肉和血液样品中具有异质性，且具有不同的突变负载，但在该患者母亲的尿液和血液样品中并未发现 m.14487T>C 突变。

线粒体呼吸链复合物Ⅰ酶缺乏是最常见的线粒体呼吸链障碍，Y. Y. Ma 等人[18]通过线粒体呼吸链酶分析和外周血白细胞 DNA 分析方法诊断出 4 例由于Ⅰ型缺陷引起的 Leigh 综合征，在当时尽管国外有筛查和诊断的方法，但在国内尚未建立起临床可行的诊断方法。患者的表型为进行性神经肌肉病变症状，包括运动发育迟缓或消退、肌无力和癫痫发作，研究人员在 4 例患者中的 3 例确定了 3 个 mtDNA 突变：ND6 基因 m.10191T>C、ND5 基因 m.13513G>A 和 ND6 基因 m.14453G>A 突变。

S. B. Wang 等人[19]对一名 18 岁的女孩进行了研究。该患者在 11 个月大的时候被诊断患有 WPW 综合征和肥大性心肌病，而后发展为心肌扩张，在对该患者进行研究时发现其线粒体存在 m.13513G>A 突变。

Y. Leng 等[20]研究人员对一名 14 岁的患者进行了研究，他有一位健康的母亲，他是母亲的第二个孩子，某天，他的左耳突然耳鸣，并伴有头痛的症状，随后他的听力严重退化，发病 1 周后发生了几次癫痫。研究者从患者体内提取出总 DNA，对肌肉进行了全长 mtDNA 基因组的测序分析，首先排除了 m.3243A>G、m.8344A>G、m.8993T>G 和大多数常见的 mtDNA 突变，将线粒体基因测序数据与人类线粒体基因组数据库 MITOMAP 和 mtDB 数据库进行比较，通过 PCR-RFLP 分析组织中的 DNA 样品，以定量 m.10197G>A 的突变率。PCR 测得的已知序列：5′- TCTAT-

TGATGAGGGTCTTACT - 3′（轻链 9973—9993）和 5′- GGTGTTGAGGGTTAT-GAGAGT - 3′（重链 10622—10602），所得到的 PCR 产物用 Cac8I 限制性内切酶进行切割，野生型的 DNA 片段会被切割成长度为 227 bp 和 423 bp 的两个片段，而 m.10197G>A 的突变则不能用 Cac8I 限制性内切酶来切割。研究者使用总 mtDNA 的测序数据鉴定发现患者存在 m.10197G>A 突变。

Leigh 综合征多发生于幼龄阶段，但是研究者们在成年人中也发现了这种疾病。目前已知 Leigh 综合征的成年患者中 mtDNA 的突变有 4 种，分别为 m.8344A>G[21]、m.8993T>G[22]、m.1644G>T[23] 和 m.9176T>C[9]。

在 J. Y. Han 等人[24]的研究中发现了世界上第一例患有 Leigh 综合征的成年患者，该患者为一名 38 岁的女子，这是一例较为罕见的成人的 Leigh 综合征。该患者在 28 岁时患有双侧视神经病变，并且她的三位兄弟姐妹、母亲以及叔叔均有严重的视力丧失的病症。随着患者身体的逐渐虚弱，她的记忆力逐渐降低，注意力、方向感等人体基本的功能也在下降，在入院接受治疗 4 个月后，患者血浆胰岛素水平逐渐升高，并患上了糖尿病，表现出发育迟缓等。研究人员对患者及其表型正常的家庭成员进行了 m.8344A>G 和 m.8993T>G 这两种遗传突变因素的检测，受检者的 mtDNA 中所发现的突变均为 m.8344A>G。而患者的姐姐在 27 岁时患有双侧视神经病变，36 岁时由于月经过多而切除了子宫，40 岁时出现肢体虚弱以及发音障碍，而在 42 岁的时候确诊为 Leigh 综合征。

T. Nagashima 等[22]研究者对一名 43 岁的有 6 年糖尿病病史的女性进行了研究。患者 37 岁时在一次感冒后出现了非常严重的口渴，并伴随着体重的严重下降，之后的症状也愈发严重，开始呼吸异常，逐渐失明、失聪，随后出现惊厥性癫痫发作，到最后出现心力衰竭、昏迷及呼吸停止，最终于 1996 年 3 月病逝。患者死亡 3.5 小时后研究人员对其进行了尸检，用福尔马林固定器官，从肝脏、肌肉、脑（额叶）、心脏、肾脏和胰腺等器官中提取 DNA，在 8838—9017 区域进行 PCR 引物扩增得到 mtDNA 的两个序列：5′- GGCCATCCCCTTATGAGCGG - 3′（8838—8857）和 3′- CATGCGGATTGGCG(GA)TTGTA - 5′（8998—9017）。由于 8993 突变产生了 HpaII 识别位点，因此可将含有 T→G 突变（CCTG→CCGG）的 180 个碱基对的 PCR 产物切割为 157 bp 和 23 bp 的两个片段，为了确定 8993 的突变为 T→G 还是 T→C，研究人员使用两种限制酶 SmaI（CCC > GGG）和 EclX1（C >GGCG）进行限制性片段长度多态性（RFLP）分析，而结果只有 SmaI 限制性内切酶可以切掉其 PCR 产物，这就表明了患者的 mtDNA 存在 m.8993T>G 突变。

D. Ronchi 等[9]研究者在 mt-ATP6 基因的 8993 和 9176 位置处发现了最常见的致病性 mtDNA 缺陷。研究者对一名 26 岁的女性患者进行研究，该女子在 22 岁前并无异常表象，直至被诊断出视物模糊后入院治疗，而后则出现共济失调、心动过速和呼吸困难等，逐渐出现癫痫等病症。研究者调查了其家族病史，患者的弟弟 7 岁时死于 Leigh 综合征，其母亲患有轻度智力障碍。研究者分析了患者来源于肌肉组织的 mtDNA 的序列，并在 9176 处发现了 T>C 的突变，而 m.9176T>C 突变会导致线粒体 ATP 合酶（复合物Ⅴ）的 270 位置处的亮氨酸变为脯氨酸。此外，研究者还发现了具有 m.9176T>C 突变的患者通常会患有严重的 LS-Leigh 样综合征（Leigh-like syndrome，LLS），而 m.9176T>C 的突变导致的疾病会引起多种神经系统症状的发生，且所有检测组织均具有高突变率，存在 m.9176T>C 突变的人所患的疾病为 LS、LLS 以及 LS-NARP 等，其突变率较高，都在 95% 以上[9]。

R. M. Chalmers 等人[23]发现了一个家族，在这个家族中，mtDNA 中缬氨酸 tRNA 发生了突变，导致姐弟二人发展为成年型 Leigh 综合征。姐姐从 25 岁开始认知退化，39 岁以后逐渐失聪，并伴随共济失调的发生，于 43 岁病逝；弟弟 20 岁时身上出现红斑疹，伴随着一定的不适，并患有癫痫，34 岁以后，整个人发生了一种混沌性变化，而后出现了四肢肌张力障碍等病症及认知障碍，最后患上非胰岛素依赖型糖尿病，38 岁时病逝。研究者抽取了弟弟体内的 mtDNA 并进行测序，结果表明其基因序列存在一处变化，通过对比对照组 111 名成员以及 31 名确诊为 Leigh 综合征患者的基因序列后发现，患者（弟弟）发生了 m.1644G>T 的突变，而在正常人体内的 mtDNA 中未发现这种突变的存在，mtDNA 中 ATP 酶基因的序列显示 8593 存在单一的突变。这种腺嘌呤—鸟嘌呤的转换导致 ATPase 6 氨基酸序列中异亮氨酸—缬氨酸的变化，但是这种突变并不致病。

由于线粒体呼吸链能量代谢产生障碍，ATP 生成逐渐减少，会导致严重的神经肌肉损伤。其病理特征是发生丘脑、基底神经节、脊髓和脑干的对称性病变[25]，其主要遗传方式呈常染色体隐性遗传、母系遗传或 X-连锁遗传，具有临床表型和遗传异质性，故易造成漏诊或误诊。

除了上述的病症之外，Leigh 综合征患者的呼吸问题也有可能会在患者患病期间恶化，严重的可能会引起急性呼吸衰竭甚至窒息、休克，此外还会出现一些与眼睛相关的疾病，其中大部分都是与眼睛的神经、肌肉相关，如眼肌麻痹的表现（眼球运动障碍、上睑下垂）、眼球震颤、视神经萎缩。患者的体内存在的一些阴、阳离子也会有所变化。Leigh 综合征患者体内的乳酸盐等物质可能会渐渐积累，检测患者的血液、尿液或脑脊液的成分，经常会有含量超标的盐类物质。Leigh 综合征患者还会表现出许多不同的病症，如癫痫、头痛、窒息、休克、昏迷、脑脓肿等，其发病期从 1 周到 36 年不等，发病年龄从新生儿到 58 岁不等[22]。

K. Hadzsiev 等人[26]研究了一名男婴，其在出生后第 5 天出现了肌阵挛的症状，而在患儿 7 个月大的时候表现为肢体抽搐并伴有微弱的脑麻痹症，10 个月大时，MRI 证实了患儿的整个中脑和延髓的信号强度增加，而灰质质子光谱显示脑中的乳酸增加，在患儿 17 个月大的时候由于循环、呼吸衰竭死亡。研究人员对其尸体进行了解剖分析，确认患儿患有 Leigh 综合征，使用从骨骼肌和肝脏分离的 DNA，在 NADH 脱氢酶（MTND4）编码基因的第四个亚基中检测到异质（>50%）线粒体突变 m.11777C>A，这导致氨基酸中 Arg→Ser 的替代。

C. J. Wilson 等人[27]对 59 名确诊为 Leigh 综合征的患者进行了调查研究，发现腺苷三磷酸酶 6 基因中的 mtDNA 的 m.9176T>C 突变是 Leigh 综合征的主要病因，通过常规的聚合酶链反应方法筛选了 59 例 Leigh 综合征患者的白细胞 DNA 进行 m.9176T>C 突变验证,发现在两个相互独立的患者血液中这种突变是同质的。两名患者具有相似的临床和生化特征。他们分别在患病后的 3 年和 5 年时出现突发性的共济失调和言语不足,磁共振成像变化与 Leigh 综合征一致,脑脊液中乳酸水平升高,其中一名患者的母亲在 29 岁时出现共济失调、头痛和视物模糊等表现。

C.D.Wray 等人[28]研究了一名确诊为 Leigh 综合征的婴儿,该患儿伴有婴儿痉挛症。在对该婴儿进行研究时发现:MT-ND1 m.3928G>C p.V208L 中的一个新突变影响了临界结构域中的保守氨基酸,但在其未受影响的母亲体内并未检测出突变的 DNA 分子。

3.2 Kearns-Sayre 综合征

线粒体脑肌病的病因主要是由于 mtDNA 发生突变,如基因点突变、缺失和重复,致使能量不足,不能维持脑细胞的正常生理功能,产生氧化应激,诱导细胞凋亡而导致线粒体病。

Kearns-Sayre 综合征(Kearns-Sayre syndrome,KSS)是一种常见的线粒体疾病,首先是由 Kearns 和 Sayre 两人于 1958 年进行研究并报道,其主要的成因是由线粒体功能缺陷而导致的以神经系统和肌肉系统受损为主要特征的多系统疾病,它的主要表现为视网膜色素变性、眼外肌麻痹以及心脏传导阻滞,并有一定概率会伴有智能低下、感音性耳聋、脑脊液蛋白增加、小脑性共济失调等中枢神经系统损害的表现。Kearns-Sayre 综合征也被称为脑血管肉瘤病或具有破裂红色纤维的神经肌肉疾病,其主要发病年龄在 20 周岁以前,确诊的 Kearns-Sayre 综合征患者大多数在 30 岁前死亡。综合大多数病例后研究人员发现,mtDNA 的自发性重排是导致 Kearns-Sayre 综合征发病的基础,突变的 mtDNA 和正常 mtDNA 的比例与临床中 Kearns-Sayre 综合征的严重程度相关[29]。

C.Comte 等[30]研究者研究了一位患者,他在 9 岁时首次出现进行性左上睑下垂、眼外肌麻痹、轻度耳聋和行走困难。在 15 岁时被确诊患有 Kearns-Sayre 综合征,住院时进行身体检查,发现患者有轻度的共济失调、肌肉无力与肌萎缩等。对患者的 mtDNA 进行 Southern blot 杂交分析,从 8363 位核苷酸直到 15438 位核苷酸有 7075 个碱基对缺失,这些部位包括 9 个基因(分别是 MT-ATP8 基因、MT-ATP6 基因、MT-CO3 基因、MT-ND3 基因、MT-ND4L 基因、MT-ND4 基因、MT-ND5 基因、MT-ND6 基因和部分 MTCYB 基因)和 6 个 tRNA 基因(分别是 MT-TG 基因、MT-TR 基因、MT-TH 基因、MT-TS2 基因、MT-TL2 基因和 MT-TE 基因)。将其皮肤的成纤维细胞进行皮肤活检,在第一次传代后骨肉瘤细胞系中,通过极限稀释克隆[31]的方法得到克隆并筛选,在 80 个克隆中,仅有两个细胞具有 mtDNA 缺失,其中一个缺失 mtDNA 的细胞含有 65% 的 mtDNA 分子,其缺失的核苷酸序列为 8363—15438,mtDNA 中序列的缺失使其在缺失边界的融合中产生新的序列，称之为 KSS-DNA，可以作为抗基因组 RNA 的靶标。

M. Obara-Moszynska 等[29]研究者对一名 18 岁患有 Kearns-Sayre 综合征的男性患者进行了研究。他在 2 岁时出现慢性进行性眼外肌麻痹，从左眼睑的单侧下垂开始逐渐蔓延到 11 岁时的双眼睑下垂，同时还有色素性视网膜病变、心脏传导缺陷和心肌病等病症，他在患 Kearns-Sayre 综合征的早期接受了治疗。家族史未知。研究人员对该患者的 mtDNA 进行 PCR 测序，发现 mtDNA 分子缺失了从 6340 到 14003 之间的序列。这种大量碱基的缺失会影响编码线粒体电子传递链中的关键蛋白质的基因，如细胞色素 c 氧化酶和 NADH 脱氢酶等，这种碱基的大量重排会对线粒体的功能产生巨大的影响。

V. Emmanuele 等[32]研究者报告了一名 48 岁患有 Kearns-Sayre 综合征的男子。该男子在 20 周岁之前曾发过病，32 岁时他的听力下降，逐渐出现抑郁症、失去平衡和步态不稳定等状态并一直持续了 5 年之久，在他 43 岁的时候，这些病情进一步加重，脑磁共振成像显示脑萎缩，到了 45 岁，病情恶化并且发展为肌阵挛性癫痫，48 岁时他又患上新的疾病，包括视盘正常的非典型色素性视网膜病变、右眼弱视和外斜视异常眼动、左眼外视、眼内收缩轻度双侧限制等。查看患者的家族病史，其母亲在 70 多岁的时候确诊患有肌阵挛性癫痫。研究者首先从患者的肌肉中提取 DNA，并进行 PCR，获得 205 个碱基序列，用 Tsp509I 酶进行切割形成 173 bp 和 32 bp 两个片段，对片段进行常见的 MERRF mtDNA 突变测试，包括 m.3243A>G、m.8344A>G、m.8356T>C、m.8363G>A 以及 m.8296A>G，测试后均无效，最后对 mtDNA 中 tRNA 基因进行直接测序，确定了该 mtDNA 分子中 $tRNA^{Leu(UUR)}$ 基因的 3291 处发生了 T→C 转换，PCR PFLP 显示肌肉中存在 92% 的突变基因。

m.3291T>C 的突变会影响高度进化保守的核苷酸序列。在 2004 年，有研究人员证明 m.3291T>C 的突变会导致线粒体 $tRNA^{Leu(UUR)}$ 的氨基酰化，且由于突变 tRNA 结构的不稳定性，也可能抑制野生型 tRNA 的氨基酰化[33]。总之，tRNA 突变影响呼吸链活性的机制以及与临床表型相关的机制在目前的研究中大多数还是未知的，而在与 mtDNA 相关的疾病中，相同的遗传疾病的异常突变可能与广泛的表型相关，并且观察到 $tRNA^{Leu(UUR)}$ 在 mtDNA 中是非常重要的。

L. J. Wong[34]采用了 1995 年至 1997 年洛杉矶儿童医院进行 mtDNA 分析的所有患者样本，共有 1300 个相互独立的个体；以及 1998 年至 2000 年乔治城大学医疗中心进行 mtDNA 分析的所有患者样本，共有 1100 个相互独立的个体。研究者对患者的样本进行 mtDNA 的分子诊断，其主要包括 11 个常见点突变：m.3243A>G、m.3271T>C、m.8344A>G、m.8356T>C、m.8993T>G、m.8993T>C、m.8363G>A、m.11778G>A、m.3460G>A、m.14484T>C、m.14459G>A，进行了 mtDNA 缺失和重排的 Southern 分析的多重 PCR>ASO 分析[35]。通过 Southern 分析后检测到 16 名患者有 mtDNA 的缺失，通过 PCR 和 BigDye DNA 的测序进一步表征，以确定缺失的确切位置和大小。大约三分之一的 Kearns-Sayre 综合征患者具有常见的 5 kb 的碱基缺失，大约位置在 np8469—np13447[36-37]。研究结果表明，在 16 例患者中，有 9 例患者被确诊为 Kearns-Sayre 综合征，该组患者的平均年龄为 37 岁，其中 8 例患者均具有常见的 5 kb 的碱基缺失，其 mtDNA 缺失的分子遗传表征和突变体 mtDNA 的比例为 89%，在患者的肌肉中发现了缺失的突变体 mtDNA 分子。研究人员获取了两名患者的血液 mtDNA，分子分析显示，在患者的血液样本中未发现缺失的 mtDNA 分子，这一结果与之前的报道相一致，通常在 Kearns-Sayre 综合征患者的白细胞中基本不会检测到 mtDNA 的缺失[38]。研究人员还检测了 7 例患者，在其婴儿期或幼儿期则患有多系统并发症，平均年龄为 3.6 岁，他们具有不同的临床表现，包括内分泌病、胃肠病、非典型性 Pearson 综合征、有机酸性病变和肾功能障碍等。这些年轻的 Kearns-Sayre 综合征患者中只有一名患者具有 5 kb 的碱基缺失。与 Kearns-Sayre 综合征不同，缺失的突变 mtDNA 存在于各种组织中，也同样包括血液。在没有母体作为载体的情况下偶尔发生 mtDNA 的缺失，研究者发现了一例无症状的患者，他的母亲与其受影响的孩子拥有相同片段的 mtDNA 的缺失[39]，因此，如果女性 Kearns-Sayre 综合征患者生存至成年，则有可能将缺失的 mtDNA 分子传递给她的子女。相比之下，有学者分析了 21 例多系统疾病患者的血液样本，在患者的血液中均未发现突变的 mtDNA 分子，且所有患者均表现为 10 岁以前的所患有的疾病症状（$P \leqslant 0.0001$）。数据表明，具有普通的 5 kb 缺失的 mtDNA 分子会优先在血液中降解，也可能在肌肉和神经以外的组织中进行降解。具有独特性能的 5 kb 缺失的 mtDNA 分子则在每个组织中尽可能地被保留下来，这可能是由于缺失碱基的分子特征和组织特异性选择和阈值的原因。图 3.2 列举了碱基插入、碱基缺失及碱基置换的示例。

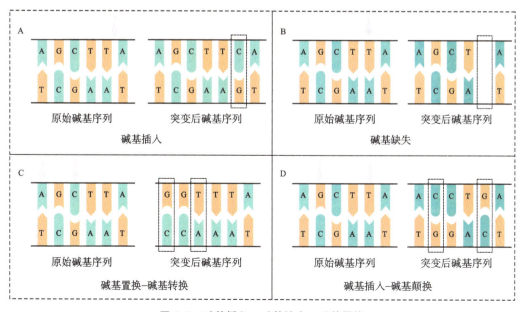

图 3.2 碱基插入、碱基缺失、碱基置换

S. Norby 等[40]研究者报道了一名女性 KSS 患者，她出生时正常，在婴儿期曾发生过严重的骨髓抑郁危象，从 3 岁开始对光线越来越敏感，在 13 岁时行视网膜电图检查显示异常，15 岁时被确诊为进行性眼外肌麻痹、双侧眼睑下垂和视网膜视细胞功能障碍、非典型视网膜色素沉着、小脑共济失调、心脏传导阻滞，16 岁时被确诊患有胰岛素依赖型糖尿病和糖尿病并发症。研究人员提取了患者的 DNA 进行研究，分析显示在 35%～40% 的肌肉 mtDNA 中约 5500 个碱基对缺失。

K. Ohno 等人[41]研究了一名 35 岁的女性 Kearns-Sayre 综合征患者，她患有进行性眼睑下垂、线粒体肌病和色素性视网膜病变，还具有自身免疫性多腺综合征（艾迪生病、自身免疫性胰岛素依赖性糖尿病、桥本氏甲状腺炎和原发性卵巢功能衰竭），调查其家族疾病史，并未发现有家人患有此类疾病。研究人员分析了其肌肉 mtDNA，揭示了 Kearns-Sayre 综合征中另一种类型 2532 bp 缺失，以及这种缺失在线粒体肌病、脑病中观察到 $tRNA^{Leu(UUR)}$ 基因中的异质性 m.3243A>G 突变现象。研究发现，患者的血液和其母亲的血液中均含有 m.3243A>G 突变，而并不是基因缺失，但分析患者外婆的血液中并没有突变。在肌肉中，携带缺失的 mtDNA 的种类与携带 m.3243A>G 突变的物质具有较高的相关性，表明该点的突变容易发生大规模的缺失。具有两个突变的 mtDNA 物种占总肌肉 mtDNA 的 88%。S. Bosbach 等人[42]研究了 22 例确诊的 Kearns-Sayre 综合征患者，对其进行 mtDNA 的分子遗传学分析显示：2 例患者出现 $tRNA^{Leu}$ m.3243A>G 点突变，15 例患者出现单次大规模的碱基缺失，存在 5 例无法检测到经常遇到的 mtDNA 突变。Z. X. Wang 等人[43]的研究中也同样证实了 mtDNA 的 m.3243A>G 突变。

H. J. Simonsz 等人[44]对一名 7 岁的男孩进行了研究。这名男孩患有双侧眼睑下垂和色素性非典型性视网膜炎，在 2 岁以前，他患有难治性贫血症，伴有中性粒细胞减少症和血小板减少的症状，随后患儿出现乳酸酸中毒、肌张力减低、共济失调和脊髓液中蛋白质增加、胰腺功能障碍和生长迟缓等。综合分析患儿的血液，研究其 mtDNA，发现患儿体内 mtDNA 中缺失了 5 kb，这也是 Kearns-Sayre 综合征中常见的碱基缺失，似乎在皮尔森综合征的初期阶段生存的儿童可能会发展为 Kearns-Sayre 综合征。

S. Seneca 等人[45]对一名 34 岁的患者进行了研究。患者患有进行性视觉障碍、神经功能障碍听力损失、运动不耐受、肌肉无力、下肢感觉异常和吞咽困难等十余年之久，临床检查发现其全身肌肉消瘦、眼睑下垂、眼外肌麻痹和共济失调，眼科检查显示患者角膜和视网膜出现异常。研究人员对患者的骨骼肌样本进行呼吸链复合物的形态和生物化学研究，行 PCR 后筛选了 22 个 $mt-tRNA$ 基因中的突变进行单链构象多态性(single strand conformation polymorphism，SSCP)分析和直接测序，通过分光光度分析检测到复合物Ⅰ的催化活性显著降低，并且在检查中观察到许多细胞色素 c 氧化酶阴性锯齿红色纤维。在患者的 $tRNA^{Leu}$ 基因中发现 m.3249G>A 突变。研究发现，该突变体 mtDNA 占骨骼肌总数的 85%，但在白细胞中仅占 45%。

M. W. Becher 等人[46]的研究表明，Kearns-Sayre 综合征和 Pearson 骨髓-胰腺

综合征是由相同的分子缺陷引起的罕见疾病，主要由 mtDNA 中的几种缺失突变之一导致。Kearns-Sayre 综合征是具有眼肌麻痹、视网膜变性、共济失调和内分泌异常的脑病。Pearson 骨髓-胰腺综合征是一种以难治性贫血、骨髓细胞空泡化和外分泌胰腺功能障碍为特征的儿童疾病。具有轻度表型或通过骨髓衰竭支持的 Pearson 骨髓-胰腺综合征的儿童通常会发展为 Kearns-Sayre 综合征的脑性病变特征。在研究中发现，mtDNA 上 2905 个碱基对的缺失会导致 Kearns-Sayre 综合征的发生。I. Nelson 等[47]研究人员利用 Southern 印迹分析与基因测序等方法鉴别了不同组织中 mtDNA 中 7767 个碱基对异质性的缺失。

A. Ramirez-Miranda 等人[48]研究了一名 15 岁的女性患者。患者在 13 岁时由于眼睑下垂和双侧眼球活动受限入院接受治疗，患者无糖尿病、高血压或创伤史，但有妇科病史，被确认患有 Kearns-Sayre 综合征。经过 mtDNA 的分析，确诊患者为 Kearns-Sayre 综合征中常见的 mtDNA 中 4997 bp 的碱基缺失。

为了建立 Kearns-Sayre 综合征的无创遗传诊断方法，Y. Ota 等[49]研究人员使用聚合酶链反应（PCR）技术检测血小板中 mtDNA 的缺失，并使用荧光直接对缺失的 mtDNA 的交叉区域进行测序。在该项研究的 4 例患者中，从 3 例患者的血小板中鉴定出 mtDNA 缺失。该研究通过嵌套引物 PCR 的方法确定了缺失碱基的大小和位置。第一例患者样本，在位于 *CO1* 基因和 *ND6* 基因之间的 8400 个碱基对的缺失区段的边界处发现鸟嘌呤（G）；第二例患者样本，在位于 *CO1* 基因和 *ND5* 基因之间的 7221 bp 的缺失区段的边界处发现了 5′-ACCTCCCTC-3′ 9 bp 重复序列；第三例患者样本，在 *ATPase6* 基因和 *ND5* 基因之间跨越 4664 bp 的缺失区段的边界发现了 5′-TCGCTGTC-3′ 8 bp 重复序列。

B. A. Barshop 等人[50]对一名患者进行了研究。患者在 2 岁以前患有 2-氧代己二酸尿症和 2-氨基己二酸尿症的症状，同时有典型的有机酸血症、酮症酸中毒和酸中毒的症状，9 岁时被确诊患有 Kearns-Sayre 综合征。对其 mtDNA 进行研究后发现，患者具有 m.8993T>G 突变。

F. J. Ascaso 等人[51]研究了一名 48 岁确诊为 Kearns-Sayre 综合征的女性。她从 17 岁开始一直双眼上睑下垂，随后发展为慢性进行性眼外肌麻痹，33 岁时接受治疗，42 岁时因患心脏病被植入了一个永久性的心脏。研究人员分析鉴定了患者的 mtDNA 中常见的缺失，发现了 4977 bp 的缺失以及 13 bp 的重复序列，且数量占总 mtDNA 的 90%。

N. S. Hamblet 等[52]研究人员在对阿尔茨海默病患者的研究中发现，氧化磷酸化途径中的 5 个复合体中有 4 个复合体都是由 mtDNA 所编码，因此他们假设这可能是导致大脑活动病变的关键部位。研究人员通过基于 PCR 的方法和 Southern 印记分析检查了缺失的 mtDNA，与 Kearns-Sayre 综合征相关的 5 kb 碱基的缺失 mtDNA delta 4977，对阿尔茨海默病患者进行尸检，证明了确诊为 Kearns-Sayre 综合征的阿尔茨海默病患者体内的 mtDNA 分子缺失水平升高。

R. G. Boles 等[53]研究人员报道了一名 5 岁的男孩，该男孩患有艾迪生病，进一步调查研究发现该男孩患有 Kearns-Sayre 综合征，其 mtDNA 内有约 4900 bp 的碱基缺失，后来进一步发展为严重的乳酸酸中毒而死亡。

F. Degoul 等人[54]对 6 例眼肌骨骼肌病患者的线粒体进行遗传、生化和形态学研究，其中 4 例为 Kearns-Sayre 综合征患者，2 例为慢性进行性眼外肌麻痹。提取其 mtDNA 进行分析，结果表明所有的 6 例患者其体内的 mtDNA 均有碱基缺失。Southern 印迹定位其具体部位，发现在 5500—16000 核苷酸之间有 3～8 kb 的缺失。

3.3 莱伯遗传性视神经病变

莱伯遗传性视神经病变（Leber hereditary optic neuropathy，LHON）是一种母体遗传性疾病[55]，线粒体电子传输链复合物Ⅰ的亚基编码基因的突变是导致莱伯遗传性视神经病变最主要的原因[56]。

已知可导致 LHON 的线粒体突变有 *MT-ND1* 基因中 m.3460G＞A 突变、*MT-ND4L* 基因中 m.11778G＞A 突变、*MT-ND6* 基因中 m.14484T＞C 突变，这些突变是导致 LHON 最主要的因素，在全球占 95%。与 LHON 相关的线粒体突变如图 3.3 所示。

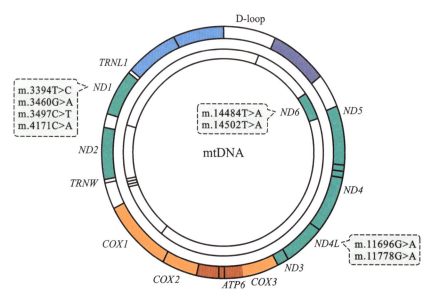

图 3.3 与莱伯遗传性视神经病变相关的线粒体突变

Y. C. Ji 等人[57]为了研究 LHON 的病理生理学，对 1164 例确诊为 LHON 的汉族患者进行 *ND1* 基因的 m.3460G＞A 突变筛选。研究人员对携带 m.3460G＞A 突变的 16 个汉族人的家族进行了调查研究，共对 295 名受试者进行了 mtDNA 的临床和遗传学评估和分子分析。研究结果显示，m.3460G＞A 突变的发生率为 1.4%。J. Q. Chen 等人[58]招募了 520 名相互独立的双侧视神经萎缩患者进行遗传学分析，在其中的 323 例样本中发现了分子缺陷，其中有 271 例患者的样本存在 mtDNA 突变，50 例患者体内携带有 OPA1 突变，而剩余 2 例患者存在 OPA3 突变。经过仔细研究，在一例患者的体内发现 m.3460G＞A 和 m.11778G＞A 两种 mtDNA 的突变。

V. Remenyi 等人[59]在 1999 年至 2012 年期间对 1328 例患者进行了检测，其中 882 例为具有线粒体 m.3243A＞G、m.8344A＞G、m.8993T→C＞G 的突变或缺失，剩余的 446 例为 LHON 的原发突变。LHON 为 17.94%（m.3460G＞A、m.11778G＞A、m.14484T＞C），而对于 m.8993T→C＞G 取代的概率为 0.45%，检测到单个 mtDNA 缺失的概率为 14.97%，多发性缺失的概率为 6.01%。

G. Fruhman 等人[60]对一名 5 岁的 LHON 女孩进行了研究，在患儿的 *MT-ND4* 基因中观察到其携带有 mtDNA m.11778G＞A 突变。M. D. Brown 等人[61]为了获得 LHON 的全基因组表达谱，对 LHON 患者进行了研究，从患者的白细胞中提取 RNA，将 cDNA 逆转录并进行杂交，而后进行主成分分析，最后发现 m.11778G＞A 突变的存在导致独特的基因表达谱。

X. J. Meng 等人[62]对 *MT-ND6* 基因中的 m.14484T＞C 突变进行了研究，m.14484T＞C 虽是导致 LHON 的主要因素，但其本身不足以引起视力丧失的症状。研究者对 1177 例确诊为 LHON 的汉族患者的 *MT-ND6* 基因进行了系统的突变筛选，研究结果显示共有 67 名受试者携带同质的 m.14484T＞C 突变，其占 LHON 患者（1177 例）的 5.7%。H. Guo 等人[63]研究报道了一个大型的汉族家族，这个家族中母亲患有遗传性原发性高血压，这种疾病对女性患者来说死亡率极高。研究人员对所选的研究对象进行全 mtDNA 基因组的分析，分析结果显示其体内携带有 LHON 的同质原发性 m.14484T＞C 突变。研究人员还发现，所调查的家族成员的体内都具有 m.14484T＞C 突变基因，但是所有女性成员均不会患 LHON；而对于男性成员来说，携带 m.14484T＞C 突变成员的动脉硬度要明显高于没有 m.14484T＞C 突变的成员。N. Howell 等人[64]调查研究了一个单体组 H 母系（VIC14），其中单个受影响的患者携带 m.14484T＞C 突变，且表现出较轻和非典型性视神经障碍。J. H. Yang 等人[65]报道了携带 *MT-ND1* 基因的 m.4171C＞A 线粒体突变，研究者对一个家族进行了研究，该家族成员具有视觉障碍等症状，研究者对患者进行全 mtDNA 的序列分析，结果显示存在 29 种其他的突变变体，研究者从中发现了一种异质性的 m.14841A＞G 突变，其中丝氨酸替代 Cyt b 氨基酸高度保守的天冬酰胺的突变与 m.4171C＞A 突变起到了协同作用，而研究中显示，m.4171C＞A 突变是导致 LHON 最主要的原因。

H. R. Yum 等人[66]研究了 34 例确诊为 LHON 且相互独立的患者，对其进行全 mtDNA 直接测序后发现：2 个原发性 LHON 相关的原发突变，m.11778G＞A（20 例，58.8%）和 m.14484T＞C（3 例，8.8%）和 4 个次要 LHON 相关突变，m.3394T＞C（3 例，8.8%），m.3497C＞T（4 例，11.8%），m.11696G＞A（4 例，11.8%）和 m.14502T＞C（2 例，5.9%）。其中，有 21 例患者体内具有同质原发性突

变，11例患者具有同质次级突变，2例患者具有异质性原发性突变以及同质二级突变。

C. La Morgia 等人[67]对一名16岁白俄罗斯男性进行了研究报道。该男子最初是因为急性呕吐和眩晕入院接受治疗，神经系统检查显示患者具有眼球震颤和轻度肌腱反射弱等。患者自12岁以后发生亚急性视力下降，发热后便再无其他症状发作。而在急性发作复发性呕吐和眩晕持续了3个月后，研究人员对患者进行全长 mtDNA 测序后显示，在其线粒体 MT-ND1 基因内发现了新型的 m.4171C>A 突变。

3.4 MELAS 综合征

线粒体脑肌病伴高乳酸血症和卒中样发作（mitochondrial encephalomyopathy with lactic acidosis and stroke-like episodes，MELAS）综合征大多发生在儿童期，但是并没有非常明确的发病机制。MELAS综合征的常见临床表现因人而异，主要包括昏迷、痴呆、癫痫、失语症、呕吐、发热、虚弱、头痛、共济失调、眼外肌麻痹、周期性脑病、视听障碍、甲状腺功能减退、多毛症和侏儒症等[68-69]。与MELAS综合征相关的线粒体突变见图3.4。

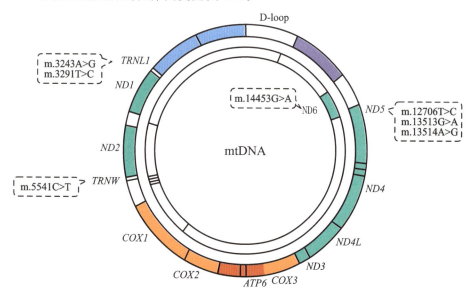

图 3.4 与 MELAS 综合征相关的线粒体突变

J. Zhang 等[70]研究人员在得到医院伦理委员会的批准并获得了所有儿童监护人的书面同意后，对一些确诊为 MELAS 综合征的患者展开调查研究，对 mtDNA 点突变进行遗传筛选。研究者采用 PCR-RFLP 技术来筛选 mtDNA 的 m.3243A>G 突变，即收集患者的外周血样本并提取其全基因组 DNA，并使用 m.3243A>G 突变的特异性引物（正向，5′-CCTCC CTGTA CGAAA GGACA-3′；反向，5′-CACCC TGATC AGAGG ATTGA G-3′）进行 PCR，95 ℃ 预变性 5 分钟，随后进行 30 个循环，每个循环包括 94 ℃ 变性 30 秒、60 ℃ 退火 30 秒和 72 ℃ 延伸 60 秒，最终以72 ℃结束延伸。然后通过ApaⅠ限制内切酶切割PCR产物，该酶可将突变基因切割成两个片段(130 bp和423 bp)，但是野生型基因无法被该酶切开，长度仍为553 bp。最后在琼脂糖凝胶电泳下分离消化片段，通过Quantity One软件(BioRad，US)捕获并分析凝胶图像，最终确定线粒体m.3243A>G突变是导致MELAS综合征的原因之一。F. Pallotti等人[71]收集了20个人的血液细胞进行研究，同样证实了m.3243A>G突变与MELAS综合征之间的关系。L. Li等人[72]研究了一个具有MELAS综合征的汉族家族，其中有6名患者患有MELAS综合征，研究人员对其进行遗传学分析，在这6名患者中，有4名携带有异质性m.3243A>G突变。研究结果表明，MELAS综合征的表型和严重程度主要取决于突变的程度，一些突变可能会部分地影响表型和其多样性。

C. Chen等[73]研究者对一批来自中国湖北的MELAS综合征患者(来自于同一个家庭)进行了研究，该家庭的几个成员具有m.3243A>G突变，对其mtDNA进行序列分析后表明，PCR扩增的mtDNA的片段内含有m.3243A>G点突变，且携带m.3243A>G的样本在琼脂糖凝胶上显示3个条带，长度分别为553 bp、424 bp和129 bp。

K. Liu等[74]研究人员对一名19岁的中国女性进行了研究，结果显示该女性线粒体内编码亮氨酸tRNA的*MT-TL1*基因中携带有m.3291T>C突变。在发病期，该女子呈现出进行性小脑共济失调、频繁肌阵挛发作、复发性卒中样发作、恶心呕吐和偏头痛等复杂的表型，而MELAS综合征的表型特征在于复发性卒中样发作和偏头痛，因此研究人员通过患者的临床表现推测患者患MERRF综合征与MELAS综合征重叠综合征。对该患者的肌肉进行活检，其结果显示存在许多分散的破碎红色纤维、Cyt c氧化酶缺陷纤维和其他一些物质。对该患者的全线粒体基因组进行直接测序显示，核苷酸3291位置发生T→C的突变，对患者及其家庭成员的限制性片段长度进行多态性分析的研究结果表明，m.3291T>C突变是致病性的，而该项研究描述了与MERRF综合征和MELAS综合征重叠综合征相关的m.3291T>C突变。线粒体中存在的m.3243A>G突变是MELAS综合征中最常见的mtDNA突变之一，但研究人员对其表型变异性尚未完全了解。

M. Mancuso等人[75]对1160例线粒体疾病的患者进行研究，其中有133例患者被检测到线粒体内存在m.3243A>G突变，占所有具有mtDNA点突变个体的36.9%。研究中排除了7名临床中不可用的患者，研究者对其余的126名患者进行了调查研究，患者平均年龄为(36.0±20.7)岁，男性为65人，女性为61人，其中有8名患者未表现出临床症状。对比了126名患者体内的m.3243A>G线粒体突变相关的表型谱，实验结果证实了m.3243A>G突变的高临床异质性。值得注意的是，研究者首次观察到性别可能会对m.3243A>G突变产生一定的影响。

mtDNA *ND5*基因中的m.13513G>A突变通常与乳酸酸中毒和MELAS综合征或Leigh综合征的线粒体脑病有关。Z. Wang等[76]研究人员报道了3名携带有m.13513G>A突变的中国患者，患者具有MELAS综合征与Leigh综合征的重叠综合征临床表现。①病例1是一名22岁的女性，她在11岁之前身体健康，在11岁的某一天，出现了头痛和部分癫痫发作等症状，经初步脑MRI检测显示无异常，在13岁的时候出现视觉丧失和头痛等，给予类固醇和抗癫痫药物后皮质失明和头痛被抑制，但在5个月后病症复发，对其进行身体检查，显示双目失明。18岁时，患者再次出现癫痫发作和视力丧失，并伴随着四肢虚弱、失聪和失语。从20岁开始，她因为持续的癫痫发作而不得不随身携带各种抗惊厥药，21岁时被诊断患有眼肌麻痹。在22岁时，患者再次因抗癫痫药物突然停药而发生了持续的癫痫状态，不得不住院接受治疗。入院后患者受到静脉注射地西泮的控制，身体检查显示她有皮质失明，她的病情逐渐恶化，在入院17天后死于呼吸衰竭。②病例2是一名16岁的男孩，在12岁之前身体健康，无任何异样。在12岁后的某一天发热后发生运动不全、轻度认知衰退，最终导致学业表现不佳。他的病情最初稳定，但在15岁的时候，脑MRI显示基底神经节和中脑的双侧对称性病变与Leigh综合征的诊断一致，他的上肢逐渐麻木、不稳定，下肢无力且需要扶助。在16岁时，患者表现出情绪紊乱、食欲不振等症状，需要住院治疗。研究人员对其进行身体检查，结果发现患者营养不良，但记忆力和计算能力完好。③病例3是一名11岁的女孩，她在婴儿期就有轻度的延迟运动和认知障碍，19个月大时仍不能说简单的话，直到2岁时才能独立行走。在7岁时出现轻度面部麻痹，9岁时患者的情绪不稳定、视力下降，还被诊断出肌阵挛性癫痫和左肢虚弱等，脑MRI显示高度T2加权的信号，其在双侧脑室的基底神经节背部部分是对称的，在枕叶中是不对称的。11岁时，研究人员对患者进行身体检查，该女子身高110 cm，体重22 kg，身体检查发现该患者具有偏瘫步态，她的综合认知度、方向性、记忆力和执行计算能力都相对较差，具有严重的精神发育迟缓等症状，精神状态的检查对其评分为13分，脑MRI显示基底神经节病变更显著，右前额叶和颞叶有新发病变，而先天性脑叶中的病变部分退化。这种MELAS综合征与Leigh综合征的重叠综合征的临床表现可依据MELAS综合征和Leigh综合征的相对贡献程度而不同，即MELAS综合征作为初始呈现综合征，Leigh综合征作为主要综合征，或MELAS综合征与Leigh综合征同时出现，最终脑MRI显示MELAS综合征与Leigh综合征两者的特征。研究人员对m.13513G>A突变患者的脑部进行了相关病理变化的研究，其脑梗病变的空间分布可以解释MELAS综合征与Leigh综合征的重叠综合征的症状。

P. Corona等[77]研究人员在编码复合物Ⅰ的ND5亚基的mtDNA基因中鉴定出了一个异质性突变，为m.13514A>G，与先前报道的线粒体脑病、乳酸酸中毒和MELAS综合征中有相同的密码子及相关突变m.13514A>G，但其所替代的氨基酸不同，分别为D393G与D393N。研究人员在两名相互独立的MELAS综合征患者体内发现了m.13514A>G突变。然而，与典型的MELAS相比，患者的乳酸酸中毒缺乏或仅为轻度缺乏，肌肉活检在形态上也是正常的。第一名患者是一名68岁的男子，脑脊液(CSF)样本显示白细胞计数为$73×10^6/L$，通过使用病毒特异性引物PCR，以及CSF中的单纯疱疹病毒(HSV)特异性抗体的PCR检测HSV-1

DNA 来确认单纯疱疹病毒性脑炎（HSE）的二重性。研究人员对患者静脉注射 10 mg/kg 阿昔洛韦，每日 3 次，持续 2 周，其病情缓慢恢复。然而，患者出院 9 个月后，又出现单侧视力急性下降，用阿昔洛韦治疗，维持治疗用伐昔洛韦，视力仅有轻微改善，剩余视力为 0.5。第二名患者是一名 64 岁的女性，因为呕吐和失语等引起的头痛而住院接受治疗。CSF 检测显示白细胞计数为 $44 \times 10^6/L$，通过检测 CSF 中 HSV-1 DNA 和 HSV 特异性抗体证实了 HSE 的诊断。静脉注射 10 mg/kg 阿昔洛韦，每日 3 次，持续 2 周。患者出院 10 天后视力下降，尽管进行了维持治疗，但视力只有手指在 3 m 处计数。研究人员在患者体内的细胞核中发现异构体的百分比与复合物 I 的缺陷活性之间呈显著正相关。此外，研究人员还发现患者具有额外的 m.13513G>A 突变。

mtDNA 位点 m.3243A>G 的突变是导致线粒体脑病、乳酸酸中毒和 MELAS 综合征的最常见原因，其最主要的表型为癫痫。S. T. Demarest 等[78]研究人员对 7 例具有 m.3243A>G 突变且有癫痫表型的患者进行了调查研究。①病例 1：该患者为一名 17 岁的女性，她在 14 岁之前都是健康的，直到有一天，她出现相对较短的双向阵挛性癫痫发作，并且具有聚集倾向，而这种症状在出生后的前 9 个月内很少发生，基本上每月不超过 1 次。在患者 15 岁之后，由于持续的癫痫发作，重复进行 MRI 检查，发现了至少 2 个不同年龄阶段的亚急性癫痫发作，最终被诊断为 MELAS 综合征。患者开始服用含精氨酸的线粒体维生素补充剂，并在接下来的 2 年内继续服用左乙拉西坦，她的病症得到了相对的改善，在 17 岁以前没有再出现过情绪剧烈发作或癫痫发作的症状。当患者 17 岁时，她又出现了轻度癫痫发作的症状，且这种癫痫有改变患者意识的倾向，被诊断出有急性和亚急性的 MRI 变化，而在接下来的 6 个月中，她又出现两次情绪激动发作，随后该患者被发现具有同向性偏盲，MRI 检查在对侧后脑动脉区域发现急性代谢性卒中。至患者 18 岁时，长期病症的发作已伴随有意识的改变，患者发展为持续的复杂癫痫。据统计，患者在 1 天内至少有 70 次的癫痫发作，该患者基于 MRI 的疾病严重程度评分为 52 分，是所研究的患者中最高的，代表了不同进展阶段的多个大型梗死区域的积累。②病例 2：该患者为一名 11 岁的女孩，她在 9 岁时出现持续癫痫的状态，并进一步发展为与急性发作相关的多发性惊厥性和非惊厥性发作。研究统计，患者在 2 年内至少有 2 次急性代谢性卒中发作，涉及多个领域，但与临床癫痫发作无关。进行报道时，该患者 11 岁，尽管年龄相对较小，但她的疾病严重程度分数已达 43 分，是所研究的患者中倒数第二严重的。③病例 3：在学龄期，该患者的学业成绩下降，已显现出一些端倪，在其 14 岁时癫痫发作，影像学检查显示基底神经节和丘脑钙化，无皮质梗死证据。随后该患者被诊断出有听力损失，并确认患有 MELAS 综合征，发病时伴有头痛的单侧运动性癫痫发作，其次是非惊厥性癫痫持续状态。癫痫发作不同于情绪激动发作，它具有行为停止、眼睛颤动、头部偏差等表型，患者在 18 岁时基于 MRI 的疾病严重程度评分为 36 分。④病例 4：患者在 9 岁时被人收养，其早期表达语言迟缓，直到 9 岁才有所改善。随着呕吐等症状引发的头痛反复发作，患者发生定向障碍。患者第一次癫痫发作后行 MRI 检查是正常的,诊断时的心理教育检测发现患者的智力功能在平均的范围内。她被诊断出患有长时间的 QT 综合征,且这种综合征是由已知引起疾病的突变所引起,这增加了某些癫痫发作的风险。在 12 岁时,她的基于 MRI 的疾病严重程度评分为零。⑤病例 5:该患者在婴儿期未发育,并出现乳酸酸中毒,被早期诊断患有 MELAS 综合征,她存在一定的运动迟缓等症状。该患者的第一次代谢性卒中发生在 7 岁,发生了一组丛集性局灶性运动发作,直到 9 岁病情延续,继续发生局部性癫痫发作。⑥病例 6:患者是病例 5 的妹妹,在姐姐的病情被确诊后,研究人员对她们的母亲进行了检查,结果显示其母亲体内也携带有 30% 的异质性突变,而病例 5 和病例 6 两名患者的血液中检测到的突变都是同质的。病例 6 有轻微的语言延迟,继而发展为运动迟缓,逐渐的运动延迟明显,并表现为蹒跚的状态,此外,她还需要手术矫正其外斜视,但该患者并无癫痫发作史。⑦病例 7:该患者在怀孕后被诊断出患有 MELAS 综合征,因为她的母亲具有相同的突变并具有相应的症状,她在 32 岁时被诊断发现具有相同的症状。

S. Cevoli 等[79]研究人员研究了患有 MELAS 综合征和慢性进行性眼外肌麻痹综合征的两位母系。携带 tRNA^{Leu} 中 m.3243A>G 突变对患者有一定的影响,而这种突变对于仅有 MELAS 综合征中偏头痛表型的患者的影响是非常明显的。因此研究者认为:偏头痛可能是 MELAS 综合征中 m.3243A>G 突变的单一症状表达。研究人员评估了来自偏头痛患者的骨骼肌和其他体细胞中的 mtDNA,主要对于 m.3243A>G 突变及运动后的乳酸水平进行了详细研究,其结果表明所有偏头痛患者均未携带 MELAS 综合征的 m.3243A>G 突变。肌肉活检显示非 m.3243A>G 突变型偏头痛患者的线粒体具有轻度的异常,且这些线粒体异常的患者偶尔会出现乳酸异常的现象。研究表明,偏头痛的患者缺乏 m.3243A>G 突变,但仍然可能与某个 mtDNA 的突变有关。

除了 MELAS 综合征之外,H. M. de Wit 等人[80]对母系遗传性糖尿病伴耳聋(maternally inherited diabetes and deafness,MIDD)综合征进行了研究,结果显示,虽然 MELAS 综合征与 MIDD 综合征的表型不同,但都是由线粒体中的 m.3243A>G 突变所导致的,所以两种综合征可以被认为是同一种疾病的两种表型。

T. Tatlisumak 等人[81]发现 MELAS 综合征可能会与缺血性卒中相结合,研究者在 14 个欧洲国家收集到 3291 例确诊为缺血性卒中的患者,研究中确定了其潜在的 MELAS 综合征,患者普遍具有以下表型特征:心肌病、偏头痛,身材矮小(男性低于 165 cm,女性低于 155 cm)和糖尿病等。研究者鉴定了患者的血液样本,提取其 mtDNA,检测 *MTTL1* 基因中常见的 MELAS 综合征的突变 m.3243A>G 后进行分析。M. Mehrazin 等人[82]对 34 名携带 m.3243A>G 突变长达 7 年的人进行研究,其中的 17 人具有完整的 MELAS 综合征表型,而其余的 17 人被归类为"携带者亲属",因为他们要么无症状,要么有一些提示线粒体疾病的症状,但没有癫痫或卒中发作。研究者使用实时聚合酶链反应量化 m.3243A>G 突变。

为了阐明 mtDNA 中携带 m.3243A>G 突变的患者体内氧化还原状态变化的情况，M.Ikawa 等[83]研究人员对患者血清中的氧化应激能力和抗氧化活性进行了评估，研究者分别使用双重反应性氧代谢物（d-ROM）和生物抗氧化潜力（BAP）对 14 名携带线粒体 m.3243A>G 突变的患者和 34 名健康对照者进行了实验分析，使用其血清样品进行氧化应激和抗氧化活性的检测。结果显示，所有携带线粒体 m.3243A>G 突变患者的双重反应性氧代谢物的平均水平显著高于 34 位对照组成员体内双重反应性氧代谢物的水平（$P<0.005$），而所有携带线粒体 m.3243A>G 突变患者的双重反应性氧代谢物与生物抗氧化潜力的比值要显著低于对照组成员的比值（$P<0.02$）。在被调查的患者中，有些患者具有卒中样发作的病史，其平均的双重反应性氧代谢物和生物抗氧化潜力的水平与对照组的水平相比均有增加（均 $P<0.01$）。没有卒中样发作病史患者的生物抗氧化潜力的平均水平与对照组的水平相比显著降低（$P<0.001$），但双重反应性氧代谢物的平均水平没有显著差异。经过双重反应性氧代谢物和生物抗氧化潜力测试，研究者发现，携带线粒体 m.3243A>G 突变的患者即使在卒中样发作的缓解状态下还是会有潜在的氧化应激反应。

B.P.Walcott 等人[84]描述了一个急性发作快速复发性失语症患者，该患者还具有偏盲症和顶叶假性小脑性共济失调等表型，研究人员对其进行 m.3243A>G 基因突变的 MELAS 综合征的诊断。研究者推测这些类似卒中的发作的表象是由代谢紊乱引起的，正如在脑脊液中的乳酸升高和在磁共振波谱上观察到的乳酸盐峰一样。

C.W.Liou[85]对一名 35 岁的女性进行了研究报告，被研究对象身材矮小，且她的身体在前期未表现出异常的症状，健康状态良好，直到 1995 年 11 月，患者开始出现偏头痛和呕吐等症状。但她没有出现偏瘫等表型，查看患者的疾病史，曾患有偏盲症和皮质失明等疾病。而在她发生偏头痛的 6 个月后，出现全身性惊厥等症状，且其病症突然发作，在全身性惊厥发病后的 3 周，患者发生持续癫痫、吸入性肺炎和呼吸衰竭等状态。在研究者的初步评估过程中，患者处于昏迷状态，但眼部和光线反射显示正常，检查显示她并没有视网膜色素变性、肌阵挛或心脏传导阻滞等病症。脑 CT 显示其双侧基底神经节有钙化，磁共振成像（MRI）显示其小脑萎缩和第四脑室扩张，在这种情况下开始给她使用抗惊厥药和抗生素等药物，随后的 4 天内，她的癫痫发作和吸入性肺炎的症状有所改善，但是她仍然处于昏迷状态。在血清（52.8 mg/dL）和脑脊液（74.1 mg/dL）中发现其乳酸的浓度升高，研究者在患者体内还发现了高水平的肌酸激酶（5268 U/L）和乳酸脱氢酶（182 U/L）。研究者怀疑患者为线粒体脑病，并对患者进行肌肉活检。研究者提取了患者的样本，用经过改良的 Gorori-Trichrome 对样本进行染色，患者的样本呈现粗糙红色，电子显微镜下显示亚低温区域线粒体数量异常增加。此外，研究者还注意到患者具有持续高水平的血糖，必须要定期进行皮下注射胰岛素，她的糖血红蛋白水平几乎正常（6.5%），而血清 IRI（免疫反应性胰岛素）和 C 肽水平均低于正常水平。经过 3 周的治疗，患者逐渐恢复了意识，在其恢复意识 1 周后，研究人员发现患者体内的肌酸激酶和乳酸脱氢酶水平恢复正常，但她 C 肽水平仍然很低。研究人员对其进行分子遗传学分析，结果显示，其肌肉、血细胞和毛囊的 mtDNA 中具有异质性的 m.3243A＞G 点突变，而胰高血糖素刺激试验显示胰腺 β 细胞功能显著降低。而在进一步的研究中，研究者在她所有的女性亲属体内都没有发现这种突变，患者的女性亲属也没有人患有 MELAS 综合征或 DM 综合征。谱系研究表明，这种线粒体 m.3243A＞G 突变是从种系细胞中产生的，或者发生在患者的体细胞中。

S. Rahman 等人[86]对一名线粒体脑病的患者进行追踪研究，比较了该患者出生时血液中 m.3243A＞G 突变 mtDNA 的水平，以及确诊为 MELAS 综合征时患者血液 DNA 样本中 m.3243A＞G 突变 mtDNA 的水平。研究人员还对 6 例 MELAS 综合征患者进行了 9～19 年的配对血 DNA 检测。经过突变体负载量的定量分析显示，在所有情况下，突变体 mtDNA 的比例（$P=0.0015$，配对 t 检验）下降（范围为 12%～29%），这些结果表明突变体 mtDNA 来自于 MELAS 综合征中快速分裂的血细胞。

M. Magner 等[87]研究人员对五位年龄在 17～53 岁确诊为 MELAS 综合征的患者进行了研究，结果表明其中 4 名 MELAS 综合征患者携带普遍存在的 mtDNA m.3243A＞G 突变，而其余的患者体内 mtDNA 的突变为 m.12706T＞C。调查患者的家族病史，结果显示有 3 例患者具有阳性的 MELAS 综合征家族史。调查研究中还发现有 2 例患者患有抑郁症。其中，4 名患者的认知功能受到干扰，3 名患者的思维发生混淆状态，而 1 名患者表现为精神病（精神分裂症）的症状。

C. Lamperti 等[88]研究人员对一名 35 岁的意大利女性患者进行了调查研究。患者临床表现为卒中样发作、短暂性失语后出现全身强直阵挛发作，并有严重的听力损失和偏头痛频繁发作。患者入院后出现了广泛性强直阵挛性发作的病症，症状于 48 小时内消退。入院 24 小时进行的脑 MRI 显示患者左顶叶有 T2 高信号病变，对其进行神经学检查，并未发现偏瘫的体征，且几乎没有任何长期后遗症；她的语言能力仍然正常，眼睛运动也正常。检查显示，患者身材矮小，身高仅 146 cm，有继发性闭经伴低促性腺激素水平，提示继发性性腺功能减退，但她通过刺激卵巢促排卵方法生育了 3 个孩子。对其家庭成员进行的调查发现，她的父母和她的两个兄弟是健康的，她的 3 个孩子也都是健康的。对该患者进行的肌肉活检显示有粗糙红色 COX 阴性纤维以及肌肉线粒体 COX 活性的孤立缺陷。肌肉 mtDNA 的序列分析显示 $MT-COI$ 基因中存在异质性 m.6597C＞A 突变，编码 COX 的亚基Ⅰ，对应于 p.Q232K 氨基酸变化。

H. Hatakeyama 等人[89]为了研究分子病理机制并实现线粒体疾病的体外重现，选择了一些确诊为 MELAS 综合征的患者进行研究调查。对于患者的选择，只有经过书面知情同意书许可的患者才可进行调查研究诊断，除此之外，还使用了 10 位健康的人作为对照。调查研究中发现，其中有一位患者没有生长受限和智力发育迟钝，直到 10 岁之后的某一天，他首次出现了癫痫症状。他在 11 岁时，体重减轻，活动丧失，并且容易疲劳，研究人员将其诊断为认知障碍和急性心力衰竭，对其进行放射照相和超声心动图检查，结果显示患者患有室间隔和左心室壁增生性心肌病。其血清乳酸水平（114.7 mg/dL，正常值为 3.0～17.0 mg/dL）、血清丙酮酸水平(3.86 mg/dL，正常值为 0.30~0.94 mg/dL)、乳酸/丙酮酸酯比(29.7)均显著升高。患者在 13 岁时出现头痛、呕吐、视力障碍、惊厥和肌无力等状况，脑 MRI 显示大脑和小脑的基底神经节、皮质和皮质下白质发生了病变，N-乙酰天冬氨酸水平降低和乳酸水平升高。在这种情况下，研究人员检测了患者的血清乳酸水平(18.9 mg/dL)、丙酮酸水平(0.99 mg/dL)和乳酸/丙酮酸酯比(19.0)，但未发现显著异常现象。然而，检测患者的脑脊液乳酸水平(41.5 mg/dL)、丙酮酸水平(1.40 mg/dL)和乳酸/丙酮酸酯比(29.6)，结果显示其水平较之前明显升高。患者的骨骼肌组织病理学显示弥漫性 COX 缺乏，但并没有观察到患者其他典型的病理异常，如粗糙红色纤维或强琥珀酸脱氢酶(SDH)反应性血管。在患者 15 岁时，出现四肢麻痹。研究人员对患者进行了分析，并在其体内的 *MT-TW* 基因中发现了 MELAS 综合征患者所具有的 m.5541C>T 突变。研究人员确定了 m.5541C>T 突变的内在分子病理机制，这种突变首先扰乱了线粒体 tRNA^{Trp} 的翻译机制，诱导线粒体发生呼吸功能障碍，其次是 m.5541C>T 突变严重损伤了线粒体动态平衡。研究人员还使用携带 m.5541C>T 突变体的患者衍生的诱导多能干细胞(iPSC)对其特异性疾病表型进行研究。由于 m.5541C>T 突变会触发严重的线粒体功能障碍，最有可能检测到终末分化的 iPSC 衍生的神经元，相比之下，m.5541C>T 突变并不明显影响骨骼肌发育。

A. Motoda 等[90]研究人员对一名 35 岁的女性展开了调查研究。患者有长达 9 年的慢性肾脏疾病史，并正在等待肾移植的手术。最初入院时患者全身抽搐，在接受治疗后仍不清醒，还会发生癫痫等。研究人员对其进行全面的身体检查，发现她患有感觉神经性耳聋等病症，对其血浆和脑脊液中乳酸和丙酮酸含量进行检测，结果表明患者血浆和脑脊液中乳酸和丙酮酸的含量显著升高，而在脑成像中明显能观察到脑萎缩的表现，肌肉活检结果显示其 mtDNA 存在 m.13513G>A 突变。这些临床表现和检查结果表明该患者的线粒体具有一定的缺陷，她患有线粒体疾病。

F. M. Santorelli 等人[91]对一名具有肌细胞线粒体形态和生物化学异常的患者进行了研究报道，调查研究发现，该患者肌肉线粒体 *ND5* 基因中出现 m.13513G>A 突变，患者在 45 岁时死亡，研究人员将其诊断为 MELAS 综合征。该突变影响一种进化上保守的核苷酸，并且在肌肉和白细胞中是异质的。对患者的家属进行调查，他的姐妹是无表型的，检测后发现她们体内的突变并不是很多(<5%)，而对于其他的 100 个对照者进行检验后均未发现线粒体 m.13513G>A 突变。

J. Hayashi 等[92]研究人员通过胞质杂交的方法将来源于患者的 mtDNA 转移到无 mtDNA 的 HeLa 细胞(ρ0 HeLa 细胞)中。他们从胞质杂交克隆中分离出突变的 mtDNA，并确定了核苷酸位置 3271 处 tRNA$^{Leu(UUR)}$ 的一个新的 mtDNA 突变与线粒体疾病 MELAS 的致病过程有关。研究人员同时还检测了 MELAS3271 mtDNA 突变对线粒体翻译活性和线粒体呼吸复合物Ⅰ酶活性的影响，发现在胞质杂交克隆中有累积超过 87% 的 MELAS 3271 突变体 mtDNA 可诱导低复合物Ⅰ活性和异常 mtDNA 编码的多肽合成，其中至少包括复合物Ⅰ亚基 ND6。

X. F. Zheng 等[93]研究人员调查了一名确诊为 MELAS 综合征的 10 岁男孩，收集其临床资料，排除了常见的线粒体突变，如 m.3243A＞G、m.8344A＞G、m.8993T＞G/C 和 m.13513G＞A 等，提取 mtDNA 后使用 PCR 测序法进行全线粒体基因组的分析。基因组长度约为 16.6 kb，得到的测序结果使用 PCR-RFLP 来确认突变的位置。研究人员从患者的外周血和尿液中检测到线粒体 m.14453G＞A 突变，同时对其父母及 100 例正常的对照者进行检验，但并未发现 m.14453G＞A 突变。研究人员最后通过 PCR-RFLP 的方法证实了该患者的突变为 m.14453G＞A 突变，其血液中的突变率为 56.8%，尿液中的突变率为 72.5%。该突变会导致复合物Ⅰ的活性降低。

3.5 慢性进行性眼外肌麻痹综合征

慢性进行性眼外肌麻痹（chronic progressive external ophthalmoplegia，CPEO）综合征也称为进行性眼外肌麻痹（PEO）综合征，是一种人类线粒体脑脊髓病。研究表明，CPEO 是一种慢性进行性疾病，患者的认知功能存在一定障碍，通常在成年期发病[94]。与 CPEO 综合征相关的线粒体突变如图 3.5 所示。

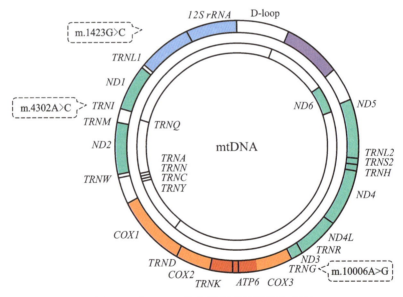

图 3.5 与 CPEO 综合征相关的线粒体突变

A. Reyes 等人[95]对两位独立的患者和其四位兄弟姐妹进行了调查研究，并对其四位兄弟姐妹进行了第二代测序研究，结果显示其体内含有杂合的 RNASEH1 突变，其中两位独立的患者发展为少年型 CPEO 综合征，其表型为肌肉无力和消瘦、外周感觉运动神经病变和进行性脊髓小脑共济失调等，并且调查显示，第一名调查的患者体内呼吸肌功能失调导致了其呼吸困难。四位兄弟姐妹接连发生了 CPEO 综合征，其表型症状和病情的进展相似，包括吞咽困难和呼吸障碍等表型。

后面四位研究对象的前三位分别在 60 岁、70 岁和 63 岁死亡，最后一名患者在 65 岁时身体状态不佳，坐轮椅且由经皮内镜胃造口管喂养，无创通气，所有受影响的患者均显示小脑受损，继发小脑萎缩（由 MRI 证实）。除了患有 CPEO 综合征之外，受影响的受试者还显示出许多特殊的表现，例如由于脊髓小脑通路和小脑的萎缩引起呼吸肌受损和进行性共济失调。调查研究显示，六名患者的肌肉活组织检查结果均显示有许多粗糙的红色部分，分析其可能为强琥珀酸脱氢酶。检测前两位独立的患者的肌肉匀浆，并且分析第二位患者的成肌细胞，结果显示第二名独立的患者体内的复合物Ⅰ和复合物Ⅳ的活性大大降低，而来自第一名独立的患者体内的成纤维细胞的值是正常的。

众所周知，CPEO 综合征是由线粒体和核基因的缺陷所引起的，然而大多数患者的致病遗传因素仍然未确定，A. Paramasivam 等人[96]筛选了 12 名相互独立且确诊为 CPEO 综合征的患者，用于检测 mtDNA 中 C10orf2 编码区的突变。肌肉活检的组织病理学研究显示，12 名患者体内的 COX 都有一定的缺陷。研究发现 12 例患者的骨骼肌 DNA 的长度与 PCR 的结果相差一些，结果显示有多个 mtDNA 缺失。此外，对 C10orf2 区域的编码区进行测序，结果显示在 3 名不同的患者体内有 3 个不同的突变，其中 2 个突变位点是新发现的：c.1964G＞A＞p.G655D，c.204G＞A＞p.G68G。在 C10orf2 区域检测到有突变的患者体内未发现任何致病突变。研究者进一步分析显示 p.G655D 突变可能存在潜在的致病性，并且在 200 个健康的对照者中检测不到，所以 p.G655D 突变可能是导致 CPEO 综合征的致病因子。因此在多个 mtDNA 缺失的 CPEO 综合征个体中筛选 *C10orf2* 基因，这可能有助于这种疾病的预后以及适当的遗传学观察检测。

C. Yu-Wai-Man 等人[97]对 CPEO 综合征进行了研究。他们寻找了 10 位年龄相仿的人作为正常对照组，并且找到了 20 位已经确诊为 CPEO 综合征的患者，其中 9 名患有大规模的 mtDNA 缺失，而其他的 11 名患者有多发性 mtDNA 缺失的症状，对其进行检测后，在患者的体内发现了 *POLG*、*PEO1*、*OPA1* 和 *RRM2B* 等突变。与对照组进行对比，在具有单个或多个 mtDNA 缺失的患者中发现有明显的眼外肌萎缩的表型。而在顶叶白质和脑干体素的检测中，检测患者和对照组成员之间的代谢物浓度后发现并无太大的差异。

已知 CPEO 综合征是一种线粒体疾病。M. J. Kwon 等[98]研究人员对一名 45 岁的男子进行调查研究。该男子具有 25 年的双眼上睑下垂史，即在 20 岁的时候发病，5 年之后发展为慢性进行性近肢无力和肌肉萎缩，同时他还有轻度吞咽困难和全身性软弱的症状，患者的身材矮小。研究人员对其进行神经学检查，结果显示其双侧眼睑均下垂，并有完全性眼肌麻痹，轻微的面部和近肢无力等症状；对其进行感觉和小脑功能的检测，检测结果显示一切正常；对其进行眼科检查，也同样未检测出白内障或视网膜色素变性；患者的心电图和超声心动图均正常；对其进行脑 MRI、神经传导和重复神经刺激试验，实验结果显示均正常。血清乳酸、丙酮酸、促甲状腺激素和血清肌酸激酶（CK）的指标也均显示正常，但肌电图显示患者有肌病发生。肌肉活检显示粗糙红色纤维和细胞色素氧化酶阴性纤维与线粒体肌病一致。研究人员收集患者的外周血白细胞和肌肉组织，对提取的 mtDNA 进行多重连接依赖性探针扩增（multiplex ligation-dependent probe amplification，MLPA）检测，并进行缺口-聚合酶链反应（gap - polymerase chain reaction，gap - PCR）和直接序列分析。在所有研究的患者中，约有 3977 bp 的突变已被发现，因此被称为普通缺失。然而，研究人员还发现了别的碱基突变。在该患者中，与正常对照和患者的外周血白细胞相比，MLPA 分析显示，从 $MT - ATP6$ 基因的 5' 部分到肌肉组织中 $MT - ND5$ 基因的 3' 部分的剂量变化显著降低。因此，研究人员发现该碱基确实仅存在于肌肉组织的肌细胞 mtDNA 中，而不存在于外周血白细胞的 mtDNA 中。从 MLPA 探针的信息，研究人员推断，5'断点位于 $MT - ATP8$ 基因的 MLPA 探针结合位点和 $MT - ATP6$ 基因之间，3'断点位于第一和第二 MLPA 探针结合位点之间的 $MT - ND5$ 基因。同时，为了确认结果并确定断点，研究人员还进行了后续的 gap - PCR 和测序分析，并揭示了从 $MT - ATP6$ 基因的核苷酸 8577 位到 $MT - ND5$ 基因的核苷酸 12983 位的 4407 bp 片段的新缺失，ND5 通过两个孤儿核苷酸连接。这些发现支持 MLPA 分析结合 gap - PCR 是一种高度可靠的检测，反映了缺失的长度、缺失基因数量和缺失位置的概念。MLPA 分析也可能是一种有用的诊断工具，并支持这些疾病中已建立的基因型和表型相关性。

A. Berardo 等[99]研究者研究报道了一名 62 岁且确诊为 CPEO 综合征的女性，此外，她还有多发性脂肪瘤、糖尿病等疾病。研究显示，患者体内存在 m.4302A>G 的新型 mtDNA 突变，这是 mt - tRNA 可变环（V loop）第 44 位的第一个突变。对患者进行肌肉活检，结果显示有 10% 粗糙红色/粗糙蓝色纤维和 25% COX 缺陷纤维。Southern 印迹分析没有检测到缺失或重复。m.4302A>G 突变只存在于患者的肌肉中。

L. J. Zhou 等[100]对一种新的 m.1658T>C 突变进行了研究，他们推测该突变与 CPEO 综合征相关，为了验证这种假设，研究人员进行了线粒体 m.1658T>C 突变的系统发育分析，此外，研究者还使用生物信息学工具来预测有无此突变的热力学变化。研究结果显示，m.1658T>C 突变在进化上是不保守的，对 $tRNA^{Val}$ 的折叠几乎没有影响。

K. Fu 等[101]研究人员在 $tRNA^{Leu(CUN)}$ 基因中检测到了新的 mtDNA 点突变 m.12315G>A，所研究的患者具有慢性进行性眼外肌麻痹、眼睑下垂、肢体虚弱、感觉神经性听力损失和色素性视网膜病变等表现，研究显示该突变破坏了 TpsC 干细胞在整个进化过程中保守位点的碱基配对，携带突变的 mtDNA 在两个单独的肌肉活组织检查中构成总 mtDNA 的 94%。单纤维分析显示，COX 活性（COX - ve 纤维）的骨骼肌纤维上主要含有 93%~98% 的突变体 mtDNA，而具有明显正常 COX 活性的纤维具有高达 90% 的突变体 mtDNA。研究人员发现这些突变在血细胞或培养的成纤维细胞中无法检测到，令人惊讶的是，在从患者肌肉培养的卫星细胞中也不能检测到突变，可能反映有丝分裂组织随机遗传的损失和后有丝分裂细胞中含有突变体 mtDNA 的线粒体增殖的损失。在卫星细胞中携带突变的 mtDNA 的缺失表明，来自卫星细胞的骨骼肌纤维的再生可以恢复野生型 mtDNA 基因型和正常肌肉功能。

N. H. Yan 等人[102]对一名 19 岁女性患者进行了研究，调查其家族病史，她的母亲和妹妹患有 CPEO 综合征。提取三人的 mtDNA 检测其基因突变，采用组织化学方法进行肌肉活检，检测其粗糙红色纤维（RRF）和粗糙蓝色纤维（RBF），通过聚合酶链反应扩增 mtDNA 片段，并对其进行测序。结果显示，在患者、她的母亲和她的妹妹的体内分别在 $tRNA^{Val}$ 基因和 $tRNA^{Gly}$ 基因中鉴定出新型 m.1658T>C 突变和 m.10006A>G 突变。进一步分析可知，m.1658T>C 突变改变了 $tRNA^{Val}$ 的 T 环结构，m.10006A>G 突变扰乱了 $tRNA^{Gly}$ 的 D 环，所以 mtDNA 的 m.1658T>C 和 m.10006A>G 突变可能是 CPEO 综合征患者发病的原因之一。

已知 CPEO 综合征是一种表型线粒体疾病，其影响眼外肌和骨骼肌，并与单个或多个 mtDNA 缺失以及核基因突变相关。M. Houshmand 等[103]研究人员对已确诊患有 CPEO 综合征的伊朗患者进行了调查研究，发现其 mtDNA 缺失和 Twinkle 基因上存在 m.1423G>C 点突变。研究人员对 23 例 CPEO 综合征患者的肌肉进行活检和分析，患者由 9 名女性和 14 名男性组成，女性的年龄范围在 30~40 岁不等，其平均年龄为 34.3 岁，男性的年龄范围在 32~43 岁，平均年龄为 36.7 岁。其研究还包括一些无疾病家族史且年龄在 18 岁以上的 CPEO 综合征患者。研究人员提取患者的 DNA，使用引物 ONP 86F、ONP 89R、ONP 10R、ONP 74R、ONP 25F 和 ONP 99R，研究了轻链 5461 bp 与重链 15000 bp 之间的易位发生区，且只有当各引物之间的部分 DNA 缺失时，才能扩增出 mtDNA。引物 ONP 86F 和 ONP 89R 用于扩增一个区域的正常内部 mtDNA 片段，很少受到缺失的影响，并作为 PCR 分析的对照。为了研究 Twinkle 基因中的点突变 m.1423G>C，将单链构象多态性（single stranded conformational polymorphism，SSCP）的方法应用于所有 DNA 样品，然后将限制性片段长度多态性（PCR-RFLP）技术应用于 SSCP 阳性的样品。通过 PCR 方法扩增所有 DNA 样品。用引物 Tw-ex2-IF（5′-CTCCTCACCCAGGT-GGTCTGTTC-3′）和 Tw-ex2-IR（5′-CCCTGCCCTCTCATTCTTTG-3′）进行 PCR，在 8% 聚丙烯酰胺凝胶上变性和分离后，将 SSCP 应用于 413 bp 扩增片段，通过在 RFLP 程序中使用 HaeⅡ限制酶，进一步评估阳性样品中 Twinkle 基因 m.1423G>C 突变的存在，通过用 Tw-ex2-IF 引物测序进一步确认 m.1423G>C 突变阳性的样品。研究结果显示，CPEO 中 mtDNA 和 Twinkle 基因突变的调查可能有助于早期诊断和预防疾病，在 Twinkle 基因的 mtDNA 或 m.1423G>C 突变中未显示缺失的患者可能具有其他的 mtDNA、Twinkle 基因或核基因突变。

G. Pfeffer 等人[104]调查发现，SPG7 基因的突变是导致多个 mtDNA 缺失相关的进行性眼外肌麻痹的原因，在排除已知的原因之后，研究人员对 68 位成年患者进行调查研究，对其整个外显子进行测序（靶向 Sanger 测序和多重连接依赖性探针扩增）。结果发现，9 名患者（其中 8 名为先证者）携带复合杂合 SPG7 突变，其中包括 3 种新突变：2 种错义突变 c.2221G＞A；p.(Glu741Lys)，c.2224G＞A；p.(Asp742Asn)，1 种截断突变 c.861dupT；p.Asn288＊，以及 7 种之前报道过的突变。在研究中研究人员确定了另外 6 名具有 SPG7 的单一杂合突变的患者，其中包括两个新突变：c.184-3C＞T（预测去除外显子 2 之前的剪接位点）和 c.1067C＞T；p.(Thr356Met)。患者的临床表型通常在成年的中期表现出来，并伴有进行性眼外肌麻痹/上睑下垂和痉挛性共济失调或进行性共济失调。研究人员对其功能的研究包括转录本分析、蛋白质组学、线粒体网络分析、单纤维 mtDNA 分析和 mtDNA 的深度重排序。SPG7 基因突变引起患者肌肉线粒体生物发生增加，线粒体融合与 mtDNA 突变的克隆扩增相关的患者成纤维细胞。

C. B. Jackson 等人[105]对一名 33 岁的已被确诊患有 CPEO 综合征的人进行了调查研究。患者在 12 岁时出现左眼睑轻度下垂，并具有轻度近端肌肉无力和疲劳的症状。患者在 25 岁时曾前往神经肌肉疾病中心接受治疗，其症状疑似重症肌无力，患者的肌肉经常感觉疲劳。患者的病史无明显的显著性，除了过敏性哮喘、偏头痛无先兆和阑尾切除术外，并没有非常严重的疾病。研究人员对患者进行了骨骼肌的组织化学分析和单个氧化磷酸化复合物的生物化学检测，对各种组织中 mtDNA 进行遗传分析，并对单个肌纤维进行研究，以显示突变负荷的相关性。检测结果显示，患者骨骼肌具有 20% 的 COX 阴性纤维和 8% 粗糙红色纤维；对 mtDNA 的遗传分析发现，患者的线粒体上存在 m.4282G＞A 突变，它位于 $tRNA^{Ile}$ (MTTI) 基因中。在血液、颊细胞和肌肉中测定异质性，结果显示患者骨骼肌中的总突变负荷为 38%，而在患者的血液或颊黏膜细胞中无法检测到。

3.6 视网膜色素变性共济失调性周围神经病

I. J. Holt 等人于 1990 年报道了一个家族遗传病的病例，该家族 3 代中有 4 名成员表现为发育迟滞、痴呆、视网膜色素变性、抽搐、共济失调、近端四肢无力伴感觉性周围神经病等不同临床表现的组合。该病变被称为神经病变伴共济失调和视网膜色素变性(neuropathy, ataxia and retinitis pigmentosa, NARP)，也被称为视网膜色素变性共济失调性周围神经病。

M. J. Rawle 等人[106]对一名主诉为姿势性眩晕的 59 岁患者进行了报道。该患者在 39 岁时被评估为视网膜色素变性和轻度感觉轴突神经病变，属于 NARP 的典型特征，但其他临床检查正常。随着视力逐渐恶化，她在 53 岁时失明，并发生听力障碍。20 年后对该患者重新评估时确认她为盲人，并有感音神经性听力障碍（双耳的感音神经性听力损失为 50~60 dB）、糖尿病，还有一些轻微的认知障碍。对该患者的家族成员进行调查发现，家族中有一名 27 岁的男性成员有轻度发育迟缓的症状。对该患者进行的神经遗传学检测显示，其线粒体基因组 ATPase 6 基因中 8993 位点存在突变，m.8993T＞G 突变与她的 NARP 表型相关。突变以异质形式存在，属于中等水平(58%；低水平＜30%，中等水平为 30%~70%，高水平＞70%)。

A. Blanco-Grau[107]对一名确诊为 NARP 57 岁的患者进行了研究报道,患者在 35 岁时被诊断患有色素性视网膜病变,但并无色素沉积,没有相关家族疾病史, 20 年后,在患者 55 岁时出现部分运动性癫痫。由于其发生了视网膜病变,研究人员对其进行神经系统检查,发现其视力正常,且患者其他的颅神经也正常,研究中发现患者出现中度共济失调,无法以串联步态正确走动,但其没有麻痹或肌萎缩。研究人员对其进行了血液分析,排除了乳酸性尿症,对其血清和脑脊液进行血清学、病毒学和免疫学测试,结果显示正常,又进行了胸部 X 线片、心电图、超声心动图和心脏 Holter 监测,其结果也显示正常。众所周知,ATPase6 基因的突变与莱伯遗传性视神经病变相关,病变会导致双侧纹状体坏死、冠状动脉粥样硬化风险和神经病变,还有共济失调和色素性视网膜炎。研究人员对患者进行了遗传学研究,在 ATPase6 基因中检测到 m.8839G>C 突变,研究者观察到 m.8839G>C 突变在患者的肌肉中是异质性的;患有 NARP 的患者的突变率高于无症状携带者该基因的突变率;携带 m.8839G>C 这种突变的细胞器具有较低的细胞增殖、增加的 mtDNA 拷贝数;检测其所有的 ATPase6 序列,发现所有 ATPase6 序列中受影响的氨基酸呈保守状态。

T. Miyawaki 等[108]研究者研究报道了一位被确诊为 NARP 的女性患者,发现患者体内存在一种线粒体 m.8729G>A 突变。患者由于四肢和躯干的进行性共济失调而入院接受治疗。患者之前的疾病史显示,她从小就不能走太远的路。对其进行神经学检查,检查结果显示其具有小脑共济失调、四肢远端显性肌无力、屈肌异常、感觉不足、肌阵挛、感觉神经性耳聋和色素性视网膜炎等。对其进行肌肉 mtDNA 的遗传分析,显示存在异质性 m.8729G>A 突变,患者肌肉标本中呼吸链复合物的化学分析显示复合物 I 和复合物 V 的活性较低。

M. Duno 等人[109]对一名 53 岁的男性患者进行了调查研究。该患者在出生时未发现异常。6 岁时,眼科检查发现其先天性左侧单侧虹膜缺损,裸眼视力正常。20 多岁时,他就发现在黑暗中视力有问题。从 40 多岁开始就出现了步态不稳和平衡不良的主观轻微症状。此外,在过去的 10 年中,双侧低频感音神经性听力损失(2000~8000 Hz)有所进展。由于视力逐渐模糊,45 岁时进行了眼科检查,诊断为视网膜色素变性;眼底检查显示典型的晚期视网膜色素变性,视网膜血管严重狭窄,弥漫性视网膜色素上皮萎缩及周边不规则的色素聚集等。52 岁时病情进展,走路时呈进行性不稳定和跌倒倾向。研究者对患者的神经系统进行检查,发现患者具有轻度的发音障碍、中度步态共济失调等表现,MRI 显示小脑中度萎缩;对其进行的遗传学研究发现存在线粒体 m.8989G>C 突变。

M. H. Martikainen[110]对一名 74 岁的男子进行了调查研究。患者近三年来手脚笨拙,并且身体的平衡性不佳,患者现在通过坐轮椅进行移动,且行动不便,需要人照顾。调查患者的家族病史,结果发现他有一个姐妹患有糖尿病和乳糜泻,但其他情况较好。患者具有严重的肌阵挛性共济失调,这使他无法独立行走。检查患者的尿素、肝功能,以及肌酐激酶、血清乳酸酶、维生素 E、血铜和血浆蛋白酶水平，检查结果无显著异常。鉴于患者的临床特征显示为线粒体障碍且并非由于其他原因造成的肌阵挛性共济失调，研究人员对患者进行了常见的 POLG 突变（p. Ala467Thr、p. Trp748Ser 和 p. Gly848Ser）和与 MERRF 综合征相关的 mtDNA 点突变（m.8344A>G、m.8356T>C、m.8363G>A）的检测。通过 MT-ATP6 和 MT-ATP8 基因的重组测序发现，患者血液和尿液中 95% 异质性的 MT-ATP6 中含有线粒体 m.8993T>C 突变。尽管母体的样本无法确认，研究者对患者的姐妹进行了调查，发现线粒体 m.8993T>C 突变在其体内检测不到，即只存在较少的突变。

F. M. Santorelli 等人[111]为了找到色素性综合征性视网膜色素变性患者的更为完善的分子机制，筛选了 10 例类似 NARP 综合征的患者，调查研究发现，患者体内的两种 ATP 酶基因和 22 个 tRNA 编码序列的 mtDNA 发生了突变。被调查研究的患者中有一人表现出类似于 Kearns-Sayre 综合征的特征，对其进行了遗传学鉴定，研究者发现该患者体内的线粒体 ATPase 6 基因中存在异质性 m.8993T>G 突变。

已知 mtDNA 中 m.8993T>G 突变最常见的表型是 Leigh 综合征或 NARP 综合征，M. Tesarova 等人[112]对于来自两个不相关家族的 7 位儿童进行了研究，这些儿童体内均具有线粒体 m.8993T>G 突变，研究人员对其进行了生化和分子的分析。所研究的 7 名儿童在出生后就有发育不良、精神运动迟缓等表现，且还有肥厚型心肌病、肝病等。其中一名女孩在出生后的 3 个月内死于 Sudden Death 综合征，有 5 名儿童在出生后一年患急性呼吸道感染而死亡，而只有 1 名患有痉挛性四肢瘫痪和严重精神运动障碍的男孩存活到 8 岁。对所有儿童的母亲进行调查研究发现，她们均无相应的表型，但是在体内检测到具有线粒体异质性的 m.8993T>G 突变存在。母体组织中 mtDNA 分子突变的拷贝数在 15%~22%，而对于所调查研究的 7 名儿童，其体内 mtDNA 分子突变的拷贝数均高于 90%。所以，具有异质性 m.8993T>G 突变的家族大多数会遗传，表型明显，且突变负载高于 90% 的儿童通常在婴儿期后难以存活。在调查的两个家族中，研究者在随后的两代儿童中检测到 m.8993T>G 突变的异质性水平也在逐渐增加。R. Kucharczyk 等人[113]对 NARP 进行研究，并分析了与其母体遗传的 Leigh 综合征、神经源性肌无力、共济失调和色素性视网膜炎等疾病相关的人类 mtDNA 中的 m.8993T>C 突变。该突变将高度保守的 ATP 合酶中 Atp6p 亚基中的亮氨酸改变为脯氨酸，该位点在人类蛋白质氨基酸的 156 位，在酵母中的 183 位。

N. Gigarel 等人[114]为了探索 NARP 综合征，使用半定量荧光 PCR 进行了线粒体 m.8993T>G 突变的定量测定，该测试是可被重复检测的，且即使在突变体 mtDNA 分子浓度极低的情况下也可重现。研究人员使用 Nucleon Bacc3 试剂盒提取研究对象的总 DNA，使用等位基因产生限制位点的方法进行 PCR 扩增。正向引物（5′-AATGC CCGAGCCCACTTCTTA-3′）跨越 nt 8892 至 nt 8913，在核苷酸 8900 处具有一个不匹配的 G 碱基，产生了 AvaⅠ限制性位点；反向荧光引物（*）

(5′-GGTGGCGCTTCCAATTAGGT-3′)跨越 nt 9041 至 nt 9060，扩增产物的总长度为 169 bp。将 1.5 ng 的总 DNA 进行 PCR，寡核苷酸引物与基因组 DNA 的交叉杂交通过 PCR 扩增对无 mtDNA 突变的细胞进行排除，最终检测出 m.8993T>G 突变。

目前已知与 NARP 相关的线粒体突变都在线粒体 *ATPase 6* 基因上，图 3.6 展示了这些基因的大体位置。

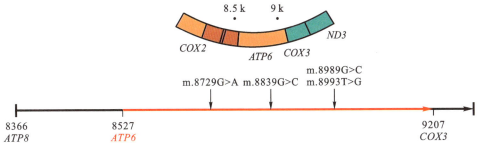

图 3.6　线粒体 *ATPase 6* 基因上与 NARP 相关的基因

3.7　肌阵挛性癫痫伴破碎红纤维综合征

肌阵挛性癫痫伴破碎红纤维（myoclonic epilepsy associated with ragged red fiber，MERRF）综合征是一种罕见的线粒体遗传病，主要临床表现为阵发性癫痫，伴有进行性神经系统障碍，如智力倒退、肌肉运动协调不良（共济失调）、意向性震颤、耳聋、脊髓神经退化等。患者肌纤维紊乱、粗糙、线粒体形态异常并在骨骼肌细胞中积累，用 Gomori Trichrome 染色显示为红色，称为破碎红纤维。

MERRF 综合征主要由线粒体中的 m.8344A>G 突变引起。M. Mancuso 等人[115]研究了大量的 MERRF 样本，得出调查的报告：研究人员鉴定了 42 名携带线粒体 m.8344A>G 突变的患者，而这些患者绝大多数都没有表现出 MERRF 综合征完整的表型。对其研究后发现，42 例患者中有 22 例为男性，有 15 例为 16 岁以下的儿童，且值得注意的是，在没有进行分子鉴定亲属的 17 个患者中，对其进行家族疾病的调查，结果显示只有 5 名患者具有潜在的 mtDNA 相关疾病的家族史。患者中有 3 例无临床的表型，在研究者的分析中未作考虑。39 名受试者中有 4 名无症状突变携带者，其年龄范围为 26～50 岁。MERRF 综合征的主要临床特征是肌阵挛性癫痫，然而 Fisher 精确检验显示 38 名具有已知临床表型的成年线粒体 m.8344A>G 突变携带者，其肌阵挛与全身性癫痫发作无关，反之，其肌阵挛与小脑共济失调相关。34 例患者中有 11 例出现多发性脂肪变性，其中仅有 2 例患有孤立性脂肪瘤，6 例患者无肌病反应，5 例患者出现中枢神经系统的症状。在发病时分离脂肪变性的 4 例患者中，2 例出现肌病，但无中枢神经系统的症状，这些患者的平均年龄为 20 岁，从 3 岁到 48 岁不等。调查研究显示，19 例患者中有 14 例患者患有肌病，无论是发病年龄，还是疾病持续时间，研究人员均无法预测。34 例患者中有 26 例患者存在神经肌肉功能障碍的体征和症状；其中包括 20 例患者表现出肌无力的症状，15 例患者表现出运动不耐受的症状，15 例患者表现出肌酸激酶水平升高的症状，有 10 例患者表现为上眼睑下垂，有 2 例患者表现为肌肉消瘦，6 例患者表现出肌肉疼痛的症状，4 例患者表现为心律失常，2 例患者表现出无心肌病的症状，5 例患者表现出周围神经病变的症状，1 例患者表现出吞咽障碍的症状，1 例患者表现出呼吸损伤的症状。此外，在研究者最近的临床评估中，有 12 例患者出现听力损失的症状，4 例患者出现糖尿病的症状，3 例患者出现偏头痛的症状，2 例患者出现甲状腺功能减退的症状，1 例患者出现白内障的症状，1 例患者出现孤立性性腺功能减退的症状，1 例患者出现精神病参与的症状，1 例患者出现胃肠动力障碍的症状。研究者报道了一些轻度表型的患者，其中包括一名 50 岁患者，他的上眼睑下垂，患有孤立性多发性脂肪瘤；还有一名 27 岁的患者，其孤立性性腺功能不全。

N. G. Larsson 等人[116]对 MERRF 综合征的病理学进行了研究，MERRF 综合征是由 mtDNA 中 $tRNA^{Lys}$ 基因上的 m.8344A>G 的异质性突变所引起的，这种突变损害线粒体蛋白质合成并引起呼吸链功能障碍，这种线粒体 m.8344A>G 突变由母亲传递给子女的风险取决于母体中突变的 mtDNA 的水平，并且突变传递给子女的阈值水平高达 35%～40%。在与 MERRF 综合征相关的脂肪瘤中发现高水平的突变的 mtDNA、超微结构异常的线粒体和 6 号染色体上的克隆缺失，这些发现表明脂肪瘤中有呼吸链功能障碍，且脂肪瘤可能是 m.8344A>G 突变的表现。

$tRNA^{Lys}$ 基因中的 m.8344A>G 突变首先在 MERRF 综合征中被研究者发现，该突变占 MERRF 综合征个体突变的 80%。E. L. Blakely 等人[117]对一名 42 岁的女性进行了研究报道。该患者自幼患有远端肢体无力，同时有上睑下垂和面部肌无力，随着年龄的增长，患者出现缓慢进行性手部无力、运动耐力下降、劳累时呼吸困难加重、偏头痛和甲状腺功能减退；中年时出现呼吸功能不全，需要无创夜间呼吸机支持。身体检查显示该患者身高 158 cm，双侧上睑下垂，眼球运动缓慢，呈明显的下颚无力、轻微的颈部屈伸无力和远端肢体无力，近端肌肉组织相对较少，未发现肌强直。追查该患者的家族病史，她的母亲安装有心脏起搏器；她的妹妹有癫痫，但没有肌病的迹象；她的哥哥患有上睑下垂、阻塞性睡眠呼吸暂停，需要无创夜间通气支持，40 岁时死于肺栓塞。对该患者的神经生理学和乙酰胆碱受体抗体分析排除了重症肌无力，而分子遗传学检测排除了强直性肌营养不良。线粒体组织化学检测异常，包括膜下线粒体积聚（不规则的红纤维）和超过 90% 的 COX 缺陷纤维，线粒体全基因组测序确定了该患者体内具有与 MERRF 表型相关的 m.8344A>G 突变，该突变在患者骨骼肌中表现为非常高的异质性水平（94% 突变负荷）。对该患者临床未受影响母亲的样本（血液中的突变负荷为 16%，尿液中的突变负荷为 18%）和妹妹的样本（血液中的突变负荷为 3%，尿液中的突变负荷为 4%）进行分析，证实 m.8344A>G 的异质性和母体传递水平较低。

为了更好地确定与 mtDNA 中 m.8344A>G 突变相关的临床表型，S. B. Wu 等人[118]对来自7个不相关家庭的15名具有线粒体 m.8344A>G 突变的意大利患者进行了调查，其中10名患者为女性，5名患者为男性。研究人员对患者进行以下指标的评估：全面的临床检查，实验室检查项目包括肌酸激酶（CK）、静息静脉血乳酸、运动后肌钙蛋白 HS 血清水平、肌电图（EMG）和神经传导研究（NCS）、脑电图（EEG），动态 EEG 监测（24小时和48小时）、基础12导联心电图（EKG）、24小时 Holter 监测、超声心动图、肺功能测试和夜间多导睡眠监测（PSG）。调查结果显示其主要临床表现的频率为：67%的患者具有运动不耐受和/或肌肉无力，67%的患者具有呼吸疲惫，67%的患者具有乳酸酸中毒，53%的患者具有心脏异常，47%的患者具有周围神经病变，40%的患者具有肌阵挛，40%的患者具有癫痫，13%的患者具有共济失调。调查研究中显示大约一半的患者需要通气支持来辅助呼吸，其中有一名患者发展为进行性心肌病，需要植入心脏转复除颤器才能存活，还有五名患者死于顽固性乳酸酸中毒。脑光谱显示胆碱升高和 N-乙酰天冬氨酸降低，在脑部区域从未检测到乳腺癌的症状，这些临床特征均与 m.8344A>G 突变密切相关。

F.Brackmann 等[119]研究人员对一名13岁的患者进行了调查研究。患者在10岁之前发育一切正常，在10岁时出现肢体近端无力和血清肌酸激酶水平升高等表现，对其进行了肌营养不良症的分子遗传学检测，结果并没有显示出其患有某种神经肌肉或代谢疾病。由于患者的临床表现并不是非常严重，患者的家庭拒绝研究人员做进一步的调查研究。在8个月后，患者出现广泛性强直阵挛性癫痫发作，而神经生理检查显示一切正常，乳酸和氨水平的测量均在正常范围内，听力和眼科检查的结果正常，初始颅脑 MRI 显示无脑内异常。而在接下来的几个月中，患者的广泛性强直阵挛性癫痫发作频率急剧增加，对患者用多种抗癫痫药物（如拉莫三嗪、左乙拉西坦、乙酰亚胺酯和托吡酯）行单次和多疗程治疗，仅对其癫痫的症状有部分改善。最后，在患者全身性癫痫发作的12个月后，患者出现肌阵挛发作。患者的这些病症每天都会发作，而基本都在早上，毫无征兆，突然发作。研究者考虑到进行性肌阵挛性癫痫与肌酸激酶水平升高之间可能存在的相互关系，对患者进行了肌肉活检，取其线粒体进行研究，其横断面显示多个粗糙的红色纤维，连同检测 COX 阴性染色的几种肌纤维，患者被疑似为线粒体病。而后，研究者在患者的肌肉组织中进行线粒体呼吸链酶Ⅰ～Ⅳ的生物化学分析，由于粗糙的红色纤维存在，对集中在 mtDNA 的分子进行进一步的遗传分析，结果并未检测到 MERRF 综合征中通常发现的任何典型突变。有趣的是，研究者综合分析显示患者具有 $tRNA^{Leu}$ m.3243A>G 突变，而该突变的主要表型是 MELAS 综合征。在外周血中发现异质性程度为5%～10%，而在肌肉组织中则为60%，进一步调查研究显示在患者体内没有发现其他 mt-tRNA 突变。研究者对患者进一步的分子测试被其家属拒绝，患者的母亲和妹妹均未表现出任何症状，且无任何肌无力等表型，对其母亲体内的肌酸激酶进行了测量，结果显示其肌酸激酶水平在正常范围以内。具有幼年发病的线粒体脑病具有广泛的表型变异性，m.3243A>G 突变可以导致 MERRF 综合征的发生。

几乎所有 MERRF 综合征患者的线粒体 $tRNA^{Lys}$ 基因中都存在突变。A. Hahn 等人[120]对一名确诊为 MERRF 综合征的 8 岁女孩进行了调查研究。该患儿是一名德国人，对其家族进行调查研究的结果显示其家族无疾病史。患儿在 8 岁的时候注意力方面存在一定问题，对她进行神经系统检查并未发现任何异常，且其脑电图也显示正常。2 年后，随着该患儿的记忆力和其他问题的增多，她的病症被重新审视，她的智商已经下降到 79，而其神经学检查显示患儿具有共济失调、肌阵挛兴奋增强等症状。在数周后，患儿 3 次出现广泛性强直阵挛性发作的症状，在排除与 MERRF 综合征相关的常见突变之后，研究人员对该患儿进行了线粒体基因组的完整序列分析，分析结果显示患儿的 $tRNA^{Ile}$ 基因中存在 m.4284 G>A 突变，且在一个具有不同临床表型的家族中存在该突变，但尚未与 MERRF 综合征相结合。

L. Stratilova 等[121]研究人员在 1993—1998 年间调查了四个家族的部分患者，调查结果显示这些患者体内具有线粒体 m.8344A>G 异质性突变。研究人员对第一位患者进行调查的结果显示患者出现共济失调和进行性肌无力等，该患者在 30 岁时肌肉中 mtDNA 的突变拷贝率为 50%。第二位患者体内具有 95% 的 m.8344A>G 突变 mtDNA，他在婴儿期出现了肌肉张力降低、心肌病和精神和运动迟缓，而他的四位 mtDNA 突变数为 25%～50% 的亲属并无相应的临床症状。研究人员调查的第三位患者为一名女性，该患者的肌肉中具有 50% 突变的 mtDNA。该患者在 42 岁时临床表现为进行性眼外肌麻痹和肌肉无力。第四位患者，其血液中具有 50% 的 m.8344A>G 突变 mtDNA。该患者在其婴儿期就有痉挛性四肢麻痹症和智力及运动发育受阻。对两名患者进行肌肉活检的酶和组织化学研究显示 COX 活性较低，而仅在一名成年的患者体内发现有粗糙红色纤维。mtDNA m.8344A>G 突变可以表现为异质症状，突变 mtDNA 通常与更严重的疾病形式相关，但其异质性程度与疾病严重程度或出现第一个临床症状时的年龄之间并没有太大的关联。

T. Mongini 等[122]研究人员在一个家族中发现了 4 名携带 m.3243A>G 突变的成员，不同于没有神经系统症状的简单的耳聋，患者的临床特征包括有典型的 MELAS 综合征，以及肌阵挛性癫痫。对该家族其他几名患者进行调查研究的结果显示，临床症状与线粒体疾病一致。在 4 例患者中，3 例的肌肉活检显示出最明显的线粒体改变，部分缺乏 COX。mtDNA 分析检测到可变百分比的 m.3243A>G 突变，与表型大致相关。家族的疾病特征在于与 m.3243A>G 突变相关的包括 MELAS 综合征和 MERRF 综合征特征的临床表现严重程度有极大的家族内变异性。在所有具有不完全 MELAS 综合征或 MERRF 综合征的患者和所有呈现极少临床症状的家族性病例中，建议搜索最常见的 mtDNA 突变。

G. Silvestri 等[123]研究人员对 150 位患者进行调查研究，其目的是寻找 mtDNA 位置 8344 处的 A→G 的转换，其中大部分被研究的患者已被确诊或是疑似患有线粒体疾病，评估该突变对 MERRF 综合征表型的特异性，从而定义与突变相关的临床谱，并研究肌肉突变的百分比与临床严重程度之间的关系。该研究结果证实了

8344位的A→G转换与MERRF综合征之间的高度相关性，但也有迹象表明，这种突变可能与其他表型有关，包括Leigh综合征、肌阵挛或肌病伴躯干脂肪瘤和近端肌病等病症。在调查研究中，研究者发现有4个典型的MERRF综合征患者体内并未发现突变的存在，这也表明 $tRNA^{Lys}$ 基因或mtDNA中的其他突变可以产生相同的表型。

A. Brinckmann 等[124]研究人员对一名16岁的女性进行了调查研究。该患者是一对无血缘关系德国夫妇的第二个孩子，该患者的姐姐是健康的。该患者出生时很健康，出生后生长发育正常。在4岁时，患者突然出现肌阵挛性无定向发作，此后病症发展为严重的药物耐受性肌阵挛性癫痫，每天多次发作，此外还有进行性共济失调、耳聋(听阈为65 dB SPL)和智力低下等表现，测定患者的血清乳酸(4.1 mmol/L，正常值<2.0 mmol/L)和丙氨酸(0.60 mmol/L，正常值<0.48 mmol/L)浓度升高。9岁时行诊断性肌肉活检，结果显示存在破碎的红纤维和COX阴性纤维。14岁时行超声心动图和心电图检查正常，头颅MRI显示侧脑室扩张和海马硬化。2年后，患者在睡眠中窒息而亡。尸检时，在患者体内并没有发现任何心脏或肺部异常的状况，猜测患者的死亡原因是睡眠期间的持续癫痫状态。对尸检标本的测定结果显示，突变负荷仅在89%~100%变化。在受影响较大的脑区域(如海马、皮质和壳核)和骨骼肌中，mtDNA拷贝数增加了3~7倍，而未受影响的组织(如心脏、肺、肾脏、肝脏和胃肠器官)则没有类似的增加。这种mtDNA拷贝数的增加与线粒体质量的增加并不平行。

C. C. Huang 等[125]研究者对某家族中一些患者进行了调查研究，这些患者在 *twitter* 基因中的第8344位核苷酸位置上发生了A→G的突变。研究结果显示，肌肉中mtDNA的突变率为89%~95%，血细胞mtDNA突变率为78%~99%。在被研究的女性亲属中，一些无相应表型家族成员的肌肉中mtDNA突变率大于80%，血细胞中mtDNA突变率大于53%。虽然这些发现可能表明mtDNA在MERRF综合征中的阈值效应，但临床表现很难从 $tRNA^{Lys}$ 基因上的突变mtDNA的比例来预测患者是否患有MERRF综合征。

为了研究mtDNA的 $tRNA^{Lys}$ m.8344A>G突变的分离和表现，N. G. Larsson 等[126]研究人员对3名MERRF综合征患者及其30名女性亲属进行了调查研究。结果显示，携带 $tRNA^{Lys}$ m.8344A>G突变的女性的后代中并不一定能检测到突变的mtDNA。在4名妇女的淋巴细胞中发现10%~33%的突变型mtDNA，在她们的14名被调查儿童中，有7名儿童的体内并没有发现突变的mtDNA。5名妇女的淋巴细胞mtDNA突变率为43%~73%，她们的12名受检儿童的mtDNA均发生突变。这表明，如果母亲体内存在高水平的突变mtDNA，那么突变mtDNA向后代传递的风险就会增加，而且，如果突变率高于35%~40%的阈值水平，很可能会向所有后代子女传递。对3名MERRF综合征患者进行的调查研究显示，其肌肉中均具有94%~96%的突变mtDNA，并且具有呼吸链功能障碍的生化和组织化学证据。患者的4位亲属的肌肉中mtDNA突变率为61%~92%，生化检测显示肌肉的呼吸链功能正常。这些研究结果表明，若肌肉中具有 $tRNA^{Lys}$ 突变的mtDNA>92%，则可能会引起呼吸链功能障碍，而这种病变可通过生物化学方法检测到。在所有9个调查案例中，mtDNA水平与淋巴细胞中$tRNA^{Lys}$突变水平和肌肉mtDNA水平呈正相关。在所有病例中，肌肉中突变mtDNA的水平均要高于淋巴细胞中突变mtDNA的水平。对两名MERRF综合征患者的肌肉标本生化测量显示呼吸链功能恶化，在其中一名病例中，细胞色素c氧化酶缺乏的肌纤维数量逐渐增加。

MERRF综合征是mtDNA点突变的母体遗传性疾病之一，且突变都是异质性的，即正常的mtDNA和突变的mtDNA共同存在于一个个体之中。A. Lombes等[127]研究人员对MERRF综合征中异质性的mtDNA突变的组织分布和遗传进行了研究分析，对两位确诊为MERRF综合征的患者进行调查研究，主要分析其家族的mtDNA的异质性。研究人员采用变性梯度凝胶电泳技术，在扩增异源DNA的情况下，避免了限制酶切割引起的野生/突变体mtDNA比例的差异。结果显示，在两例患者中，肌肉突变体mtDNA的比例与肌肉线粒体逐渐增加。研究人员又对一个家族中的9名患者进行了调查研究，他们是三代人，调查研究结果显示其体内白细胞中的突变体mtDNA的比例与疾病的临床严重程度呈正相关，且突变体mtDNA通过这三代传递并没有表现出同质性的倾向。研究人员对一名患者进行了调查研究，主要研究其脑、肝、肌肉和心脏，调查结果证实了其不同组织中所存在的突变体mtDNA比例的均一性，但是在培养的皮肤成纤维细胞中记录了有丝分裂期间突变体mtDNA比例并不一定是均一的。

I. Vastagh等[128]研究人员对一名22岁的男子及其家人进行了调查研究，该男子在童年时期出现了腹痛麻痹症，对其亲属进行调查研究，结果显示患者的几个亲属患有高血压等病症，有一名亲属曾患有癫痫。患者的表型为严重头痛、右肢虚弱与思维能力下降等。研究人员对患者进行了神经学检查，检查结果显示他具有3度水平眼球震颤、左侧外周面神经麻痹、右侧双眼障碍、右半球性偏瘫、右侧勃起肌反射下降等表现。对其进行急性脑CT扫描，扫描结果显示正常，常规实验室检查和止血检查均显示正常。综上所述，研究人员将患者的临床表型确诊为典型的MELAS综合征。在大多数情况下，MELAS综合征的发生与线粒体m.3243A>G突变相关，但是在MELAS综合征的研究中，研究人员还发现了一种其他的mtDNA突变，研究人员在患者体内发现了$tRNA^{Lys}$基因内T环中的异质性m.8344A>G取代，而m.8344A>G突变却在其母亲的血液中无法检测到。

G. Chen等[129]研究人员开发了一种寡核苷酸生物芯片，该芯片可以同时多重检测与MELAS综合征和MERRF综合征相关的31种已知的mtDNA突变。实验中将等位基因特异性寡核苷酸探针共价固定在醛修饰的载玻片上，然后通过多重不对称PCR的方法与从样品DNA扩增的Cy5标记的DNA片段杂交，使用寡核苷酸生物芯片研究了5名确诊为MELAS综合征的患者、5名确诊为MERRF综合征的患者和20名健康对照者。研究结果表明，所有患有MELAS综合征患者体内的$MT-TL1$基因中均具有m.3243A>G突变；在MERRF综合征的组中，发现有4例患者体内存在m.8344A>G突变，1例患者体内存在m.8356T>C突变，对比后发现，两者均

为 *MT-TK* 基因；而在健康对照中，与 MELAS 综合征和 MERRF 综合征相关的 31 种已知的 mtDNA 突变均未被检测到。同样的，对其进行 DNA 测序，结果表明 DNA 生物芯片的结果与 DNA 测序的结果一致。

M. D. Herrero-Martin 等[130]研究人员对 MELAS 综合征以及 MERRF 综合征这两种线粒体脑病进行研究，且在调查研究中对一些患者的临床检测可以发现 MERRF 综合征和 MELAS 综合征的特征，这些重叠表型与其他 mtDNA 点突变有关。研究人员报道了一个患者具有重叠的 MELAS 综合征与 MERRF 综合征的表型，患者是一名女性，她在 24 岁时被诊断出患有感觉神经性听力损失的病症，而在其 36 岁的时候，她因四肢的肌阵挛运动被研究人员诊断为癫痫，而且她也患有头痛和记忆丧失等病症。研究人员对其进行了脑电图测试，测试结果显示她的脑内具有弥散分布的不规则点波复合物，而后进行的脑 CT 扫描显示患者有中度小脑萎缩的表现，对患者进行的精神科评估结果显示她患有抑郁综合征。对肌肉活检中的组织形态学研究显示存在粗糙的红色纤维，研究人员对患者给出了 MERRF 综合征的诊断。在接下来的几年中，患者在没有药物控制的情况下出现不同类型的癫痫发作、持续的头痛和四肢无力，以及小脑共济失调和认知能力恶化等。在 41 岁时因双侧耳聋行人工耳蜗植入术。50 岁时，她因癫痫持续状态而入院，随后突然出现右侧偏瘫和失语，脑 CT 显示其小脑蚓部发育不全，颞顶枕部低密度，血液检查显示乳酸酸中毒，患者营养不良、体温过高和癫痫发作无法控制，最终在病情恶化后死亡。她被诊断为 MERRF/MELAS 表型重叠。患者还有一个妹妹，患有非进化性精神发育迟滞。

B. O. Choi 等[131]研究人员为了使用 MELAS 综合征或 MERRF 综合征来鉴定其致病性 mtDNA 突变，对 61 个来自韩国且相互独立的患者进行了调查研究。其中有 43 名患者患有 MELAS 综合征，其余 18 名患者患有 MERRF 综合征，其中有 2 名患者患有 MELAS 综合征/PEO 综合征重叠综合征，1 名患者表现为 MERRF 综合征/PEO 综合征重叠表型，还设有无临床特征和线粒体疾病家族史的健康对照组（约 200 人）。研究人员从筛选出的 61 个家庭或孤立的患者中鉴定出 5 个致病点突变：研究人员在 10 例确诊为 MELAS 综合征的患者体内观察到 $tRNA^{Leu(UUR)}$ 基因中存在 m.3243A>G 突变，其次在 4 名确诊为 MERRF 综合征的患者体内的 $tRNA^{Lys}$ 基因中检测出 m.8344A>G 突变，而剩下的其他患者均在 $tRNA^{Leu(UUR)}$ 基因中被检测出含有 m.3271T>C 突变，在每个被确诊患有 MELAS 综合征的患者体内的 *ND3* 基因中均含有 m.10191T>C 突变（Ser45Pro），而每个被确诊患有 MERRF 综合征的患者体内的 $tRNA^{Lys}$ 基因中均含有 m.8363G>A 突变。综上所述，患有 MELAS 综合征及 MERRF 综合征患者体内最常见的突变分别存在于 $tRNA^{Leu(UUR)}$ 基因和 $tRNA^{Lys}$ 基因中，在 $tRNA^{Leu(UUR)}$ 基因中为 m.3243A>G 突变，而在 $tRNA^{Lys}$ 基因中为 m.8344A>G 突变。在 10 例确诊为 MELAS 综合征的患者体内发现的 m.3243A>G 突变在所有 20%～91% 范围的患者体内显示异质性。研究人员发现一名女子体内存在 36% 的异质性 mtDNA，但是对其亲属进行调查研究的结果显示她的母亲和弟弟几乎只有1%~2%的异质性，而她的父亲未检测出突变。该患者的表型被确认为典型的MELAS综合征，除此之外，患者还有卒中样发作、癫痫发作、肌病、智力低下和糖尿病等表型。患者15岁时由于心脏衰竭、呼吸停止而死亡。然而，研究人员发现她的其他家庭成员没有显示MELAS综合征症状的迹象。研究中还发现另外一名m.3243A＞G突变异质性较高的女性患者，在其20岁时，由于双侧膈神经麻痹而进行了气管造口术，与其他体内具有m.3243A＞G突变的患者相比，她显示出了非常严重的肌病。研究人员还在患有MELAS综合征的一位患者体内发现了m.3271T＞C突变，该患者、其母亲和姐姐的异质率分别为41%、9%和45%。该患者具有广泛性强直阵挛性发作、卒中样发作、中度肌肉无力以及血液和脑脊液乳酸水平升高等表型。然而，研究人员对其姐姐和母亲的表型进行研究，发现其姐姐和母亲仅患有轻度肌无力。在一名确诊为MELAS综合征的患者体内发现其具有m.10191T＞C突变，然而，研究人员对其家庭成员调查后同样发现，他的兄弟体内既没有突变的存在，也未检测出MELAS综合征的任何表型。

研究发现，mtDNA中3243位置处突变与线粒体肌病、线粒体脑病、乳酸酸中毒和MELAS综合征相关，而8344位置处的突变已被确认为MERRF综合征的原因。在具有与MERRF综合征一致的症状和体征的家族中分析其mtDNA，使用聚合酶链反应扩增侧翼3243和8344处的DNA区域，产物用限制性内切酶进行酶切，结果发现3243处发生MELAS综合征的突变而非8344处发生突变，这说明MELAS综合征突变的多种临床表现。表3.3列举了目前已知的会影响多种表型的突变信息。

表3.3 影响多种表型的突变信息

突变	基因	起始位置	终止位置	影响表型
m.3243A＞G	*TRNL1*	3230	3304	MELAS综合征，MERRF综合征，NSHL
m.11696G＞A	*ND4L*	10760	12137	莱伯综合征，MIEH

已知MERRF综合征与线粒体m.8344A＞G突变密切相关，且m.8344A＞G突变在MERRF综合征中普遍存在，但在10%~20%的病例中未观察到该突变的存在。G. Silvestri等[132]研究人员对5名缺乏m.8344A＞G突变的患者进行了研究。对患者逐一进行编号，并设对照组。研究表明，前四位患者均具有典型的临床特征，患者5是一名35岁的女性，她具有肌阵挛性全身性癫痫发作、共济失调、肌病和30岁开始的听力损失等。研究人员对患者5血清肌酸激酶（CK）和乳酸水平进行检测，检测结果发现CK和乳酸均适度增加，对其进行肌肉活检显示RRF丰富。该患者的母亲和她的两个姐妹之一的表型中有相似的情况，另外还有甲状腺功能亢进的特征，肌肉活检显示两者均有RRF。患者的母亲与其中一位姐妹（肌肉活检有RRF）分别在52岁和25岁死亡，而另一姐妹则拒绝进行临床检查，但根据其亲属的说法，她患有听力损失。研究人员提取来自患者5的肌肉或血液的总DNA，使用以下寡核苷酸引物（5′至3′）进行mtDNA 8344核苷酸位置的PCR分析：mtDNA

位置 7955—7979 和 mtDNA 位置 8372—8345，其在 nt8347 处含有不匹配。这种不匹配与 8344 位的 A - GG 转变相结合，产生了允许区分突变型和野生型 mtDNA 的 *Ban*Ⅱ位点。将 10% 的 PCR 产物用 5 U 的 *Ban*Ⅱ在 37 ℃下酶切 1 小时，将酶切产物通过 12% 非变性聚丙烯酰胺凝胶（丙烯酰胺：双丙烯酰胺为 29：1）进行电泳，并用溴化乙锭染色，然后进行 *tRNA*^{Lys} 基因的测序分析。使用对应于以下 mtDNA 位置的一组引物获得 *tRNA*^{Lys} 基因两侧的 PCR 片段：(5′至 3′) nt 8239—8264 和 nt 8582—8561。突变体 mtDNA 群体在肌肉中基本上是同质的，但在血液中是异质性的。在研究中的 20 例其他线粒体疾病患者和 25 例对照组成员的体内均未检测到突变。综上所述，*tRNA*^{Lys} 的改变可能在 MERRF 综合征的发病机制中发挥特异的作用。

3.8 耳聋

遗传性耳聋（听力损失）可分为非综合征性耳聋（nonsyndromic deafness，NSD）和综合征性耳聋。非综合征性耳聋又称为非综合征性感音神经性听力损失（nonsyndromic sensorineural hearing loss，NSHL）。NSHL 是遗传性听力障碍的最常见类型，且患者之间具有较大的异质性。不同患者患病的原因不同[133-134]，耳聋可能是由单个基因的突变或不同基因突变的组合引起。耳聋具有许多已知遗传和环境原因的异质特征。遗传性听力损失是一般人群中常见的疾病，已知 mtDNA 突变与非综合征性耳聋和综合征性耳聋有关，图 3.7 展示了与耳聋相关的基因突变。

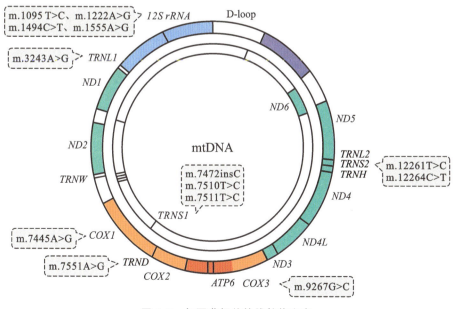

图 3.7　与耳聋相关的线粒体突变

L. R. Cataldo 等[135]研究人员对耳聋进行了相应的研究，耳聋是由线粒体 DNA 的突变引起的，且主要是 m.3243A＞G 突变，且耳聋的严重性、发病和临床表型部分是由每个细胞和组织中突变 mtDNA 拷贝的比例（异质性）所决定的。识别出 MIDD 后，就可以使用胰岛素进行有针对性的治疗，避免使用可能干扰线粒体电子链的药物。研究人员使用定量 PCR（qPCR）在成年患者中估计了来自血液、唾液、发根和肌肉活检样本的 m.3243A>G 突变的异质性程度。研究人员将 PCR 产物插入产生具有 3243A 或 G 的质粒的载体中，将突变型和野生型载体以不同比例混合建立校正曲线，用 qPCR 阈值循环添加异质性百分比，最终得出结论：m.3243A>G 异质性的比例分别为肌肉中 62%、唾液中 14%、白细胞中 6% 和发根中 3%。异质性的定量分析显示，不同组织存在显著差异（肌肉中最高、血液中最低）。鉴于唾液中发现的异质性相对较高，这种类型的生物样本可能代表了一种在流行病学研究中评估 m.3243A>G 突变存在的适当的非侵入性方法。

B. Han 等[136]研究人员开发了一种试剂盒，该试剂盒使用四引物扩增耐受突变系统 PCR 来筛选新生儿高风险耳聋相关突变，该试剂盒能够用对照片段扩增野生型和突变型等位基因。提出的方法是在 4 个 PCR 反应中对耳聋基因突变进行基因分型，每个突变通过一组 4 个引物，2 个等位基因特异性内部引物和 2 个常见的外部引物进行基因分型，引入 3′末端的倒数第二或不对称核苷酸的不匹配，以最大化特异性。研究人员在 1181 例新生儿中发现有 29 例婴儿体内存在 1 个或 2 个突变型等位基因。对于 *GJB2* c.235delC 突变，1 例为纯合子，12 例为杂合子携带者；对于 *SLC26A4* c.919-2A>G 突变，12 例为杂合子携带者，未发现纯合子；对于 mtDNA *12S rRNA* m.1555A>G 突变，鉴定出了 1 例。综上所述，研究人员终于成功开发了用于耳聋相关突变的筛选试剂盒，它提供了快速、可重复和经济高效的耳聋基因突变检测，重点是不需要复杂的仪器、试剂即可操作。该试剂盒允许检测 4 个高风险耳聋相关突变，且只有 4 个单管 PCR 反应，未来，该套件可适用于大量基于人群的新生儿听力缺陷筛查流行病学研究。

M. Tabebi 等[137]研究人员对一个具有母系遗传性糖尿病伴耳聋（maternally inherited diabetes and deafness，MIDD）合并严重肾病的线粒体基因突变的突尼斯家族进行了研究。检测结果显示，从一位母亲和她的两个女儿的白细胞提取的 mtDNA 中检测到线粒体 *COX3* 基因中存在一种新的异质突变 m.9267G>C。突变分析表明该突变是母系传递的，并提示该突变在临床表型中有意义，所以认为 m.9267G>C 突变（p.A21P）是"有害的"。该突变可以通过影响线粒体 COX 亚基的组装和质子的易位进而降低 ATP 合成中相应氧化磷酸化复合物的活性，从而改变 MT-COⅢ 蛋白的功能和稳定性。非同义突变（p.A21P）以前并未被报道过，它是 *COX3* 基因中第一个被报道的突变，与胰岛素依赖型线粒体糖尿病和耳聋有关，可能是突尼斯人群的特异性突变。

在中国，每年约有 3 万名患有先天性听力障碍的婴儿出生，在云南省有部分少数民族人群听力损伤的分子病因尚未得到彻底的调查研究。为了给这类患病人群提供适当的基因检测和咨询，F. Xin 等人[138]调查了当地人群中非综合征性耳聋的分子病因。研究人员选择云南省昆明市华夏中等专科学校的非亲缘听力损失学生 235

名(汉族学生 193 名、少数民族学生 42 名)进行调查研究,检测分析了 3 个显著的耳聋相关基因 *GJB2*、*SLC26A4* 和 mtDNA *12S rRNA*,并对 100 名学生进行了高分辨率颞骨 CT 扫描(100 人中包括 16 名有 *SLC26A4* 基因变异者以及无 *SLC26A4* 基因突变的 37 名少数民族学生和 47 名汉族学生)。研究结果显示:35.74% 的耳聋患者在基因筛查或家族史的基础上有基因参与的证据,17.45%、9.79% 和 8.51% 的患者被确定为 *GJB2*、*SLC26A4* 和 mtDNA 1555A>G 突变所致的遗传性听力损害;云南少数民族患者与汉族患者的耳聋相关基因突变谱及突变率无显著性差异;在行颞骨 CT 扫描的 16 名 *SLC26A4* 基因突变患者中,14 例诊断为前庭水管扩大(EVA),另 2 例内耳发育正常。

为了确定耳聋家庭中与耳聋相关的继发性突变,H. L. Xiao 等[139]研究人员对某个中国耳聋家庭进行了分析研究。分析结果显示,听力损失水平和听力测量配置在母源性听力损失家庭成员中差异不大。当纳入或排除氨基糖苷类药物引起的听力损失时,该家族成员听力损失的外显率分别为 66.7% 和 44.4%。对整个线粒体基因组进行分析时发现,除了 *12S rRNA* 的 m.1555A>G 突变和 *tRNA*^{Thr} 的 m.15943T>C 突变之外,已经发现 33 个突变个体,如先前报道的多态性。单倍型进化树已经证实这个家族属于东亚单倍型 F。15943 位置位于 *tRNA*^{Thr} 的 T-茎上,当 T 在这个位置变为 C 时,它破坏了极其保守的 T-A 碱基对。然而,功能实验表明,在特定的半乳糖和葡萄糖中,种群倍增时间更长,而活性氧水平增加。与对照细胞系组和仅携带 *12S rRNA* m.1555A>G 突变的一个家族相比,三组均属于相同的单倍型。线粒体 *tRNA*^{Thr} 15943T>C 的突变可能作为一种潜在的修饰因子,与 *12S rRNA* m.1555A>G 突变相互作用,从而增强耳聋的外显率和表达。

T. Ma 等[140]研究人员调查了中国云南省 10 个 NSD 家族的基因突变情况。研究人员首先对 10 个非综合征听力损失家族成员进行了问卷调查,并列出了一个详细的母系族谱。随后,采用 DNA 提取、PCR 扩增、测序等方法对家庭志愿者进行检测,以确认 m.1555A>G 突变阳性个体。这 10 个家族共有 96 名成员参加了血液采集,其中有 36 名成员听力正常,剩余 60 名成员均有感觉神经性听力损失。然而,在检测全部人的 DNA 序列时,研究人员发现有 4 名成员体内没有 m.1555A>G 的点突变,而其余 92 名成员都有 m.1555A>G 点突变,其中 7 个为异质性,其余的人均为同质突变,在这些患者中有 73 名患者曾有氨基糖苷抗生素药物用药史,其余病例的氨基糖苷抗生素药物治疗史不清楚。

A. L. Yang 等[141]研究人员对 NSHL 患者耳聋相关的基因突变进行研究。经过临床病史和临床检查,研究人员从外周血中抽取了 100 例河南省确诊为 NSHL 患者的基因组 DNA 样本,采用 Sanger 测序法检测四种常见耳聋基因 *GJB2*、*SLC26A4*、线粒体 *12S rRNA* 和 *GJB3*,进行数据分析。在 100 例 NSHL 患者中,基因突变率为 44%,而在这些患者中,有 29 例患者体内存在 *GJB2* 突变,13 例患者体内存在 *SLC26A4* 突变,3 例患者体内存在线粒体 *12S rRNA* 突变。

Y. Wu 等[142]研究人员报道了具有母系遗传的 NSD 的一个中国家族的 mtDNA

的临床和遗传学评估以及突变分析，并研究了 $tRNA^{Asp}$ m.7551A＞G 突变对表型表现的影响。研究结果显示，有 6 名成员患有听力损失，其中有 4 名成员为母系，其余无明显临床异常。研究人员对先证者线粒体全基因组序列进行分析，结果显示，属于东亚单倍型 A4 的 28 个 mtDNA 多态性。除了 m.7551A＞G 同质性突变外，该家族中未发现其他功能上显著的变异。m.7551A＞G 突变位于反密码子的三个主要末端，与 $tRNA^{Asp}$ 的常规位置 37 相对应，与其他 15 种灵长类物种相比，其 CI 值为 100%。m.7551A＞G 突变可能修饰 tRNA 的二级结构，并影响 $tRNA^{Asp}$ 的稳定，最终产生非正常功能的 $tRNA^{Asp}$，并且可能导致与 m.7551A＞G 突变相关的耳聋的表型表现。

m.3243A＞G 突变是 mtDNA 最常见的突变之一，m.3243A＞G 突变的表型是可变的，并引起广泛的综合征性和非综合征性临床疾病。M. Hoptasz 等[143]研究人员调查了一个 m.3243A＞G 突变家族的病例，其中三代人的主要症状是母系遗传性听力损失，没有卒中样发作。患者有正常生育和发育的能力，且她的智力是完全正常的，能够完成学业并且开展工作。除了耳聋，患者还有其他临床特征，如肌病、神经病变、偏头痛、共济失调、身材矮小、糖尿病和心肌病等。

为了分析 NSHL 患者的耳聋相关基因，H. Z. Li 等人[144]对来自福建省儿童医院的 9 个 NSHL 家族中的患者进行了调查研究，患者包括 14 名男性和 14 名女性，年龄为 19～27 岁，平均年龄是(21.32±4.17)岁。听力测试的结果表明，在所有患者中，听力损失水平非常严重。所选取的研究对象均独立，各家族之间无血缘关系。研究人员通过直接测序检测 GJB2（35delG、176del16、25delC、299delAT），SLC26A4（m.2168A＞G、IVS7－2A＞G），GJB3（m.538C＞T）和 mtDNA（m.1494C＞T、12S rRNA m.1555A＞G）等基因的潜在突变。在测试之前排除了母体血液污染。最终研究人员在 4 个家族中的 16 名患者体内检测出 GJB2 突变，在 2 个家族中的 8 名患者体内发现了 SLC26A4 突变，在 2 个家族中的 4 例患者体内发现了 mtDNA 突变，而对于剩余一个家族的 2 例患者，则没有检测出上述的基因突变。

研究人员发现，维吾尔族人耳聋的分子病因学研究很少见，与汉族人不同，为了探讨维吾尔族非综合征性耳聋家系的遗传成因，Z. T. Wang 等[145]研究人员在中国新疆喀什聋哑学校的 230 名学生中招募了 7 名父母为近亲结婚的聋哑先证者进行调查研究，随后还招募了其他家庭成员，包括 7 位先证者的父母和兄弟姐妹等亲属，且所有受试者都知情并同意参加这项研究。研究人员从所有受试者的全血样品中提取基因组 DNA，通过 PCR 扩增和双向测序的方法对所有先证者进行 MT-RNR1 的 m.1555A＞G 和 m.1494C＞T 突变筛选，对所有先证者的 GJB2 的外显子 2、SLC26A4 的外显子 21 和这两个外显子的侧翼内含子进行了测序，而在随后对家族成员的调查中，研究人员确认了检测到的突变分离。已报道的研究文献表明，GJB2、SLC26A4 和 MT-RNR1 突变是中国汉族耳聋发生最常见的遗传病因，遗传病因学分别占 20.8%、13.2% 和 5.7%，而在此项研究中，研究人员在

7 名维吾尔族聋哑先证者及其家系中并未发现母系遗传的 MT-RNR1 线粒体突变，同时，此次调查研究在所有耳聋患者及其家系中都没有发现 GJB2 的致病性突变，此结果与之前研究过的包含汉族、土家族、苗族和回族这四个民族在内的 35 个近亲中国耳聋患者及其家系的研究结果相一致，均未发现 GJB2 突变。相反，在 3 名先证者（来自于 3 个家族）中分别检测到 SLC26A4 的双等位基因突变，包括 p.N392Y/p.N392Y、p.S57X/p.S57X 和 p.Q413R/p.L676Q。本项研究的结果表明，维吾尔族近亲结婚耳聋家族中耳聋基因的遗传贡献可能不同于汉族或非近亲结婚患者。

已知线粒体 12S rRNA m.1555A>G 突变与氨基糖苷类药物诱导的非综合征性耳聋相关，L.Z.Liang 等[146]研究人员发现，线粒体中的 m.4317A>G 突变可能影响耳聋相关 12S rRNA m.1555A>G 突变的表型。在实验研究中，研究人员对携带 m.1555A>G 突变的一个听力受损的中国家庭进行了临床和遗传评估以及线粒体基因组分析。值得注意的是，当包括氨基糖苷类药物引起的听力损失时，该家庭听力损失的外显率为 81%，而排除氨基糖苷类药物引起的听力损失时，该家庭听力损失的外显率为 66.7%。这组数据说明该家族人群听力损失的外显率明显高于携带 m.1555A>G 突变的其他中国家庭。

R.J.Man 等[147]研究人员对非综合征性耳聋的 16 个突变位点进行了相应的突变分析，研究人员在山东省淄博市招募了 135 例 NSI 患者进行调查研究。研究者收集了诊断为 NSI 的 135 名受试者的外周血样品，采用聚合酶链反应（PCR）和直接测序分析 16 个突变位点。结果发现在所研究的 135 例患者中有 62 例（占 45.9%）携带至少一种致病性基因突变，其中的 24 例（占 17.8%）含有两个突变的等位基因（纯合子和复合杂合子），38 例（占 28.1%）是单个突变的携带者。在所调查的患者中，30 例（占 22.2%）存在 SLC26A4 突变，19 例（占 14.1%）存在 GJB2 突变。研究结果表明，SLC26A4 突变是本研究中 NSI 患者的主要病因，而 GJB2 突变是次要的病因。

R.J.Vivero 等人[148]调查研究了美国南佛罗里达州不同种族的 NSD 人群中的常见线粒体突变（m.1555A>G、m.7444G>A 和 m.3243A>G）的频率，以及多种基因在线粒体相关的听力损伤中的作用。参与这项研究的 217 名 NSD 患者均来自迈阿密耳听研究所，患者的年龄分布在 3 个月到 80 岁，平均年龄为 22.7 岁，中位数为 10 岁。调查研究使用标准提取方法，从外周血提取基因组 DNA，并预先筛选 GJB2 基因的编码和非编码外显子以及 del GJB6-D13S1830 中的突变，在排除这两种基因作为 NSD 的潜在原因之后，通过筛选常见的 mtDNA 突变，并进行 mtDNA m.1555A>G、m.7444G>A 和 m.3243A>G 突变的分析。根据患者所属的种族，研究人员对筛选出存在 mtDNA 突变的 217 名受试者进行分类，其中 117 人（占 53.9%）是欧洲裔白色人种、16 人（占 7.4%）是非洲裔美国人、70 人（占 32.3%）是西班牙裔/拉丁裔人、11 人（占 5.1%）是亚洲裔人、2 人（占 0.9%）有中东血统（包括 1 名巴勒斯坦人、1 名以色列阿拉伯人）、1 人（占 0.46%）是葡萄牙裔。在所有被研究的 217 名患者中，筛选出 4 例（占 1.84%）患者发生了 mtDNA 突变，有 2 例患者被发现携带 m.1555A＞G 突变(占 0.9%)，2 名先证者携带 m.7444G＞A 突变(占 0.9%)，这两种突变均为同质状态。据文献报道，12S rRNA 中的 m.1555A＞G mtDNA 突变是第一个被确认为母系遗传性 NSD 病因的 mtDNA 突变，并且它是与氨基糖苷类相关的耳聋突变。R. J. Vivero 等人的研究发现，在 0.9%(2/217)的患者中发现的 m.1555A＞G 突变为同质性突变，并且至少有一名患者有耳毒性药物暴露史。m.7444G＞A 突变的致病性尚不清楚。

J. X. Lu 等[149]研究人员对来自中国浙江省的 1742 名患有听力障碍的汉族儿童进行了大规模的队列研究，对 12S rRNA 基因进行了系统性的延伸突变筛查。研究人员从受试者的全血中分离基因组 DNA。使用对应于 618—635 和 1988—2007 位置的寡脱氧核苷酸，通过 PCR 扩增受试者的 12S rRNA 基因的 DNA 片段。用限制酶 BsmA I 酶切扩增片段，然后通过 1.5% 琼脂糖凝胶电泳分析等量的各种酶切产物。经过酶切与未酶切的 PCR 产物的比例通过溴化乙锭染色后的 Image - Quant 程序确定，使用这一套流程来判断含有 m.1555A＞G 突变的受试者是否同质。研究人员招募了 43 个先证者和 93 个正常听力汉族对照受试者，并将其线粒体基因组使用轻链和重链寡核苷酸引物组以 24 个重叠片段进行 PCR 扩增，扩增后纯化每个片段，随后对其进行直接测序分析，将得到的序列数据与更新的剑桥参考序列(Cambridge reference sequence，CRS)进行比较。研究结果显示，有 69 名氨基糖苷类药物致 NSD 患者携带同质 1555A＞G 突变，在这个听力受损人群中 1555A＞G 突变的频率约为 3.96%，携带 m.1555A＞G 突变的 69 个中国家系的临床和遗传学特征显示出广泛的外显率和听力损伤的表现。纳入或排除氨基糖苷类药物引起的听力损失时，耳聋的平均外显率分别为 29.5% 和 17.6%。无氨基糖苷类药物暴露的耳聋患者的平均发病年龄为 5～30 岁，平均为 14.5 岁。他们的线粒体基因组表现出不同的多态性，分别属于 10 个东亚单倍型群 A、B、C、D、F、G、M、N、R 和 Y，这表明 1555A＞G 突变是通过反复的起源和创始事件发生的。单倍型 D 占患者 mtDNA 样本的 40.6%，但仅占中国对照 mtDNA 样本的 25.8%。值得注意的是，这些携带线粒体单倍型 B 的中国家系表现出较高的外显率和表达性。此外，核修饰基因 TRMU 的缺失提示 TRMU 可能不是这些中国家系中 1555A＞G 突变表型表达的修饰基因。这些观察结果表明，线粒体单倍型调节这些中国家系 NSD 的可变外显率和表达性。

目前已报道了多种致病性 mtDNA 突变，这些突变位于线粒体基因组的 37 个基因中，而在 mt - tRNA 基因中，绝大多数只存在于 5%～10% 的 mtDNA 中。mt - tRNA 突变与广泛的临床疾病相关，尽管迄今为止已报道了 200 多种致病性 mtDNA 突变，但确定许多线粒体疾病的遗传病因仍然不容易。H. A. Tuppen 等[150]研究人员对两名疑似患有 mtDNA 疾病的患者进行了相应的调查研究并发现了存在的潜在的线粒体分子缺陷。两名患者无血缘关系，二人均体重不足和身材矮小，表现出类似的肌病、耳聋、神经发育迟缓、癫痫、明显疲劳和视网膜变性症状。其中，病例 1 是一名 10 岁的女孩，其父母为无血缘关系的白色人种且身体健康，她出生时未发现异常，虽然她的早期神经发育看起来是正常的，但到 12 个月时表现出精神运动迟缓的迹象，独立行走被推迟到 24 个月，且步态仍然不稳定。喂养困难和发育不良是早期突出的特征，她矮小且消瘦（身高和体重低于平均值 2.5 SD）。语言习得的早期迹象没有持续，她逐渐丧失了语言能力。在 4 岁时，她出现严重学习困难，被诊断出患有非典型自闭症，当时颅脑 MRI 报告显示为正常。癫痫（以失神发作的形式出现）在 10 岁以后发展，当时也发现了她有感觉神经性听力损伤。病例 2 是一名 29 岁的女孩，为一对无血缘关系的白色人种父母所生，虽然妊娠并发羊水过多，但在妊娠 41 周分娩时是正常的。在早期检查时注意到该患儿有漏斗胸，未发现其他异常。虽然没有喂养困难，但该患者的身高和体重仍偏低。5 岁时，该患儿的畸形特征（包括颈蹼和小颌畸形）明显，提示其患有 Noonan 综合征，伴随精神运动迟缓和学习困难。患儿逐渐出现感音神经性听力损失表现，并在 11 岁时失聪。患儿第一次的癫痫发作发生在 10 岁时，脑电图证实诊断为癫痫，但颅脑 MRI 检查未发现异常。进行性加重的近端肌病和肌肉减少与轻微活动后的明显疲劳有关。患儿的平衡似乎很差，但 Romberg's 测试是阴性的。眼科检查发现该患者视力下降，有色素性视网膜病变，视网膜电图检测显示有严重的光感受器功能障碍。29 岁时，患者因双侧致密性白内障导致视物模糊，需要手术。对该患者家族的调查显示，患者的母亲患有漏斗胸、进行性运动不耐受、偏头痛和夜盲伴色素性视网膜等病症；患者的两个姐妹有夜视不良和甲状腺功能减退，而一个兄弟有漏斗胸，没有其他异常。这两名患者均体重不足且身材矮小，且表现出类似的肌病、耳聋、神经发育延迟、癫痫、明显的疲劳症状，其中一例还有视网膜色素变性（一种遗传性视网膜变性或营养不良）。研究人员在对两名患者的肌肉活组织检查中发现了线粒体呼吸链缺陷的组织化学和生物化学的证据，两名患者都具有新的异质性线粒体 $tRNA^{Ser(AGY)}$ MTTS2 突变（分别为 m.12261T＞C 和 m.12264C＞T）。单纤维放射性 RFLP 显示，m.12261T＞C 突变与生化缺陷的明显分离证实了这种新型变体在病例 2 中的致病性。然而，在病例 1 发现的异常高水平 m.12264C＞T 突变中的 COX 阳性（98.4%±1.5%）和 COX 缺陷纤维（98.2%±2.1%）还需要进一步的功能研究来证明其致病性。Northern 印迹分析显示 m.12264C＞T 突变对 $mt\text{-}tRNA^{Ser(AGY)}$ 的稳定性会产生不利影响，最终导致完全组装的复合物 I 和复合物 IV 的稳态水平降低，如蓝色天然聚丙烯酰胺凝胶电泳所示。研究人员的研究结果扩大了与 MTTS2 基因相关的致病性突变谱，并强调了 MTTS2 基因突变是视网膜和综合征性听觉损伤的重要原因。总之，研究的数据证实了两种新的 MTTS2 替代物的致病性，并扩展了线粒体呼吸链疾病的临床表型和遗传病因，强调了 MTTS2 突变的出现是听觉损伤和视网膜色素变性的重要原因。

听力损失是由多种环境因素和遗传因素造成的，其中遗传原因所占的比例为 50%～60%。GJB2 和 mtDNA 12S rRNA 突变是 NSHL 最常见的分子病因，这些基因的突变谱在不同种族的人群之间有所不同。为了了解更多的中国人群中听力损失的分子病因学信息，Q. J. Wei 等[151]研究人员采用 PCR 和 DNA 测序技术，对中国江苏省658名无血缘关系的NSHL患者进行GJB2和mtDNA 12S rRNA基因突变筛查，该研究同时收集了462名听力正常的个体作为对照组成员。在该项研究中，所有受试者均为汉族人，所进行的耳科学检查和听力学评估包括纯音测听（Madsen Orbiter 922）、导抗（Madsen Zodiac 901）、听觉脑干反应（ABR）（Interacoustic EP25)和瞬态诱发耳声学排放量（Madsen Celesta 503）；定义患者的听力损失达到26～40 dB为轻微耳聋，听力损失达到41～60 dB为中等耳聋，听力损失达到61～80 dB为严重耳聋，听力损失超过80 dB则为重度耳聋。研究分析使用Puregene DNA分离试剂盒从受试者的外周血白细胞中分离mtDNA，通过凝胶电泳（0.8％琼脂糖）和分光光度法测定纯化的基因组DNA的质量和数量。通过PCR扩增编码外显子(外显子2)和GJB2基因的侧翼内含子区域，使用引物为F（5'- TTGGTGTTTGCTCAGGAAGA - 3'）和R（5'- GGCCTACAGGGGTTTCAAAT - 3'）。扩增GJB2基因外显子1，其侧翼供体剪接位点和GJB2基因基础启动子，使用引物为F（5'- TGGGGGCACTTGGGGAACTCA - 3'）和R（5'- GCAGAAACGCCCGCTCCAGAA - 3'）。通过PCR扩增mtDNA 12S rRNA基因的DNA片段，使用引物为P1 F（5'- CTCCTCAAAGCAATACACTG - 3'）和R（5'- TGCTAAATCCACCTTCGACC - 3'）；P2 F（5'- CGATCAACCTCACCACCTCT - 3'）和R（5'- TGGACAACCAGCTATCACCA - 3'）。研究人员共检测到GJB2基因中的9种致病性突变和12S rRNA基因中的7种致病性突变。GJB2基因和12S rRNA基因的检测结果如下。①GJB2基因突变：从患者和正常人中共检测到15种不同的GJB2变异，其中在编码区内发现了一个新的致病性突变c.257C＞G(T86R)，该突变是在一对外显子2中携带c.605ins46突变的NSD姐妹的样本中发现的。在所有患者中，70例具有杂合子状态的单等位GJB2编码区突变，94例携带两种已知的致病性突变，包括79例纯合子和15例复合杂合子。235delC似乎是引起耳聋的最常见的GJB2突变(102/658，15.50％)。在对照组受试者中检测到3例c.109G＞A、2例c.176del16、3例c.235delC和2例c.299delAT杂合子，占所有听力正常个体的2.38％。在病例组和对照组均未发现GJB2外显子1和基础启动子区的突变或变异。②12S rRNA基因突变：通过PCR从mtDNA基因组中扩增12S rRNA基因整个编码区的两个DNA片段并纯化每个片段，随后通过直接DNA测序进行分析，将测序结果与更新的剑桥参考序列进行比较，发现12S rRNA基因中共有30种核苷酸变化。所有的核苷酸变化都通过两条链的序列分析得到证实，并且似乎是同质性的。在所有患者中，有39名患者携带m.1555A＞G突变，有4例严重耳聋或重度耳聋的患者携带m.1494C＞T突变，其中3人有耳聋前接触氨基糖苷类药物的历史。江苏省的这些耳聋人群中存在m.1555A＞G和m.1494C＞T突变的频率分别为5.93％(39/658)和0.61％(4/658)。同时，还发现6名受试者携带已知的与耳聋相关的m.1095T＞C突变，18名受试者在961位携带推定的致病突变(m.961insC、m.961delT和m.961T＞C)，还在一名重度耳聋患者体内发现了一个新的序列突变m.1222A＞G，该突变可以改变12S rRNA的二级结构。Q.J.Wei等人认为，江苏省人群中的 mtDNA GJB2 基因和 12S rRNA 基因的突变谱与中国其他地区的相似，31.46%的 NSD 患者携带 GJB2 基因或 12S rRNA 基因的突变，但 GJB2 基因突变是最常见的突变，mtDNA 12S rRNA 基因在江苏省人群中听力损失的发病中也起着重要作用。此外，研究发现 m.1222A＞G 突变是与听力损失相关的一种新的候选突变。

已知线粒体 12S rRNA(MT-RNR1)突变是感音神经性听力损失的重要原因。在这些突变中，已经发现 MT-RNR1 基因的高度保守的 A 位点中的同质性 m.1555A＞G 或 m.1494C＞T 突变与许多家族中的氨基糖苷类诱导的非综合征性听力丧失相关。由于 m.1555A＞G 和 m.1494C＞T 突变对耳毒性药物敏感，因此，筛查这些突变的存在对于早期诊断和预防耳聋非常重要。为此，Y. Ding 等[152]研究人员开发了能够同时检测这些突变的新型等位基因特异性 PCR。为了评估该方法的准确性，研究人员采用这种方法筛查了 200 例耳聋患者和 120 例健康受试者的 m.1555A＞G 和 m.1494C＞T 突变频率，鉴定出了 4 例 m.1555A＞G 和 4 例 m.1494C＞T 突变，其中只有一位含有 m.1494C＞T 突变的患者有明显的听力损失家族史。更引人注目的是，临床评估显示这一家族有很高的听力损失外显率，特别是包括氨基糖苷类药物的 80%和排除时的 20%。线粒体基因组的 PCR-Sanger 测序证实了 m.1494C＞T 突变的存在并鉴定了属于线粒体单倍群 A 的一组多态性。然而，线粒体和核修饰基因 GJB2 基因和 TRMU 基因中缺乏功能性变体，该家族的症状表明线粒体单倍群和核基因可能在 m.1494C＞T 突变的表型表达中不一定会起重要的作用。因此，其他修饰因素，如环境因素、氨基糖苷类或表观遗传修饰等因素可能是导致该家族听力损失的原因。该研究中共有 200 名耳聋患者(100 名女性和 100 名男性，平均年龄为 45 岁)和 120 名健康受试者(55 名女性和 65 名男性)参与。

线粒体 12S rRNA 基因中的 m.1555A＞G 突变与氨基糖苷类诱发的 NSD 有关，然而，m.1555A＞G 突变携带者的临床表型是极其多变的。听力损失是影响新生儿的一个常见的感觉障碍，据估计，约 50%的病例具有遗传起源或倾向性基础，基因决定的听力损伤可以遵循常染色体显性、常染色体隐性、X 连锁或线粒体传递模式，由此，研究人员推断，耳聋也可能由环境因素引起，包括围产期感染、影响耳蜗的声学或脑创伤、氨基糖苷类抗生素等耳毒性药物或遗传因素与环境因素之间的相互作用。mtDNA 的突变与综合征型耳聋和非综合征型耳聋均有关。特别是 12S rRNA 中的 m.1555A＞G 突变与氨基糖苷类诱导的非综合征性耳聋在不同种族背景家庭中有关。氨基糖苷类抗生素可增强携带 m.1555A＞G 突变的线粒体核糖体发生听力损失的易感性。然而，在无氨基糖苷类药物暴露的情况下，这种突变会导致一种表型，从严重的耳聋到中度的听力丧失，甚至到明显正常的听力范围。因此，耳聋表型在 m.1555A＞G 突变携带者中的表达似乎需要额外的遗传和/或环境因素的贡献，而目前调节这种突变在听力损伤中的表达性的因素尚未明确。O. Bravo 等[153]研究人员对一组耳聋患者和含有 m.1555A＞G 突变的携带者进行了听力学评估，旨在评估该突变的发生率，并确定相关的耳蜗改变。研究人员从某医院的耳鼻喉科选择了 54 名无血缘关系的患者进行调查研究,他们均患有语后非综合征性耳聋,其中的 42 名患者有听力障碍家族史,12 名患者为散发病例。研究人员详细记录了患者的临床信息,如发病年龄和听力损伤的严重程度、接触某些耳毒性物质特别是氨基糖苷类的情况,以及任何其他医学诊断。进行的听力学评价包括耳镜检查、纯音测听(PTA)、声学反射、鼓室测听、听性脑干反应(ABR)评估和耳声发射畸变产物(DPOAE)的测量等。研究人员还对受试者进行了突变检测,使用标准程序从外周血提取受试者及其家属的 DNA。用 PCR(正向引物 5′- GCTCAGC-CTATATACCGCCATCTTCAGCAA - 3′和反向引物 5′- TTTCCAGTACACT-TACCATGTTACGACTTG - 3′)扩增了一段含有部分 *12S rRNA* 基因的 339 bp 的 DNA 片段,并用直接测序法对每个家族的先证病例进行了 m.1555A>G 突变检测。然后使用核酸内切酶 *Hae*Ⅲ进行限制性片段长度多态性(PCR - RFLP)筛查所有家族成员的 m.1555A>G 突变。研究结果显示:①在所筛选的 54 例患者中,有 9 例(9/54,16.67%)被检测到同源性 m.1555A>G 突变。这 9 例患者都有家族性听力丧失史,这也就导致家族性病例的发生率为 21%(9/42),而在散发性病例中未发现 m.1555A>G 突变。②研究人员还对参与研究的患者的家族成员进行了 m.1555A>G 突变的检测分析,在所有被检测的家族中均观察到了明显的 m.1555A>G 突变的母系遗传模式,即男性和女性同样受到影响,性状总是由女性传递,受影响的男性不传递疾病。③研究中有 24 例含有 m.1555A>G 突变的携带者(9 例先证病例和 15 例亲属)接受了临床研究。在这 24 个人中,有 6 人听力正常,18 人有不同程度的听力损失(轻度 1 例、中度 6 例、严重 5 例、重度 6 例),还有 4 名受试者在接触氨基糖苷类后出现听力障碍,这些受试者有中度至重度的听力损失,发病年龄与用药时间相关,发病年龄在 1~20 岁不等,平均年龄为 9 岁。然而,大多数未受药物影响的受试者的年龄大于受药物影响的患者组中观察到的平均发病年龄,因此表明存在可能影响听力损失发展的其他因素。④m.1555A>G 突变携带者的医疗记录显示没有其他临床异常,如糖尿病、肌肉疾病、视力问题或神经系统疾病。⑤听力学评估结果,听力改变显示双侧听力损失,高频时更为严重。听力正常的 m.1555A>G 突变携带者无耳声发射,听性脑干反应显示Ⅰ波延长,提示耳蜗功能障碍,听神经无任何影响。此外,所有 m.1555A>G 突变的携带者也出现耳蜗生理改变。总之,m.1555A>G 突变导致耳蜗形式的耳聋,其特征是在高频时听力损失更严重。虽然突变的表达是可变的,但所有 m.1555A>G 突变携带者的耳蜗都有改变。

K. Iwanicka - Pronicka 等[154]研究人员招募了 1499 名年龄在 5~40 岁并伴有未知病因听力损失的患者进行 mtDNA 突变筛查,为了进一步进行分析,研究人员选择了携带 m.1555A>G 和 m.3243A>G 的患者,通过纯音测听来评估患者的听力状态,最终研究人员确定了 20 名携带 m.1555A>G 突变的阳性患者和 16 名携带 m.3243A>G 突变的阳性患者,且在研究中还纳入了其余的 17 名受影响家族成员,检测出他们也是携带突变的。

mtDNA 突变与感音神经性耳聋有关,而这些突变中最常见的是影响 $tRNA^{Leu}$

的 m.3243A>G 突变和 *12S rRNA* 基因高度保守区域中的 m.1555A>G 碱基置换。S. Malik 等[155]研究人员对一个来自巴厘岛的家庭进行调查研究，该家庭成员患有与 mtDNA m.1555A>G 突变相关的进行性 NSD，这是东南亚地区报道的第一例感音神经性耳聋病例。这项研究中所涉及的家族住在巴厘岛新加拉惹地区的一个村庄里，该家族耳聋可追溯到六代前，共包括 213 名家族成员。在研究时，共有 188 名家族成员可供调查，其中仅有 26 名成员可用于临床检查，这些成员大多数表现出感音神经性耳聋的症状，临床表现从轻度耳聋到完全性耳聋不等，发病年龄从 2 岁到 10 岁不等，对患者进行详细的调查研究，并确定了该家族并没有接触过氨基糖苷类抗生素。当地卫生当局证实，该地区至少有 20 年没有使用过链霉素，而卡那霉素和新霉素最近才引入。研究人员首先在印度尼西亚巴厘岛北岸的新加拉加对这些被研究的家族成员进行了检查，随后在新加拉加以南 100 km 的首府登巴萨寻访，研究人员从知情同意的受试者体内采集血液样本，每人采集 10 mL 血样本，并对其进行皮肤活组织检查和发根样本的检查。研究人员从收集到的血液和成纤维细胞中提取总 DNA，使用引物 L1231(5′-AACCTCACCACCTCTTGCTCA-3′)和 H1782(5′-CTATATCTATTGCGCCAGGTTTCA-3′)，通过 PCR 扩增出一个在 nt 1231 和 nt1782 之间的 *12S rRNA* 基因内的 mtDNA 的一个 551 bp 片段，然后用 *Alw*26Ⅰ限制性内切酶酶切扩增的 DNA，并在 2% 琼脂糖凝胶上进行电泳，检测到了 m.1555A>G 碱基替换为 *Alw*26Ⅰ限制性位点的丢失。对于总 mtDNA 的测序，通过 PCR 扩增不断扩大片段，使用 60 个内部引物直接测序，并与之前发表过的序列进行比较。与感音神经性耳聋有关的最常见的 mtDNA 突变是 *12S rRNA* 基因中的 m.1555A>G 突变，研究人员检测了该家族的两个聋成员(EISi-V-43 和 EISi-V-44)体内是否存在这种突变，而从 PCR 扩增的 mtDNA 片段的直接测序结果显示出其体内的确携带有 m.1555A>G 突变，随后对其他 24 个受试者进行检查，证明了同质存在这种突变。根据研究人员所观察到的遗传模式，mtDNA m.1555A>G 突变的发现仍然是一个谜，耳聋家庭成员也可以沿着谱系的非母系第 3 代 1 号患者和第 3 代 9 号患者来鉴定，研究人员没有检查第 3 代 1 号患者的后代，因为其没有接触第 4 代 1 号患者的妻子与他们的两个孩子，第 3 代 1 号患者的妻子也患有耳聋，研究人员观察到这两个孩子的耳聋表型最有可能是通过他们的母亲遗传而来。更有趣的是以男性成员第 3 代 9 号患者开始的非母性分支，该谱系规模较大，有 3 名聋哑成员，第 3 代 9 号患者的妻子并不是聋哑人。研究人员检查了该分支的家族成员第 4 代 43 号患者、第 4 代 45 号患者和第 4 代 46 号患者的 mtDNA，并在这 3 位患者的体内也发现了 m.1555A>G 突变的存在。研究人员对 m.1555A>G 突变的巴厘岛家族 mtDNA 进行序列分析，发现 m.1555A>G 突变的外显率为 28.9%，在 121 名年龄均大于 10 岁的受试者中有 35 名都患有耳聋疾病，研究人员认为可能是由于母体遗传携带了 mtDNA m.1555A>G 突变，这 35 名患者的男、女比例为 21∶14，进一步推断可能是由核调节剂调控 m.1555A>G 突变的表达，而目前总体 mtDNA 遗传背景对 mtDNA m.1555A>G 突变表达的影响尚不清楚。为了研究巴厘岛患者中与 m.1555A>G 突变背景相关的 mtDNA 序列差异的程度，研究人员对第 5 代 43 号患者和第 4 代 45 号患者进行了测序分析，且通过研究发现，EISi-Ⅳ-45 是第 2 代 3 号患者的后代。

Y.S.Tian 等[156]研究人员从接受人工耳蜗植入的 100 名中国患者获得的外周血样品中提取基因组 DNA，研究结果显示，有 96 名患者为语前听力丧失，4 名患者为语后听力丧失，且其症状都非常严重，所研究的 100 名患者中有 16 名都有应用氨基糖苷类药物的历史，进行 PCR 并对 PCR 产物进行测序，测序结果显示在 100 例人工耳蜗植入者中有 34 例患者（34%）携带 GJB2 突变，且这些患者均为语前耳聋，其中 27 例患者（27%）携带 235delC 突变，而在使用氨基糖苷类药物的 16 例患者中，2 例患者携带 m.1555A>G 突变，1 例患者携带线粒体基因突变 delT961Cn。

线粒体 12S rRNA 基因突变是氨基糖苷类药物诱发非综合征性耳聋最重要的原因之一。在一项研究中，Y.Ding 等[157]研究人员对一个汉族家系的氨基糖苷类抗生素所致非综合征性耳聋的患者进行调查研究，这个携带 12S rRNA m.1555A>G 突变的汉族家系成员表现出高度的外显率和严重的听力损失。特别的是，当氨基糖苷类药物引起的听力损失被纳入时，该家族谱系的听力损失的外显率为 43.8%，而当氨基糖苷类药物引起的听力损失被排除在外时，该家族谱系的听力损失的外显率为 25%。该家族的线粒体全基因组的突变分析显示，同质 m.1555A>G 突变和属于单倍群 Y2 的一组变体。其中，m.14693A>G 变体发生在 $tRNA^{Glu}$ 的 TPsiC 环的非常保守的核苷酸处，而在 156 名中国人的对照组中未发现该突变。tRNA 的第 54 位的核苷酸经常被修饰，从而有助于功能性 tRNA 的结构形成和稳定化。因此，由 m.14693A>G 变体引起的 tRNA 的结构改变可能会导致 tRNA 代谢失效，并损害线粒体蛋白质的合成，从而恶化由 m.1555A>G 突变改变的线粒体功能障碍。因此，$tRNA^{Glu}$ m.14693A>G 变异体可能在该汉族谱系中增加耳聋相关 m.1555A>G 突变的外显率和表现力方面具有潜在的调节作用。其中，有一位患者是来自浙江省的女性，34 岁，研究人员调查其疾病时发现，她在 8 岁时开始患有双侧听力障碍，然而对其药物史进行调查，发现她并没有接触过氨基糖苷类药物的历史，研究人员对其进行听力学的评估，评估结果显示她有严重的双侧听力障碍，并未有其他的疾病史。作为其中一位受试者后代的 15 个母系亲属中，有 7 位患者有双侧感觉神经性听力障碍，而这个症状则是该家族产生的唯一的临床症状，相较于其他成员，他们的听力均正常，特别是在 12 岁以前，有三名母系亲属均接触了常规日剂量的氨基糖苷类药物，而在接触药物的一周后相继丧失了听力，并且这些受试者还表现出听力测量配置的变化模式，包括平面模式和倾斜模式，所有受影响的个体都表现出严重的听力的丧失，并且他们的听力障碍是对称的。在没有氨基糖苷类药物的情况下，另外有三名母系亲属也同样表现出双侧和感音神经性听力损失，其中有一位受试者在 40 岁时听力重度损失，而其他两位受试者分别在 6 岁和 7 岁时出现听力损伤，研究人员了解到，没有任何直接的、已知的原因导致这些受试者损失听力，而对这些受试者进行家族病史的调查，调查结果显示这些受试者并没有明显的家族病史，包括糖尿病、肌肉疾病、视觉功能障碍和神经障碍。

据报道，*12S rRNA* 基因高度保守区的 mtDNA m.1555A>G 碱基置换是氨基糖苷类药物诱发性耳聋的主要原因。大约有 3% 的日本感音神经性耳聋患者和 0.5%~2.4% 的欧洲感音神经性耳聋患者会携带这种突变。S. G. Malik 等[158]研究人员对来自印度尼西亚的南苏拉威西省感音神经性耳聋的患者中 m.1555A>G 突变的高患病率进行了研究。两组感音神经性耳聋患者来自该省 Makassar Wahidin 医院耳鼻喉科门诊：第一组为 75 例无血缘关系的非综合征性感音神经性耳聋患者（年龄在 6~43 岁），第二组为 50 例无血缘关系的糖尿病和感音神经性耳聋患者（年龄在 40~60 岁），还设立了 100 名正常健康无血缘关系的个体作为正常对照组。第二组的所有患者均符合 WHO 标准，并在医院接受糖尿病治疗。研究人员通过使用纯音听力计对所有受试者进行听力学测试来诊断感觉神经性耳聋，根据分贝值的大小将听力损失的严重程度划分为 5 级：轻度（27~40 dB）、中度（41~55 dB）、中重度（56~70 dB）、重度（71~90 dB）和极重度（90 dB 以上）。同时，通过 PCR - RFLP 检测 m.1555A>G 以及 m.3243A>G 突变，并对 mtDNA D 环的高变区 1（HVR1）进行测序分析，使用一对引物 L15904（5'- CTAATACACCAGTCTTGTAAACCGGAG -3'）和 H504（5'- ATGGGCGGGGGTTGTATTGATGAG -3'）对相关片段进行 PCR 扩增。纯化的 PCR 产物用 L15904、L16204（5'- GCAAGTACAGCAATCAA CCCTC -3'）和 H181（5'- TAATATTGAACGTAGGTGCG -3'）作为测序引物进行测序。研究结果显示：①在第一组的 75 例患有非综合征型感音神经性耳聋的患者中，2 例（2.7%）为中度听力损失，2 例（2.7%）为中重度听力损失，18 例（24%）为重度听力损失，53 例（70.6%）为极重度听力损失；第二组的 50 例糖尿病和感音神经性耳聋患者中，40 例（80%）为轻度听力损失，5 例（10%）为中度听力损失，5 例（10%）为中重度听力损失；所有 100 名正常对照者均被确认听力正常。②研究人员发现，在第一组中有 4 例（5.3%）耳聋患者携带 mtDNA m.1555A>G 突变，但在第二组的患者体内并未发现 m.1555A>G 突变，在对照组的 100 名个体中也未发现 m.1555A>G 突变。③研究人员同时测定了 *tRNA^Leu* 基因中的另一个 mtDNA m.3243A>G 突变，据报道，该突变与感音神经性耳聋的发病率显著相关，尤其是与糖尿病有关的综合征更为相关。然而，研究人员在第一组和第二组共 125 名感音神经性耳聋患者以及对照组 100 名正常成员的体内并没有发现 mtDNA m.3243A>G 突变。④研究人员想知道第一组中的 4 名耳聋患者的 m.1555A>G 突变是否是独立发生的，因此对 4 名患者的 mtDNA D 环的 HVRⅠ进行测序，测序数据的比较显示，4 名耳聋患者的突变是无关的。

氨基糖苷类是在南苏拉威西省广泛使用的广谱抗生素，但无法确定这 4 名线粒体感音神经性耳聋患者是否曾接触过这类抗生素。这些发现具有重要的医学意义：①在所招募的患者（包括那些患有糖尿病的患者）中均缺乏 mtDNA m.3243A>G 突变，这与 S. G. Malik 等人近期的另一项研究结果相吻合，即在 1500 多名印度尼西亚 2 型糖尿病患者体内未检测到 m.3243A>G 突变。另据调查，在日本感音神经性耳聋患者中发生 m.3243A>G 突变的频率为 1.7%，糖尿病感音神经性耳聋患者中携带该突变的频率高达 50%～60%；中国受试者携带该突变的频率为 2.5%；韩国糖尿病患者携带该突变的频率为 0.2%。m.3243A>G 突变的发生率似乎存在种族相关的变异，可能是受整体线粒体遗传背景的影响。②印度尼西亚感音神经性耳聋患者的 m.1555A>G 突变频率相对较高，这表明该突变是导致该地区感音神经性耳聋的一个重要原因。第一组 5.3%(4/75)的患者携带 m.1555A>G 突变，在第二组患者体内未发现 m.1555A>G 突变，两组感音神经性耳聋的患者中 m.1555A>G 突变的总体发病率为 3.2%(4/125)。研究者认为，将糖尿病组作为分析感音神经性耳聋患者中 m.1555A>G 突变患病率的一部分是否妥当尚不确定。③目前 m.1555A>G 突变的表型表达与氨基糖苷类抗生素的使用之间的关系已经很清楚。据报道，在日本有氨基糖苷类抗生素用药史的感音神经性耳聋患者中有 33%～59% 的人携带 m.1555A>G 突变。据估计，在 34 个发展中国家，平均耳聋患病率为 0.14%，因此，应考虑在使用氨基糖苷类药物前进行 m.1555A>G 突变筛查，特别是在氨基糖苷类药物必须用于长期治疗的特殊情况下，例如链霉素用于治疗结核病。

有研究表明，在酵母细胞中，当编码线粒体 GTP 结合蛋白的等位基因 *MSS1* 突变与对应于人类 m.1555A>G 突变的线粒体 15S rRNA P(R)突变偶联时，会表现出呼吸缺陷表型，这表明 *MSS1* 修饰基因可能会影响 m.1555A>G 突变的表型表达。X. M. Li 等[159]研究人员对 *MSS1* 基因的同源基因 *GTPBP3* 进行了研究，这也是第一个与线粒体 tRNA 修饰相关的脊椎动物的基因的鉴定和表征的研究。*GTPBP3* 基因作为多种转录物，在各种组织中普遍表达，但在高代谢率的组织中的表达显著升高，研究人员发现 *GTPBP3* 基因定位于线粒体。*GTPBP3* 基因是酵母 *MSS1* 基因的结构和功能同系物，因此，如果 *GTPBP3* 基因中的等位基因变体存在的话，则可以调节人类线粒体 m.1555A>G 突变的表型。

听力损失是一种常见的感觉神经障碍，每年都会有一大批新生儿受到影响，且大约有 50% 的先天性听力损失和 70% 的儿童听力损失的患者是由遗传的原因引起的，包括单个基因突变或不同基因突变的组合，目前已经发现 mtDNA 中的突变与感音神经性听力损失的综合征型和非综合型两种类型相关。其中，线粒体 *12S rRNA* 中的 m.1555A>G 和 m.1494C>T 突变是两种与氨基糖苷类药物诱导和非氨基糖苷类药物诱导的非综合征型感音神经性听力损失相关的最常见的突变，而线粒体 *tRNA*$^{Ser(UCN)}$ 基因 *MT-TS1* 是与非综合征型感音神经性听力损失相关突变的另一个热点。据报道，在包括非洲在内的多个种族人群的多个耳聋家族中已发现了 m.7445A>G 突变、m.7472insC 突变、m.7510T>C 突变与 m.7511T>C 突变。

D. Y. Chen 等[160]研究人员发现 *MT-TS1* 基因突变与非综合征型感音神经性听力损失有关。在该研究中，研究人员分析了一个中国汉族分离的母系遗传非综合征型感音神经性听力损失家系中 *MT-TS1* 基因和 *PCDH15* 基因突变的相关性。研究人员招募了一个中国汉族的家系，该家系成员有母系遗传非综合征型感音神经性听力损失的症状，且该家系的 10 名母亲中有 8 人表现出迟发性进行性听力障碍。研究人员对所有参与的家系成员进行了详细、完整的临床评估，包括完整的病史询问、详细的身体和神经检查，确认家系成员是否有听力损失和氨基糖苷类暴露的病史，还对所筛选的患者进行了听觉检查，包括耳镜检查、鼓室压测量和纯音测听，研究人员将听力损失的程度定义为轻度（20～40 dB）、中度（41～70 dB）、重度（71～95 dB）和深度（>95 dB）。同时，还对所筛选的家系中先证者使用靶向下一代测序进行 79 个已知的耳聋基因的突变筛查，包括 57 个非综合征型耳聋基因和 22 个综合征型耳聋基因，将所捕获的 DNA 片段在分析仪上进行测序分析，数据分析按照标准的 Illumina 程序进行分析和生物信息学处理。共检测到 651 个变体，其中，*MT-TS1* 基因中的同质 m.7511T>C 变体、$tRNA^{Ser(UCN)}$ 基因和 *PCDH15* 基因中的一个杂合 p.Asp1010Gly 变体更可能是有致病性的。与外显率降低的母系遗传一致，*MT-TS1* 基因中的 m.7511T>C 变体在所有被调查的 10 位母系成员中均被发现，*PCDH15* 基因中的 p.Asp1010Gly 变体可能修饰了 *MT-TS1* 基因中 m.7511T>C 突变的表型表达。

M.Crimi 等[161]研究人员在三个有相关关系的患者中发现了 $tRNA^{His}$ 基因的 m.12183G>A 突变，这些表型根据突变异质性而变化：其中一名患者具有严重的色素性视网膜病、神经感觉性耳聋、睾丸功能障碍、肌肉萎缩和共济失调，而另两名患者只有视网膜和内耳受累的病症。该突变位于 $tRNA^{His}$ 基因的 TψC 茎的高度保守区域，并可能会改变二级结构的形成。这是首次描述的 $tRNA^{His}$ 基因的致病性母系遗传突变。

3.9　母系遗传性高血压

高血压是严重危害人类健康的常见疾病。高血压可以由单因素或多因素条件引起，或由环境与遗传风险因素之间的相互作用引起[162]。事实上，高血压是与内皮功能障碍和氧化应激相关的疾病，且目前的研究已知某些线粒体功能障碍会导致高血压病症的发生。具体来说，血管壁细胞中线粒体基因功能区的变异会影响线粒体编码基因的复制和转录，继之导致线粒体氧化磷酸化障碍和 ATP 合成下降、蛋白质合成受损、ROS 产生增加等，使得血管壁细胞功能的维持和局部血流的调节发生异常变化，导致血管收缩、收缩压升高，从而导致高血压的发生。原发性高血压是一种常见的复杂性疾病，具有很高的遗传力。在一些患有原发性高血压的家族中观察到有母系遗传的模式，这被称为母系遗传性原发性高血压[163]（maternally inherited essential hypertension，MIEH）。本节将主要介绍线粒体突变与 MIEH。与 MIEH 相关的突变详见图 3.8。

S.W.Wang 等人[164]试图建立线粒体功能障碍与 MIEH 之间的因果关系。研究人员对来自于一个中国大家族的 106 名患者进行调查研究。这个家族的所有成员都被调查研究且评估，目的是用来确定高血压和其他临床异常的个人疾病史和医疗

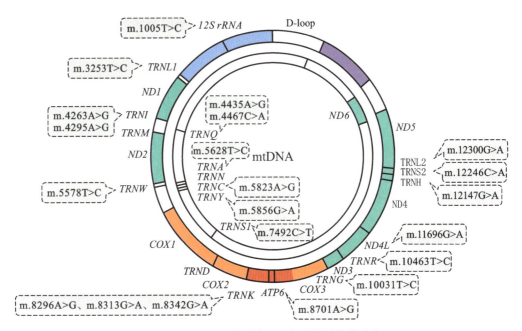

图 3.8 与母系遗传性高血压相关的线粒体突变

史。在 24 位成年母系亲属中,有 15 位表现出相当严重的原发性高血压,而受影响的父亲的后代中均没有出现高血压的病症。母系亲属高血压发病年龄为 20～69 岁,平均为 44 岁。值得注意的是,这个家族的平均高血压年龄从 62 岁(第二代)变为 46 岁(第三代)再至 23 岁(第四代)。对患者的线粒体基因组的突变分析发现了位于 $tRNA^{Ile}$ 5′-末端前体的加工位点的一个新的同质线粒体 m.4263A>G 突变。体外加工分析显示,m.4263A>G 突变降低了 RNA 酶 P 催化 $tRNA^{Ile}$ 前体 5′-末端切割的效率,tRNA-Northern 分析显示 m.4263A>G 突变导致约 46% 的 $tRNA^{Ile}$ 稳态水平降低。体内蛋白质标记分析显示,携带 m.4263A>G 突变的细胞中线粒体翻译率下降了 32%。线粒体翻译受损显然会导致细胞整体呼吸能力的降低,苹果酸/谷氨酸驱动的呼吸速率显著降低,携带 m.4263A>G 突变的细胞中活性氧的生成水平升高。研究者认为,线粒体 $tRNA^{Ile}$ m.4263A>G 突变引起的线粒体功能障碍与原发性高血压有关。

  Y. Zhu 等人[165]对线粒体 m.8701A>G 突变与母系遗传性高血压和扩张型心肌病的相关性进行了分析研究。研究人员对来自于中国江苏省的一个三代汉族高血压合并扩张型心肌病家族的 14 名受试者进行了调查。所有家族成员分为病例组(7 名母系成员)和对照组(7 名非母系成员)进行比较。对所有受试者进行临床评价和 mtDNA 序列分析。对母系成员和非母系成员之间的碱基突变频率的差异进行了测试,以确定与疾病相关的突变。调查显示,该家族大多数成员都有高血压和扩张型心肌病的母系遗传,发病年龄从 45 岁到 60 岁不等。先证者的父母是近亲婚姻。先证者和她的母亲都患有扩张型心肌病和高血压,她的母亲曾接受过心脏再同步治疗,后因严重心力衰竭而去世。先证者在 48 岁时开始患高血压,在 52 岁时因间歇性头晕和劳累性呼吸困难被送往医院接受治疗，测其血压为 190/100 mmHg，胸部 X 线片显示心脏增大，心胸指数为 0.6，超声心动图显示左心室扩大、左心室功能受损。对患者进行的心血管疾病危险因素的体检和实验室评估（包括糖尿病、视力和听力障碍、肾脏和神经损伤）呈阴性，患者临床表现为典型的原发性高血压和扩张型心肌病表型。6 个月后，其病情发展为进行性心力衰竭。她接受了心脏再同步装置治疗，治疗后左室功能略有改善。研究人员在对该家族进行的 mtDNA 序列分析中发现了 8 个 mtDNA 突变。在所鉴定的突变中，只有一个显著的突变，即 m.8701A>G（$P=0.005$），这是所有母系亲属中的同质线粒体错义突变。研究者认为，m.8701A>G 突变可能是高血压、扩张型心肌病的母系传递的遗传危险因素，并可能与血缘关系引起的遗传性疾病有关。

已知 mtDNA 的突变与 MIEH 相关，然而目前对 MIEH 的病理生理学特征仍然知之甚少。Z. Q. Lu 等[162]研究人员报道了一个三代具有原发性高血压的汉族家族的 mtDNA 的临床、遗传学评估与分子分析。该家族中的 17 名母系亲属中的 8 名患者具有极为严重的原发性高血压的表型，而患病父亲的后代中则没有高血压的症状。研究中发现，母系亲属高血压发病的年龄在 31~65 岁，平均年龄为 52 岁。对该家族的 mtDNA 进行序列分析，鉴定出了已知的 m.4435A>G 同质性突变，其位于反密码子的 3′端，对应于 $tRNA^{Met}$ 的常规位置 37，以及属于亚洲单倍群 G2a1 的 41 个变体。相比之下，mtDNA 单倍群 B5a、D、M7a2 和 J 中发生了 m.4435A>G 突变。在 $tRNA^{Met}$ 这个位置的腺嘌呤（A37）从细菌到人类线粒体都特别保守。这种修饰的 A37 被证明有助于密码子识别的高保真度、结构形成和功能性 tRNA 的稳定。然而，该家族中还有 41 个其他 mtDNA 变体具有多态性。在 MIEH 影响的两个血缘不相关家族中发生了 m.4435A>G 突变，表明该突变涉及了 MIEH。研究人员的调查进一步支持了以前的发现，即 m.4435A>G 突变是高血压发生的遗传危险因素。

mtDNA 的突变与心血管疾病有关。Y. Q. Liu 等[166]研究人员对一个汉族家族进行了临床、遗传以及分子特征的分析，该家族的母系亲属在 44~55 岁时发病，且发病时会出现不同程度的高血压。被调查的一名先证者在其 44 岁时被确诊为高血压，当时他的血压为 200/100 mmHg，患者在 64 岁时来到中国人民解放军总医院老年心脏病门诊接受相应的临床评估，评估结果显示他的血压为 180/100 mmHg。使用了血管紧张素转换酶抑制剂、钙通道阻滞剂和利尿剂后，他的血压降到 130/80 mmHg 至 160/100 mmHg。对患者进行的心血管疾病危险因素的实验室评估结果显示，患者的肝肾代谢功能指数处在正常的范围以内，但其有高胆固醇血症（9.2 mmol/L）。对患者进行的超声心动图测试结果显示，患者房室间隔和室后壁厚度（13 mm）增加。对患者进行身体检查并未发现其他临床异常，比如糖尿病、视力障碍、听力障碍以及肾脏和神经系统疾病等。因此，研究人员断定患者为典型的原发性高血压。对先证者的家族成员进行调查，患者父亲的后代中都没有高血压，而先证者的母亲在 55 岁时被诊断为高血压，其血压≤160/100 mmHg，而先证者的弟弟在 54 岁的时候被诊断出患有高血压,其血压为 150/98 mmHg。但是,这个家族的其他成员的血压均正常。对这些患者的综合家族病史进行调查研究,发现他们并没有其他临床异常,包括糖尿病、视力障碍、听力障碍,以及肾脏和神经障碍等疾病。研究人员对该家族母系亲属的 mtDNA 的序列进行分析,结果鉴定出了已知的同源 m.4435A>G 突变,位于反密码子的 3′末端,对应于 $tRNA^{Met}$ 常规的 37 位置,以及属于亚洲单倍群 B5a 的 35 个其他变体。$tRNA^{Met}$ 位置的腺嘌呤(A37)从细菌到人类线粒体都非常保守,这种修饰的 A37 被证明有助于密码子识别的高保真度、结构形成和功能 tRNA 的稳定。事实上,研究者在携带 m.4435A>G 突变的细胞中观察到 $tRNA^{Met}$ 水平降低了 40%,结果由 m.4435A>G 突变引起的 mt-tRNA 代谢失败导致线粒体翻译效率降低约 30%。然而,对携带 m.4435A>G 突变的受试者的同质性轻度生物化学缺陷和迟发性高血压的研究提示,m.4435A>G 突变本身不足以产生临床表型,而其他修饰因子,如核修饰基因、环境因素和个人因素也可能导致携带此突变的受试者发生高血压,这也意味着 m.4435A>G 突变可能会导致 MIEH 的发生。

研究表明,mtDNA 的突变会导致高血压的发生。X. Chen 等[167]研究人员发现,在一个中国汉族 MIEH 的大家族成员的 $tRNA^{Ile}$ 基因中存在 m.4263A>G 突变,这种突变可能会导致线粒体 Ca^{2+} 循环功能出现障碍,但机制尚不清楚。研究显示,在具有 $tRNA^{Ile}$ m.4263A>G 突变的高血压组患者的细胞线粒体钙浓度明显低于血压正常组、高血压无突变组、血压正常有突变组患者的细胞线粒体钙浓度($P<0.05$);同时,有突变的高血压组患者的细胞质钙浓度明显高于其他三组受试者的细胞质钙浓度;有突变的高血压组患者的细胞中线粒体钙单向转运体(mitochondrial calcium uniporter,MCU)的表达明显低于其他三组受试者的细胞中 MCU ($P<0.05$)。研究人员认为,$tRNA^{Ile}$ m.4263A>G 突变细胞中 MCU 表达的减少导致线粒体对 Ca^{2+} 的摄取失调和细胞质 Ca^{2+} 超载,这种异常可能与携带线粒体 $tRNA^{Ile}$ m.4263A>G 突变的受试者发生 MIEH 的基本机制有关。

Y. Q. Liu 等[168]研究人员调查研究了 mtDNA 与高血压之间存在的关系,探讨线粒体代谢功能障碍的机制,其在一个中国汉族高血压家族中发现了一个新的 $tRNA^{Met}$ m.4467C>A 突变,这种突变是母系遗传的。调查研究显示,该家族母系成员与非母系成员相比,体内的血糖、总胆固醇、低密度脂蛋白和血清钠升高以及血清钾含量降低。研究人员分析了来自三个母系家族和三个非母系家族成员的淋巴细胞细胞系。这项研究是第一次在 MIEH 的研究中报告了一个新型突变,即 $tRNA^{Met}$ m.4467C>A 突变,一个具有代谢缺陷的大家族与该突变相关,其中与非母系成员相比,母系成员发生高血压、高胆固醇血症和低镁血症的发病率也在逐渐增加。在这项研究中,研究人员对患者的总线粒体基因组序列进行了分析,并鉴定了 $tRNA^{Met}$ m.4467C>A 突变的存在。结果表明,这种新型突变可能会导致高血压的发生,即参与高血压的发病机制。突变细胞系中活性氧的生成量比对照组的高 114.5%($P<0.05$),同时 ATP 降低 26.4%,突变细胞系的线粒体膜电位比对照组

的低 26.2%（$P<0.05$），且突变体细胞系的氧消耗率降低（$P<0.05$），突变细胞系 caspase 3/7 的活化率较对照组的高 104.1%（$P<0.05$），突变细胞系中电压依赖性阴离子通道（VDAC）、Bax 和细胞凋亡诱导因子（AIF）的表达高于对照组，VDAC 和 Bax 的共定位增加。因此，这种突变有助于氧化应激和线粒体生物发生功能障碍，其可能参与了高血压的发病机制。

已知几种 mt-tRNA 突变与高血压相关，但其病理生理学仍然知之甚少，M. Zhou 等人[169]在一个具有 MIEH 的汉族家族中发现了一个新型 $tRNA^{Leu(UUR)}$ 基因中的同质 m.3253T>C 突变。该突变影响了 $tRNA^{Leu(UUR)}$ D 茎的 22 位高度保守的尿苷，在 D 茎引入 G-C 碱基配对（G13-C22），在 D 茎和可变环之间引入三碱基配对（C22-G46）。因此，研究人员假设 m.3253T>C 的突变改变了 $tRNA^{Leu(UUR)}$ 的结构和功能。利用来源于这个家族的细胞质杂交（cybrid）细胞系，研究人员证明了 m.3253T>C 突变的确扰乱了 $tRNA^{Leu(UUR)}$ 的构象和稳定性，如突变 tRNA 相对于野生型分子的电泳迁移率更快。与对照细胞系相比，Northern 印迹分析显示在携带 m.3253T>C 突变的突变细胞系中 $tRNA^{Leu(UUR)}$ 的稳态水平降低约 45%。此外，在 m.3253T>C 突变细胞中观察到 $tRNA^{Leu(UUR)}$ 的氨基酰化效率降低约 35%。$tRNA^{Leu(UUR)}$ 代谢中的这些改变阻碍了线粒体翻译，特别是对于具有高比例的 Leu(UUR)密码子的那些多肽，如 ND6。此外，研究人员还证明了 m.3253T>C 突变降低了线粒体复合物 I 和复合物 V 的活性，其明显降低了线粒体 ATP 水平和膜电位，并增加了细胞中活性氧的产生。综上所述，这项研究结果可能为 MIEH 的病理生理学提供了新的见解。

H. Chen 等[170]研究人员对携带已知线粒体 12S rRNA m.1555A>G 突变的两个中国汉族家族进行了临床、遗传学和分子生物学研究。对比之前的研究数据发现，携带 m.1555A>G 突变的中国、西班牙和阿拉伯-以色列家族仅表现出听力损失，而这两个中国家族的母系亲属同时表现出听力损失和高血压。在 21 名母系亲属中，9 名受试者同时患有听力损失和高血压，2 名受试者仅患有高血压，1 名受试者仅患有听力损失。这两个家族的母系亲属的高血压发病平均年龄分别为 60 岁和 46 岁，而携带 $tRNA^{Met}$ m.4435A>G、$tRNA^{Ile}$ m.4263A>G、$tRNA^{Gln}$ 和 $tRNA^{Met}$ m.4401A>G 突变的其他中国家族成员的高血压发病平均年龄分别为 50 岁、52 岁和 44 岁。另一方面，这两个家族中母系亲属或总母系亲属的高血压的外显率（家族 WHP7 为 80%，家族 WHP8 为 58.3%）要高于携带 m.4435A>G、m.4263A>G 或 m.4401A>G 突变的其他中国家族。研究显示，排除氨基糖苷类药物引起的耳聋后，这两个家族的听力损失患者的平均发病年龄分别为 33 岁和 55 岁，相比之下，69 个携带 m.1555A>G 突变的中国家庭和 19 个携带 m.1555A>G 突变的西班牙家庭中，未接触氨基糖苷类药物的听力损失的平均发病年龄分别为 15 岁和 20 岁，且这两个携带 m.1555A>G 突变的中国家族成员的听力损害的外显率相对较高，当排除氨基糖苷效应时的外显率分别为 60% 和 50%。此外，与其他携带同源 $tRNA^{Ser(UCN)}$ m.7445A>G 突变和 m.7505T>C 突变的家族以及一些携带 m.1555A>G 突变的中国家族成员相比，这项研究中所调查的两个中国家族成员的听力损伤程度看起来轻一些。

H. Chen 等人[170]先前的研究显示，携带 m.1555A>G 突变的细胞中存在轻度的生化缺陷，这表明 m.1555A>G 突变是必需的，但其本身不足以产生临床表型。遗传和环境修饰因子明显会影响携带有 m.1555A>G 突变的患者，尤其是来自于母系亲属的表型。其中，这些家族的三名母系亲属也曾在使用氨基糖苷类药物后出现严重了的听力损失，这与携带 m.1555A>G 突变的其他家族所表现出来的情形是一样的。在这里，mtDNA 缺乏功能上显著的变异表明线粒体单倍型群可能在 m.1555A>G 突变的表型表达中起不到重要的作用。此外，环境和表观遗传因素以及个人生活方式也可能导致这些携带 m.1555A>G 突变的受试者发生高血压。的确，携带 m.1555A>G 突变的淋巴母细胞中线粒体翻译能力会降低 50%，线粒体呼吸异常引起氧化应激、ATP 合成的氧化途径解偶联以及随后的细胞能量过程失败。骨骼肌和血管平滑肌中线粒体功能失调引起的低效代谢可能会导致收缩压升高，因此可能参与高血压的发生。总之，研究人员的调查研究提供了第一个直接的证据，表明已知的 *12S rRNA* m.1555A>G 突变会导致听力损失和高血压。m.1555A>G 突变可应该被添加到遗传因素列表中，以便将来对高血压进行分子诊断。该研究结果为了解病理生理学提供了新的见解，也为管理和治疗母系遗传性听力损失和高血压提供了有价值的信息。

已知 mtDNA 中的突变与心血管疾病有关。Z. Li 等[171]研究人员报告了一个三代汉族母系遗传性高血压家族的临床、遗传和分子学特征。该家族的所有母系亲属在 36～56 岁表现出不同程度的高血压。在该项研究中，中国人民解放军总医院老年心脏病研究所的研究人员对该家族的成员进行了访谈和评估，主要调查其家族病史，用来确定高血压和其他临床异常的个人史或医疗史；同时，设立了一个含有 242 名健康人的对照组。研究人员对全部受检者进行了详细的体格检查、心血管疾病危险因素的实验室评估以及常规的心电图检查。研究人员收集了所有受试者的血液样本，从全血中分离基因组 DNA，使用对应于位置 3396—3415 和 4635—4654 的寡聚脱氧核苷酸通过 PCR 扩增整个线粒体 *tRNA*^{Ile} 基因的片段，随后纯化 PCR 片段，然后通过直接测序的分析方法对 PCR 片段进行测序分析。同时，研究人员使用其他途径来检测 242 名对照组受试者血液样本的 m.4295A>G 突变。通过使用轻链和重链寡核苷酸引物组，将含有 m.4295A>G 突变的先证者的全部线粒体基因组以 24 个重叠片段进行 PCR 扩增并纯化每个片段，随后通过直接测序的方法对其进行分析，将得到的序列数据与更新的剑桥参考序列进行比较。对该家族成员完整线粒体 DNA 的序列分析显示，该家族存在已知的与高血压相关的 *tRNA*^{Ile} m.4295A>G 突变和 33 种其他突变，属于亚洲单倍型 D4j。从细菌到人类线粒体非常保守的 m.4295A>G 突变位于反密码子的 3′端，与 *tRNA*^{Ile} 的常规位置 37 相对应。但在 242 名健康对照受试者的血液样本未发现 m.4295A>G 突变，这表明该突变参与了心血管疾病的发病。在其他变体中，*tRNA*^{Glu} m.14693A>G 和 *ND1* m.11696G>A 突变与其他线粒体疾病相关。研究人员认为，对于 tRNA 的结构和功能来说，

$tRNA^{Glu}$ 的 TψC 环上高度保守的核苷 m.14693A>G 突变是重要的。此外，ND4 m.11696G>A 突变与莱伯遗传性视神经病变相关，因此，$tRNA^{Ile}$ 基因中的 m.4295A>G 突变与 ND4 m.11696G>A 突变和 $tRNA^{Glu}$ m.14693A>G 突变的组合可能导致了该中国汉族家族高血压的高外显性。

高血压是心血管疾病的重要危险因素。线粒体 DNA 突变与心血管疾病（包括高血压）有关。解放军总医院老年心脏病研究所的 Y.Q.Liu 等人[172]系统分析了 22 种 mt-tRNA 和 264 名受试者的临床、遗传和分子变化。在该研究中 264 名受试者中包括 140 名高血压患者和 124 名正常对照者。研究人员对所有受试者进行详细的访谈和评估，用来确定高血压和其他临床异常的个人史或医学史，还对所筛选到的患者进行了过去的病史的详细调查评估，所包含的病史包括冠心病、脑血管病、糖尿病、血脂异常和肾病等，根据所调查个体的医疗史和家族史、冠心病的危险因素、详细的体格检查以及测试和程序结果进行诊断。研究人员对来自 140 名高血压患者的 22 种 tRNA 基因进行了测序，将所有变体与 mitomap 和 mtDB 的数据进行比较，并与更新的剑桥参考序列进行比较。该研究在 15 种不同的 tRNA 基因中发现了 22 种突变：9 种新型的突变包括 $tRNA^{Phe}$ m.5823A>G、$tRNA^{Cys}$ m.5856G>A、$tRNA^{Tyr}$ m.7492C>T、$tRNA^{Ser(UCN)}$ m.586G>A、$tRNA^{Ser(UCN)}$ m.616T>C、$tRNA^{Gly}$ m.10031T>C、$tRNA^{Thr}$ m.15891C>T、$tRNA^{Thr}$ m.15930G>A 和 $tRNA^{Pro}$ m.16017T>C；13 种已知的突变是 $tRNA^{Met}$ m.4467C>T、$tRNA^{Trp}$ m.5578T>C、$tRNA^{Ala}$ m.5628T>C、$tRNA^{Lys}$ m.8296A>G、$tRNA^{Lys}$ m.8313G>A、$tRNA^{Lys}$ m.8342G>A、$tRNA^{Arg}$ m.10463T>C、$tRNA^{His}$ m.12147G>A、$tRNA^{Ser(AGY)}$ m.12246C>A、$tRNA^{Leu(CUN)}$ m.12300G>A、$tRNA^{Leu(CUN)}$ m.15924A>G、$tRNA^{Leu(CUN)}$ m.15927G>A 和 $tRNA^{Thr}$ m.15951A>G。研究人员对所有的核苷酸变化进行序列分析，分析结果发现其都是同质的，有 15 种突变的 CI（保守性指数）大于 75%。其中，高血压组有 26 例的 CI 大于 75%，高于正常对照组 6 例的 CI（$P<0.01$）。研究人员根据所研究的 tRNA 的结构和功能分析的结果发现了可能与高血压有关的 13 种突变，这 13 中突变涉及了 19 个家族。经过调查研究发现，在这些家族中，有 4 个家族的成员有母系遗传性高血压，其他家族没有高血压家族史或与母系遗传模式不一致。研究人员对 4 名携带不同突变的患者进行了检测，4 名患者所携带的突变分别是 PLAH84 患者携带 $tRNA^{Met}$ m.4467C>T 突变，PLAH78 患者携带 $tRNA^{Trp}$ m.5578T>C 突变，PLAH60 患者携带 $tRNA^{Ala}$ m.5628T>C 突变，PLAH118 患者携带 $tRNA^{Ser(UCN)}$ m.7492C>T 突变。这 4 个家族的所有母系亲属中均存在 m.5578T>C、m.4467C>T、m.5628T>C、m.7492C>T 突变，表现为原发性高血压的母系传播，但没有其他功能上重要的突变。这些 mt-tRNA 突变与 mt-tRNA 结构改变和线粒体功能障碍有关，可能与中国人群高血压有关。mtDNA 突变对高血压的作用机制及功能效应仍需进一步研究。

随后，研究人员对该四位先证者及其家属进行了进一步更严格的体格检查。结果表明，先证者 PLAH78 是女性，她的母亲（第 2 代 2 号患者）、她的姐姐（第 3 代

8号患者)和她姐姐的儿子(第4代10号患者)同样也患有高血压的病症,而她的兄弟(第3代3号个体)或其子女(第4代3号个体和第4代5号个体)都没有受到任何影响。图3.9展示了PLAH78患者的家系遗传图谱。

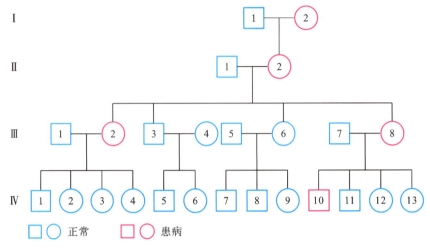

图3.9 患者家系遗传图谱

研究人员发现,来自4个家族的先证者表现出不同的mtDNA多态性组,这些包括其体内D环区中的23种突变、12S rRNA基因中的4种已知突变、16S rRNA基因中的5种已知突变、已知的tRNA^{Ala} m.5628T>C 和 tRNA$^{Ser(UCN)}$ m.7492C>T 突变,未知的tRNA^{Met} m.4467C>T 和 tRNA^{Trp} m.5578T>C以及其他多肽编码基因中的29个已知突变。通过对这些突变和来自其他16种生物序列的分析,进一步评估了RNA中的所有突变,已报道只有已知的受试者PLAH118携带的12S rRNA m.1005T>C突变与高度保守性听力丧失有关。这些数据表明,12S rRNA m.1005T>C突变可能与高血压表型表现中的tRNA$^{Ser(UCN)}$ m.7492C>T突变有相互作用。在该项研究中,Y. Q. Liu等人完成了整个22个mt-tRNA的测序分析以及140个高血压患者和124个健康对照共264名个体的临床、遗传等研究记录,其临床资料显示高血压患者的HDL-胆固醇水平低于对照组,研究人员从mt-tRNA基因的突变分析中鉴定了线粒体存在的22个突变,随后研究人员进一步评估了这些突变的进化保守性。在这项研究中,首先报道了m.4467C>T突变,其位于tRNA^{Ala}的受体茎上高度保守的胞嘧啶(71C),该位置对tRNA的稳定性和同一性是至关重要的。经过相关的研究,研究人员预测m.4467C>T突变在这个位置的C到T转变会改变tRNA^{Ala}的二级结构和稳定性。同样,在tRNA$^{Leu(UUR)}$的高度保守的(2U-71A)氨酰基茎上的m.3302A>G突变与异常线粒体RNA的加工有关,并且该突变可能会导致一定的线粒体肌病。除此之外,研究人员还在位于tRNA^{Trp}的受体茎上的高度保守的胸腺嘧啶(72T)中鉴定出新的m.5578T>C突变,这对于tRNA^{Trp}的二级结构和稳定性也是尤为重要的。有研究报道,母系遗传性心肌病患儿与tRNA$^{Leu(UUR)}$ m.3303C>T突变相关,同样的它也决定了tRNA的受体茎上高度保守的碱基配对(1G-72C)的稳定型。这些与 tRNA 结构改变和线粒体功能障碍有关的 tRNA 突变可能导致中国人群的高血压，而对于 mtDNA 突变对高血压发病的作用机制和功能效应还有待进一步研究。

3.10 巴思综合征

巴思综合征(Barth syndrome，BTHS)是一种罕见的 X 连锁遗传病，其特征为心肌病变、骨骼肌病变、生长迟缓、中性粒细胞减少和 3-甲基戊二酸(3-MGCA)血症。越来越多的证据表明，巴思综合征的临床特征包括以下诸多表型，也可能是这些表型的组合形式：扩张型心肌病、肥厚型心肌病、心内膜弹力纤维增生、左心室心肌致密化不全、室性心律失常、心源性猝死、肌营养不良、肌无力、嗜睡和易疲劳、反复细菌感染(慢性或周期性的)、低血糖、乳酸酸中毒等。

巴思综合征的主要基因缺陷是位于 X 染色体 Xq28 上的 *tafazzin* 基因(亦称作 *TAZ* 或者 *G4.5*)发生变异。该基因的缺陷导致 Tafazzin 蛋白(心磷脂酶的组成部分)减少，造成心磷脂缺乏，影响线粒体膜、能量代谢和线粒体电子传递链的稳定性，导致心肌和其他器官代谢的异常和供能不足。

研究人员发现，*tafazzin* 基因序列在进化方面高度保守，研究人员已经鉴定出超过 120 种不同的突变，而大多数是错义突变微小的基因插入或基因缺失，研究人员也已经确定了引起 *tafazzin* 基因减少的突变和影响剪接供体或受体位点的突变。已经在 *tafazzin* 基因的所有外显子中发现了突变，包括外显子 5 中未知的变异。到目前为止，研究人员尚未鉴定出任何基因型/表型相关性。研究人员还推断，在家族内男性个体之间也可能存在着显著的表型变异。结合来自人类 *tafazzin* 基因突变和变异数据库的数据显示，只有 13% 的男孩携带在母亲的体细胞 DNA 中未发现的新发突变。

Y. X. Fan 等[173]研究人员报道了 1 例非典型巴思综合征患者 *tafazzin* 基因中的一种新型外显子剪接突变。先证者为 4 个月大的男孩，出现呼吸窘迫的症状，除此之外，还有中性粒细胞减少和扩张型心肌病，射血分数降低 10%，研究人员在对其进行重复的尿液有机酸分析中并未检测到 3-甲基戊烯二酸尿。研究人员对其家族史进行的详细调查研究，结果表明他的舅舅在 26 个月时死于心内膜弹力纤维增生症和扩张型心肌病，且该先证者的母亲、姨姨和外祖母携带相同的突变。研究人员对患儿进行了 *TAZ* 基因测序、mRNA 分析和心磷脂分析，在该患儿的体内鉴定出 *tafazzin* 基因的外显子 7 中的新的核苷酸置换 c.553A>G 突变，推测为氨基酸替换 p.Met185Val。然而，研究人员发现这种突变在外显子 7 内产生了一种新的剪接供体信号，而这种剪接供体信号会引起信息的错误拼接，产生两种仅在外显子 5 存在/不存在时不同的信息；它们保留了内含子 6 并且仅具有外显子 7 的 11 个碱基。心磷脂分析证实 *tafazzin* 基因活性丧失。*tafazzin* 基因突变的鉴定，mRNA 分析和单心肌心磷脂/心磷脂比值的测定对非典型巴思综合征家族的诊断和遗传咨询具有重要意义。

R. Angelini 等[174]研究人员使用矢量代数来分析由 24 名健康献血者所组成的对照组和由 8 名确诊患有巴思综合征的男孩组成的患者组，探讨其在高质量磷脂范围内的脂质组成差异。研究人员所描述的脂质分析方法代表了一个用于巴思综合征诊断的重要附加工具并且可能使得对药物靶标进行治疗监测，这些靶点已被证明可以改善细胞中异常的双磷脂酰甘油谱。

O. Sakamoto 等[175]研究人员研究了一名存在线粒体异常的日本男孩。该男孩为母亲怀孕 36 周所生，出生时体重为 2600 g。在 2 个月的时候被查出有心脏杂音，超声心动图显示左心室轻度肥厚，室间隔正常射血分数。在 1 岁时，患者接受了心导管检查以及进行了心肌活检，电子显微镜显示心肌细胞具有致密体的异常形状的线粒体，血清乳酸和丙酮酸有着轻度的升高，检测血清肉毒碱在正常范围内。在 2 岁时，该患者的身长为 82 cm，在中性粒细胞减少期间，有时会出现发热的症状，而有时会出现腹泻，检测其尿液中有机酸的含量，结果显示其 3-甲基葡萄糖酸、3-甲基戊二酸和 3-羟基异戊酸的排泄增加。培养的成纤维细胞中的 3-甲基戊烯二酰基 CoA 水合酶的活性在正常范围内。最终，该患者被诊断为 3-甲基戊二酸尿症（2 型）巴思综合征。在研究人员最后一次对其进行检查的时候，该患者 17 岁，他的身高为 165.7 cm，在正常范围内，尽管其表现出运动不耐受伴心悸等症状，但其超声心动图显示射血分数正常，无心室扩大或肥大，患者有时还会表现出口腔炎或肛周脓肿，研究人员猜测这与他的环状中性粒细胞减少症有关，他的父母在知情同意下进行了同样的遗传分析。研究人员借助 *Sepa* 基因试剂盒从白细胞中提取基因组 DNA，使用聚合酶链反应（PCR）用来扩增包括侧翼内含子的全部 11 个外显子。外显子 3 的引物序列为巴思综合征-KS3，其引物序列为 5′-CGAGGTCGACGGTATCGGCTGTCCCTCATTCCCTG-3′ 和 5′-CAGGAAACAGCTATGACATGCCCTGCCTGGACTG-3′。

巴思综合征-KS3 和巴思综合征-Rev3 分别在引物的 5′末端具有 KS 引物序列和 M13 反向序列，以促进循环测序反应，将 PCR 产物在 3% 琼脂糖凝胶上分离并用 QIAquick 凝胶提取试剂盒纯化，使用 Thermo Sequenase 循环测序试剂盒和 A.L.F. 红色 DNA 测序仪对产物进行循环测序。对 R94S 突变进行 PCR 限制性片段长度多态性，对外显子 3 进行 PCR 扩增，将 PCR 产物用 *Sfa*NⅠ 酶切，片段在 3% 琼脂糖凝胶上分离并通过溴化乙锭染色显现。研究人员在这名患者的样本中发现，在半合子模式的外显子 3 内存在由 C 到 A 的取代，而这一突变的结果是导致其丝氨酸（R94S）取代了精氨酸，该 R94S 突变废除了 *Sfa*NⅠ 位点，用 *Sfa*NⅠ 消化的 PCR 产物显示患者是半合子的，并且他的母亲是 R94S 突变的杂合子。研究人员对来自 55 名健康的志愿者（男性 45 名、女性 10 名）的 DNA 样品进行 R94S 突变的筛选，并对所有的 65 个等位基因显示野生型。这些数据表明，R94S 不是常见的多态性，而是一种致病性突变。大多数巴思综合征患者在 1 年内死于心力衰竭或脓毒症，本项研究中的患者出现了轻度的心脏症状，射血分数正常，未发生严重感染。

有其他研究人员报道了另一个受影响的成年人，当时这位患者 33 岁，成年身高正常，运动不耐受，没有严重感染史。因为巴思综合征的基因型和表型之间没有相关性，所以一些其他因素可能与这两位患者的轻度临床表现有关，且研究人员发现，几乎所有报道的巴思综合征患者都来自欧洲、北美和澳大利亚，而本项研究分析揭示了该患者体内由单核苷酸取代碱基 C 突变至碱基 A 所引起的新型错义突变（R94S）。

已知巴思综合征是由 tafazzin 基因中的突变引起的线粒体疾病，tafazzin 基因突变影响磷脂组成，为了确定这种缺陷是否导致线粒体膜内部三维组织的改变，D. Acehan 等人[176]对巴思综合征患者和对照受试者的淋巴母细胞线粒体的超微结构进行了研究。该研究的受试者为 4 名巴思综合征患者和 4 名正常对照者，所有受试者均为男性，年龄为 1~9 岁。巴思综合征患者在 tafazzin 基因中有突变，导致蛋白质的缺失，患有心肌病，以及至少两种巴思综合征非心脏症状（包括骨骼肌病、中性粒细胞减少症和生长迟缓），对照受试者具有正常的 tafazzin 基因并且没有巴思综合征的症状。受试者血样的采集获得约翰霍普金斯大学和纽约大学医学中心机构评审委员会批准。血样中的淋巴母细胞经化学固定、人工切片，样品切片厚度为 50~150 nm，进行电子显微镜断层扫描获得相关结构数据。扫描显示，正常淋巴母细胞线粒体包含良好排列的层状嵴，其具有与内边界膜的狭槽状连接；而在巴思综合征淋巴母细胞中，线粒体横截面的大小变化较大，每个细胞的线粒体总体积增加，线粒体嵴密度降低，嵴排列较少，嵴分布不均匀。巴思综合征线粒体的三维重建显示了相对内膜的黏附区域，导致嵴内空间闭塞。研究人员发现了小的孤立的粘连斑块以及延伸的黏附区域，导致折叠的嵴被多层同心层包裹，还发现了较大的管状结构（直径 30~150 nm），这似乎是黏附区域的衍生物。这些数据表明，巴思综合征的线粒体异常涉及线粒体内膜的粘连以及随后的嵴内空间的塌陷。研究人员认为，在巴思综合征的线粒体中发现的大量异常嵴结构的证据可能与心磷脂缺乏直接相关，因为心磷脂集中在线粒体内膜。电子显微镜断层摄影显示嵴重组的一个特殊机制，即通过两个相对的嵴膜的黏附而闭塞嵴内空间，这损害了嵴内空间的连续性及其与周围膜间的连接。由于嵴内空间对底物进出线粒体很重要，塌陷的嵴可能在代谢上不活跃。嵴塌陷也可能是巴思综合征患者的心脏线粒体和缺乏 tafazzin 的果蝇翅膀肌肉中可见的成束堆积的内膜片的原因。虽然淋巴母细胞的线粒体形态不同于肌肉和心脏细胞的线粒体形态，但嵴破坏的机制可能是相似的，即嵴膜粘连导致嵴内间隙闭塞和嵴塌陷堆积。也许，膜的紧密并置可能是由蛋白质聚集引起的。在巴思综合征中，心磷脂的缺乏可能会导致蛋白质聚集，因为心磷脂对于内膜中蛋白质复合物的正确超分子组织是必不可少的。该研究提供的电子显微镜断层摄影三维图像增强了结构框架的清晰度，并揭示了巴思综合征线粒体的新病理特征，证实了在巴思综合征患者的淋巴母细胞中内膜粘连是病理线粒体的主要特征。膜粘连发生在各种大小的线粒体中，包括具有洋葱状外观的巨大线粒体。研究人员认为还需要做更多的工作来确定嵴塌陷是否是与线粒体疾病相关的普遍现象。

T. Bachou 等[177]研究人员对一个具有巴思综合征表型携带 *tafazzin* 基因外显子 2 的新的错义 T43P 突变的男孩进行了调查研究。该患儿为 5.5 个月龄,自出生后 3 个月开始出现生长迟缓、发绀、进食时出汗和腹泻等。对其进行体格检查,显示呼吸急促、心动过速、左胸骨边缘和心尖有软性杂音。心电图检测发现其左心室肥厚伴劳损,超声心动图显示左心室严重扩张,收缩功能受损,扩张导致二尖瓣关闭不全,心内膜心肌深部小梁形成,左心室心肌呈双层结构。患儿母亲的心电图正常,而超声心动图显示左心室有小梁,但不符合左室心肌致密化不全(LVNC)的标准,她的心功能正常。该患儿的核型正常,其父母无血缘关系。家族史调查未发现先天性心肌病或任何其他先天性代谢异常。根据患儿的临床表现及实验室检查结果,诊断他为巴思综合征。他的中性粒细胞计数一直维持在接近 $2000/\mu L$ 的水平,而没有经历任何严重感染。他的生长曲线(体重和身高)一直低于第 3 个百分位,而他的精神运动发育一直适合他的年龄。但患儿的心脏状况恶化,在 28 个月时死于心力衰竭。为了确认对该患儿的临床诊断,研究人员邀请患者的父母和外祖父母参加分子遗传分析研究。研究人员从受试者的外周血白细胞中提取基因组 DNA,通过 PCR 扩增 *tafazzin* 基因的外显子 2 编码区,使用引物为 F(5′- ACCTAGCGGGCGAGCCCGGA - 3′)和 R(5′- TTTCCTCCCCCTGCCCAG CA - 3′),测序后在可见遗传学开放阅读塔上进行分析。结果显示,患儿的外显子 2 内的 A - C 替换为半合子模式,导致苏氨酸被脯氨酸(Thr43Pro)取代。他的母亲是同一突变的杂合子。父亲和外祖父母都不是突变携带者。因此,这种突变被认为是母亲(杂合子)的新发突变,遗传给她的儿子(半合子),后者只携带 *tafazzin* 基因的突变等位基因。取代的苏氨酸位于蛋白质的结构域中,该结构域与酰基转移酶蛋白质的酰基转移酶结构域(残基 41—215)呈现同源性,表明脯氨酸是具有不同物理、化学性质的氨基酸(极性亲水性苏氨酸被疏水性脯氨酸取代)。这种新的突变导致了巴思综合征的临床表现。在残基 50 处用脯氨酸替换亮氨酸导致巴思综合征表型的研究已经有 2 个病例报道(人类 Tafazzin 突变数据库- www.barthsyndrome.org)。该研究中的巴思综合征患儿存在一个新的 *tafazzin* 基因突变,患儿的母亲是新发突变的携带者(女性携带者通常是健康的),这为遗传咨询提供了可能。

(郭 燕 杨铁林)

参考文献

[1] HUANG M L, CHIANG S, KALINOWSKI D S, et al. The role of the antioxidant response in mitochondrial dysfunction in degenerative diseases: cross - talk between antioxidant defense, autophagy, and apoptosis[J]. Oxid Med Cell Longev, 2019, 2019: 6392763.

[2] RASMUSSEN S G, CHOI H J, FUNG J J, et al. Structure of a nanobody - stabilized active state of the beta(2) adrenoceptor[J]. Nature, 2011, 469(7329): 175 - 180.

[3] BAERTLING F, RODENBURG R J, SCHAPER J, et al. A guide to diagnosis and treatment of

Leigh syndrome[J]. J Neurol Neurosurg Psychiatry, 2014, 85(3): 257-265.

[4] TATUCH Y. Heteroplasmic mtDNA mutation(T-G) at 8993 can cause Leigh disease when the percentage of abnormal mtDNA is high[J]. Am J Hum Genet, 1992: 852-858.

[5] ZHANG Y, YANG Y L, SUN F, et al. Clinical and molecular survey in 124 Chinese patients with Leigh or Leigh-like syndrome[J]. J Inherit Metab Dis, 2007, 30(2): 265.

[6] HENRIQUES M, DIOGO L, GARCIA P, et al. Mitochondrial DNA 8993T>G mutation in a child with ornithine transcarbamylase deficiency and Leigh syndrome: an unexpected association [J]. J Child Neurol, 2012, 27(8): 1059-1061.

[7] TARNOPOLSKY M, MEANEY B, ROBINSON B, et al. Severe infantile Leigh syndrome associated with a rare mitochondrial ND6 mutation, m.14487T>C[J]. Am J Med Genet A, 2013, 161A(8): 2020-2023.

[8] MONDEN Y, MORI M, KUWAJIMA M, et al. Late-onset Leigh syndrome with myoclonic epilepsy with ragged-red fibers[J]. Brain Dev, 2013, 35(6): 582-585.

[9] RONCHI D, BORDONI A, COSI A, et al. Unusual adult-onset Leigh syndrome presentation due to the mitochondrial m.9176T>C mutation[J]. Biochem Biophys Res Commun, 2011, 412 (2): 245-248.

[10] CHOL M, LEBON S, BENIT P, et al. The mitochondrial DNA G13513A MELAS mutation in the NADH dehydrogenase 5 gene is a frequent cause of Leigh-like syndrome with isolated complex I deficiency[J]. J Med Genet, 2003, 40(3): 188-191.

[11] TSAI J D, LIU C S, TSAO T F, et al. A novel mitochondrial DNA 8597T>C mutation of Leigh syndrome: report of one case[J]. Pediatr Neonatol, 2012, 53(1): 60-62.

[12] JI K Q, ZHENG J F, SUN B Y, et al. Novel mitochondrial C15620A variant may modulate the phenotype of mitochondrial G11778A mutation in a Chinese family with Leigh syndrome[J]. Neuromolecular Med, 2014, 16(1): 119-126.

[13] MILLER D K, MENEZES M J, SIMONS C, et al. Rapid identification of a novel complex I MT-ND3 m.10134C>A mutation in a Leigh syndrome patient[J]. PLoS One, 2014, 9 (8): e104879.

[14] MARTIKAINEN M H, KYTOVUORI L, MAJAMAA K. Juvenile parkinsonism, hypogonadism and Leigh-like MRI changes in a patient with m.4296G>A mutation in mitochondrial DNA[J]. Mitochondrion, 2013, 13(2): 83-86.

[15] LESHINSKY-SILVER E, LEV D, MALINGER G, et al. Leigh disease presenting in utero due to a novel missense mutation in the mitochondrial DNA-ND3[J]. Mol Genet Metab, 2010, 100(1): 65-70.

[16] DEGOUL F, FRANCOIS D, DIRY M, et al. A near homoplasmic T8993G mtDNA mutation in a patient with atypic Leigh syndrome not present in the mother's tissues[J]. J Inherit Metab Dis, 1997, 20(1): 49-53.

[17] LESHINSKY-SILVER E, SHUVALOV R, INBAR S, et al. Juvenile Leigh syndrome, optic atrophy, ataxia, dystonia, and epilepsy due to T14487C mutation in the mtDNA-ND6 gene: a mitochondrial syndrome presenting from birth to adolescence[J]. J Child Neurol, 2011, 26(4): 476-481.

[18] MA Y Y, WU T F, LIU Y P, et al. Mitochondrial respiratory chain enzyme assay and DNA analysis in peripheral blood leukocytes for the etiological study of Chinese children with Leigh

syndrome due to complex Ⅰ deficiency[J]. Mitochondrial DNA, 2013, 24(1): 67 - 73.

[19] WANG S B, WENG W C, LEE N C, et al. Mutation of mitochondrial DNA G13513A presenting with Leigh syndrome, Wolff - Parkinson - White syndrome and cardiomyopathy[J]. Pediatr Neonatol, 2008, 49(4): 145 - 149.

[20] LENG Y L, LIU Y H, FANG X J, et al. The mitochondrial DNA 10197G>A mutation causes MELAS/Leigh overlap syndrome presenting with acute auditory agnosia[J]. Mitochondrial DNA, 2015, 26(2): 208 - 212.

[21] SUN Y, SHANG Y L, REN G, et al. Coronin3 regulates gastric cancer invasion and metastasis by interacting with Arp2[J]. Cancer Biol Ther, 2014, 15(9): 1163 - 1173.

[22] NAGASHIMA T, MORI M, KATAYAMA K, et al. Adult Leigh syndrome with mitochondrial DNA mutation at 8993[J]. Acta Neuropathol, 1999, 97(4): 416 - 422.

[23] CHALMERS R M, LAMONT P J, NELSON I, et al. A mitochondrial DNA tRNA^{Val} point mutation associated with adult - onset Leigh syndrome[J]. Neurology, 1997, 49(2): 589 - 592.

[24] HAN J Y, SUNG J J, PARK H K, et al. Adult onset Leigh syndrome with mitochondrial DNA 8344A>G mutation[J]. J Clin Neurosci, 2014, 21(11): 2009 - 2011.

[25] LEIGH D. Subacute necrotizing encephalomyelopathy in an infant[J]. J Neurol Neurosurg Psychiatry, 1951, 14(3): 216 - 221.

[26] HADZSIEV K, MAASZ A, KISFALI P, et al. Mitochondrial DNA 11777C>A mutation associated Leigh syndrome: case report with a review of the previously described pedigrees[J]. Neuromolecular Med, 2010, 12(3): 277 - 284.

[27] WILSON C J, WOOD N W, LEONARD J V, et al. Mitochondrial DNA point mutation T9176C in Leigh syndrome[J]. J Child Neurol, 2000, 15(12): 830 - 833.

[28] WRAY C D, FRIEDERICH M W, DU SART D, et al. A new mutation in MT - ND1 m.3928G>C p.V208L causes Leigh disease with infantile spasms[J]. Mitochondrion, 2013, 13(6): 656 - 661.

[29] OBARA - MOSZYNSKA M, MACELUCH J, BOBKOWSKI W, et al. A novel mitochondrial DNA deletion in a patient with Kearns - Sayre syndrome: a late - onset of the fatal cardiac conduction deficit and cardiomyopathy accompanying long - term rGH treatment[J]. BMC Pediatr, 2013, 13: 27.

[30] COMTE C, TONIN Y, HECKEL - MAGER A M, et al. Mitochondrial targeting of recombinant RNAs modulates the level of a heteroplasmic mutation in human mitochondrial DNA associated with Kearns Sayre Syndrome[J]. Nucleic Acids Res, 2013, 41(1): 418 - 433.

[31] KING M P, ATTARDI G. Human cells lacking mtDNA: repopulation with exogenous mitochondria by complementation[J]. Science, 1989, 246(4929): 500 - 503.

[32] EMMANUELE V, SILVERS D S, SOTIRIOU E, et al. MERRF and Kearns - Sayre overlap syndrome due to the mitochondrial DNA m.3291T>C mutation[J]. Muscle Nerve, 2011, 44(3): 448 - 451.

[33] UNCINI A, GALLUCCI M, LUGARESI A, et al. CNS involvement in chronic inflammatory demyelinating polyneuropathy: an electrophysiological and MRI study[J]. Electromyogr Clin Neurophysiol, 1991, 31(6): 365 - 371.

[34] WONG L J. Recognition of mitochondrial DNA deletion syndrome with non - neuromuscular multisystemic manifestation[J]. Genet Med, 2001, 3(6): 399 - 404.

[35] WONG L J, SENADHEERA D. Direct detection of multiple point mutations in mitochondrial

DNA[J]. Clin Chem, 1997, 43(10): 1857-1861.

[36] ZEVIANI M, MORAES C T, DIMAURO S, et al. Deletions of mitochondrial DNA in Kearns-Sayre syndrome[J]. Neurology, 1988, 38(9): 1339-1346.

[37] MORAES C T, DIMAURO S, ZEVIANI M, et al. Mitochondrial DNA deletions in progressive external ophthalmoplegia and Kearns-Sayre syndrome[J]. N Engl J Med, 1989, 320(20): 1293-1299.

[38] HOLT I J, HARDING A E, COOPER J M, et al. Mitochondrial myopathies: clinical and biochemical features of 30 patients with major deletions of muscle mitochondrial DNA[J]. Ann Neurol, 1989, 26(6): 699-708.

[39] BOLES R G, CHUN N, SENADHEERA D, et al. Cyclic vomiting syndrome and mitochondrial DNA mutations[J]. Lancet, 1997, 350(9087): 1299-1300.

[40] NORBY S, LESTIENNE P, NELSON I, et al. Juvenile Kearns-Sayre syndrome initially misdiagnosed as a psychosomatic disorder[J]. J Med Genet, 1994, 31(1): 45-50.

[41] OHNO K, YAMAMOTO M ENGEL A G, et al. MELAS- and Kearns-Sayre-type co-mutation [corrected] with myopathy and autoimmune polyendocrinopathy[J]. AnnNeurol, 1996, 39(6): 761-766.

[42] BOSBACH S, KORNBLUM C, SCHRODER R, et al. Executive and visuospatial deficits in patients with chronic progressive external ophthalmoplegia and Kearns-Sayre syndrome[J]. Brain, 2003, 126(Pt 5): 1231-1240.

[43] WANG Z X, YUAN Y, GAO F, et al. Mitochondrial DNA mutations in patients with chronic progressive external ophthalmoplegia and Kearns-Sayre syndrome[J]. Zhonghua Yi Xue Yi Chuan Xue Za Zhi, 2003, 20(4): 273-278.

[44] SIMONSZ H J, BARLOCHER K, ROTIG A. Kearns-Sayre's syndrome developing in a boy who survived pearson's syndrome caused by mitochondrial DNA deletion[J]. Doc Ophthalmol, 1992, 82(1-2): 73-79.

[45] SENECA S, VERHELST H, DE MEIRLEIR L, et al. A new mitochondrial point mutation in the transfer RNA^{Leu} gene in a patient with a clinical phenotype resembling Kearns Sayre syndrome[J]. Arch Neurol, 2001, 58(7): 1113-1118.

[46] BECHER M W, WILLS M L, NOLL W W, et al. Kearns-Sayre syndrome with features of Pearson's marrow-pancreas syndrome and a novel 2905-base pair mitochondrial DNA deletion [J]. Hum Pathol, 1999, 30(5): 577-581.

[47] NELSON I, BONNE G, DEGOUL F, et al. Kearns-Sayre syndrome with sideroblastic anemia: molecular investigations[J]. Neuropediatrics, 1992, 23(4): 199-205.

[48] RAMIREZ-MIRANDA A, NAVAS-PEREZ A, GURRIA-QUINTANA L, et al. PCR-based detection of heteroplasmic deleted mitochondrial DNA in Kearns-Sayre syndrome[J]. Arch Soc Esp Oftalmol, 2008, 83(3): 155-159.

[49] OTA Y, TANAKA M, SATO W, et al. Detection of platelet mitochondrial DNA deletions in Kearns-Sayre syndrome[J]. Invest Ophthalmol Vis Sci, 1991, 32(10): 2667-2675.

[50] BARSHOP B A, NYHAN W L, NAVIAUX R K, et al. Kearns-Sayre syndrome presenting as 2-oxoadipic aciduria[J]. Mol Genet Metab, 2000, 69(1): 64-68.

[51] ASCASO F J, LOPEZ-GALLARDO E, DEL PRADO E, et al. Macular lesion resembling adult-onset vitelliform macular dystrophy in Kearns-Sayre syndrome with multiple mtDNA

deletions[J]. Clin Exp Ophthalmol, 2010, 38(8): 812-816.

[52] HAMBLET N S, CASTORA F J. Elevated levels of the Kearns-Sayre syndrome mitochondrial DNA deletion in temporal cortex of Alzheimer's patients[J]. Mutat Res, 1997, 379(2): 253-262.

[53] BOLES R G, ROE T, SENADHEERA D, et al. Mitochondrial DNA deletion with Kearns Sayre syndrome in a child with Addison disease[J]. Eur J Pediatr, 1998, 157(8): 643-647.

[54] DEGOUL F, NELSON I, LESTIENNE P, et al. Deletions of mitochondrial DNA in Kearns-Sayre syndrome and ocular myopathies: genetic, biochemical and morphological studies[J]. J Neurol Sci, 1991, 101(2): 168-177.

[55] KHAN N A, GOVINDARAJ P, SOUMITTRA N, et al. Haplogroup heterogeneity of LHON patients carrying the m.14484T>C mutation in India[J]. Invest Ophthalmol Vis Sci, 2013, 54(6): 3999-4005.

[56] YANG T C, YARMISHYN A A, YANG Y P, et al. Mitochondrial transport mediates survival of retinal ganglion cells in affected LHON patients[J]. Hum Mol Genet, 2020, 29(9): 1454-1464.

[57] JI Y C, LIANG M, ZHANG J J, et al. Mitochondrial haplotypes may modulate the phenotypic manifestation of the LHON-associated ND1 G3460A mutation in Chinese families[J]. J Hum Genet, 2014, 59(3): 134-140.

[58] CHEN J Q, XU K, ZHANG X H, et al. Mutation screening of mitochondrial DNA as well as OPA1 and OPA3 in a Chinese cohort with suspected hereditary optic atrophy[J]. Invest Ophthalmol Vis Sci, 2014, 55(10): 6987-6995.

[59] REMENYI V, INCZEDY-FARKAS G, KOMLOSI K, et al. Retrospective assessment of the most common mitochondrial DNA mutations in a large Hungarian cohort of suspect mitochondrial cases[J]. Mitochondrial DNA, 2015, 26(4): 572-578.

[60] FRUHMAN G, LANDSVERK M L, LOTZE T E, et al. Atypical presentation of Leigh syndrome associated with a Leber hereditary optic neuropathy primary mitochondrial DNA mutation[J]. Mol Genet Metab, 2011, 103(2): 153-160.

[61] BROWN M D, STARIKOVSKAYA E, DERBENEVA O, et al. The role of mtDNA background in disease expression: a new primary LHON mutation associated with Western Eurasian haplogroup J[J]. Hum Genet, 2002, 110(2): 130-138.

[62] MENG X J, ZHU J P, GAO M, et al. The analysis of mitochondrial DNA haplogroups and variants for Leber's hereditary optic neuropathy in Chinese families carrying the m.14484T>C mutation[J]. Yi Chuan, 2014, 36(4): 336-345.

[63] GUO H, ZHUANG X Y, ZHANG A M, et al. Presence of mutation m.14484T>C in a Chinese family with maternally inherited essential hypertension but no expression of LHON[J]. Biochim Biophys Acta, 2012, 1822(10): 1535-1543.

[64] HOWELL N, HERRNSTADT C, SHULTS C, et al. Low penetrance of the 14484 LHON mutation when it arises in a non-haplogroup J mtDNA background[J]. Am J Med Genet A, 2003, 119A(2): 147-151.

[65] YANG J H, ZHU Y H, CHEN L, et al. Novel A14841G mutation is associated with high penetrance of LHON/C4171A family[J]. Biochem Biophys Res Commun, 2009, 386(4): 693-696.

[66] YUM H R, CHAE H, SHIN S Y, et al. Pathogenic mitochondrial DNA mutations and associated clinical features in Korean patients with Leber's hereditary optic neuropathy[J]. Invest

Ophthalmol Vis Sci, 2014, 55(12): 8095-8101.

[67] C LA MORGIA, CAPORALI L, GANDINI F, et al. Association of the mtDNA m.4171C>A/MT-ND1 mutation with both optic neuropathy and bilateral brainstem lesions[J]. BMC Neurol, 2014, 14: 116.

[68] ABELIOVICH A. Parkinson's disease: mitochondrial damage control[J]. Nature, 2010, 463(7282): 744-745.

[69] MCFARLAND R, TAYLOR R W, TURNBULL D M. A neurological perspective on mitochondrial disease[J]. Lancet Neurol, 2010, 9(8): 829-840.

[70] ZHANG J, GUO J H, FANG W H, et al. Clinical features of MELAS and its relation with A3243G gene point mutation[J]. Int J Clin Exp Pathol, 2015, 8(10): 13411-13415.

[71] PALLOTTI F, BINELLI G, FABBRI R, et al. A wide range of 3243A>G/tRNA$^{Leu(UUR)}$ (MELAS) mutation loads may segregate in offspring through the female germline bottleneck[J]. PLoS One, 2014, 9(5): e96663.

[72] LI L, SHAO Y Q, ZHANG B R, et al. Mitochondrial genome analysis in the probands of six Chinese families with MELAS[J]. Yi Chuan, 2014, 36(11): 1159-1167.

[73] CHEN C, XIONG N, WANG Y H, et al. A study of familial MELAS: evaluation of A3243G mutation, clinical phenotype, and magnetic resonance spectroscopy-monitored progression[J]. Neurol India, 2012, 60(1): 86-89.

[74] LIU K M, ZHAO H, JI K Q, et al. MERRF/MELAS overlap syndrome due to the m.3291T>C mutation[J]. Metab Brain Dis, 2014, 29(1): 139-144.

[75] MANCUSO M, ORSUCCI D, ANGELINI C, et al. The m.3243A>G mitochondrial DNA mutation and related phenotypes: a matter of gender?[J]. J Neurol, 2014, 261(3): 504-510.

[76] WANG Z, QI X K, YAO S, et al. Phenotypic patterns of MELAS/LS overlap syndrome associated with m.13513G>A mutation, and neuropathological findings in one autopsy case[J]. Neuropathology, 2010, 30(6): 606-614.

[77] CORONA P, ANTOZZI C, CARRARA F, et al. A novel mtDNA mutation in the ND5 subunit of complex I in two MELAS patients[J]. Ann Neurol, 2001, 49(1): 106-110.

[78] DEMAREST S T, WHITEHEAD M T, TURNACIOGLU S, et al. Phenotypic analysis of epilepsy in the mitochondrial encephalomyopathy, lactic acidosis, and strokelike episodes-associated mitochondrial DNA A3243G mutation[J]. J Child Neurol, 2014, 29(9): 1249-1256.

[79] CEVOLI S, PALLOTTI F, LA MORGIA C, et al. High frequency of migraine-only patients negative for the 3243A>G tRNA^{Leu} mtDNA mutation in two MELAS families[J]. Cephalalgia, 2010, 30(8): 919-927.

[80] DE WIT H M, WESTENENG H J, VAN ENGELEN B G, et al. MIDD or MELAS: that's not the question MIDD evolving into MELAS: a severe phenotype of the m.3243A>G mutation due to paternal co-inheritance of type 2 diabetes and a high heteroplasmy level[J]. Neth J Med, 2012, 70(10): 460-462.

[81] TATLISUMAK T, PUTAALA J, INNILA M, et al. Frequency of MELAS main mutation in a phenotype-targeted young ischemic stroke patient population[J]. J Neurol, 2016, 263(2): 257-262.

[82] MEHRAZIN M, SHANSKE S, KAUFMANN P, et al. Longitudinal changes of mtDNA A3243G mutation load and level of functioning in MELAS[J]. Am J Med Genet A, 2009, 149A

(4): 584-587.

[83] IKAWA M, ARAKAWA K, HAMANO T, et al. Evaluation of systemic redox states in patients carrying the MELAS A3243G mutation in mitochondrial DNA[J]. Eur Neurol, 2012, 67(4): 232-237.

[84] WALCOTT B P, EDLOW B L, XIA Z, et al. Steroid responsive A3243G mutation MELAS: clinical and radiographic evidence for regional hyperperfusion leading to neuronal loss[J]. Neurologist, 2012, 18(3): 159-170.

[85] LIOU C W, HUANG C C, TSAI J L, et al. Absence of maternal A3243G mtDNA mutation and reversible hyperglycemia in a patient with MELAS syndrome[J]. Acta Neurol Scand, 2000, 101(1): 65-69.

[86] RAHMAN S, POULTON J, MARCHINGTON D, et al. Decrease of 3243 A→G mtDNA mutation from blood in MELAS syndrome: a longitudinal study[J]. Am J HumGenet, 2001, 68(1): 238-240.

[87] MAGNER M, HONZIK T, TESAROVA M, et al. Psychiatric disturbances in five patients with MELAS syndrome[J]. Psychiatr Pol, 2014, 48(5): 1035-1045.

[88] LAMPERTI C, DIODATO D, LAMANTEA E, et al. MELAS-like encephalomyopathy caused by a new pathogenic mutation in the mitochondrial DNA encoded cytochrome c oxidase subunit Ⅰ[J]. Neuromuscul Disord, 2012, 22(11): 990-994.

[89] HATAKEYAMA H, KATAYAMA A, KOMAKI H, et al. Molecular pathomechanisms and cell-type-specific disease phenotypes of MELAS caused by mutant mitochondrial tRNA^{Trp}[J]. Acta Neuropathol Commun, 2015, 3: 52.

[90] MOTODA A, KURASHIGE T, SUGIURA T, et al. A case of MELAS with G13513A mutation presenting with chronic kidney disease long before stroke-like episodes[J]. Rinsho Shinkeigaku, 2013, 53(6): 446-451.

[91] SANTORELLI F M, TANJI K, KULIKOVA R, et al. Identification of a novel mutation in the mtDNA *ND5* gene associated with MELAS[J]. Biochem Biophys Res Commun, 1997, 238(2): 326-328.

[92] HAYASHI J, OHTA S, TAKAI D, et al. Accumulation of mtDNA with a mutation at position 3271 in *tRNA$^{Leu(UUR)}$* gene introduced from a MELAS patient to HeLa cells lacking mtDNA results in progressive inhibition of mitochondrial respiratory function[J]. Biochem Biophys Res Commun, 1993, 197(3): 1049-1055.

[93] ZHENG X F, ZHANG Y C, ZHANG Y, et al. G14453A mutation in mitochondrial myopathy encephalomyopathy with lactic acidosis and stroke-like episodes[J]. Zhonghua Yi Xue Za Zhi, 2015, 95(32): 2623-2625.

[94] ZHANG G Y, HOU Y, WANG Z X, et al. Cognitive profile of patients with mitochondrial chronic progressive external ophthalmoplegia[J]. Front Neurol, 2020, 11: 36.

[95] REYES A, MELCHIONDA L, NASCA A, et al. RNASEH1 mutations impair mtDNA replication and cause adult-onset mitochondrial encephalomyopathy[J]. Am J Hum Genet, 2015, 97(1): 186-193.

[96] PARAMASIVAM A, MEENA A K, PEDAPARTHI L, et al. Novel mutation in C10orf2 associated with multiple mtDNA deletions, chronic progressive external ophthalmoplegia and premature aging[J]. Mitochondrion, 2016, 26: 81-85.

[97] YU-WAI-MAN C, SMITH F E, FIRBANK M J, et al. Extraocular muscle atrophy and central nervous system involvement in chronic progressive external ophthalmoplegia[J]. PLoS One, 2013, 8(9): e75048.

[98] KWON M J, KI C S, KIM J Y, et al. Multiplex ligation-dependent probe amplification (MLPA) assay for the detection of mitochondrial DNA deletion in chronic progressive external ophthalmoplegia(CPEO)[J]. Ann Clin Lab Sci, 2011, 41(4): 385-389.

[99] BERARDO A, COKU J, KURT B, et al. A novel mutation in the $tRNA^{Ile}$ gene (MTTI) affecting the variable loop in a patient with chronic progressive external ophthalmoplegia(CPEO)[J]. Neuromuscul Disord, 2010, 20(3): 204-206.

[100] ZHOU L J, WANG H W, WEI J, et al. No association between mitochondrial $tRNA^{Val}$ T1658C mutation and chronic progressive external ophthalmoplegia(CPEO)[J]. Mitochondrial DNA, 2014, 25(5): 385-386.

[101] FU K, HARTLEN R, JOHNS T, et al. A novel heteroplasmic $tRNA^{Leu(CUN)}$ mtDNA point mutation in a sporadic patient with mitochondrial encephalomyopathy segregates rapidly in skeletal muscle and suggests an approach to therapy[J]. Hum Mol Genet, 1996, 5(11): 1835-1840.

[102] YAN N H, CAI S P, GUO B, et al. A novel mitochondrial $tRNA^{Val}$ T1658C mutation identified in a CPEO family[J]. Mol Vis, 2010, 16: 1736-1742.

[103] HOUSHMAND M, PANAHI M S S, HOSSEINI B N, et al. Investigation on mtDNA deletions and twinkle gene mutation (G1423C) in Iranian patients with chronic progressive external ophthalmoplegia[J]. Neurol India, 2006, 54(2): 182-185.

[104] PFEFFER G, GORMAN G S, GRIFFIN H, et al. Mutations in the SPG7 gene cause chronic progressive external ophthalmoplegia through disordered mitochondrial DNA maintenance[J]. Brain, 2014, 137(Pt 5): 1323-1336.

[105] JACKSON C B, NEUWIRTH C, HAHN D, et al. Novel mitochondrial $tRNA^{Ile}$ m.4282A>G gene mutation leads to chronic progressive external ophthalmoplegia plus phenotype[J]. Br J Ophthalmol, 2014, 98(10): 1453-1459.

[106] RAWLE M J, LARNER A J. NARP syndrome: a 20-year follow-up[J]. Case Rep Neurol, 2013, 5(3): 204-207.

[107] BLANCO-GRAU A, BONAVENTURA-IBARS I, COLL-CANTI J, et al. Identification and biochemical characterization of the novel mutation m.8839G>C in the mitochondrial ATP6 gene associated with NARP syndrome[J]. Genes Brain Behav, 2013, 12(8): 812-820.

[108] MIYAWAKI T, KOTO S, ISHIHARA H, et al. A case of neurologic muscle weakness, ataxia, and retinitis pigmentosa (NARP) syndrome with a novel mitochondrial mutation m.8729G>A[J]. Rinsho Shinkeigaku, 2015, 55(2): 91-95.

[109] DUNO M, WIBRAND F, BAGGESEN K, et al. A novel mitochondrial mutation m.8989G>C associated with neuropathy, ataxia, retinitis pigmentosa: the NARP syndrome[J]. Gene, 2013, 515(2): 372-375.

[110] MARTIKAINEN M H, GORMAN G S, GOLDSMITH P, et al. Adult-onset myoclonus ataxia associated with the mitochondrial m.8993T>C "NARP" mutation[J]. Mov Disord, 2015, 30(10): 1432-1433.

[111] SANTORELLI F M, TANJI K, SHANSKE S, et al. Heterogeneous clinical presentation of the mtDNA NARP/T8993G mutation[J]. Neurology, 1997, 49(1): 270-273.

[112] TESAROVA M, HANSIKOVA H, HLAVATA A, et al. Variation in manifestations of heteroplasmic mtDNA mutation 8993T>G in two families[J]. Cas Lek Cesk, 2002, 141(17): 551-554.

[113] KUCHARCZYK R, RAK M, DI RAGO J P. Biochemical consequences in yeast of the human mitochondrial DNA 8993T>C mutation in the *ATPase6* gene found in NARP/MILS patients [J]. Biochim Biophys Acta, 2009, 1793(5): 817-824.

[114] GIGAREL N, RAY P F, BURLET P, et al. Single cell quantification of the 8993T>G NARP mitochondrial DNA mutation by fluorescent PCR[J]. Mol Genet Metab, 2005, 84(3): 289-292.

[115] MANCUSO M, ORSUCCI D, ANGELINI C, et al. Phenotypic heterogeneity of the 8344A>G mtDNA "MERRF" mutation[J]. Neurology, 2013, 80(22): 2049-2054.

[116] LARSSON N G, TULINIUS M H, HOLME E, et al. Pathogenetic aspects of the A8344G mutation of mitochondrial DNA associated with MERRF syndrome and multiple symmetric lipomas[J]. Muscle Nerve Suppl, 1995, 3: S102-S106.

[117] BLAKELY E L, ALSTON C L, LECKY B, et al. Distal weakness with respiratory insufficiency caused by the m.8344A>G "MERRF" mutation[J]. Neuromuscul Disord, 2014, 24(6): 533-536.

[118] WU S B, MA Y S, WU Y T, et al. Mitochondrial DNA mutation-elicited oxidative stress, oxidative damage, and altered gene expression in cultured cells of patients with MERRF syndrome[J]. Mol Neurobiol, 2010, 41(2-3): 256-266.

[119] BRACKMANN F, ABICHT A, AHTING U, et al. Classical MERRF phenotype associated with mitochondrial tRNA^{Leu}(m.3243A>G) mutation[J]. Eur J Pediatr, 2012, 171(5): 859-862.

[120] HAHN A, SCHANZER A, NEUBAUER B A, et al. MERRF-like phenotype associated with a rare mitochondrial trnaile mutation(m.4284G>A)[J]. Neuropediatrics, 2011, 42(4): 148-151.

[121] STRATILOVA L, ZEMAN J, HOUSTKOVA H, et al. Various manifestations of the A8344G mtDNA heteroplasmic mutation in 4 families with the MERRF syndrome[J]. Cas Lek Cesk, 1999, 138(13): 401-405.

[122] MONGINI T, DORIGUZZI C, CHIADO-PIAT L, et al. MERRF/MELAS overlap syndrome in a family with A3243G mtDNA mutation[J]. Clin Neuropathol, 2002, 21(2): 72-76.

[123] SILVESTRI G, CIAFALONI E, SANTORELLI F M, et al. Clinical features associated with the A→G transition at nucleotide 8344 of mtDNA("MERRF mutation")[J]. Neurology, 1993, 43(6): 1200-1206.

[124] BRINCKMANN A, WEISS C, WILBERT F, et al. Regionalized pathology correlates with augmentation of mtDNA copy numbers in a patient with myoclonic epilepsy with ragged-red fibers(MERRF-syndrome)[J]. PLoS One, 2010, 5(10): e13513.

[125] HUANG C C, CHU N S, SHIH K D, et al. Distribution and clinical expression of the tRNA^{Lys} mutation in mitochondrial DNA in MERRF syndrome[J]. J Formos Med Assoc, 1995, 94(4): 159-163.

[126] LARSSON N G, TULINIUS M H, HOLME E, et al. Segregation and manifestations of the mtDNA tRNA^{Lys} A→G(8344) mutation of myoclonus epilepsy and ragged-red fibers(MERRF) syndrome[J]. Am J Hum Genet, 1992, 51(6): 1201-1212.

[127] LOMBES A, DIAZ C, ROMERO N B, et al. Analysis of the tissue distribution and inheritance of heteroplasmic mitochondrial DNA point mutation by denaturing gradient gel electrophoresis in MERRF syndrome[J]. Neuromuscul Disord, 1992, 2(5-6): 323-330.

[128] VASTAGH I, GAL A, REMENYI V, et al. A8344G mutation of the mitochondrial DNA with typical mitochondrial encephalomyopathy with lactic acidosis and stroke-like episodes syndrome[J]. Ideggyogy Sz, 2011, 64(11-12): 399-403.

[129] CHEN G, LI W, DU W D, et al. Development of a DNA biochip for detection of known mtDNA mutations associated with MELAS and MERRF syndromes[J]. Yi Chuan, 2008, 30(10): 1279-1286.

[130] HERRERO-MARTIN M D, AYUSO T, TUNON M T, et al. A MELAS/MERRF phenotype associated with the mitochondrial DNA 5521G>A mutation[J]. J Neurol Neurosurg Psychiatry, 2010, 81(4): 471-472.

[131] CHOI B O, HWANG J H, CHO E M, et al. Mutational analysis of whole mitochondrial DNA in patients with MELAS and MERRF diseases[J]. Exp Mol Med, 2010, 42(6): 446-455.

[132] SILVESTRI G, MORAES C T, SHANSKE S, et al. A new mtDNA mutation in the $tRNA^{Lys}$ gene associated with myoclonic epilepsy and ragged-red fibers (MERRF)[J]. Am J Hum Genet, 1992, 51(6): 1213-1217.

[133] AN J X, YANG J, WANG Y, et al. Targeted next generation sequencing revealed a novel homozygous loss-of-function mutation in $ILDR1$ gene causes autosomal recessive nonsyndromic sensorineural hearing loss in a Chinese family[J]. Front Genet, 2019, 10: 1.

[134] BUDDE B S, ALY M A, MOHAMED M R, et al. Comprehensive molecular analysis of 61 Egyptian families with hereditary nonsyndromic hearing loss[J]. Clin Genet, 2020, 98(1): 32-42.

[135] CATALDO L R, OLMOS P, SMALLEY S V, et al. Mitochondrial DNA heteroplasmy of the m.3243A>G mutation in maternally inherited diabetes and deafness[J]. Rev Med Chil, 2013, 141(3): 305-312.

[136] HAN B, ZONG L, LI Q, et al. Newborn genetic screening for high risk deafness-associated mutations with a new Tetra primer ARMS PCR kit[J]. Int J Pediatr Otorhinolaryngol, 2013, 77(9): 1440-1445.

[137] TABEBI M, MKAOUAR-REBAI E, MNIF M, et al. A novel mutation MT-CO Ⅲ m.9267G>C and MT-CO Ⅰ m.5913G>A mutation in mitochondrial genes in a Tunisian family with maternally inherited diabetes and deafness (MIDD) associated with severe nephropathy[J]. Biochem Biophys Res Commun, 2015, 459(3): 353-360.

[138] XIN F, YUAN Y, DENG X M, et al. Genetic mutations in nonsyndromic deafness patients of Chinese minority and Han ethnicities in Yunnan, China[J]. J Transl Med, 2013, 11: 312.

[139] XIAO H L, HE Z Y, GAO Y L, et al. Mitochondrial $tRNA^{Thr}$ T15943C mutation may be a new position that affects the phenotypic expression of deafness associated 12S rRNA A1555G mutation[J]. Zhonghua Yi Xue Yi Chuan Xue Za Zhi, 2015, 32(2): 163-168.

[140] MA T, XUE X J, DAI P, et al. Epidemiological studies on mtDNA 12S rRNA A1555G mutation of 10 non syndromic hearing loss families in Yunnan province[J]. Lin Chung Er Bi Yan Hou Tou Jing Wai Ke Za Zhi, 2012, 26(13): 581-585.

[141] YANG A L, GENG M Y, ZHANG H, et al. Analysis of deafness-related gene mutations in 100 non-syndromic hearing loss patients in Henan province[J]. Lin Chung Er Bi Yan Hou Tou

Jing Wai Ke Za Zhi, 2015, 29(22): 1959 – 1962.

[142] WU Y, LIANG L Z, XIAO H L, et al. Hearing loss may be associated with the novel mitochondrial tRNA^{Asp} A7551G mutation in a Chinese family[J]. Zhonghua Er Bi Yan Hou Tou Jing Wai Ke Za Zhi, 2013, 48(12): 978 – 984.

[143] HOPTASZ M, SZCZUCINSKI A, LOSY J. Heterogeneous phenotypic manifestations of maternally inherited deafness associated with the mitochondrial A3243G mutation: case report [J]. Neurol Neurochir Pol, 2014, 48(2): 150 – 153.

[144] LI H Z, CHEN Y Y, MAO Y J, et al. Analysis and prenatal diagnosis of deafness – related gene mutations in patients with nonsyndromic hearing loss[J]. Zhonghua Yi Xue Yi Chuan Xue Za Zhi, 2014, 31(5): 553 – 556.

[145] WANG Z T, CHEN Y, CHEN D Y, et al. Mutation analysis of seven consanguineous Uyghur families with non – syndromic deafness[J]. Int J Pediatr Otorhinolaryngol, 2014, 78 (9): 1513 – 1516.

[146] LIANG L Z, WU Y, YANG Y L, et al. Mitochondrial tRNA^{Ile} A4317G mutation may influence the phenotypic manifestation of deafness – associated 12S rRNA A1555G mutation[J]. Yi Chuan, 2013, 35(6): 752 – 760.

[147] MAN R G, ZHANG Z, LU R Z, et al. Mutation analysis of 16 mutation spots related to children patients with non – syndromic sensorineural hearing loss[J]. Lin Chung Er Bi Yan Hou Tou Jing Wai Ke Za Zhi, 2015, 29(4): 319 – 324.

[148] VIVERO R J, OUYANG X, YAN D, et al. Mitochondrial DNA mutation screening in an ethnically diverse nonsyndromic deafness cohort[J]. Genet Test Mol Biomarkers, 2012, 16 (9): 1146 – 1148.

[149] LU J X, QIAN Y P, LI Z Y, et al. Mitochondrial haplotypes may modulate the phenotypic manifestation of the deafness – associated 12S rRNA 1555A>G mutation[J]. Mitochondrion, 2010, 10(1): 69 – 81.

[150] TUPPEN H A L, NAESS K, KENNAWAY N G, et al. Mutations in the mitochondrial *tRNA*$^{Ser(AGY)}$ gene are associated with deafness, retinal degeneration, myopathy and epilepsy [J]. Eur J Hum Genet, 2012, 20(8): 897 – 904.

[151] WEI Q J, WANG S, YAO J, et al. Genetic mutations of GJB2 and mitochondrial 12S rRNA in nonsyndromic hearing loss in Jiangsu province of China[J]. J Transl Med, 2013, 11: 163.

[152] DING Y, XIA B H, LIU Q, et al. Allele – specific PCR for detecting the deafness – associated mitochondrial 12S rRNA mutations[J]. Gene, 2016, 591(1): 148 – 152.

[153] BRAVO O, BALLANA E, ESTIVILL X. Cochlear alterations in deaf and unaffected subjects carrying the deafness – associated A1555G mutation in the mitochondrial 12S rRNA gene[J]. Biochem Biophys Res Commun, 2006, 344(2): 511 – 516.

[154] IWANICKA – PRONICKA K, POLLAK A, SKORKA A, et al. Audio profiles in mitochondrial deafness m.1555A>G and m.3243A>G show distinct differences[J]. Med Sci Monit, 2015, 21: 694 – 700.

[155] MALIK S, SUDOYO H, SASMONO T, et al. Nonsyndromic sensorineural deafness associated with the A1555G mutation in the mitochondrial small subunitribosomal RNA in a Balinese family[J]. J Hum Genet, 2003, 48(3): 119 – 124.

[156] TIAN Y S, CHEN X W, CAO K L, et al. Analysis of genetic mutation in patients with

nonsyndromic hearing loss received cochlear implant[J]. Zhonghua Yi Xue Za Zhi, 2007, 87(16): 1093-1096.

[157] DING Y, LI Y Y, YOU J Y, et al. Mitochondrial tRNA^{Glu} A14693G variant may modulate the phenotypic manifestation of deafness-associated 12S rRNA A1555G mutation in a Han Chinese family[J]. J Genet Genomics, 2009, 36(4): 241-250.

[158] MALIK S G, PIETER N, SUDOYO H, et al. Prevalence of the mitochondrial DNA A1555G mutation in sensorineural deafness patients in island Southeast Asia[J]. J Hum Genet, 2003, 48(9): 480-483.

[159] LI X M, GUAN M X. A human mitochondrial GTP binding protein related to tRNA modification may modulate phenotypic expression of the deafness-associated mitochondrial 12S rRNA mutation[J]. Mol Cell Biol, 2002, 22(21): 7701-7711.

[160] CHEN D Y, ZHU W D, CHAI Y C, et al. Mutation in PCDH15 may modify the phenotypic expression of the 7511T>C mutation in MT-TS1 in a Chinese Han family with maternally inherited nonsyndromic hearing loss[J]. Int J Pediatr Otorhinolaryngol, 2015, 79(10): 1654-1657.

[161] CRIMI M, GALBIATI S, PERINI M P, et al. A mitochondrial *tRNA^{His}* gene mutation causing pigmentary retinopathy and neurosensorial deafness[J]. Neurology, 2003, 60(7): 1200-1203.

[162] LU Z Q, CHEN H, MENG Y Z, et al. The tRNA^{Met} 4435A>G mutation in the mitochondrial haplogroup G2a1 is responsible for maternally inherited hypertension in a Chinese pedigree[J]. Eur J Hum Genet, 2011, 19(11): 1181-1186.

[163] GUO L, YUAN Y, BI R. Mitochondrial DNA mutation m.5512A>G in the acceptor-stem of mitochondrial tRNA^{Trp} causing maternally inherited essential hypertension[J]. Biochem Biophys Res Commun, 2016, 479(4): 800-807.

[164] WANG S W, LI R H, FETTERMANN A, et al. Maternally inherited essential hypertension is associated with the novel 4263A>G mutation in the mitochondrial *tRNA^{Ile}* gene in a large Han Chinese family[J]. Circ Res, 2011, 108(7): 862-870.

[165] ZHU Y, GU X, XU C. A Mitochondrial DNA A8701G mutation associated with maternally inherited hypertension and dilated cardiomyopathy in a Chinese pedigree of a consanguineous marriage[J]. Chin Med J(Engl), 2016, 129(3): 259-266.

[166] LIU Y Q, LI R H, LI Z B, et al. Mitochondrial transfer RNA^{Met} 4435A>G mutation is associated with maternally inherited hypertension in a Chinese pedigree[J]. Hypertension, 2009, 53(6): 1083-1090.

[167] CHEN X, ZHANG Y, XU B, et al. The mitochondrial calcium uniporter is involved in mitochondrial calcium cycle dysfunction: underlying mechanism of hypertension associated with mitochondrial tRNA^{Ile} A4263G mutation[J]. Int J Biochem Cell Biol, 2016, 78: 307-314.

[168] LIU Y Q, LI Y, ZHU C, et al. Mitochondrial biogenesis dysfunction and metabolic dysfunction from a novel mitochondrial tRNA^{Met} 4467C>A mutation in a Han Chinese family with maternally inherited hypertension[J]. Sci Rep, 2017, 7(1): 3034.

[169] ZHOU M, WANG M, XUE L, et al. A hypertension-associated mitochondrial DNA mutation alters the tertiary interaction and function of tRNA$^{Leu(UUR)}$ [J]. J Biol Chem, 2017, 292(34): 13934-13946.

[170] CHEN H, ZHENG J, XUE L, et al. The 12S rRNA A1555G mutation in the mitochondrial haplogroup D5a is responsible for maternally inherited hypertension and hearing loss in two Chinese pedigrees[J]. Eur J Hum Genet, 2012, 20(6): 607-612.

[171] LI Z B, LIU Y Q, YANG L, et al. Maternally inherited hypertension is associated with the mitochondrial tRNA^{Ile} A4295G mutation in a Chinese family[J]. Biochem Biophys Res Commun, 2008, 367(4): 906-911.

[172] LIU Y Q, LI Y, WANG X, et al. Mitochondrial tRNA mutations in Chinese hypertensive individuals[J]. Mitochondrion, 2016, 28: 1-7.

[173] FAN Y X, STELLER J, GONZALEZ I L, et al. A novel exonic splicing mutation in the *TAZ* (G4.5) gene in a case with atypical Barth syndrome[J]. JIMD Rep, 2013, 11: 99-106.

[174] ANGELINI R, LOBASSO S, GORGOGLIONE R, et al. Cardiolipin fingerprinting of leukocytes by MALDI-TOF/MS as a screening tool for Barth syndrome[J]. J Lipid Res, 2015, 56(9): 1787-1794.

[175] SAKAMOTO O, KITOH T, OHURA T, et al. Novel missense mutation(R94S) in the *TAZ* (G4.5) gene in a Japanese patient with Barth syndrome[J]. J Hum Genet, 2002, 47(5): 229-231.

[176] ACEHAN D, XU Y, STOKES D L, et al. Comparison of lymphoblast mitochondria from normal subjects and patients with Barth syndrome using electron microscopic tomography[J]. Lab Invest, 2007, 87(1): 40-48.

[177] BACHOU T, GIANNAKOPOULOS A, TRAPALI C, et al. A novel mutation in the G4.5 (*TAZ*) gene in a Greek patient with Barth syndrome[J]. Blood Cells Mol Dis, 2009, 42(3): 262-264.

第 4 章

线粒体与复杂疾病

现有研究表明,线粒体的功能以及自身形态发生变化与常见的一些复杂疾病存在关联。众所周知,线粒体作为有氧呼吸中最为重要的一环,负责电子传递链和氧化磷酸化系统,产生 ATP,为生命提供能量。而线粒体功能出现障碍时,细胞自身功能会受到影响,进而产生连锁反应,有可能造成某些疾病的发生。

4.1 神经退行性疾病

随着人口老龄化加剧,神经退行性疾病的发病率节节攀升。神经退行性疾病是一组以神经元损失为特征的慢性退行性疾病[1]。神经元是包括大脑和脊髓在内的神经系统的组成部分,一般不会再生,所以当它们被损坏或死亡时,造成的损伤不可逆转。神经退行性疾病会随着时间的推移而恶化,最终导致功能障碍,而且是导致神经细胞进行性退化和/或死亡的不可治愈和虚弱的疾病,一般会有运动问题(称为共济失调)或精神功能障碍(称为痴呆症)[2]。阿尔茨海默病和帕金森病是患病率最高的两种神经退行性疾病,还有许多其他的疾病(如亨廷顿病等)均给患者和其家属带来极大痛苦。

研究表明,遗传因素在神经退行性疾病中非常重要,且其与线粒体的基因突变之间关联的研究也越来越多[3]。线粒体基因组共 37 个基因,包括 13 个蛋白质基因、22 个 tRNA 基因和 2 个 rRNA 基因。D 环位于脯氨酸与苯丙氨酸之间,含有两个高变区,即高变区Ⅰ(16024~16365 nt)(hypervariable region Ⅰ,HVRⅠ)和高变区Ⅱ(73~340 nt)(hypervariable region Ⅱ,HVRⅡ),是唯一的不编码多肽链的核苷酸片段,包括一个复制起点和两个转录起点,对 DNA 的复制和转录有重要的控制作用,所以其突变可能影响全部基因的功能,导致严重的线粒体功能障碍。因 mtDNA 缺乏 DNA 聚合酶和保护性组蛋白,修复能力有限[4],所以比核 DNA 更容易发生突变,进而引发神经退行性疾病。本节将主要从分子遗传学角度出发,探究 mtDNA 突变与神经退行性疾病的关系。

4.1.1 帕金森病

帕金森病(Parkinson's disease,PD)是中老年人常见的中枢神经系统退行性疾病,英国医生 J. Parkinson 于 1817 年首先报道了该病。在我国,PD 是第二大神经退行性疾病，其发病率仅次于阿尔茨海默病（Alzheimer's disease，AD）。随着社会人口的自然老龄化，我国 PD 的患病人数逐年增加。该病的病理表现为黑质纹状体致密部多巴胺能神经元退行性病变，呼吸链呼吸复合酶Ⅰ（complexⅠ）功能存在缺陷[5]。在疾病初期，明显的症状是颤动、僵硬、行动迟缓，随后一部分患者可能出现抑郁、焦虑等症状。PD 不是致命的疾病，虽然不会缩短患者寿命，但是严重影响患者的生活质量，因其病程长、致残率高等特点，给患者和家庭带来沉重的负担。

首先发现 PD 与线粒体之间关系的证据是 1993 年在尸检 PD 患者的外周组织中发现其黑质部位复合酶Ⅰ功能缺陷[6]，后来又逐渐发现一些编码线粒体蛋白或与线粒体功能障碍有关的蛋白的基因突变能够引发 PD。

1993 年[7]的一项研究显示，在 AD 和 PD 患者中观察到的第二个欧洲 mtDNA 变体是 *ND1* 基因中的错义突变：*ND1* m.3397A>G(M31V)，并且在 AD 和 PD 患者中存在 *tRNA*^{Gln} 基因的 m.4336A>G 变体，这种变异大约在 8500 年到 17000 年前产生了易于神经变性疾病的欧洲 mtDNA 谱系，现在被称为单倍群 H5a。1995 年，T. Hutchin 等人[8]也首次证实 m.4336 变异与 AD 之间确实有关联。

1996 年，M. D. Brown 等人[9]对 3 例阿尔茨海默病（AD）合并帕金森病（PD）患者和 1 例 PD 患者的 mtDNA 序列与标准剑桥序列进行比较，以确定碱基变化。结果显示，在第一例 AD+PD 患者，检测到 15 个核苷酸替换中的 2 个可能与神经病理学有关，患者的 *tRNA*^{Gln} 基因中 nt4336 替换的频率是对照组的 7.4 倍，在其他 70 名患者或 905 名对照者中未发现 *12S rRNA* 基因的独特的 nt721 替换。在第二例 AD+PD 患者，检测到 27 个核苷酸替换，包括 *ND1* 基因中的 nt3397 转换，该转换将保守的蛋氨酸转换为缬氨酸。在第三例 AD+PD 患者，发现了在莱伯遗传性视神经病变患者中常出现的 2 个多态性碱基置换，*ND1* 基因中的 nt4216 转换和 *ND5* 基因中的 nt13708 转换。对于 PD 患者，在 25 个碱基取代中观察到 2 个新变体，*16S rRNA* 基因中的 nt1709 碱基替换和 *Cytb* 基因中的 nt15851 错义突变。这些碱基置换在神经退行性疾病中的作用还需要进一步的研究来证明。

阿尔茨海默病和帕金森病是成人常见的神经退行性疾病。AD 和 PD 的病因都很复杂，人们普遍认为遗传因素独立或与环境因素协同作用可以改变其发病风险。有人提出线粒体 *tRNA*^{Gln} 序列变异（m.4336A>G）会增加罹患 AD 和 PD 的风险，因为 m.4336A>G 突变似乎易导致两种临床和神经病理学上不同的神经退行性疾病。R. Egensperger 等人[10]检测了 28 例经神经病理学证实的 AD 患者、23 例 PD 患者和 100 例无神经退行性疾病临床或组织学证据的年龄匹配对照组受试者 mtDNA 中这一推测的易感基因（m.4336A>G）的等位基因频率。结果显示，在患者中有 1 例 AD 患者和 2 例 PD 患者中存在 mtDNA m.4336A>G 突变，而在 100 例年龄匹配的对照组受试者中未发现 m.4336A>G 突变（$P<0.05$）。该研究数据支持线粒体 m.4336A>G 突变代表 AD 和 PD 的危险因素的推测。

C. G. Woods 等人[11]认为有害的 mtDNA 碱基替换突变能够导致 AD 和 PD 的产

生。2008 年，E. Khusnutdinova 等人[12]研究发现，尽管关于 mtDNA 变体在 PD 中的作用的结论不同，但是研究者认为这归因于 mtDNA 的新遗传学和临床相关的 mtDNA 变异，比如线粒体有害突变和体细胞突变。通过对俄罗斯人群的分析，支持了 mtDNA 与 PD 的关联。该分析显示与单倍群 H mtDNA 相关的多态性能够增加 PD 的风险，而与单倍群 UK 簇 mtDNA 相关的多态性则呈现保护性。此外，对 mtDNA 的测序显示，具有单倍群 H 或 UK 簇 mtDNA 的 PD 患者都可能携带额外的近期变异，这些变异可能进一步调节 PD 的风险，这也证实了 C. G. Woods 等人的观点。

D. K. Simon 等人[13]调查了一个由母系遗传的成年发病的多系统退行性病变的家族（包括有突出的帕金森病表现），以确定临床特征是否可以由 mtDNA 突变引起。研究者采取了临床检查、DNA 测序、限制性酶切消化和生化分析等方法。结果显示，母系亲属在复合物Ⅰ线粒体 ND4 基因中存在 m.11778G>A 突变，该突变在一些患者中为异质性突变，该错义突变将高度保守的精氨酸转化为组氨酸。对受影响家族成员的线粒体全基因组的测序没有发现其他可能致病的突变。该研究结果揭示了 m.11778G>A 突变的临床异质性，并表明遗传的线粒体复合物Ⅰ亚基中 m.11778G>A 突变可以导致成人型帕金森病和多系统退行性病变。

2000 年，D. K. Simon 等[14]研究人员又对 28 名 PD 患者和 8 名对照受试者进行了 mtDNA 编码的复合物Ⅰ和 tRNA 基因的全序列测定，再对另外 243 例 PD 患者和 209 例健康者选定一些前面完全测序所发现的突变位点进行测序，确定了复合物Ⅰ基因的点突变（错义突变）有 20 种（如图 4.1 所示），tRNA 基因的点突变 9 种（如表 4.1 所示）。其中，PD 组的 m.10398A>G 突变率明显高于对照组的突变率；m.5460G>A、m.13780A>G、m.4336A>C 突变率高于对照组的突变率，但差异无显著意义；其他 PD 组的突变点与对照组无明显差别。

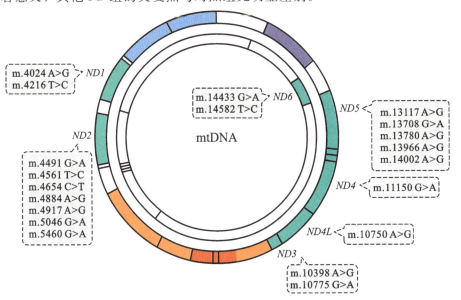

图 4.1　复合物Ⅰ基因的 20 种错义突变

表 4.1 与帕金森病相关的 9 种 tRNA 突变

突变位置	基因	剑桥序列	突变序列
5558	$tRNA^{Trp}$	A	G
5664	$tRNA^{Ala}$	T	C
7559	$tRNA^{Asp}$	A	G
10034	$tRNA^{Gly}$	T	C
4336	$tRNA^{Gln}$	A	C
10463	$tRNA^{Arg}$	T	C
12308	$tRNA^{Leu}$	A	G
15924	$tRNA^{Thr}$	A	G
15928	$tRNA^{Thr}$	G	A

2001 年，L. Cavelier 等人筛选了 12 个可能为母系遗传的糖尿病家系中的 $tRNA^{Leu(UUR)}$ 基因和相邻的 *ND1* 序列中 mtDNA 突变[15]。一名患者在 $tRNA^{Leu(UUR)}$ 基因的 nt3243 处具有 G-to-A 替换，呈异质性状态。在第二个家系中，一名患者在 *ND1* 基因的 nt3397 处有 A-to-G 替换，先证者的所有母系亲属都有 m.3397A>G，而在 246 名无症状的对照组欧罗巴人种中不存在这种替换。以前在阿尔茨海默病和帕金森病患者中曾发现 *ND1* 基因的 m.3397A>G 突变，该突变会将高度保守的甲硫氨酸转化为缬氨酸，揭示 m.3397A>G 突变与 AD 和 PD 的发生有关。同时，另一项研究表明，mtDNA *12S rRNA* 基因点突变 m.1095T>C 是致病性的，可通过干扰线粒体蛋白质合成而引起氧化磷酸化缺陷[16]。研究人员通过循环测序对线粒体编码的核糖体 RNA、细胞色素 c 氧化酶和 tRNA 基因进行测序。采用基于聚合酶链反应的限制性内切酶酶联免疫检测试剂盒，显示原发病患新型 *12S rRNA* 突变的异质性，并筛选对照组。分光光度法线粒体呼吸链测定在来自患者和 12 名正常对照者的转化的淋巴母细胞中进行，在家系中发现了一种新的异质性母系遗传的 *12S rRNA* 点突变（m.1095T>C），来自患者的培养淋巴母细胞中的呼吸链酶分析显示细胞色素 c 氧化酶活性显著降低。二级结构预测该突变破坏小亚基核糖体 RNA 中高度保守的环，这对于线粒体蛋白质合成的启动是重要的，但是在 270 个不同种族起源的对照中没有发现该突变。因此，该研究证明线粒体 DNA *12S rRNA* 点突变（m.1095T>C）是致病性的，并通过干扰线粒体蛋白质合成而引起氧化磷酸化缺陷，并且对帕金森病有很重要的影响。

mtDNA 基因组的多态性被认为在 PD 的发生和发病机制中起着重要作用。O. A. Ross 等人[17]采用 PCR-RFLP 方法对 90 例 PD 患者进行基因单倍型分析。与健康老年人对照组相比，观察到的各种 mtDNA 单倍型与 PD 之间没有关联。鉴定了与寿命相关的欧洲 J 单倍群和 T 单倍群，并发现它们与 m.4216T>C 多态性密切相关。与健康老年人对照组相比，PD 患者 m.4216T>C 变异的发生率显著增加。然而在 200 名年轻人对照组中检查 m.4216T>C 变体的频率时，观察到与 PD 病例相似的频率。这些发现导致人们假设 m.4216T>C 变体与 mtDNA J 单倍群和 T 单倍群的关系可能影响线粒体功能障碍，导致 PD 增加的风险。

2003 年，J.M.Walt 等人[18]在 609 名 PD 患者和 340 名未受影响的对照组受试者中对欧洲 mtDNA 单倍群的 10 个单核苷酸多态性（SNP）进行基因分型。结果显示：与对照组相比，在白色人种中存在多达 40% 的 NADH 脱氢酶 3（ND3）基因（线粒体复合物 I 的亚单位）的 m.10398A>G 变体，这种多态性使得复合物 I 中非保守氨基酸从苏氨酸变为丙氨酸，增加了复合物I的功能，提高了抗氧化应激的能力，但在白色人种的 PD 患者中却只有较低的百分比。与男性相比，女性的风险下降比男性的更大。这显示 ND3 基因的 m.10398A>G 和线粒体 ATPase 6 基因 m.9055G>A 的特异性 SNP 与保护作用强烈相关，但是 m.13708G>A 却增加了 PD 的发病风险[18]。并且，该结果也在另一项研究中确定了类似的关联，与下文 C.Huerta[19]等人的结论相同。

2004 年，R.Smigrodzki 等人[20]对 PD 和年龄匹配的对照额叶皮质中编码复合物 I 亚基的 7 个线粒体基因进行广泛的克隆测序来调查 mtDNA 复合体 PD 体细胞点突变和衰老的频率。氨基酸突变在 PD 组和对照组中均以 59.3/百万碱基的频率发现，相当于平均样本中大约 32% 的线粒体基因组在复合物 I 基因中具有至少一个突变。单个低频突变的丰度为 1%～10%，并且观察到突变频率有着显著的个体变异。鉴定出在 PD 患者大脑中有几种氨基酸变异突变，但在对照者中没有。通过遗传算法分析出与对照分化的区域相比检测到 PD 中具有较高突变频率。这项工作确定了仅在 PD 患者中观察到的 ND5 基因中的体细胞突变水平，而在对照组中未见。

2005 年，J.K.Parks 等人[21]研究发现，特发性 PD 的特征在于复合物 I（NADH，泛醌氧化还原酶）的系统性活性丧失，泛醌氧化还原酶是 PD 产生的神经毒素 MPTP 的靶酶。Cybrid 实验表明，复合物 I 活性的丧失是由 mtDNA 引起的。研究人员评估了 PD 患者和对照组成员脑组织中 ND5（编码复合物 I 亚单位的线粒体基因）狭窄区域的低频率、氨基酸变化、异质性突变。研究显示，氨基酸突变的存在与否能将 16 个样本中的 15 个样本正确分类。ND5 特定区域的异质性突变在很大程度上将 PD 与对照分开，这种异质性突变可能是特发性 PD 的主要致病因素。C.Huerta 等人[22]为了解在西班牙患者中一些常见的 mtDNA 多态性与 PD 风险之间的关联性，通过 PCR 和限制性内切酶消化对 271 例 PD 患者和 230 例健康对照者的 13 种单核苷酸多态性（SNP）进行了基因分型，其中 8 个 SNP 的等位基因定义了 9 种常见的欧洲单倍型，即线粒体单倍群。在被研究的人群中，单倍群组在患者和对照组之间没有显示出显著不同的频率。在女性个体中，mtDNA $tRNA^{Gln}$ 基因 m.4336T>C 突变在 PD 患者中的频率显著高于对照组受试者。在对 m.4336T>C 突变患者的 5 个复合物 I 基因（ND1～ND5）进行的测序中未发现突变。研究还发现患者中 m.10398A>G 的频率显著降低，证实了先前描述的在 PD 中该等位基因的保护作用，提出欧洲线粒体 DNA 单倍群 J 和单倍群 K 以及它们的共享 ND3 基因中的 m.10398A>G SNP 是 PD 的保护因素，与 1995 年 T.Hutchin[8]的观点相同。

同年，D. Ghezzi 等人[23]证明单倍群 K 可能会降低意大利人罹患 PD 的风险，证实了线粒体氧化磷酸化途径参与了特发性 PD 易感性的观点，与 2003 年 M. Joelle 等人的报道类似，这结果也进一步证实了 R. Egensperger 等人的观点。

2006 年初，《自然遗传学》中报道了人类第一个发现的黑质神经元 mtDNA 缺失频率[24-25]，在老年对照和 PD 个体的黑质神经元中，存在 mtDNA 高水平缺失，并且这些高水平的突变与呼吸链缺陷相关，在脑衰老和 PD 中选择性神经元损失中 mtDNA 缺失是很重要的。Y. Kraytsberg 等人[25]研究开发了一种新的单分子 PCR 技术来量化携带线粒体呼吸链缺陷和控制神经元的 COX 缺陷型神经元中 mtDNA 缺失的总细胞负荷。研究显示，老年人黑质中大量的单个色素沉着的神经元含有非常高的 mtDNA 缺失水平，在细胞色素 c 氧化酶（COX）缺陷神经元中，mtDNA 缺失的分数显著高于 COX 阳性神经元，表明 mtDNA 缺失可能直接导致细胞呼吸受损。这两项研究都发现，与年轻个体相比，老年人对照组的 mtDNA 缺失率较高，而且这些缺失被克隆扩大。

2007 年，科学家们[26]通过测序方法研究了伊朗人群中 20 例散发 PD 患者和 113 例对照受试者的线粒体突变 m.4336A＞G 和 *ND1*、*tRNA*^{Leu}、*ND2* 和 *16S rRNA* 完整区域的突变以及这些患者血液样本中的常见缺失。研究表明，m.4336A＞G 突变与伊朗人群 PD 增加的风险无关，但其他 mtDNA 突变可能是导致特发性 PD 的危险因素，这一结论与 1997 年 R. Egensperger 和 1999 年 C. Huerta 的结论相反。2008 年，S. Takasaki[27]课题组研究了 96 名日本百岁老人、96 名日本 AD 患者和 96 名日本 PD 患者之间的关系，以及他们的线粒体单核苷酸多态性（mtSNP）频率。研究发现，百岁老人与单倍群 D4、具有单倍群 G2a 的 AD 患者和具有单倍群 M7a 的 PD 患者密切相关。mtSNP 在 4 个 mtDNA 位置，提示同义核苷酸取代的 mtSNP 以及非同义核苷酸取代的 mtSNP 可能在线粒体功能中起重要作用，并且其中的 m.4833A＞G（T122A 位点 *ND2*）和 m.11084A＞G（T109A 位点 *ND4*）分别与 AD 患者和 PD 患者的 mtDNA 突变有关。

D. K. Simon[28]课题组对 168 个多发性 PD 家族进行了病例对照研究，研究在先证者和单亲被诊断为 PD 的情况下母系遗传偏倚的可能性以及线粒体单倍型与母系遗传和疾病风险之间的关系。研究显示，先证者患病母亲的患病率（83/167，49.4%）与先证者一代患病女性的患病率（115/259，44.4%）无显著差异。PD 患者线粒体单倍型或 m.10398A＞G 复合物Ⅰ基因多态性频率与对照组相比无显著差异，且与 PD 发病年龄亦无显著相关性。与母亲患病的先证者相比，父亲患病的先证者的线粒体单倍型和 m.10398A＞G 多态性频率相似。研究者认为，这些数据并不排除 mtDNA 变异在其他人群中的作用，并且其他遗传的 mtDNA 变体或体细胞 mtDNA 突变仍然有可能导致发生家族性 PD 的风险。

体细胞的 mtDNA 突变被假设在 PD 中发挥作用，但是以前在 PD 中没有发现 mtDNA 突变的大量增加，这可能是因为具有高突变水平的神经元退化，所以在 PD 晚期组织中缺失。为了弄清楚这个问题，M. T. Lin 等人[29]收集了来自多个研究机构和医院的冷冻的未固定人体死亡后的脑组织,分析研究了早期帕金森病病例的样本组织,结果显示在所研究的早期帕金森病病例样本中,黑质神经元mtDNA突变水平显著升高,这与2006年Y. Kraytsberg的结果一致。

2013年以前的研究显示,mtDNA与特发性PD之间的关联不一致,有所矛盾。为了解决这些不一致,并确定mtDNA是否在PD发病风险中起重要作用,G. Hudson等人[30]对3074例PD患者和5659例正常对照者的138个常见的mtDNA变体进行两阶段遗传关联研究,并对6140例PD患者和13280例正常对照者进行Meta分析。在关联研究中,m.2158T＞C和m.11251A＞G与发现和复制组中PD的风险降低有关。没有一个欧洲mtDNA单倍群与PD有一致的关联,但复制组的汇集显示了与"超单倍群"JT的保护性关联。在荟萃分析中,单倍群J、K、T和超单倍群JT的PD风险降低,而超单倍群H的PD风险增加。

越来越多的证据表明,通过遗传性mtDNA变异或线粒体蛋白质缺陷介导的线粒体功能障碍与PD有关。然而,尽管如此,对体细胞mtDNA点突变和特异性点突变负荷在PD中的作用仍了解甚少。2016年,J. Coxhead等人[31]研究了年龄相关和获得性mtDNA突变在死亡后PD患者组织中的作用。研究发现,与匹配的对照组成员相比,PD患者的中脑黑质致密部mtDNA突变负担增加,但不限于此。在编码细胞色素c氧化酶的基因中,这种突变负担显著增加,这支持了先前关于PD中线粒体功能障碍的蛋白质研究。通过分析2个不同的脑区,显示PD患者的大脑更容易受到mtDNA突变的影响,证实了年龄相关的mtDNA点突变在PD病因中的重要作用。

与任何器官都一样,大脑也容易受到时间的影响,线粒体生物合成的减少是衰老过程的一个标志。A. PYLE等人[32]在一项最大规模的PD线粒体拷贝数研究中通过使用多种组织证明,帕金森DNA(mtDNA)拷贝数减少是PD病因的生物标志物。研究人员使用mtDNA定量方法评估了PD患者的363个外周血样本、151个黑质致密部组织样本和120个额叶皮质组织样本中mtDNA的拷贝数。研究结果显示,与匹配的对照组样本相比,PD患者的外周血和脆弱的黑质致密部的mtDNA拷贝数显著减少,mtDNA拷贝数减少仅限于受累的脑组织,但也反映在外周血中,提示mtDNA拷贝数可能是PD的一个可行的诊断预测指标。

2017年,H. K. Soini[33]课题组使用构象敏感的凝胶电泳和测序技术,对66名临床疑似线粒体疾病的患者进行mtDNA编码区的筛选。用长PCR检测多重缺失患者的缺失,发现了3个新的突变位点,包括m.8743G＞C、m.11322A＞G和m.15933G＞A,其中m.15933G＞A被认为是致病性的。这些发现强调了编码区mtDNA筛查在临床特征提示线粒体疾病但缺乏常见的线粒体疾病突变的患者中的重要性。

为了解mtDNA变异对中国偶发性帕金森病易感性的影响,我国研究人员[34]从华东地区共招募了500名帕金森病患者和505名对照者,并对他们的D环区进行了测序。在1005名受试者中,共检测到389个变异,有91个频率＞1%的变异,包括 88 个 SNP、2 个缺失和 1 个插入。其中，6 个 SNP 与散发的 PD 显著相关：m.151T＞C、m.189G＞A、m.16086C＞T 和 m.16271C＞T 可增加易感性，而 m.318C＞T 和 m.16134T＞C 可降低 PD 风险。进一步分析 mtDNA 单倍群及其发生 PD 的风险，结果显示携带单倍群 A5 的受试者易感，而携带单倍群 B5 的受试者对 PD 的抵抗力更强。综上所述，该研究首次通过对中国人群的 D 环区进行测序，系统分析了 mtDNA 变异与 PD 的关系。这些结果表明，mtDNA 变异能够调节偶发性帕金森病的风险。

2019 年，P. Podlesniy 等人[35]研究了特发性 PD 和富含亮氨酸的重复激酶 2 相关帕金森病(LRRK2 - PD)患者成纤维细胞中 mtDNA 复制、转录和释放之间的关系。结果显示，7S DNA 积累、低 mtDNA 复制、高 H 链转录和低 mtDNA 释放构成了特发性 PD 和 LRRK2 - PD 成纤维细胞共有的 mtDNA 功能障碍模式。此外，这些结果表明，在特发性 PD 和单基因帕金森病中，7S DNA 在 mtDNA 复制和转录之间交替形成的遗传转换的解除调控是基本的病理生理机制。

4.1.2 阿尔茨海默病

阿尔茨海默病(Alzheimer's disease，AD)是中晚期痴呆发生的最常见原因。基于人口调查估计，AD 影响 65 岁以上个体的 7%～10%，在 85 岁以上的人口中可能有 50%～60% 的人受其影响[36]。AD 是一种常见的与年龄相关的进行性神经退变性疾病，临床表现为记忆障碍、失语、失用、失认、视空间能力损害、抽象思维和计算力损害、人格和行为改变等。大量研究表明，mtDNA 的插入、缺失或突变等均会引起 AD 的发生。图 4.2 展示了常见的与 AD 有关的线粒体基因变异。

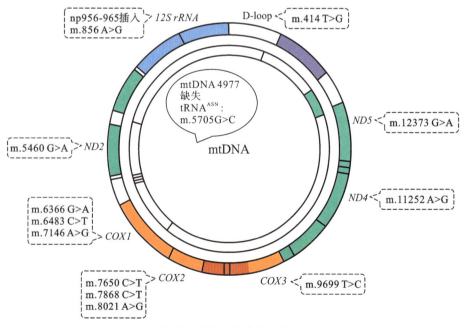

图 4.2　与阿尔茨海默病有关的常见的线粒体基因变异

1992年，第一个与AD有关的mtDNA突变——*ND2*(m.5460G>A)点突变被发现[37]。线粒体NADH脱氢酶亚基2(ND2)的密码子331位点突变在19例AD患者中的10例患者的大脑中被检测到，在11例正常大脑中未检测到，6例肌萎缩性脊髓侧索硬化症(ALS)患者中有2例也发现了相同的突变。然而，在一名突变阳性的ALS患者的脑组织中发现了PD特有的神经原纤维缠结和神经炎斑。该发现表明ND2中的点突变是AD的潜在危险因素。

1993年，J. M. Shoffner等人[7]发现在12S rRNA区域有两个与AD相关的变异，在线粒体 *12S rRNA* 的nt956—965插入和m.856A>G替换，1998年，Y. Tanno等人[38]证实了该观点。但是两者在956位置插入的碱基数量略有差异：J. M. Shoffner的样品中是5 bp，Y. Tanno的样品中是3 bp。2010年，Y. Tanno等人报道的是3 bp和4 bp。1998年研究发现，与AD相关的mtDNA突变中的一些突变聚集在COX1和COX2蛋白的跨膜区域中或其附近，其中所得氨基酸变化可能会通过扭曲这些区域的二级结构来扰乱COX催化活性。AD患者mtDNA中编码急性骨髓性白血病(AML)的 *COX1* 和 *COX2* 基因各出现了3个错义突变，其中 *COX1* 基因包含一个沉默突变[39]。AD又与m.10398A>G SNP的存在密切相关[18]。研究者在609名PD患者和340名正常的对照受试者中定型了欧洲mtDNA单倍型的10个SNP，与携带最常见单倍型组的患者相比，PD风险显著降低。

1994年，M. Corraldebrinski等人[40]在AD患者的大脑皮质、壳核和小脑中定量检测到常见的4977核苷酸对(np)mtDNA缺失(mtDNA4977)的水平，并与年龄匹配的对照组进行比较。虽然AD患者和所有对照组受试者的小脑中mtDNA缺失水平相对较低，但大脑皮质中mtDNA缺失水平明显不同。对照组的脑组织样本mtDNA缺失水平开始较低，但75岁后明显升高，而AD组患者开始时升高的脑组织mtDNA缺失水平在80岁时下降至低水平。选择75岁随意划定年轻组和老年组，年轻患者组mtDNA缺失量比年轻对照组的高15倍，而老年患者组的mtDNA缺失水平为老年对照组的五分之一。年轻AD患者的mtDNA缺失率也比老年AD患者的高出4倍。这些结果支持了体细胞mtDNA突变导致的氧化磷酸化缺陷可能在AD发病的病理生理中起作用的假说。线粒体基因组的点突变通常被认为是某些神经退行性疾病和线粒体肌病的病因。位于 *ND2* 基因内的线粒体基因位点5460处的AD点突变曾被报道。1996年，研究人员[41]使用灵敏度小于1%突变mtDNA的等位基因特异性PCR方法检测了来自48名AD患者的尸检脑组织样本和15名临床诊断为AD患者的血液样本。在所有测试的患者样本中，很少有人在nt5460处显示点突变，其碱基取代为G至A(m.5460G>A)。而来自对照组的19个脑组织样本和48个血液样本中只有2个样本携带该突变，这与1992年F. H. Lin的观点不一样。

1997年，研究人员[42]在家族性阿尔茨海默病患者中发现确实存在一种新的mtDNA突变(*tRNA*^{Asn} m.5705G>C)，其产生 *Hha* I位点，可能占所有AD病例的20%，所以这可能有助于该个体早期痴呆发病。研究者筛选了来自65位AD患者的脑组织，在其AD样本中未发现mtDNA突变的增加。然而，一名患有APP基因突变的患者确实存在一种新的 mtDNA 突变（$tRNA^{Asn}$ 基因中 nt5705 处的 G 至 C），这可能导致该个体早期痴呆发病。

AD 在遗传上是异质性的。1998 年，S. S. Ghosh 等[43]研究人员发现 COX1/COX2（m.8021A>G）突变与 AD 的发生有关，其突变导致产生 MspIr 酶切位点。以前的研究显示，在大多数 65 岁以上受试者的皮肤成纤维细胞中，mtDNA 复制的关键控制位点存在大量非遗传性 T414G 替换，而在年轻个体中则没有。1999 年，Y. Michikawa[44]研究发现，携带异质性 m.414T>G 突变的几个成纤维细胞群的长期体外培养显示突变细胞由野生型细胞产生，这一观察结果支持了以前的结论。AD 患者的大脑具有 mtDNA 的 D 环区突变 m.414T>G。该突变改变了与转录 ND6 基因的 L 链启动子相关的线粒体转录因子（Tfam）结合位点。

2006 年，研究人员发现 AD 患者的血小板和脑组织中细胞色素氧化酶（COX）活性降低，且 COX1 和 COX3 的 mRNA 水平显著降低。使用电泳突变检测技术 SSCP 和 DNA 测序，研究人员已经在 AD 患者的脑组织样本和年龄匹配的对照受试者的脑样本中确定了线粒体编码的 COX 亚基（COX1、COX2 和 COX3）中的 20 个点突变，其中 8 个是线粒体基因组的新突变，其中一个突变（nt9861 位）导致 COX3 中高度保守的残基发生苯丙氨酸→亮氨酸取代。与对照样本相比，所有 AD 患者大脑组织样本的 COX 活性平均降低了 35%，这与以前的报道一致。相对于对照脑样本，其中一个携带 m.9861 突变的 AD 脑样本的 COX 活性相对于对照脑样本降低了 80%，表明该突变的表达可能导致 COX 活性降低和线粒体功能受损[45]。

2010 年，N. Tanaka 等人[46]分析了 153 名日本 AD 患者和 129 名正常对照受试者的完整 mtDNA 序列，以确定是遗传性 mtDNA 多态性或是罕见变异体，或是两者都与迟发性 AD 的病因有关。研究发现，蛋白质编码区域之间的变异分布包括单核苷酸变异以及高变区的插入、缺失和置换，认为 nt956—965poly-C 插入和 m.856A>G 变体可能是 AD 的危险因素，也是首次发现 nt303—304poly-C 插入与 AD 的发生有关系，但是仍然需要更多研究来证实该观点。同年，R. C. Petersen 等人[47]评估了来自 819 名阿尔茨海默病神经成像计划（ADNI）受试者的 138 个线粒体多态性的线粒体单倍群的关联，结果表明，线粒体单点同义突变 m.12373G>A（ND5），m.11252A>G（ND4）、m.9699T>C（COX3）可以赋予 AD 的遗传易感性。另外，A. Santoro 等人[48]招募了来自意大利中部和北部的 936 名 AD 患者和 776 名认知评估正常的对照者，应用高分辨率分析方法（位移循环测序和 mtDNA 编码区特异性标记的限制性分析）来研究 mtDNA 遗传序列变异与 AD 之间的可能关联。研究者发现，在分析的 40 多个 mtDNA 亚单倍型中，亚单倍型 H5 是 AD 的一个危险因素，尤其是在女性。当考虑到全部样品时，H5a 分子亚群、$tRNA^{Gln}$ 基因中携带的 4336 突变（在早期研究中已发现其与 AD 有关联）在 AD 患者中的表达量大约是正常对照组的 3 倍，这可能会导致 AD 患者 H5 频率增加。对 56 个属于 H5 的 mtDNA 的测序显示，与对照组相比，AD 患者的 tRNA 和 rRNA 基因的散发性突变数量有增加的趋势。

有研究显示，同与年龄匹配的对照受试者相比，散发性 AD 患者海马中显示线粒体生物化学缺陷——细胞色素氧化酶（COX）缺乏的神经元增加。COX 缺陷被认为是 mtDNA 功能障碍的标志物。2012 年，研究者[49]分析了来自 COX 正常细胞和 COX 缺陷细胞的单个神经元中的 mtDNA，分析显示，COX 缺乏是由年龄积累的高水平 mtDNA 缺失引起的，但仍需进一步的研究来阐明 mtDNA 缺失在正常老化中的作用，并探讨 mtDNA 缺失与散发性 AD 发病机制之间的关系。2017 年，W. Wei 等人[50]研究了 1363 例尸检的人脑，包括 PD、AD、额颞叶痴呆-肌萎缩侧索硬化症（FTD-ALS）、克雅氏病（CJD）和健康对照组的组织病理学诊断。使用整个全外显子组测序的非靶点读取获得了高深度的线粒体全基因组序列，以确定 mtDNA 变异与疾病发展和进展的关联，并更好地了解老化大脑中 mtDNA 突变和拷贝数的发展。通过这种方法，在 32.3% 的受试者中发现了异常高频率的异质性 mtDNA 变异。

4.1.3 亨廷顿病

亨廷顿病（Huntington disease，HD）是以大脑皮质和新纹状体为主要发病部位的神经系统退行性病变。美国学者在 1872 年首次对该病的临床症状进行全面描述，并指出其具有遗传性。不自主舞蹈样运动和认知及精神障碍是影响 HD 患者生活质量的主要症状。HD 发病隐匿，致残、致死率高，多在中年以后发病[51]。该疾病的突变是由于亨廷顿蛋白（HTT）基因的外显子 1 中 CAG 三核苷酸重复的扩增动态突变导致突变型亨廷顿蛋白在脑中的积累[52]。有报道显示，约 62.5% HD 患者 mtDNA 编码区存在大片段缺失[53]，但是目前对 HD 患者 mtDNA 调控区突变的研究尚无报道。

1995 年，T. M. Horton 等人[54]为了确定体细胞 mtDNA 突变是否可能与亨廷顿病（HD）中观察到的神经退行性变有关，通过连续稀释-聚合酶链反应法定量 HD 患者和对照组受试者的皮质和壳核中的线粒体 4977 核苷酸缺失（mtDNA4977）的量，分析颞叶、额叶和枕叶的皮质中 mtDNA4977 缺失水平。结果显示，HD 颞叶平均 mtDNA4977 缺失水平是年龄匹配对照组的 11 倍，HD 额叶平均 mtDNA4977 缺失水平是年龄匹配对照组的 5 倍，HD 枕叶和壳核的缺失水平与对照组的水平相当。这些结果支持 HD 与皮质 mtDNA 损伤相关的假说。

2007 年，M. M. Banoei 等人[55]为了确定 mtDNA 损伤，在伊朗招募了一批受试者进行研究，包括 60 名临床确诊为 HD 的患者和 70 名健康的对照者（C 组）。60 名患者中 41 人有 CAG 扩增（A 组），其余 19 名患者虽无 CAG 扩增，但有 HD 临床症状（B 组）。研究人员对 mtDNA 四个区域的缺失进行了研究。按大小将 mtDNA 缺失分为 4 组：9 kb、7.5 kb、7 kb 和 5 kb。研究显示，在至少 90% 的样品中发现了 4 种 mtDNA 缺失之一，在 63% 的 HD 患者中也观察到多次缺失，但是正常对照（C 组）没有出现 mtDNA 缺失。在 HD 患者的各种组织中（如淋巴细胞、白细胞和大脑皮质）已经发现有较高的 mtDNA 缺失。在受试者样品中，缺失的大小或位置与扩增的 CAG 重复和年龄没有明显的相关性。该研究提供了与对照组相比 HD 患者淋巴细胞中 mtDNA 缺失频率更高的证据,认为 CAG 重复不稳定性,突变 HTT 是 mtDNA 损伤的致病因子。

2009 年,K. Acevedo-Torres 等人[56]使用两种 HD 小鼠模型研究 mtDNA 损伤与 HD 发病机制的关联性。两种小鼠模型为 3-硝基丙酸(3-NPA)化学诱导模型和亨廷顿蛋白基因中含有 115—150 CAG 重复序列的 R6/2 株 HD 转基因小鼠。用定量 PCR(QPCR)方法检测了 5 月龄和 24 月龄的未处理 C57BL/6 小鼠和经 3-NPA 处理的 C57BL/6 小鼠的纹状体的 nDNA 损伤和 mtDNA 损伤。检测结果显示,在纹状体中,mtDNA 的损伤比 nDNA 的损伤大 8 倍。衰老导致核基因组和线粒体基因组损伤增加。该研究表明,mtDNA 损伤是 HD 相关神经退行性变的早期生物标志物,并支持 mtDNA 损伤可能参与 HD 发病机制的假说。

2011 年,D. A. Jarem 等人[57]证实了 CAG 三核苷酸重复序列(TNR)序列的扩增与亨廷顿病(HD)有关。健康个体有 5~35 个 CAG 重复,具有 36~39 个重复序列的个体具有前突变等位基因,已知其易于扩增。在疾病状态下,存在大于 40 次重复。2011 年,X. W. Li 等人[58]为了研究 mtDNA D 环(D-loop)突变与亨廷顿病的关系,在两个 HD 家系中采用 PCR-DNA 测序方法对 CAG 重复序列大小和 mtDNA D 环片段缺失或插入进行检测。结果显示,正常人 CAG 重复序列≤18 次,患者 CAG 重复序列≥40 次,线粒体 D 环片段无片段缺失和插入。所以,mtDNA D 环片段大片段重组可能不是 HD 致病机制的重要因素。

2013 年,N. Jiang 等人[59]为了研究 mtDNA D 环突变、mtDNA 编码区大规模缺失与亨廷顿病(HD)的关系,采用 PCR-琼脂糖凝胶电泳法检测 8 例患者、20 例 HD 家系正常个体和 20 例非 HD 家系正常个体的 mtDNA 的 D 环突变和 mtDNA 编码区的大规模缺失。结果显示,在 HD 患者中没有发现 mtDNA D 环插入/缺失突变,在 3 名 HD 患者和 16 名 HD 家系正常个体检测到 mtDNA 编码区的大规模缺失。所以 mtDNA 的 D 环插入/缺失突变和 mtDNA 编码区的大规模缺失可能不是 HD 的主要原因,这也与 2011 年 X. W. Li 等人的结论一致。2015 年,有研究人员使用 PCR 测序方法对 30 例亨廷顿病患者和 463 名健康对照者的 mtDNA D 环区域内的线粒体突变位点进行了序列分析,揭示了 HD 患者组 mtDNA 序列有 35 种变异。8 个 SNP 在 HD 患者组和对照组之间存在显著差异($P<0.05$):m.16069 C>T、m.16126T>C、m.16189T>C、m.16519T>C 和 m.16223C>T 的多态性与 HD 风险增加相关,而 m.16150C>T、m.16086T>C 和 m.16195T>C 的多态性与 HD 风险降低相关。

突变的亨廷顿蛋白导致血液白细胞中的线粒体功能障碍,这一发现促使研究人员对 HD 突变携带者白细胞中 mtDNA 拷贝数相对于 nDNA 拷贝数的研究。有研究人员发现,与健康个体对照组相比,HD 突变携带者的 mtDNA/nDNA 值明显降低;对来自 HD 患者的存档 DNA 样本进行纵向研究显示,患者的运动症状出现前 mtDNA/nDNA 值升高,而运动症状出现后 mtDNA/nDNA 值降低[61]。

4.1.4 多发性硬化症

对多发性硬化症(multiple sclerosis，MS)患者的观察，特别是携带最常见的莱伯遗传性视神经病变(Leber hereditary optic neuropathy，LHON)mtDNA 突变的女性，可能提示线粒体基因在 MS 遗传易感性中的作用。1994 年，剑桥大学神经科的研究人员[62]从人口调查中筛选了 307 名无关的 MS 患者，以检测 mtDNA 的 11778 和 3460 位点的致病性 LHON 突变，并研究了 20 例有明显的和早期视神经受累表现的患者。此外，还对这 307 名患者和 129 名对照组受试者进行了 mtDNA 13708 位点碱基改变的研究，因为该位点被认为在 LHON 的发病机制中起重要的作用，未经选择的 MS 患者均未发生致病性 mtDNA 突变。MS 患者出现 nt13708 变化的频率与健康对照组相似。依据严重视神经受累选择的 3 名患者中有 nt11778 突变(1 人)或 nt3460 突变(2 人)，这两个突变与 LHON 病变有关。研究者认为，尽管 MS 病因学中的线粒体遗传成分是有一部分作用的，但这些突变并不影响典型 MS 患者的遗传易感性。MS 患者的一个亚群，特别是视神经病变引起的严重双侧视力障碍的女性，可能存在 LHON 突变，故 mtDNA 分析适合于该类患者。但是 1995 年的一项研究[63]通过突变特异性 PCR 筛查了 80 名日本 MS 患者是否存在 11778 突变，结果发现 MS 患者中有 18 名患有双侧视神经病变，但没有一人在 11778 处有突变，所以该研究认为日本 MS 与线粒体 DNA 11778 点突变之间没有关联。

1995 年，美国托马斯杰斐逊大学神经科研究人员在一篇研究综述中详细描述了 MS 与 mtDNA 之间的关系[64]。该研究对随机挑选的多发性硬化症患者的 mtDNA 变异情况进行了调查，结果显示，与对照组相比，在 53 位 MS 患者中，发现 m.4216 突变以及相关的同时突变的发生率增加，未检测到任何其他个体突变或其同时出现的显著增加(例如 4216+4917 或 4216+13708)，不同种族群体中 I 型突变的频率可能会有所不同，因此，这些突变与 MS 之间的关系比在美国居民这一单一人群中得到更好的证实，并且，他们总结了一些临床上可能造成的 MS 的 mtDNA 突变，如图 4.3 所示。

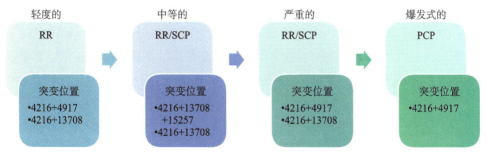

RR—复发缓解型；SCP—二次慢性进行性；PCP—慢性进行性。

图 4.3 临床上与多发性硬化症相关的 mtDNA 突变的病例

家族性病例中优先的母系传播以及 MS 和 LHON 的偶尔相关性表明，mtDNA 突变参与了 MS 的病因学。1996 年，德国德累斯顿大学研究人员[65]从 100 名视觉诱发电位有病理改变的 MS 患者和 100 名对照者获得 DNA 样本用于 mtDNA 片段的 PCR 扩增，通过限制性内切酶分析和 DNA 测序鉴定突变，结果虽然未检测到原发性 LHON 疾病突变，但与对照组相比，MS 患者表现出较高的继发性 LHON 突变百分比。两个相邻的碱基对（为 $mt-tRNA^{Thr}$ 基因 HpaⅡ 多态性的等位基因）置换在 MS 患者中的发生率明显高于对照组（$P=0.00018$）。研究者认为，原发性 LHON 突变不是视神经受累的 MS 的特征，但继发性 LHON 突变和 $mt-tRNA^{Thr}$ 基因 HpaⅡ 位点的两个碱基对置换可能与视神经受累 MS 的病因有关。

1998 年，R. W. Taylor 等人[66]报道了一例患有慢性进行性眼外肌麻痹和 MS 患者的 $mt-tRNA^{Ile}$ 基因的一个新突变，即 m.4298G>A 突变。该突变改变了反密码子茎内的进化上保守的核苷酸，在骨骼肌中是异质的，但在患者的血液中并不存在。单纤维 PCR 分析显示，COX 阴性纤维中的 m.4298G>A 突变水平显著高于 COX 阳性纤维中的水平。该突变代表了该基因中发现的第七种致病性核苷酸置换，并因此证实 $tRNA^{Ile}$ 基因是线粒体 DNA 点突变的易感性"热点"。值得注意的是，该患者具有 MS 和 mtDNA 病症的临床特征，所以该研究团队认为 MS 的发病与 mtDNA $tRNA^{Ile}$ 突变有关。

有研究者 1999 年报道了首次使用限制性位点多态性和单体型分析方法对 77 名复发缓解型或继发进行性 MS 白色人种患者和 84 名白色人种对照者的 mtDNA 进行大规模筛查[67]，未发现与 MS 有关的致病性 mtDNA 突变。然而，由单倍型 K 和 J 中 mtDNA 的核苷酸 10394 和 14798 同时存在 DdeI（一种限制性内切酶）限制位点定义的 mtDNA 单倍型 K* 和 J* 显示与 P 值为 0.001 的 MS 相关。与对照组相比，具有 J* 或 K* 单倍型的 MS 患者相对增加（+10394DdeI/+14798DdeI 在单倍型 J 或 K 中），各自均为 $P<0.05$。当分析单倍型 K* 或 J* 患者的临床数据时，没有观察到明显的 MS 表型特征，除了之前对几个 MS 患者的完整测序之外，此处提供的 mtDNA 的群体筛选表明 mtDNA 点突变不太可能涉及典型 MS 的发病机制。然而，线粒体遗传背景（单倍型 K* 和 J*）可能对 MS 的易感性有一定程度的影响。据报道，MS 与莱伯视神经萎缩是一种优先发生在单倍型 J 中由 mtDNA 点突变引起的疾病，它们之间的关联可能至少部分与这两种疾病的重叠线粒体遗传背景有关。

为了进一步研究 LHON 与 MS 的关系，更好地了解对哪些 MS 患者应进一步评估 LHON 突变，D. S. Mojon 等人[68]采用 PCR 和 RFLP 技术对 103 例临床确诊的 MS 患者（年龄在 18～72 岁，男 27 例，女 76 例）进行 LHON nt11778 和 nt3460 mtDNA 突变筛查。研究结果显示，103 例患者均无 nt3460 和 nt11778 的 LHON mtDNA 突变（95% 可信区间为 0～3.5%）。研究者认为，虽然在未经选择的 MS 患者中尚未发现 LHON mtDNA 突变，但不能排除某些 MS 患者携带 nt3460 和 nt11778 突变的可能性。对于具有 LHON 典型的视乳头周围毛细血管扩张病变的 MS 患者（其亲属表现为 LHON 或早期严重的双侧视神经病变，尤其是女性患者）应该进行筛查。

L. Vanopdenbosch 等人 2000 年报道[69]，基于广泛的文献检索和对 55 个

LHON家系(103名患者)和40名确诊MS患者的临床研究得出结论：LHON与MS的关联不仅仅是巧合，携带原发性LHON突变的是发生MS的风险因素。在欧洲和北美人群中发生的所有三种主要LHON突变都与MS样综合征有关。与LHON相关的MS的神经学特征和MS一般无差异，但严重的双侧视觉症状和体征证明将这些患者视为MS的临床亚组并对其进行LHON突变筛查的合理性，然而对LHON患者进行MS筛查似乎更有价值。

美国VA医学中心的研究人员[70]为了确定MS患者脑组织mtDNA拷贝数是否存在病理相关变异，对5名MS患者(年龄在38~53岁，4名女性，1名男性)和9名年龄匹配的非神经系统疾病(NND)对照组受试者的脑组织标本进行了对照研究。研究人员使用激光解剖、实时聚合酶链反应方法，分析了mtDNA分子的拷贝数变异，通过定量mtDNA *ND1* 基因拷贝数与不变核核糖体18S基因拷贝数(ND1/r18S)的关系，确定了mtDNA分子的拷贝数、MS患者脑组织外观正常灰质(NAGM)和外观正常白质(NAWM)区及慢性活动斑块中的COX阳性和COX阴性单个神经元和胶质细胞，以及年龄匹配的NND对照组受试者脑组织的灰质和白质区。结果显示，ND1/r18S值与组织区域、病理学和年龄相关。虽然在MS患者的NAWM和斑块标本以及患者的NAWM区和年龄相匹配的NND对照组受试者的白质中ND1/r18S值相似，但NAGM神经元中的mtDNA拷贝数值明显高于MS其他大脑区域。相比于与年龄匹配的NND对照组，MS患者NAGM的ND1/r18S值更高。在MS患者和NND对照组受试者的神经元中也观察到ND1/r18S值的年龄相关性下降。这些观察排除了斑块中mtDNA拷贝数的变化，然而提示MS患者大脑皮质中mtDNA或线粒体的代偿性复制与神经轴突丢失有关。mtDNA拷贝数的年龄相关性下降可能解释了晚发性MS的一些特征。

2011年，英国纽卡斯尔大学的老龄化与健康研究所研究了来自继发性进行性多发性硬化症(secondary progressive MS，SPMS)病例的单个神经元中的线粒体呼吸链活性和mtDNA缺失[71]。线粒体拥有自己的mtDNA，对维持健康的中枢神经系统至关重要，能够参与MS的发病机制。研究人员使用来自13例SPMS患者的98个速冻脑区块，应用复合物Ⅳ/复合物Ⅱ组织化学、免疫组织化学、激光解剖显微术、长链实时PCR以及测序等方法来识别和分析缺乏复合物Ⅳ和复合物Ⅱ活性的呼吸链缺陷神经元。结果发现，SPMS中呼吸链缺陷神经元的密度明显高于老年对照组。不论病变如何，大多数呼吸链缺陷神经元位于第Ⅵ层和直接皮质下白质。在MS中，整个灰质中mtDNA缺失是明显的。呼吸链缺陷神经元在单细胞水平上具有高水平的克隆扩增的mtDNA缺失。此外，还有一些神经元缺乏mtDNA编码的复合物Ⅳ催化亚基。mtDNA缺失足以解释大多数呼吸链缺陷神经元的生化缺陷。这些发现表明MS中的神经元因mtDNA缺失而导致呼吸链缺陷，mtDNA在GM中是广泛存在的，可能由炎症引起。因此，研究人员认为诱导的mtDNA的多重缺失是MS神经退行性变的重要因素。

为了评估常见线粒体DNA(mtDNA)序列变异对MS发病风险性的影响，美国加利福尼亚大学的研究人员[72]分析了来自 7 个国家的 7391 例 MS 病例和 14568 例对照受试者中的 115 个高质量 mtDNA 变异体和普通单倍型，这些变异体和单倍型来自先前发表的全基因组关联研究。在研究中，3720 名患者和 879 名对照者中复制了显著的单核苷酸多态性和单倍型关联性。结果显示，在单倍型 JT 携带者中检测到 MS 风险升高，优势比（OR）=1.15，95% 置信区间（CI）=1.07～1.24，P=0.0002；单倍型 T 携带者（OR=1.17，95%CI=1.06～1.29，P=0.002）和单倍型 J 携带者（OR=1.11，95%CI=1.01～1.22，P=0.03）的 MS 风险增加。这些与 MS 关联的单倍型在独立的样本组中未被复制。从来自 3 个欧洲人群的单倍型 J 参与者检测到原发进行性多发性硬化症（PPMS）风险升高（OR=1.49，95%CI=1.10～2.01，P=0.009）。这种升高的风险在美国的复制人群中处于临界显著水平（OR=1.43，95%CI=0.99～2.08，P=0.058），并且在发现和复制研究的汇总分析中仍然显著（OR=1.43，95%CI=1.14～1.81，P=0.002），没有常见的 mtDNA 变异与 MS 风险相关。该研究认为，鉴定和验证与 MS 和 PPMS 相关的线粒体基因变异体可能会产生新的治疗靶点和诊断检测，以鉴定针对靶向线粒体干预措施的潜在应答者。

有研究显示，m.13708G＞A 突变是在特定人群中与 MS 相关的常见 mtDNA 变异。S. Andalib 等人[73]为了验证伊朗人群中 mtDNA 13708G＞A 变异与 MS 相关的假说，从 100 名 MS 患者和 100 名无关健康对照者中收集血液样品，使用盐析方法提取 DNA，然后进行 PCR 扩增。为了评估限制性片段长度多态性（RFLP），PCR 产物被限制性内切酶 MvaⅠ酶切。然后，在行 3% 琼脂糖凝胶电泳后，通过紫外（UV）透射仪评估酶切产物。基因分型程序的准确性通过直接测序进行评估。结果在 17 例患者（17%）和 19 例对照者（19%）中均发现 m.13708G＞A 变异，没有患者的特异性，所以本研究的结果未能支持 m.13708G＞A 变异与选定的伊朗人群中 MS 相关的假设。

4.1.5 脊髓小脑性共济失调

脊髓小脑性共济失调（spinocerebellar atrophy，SCA）也称为脊髓小脑萎缩或脊髓小脑变性，是一种多种类型的进行性退行性遗传疾病，小脑萎缩症的特点是各种体征和症状主要来源于小脑、脑干和脊髓的退化，病变部位主要累及小脑、脑干和脊髓，还可伴有其他系统异常，如骨骼畸形以及心脏、内分泌系统变化等，临床表现复杂。SCA 可以表现为常染色体隐性遗传或常染色体显性遗传。SCA 是遗传性的、退行性的，并且通常是致命的。对于该病，目前尚无有效治疗或治疗方法，并且在许多情况下，人们不知道自身携带相关基因，直到他们的孩子开始出现症状，即婴儿型脊髓小脑性共济失调。婴儿型脊髓小脑性共济失调（infantile-onset spinocerebellar ataxia，IOSCA）是一种原因不明的严重常染色体隐性遗传性神经退行性疾病，出生时健康的婴儿在 9～18 个月龄时表现为共济失调、手足徐动症、肌张力减退和深部肌腱反射减退，并在晚期表现为肌无力、眼肌麻痹、视神经萎缩和高促性腺激素型女性原发性性腺功能减退。过早死亡的原因往往是持续癫痫发作。近些年，研究人员发现，发生在线粒体基因上（如 ND1、MT-ATP6 以及线粒体转运 RNA 等）的一些突变会引起 SCA。图 4.4 展示了一些与 SCA 相关的 mtDNA 突变。

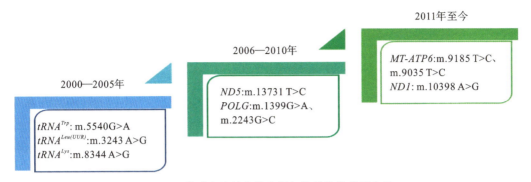

图 4.4 脊髓小脑性共济失调相关线粒体基因变异

2000 年，发表在 Neurology 杂志上的一篇文章中，描述了以 SCA 为特征的散发性脑肌病的线粒体 $tRNA^{Trp}$ 基因中的新型致病性 mtDNA m.5540G＞A 点突变[74]，其临床特征包括神经感觉性耳聋、周围神经病变和痴呆。其他指标，生物化学显示 COX 活性严重下降，单纤维 PCR 显示 COX 阴性破碎的红色纤维中突变基因组的水平高于正常纤维。这些发现证实，COX 比其他呼吸链复合物对线粒体 $tRNA^{Trp}$ 基因中的突变更敏感。

2002 年，来自英国纽卡斯尔大学的研究人员寻找到两个最常见的与 SCA 相关的 mtDNA 点突变 m.3243A＞G 和 m.8344A＞G[75]。之前的研究表明，大多数具有常染色体显性遗传性小脑共济失调（ADCA）的家系在 5 个基因位点（SCA：1、2、3、6 和 7.1）之一处存在三核苷酸重复的病理性扩增，但在很多的家系中遗传基础仍不确定。也有研究表明，mtDNA 缺陷可能与小脑性共济失调（伴有或不伴有皮质脊髓束受累）有关。mtDNA 点突变也可能导致 SCA，可能沿着母系传播。在小型谱系中，可能无法区分母源和主导传播模式，这提示 mtDNA 点突变可能是造成一些 SCA 突变阴性家族中共济失调的原因。为了验证这一假设，该研究确定了 29 个独立的家系（具有共济失调和与线粒体传递一致的遗传模式）以及 54 个共济失调散发的病例，同时排除了常见 SCA 位点的病理性三核苷酸扩增，然后在每个家族临床受影响的受试者中寻找与共济失调相关的两个最常见的 mtDNA 点突变 m.3243A＞G 和 m.8344A＞G，为该疾病的发病原理和治疗提供思路。

2006 年国内的一项研究显示[76]，SCA 的发生、发展可能与 mtDNA 突变有关。该项目采用 PCR 扩增两个 SCA 家系及 35 名健康对照者外周血白细胞的 mtDNA，并对 PCR 产物进行单链构象多态性（single strand conformation polymorphism，SSCP）分析，对出现异常条带患者的线粒体 DNA 片段进行测序分析。结果显示，其中一家系中的 2 名患者和 1 例无临床症状的亲属检测到 mtDNA 存在 m.11893A＞G 点突变，所以认为遗传性共济失调的发生、发展可能与 mtDNA m.11893A＞G 点突变有关。2009 年，该课题组又发现另一个 mtDNA 的点突变可以影响 SCA 的发生和发展[77]。该课题组同样采用 PCR 程序对已经完全确诊的四个 SCA 家系，一共是 10 例患者加上这些患者的亲属共 34 例，与 40 例健康对照者的线粒体的 ND5 基因片段进行扩增。之后，利用 SSCP 技术对上述扩增产物进行分析，对分析出现异常的样本进行相应的 mtDNA 片段测序，测序结果显示其中一家系的 1 名确诊患者及 1 名症状前患者检测到 mtDNA 的 m.13731T>C 点突变，所以认为该点的 mtDNA 突变与 SCA 的发生有着重要的关系。

2012 年，英国纽卡斯尔大学遗传医学研究所的一项研究证明，线粒体编码的 MT-ATP6 基因中的突变通常引起 IOSCA，研究者通过对 64 个不明原因共济失调家族以及 MT-ATP6 突变的两个家族病例系列的 MT-ATP6 基因进行遗传学筛查，结果显示三个家族在 MT-ATP6 中均有突变，这些家族分别具有 m.9185T>C 和 m.9035T>C 突变，这些突变先前未与成人发病小脑综合征相关。最终研究者得出结论，MT-ATP6 测序应该在未确诊的共济失调的检查中考虑，可为共济失调提供另一个条件。

2017 年，来自巴西里约热内卢联邦大学研究人员的一项研究表示，在线粒体多态性 mtDNA m.10398A>G 中，认知能力下降与变异 G 型之间的联系是一种以前与 SCA2 发病年龄较早有关的变异[78]。为了研究 SCA2 亚型的帕金森综合征、痴呆、肌张力障碍和肌萎缩，并探讨不同位点 CAG 重复序列和线粒体多态性 m.10398A>G 对 SCA2 表型的影响，研究者对有症状的受试者根据有无上述神经系统体征进行分类，获得了 SARA 和 NESSCA 分数。研究发现，对于多态性 m.10398A>G，83% 的认知能力下降的受试者和 34% 的无认知能力下降的受试者携带 10398G，所以研究人员认为线粒体多态性 10398G 与认知能力下降有关，这与 D. K. Simon 等人的一项研究结果一样[79]。常见的线粒体复合物 I 基因多态性（m.10398A>G）与 PD 的风险呈负相关，D. K. Simon 等人推测这种变异可能对中枢神经系统有保护作用，因此可能会延缓 SCA2 症状的发作，据此探讨 SCA2 患者 m.10398A>G 多态性与发病年龄的关系。该研究选择了患有 SCA2 的 46 例古巴的患者，检测患者是否存在 m.10398A>G 多态性以及症状的早期或晚期发作，定义为至少 2 个 SD 低于或高于患者的平均发病年龄相似的 CAG 重复序列扩增扩张。结果显示，27 例古巴 SCA2 患者中有 11 例（41%）存在多态性，19 例晚发型患者中仅有 2 例（11%）存在多态性。这与 m.10398A>G 多态性患者 SCA2 晚发的预测相反，研究人员认为该变体 m.10398A>G 与古巴 SCA2 患者发病年龄较早具有相关性。

4.1.6 弗里德赖希共济失调

弗里德赖希共济失调（Friedreich ataxia，FRDA）是一种常染色体隐性遗传的神经退行性疾病，平均在每 50000 名白色人种中，会有 1 名弗里德赖希共济失调患者。临床上，FRDA 的发病年龄早于 25 岁，表现为进行性步态共济失调、感觉神经病变和肌腱反射丧失，并伴有非神经功能的其他表现，如心肌病、糖尿病和骨骼畸形[80]。连锁不平衡（linkage disequilibrium，LD）为印度 FRDA 患者中预先存在的突变与等位基因（白色人种起源）的 FRDA 突变的共同起源[81]。

mtDNA 可被认为是 FRDA 疾病的候选修饰因子，因为线粒体氧化应激被认为与该疾病的发病机制有关。它促使我们专注于 mtDNA，并监测可能导致呼吸链缺陷和 ATP 产生减少的基因组核苷酸变化。Frataxin 基因内含子 1（FXN）在线粒体中表达并且对于 Fe-S 簇（ISC）的生物发生是必需的，这对于线粒体中呼吸链复合物 I-Ⅲ酶和乌头酸酶的合成是重要的[82]。线粒体的环状 DNA 由高度多态的非编码置换环（D 环）组成，其含有转录和复制 mtDNA 所需的基本调节元件。它含有几个转录活性区域，其含有线粒体氧化磷酸化装配所需的一系列蛋白质的密码子。氧化磷酸化的复合物 I（NADH-泛醌氧化还原酶）是参与线粒体中 ATP 合成的第一个也是最大的复合物，它由 $ND1 \sim ND6$（$ND1$、$ND2$、$ND3$、$ND4L$、$ND4$、$ND5$ 和 $ND6$）基因编码。ND 区被认为是线粒体突变的热点区域，其解释了近 50% 已发现呼吸链缺陷的疾病中的主要遗传异常。ND 基因也被认为是 FRDA 中的热点变异区域[83]。

FRDA 患者线粒体中的铁蓄积会导致对氧化应激的超敏反应，mtDNA 可以被认为是 FRDA 的候选修饰因子，因为线粒体的氧化应激被认为与该病的发病机制有关。2006 年，研究人员[84]研究了来自 12 个无亲缘关系的伊朗家庭的 25 名患者，其中有 16 名女性、9 名男性。研究人员提取了每位患者的 DNA，使用 PCR 测试分析（GAA）$_n$ 重复的频率和长度，此外还研究了 GAA 大小对神经系统的表现、发病年龄和疾病发展的影响。为了鉴定多态性位点和遗传背景，从携带 GAA 三核苷酸扩增的 FRDA 患者获得了 mtDNA 的两个高变区（HVR-Ⅰ和 HVR-Ⅱ）的序列，与修订的剑桥参考序列（rCRS）进行比对，并将任何差异记录为单碱基替换（SBS）、插入和缺失。在所有病例中，有 21 例（84%）发现 GAA 纯合子扩增；在 4 例（16%）未观察到扩增，排除了 Friedrich 共济失调的诊断。与没有 GAA 扩增的患者相比，有 GAA 扩增的患者发生共济失调、脊柱侧凸、高弓足、心脏异常和某些神经系统疾病的发生率更高。通过分子分析发现，FRDA 患者的 D 环变异率高于对照组（$P<0.05$）。总共有 76% 的患者存在 mtDNA 损伤，这可能是由线粒体中的铁积累引起的。

M. M. Heidari 等人进行了一项研究，该研究主要通过时间温度梯度凝胶电泳（TTGE）搜索了约 46% 的线粒体基因组，并对显示异常带型的 DNA 片段进行了测序，以鉴定确切的突变[83]。在 18 名患者中，研究者首次检测到 26 个 mtDNA 突变，其中 5 个（19.2%）为新发现，21 个（80.8%）是其他疾病已报道过的。异质性 m.13806C>A 多态性与伊朗 FRDA 患者（55.5%）相关。该研究结果显示，FRDA 样本中 NADH 脱氢酶（ND）基因突变高于正常对照（$P<0.001$），且 ND 基因突变数与 FRDA 发病年龄之间存在统计学显著负相关（$r=-0.8$）。ND 基因突变可能构成诱发因素，与环境危险因素联合影响发病年龄和疾病进展。

许多研究已经报道了FRDA中的线粒体缺陷。mtDNA是线粒体缺陷的研究对象之一，而复合物Ⅰ是氧化磷酸化系统的第一个也是最大的催化配合物之一。2011年，研究人员通过TTGE搜索线粒体 *ND4L* 基因突变，并对30名FRDA患者和35名健康对照者进行测序[85]。在4名患者中发现3个错义突变〔m.10506A＞G(T13A)、m.10530G＞A(V21M)和m.10653G＞A(A62T)〕，其中m.10530G＞A和m.10653G＞A是以前没有报道过的新突变。在两名患者中检测到异质性m.10530G＞A突变，他们表现出非常早期的共济失调综合征。该研究结果表明，FRDA患者中的突变数量高于对照组（$P=0.0287$）。尽管这种疾病是由核基因突变引起的，但这些突变的存在可能是导致线粒体进一步缺陷和疾病严重程度增加的原因。

由于线粒体氧化应激被认为与FRDA的发病机制有关，因此mtDNA变异和单倍型可能是解释FRDA异质性的因素之一。2015年，印度医学科学院神经科学中心的研究人员进行了一项研究[86]，研究人员对30名遗传学确认的FRDA患者和62名种族匹配的无关健康对照者进行了线粒体基因（*ND1*～*ND6* 和 *ATP*）D环和编码区的靶向重测序，并追踪印度FRDA患者的线粒体谱系，计算累积的线粒体SNP得分，用以鉴定功能区中的mtDNA变异。结果显示，在FRDA病例中观察到每个个体总体线粒体变化（具有朝向编码区域的趋势）负荷显著增加（$P<0.03$），但在对照组中没有这样的现象。*ND2* 中的非同义变异在FRDA病例中表现很明显，$P=0.04$。据报道，这种变化与长寿和心肌梗死有关。总体而言，该研究确定了印度FRDA病例在功能上重要的变异和线粒体谱系，在FRDA病例中发现了较高的线粒体编码区域差异。该结果强调了在FRDA中研究线粒体基因组变异作用的重要性。

4.1.7 肌萎缩性脊髓侧索硬化症

人类肌萎缩性脊髓侧索硬化症（amyotrophic lateral sclerosis，ALS）[87]是第三大常见的成人发病的神经变性疾病，被称为世界五大绝症之一，无法治愈。其特征在于运动皮质和相关皮质脊髓束中锥体神经元以及起源于脑干细胞核的较低运动神经元和脊髓前角的致命性退化，导致运动功能丧失、肌肉萎缩，最终会发生瘫痪、言语缺失和死亡，患者直至死亡时意识都很清醒。

1998年，G. P. Comi等人[88]在具有运动神经病变表型的患者中发现线粒体DNA编码的细胞色素c氧化亚基Ⅰ的异位突变，突变是位于 *COX1* 基因5′末端的异质性5 bp微缺失，导致相应的翻译产物过早终止，编码COX亚基的mtDNA的外框突变和在表型上表达为ALS的 $tRNA^{Ile}$ m.4274T＞C中的点突变。突变与线粒体疾病异常的临床表型相关。

2000年，为探索mtDNA突变在ALS的神经变性过程中的潜在作用，研究者使用半定量测定方法对从6个散发ALS患者获得的脑组织进行研究，测定常见的mtDNA缺失突变（mtDNA 4977），并与4个对照者进行比较。在每个脑组织标本中，这种突变的水平在受神经变性影响的脑区域（运动皮质）中被测量，并与颞皮质进行比较，结果显示，在 ALS 中颞皮质 mtDNA4977 的水平高于平均水平 30 倍[89]。这些结果支持并扩展了以前的研究，意味着线粒体可能参与 ALS 的发生。

2000 年，S. Vielhaber 等人[90]发现 ALS 病例的运动皮质和骨骼肌中"常见 5 kb 删除"的水平也增加。2003 年，研究人员[91]利用引物移位和定量聚合酶链反应（PCR）用于确定来自 36 名散发性 ALS 患者和 69 名年龄匹配的其他神经肌肉疾病患者的肌肉标本中的 4977 bp 缺失的 mtDNA。结果发现，ALS 患者组的 4977 bp 缺失的mtDNA突变频率和突变数量均显著高于对照组，结果进一步证实 4977 bp 缺失的 mtDNA 与散发性 ALS 的发生密切相关，并且在 2004 年，C. Mawrin 等研究人员[92]通过对偶发性 ALS 病例的运动神经元的单细胞分析，也发现 mtDNA 中 5 kb（4977）常见缺失的显著积累。

2010 年，研究者[93]使用激光捕获显微切割（laser capture microdissection，LCM）从 10 名 ALS 患者和 7 名年龄匹配的对照者脊髓的冷冻切片分离了数百个单个脊髓前神经元。用多重 qPCR 分析来自每个单个神经元的 DNA，检测 $ND2$、$COX3$ 和 $ND4$ 的三种编码线粒体 DNA 基因编码的呼吸链蛋白。在 ALS 受试者死亡时，其颈髓中许多的但并非所有的脊髓前神经元都有 mtDNA 基因水平降低和其他原因引起的 mtDNA 缺失丰度增加。

G. M. Borthwick 等人[94]使用神经病理学技术对单个神经元的发育缺陷进行研究。ALS 具有非典型神经病理学特征，遗传学研究确定了一种致病性、异质性线粒体 $tRNA^{Ile}$（m.4274T>C）突变，报道了编码 COX 亚基的 mtDNA 的突变和在表型上表达为 ALS 的 $tRNA^{Ile}$（m.4274T>C）中的点突变。

A. Stoccoro 等研究人员在肌萎缩性侧索硬化症基因突变携带者中发现线粒体 DNA 拷贝数变异和 D 环区甲基化[95]。研究人员为了调查基因 $SOD1$、$TARDBP$、FUS 和 $C9orf72$ 突变携带者的线粒体 DNA 拷贝数和 D 环区的甲基化，选取了 114 名个体，包括 ALS 患者、症状尚未出现的携带者和非携带者家庭成员，随后提取所有个体的血液 DNA。在 ALS 患者中，尤其是那些具有 $SOD1$ 或 $C9orf72$ 突变的患者，发现 mtDNA 拷贝数增加（$P=0.0001$），并且 $SOD1$ 突变携带者还显示 D 环区甲基化水平显著降低（$P=0.003$），进一步观察到 D 环区甲基化水平与 mtDNA 拷贝数之间呈负相关（$P=0.0005$）。该研究结果表明，D 环区的去甲基化可能代表了 ALS 相关的 $SOD1$ 突变携带者中 mtDNA 上调的补偿机制。

4.2 代谢综合征

代谢综合征（metabolic syndrome，MS）是指体内多种代谢物质异常聚集的病理状态。这种病理状态是导致糖尿病、心脑血管疾病等慢性疾病的危险因素。其临床表现为肥胖、高血压、高血糖、高血脂、胰岛素抵抗等。已经有大量研究表明，线粒体基因组变异导致的线粒体功能障碍与这些代谢综合征的发生和发展密切相关。

4.2.1 糖尿病

糖尿病(diabetes)是一种特征为长期存在高血糖的代谢性疾病,其对身体各个器官组织的损害主要是由高浓度的血糖造成的。糖尿病按照对胰岛素的依赖被分为两种,一种是 1 型糖尿病(胰岛素依赖型糖尿病,insulin-dependent diabetes mellitus, IDDM or T1DM),另一种是 2 型糖尿病(非胰岛素依赖型糖尿病,noninsulin-dependent diabetes mellitus, NIDDM or T2DM)。此前有明确证据表明 1 型糖尿病和 2 型糖尿病均有家族发病史。

近年的研究显示,线粒体基因的突变引发了糖尿病,并在动物模型以及人类遗传学研究得到了证明。在 1992 年,J. M. Ouweland 等人[96]首次报道了线粒体基因突变 $tRNA^{Leu(UUR)}$ m.3243A>G 引起的母系遗传性糖尿病伴耳聋(maternally inherited diabetes and deafness, MIDD)综合征。研究还发现,mtDNA m.3243A>G 突变的个体即使胰岛 β 细胞功能缺陷不明显,其骨骼肌细胞也会出现骨骼肌胰岛素抵抗。

之前的研究均在白细胞中检测 mtDNA 的含量及突变情况,S. Zhong 等人[97]认为人血浆和血清中可能存在无细胞线粒体 DNA,这些样品也可能是检测的这种突变材料的来源。研究者通过 PCR-RFLP 分析,检测 16 例 T2DM 患者和 25 例健康受试者的 m.3243A>G 突变。结果显示,所有样品中均存在 mtDNA,在对扩增的 DNA 片段进行 ApaⅠ消化后,在 7 名糖尿病患者的血清和血浆样本中检测到 m.3243A>G,这些患者的白细胞 DNA 先前被发现有这种突变。健康受试者或白细胞 m.3243A>G 阴性患者的血清和血浆样本均未出现这种突变($P<0.001$)。此外,m.3243A>G 携带者血清和血浆中 m.3243A>G 的异质性程度明显高于白细胞中 m.3243A>G 的异质性($P<0.05$)。该研究说明 mtDNA 和相关突变在血清和血浆中是存在并可检测到的。血浆和血清可能是 mt3243 相关糖尿病以及其他线粒体介导的疾病的分子诊断的替代来源。

MIDD 中最常见的突变形式与位于 $tRNA^{Leu}$ 基因中的 m.3243A>G 突变有关,但有研究者发现,除 mtDNA 中的 m.3243A>G 突变能引起 MIDD 外,ND6 基因(m.14535-14536insC 或 CC)的碱基插入也可导致该病的发生[98]。研究人员检测了不携带 m.3243A>G 突变的糖尿病和耳聋患者的线粒体 DNA,发现碱基 C 的插入(14535—14536)可导致该基因过早终止编码(如图 4.5)。

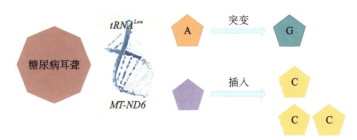

图 4.5 MIDD 线粒体基因变异模式图

J. Chen 等人[99]的研究发现，母系遗传的 T2DM 和肥厚型心肌病患者的线粒体呼吸功能与异质性 m.3310C>T 突变相关。这个突变将 NADH 脱氢酶1(ND1)的第二个氨基酸疏水性脯氨酸替换成了亲水性丝氨酸。K. S. Park 等[100]通过对来自韩国、日本、中国的 2469 名 T2DM 患者和 1205 名非糖尿病患者进行病例与对照研究，证实了 mtDNA m.16189T>C 突变的存在，说明 m.16189T>C 突变与亚洲人罹患 T2DM 风险增加有关。m.16189T>C 突变将核苷酸的胞嘧啶替换成胸腺嘧啶，此位置非常接近 mtDNA 的复制起点，此位点曾被报道与胰岛素抵抗和 T2DM 有关。

mtDNA 5178 位点的多态性(m.5178A>C)与长寿和成年发作的疾病有关。D. Wang 等人[101]调查了 m.5178A>C 多态性与 T2DM 发生和临床特征的关系。通过 PCR-RFLP 方法对 270 名日本 T2DM 患者(181 名男性、89 名女性)和 254 名非糖尿病对照者进行基因型测定(3243 位点突变的患者被排除)，比较 mt5178A 和 mt5178C 等位基因患者各种临床特征(包括发病年龄)。结果显示，mt5178C 在 2 型糖尿病患者中的出现率高于对照组受试者(65.9%比 57.9%，$P=0.058$)。从 233 例糖尿病患者中获得了明确的母系糖尿病病史信息，母系有糖尿病病史的患者携带 mt5178C 等位基因的频率(58/75，77.3%)高于母系无糖尿病病史的患者(100/158，63.3%；$P=0.032$)和对照组(57.9%；$P=0.002$)。mt5178C 患者的平均发病年龄(47.6 岁±11.4 岁)明显低于 mt5178A 患者的平均发病年龄(51.5 岁±10.0 岁)，$P=0.0073$。该项研究说明，m.5178A>C 多态性可能与 T2DM 的母系遗传有关，并可能通过影响线粒体功能而影响发病年龄。

关于线粒体单核苷酸多态性(mitochondrial single nucleotide polymorphism, mtSNP)与 T2DM 的相关性已有不少报道，但 mtSNP 似乎在不同人群和区域之间有显著差异。W. Q. Liao 等人[102]为了确定中国汉族 T2DM 患者的 mtSNP，收集了 72 例 T2DM 汉族患者(59 岁±4 岁)和 50 例年龄相匹配的健康受试者的线粒体基因组进行直接测序，并对 mtSNP 进行了分析。结果显示，中国汉族人群中存在 M8、M9、D、G、R 和 A 单倍型，T2DM 患者组的单倍型 M9 的频率明显高于对照组。在 T2DM 患者组中，发现 m.3394T>C(*ND1*)、m.4491G>A(*ND2*)、m.16189T>C 和 m.16519T>C 的频率明显高于对照组的频率。相比之下，对照组 *ND2* 中的 m.5178C>A 和 *ND3* 中的 m.10398A>G 的频率高于 T2DM 患者组的频率。该研究的结果表明，m.3394T>C、m.4491G>A、m.16189T>C 和 m.16519T>C 可能是 T2DM 的风险因素，而 m.5178C>A 和 m.10398A>G 可能是抵御 T2DM 的遗传因素，如图 4.6 所示。研究中确定的这些 mtSNP 可用于中国汉族人群 T2DM 的早期诊断和预防。另外，有研究表明，印度东北部 Mizo 族家族性 T2DM 个体中存在新的复杂基因突变，证明了 mtSNP 在不同人群间的差异性[103]。

随后，H. Charoute 等人[104]调查了摩洛哥患者 mtDNA 突变和单倍型与 T2DM 的关系。研究者对 108 例糖尿病患者和 97 例对照受试者的 mtDNA 高变片段 1 区(HV1)进行了测序，再通过 Fisher 精确检验和多变量逻辑回归进行关联分析。结

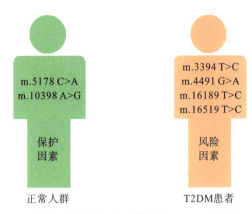

图 4.6 中国汉族人群正常对照者与 T2DM 患者的 mtSNP

果显示,在患者组中,这五种 mtDNA 突变(m.16187C>T、m.16270C>T、m.16172T>C、m.16293A>G 和 m.16320C>T)明显高于对照组。经年龄和性别校正后,m.16270C>T($P=0.02$)和 m.16320C>T($P=0.03$)仍然显著,这说明 m.16270C>T 和 m.16320C>T 突变与摩洛哥患者的 T2DM 风险增加密切相关。目前已有研究发现 50 余种与糖尿病有关的 mtDNA 突变,其中最常见的是 tRNA$^{Leu(UUR)}$ m.3243A>G[105]。其详细信息如表 4.2 所示。

表 4.2 糖尿病相关线粒体基因突变位点[105]

突变位点	碱基置换	突变位点	碱基置换	突变位点	碱基置换	突变位点	碱基置换
1310	C→T	3260	A→G	3434	A→G	5301	A→G
1438	G→A	3264	A→G	3460	G→A	8344	A→G
1520	T→C	3271	T→C	3537	A→G	8381	A→G
1888	G→A	3290	T→C	3593	T→C	12026	A→G
3098	C→G	3302	A→G	3606	A→G	12153	C→T
3200	T→C	3303	C→G	3618	T→C	12258	C→A
3205	C→T	3310	C→T	3688	G→C	14577	T→C
3206	C→T	3316	G→A	4164	A→G	14693	A→G
3243	A→G	3394	T→C	4200	A→T	14709	T→C
3250	T→C	3398	T→C	4216	T→C	14783	T→C
3251	A→G	3399	A→T	4833	A→G	15182	G→A
3252	A→G	3421	G→T	4833	C→T	15954	A→G
3254	C→T	3423	G→T	4917	A→G	16189	T→C
3256	C→T	3426	A→G	4973	T→C		

mtDNA 含量对维持正常的线粒体功能至关重要,而线粒体功能对 T2DM 胰岛素的产生和释放也非常关键。F. X. Xu 等研究者调查了 T2DM 患者的外周血 mtDNA 含量及其主要影响因素[106]。在 147 名 T2DM 患者和 170 名正常人外周血样

本中，患者组外周血 mtDNA 含量比对照组的 mtDNA 含量下降了 24%。在 T2DM 组中，HbA1c 为 62 mmol/L(7.8%)。此外，T2DM 组的 BMI、收缩压、舒张压、空腹血糖、低密度脂蛋白胆固醇、甘油三酯、空腹血浆胰岛素和胰岛素抵抗的体内稳态均显著高于对照组。mtDNA 含量与 BMI、空腹血糖、空腹血浆胰岛素、胰岛素抵抗的体内稳态、年龄、甘油三酯和低密度脂蛋白胆固醇水平呈负相关，与高密度脂蛋白胆固醇水平呈正相关。逐步回归分析表明，HbA1c、空腹血糖和年龄是影响 T2DM 组 mtDNA 含量的主要因素。总之，该研究结果表明，较低的外周血 mtDNA 含量与中国汉族人的 T2DM 有关，HbA1c、空腹血糖和发病年龄是影响 mtDNA 含量的主要因素。

4.2.2 骨质疏松症

骨质疏松症(osteoporosis)是以骨量减少、骨质量受损及骨强度降低，导致骨脆性增加、易发生骨折为特征的全身性骨病[107]。该病是由多种原因导致的一种复杂疾病，按照发病类型可分为原发性骨质疏松和继发性骨质疏松。目前，随着全球老年人口的不断增加，骨质疏松症已成为全球性的公共健康问题，其并发症脆性骨折可使患者致残，并严重影响患者的生活质量[108]。如何早期诊断骨质疏松是对其进行治疗和预防骨质疏松性骨折的关键。

引发骨质疏松的原因有很多，除了环境因素外，遗传因素也不容忽视。近年来，有很多研究表明，mtDNA 的突变与年龄相关的人类复杂疾病存在关联，如阿尔茨海默病、帕金森病[109]、心血管疾病[110]、2 型糖尿病[111]和代谢综合征[112]等。原发性骨质疏松也是典型的年龄相关的复杂疾病。早在 1999 年，S. S. Varanasi 等人[113]在男性骨质疏松症患者中研究发现，特定的 mtDNA 缺失会导致氧化应激，从而加速骨丢失，导致男性骨质疏松症加重。

Y. Guo 等人[114]的研究认为，骨质疏松症作为一种与年龄相关的疾病，线粒体基因组的突变也可能对骨质疏松的发生有贡献。在这项研究中，研究者在 2286 名无关联白色人种受试者的大样本中进行了骨质疏松症的线粒体关联研究，发现了位于 NADH 脱氢酶 2 基因(*ND2*)上的 m.4823C>A 与髋关节骨密度(bone mineral density, BMD)显著相关，等位基因 4823C 与髋关节 BMD 降低有关；m.15885T>C 与脊柱和髋关节的 BMD 显著相关，等位基因 15885T 对脊柱和髋关节 BMD 具有保护作用。同时，研究人员还鉴定了欧洲人群的一个单倍型 X 与髋关节的 BMD 显著相关。该研究结果表明，mtDNA 突变有助于骨质疏松症的发展。

在绝经后妇女中，骨质疏松性骨折的发病率很高[108,115]。低 BMD 已被确定为骨质疏松性骨折的最佳预测因子，也是骨质疏松症的主要决定因素。然而，骨质疏松症的核心病理生理机制涉及众多细胞成分、细胞因子、激素、生长因子和多种信号通路[108,116]，其复杂的致病过程尚未得到明确阐述。据报道，低 BMD 不仅与氧化应激[117]和炎症[118]等环境因素有关，而且与遗传因素，如骨质疏松症家族史和 mtDNA 拷贝数变异(copy number variation, CNV)有关。

大量研究表明，线粒体功能障碍与衰老和代谢紊乱有关。然而，目前对人类 BMD 与线粒体含量之间关系的研究很少。J. H. Kim 等人[119]通过双能 X 线骨密度测量(DXA)法检测绝经后妇女外周血中 BMD(该研究包括 146 位绝经后妇女)，实时 PCR 反应测量白细胞 mtDNA 拷贝数，以期发现 BMD 与 mtDNA 拷贝数之间的关系。结果显示，骨质减少或骨质疏松症患者的 mtDNA 拷贝数比正常人低（$P<0.0001$）。股骨颈 BMD 与年龄、血清脂联素水平和骨钙素呈负相关；25-羟基维生素 D 水平和 mtDNA 拷贝数均与股骨颈 BMD 呈正相关。多元回归分析显示，经年龄、体重指数、腰围、腰臀比、血压、稳态模型的胰岛素抵抗、超敏 C 反应蛋白、脂联素、骨钙素、同型半胱氨酸、血脂、25-羟基维生素 D 及规律运动的校正后，mtDNA 拷贝数是股骨颈 BMD 相关的一个独立因素（$\beta=0.156$，$P<0.001$）。mtDNA 拷贝数与腰椎 BMD 无关。该项研究结果表明，外周血中的低 mtDNA 拷贝数与绝经后妇女的股骨颈 BMD 减少有关。线粒体功能障碍可能是绝经后妇女骨质疏松症的潜在病理生理机制。

4.2.3 肥胖症

肥胖症是指因体内能量摄入大于消耗，造成脂肪在体内积聚过多，导致体重超常的一种疾病[120]。通常用体重指数(body mass index，BMI)作为确定肥胖的一项指标，世界卫生组织规定 BMI$\geqslant$25 kg/m^2 为超重，BMI$\geqslant$30 kg/m^2 为肥胖。肥胖同时也是心血管疾病、糖尿病、高血压、骨关节疾病及恶性肿瘤等疾病的危险因素[121]。该病作为一种全球性疾病，极大地影响了人类的健康，并给公共卫生支出带来了较大的负担。肥胖症是由多种因素引起的一种慢性代谢性疾病。现有研究表明，线粒体在脂肪代谢中发挥重要作用。成熟脂肪细胞的线粒体功能障碍会导致脂肪酸氧化缺陷[122]、脂肪因子分泌失调[123]及葡萄糖体内平衡失调[124]，同时几种线粒体酶也参与了脂质代谢过程，不同水平的线粒体活性对脂肪细胞脂质代谢有不同的影响[125]。因而线粒体 DNA 的突变会引起线粒体功能障碍，从而影响脂肪代谢，最终导致肥胖症的发生。

S. B. Wortman 等人通过研究 172 名疑似有氧化磷酸化系统紊乱的儿童，发现线粒体 ATP 的产生与 BMI 呈显著相关[126]。T. L. Yang 等人[127]进行 mtDNA SNP 的全基因组关联研究，发现了位于 *ATPase6* 基因上的 m.8873A>G 突变，该突变将苯丙氨酸替换成亮氨酸。此前 *ATPaes6* 基因上的突变位点被报道与肥胖及 ATP 生成相关；m.4823C>A 突变是一个同义突变，但其对肥胖的贡献可能与相关的连锁不平衡(linkage disequilibrium，LD)位点有关，进而影响到氧化磷酸化。

日本科学家研究了线粒体基因突变 m.15497G>A 的多态性与肥胖之间的联系[128]。m.15497G>A 多态性会导致人细胞色素 b 上的 Gly251Ser 氨基酸的置换，但目前尚不清楚氨基酸 Gly251Ser 置换是否会诱导线粒体的功能改变。研究人员调查了 1731 名日本中老年人(825 名女性和 906 名男性)两种基因型之间体型、身体组成和体脂分布差异，并测定了 mt15497 的基因型。结果显示，检测到的 m.15497G>A

多态性占所有受试者的3.5%（60例），其中女性为2.8%（23例），男性为4.1%（37例）。经过年龄和吸烟校正后，发现具有A等位基因的女性的体重、BMI、腰围及臀围、脂肪量、非脂肪部分、腹内脂肪和甘油三酯均显著高于G等位基因（$P=0.001\sim0.025$）。在男性中，与G等位基因者相比，具有A等位基因的受试者的腰臀比明显较大（$P=0.032$），且腰围、腹内脂肪和甘油三酯也表现出显著增加的趋势（$P=0.062\sim0.087$）。这些数据表明，mt15497多态性可能与肥胖相关变量和脂质代谢密切相关。

随后，意大利科学家根据日本研究者的研究结果，验证了m.15497G>A多态性与意大利人群肥胖之间的相关性[129]。研究人员调查了意大利南部317名无血缘关系的严重肥胖症患者（BMI>40 kg/m^2）及217名正常对照受试者（BMI<25 kg/m^2），通过TaqMan测定法鉴别m.15497G>A多态性。所有对照受试者和315/317例严重肥胖患者均为G型纯合子基因型（野生型），而只有2/317位女性为A型纯合子。该结果表明，在意大利南部肥胖人群中，仅有0.6%肥胖症患者中存在细胞色素b的m.15497G>A多态性，这种突变似乎在罕见的情况下对严重的肥胖有贡献，但并不能解释意大利人群中的大多数病例，因此需要更深入的研究。

T2DM和肥胖之间存在很强的相关性，但关于糖尿病与肥胖症之间的mtDNA多态性分析研究很少。日本学者Y. Oshida等人[130]对96名T2DM患者和96名年轻肥胖成年人的线粒体基因组的整个序列进行了测序，并比较两组间mtSNP的频率。在96例T2DM患者中，有5例中检测到线粒体ATPase6基因中的mtSNP——m.8684C>T，而在96例年轻肥胖成年人中未发现该碱基置换。在96例年轻肥胖成年人中，在5例中检测到12S rRNA基因中的m.1119T>C和NADH脱氢酶亚单位1基因（ND1）中的两个mtSNP——m.3497C>T和m.1119T>C，而在糖尿病患者中未检测到这些多态性。这些结果表明，不同的mtSNP有助于T2DM或肥胖的易感性。大规模病例对照研究有助于发现SNP对疾病的风险性。表4.3和表4.4分别展示了年轻肥胖症患者的mtDNA蛋白编码区及tRNA和rRNA基因上的SNP。

表4.3　年轻肥胖症患者的mtDNA蛋白编码区单核苷酸多态性（非同义突变）

基因	突变位点	碱基置换	氨基酸变化	基因	突变位点	碱基置换	氨基酸变化
ND1	3337	G→A	Val11Met	COX3	9477	G→A	Val91Ile
ND1	3338	T→C	Val11Ala	COX3	9498	T→C	Phe98Leu
ND1	3395	A→G	Tyr30Cys	COX3	9661	T→C	Met152Thr
ND1	3497	C→T	Ala64Val	COX3	9664	A→T	Glu153Val
ND1	3593	T→C	Val96Ala	ND3	10084	T→C	Ile9Thr
ND1	4025	C→T	Thr240Met	ND4	10907	T→C	Phe50Leu
ND1	4129	A→G	Thr275Ala	ND4	11253	T→C	Ile165Thr
ND2	4704	A→C	Met79Leu	ND4	11255	T→C	Tyr166His
COX1	7083	A→G	Ile394Val	ND4	12033	A→G	Asn425Ser

续表

基因	突变位点	碱基置换	氨基酸变化	基因	突变位点	碱基置换	氨基酸变化
COX1	7270	T→C	Val456Ala	ND5	12451	A→G	Ile39Val
COX2	7664	G→A	Ala27Thr	ND5	13879	T→C	Ser515Pro
COX2	7673	A→G	Ile30Val	ND5	13943	C→T	Thr533Met
COX2	7757	G→A	Ala58Thr	ND5	14003	C→T	Thr556Ile
COX2	8075	G→A	Ala164Thr	ND5	14063	T→C	Ile576Thr
ATPase8	8435	A→G	Thr24Ala	ND6	14634	T→G	Met14Leu
ATPase6	8669	G→C	Trp48Ser	Cytb	14750	A→G	Thr2Ala
ATPase6	8764	G→A	Ala80Thr	Cytb	14990	C→T	Leu82Phe
ATPase6	8894	A→T	Asn123Ile	Cytb	15221	G→A	Asp159Asn
ATPase6	8950	G→A	Val142Ile	Cytb	15632	C→A	Leu296Met
ATPase6	9182	G→A	Ser219Asn	Cytb	15758	A→G	Ile338Val
ATPase6	9197	A→G	Asp224Gly	Cytb	15884	G→A	Ala380Thr

表 4.4 年轻肥胖症患者的 mtDNA 中 tRNA 及 rRNA 基因上的单核苷酸多态性

突变位点	碱基置换	突变位点	碱基置换	突变位点	碱基置换	突变位点	碱基置换
593	T→C	1766	T→C	2361	G→A	12172	A→G
702	C→T	1819	T→C	2550	A→T	12280	A→G
814	A→G	1822	T→C	2887	T→C	15928	G→A
1119	T→C	1888	G→A	3167	—→C	15936	A→G
1189	T→C	1892	A→G	3221	A→G	15940	T→C
1303	G→A	1978	T→C	5592	A→G	15983	T→C
1391	T→C	2056	G→A	5777	G→A		
1508	C→T	2079	C→T	10411	A→G		
1664	G→A	2223	A→G	10454	T→C		

哺乳动物脂肪组织有白色脂肪组织(white adipose tissue, WAT)和褐色脂肪组织(brown adipose tissue, BAT)2 种类型, 脂肪组织代谢在肥胖形成中起重要作用[131]。在脂肪代谢中, WAT 主要通过甘油三酯的形式储存多余能量并分泌瘦素、脂联素等细胞因子来调节机体代谢。大量研究表明, 线粒体在 WAT 中发挥重要作用。M. Kaaman 等人[132]研究了 WAT 中 mtDNA 拷贝数与胰岛素敏感性的相关性。该研究通过定量 RT-PCR 检测了 148 名健康志愿者(个体间 BMI 变异较大) mtDNA 和核 DNA 的相对含量。mtDNA 与核 DNA 比值反映了每个细胞 mtDNA 的丰度。脂肪组织的脂肪细胞中 mtDNA 拷贝数很丰富, 但随着年龄增加($P=0.015$)和 BMI 升高($P=0.004$), mtDNA 拷贝数有轻微的降低, 它不受性别、能量限制性饮食或长期减肥的影响。脂肪细胞 mtDNA 拷贝数与静息能量消耗、整体胰岛素敏感性或脂肪细胞脂肪分解无相关性。然而, mtDNA 拷贝数与脂肪细胞的基质($P=0.0012$)和胰岛素刺激的脂肪生成($P<0.0001$)显著正相关; 独立于年龄和 BMI 之

外，与线粒体氧化应激相关的几个基因的 mRNA 水平呈弱正相关性。该研究结果表明，人体白色脂肪细胞中的 mtDNA 拷贝数在健康个体体内相当稳定，它不受性别或体重减轻的影响，且对于整体胰岛素敏感性或静息状态下的能量消耗均不重要。然而，它与脂肪细胞脂肪生成强相关，与线粒体氧化应激能力弱相关。综上表明，脂肪细胞线粒体是局部调节因子。

此外，有研究者调查了人网膜脂肪组织中的线粒体 DNA 拷贝数与肥胖的相关性[133]。在 75 例志愿者中（包括肥胖、病态肥胖及非肥胖对照受试者），通过定量 RT-PCR 测定来自腹部网膜脂肪组织的单个脂肪细胞的 mtDNA 含量，此外记录基础代谢率和脂肪氧化率。结果显示，mtDNA 含量与肥胖有关。肥胖志愿者（BMI≥30 kg/m²）与非肥胖者（BMI<30 kg/m²）相比，其 mtDNA 含量显著升高。每个细胞的 mtDNA 含量与年龄及性别无关。糖尿病患者 mtDNA 含量呈现减少的趋势。此外，基础代谢率和空腹脂肪氧化率与 mtDNA 含量无相关性。该项研究表明，网膜脂肪组织细胞的 mtDNA 含量与各种临床参数无关，但糖尿病患者 mtDNA 含量减少，这或许可以解释糖尿病患者胰岛素抵抗中线粒体功能受损。此外，肥胖症患者的 mtDNA 含量显著增加（BMI≥30 kg/m²），这可能反映了肥胖症的补偿性反应。总之，线粒体功能的损害在肥胖和胰岛素抵抗的发展中起重要作用。

4.3 心血管疾病

在我国，随着饮食结构和生活方式的明显改变以及社会人口老龄化的急剧增加，心血管疾病的危害更加凸显和尖锐，已经成为严重危害人类健康的头号杀手。心血管疾病又称循环系统疾病，是指循环系统的一系列疾病，包括心脏、动（静）脉血管、微血管疾病，如高血压、高血脂、高血糖以及心脑血管硬化、卒中等。临床表现主要有心悸、眩晕、发绀、呼吸困难等。虽然心管疾病的发病机制尚未被完全揭示，并且也没有大量确切的实验研究支持所有心血管疾病是完全遗传的，但大量的研究表明，心血管环境氧化水平的变化在心血管疾病的发展中非常重要。有学者认为心肌线粒体合成减少是代谢综合征并发心血管疾病的标志，因为线粒体不仅容易受到氧化应激介导的损伤，而且在心血管细胞功能的调节中发挥重要作用。线粒体功能异常及其机制是代谢相关心血管疾病的研究热点，心血管疾病的危险因素是线粒体损伤和功能障碍增加[134]。下面将以比较常见的心血管疾病为例，阐述线粒体与复杂疾病之间的关系。

4.3.1 高血压

高血压（hypertension）是最常见的慢性病，也是心脑血管病最主要的危险因素，其容易引起脑卒中、心肌梗死、心力衰竭及慢性肾脏病等并发症[135]。临床上将高血压分为原发性高血压和继发性高血压，其中原发性高血压（essential hypertension，EH）是一种以血压升高为主要临床表现而病因尚未明确的独立疾病，占所有高血压病例的90%以上。已有众多研究表明，高血压是环境因素与遗传因素共同作用的结果[136]。目前认为该病受多基因遗传影响，且半数的高血压患者有遗传背景。

近年来，科学家发现线粒体基因突变会影响高血压的发生，且在这些突变中tRNA突变是与高血压相关的热点突变（图4.7）。已有大量研究证明，mtDNA的突变与母系遗传的几个家系的高血压相关。然而，我们对母系遗传性高血压的病理生理仍然知之甚少。

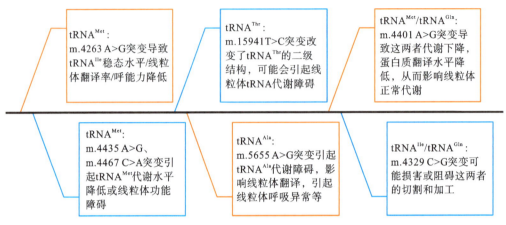

图 4.7 与高血压相关的热点 tRNA 突变

S. W. Wang 等人[137]研究了线粒体功能障碍与 EH 之间的因果关系。研究人员对来自中国的一个大家族的 106 名受试者进行临床、遗传学、分子生物学和生物化学评估。在 24 名成年母系亲属中，有 15 名表现出严重的 EH，而受影响的父亲的后代都没有高血压。母系亲属高血压发病年龄从 20 岁到 69 岁不等，平均为 44 岁。随后，研究人员通过线粒体基因组的突变分析，发现了位于 tRNA^{Ile} 5′末端前体加工位点上的新的同质突变——m.4263A>G。体外分析显示，m.4263A>G 突变降低了 tRNA^{Ile} 5′末端前体被 RNase P 切割催化的效率。tRNA Northern 分析显示，m.4263A>G 突变导致 tRNA^{Ile} 稳态水平降低约 46%。体内蛋白标记分析显示，携带 m.4263A>G 突变的细胞中，线粒体翻译率降低 32%。线粒体翻译受损导致总体呼吸能力降低，影响线粒体能量代谢，并且携带 m.4263A>G 突变的细胞中活性氧水平明显增加。这些数据表明，线粒体 tRNA^{Ile} m.4263A>G 突变会引起线粒体功能障碍，与 EH 有关。

我国科学家报告了一个患有母源性高血压的三代家系，对该家族中完整线粒体 DNA 分析揭示了高血压相关 tRNA^{Ile} A4295G 突变[138]。Z. Q. Lu 等人[139]通过研究具有 EH 的三代汉族家族的 mtDNA 遗传信息及临床资料，发现 17 名母系亲属中有 8 人表现出严重的 EH，而受影响的父亲的后代都未出现高血压，通过对 mtDNA 的序列分析，鉴定了已知的同质性的 m.4435A>G 突变，其位于反密码子的 3′端，对应于 tRNA^{Met} 的保守位置 37 号碱基，以及其他 41 个属于亚洲单倍型 G2a1 的突变。而 m.4435A>G 突变多发生于 mtDNA 单倍型 B5a、D、M7a2 和 J 中。

tRNA^{Met}位置的腺嘌呤(A37)从细菌到人类线粒体均特别保守。这种修饰的 A37 被证明有助于功能性 tRNA 的密码子识别、结构的形成和功能的稳定。而 m.4435A>G 突变导致 tRNA^{Met} A37 产生缺陷型核苷酸修饰,从而改变了 tRNA^{Met} 的结构和功能,引起 tRNA^{Met} 代谢水平降低,而 tRNA^{Met} 代谢障碍会导致线粒体蛋白质合成速率降低[140-141],随后引起线粒体呼吸链功能受损、ATP 减少及活性氧增加[142-144]。这些线粒体功能障碍可能有助于高血压的发展。同样在汉族人群中,Y.Q.Liu 等人发现了一种新型 tRNA^{Met} m.4467C>A 突变[145],其与高血压发病相关。研究证明,这种突变同样会促发氧化应激和线粒体功能障碍,从而参与高血压的发病机制,这些位点的发现将有助于家族遗传性高血压的前期咨询及诊断。

众所周知,线粒体 tRNA 基因都是单拷贝基因,因此 tRNA 基因的任何突变将最终导致线粒体翻译系统的不稳定,某些 tRNA 基因的任何点突变对其活性都是至关重要的[146-148]。人线粒体 tRNA^{Lys} 是线粒体 tRNA 的简化结构的一个例子。这种线粒体 tRNA 的 D 环只有 3 个碱基对,因此可能由于一些突变而导致结构不稳定[149]。L.Yan 等人[150]通过 PCR 扩增进行了 *tRNA^{Lys}* 基因的突变分析(990 名 EH 患者),并使用 1∶1 病例对照研究的方法对携带 *tRNA^{Lys}* 突变的 EH 患者和未携带突变的 EH 患者的资料进行了比较分析,共发现了 7 个突变位点(表 4.5)。携带突变个体的发病年龄早于未携带该突变的个体,携带 *tRNA^{Lys}* 突变的个体更容易发生由环境因素刺激而引起的高血压。另外,研究人员还检测了血糖、血脂、血清肌酐、尿素氮等生化因子,结果显示携带 *tRNA^{Lys}* 突变的高血压患者尿素氮水平高于未携带 *tRNA^{Lys}* 突变的高血压患者,而血钾显著降低,且发现携带 *tRNA^{Lys}* 突变的 EH 患者血小板计数较低,但具体机制尚不清楚。携带 *tRNA^{Lys}* 突变的高血压患者室间隔厚度水平较高,其左心室舒张末期内径水平明显降低。线粒体 *tRNA^{Lys}* 突变可能导致其结构和功能的变化,进而影响血液代谢、血电解质平衡、血细胞稳态、心脏结构和功能,并参与 EH 的发生和发展。

表 4.5　原发性高血压线粒体 *tRNA^{Lys}* 突变

突变位置	基因	剑桥参考序列	突变序列
8311	*tRNA^{Lys}*	U	C
8334	*tRNA^{Lys}*	G	A
8337	*tRNA^{Lys}*	U	C
8343	*tRNA^{Lys}*	A	G
8346	*tRNA^{Lys}*	A	G
8347	*tRNA^{Lys}*	A	G
8348	*tRNA^{Lys}*	A	G

丁禹等人[151]报道了一个具有母系遗传特征的中国汉族 EH 家系,该家系的高血压发病率较高。通过扩增母系成员和正常对照者的线粒体基因组序列,并经过序列比对发现,母系成员存在同质性的 *tRNA^{Thr}* m.15941T>C 的突变以及 *ND1* 基因

m.3497C>T 突变。m.15941T>C 突变位于 $tRNA^{Thr}$ 基因 TψC 环上高度保守的 61 号碱基，突变破坏了原有的 57A-61T 的碱基配对，且通过生物信息软件分析也发现该突变改变了 $tRNA^{Thr}$ 的二级结构，可能会引起线粒体 tRNA 代谢障碍。这表明线粒体 $tRNA^{Thr}$ m.15941T>C 和 ND1 m.3497C>T 突变可能是这个 EH 家系发病的重要分子基础。

线粒体 $tRNA^{Met}$/$tRNA^{Gln}$ 4401A 位于线粒体重链 $tRNA^{Met}$ 基因的 5′末端和线粒体轻链 $tRNA^{Gln}$ 基因之间的结合部分[152]。线粒体 tRNA 的加工则是在 RNase P 和 tRNase Z 的催化作用下在 3′末端和 5′末端进行精确的切割后完成的[137,153-154]。研究人员在 EH 人群中发现了 m.4401A>G 突变，它可能影响了 RNase P 催化的 $tRNA^{Met}$ 和 $tRNA^{Gln}$ 5′末端的加工效率。通过更深一步研究发现，线粒体 $tRNA^{Met}$/$tRNA^{Gln}$ m.4401A>G 突变导致 $tRNA^{Met}$ 和 $tRNA^{Gln}$ 代谢下降，蛋白质翻译水平降低，同时降低了位于呼吸链中的复合物Ⅰ、复合物Ⅲ和复合物Ⅳ的活性[155-156]，从而影响了线粒体正常代谢，促进了高血压的发生和发展。

越来越多的研究发现，线粒体 tRNA 突变与 EH 之间有密切的联系。P. P. Jiang[157]发现了一种新型高血压相关线粒体 $tRNA^{Ala}$ m.5655A>G 突变，该突变同样会引起 $tRNA^{Ala}$ 代谢障碍，从而影响线粒体翻译，引起线粒体呼吸链异常及膜电位水平降低等。L. Guo 等人[158]在母系遗传性原发性高血压（maternally inherited essential hypertension，MIEH）中发现了 MT-TW 基因中的 m.5512A>G 突变，该突变改变了高度保守的核苷酸，并且可能潜在地影响 $tRNA^{Trp}$ 的功能。此外，在 m.5512A>G 突变的携带者中观察到显著的运动不耐受、左心室重塑和动脉僵硬度增加，这进一步支持了 m.5512A>G 在 MIEH 中的潜在致病作用。Y. Q. Liu 等人[159]通过对线粒体基因组的突变分析，在一个 EH 家族的母系亲属中发现了一个位于 $tRNA^{Ile}$ 和 $tRNA^{Gln}$ 基因 3′端的新的同质性的 m.4329C>G 突变。携带该突变的细胞显示具有线粒体功能障碍。该突变仅存在于高血压患者的线粒体中，在 366 例对照组受试者中均未发现该突变，表明该突变可能与高血压发病有关。nt4329 位的胞嘧啶（C）在功能性 tRNA 的结构形成和稳定中是非常重要的，且 4329C 位于 tRNase Z 的切割位点处，因此该突变可能损害或阻碍 $tRNA^{Ile}$ 和 $tRNA^{Gln}$ 的切割和加工。

Y. Q. Liu 等人[160]对 22 个线粒体 tRNA 以及 140 例中国高血压患者和 124 例正常对照者的临床、遗传和分子变化进行了系统分析。该分析鉴定了 15 个不同 tRNA 基因中 22 个核苷酸的变化。这些能够引起 tRNA 结构改变及线粒体功能障碍的 tRNA 突变可能与中国人群的高血压相关。薛凌等人专门总结了高血压相关的线粒体 DNA 突变，详情可查阅文献进一步了解[135]。

虽然在高血压中大多数突变发生在 tRNA 上，但仍有一些突变位点会影响线粒体编码区的基因，如 ND1、ND2 及 Cytb 基因等，从而导致线粒体代谢障碍，影响疾病的发生和发展（表 4.6）。A. G. Nikitin 等人[161]使用实时定量 PCR 对 189 名糖尿病患者（其中 124 例为 EH）的血液中 mtDNA 的异质性进行定量分析，发现超过 39% 的线粒体 Cytb 基因中 m.15059G>A 异质性与 EH 的高风险显著相关。该研究首次证明了 T2DM 患者线粒体中的 m.15059G>A 突变会影响 EH。

表 4.6　中国人群高血压患者 mtDNA 突变[152,163-164]

基因	突变位置	剑桥参考序列	突变碱基	氨基酸改变
D 环	73	A	G	—
	152	T	C	—
	249	A	—	—
	263	A	G	—
	310	T	CTC	—
	489	T	C	—
	574	C	CCC	—
	16075	C	T	—
	16174	C	T	—
	16189	T	C	—
	16203	A	G	—
	16213	G	A	—
	16223	C	T	—
	16304	T	C	—
	16327	C	T	—
	16362	T	C	—
	16519	T	C	—
12S rRNA	750	A	G	—
	1005	T	C	—
	1119	T	C	—
	1438	A	G	—
16S rRNA	1824	T	C	—
	2706	A	G	—
	3010	G	A	—
	3106	C	—	—
ND1	3308	T	C	Met→Thr
	3336	G	A	—
	3497	C	T	Ala→Val
	3644	T	C	Val→Ala
	3970	C	T	—
ND2	4769	A	G	—
	4883	C	T	—
	4895	G	A	—
	5048	T	C	—
	5178	C	A	Leu→Met
	5373	A	G	Ile→Val

续表

基因	突变位置	剑桥参考序列	突变碱基	氨基酸改变
COX1	6392	T	C	—
	7028	C	T	—
	7181	C	T	—
COX2	7673	A	G	Ile→Val
	7828	A	G	—
ATPase6	8414	C	T	Leu→Phe
	8860	A	G	Thr→Ala
ATPase8	8701	A	G	Thr→Ala
	8860	A	G	Thr→Ala
COX3	9300	G	A	Ala→Thr
	9540	T	C	—
ND3	10398	A	G	Thr→Ala
	10310	G	A	—
	10400	C	T	—
ND4	10873	T	C	—
	10810	T	C	—
	11335	T	C	—
	11719	G	A	—
	12408	T	C	—
ND5	12338	T	C	Met→Thr
	13708	G	A	Ala→Thr
	12705	C	T	—
	13145	G	A	Ser→Asn
	13667	C	T	—
	14100	C	T	—
	13928	G	A	Ser→Thr
ND6	14668	C	T	—
tRNA^{Glu}	14727	T	C	—
tRNA^{Thr}	15941	T	C	—
tRNA$^{Leu(CUN)}$	12330	A	G	—
Cytb	14783	T	C	—
	15043	G	A	—
	15301	G	A	—
	15326	A	G	Thr→Ala

另外，在继发性高血压患者中，研究人员发现了位于基因 ND1 上的一个突变——m.3308T>C[162]。该突变导致位于 ND1 翻译起始的第一个氨基酸（甲硫氨酸）被苏氨酸替代，从而影响了 ND1 的翻译与表达。此外，ND3 基因上的 m.3308T>C 突变也位于邻近线粒体 tRNA$^{Leu(UUR)}$ 的 3′末端的两个核苷酸处。因此，该突变会改变 H 链多顺反子 RNA 前体的加工或引起 ND1 基因 mRNA 的不稳定。这些结果表明，ND1 基因上的 m.3308T>C 突变参与了相关的高血压的发病。同时，有研究人员在高血压患者中发现了 m.12338T>C 和 m.12330A>G 突变[163]。研究发现，m.12338T>C 突变会降低 ND5 基因 mRNA 水平并改变 tRNA$^{Leu(CUN)}$ 稳定性水平，而高度保守的 m.12330A>G 突变可能导致 tRNA$^{Leu(CUN)}$ 代谢失调。

4.3.2 心力衰竭

众所周知，心脏是人体耗能最多的一个器官。每个人每天产生的 ATP 大概与自身的体重相等，但像拳头大小，仅占体重约 0.5% 的心脏就消耗了约 8% 的 ATP，并且心脏也是人体内线粒体含量最高的器官之一，线粒体占据了心肌细胞约三分之一的体积[165]，并通过氧化磷酸化提供心肌收缩所需能量的 90%。

心力衰竭是由于多种心脏病长久对心脏的损害而造成的一种病症，这些心脏病有的与遗传无关，比如风湿性心脏病、肺心病、酒精性心肌病等；有的与遗传有关，比如冠心病、部分心肌病等，其中冠心病是最常见的与遗传有关的心脏病。心力衰竭（heart failure）是指心脏泵血能力降低，造成心脏输出量的绝对或相对减少而不能满足机体需要的病理过程，往往是心肌梗死、高血压和心肌病等多种心血管疾病发展的终末阶段[166]，因此如果是与遗传有关的心脏病导致的心力衰竭，就要考虑后代是否会受到遗传的影响。线粒体功能障碍与心力衰竭的关系主要体现在以下几个方面：①线粒体的能量代谢障碍问题，在心力衰竭发生和发展中起到最主要的作用；②通过对临床患者进行研究，发现患者在出现心力衰竭的症状后，心肌细胞的线粒体存在着电子传递链和氧化磷酸化复合物缺陷等功能障碍；③在构建的心力衰竭动物模型的研究中发现，心肌线粒体复合物Ⅳ的活性明显降低，另外复合物Ⅰ和复合物Ⅲ的活性也受到抑制[167]。线粒体功能的这些改变不仅会使 ATP 合成减少，还会使线粒体活性氧（ROS）生成增加，引起心肌线粒体能量代谢障碍，进而加重心脏机械功能紊乱，使心脏功能发生紊乱，最终使心脏病产生和恶化。现已证明线粒体活性氧通过氧化修饰心肌的肌原纤维蛋白导致心脏收缩功能的进行性降低，对心脏产生不可逆损伤，由此得知 ROS 对心脏的损伤不可忽视。最近研究发现，即使在没有明显心力衰竭或仅有轻度心力衰竭的患者中，也能发现一些心肌线粒体氧化磷酸化、呼吸链复合物和脂肪酸氧化能力等出现缺陷的现象，而在心力衰竭病程的晚期则表现为线粒体质量和数量的受损，这些结果证实了线粒体功能障碍在心力衰竭进程中起重要作用[168]。

尽管细胞可能含有突变 mtDNA，但疾病的表达依赖于携带突变的等位基因的百分比。通过动物水平上的研究证实，线粒体群体突变可能存在一个上限阈值水平，随后 ATP 下降[169]。无论突变类型或受影响线粒体中的异质性水平如何，未修复的损伤都会导致 ATP 减少，进而导致疾病的表型出现。疾病的表现不仅取决于 ATP 水平，还取决于受影响的组织。对于神经和骨骼肌组织，组织阈值应该达到或高于受损(突变)mtDNA 的 90%。为了诱导线粒体功能障碍，估计心肌组织阈值明显较低(64%～67%)，对于血管壁，突变阈值被认为是足够高可以诱导急性线粒体功能障碍产生的范围。例如，MELAS 突变 m.3243A＞G 的 95% 的异质性水平在死于充血性心力衰竭的患者的 COX 缺陷性脑微血管中被发现[170]，这种高水平的脑微血管突变等位基因被认为是导致 MELAS 综合征(线粒体肌病脑病伴乳酸酸中毒及卒中样发作)的原因。同时有研究表明，患心肌病的心脏一般较易出现 mtDNA^{7436} 缺失。有研究人员报道，肥厚型和扩张型心肌 mtDNA 出现多种缺失[171]，在有些冠心病患者的心肌中会发现 mtDNA^{4977} 缺失伴有 mtDNA^{10423} 缺失，因此 mtDNA 突变可能是导致心肌病的一个重要因素。2019 年的一项研究发现了一个线粒体突变与肥厚型心肌病相关，即 m.2336T＞C 突变[172]，它导致 16S rRNA 稳定性下降，其结合蛋白稳态水平下降，线粒体翻译能力受损，导致线粒体功能障碍，包括线粒体 ATP 产生和膜电位下降，但 ROS 生成增加。

线粒体的功能障碍和合成障碍会引发心力衰竭的发生和发展，这里面涉及了代谢通路、mtDNA 和一些生物因子的作用。mtDNA 复制受损和 mtDNA 消耗是心脏衰竭临床诊断之前右心室肥大的早期事件。mtDNA 耗竭也与线粒体超结构的病理变化相平行，这表明 mtDNA 含量较低的患者发生心力衰竭的风险较高，因此早期手术治疗可能会改善这些患者的预后。在更深入的基因层面的研究中发现，mtDNA 拷贝数在动物和人类心力衰竭(HF)中减少，但其在心肌细胞中的具体的详细的作用仍有待阐明。现有研究结果表明，心力衰竭患者心肌组织中 mtDNA 拷贝数与氧化应激水平呈负相关[173]。最近的实验和临床研究表明，氧化应激反应在心力衰竭的过程中有增强现象，在衰竭的心脏中氧自由基的产生增加，同时保留抗氧化酶活性。线粒体电子传递是产生氧自由基的酶促来源，并且也是抗氧化剂在衰竭的心肌中引起损伤的靶标。有研究发现，线粒体中氧自由基产生的慢性增加可导致 mtDNA 损伤，还会引起线粒体功能衰退，进一步产生氧自由基和细胞损伤，最终导致氧自由基增多、mtDNA 损伤、细胞损伤的恶性循环。活性氧物质通过激活基质金属蛋白酶诱导心肌细胞肥大、细胞凋亡和间质纤维化，这些细胞事件在适应不良心脏重塑和衰竭的发生和进展中发挥重要作用。因此，氧化应激和 mtDNA 损伤是很好的治疗靶点。

研究证明，过氧化物氧酶-3(Prx-3)、线粒体抗氧化剂或线粒体转录因子 A(mitochondrial transcription factor A，TFAM)的过度表达可改善衰竭心脏 mtDNA 拷贝数的下降，与 mtDNA 的改变一致，氧化能力的降低也被阻止。因此，Prx-3 或 TFAM 表达的激活可以改善心力衰竭中所见的病理生理过程。抑制氧化应激和 mtDNA 损伤可能是新的和可能有效的心力衰竭治疗策略[173]。TFAM 的过表达导致 mtDNA 拷贝数增加并促进与有限的线粒体氧化应激相关的心脏保护作用。更深一步的研究结果表明，增加 mtDNA 拷贝数可能是靶向心力衰竭中线粒体活性氧有用的治疗策略。在研究中也证实了过表达 mtDNA 复制相关基因使 mtDNA 拷贝数增加后，小鼠心肌损伤症状得到很大程度的缓解[174]。较低的 mtDNA 拷贝数与较高的心血管疾病的患病率相关，但这种关联可能伴随着年龄增加而削弱，并且在后来基于易测性和低成本方面考虑，评估 mtDNA 拷贝数可能会在临床上应用到对心血管疾病风险的分类中[175]。

心力衰竭可能是由多种因素导致的，有时候是多种心脏病和其他的心血管疾病的恶性发展方向，而这些病可能是由一些 mtDNA 的突变引起的，例如动脉粥样硬化和其他类型心脏病。作为一大类代谢型的疾病，在心力衰竭的发生和发展过程中，线粒体在功能障碍和合成障碍方面产生的"贡献"不可忽视，这里面涉及了多种代谢通路、mtDNA 突变和一些生物因子缺失的作用。线粒体会通过卵细胞传递，因此相关疾病会遗传自母亲，mtDNA 是只通过母系一脉传递的遗传基因，男性虽然也可以从母亲那里继承 mtDNA，但却无法将它遗传给自己的后代。而心力衰竭这一类疾病往往是不遗传的，尤其是后天形成的，可能与遗传无关，先天性的则可能与遗传有一定的关系。当母亲的 mtDNA 突变，或者拷贝数变化较大的时候，就更容易使后代罹患先天性心脏病，有可能发展成为心衰。当然，目前还没有确切的证据能够证明心衰与遗传有关系，二者之间具体的联系还需要进一步的探索。

4.3.3 动脉粥样硬化

动脉粥样硬化(atherosclerosis，AS)是导致心血管疾病死亡的另一个主要原因。AS 的病变基础是脂质代谢发生障碍，其发病的特点是首先病变血管从内膜开始，先是有脂质和复合糖类积聚在内膜上，然后下一阶段会有出血及血栓形成，进而血管纤维组织增生及钙质沉着，并有动脉中层的逐渐蜕变和钙化，最后导致动脉壁增厚变硬、血管腔狭窄。AS 的病变常累及大、中肌性动脉，如果发展到可以阻塞动脉腔，那么该动脉所供应的组织或器官将缺血或坏死。AS 是后天环境与先天遗传综合作用所导致的，所以与先天遗传有一定联系。

目前研究表明，和心力衰竭一样，AS 的发生和发展与线粒体功能障碍时进行性呼吸链酶活性降低、产生过多的 ROS 以及累积的 mtDNA 损害或突变密切相关[176]。在诸如 AS 的慢性血管疾病中，观察到受影响的血管壁(如主动脉粥样硬化斑块)的突变阈值明显较低，例如对于突变 m.3256C>T、m.12315G>A、m.15059G>A 和 m.15315G>A，AS 病变的异质性范围为 18%~66%，是正常血管组织的 2~3.5 倍[177]。mtDNA 的突变体对于 AS 的发生和发展可能有双向的作用，有些 mtDNA 变体具有抗 AS 的功能。例如，K. Takagi 等人[178]报道了日本人群中 ND2 基因(突变常见于线粒体心肌病、莱伯遗传性视神经病变)m.5178C>A 多态性(实际上是同质性突变)的次要等位基因 A 的抗 AS 效应。H. Matsunaga 等人[179]观察到携带等位基因 m.5178A 的 T2DM 患者的双侧颈动脉中斑块形成明显较少，由此表明该 mtDNA 变体的抗 AS 的作用。A. Kokaze 等人[180]发现携带

m. 5178A 的男性血清高密度脂蛋白水平显著高于携带 5178C 的男性，并且女性携带者 5178A 的血清甘油三酯浓度低于携带 5178C 的女性携带者。因此，A. Kokaze 等人[180]的发现有助于解释至少部分是等位基因的抗 AS 作用。

除了这些已知的 mtDNA 突变会对 AS 的发生和发展起作用之外，还有其他的 mtDNA 损伤也会对 AS 产生作用。在 AS 的发生和发展中起重要作用的氧化型低密度脂蛋白(oxidatived low-density lipoprotein，ox-LDL)，在经过线粒体产生的 ROS 修饰后会涉及 AS 的各个病理过程。反过来，ox-LDL 又可通过抑制线粒体呼吸酶的活性，导致线粒体呼吸链电子传递速度减慢，增加 ROS 生成，这就形成了一种恶性循环，导致内皮损伤和 AS 形成。A. Devarajan 等人曾做过一项研究，用一种缺乏载脂蛋白 E(ApoE)的动物模型 $ApoE^{-/-}$ 鼠作为实验对象，发现在这种小鼠血浆中低密度脂蛋白胆固醇和甘油三酯的水平显著增加，容易出现 AS 病变，并且 $ApoE^{-/-}$ 鼠的线粒体锰超氧化物歧化酶(SOD2)活性降低，mtDNA 损伤增加，并且这种现象是在 AS 斑块形成之前出现的，$ApoE^{-/-}$ 鼠线粒体氧化应激增强，AS 病变明显加重[181]，这可作为 AS 的一个征兆检测，使易患病的人提早预防。还有研究发现[176-177]，$ApoE^{-/-}/ATM^{+/-}$ 鼠*在高脂饮食喂养之前就会出现高脂血症，表现为明显加速的 AS，并且病变斑块处的 DNA 碎片增多，mtDNA 含量减少，ROS 和 mtDNA 氧化性产物增加。这些研究结果提示，DNA 修复功能障碍引起的 mtDNA 损害可以直接加速 $ApoE^{-/-}$ 鼠 AS 以及其他并发症的形成。

综上所述，一些已知的 mtDNA 突变会对抗 AS 有作用，如果能够从母系中获得这些突变，那么由先天导致的 AS 概率就会有相对的降低。氧化应激反应和线粒体的功能障碍互相影响，一旦形成，彼此之间会产生恶性循环，在 AS 的形成中发挥关键作用；线粒体功能障碍与 AS 诱因之间也有相互作用，是加速 AS 发展的一个因素；而 mtDNA 损伤和修复功能障碍则可能是导致 AS 的直接原因。迄今为止，对各种关于体细胞异质性 mtDNA 突变在糖尿病血管 AS 和其他病理变化中的作用的研究和认知仍处于起步阶段。实际上，每种致病 mtDNA 突变都有其自身的异质性阈值，需要进行测量。真实突变阈值的评估受到邻近组织中目标突变异质性的显著阻碍。根据异质性水平评估每种疾病相关 mtDNA 突变的功能性后果也很重要。获得的有关母系遗传形式高血压的同质性 mtDNA 突变功能的实质性数据可能有助于选择与糖尿病血管并发症有关的突变功能分析的最佳策略，同时也为 AS 是否会遗传提供了猜想。

4.3.4 缺血性心脏病

心脏病属于一种常见的心血管疾病，按照发病先后可以分为先天性心脏病和后天性心脏病。先天性心脏病是指心脏在胎儿期中发育异常所致，病变可累及心脏各组织。后天性心脏病的种类根据发病原因不同而有很多种，多是因为出生后心脏受

---

* 共济失调毛细血管扩张症突变(ataxia-telangiectasiamutated，ATM)。

到外来或机体内在因素作用而致病。比如,冠状动脉粥样硬化性心脏病、风湿性心脏病、高血压心脏病、肺源性心脏病、感染性心脏病、内分泌性心脏病、血液病性心脏病、营养代谢性心脏病等,其中很多心脏病经过长期的恶性发展,就会导致心力衰竭。目前已发现多种与心脏病相关的mtDNA突变,包括编码tRNA基因区中碱基替代突变、mtDNA插入和缺失突变,以及mtDNA拷贝数目改变等。其中,mtDNA缺失突变常见于各种心脏损害,在这里介绍一种与线粒体有密切关系的心脏病——缺血性心脏病。

缺血性心脏病是危害人类健康的重大疾病。传统观点认为,冠状动脉病变是缺血性心脏病的主要病因。缺血性心脏病往往表现为心律失常和心脏舒缩功能降低,这些变化与心肌能量代谢障碍、微血管损伤、心肌细胞坏死或凋亡有关,其中线粒体能量代谢障碍是引起心肌缺血再灌注损伤的重要因素[182]。引起损伤的主要机制包括线粒体ATP生成减少并产生过量的ROS引起氧化应激、Ca^{2+}超载和线粒体通透性转换孔(mitochondrial permeability transition pore,MPTP)持续性开放[183]。现在一般认为导致缺血性心脏病的主要原因是冠状动脉阻塞,而冠状动脉短暂性阻塞加上心肌缺血再灌注,则会对心肌结构及心肌功能产生影响,且在此过程中线粒体会受到不同程度的损害;如果冠状动脉出现永久性阻塞,则可引起心肌梗死,进一步导致心肌重构及心力衰竭。心肌缺血再灌注损伤(ischemia-reperfusion injury)常见于急性心肌梗死后的复灌治疗。心肌缺血再灌注后线粒体功能发生紊乱,其主要表现如下:①线粒体钙超载,线粒体的钙离子输送量是心脏工作强度或是由能量带动的心脏跳动强度的重要衡量指标;②活性氧大量产生;③心磷脂氧化,膜蛋白功能紊乱;④呼吸链复合物和腺苷酸转移酶受抑制;⑤MPTP开放,细胞色素c等促凋亡物质释放;⑥质子渗漏增加[184]。缺血心肌再灌注时产生过量的ROS是引起心肌缺血再灌注损伤的主要原因,而线粒体是心肌缺血再灌注过程中产生ROS的重要来源。一方面,ROS增多可损伤线粒体的膜系统,从而影响线粒体膜电位,造成线粒体ATP合成障碍;另一方面,线粒体功能障碍产生过多的ROS不能被及时清除,可导致蛋白质和脂质过氧化,损害线粒体膜的通透性,引起电子传递链酶活性的进一步下降,进而形成恶性循环,造成心肌细胞凋亡和坏死,最终引起心力衰竭。

在缺血性心脏病中,最常见的一种缺失类型就是mtDNA 4977 bp($mtDNA^{4977}$)的缺失,这一缺失片段包括核苷酸位点8470到13447,这里面包括*ATPase8*、*ATPase6*、*COX2*、*ND3*、*ND4L*、*ND4*、*ND5*、*ND6*和*Cytb*编码基因,如果这一片段出现缺失,则会造成氧化磷酸化中某些多肽不能生成,氧化磷酸化受到抑制,ATP生成减少,进一步降低线粒体利用氧的能力,使氧自由基堆积增加,加重mtDNA的损害。M. Corral-Debrinski等人[185]对10名正常人、7名冠心病患者和10名非缺血性心脏病患者的心肌组织进行了$mtDNA^{4977}$缺失的定量分析,发现40岁以下正常人无$mtDNA^{4977}$缺失,40岁以上者有低水平的缺失(缺失率为0.0035%),在非缺血性心脏病患者中有2例特发性扩张型心肌病患者的$mtDNA^{4977}$缺失增加,缺失率为0.14%～0.16%，是正常人的40～45倍。同时，mtDNA^{4977}缺失率增高还伴有nDNA和mtDNA非缺失区编码氧化磷酸化基因转录水平的代偿性升高，是正常人的1.5～4.6倍；并且研究发现，缺血的心脏左心室负荷越大，心肌mtDNA^{4977}缺失率越高，氧化磷酸化基因转录水平越高[186]。当细胞内的突变mtDNA积累到一定程度，细胞产生的能量低于组织、器官发挥功能所需要的能量最低阈值的时候，心功能就会出现不可逆转的衰竭，最后导致心力衰竭。

线粒体是缺血性心脏病药物研发的一个重要靶点，虽然多种实验室研究中表现良好的线粒体靶向药物未通过临床试验，但仍有很多有前景的药物值得探索。由于线粒体功能紊乱在心肌缺血损伤过程中发挥着重要作用，因此线粒体靶向药物可能成为人类抗缺血性心脏病的一把"利剑"。

综上所述，心血管疾病属于循环疾病，其病因一方面是多种心脏病变长期对心脏的损害而出现的一种病症，另一方面是动脉硬化长久地对心脏的损伤，导致心肌细胞出现功能上的障碍。当动脉血管内壁有脂肪、胆固醇等沉积，并伴随着纤维组织的形成与钙化等病变，就会产生动脉硬化，AS就属于动脉硬化的一种。动脉硬化病变发展至心脏冠状动脉阻塞时，则形成冠心病（心绞痛、心肌梗死及猝死）。从正常动脉到无症状的AS、动脉狭窄需要十几年到几十年的时间，但从无症状的动脉硬化到有症状的动脉硬化，如冠心病或卒中，只需要几分钟。很多患者因毫无思想准备，也无预防措施，故死亡率很高。因此，对于这种多因素造成的心血管疾病，多一条病因的研究就会多一条治疗的思路，也为患者多提供一条生路。虽然心血管疾病多种多样，心血管疾病的发病机制也尚未被完全揭示，但大量的研究表明，心血管环境中氧化磷酸化水平的变化在心血管疾病的发展中非常重要，线粒体不仅容易受到氧化应激介导的损伤，其自身也会发生不同程度的基因突变，因此在心血管细胞功能的调节中发挥重要作用。

研究已经表明，心血管疾病的危险因素是线粒体损伤和功能障碍增加，以及线粒体基因组的突变和拷贝数变异的变化等多种因素。心力衰竭患者心肌组织中mtDNA拷贝数与氧化应激水平呈负相关，较低的mtDNA拷贝数与较高的心血管疾病的患病率相关，但是Prx-3、线粒体抗氧化剂或TFAM的过度表达可改善衰竭心脏中mtDNA拷贝数的下降，这可能与遗传方面不太相关。不过mtDNA和氧化磷酸化水平两者的这种关联可能伴随着年龄增加而削弱，在基于易测性和低成本方面考虑，评估mtDNA拷贝数可能应用于临床上对心血管疾病风险的分类。mtDNA^{4977}、mtDNA^{7436}和mtDNA^{10423}三种类型的mtDNA缺失在心肌损害中常常同时出现，又往往以某一种类型为主。虽然每一种类型的缺失率比较小，但是如果把这三种mtDNA突变的所有形式合并在一起综合考虑的时候，若某种突变率增高，就预示着mtDNA受损严重。已知线粒体基因是通过母系遗传进行遗传的，线粒体如果由于基因的突变或者其他损伤引起功能障碍和生物合成的阻碍，遗传给下一代，那么后代患病的情况就和遗传分不开。

线粒体在机体的各种生命活动中均发挥着重要的作用，其功能正常在生命活动中是至关重要的，线粒体的半自主性又决定其具有一定遗传特征。迄今为止，心血管疾病时引起线粒体功能障碍的始动机制仍不清楚，在心血管疾病和线粒体突变之间是否存在遗传关系这一问题上并没有足够的线索和证据可以证明，但是或多或少肯定会受到母系遗传的影响，这可能会产生一种新的研究方向。随着研究的不断深入，线粒体功能障碍在心血管疾病中的重要地位将会逐渐凸显，为今后心血管疾病的研究和防治开拓新思路。另外，心血管疾病的产生主要是与后天的环境因素有关系，因此合理的饮食、适度的运动和充足的睡眠等健康的生活方式是不可忽视的，只有在先天因素和后天因素都关注的情况下，才能使得患病率降到最低。

4.4 肿瘤

目前，恶性肿瘤已经成为威胁人类健康的头号杀手，全球患癌人数不断攀升。其中，在女性患者中，乳腺癌发病率最高；在男性患者中，肺癌发病率最高[187]。肿瘤的发生与发展受到遗传与环境等多种因素的影响。近年来，多国科学家通过研究发现，线粒体功能障碍与肿瘤的发生和发展有密切的联系，因此线粒体遗传与肿瘤相关性的研究也越来越受到人们的关注。

大量研究表明，mtDNA突变在多种癌症发展中具有重要的作用。各种研究将mtDNA异常（包括点突变、缺失、颠换和拷贝数改变等）与线粒体功能障碍联系起来[188]。因此，线粒体代谢异常、形态结构异常以及基因变异都会对线粒体功能产生极大影响，进而可能会影响各种酶及调节因子的产生或分泌，激活或抑制某些信号通路，导致细胞的无限增殖，最终引起癌变。由此可知，线粒体在肿瘤的发生、发展过程中发挥着巨大作用。

本节将主要介绍线粒体功能障碍对肿瘤发生和发展的影响以及线粒体异常在各类实体瘤及非实体瘤中的研究现状。

4.4.1 线粒体功能障碍与肿瘤的发生和发展

4.4.1.1 线粒体代谢异常与肿瘤

本节主要介绍肿瘤中的氧化磷酸化与有氧糖酵解调节。

细胞主要通过产生ATP为生物体提供能量，维持有机体各项生命活动的正常进行。一般在氧气充足的条件下，线粒体通过氧化磷酸化产生大量ATP，供给细胞各项代谢活动所需能量。在氧气缺乏的情况下，线粒体则通过糖酵解产生少量的ATP来维持生命活动。正常生物体内，氧化磷酸化和糖酵解是相互转换的，以此来调节细胞内的能量平衡，维持生物体各项代谢活动的正常进行。

在肿瘤细胞中，情况却完全不同。1956年，诺贝尔奖获得者德国科学家O. Warburg[189]在《科学》杂志上提出，细胞癌变是由于线粒体功能受到了不可逆转的损伤，导致氧化磷酸化与糖酵解之间相互转换调节的平衡被破坏，细胞能量供应出现问题，进而导致正常细胞向恶性转化。他通过研究发现，即使在氧气条件十分充足的条件下,肿瘤细胞中仍以糖酵解作为主要的产能方式。因此他提出,有氧糖酵解是肿瘤细胞能量代谢的标志之一,即 Warburg 效应。然而 C.Jose 等人通过研究发现,在某些肿瘤细胞中,如果抑制有氧糖酵解,则线粒体的氧化磷酸化反应会恢复,且观察到肿瘤细胞的生长会受到抑制。因此他们认为,在癌细胞中可能是有氧糖酵解被激活,从而抑制了氧化磷酸化反应,并不一定是线粒体代谢过程受到不可逆的损伤[190-191]。

在氧气充足的条件下,正常细胞的线粒体内 1 分子的葡萄糖可经氧化磷酸化反应产生 36~38 个 ATP,而糖酵解只能产生 2 个 ATP。很明显,糖酵解是一种效率极低的产能方式,那为什么肿瘤细胞在氧气充足的条件下,仍旧选择糖酵解这种产能方式呢?研究表明,在肿瘤细胞中,有氧糖酵解不但能为细胞快速生长提供能量,还能为肿瘤细胞提供适宜生长的微环境,促进细胞无限增殖,维持癌细胞向其他正常细胞和组织转移浸润及侵袭的能力,且能为癌细胞增殖合成必要的原料[192]。例如,在多种癌症中发现,肿瘤细胞通过有氧糖酵解可产生大量的乳酸,而乳酸分泌到细胞外能够维持局部的酸性环境,这有利于肿瘤细胞向周围细胞及组织浸润及远处转移[193],并且分泌到细胞外的乳酸能够被基质细胞吸收,产生丙酮酸,再次提供给肿瘤细胞充当反应原料[194]。与此同时,肿瘤细胞在糖酵解过程中能够产生其他中间产物,而肿瘤细胞能够利用这些中间产物作为原材料合成细胞生长所需的其他物质,进一步促进肿瘤细胞的生长繁殖[192]。所以,有氧糖酵解对于肿瘤细胞的生长绝不仅仅是提供能量这么简单,它在肿瘤细胞无限增殖、转移、浸润及侵袭等方面均发挥着不可忽视的作用。

肿瘤细胞为了自身的生长与发育,对其能量代谢方式进行了重编。在肿瘤细胞生长发育的不同阶段,有氧糖酵解与氧化磷酸化在线粒体内不断进行互相调节,在保证充足能量的同时,为自身生长合成所需原料,合理安排产能方式,以此来促进自身的繁殖及扩散。

4.4.1.2 ROS 稳态变化与肿瘤

进化总是伴随着风险。生命体从原核细胞到真核细胞的进化,从无氧呼吸到有氧呼吸的巨大转变,有氧呼吸在产生更多能量及加速生物体代谢的同时,也经受着这一代谢方式所带来的副作用——活性氧的产生。

活性氧(reactive oxygen species,ROS)是由线粒体产生的比氧气更活跃的一类化学物质。ROS 是氧气代谢产物及其衍生的含氧物质的统称,包括所有过氧化物和含氧自由基,如过氧化氢(H_2O_2)、羟自由基($\cdot OH$)、超氧阴离子($O_2^{\cdot -}$)等。其中,过氧化氢是细胞内最重要的活性氧信号分子。ROS 是线粒体电子传递链所产生的一类副产品。正常情况下,生物体在进行有氧呼吸的过程中,大部分电子沿呼吸链传递至末端,然后与分子氧结合,通过复合物Ⅳ催化,失去 4 个电子而生成 2 个水分子。然而,线粒体中的其他氧化还原物质,如复合物Ⅰ和复合物Ⅲ在电子传递过程中会漏出少量电子,分子氧获得额外电子,发生还原反应,从而产生 ROS。

目前研究普遍认为,肿瘤组织中的 ROS 含量一般高于正常组织。在正常细胞中，线粒体所产生的ROS一般被控制在很低的范围内，不会对生物体造成任何损害，且在机体抗菌、消炎及抵抗肿瘤方面发挥重要作用。生物体内适量的ROS能够通过蛋白磷酸化/去磷酸化、相关转录因子及环鸟苷酸等途径参与细胞增殖、分化、凋亡相关的信号转导，并且这些ROS会在细胞内的一些自由基清除剂及抗氧化剂的作用下被及时清除，从而维持细胞的正常运转。当ROS未被及时清除时，它能够氧化细胞的蛋白、脂质及核苷酸，且有助于启动促进肿瘤转化的核DNA或线粒体DNA突变，最终导致细胞功能紊乱或者死亡。一系列研究表明，包括肿瘤在内的恶性疾病常表现出ROS产生与抗氧化剂防御之间的平衡被打破。当细胞内某些基因变异或在缺氧等极端条件下，会诱导线粒体内的ROS急剧升高，从而激活与肿瘤相关的某些信号通路，如HIF-1A、EGFR、PKM2、PDGFR、MAPK相关通路等[195]。大量研究表明，ROS与肿瘤细胞增殖迁移、代谢转变、血管形成以及迁移侵袭等多个活动密切相关[196-198]。因此，ROS水平升高已经成为肿瘤细胞及肿瘤组织的又一重要特征。

线粒体ROS可以改变细胞氧化还原调节，诱导nDNA和mtDNA损伤，并影响癌症促进转录因子的活化，从而以不同的方式促成癌症的发生和进展[199]。在肿瘤发生和发展的过程中，线粒体不仅是ROS的主要产生部位，而且是ROS攻击的主要目标。mtDNA不同于核内的DNA，它没有组蛋白的保护，缺乏相应的损伤修复系统，并且靠近电子传递系统，因此很容易受到ROS攻击，从而导致基因突变。而且，mtDNA能够编码并合成一些与氧化磷酸化反应相关的蛋白，如果这些mtDNA发生突变，则会直接影响线粒体氧化磷酸化过程的正常反应，导致电子传递链发生紊乱且降低ATP的合成，进而肿瘤细胞产能方式转变为有氧糖酵解。同时，肿瘤细胞在低氧微环境下会产生更多的ROS，而这又会加剧线粒体功能的进一步损伤，形成一个恶性循环，最终促使肿瘤细胞转变为主要依赖糖酵解提供能量的细胞类型[200]。

因此，破坏肿瘤细胞内的ROS稳态将有助于干扰其正常的代谢方式，从而达到抑制肿瘤生长的目的。然而，这需要我们不断深入地研究ROS的作用机制，为肿瘤治疗提供理论基础。

4.4.1.3　线粒体膜稳定性调节因子与肿瘤

1. 腺苷酸转运载体

腺苷酸转运载体（adenine nucleotide translocator，ANT）是线粒体内膜上最丰富的蛋白质，该蛋白除能催化线粒体产生的ATP与胞质中的ADP进行交换外，还是线粒体通透性转换孔（mitochondrial permeability transition pore，MPTP）的关键成分[201]。MPTP可能主要由线粒体外膜的电压依赖性阴离子通道（voltage-dependent anion channel，VDAC）、内膜的ANT以及线粒体基质中的亲环蛋白D构成[202]。当MPTP处于开放状态时，由于小分子物质通过线粒体内膜使得内膜膜电位下降、外膜破裂以及基质肿胀，将最终导致一系列可溶性促凋亡蛋白（如凋亡蛋白诱导因子）的释放并引起后续的凋亡反应[203]。对MDA-MB-231细胞的研究发现，转染ANT1的细胞发生了凋亡，而转染ANT2则不会发生凋亡[204]。ANT1

的过表达伴随着膜电位的降低、细胞色素 c 的释放等一系列凋亡反应,而 ANT2 的过表达对细胞则没有作用[205]。通过对经过改造的人类细胞系中表达的 ANT 亚型进行分析,发现其主要表达 ANT2,而该亚型缺少 ANT1 具有的促凋亡活性[205]。这表明在肿瘤细胞中 ANT2 的过表达抑制了线粒体膜透化作用的发生,从而表现出抗凋亡的特性。

2. B 细胞淋巴瘤-2 蛋白家族

Bcl-2(B 细胞淋巴瘤-2)蛋白位于线粒体的外膜上,它是从滤泡 B 细胞瘤中获得的第一个抗凋亡蛋白。目前,已有 30 种以上的 Bcl-2 家族相关蛋白被鉴定出来,包括 Bcl-2 亚家族(主要起抑制细胞凋亡的作用,如 Bcl-2、Bcl-xL、Bcl-W、MCL-1 等)、Bax 亚家族(主要起促进细胞凋亡的作用,如 Bax、Bak、Bok 等)、Bcl-2 同源结构域亚家族(主要起促进细胞凋亡的作用,如 Bik、Bad、Bid 等)[206]。在细胞中,当 Bcl-2 家族中的促凋亡蛋白大量表达时,就会导致细胞死亡;相反,若 Bcl-2 家族中的抗凋亡蛋白大量表达时,细胞就不会死亡。在肿瘤细胞中,Bcl-2 家族中抗凋亡蛋白与促凋亡蛋白在它们 BH3 结构域会发生相互作用,导致线粒体外膜上的促凋亡蛋白 Bak/Bax 无法形成较大通路和孔道[207],因而不能发挥促凋亡作用;而在肿瘤细胞中,抗凋亡蛋白大量表达则导致肿瘤细胞逃离凋亡,进而无限增殖。因此,线粒体外膜上促凋亡蛋白与抑制凋亡蛋白间的平衡是调控细胞凋亡的关键,这两种蛋白失衡,则会抑制凋亡的发生,细胞无限增殖,从而导致正常细胞癌变[206]。

3. 己糖激酶

己糖激酶(hexokinase,HK)是一种催化葡萄糖磷酸化并转化为葡萄糖-6-磷酸(G-6-P)的酶类。G-6-P 作为底物进入代谢机制最终会参与底物磷酸化反应[206]。HK 存在 4 种亚型。

在肿瘤细胞中,HK 起着非常重要的作用,HK 的活性能够影响肿瘤的细胞生长。大量研究发现,肿瘤细胞中的 HK 表达量明显上调,己糖激酶 2 型会同时与 ATP 和葡萄糖结合,从而引起 G-6-P 的大量产生。HK 不断地消耗葡萄糖,使其与 ATP 发生底物磷酸化过程,从而导致氧化磷酸化过程中所需的磷酸盐减少,最终会影响线粒体氧化磷酸化反应的正常进行,使细胞有氧呼吸效率大大降低[208]。HK 也参与线粒体膜稳定性的调节。在绝大多数肿瘤细胞中,都能够观察到 HK1 和 HK2 的表达上调。HK 能与位于线粒体外膜上的 VDAC 胞质位点结合[209],占据了凋亡前体蛋白在线粒体外膜上的结合位置,且研究人员发现,HK 还能够调节 MPTP 的开放,会抑制线粒体 MPTP 的开放,进而抑制 Cyt c 释放等一系列的凋亡,从而抑制了细胞凋亡作用。因此,HK 通过与肿瘤细胞线粒体的结合,不但能够稳定肿瘤细胞线粒体,抑制肿瘤细胞的凋亡,而且还能促进肿瘤细胞的生长[208]。

4. 钙离子稳态

钙离子(Ca^{2+})是生物体内非常重要的一类物质,它不但是细胞内的第二信使,而且作为细胞损伤、细胞生长及凋亡的应激源,在细胞维持正常生命活动中发挥着关键作用[210]。

在细胞内 Ca^{2+} 超载是导致线粒体功能异常的重要因素。许多研究表明 Ca^{2+} 稳态失衡是肿瘤的一种特征，Ca^{2+} 参与调控肿瘤生成和发展[211]。在正常生理状态下，线粒体介导的 Ca^{2+} 吸收具有缓冲线粒体内 Ca^{2+} 浓度、形成胞内 Ca^{2+} 信号、刺激 ATP 生成等作用；但发生氧化应激时，线粒体 Ca^{2+} 稳态失调，导致 Ca^{2+} 超载。因此，在防止线粒体氧化应激反应中，有效控制线粒体内 Ca^{2+} 的流动是非常重要的一个手段。

钙离子超载在线粒体功能障碍以及细胞凋亡过程中发挥着重要的细胞信号作用。研究表明，Ca^{2+} 超载具有细胞毒性，它所诱导的细胞氧化应激反应会损伤线粒体，进而影响其功能的正常发挥[210]。一方面，当细胞质内 Ca^{2+} 浓度升高时，促进线粒体顺电化学梯度摄取 Ca^{2+}，导致线粒体内 Ca^{2+} 增加，进一步引起线粒体内含锰超氧化物歧化酶（Mn-SOD）、过氧化氢酶和过氧化物酶等活性下降，导致 ROS 含量升高，而过量的 ROS 会使膜脂质过氧化，进而损伤线粒体内膜通透性，且 Ca^{2+} 的升高直接促进 MPTP 的开放，这些均会使线粒体内 Ca^{2+} 进一步增加，从而形成恶性循环，影响线粒体结构及生理功能。另一方面，当 Ca^{2+} 摄入过多时，会导致线粒体内形成磷酸钙沉积，可引起线粒体呼吸链氧化磷酸化解偶联，阻碍 ATP 的合成，能量供应不足会导致线粒体代谢失调及功能障碍[210]。综上所述，线粒体内 Ca^{2+} 超载可影响 ATP 合成，影响 MPTP 的开放以及胞质内钙信号和钙稳态的维持；线粒体膜损伤造成的线粒体通透性增加还可导致线粒体肿胀、嵴断裂，线粒体内空泡化，损害线粒体正常功能[211]。

前文已经提到过，在正常生理状态时，适量的 ROS 参与调节细胞代谢和信号转导等过程，能够维持细胞正常的生理功能；但当 ROS 浓度过高时，则引起细胞氧化应激反应，导致细胞功能受损，进而引起各类疾病的发生。在病理状态下，线粒体产生过多的 ROS 会破坏细胞膜并改变膜通透性，释放兴奋性神经递质天冬氨酸和谷氨酸，开启受体依赖性通道，诱导大量 Ca^{2+} 经由通道内流入细胞内，导致 Ca^{2+} 超载。由线粒体氧化应激反应引起的 ROS 含量升高及 Ca^{2+} 超载能够进一步激活下游信号，进而刺激 MPTP 开放，引起线粒体肿胀及线粒体外膜破裂，并且会释放促凋亡因子，导致细胞凋亡[212-213]。

随着研究的不断深入，Ca^{2+} 在包括肿瘤在内的各类疾病的发生和发展过程中的作用愈加凸显，近年来关于 Ca^{2+} 通道及其调控蛋白的研究也越来越多，其中线粒体单向转运体复合物及其相关蛋白成为主要的研究热点。在线粒体单向转运体复合物中，线粒体钙单向转运体（mitochondrial calcium uniporter，MCU）是其中关键的通道蛋白[214]。MCU 的主要功能是将细胞质 Ca^{2+} 转运至线粒体基质，并控制转运速率，其在细胞内 Ca^{2+} 信号转导及 Ca^{2+} 稳态、线粒体能量代谢和细胞凋亡相关信号通路等方面发挥着关键作用。在细胞内，Ca^{2+} 通过 MCU 进入线粒体，激活线粒体内脱氢酶和 ATP 合酶，从而调节氧化磷酸化反应，影响线粒体内的能量供应[214]。在发生氧化磷酸化后，MCU 能进一步加快细胞 Ca^{2+} 的吸收且促进 ATP 的生成，从而维持细胞代谢能力及各项功能；然而，随着细胞内 MCU 磷酸化水平的不断升高，Ca^{2+} 不断进入细胞内，导致 Ca^{2+} 超载，从而引起线粒体内的 ROS 过量生成，最终诱导细胞凋亡。线粒体钙单向转运体复合物包含多种蛋白，它们通过协调合作，共同调控线粒体内 Ca^{2+} 的浓度，保证细胞代谢能力及各项功能的正常运转，防止病理情况下由于 Ca^{2+} 超载、ROS 生成过多而引起的氧化应激以及细胞损伤等[210]。

近年来，国内外越来越多的研究聚焦在钙通道蛋白这个方向。除 MCU 外，研究人员还发现其他钙通道相关蛋白与 Ca^{2+} 稳态及肿瘤的发生和发展之间的密切联系[215]。例如，在前列腺癌中[216]，钙通道相关蛋白 TRPV6 表达增多，促进 Ca^{2+} 内流，进入细胞质引起 Ca^{2+} 超载，并进一步促进癌细胞增生并抑制癌细胞凋亡。与此同时，研究人员通过动物实验发现，Ca^{2+} 超载会导致患癌小鼠预后不良，这说明 Ca^{2+} 异常不但会影响肿瘤细胞生长繁殖，还会进一步影响癌症预后。此外，有研究表明[217]，癌基因 MCL-1（属于 Bcl-2 家族）有两种异构体 MCL-1L 及 MCL-1S，通过调节这两种异构体的比例能够调控并影响线粒体 Ca^{2+} 稳态和线粒体融合、分裂，最终影响细胞凋亡。另外，有科学家研究发现，Ca^{2+} 转运相关蛋白肌醇三磷酸受体（IP3R）表达量上升会影响乳腺癌、结肠癌、胃癌等的发生和发展[218-220]。IP3R 表达增多会引起肿瘤细胞内 Ca^{2+} 稳态失调，导致线粒体内 Ca^{2+} 超载，最终导致肿瘤细胞凋亡异常。

Ca^{2+} 稳态异常是许多复杂疾病的共同致病机制，肿瘤的发生和发展亦与其密切相关。随着研究的不断深入，关于线粒体 Ca^{2+} 稳态的研究从细胞水平转向更深入的分子水平，对线粒体内 Ca^{2+} 稳态异常与肿瘤的相互作用机制进行更深层次的探索为今后肿瘤早期诊断、分子靶向治疗及癌症预后监测奠定了理论基础。

4.4.1.4 酶及调节因子

1. 柠檬酸酶与异柠檬酸脱氢酶

三羧酸循环（TCA 循环）是生物体内氨基酸、糖类及脂类三大营养物质的最终代谢通路，在线粒体代谢过程中发挥着重要作用。TCA 循环包括多种酶，这些酶的异常可影响多种肿瘤的形成及发展。柠檬酸酶（citrate synthase，CS）与异柠檬酸脱氢酶（isocitrate dehydrogenase，IDH）均为三羧酸循环过程中的关键酶，因而在生物体内这两种关键酶的表达情况与肿瘤密切相关。

柠檬酸酶是三羧酸循环的首个限速酶，它能够不可逆地催化乙酰辅酶 A（acetyl-CoA）和草酰乙酸（OAA）生成柠檬酸，从而促进三羧酸循环。研究人员通过实验表明[221]，在宫颈癌 HeLa 细胞中，敲除 CS 降低其表达，能够导致线粒体代谢异常，实验组的 HeLa 细胞 ATP 合成明显减少，线粒体糖酵解反应得到促进。功能实验进一步表明，敲低 CS 还能增强细胞的迁移及侵袭能力。实验人员在小鼠皮下注射敲低 CS 后的 HeLa 细胞，可观察到实验组小鼠皮下肿瘤大小及体积远大于对照组的，且在一些重要器官及部位，如心脏、肝脏、肺部、淋巴等处均观察到肿瘤转移现象。这说明 CS 的缺失能够影响线粒体代谢，促进糖酵解反应，从而促进肿瘤的增殖、迁移及侵袭能力。

异柠檬酸脱氢酶（IDH1 和 IDH2）也是 TCA 循环中的关键酶，研究人员已经在神经胶质瘤、星形细胞瘤、软骨肉瘤和急性髓细胞性白血病中观察到两种 $NADP^+$ 依赖的 IDH 酶，胞质 IDH1 和线粒体 IDH2 中均产生杂合错义突变。而 NAD^+ 依赖的 IDH3 可将异柠檬酸脱羧成 TCA 循环的中间代谢产物 α-酮戊二酸，但是在癌症中尚未发现该酶突变。在胶质瘤中，常见的 IDH 突变是 IDH1-R132、IDH2-R172（与 IDH1-R132 相似的氨基酸）和 IDH2-R140，并且 IDH2-R140 也是急性髓细胞性白血病中最常见的 IDH 突变。其他罕见的 IDH1 和 IDH2 突变也均已被报道。

在杂合的 IDH1 和 IDH2 癌细胞中，IDH 活性改变可能产生无效循环，其消耗 NADPH（还原性辅酶Ⅱ）和 α-酮戊二酸。野生型 IDH1 或 IDH2 蛋白可将异柠檬酸转化为 α-酮戊二酸，从而产生 NADPH，但是突变的 IDH1 和 IDH2 蛋白将耗 NADPH，α-酮戊二酸转化为羟戊二酸，而羟戊二酸可以抑制组蛋白和 DNA 去甲基化[222]，阻碍细胞正常分化，通过表观遗传学促进肿瘤生成。NADPH 水平的降低将抑制谷胱甘肽过氧化物酶，从而增加 H_2O_2 水平，增加信号转导效应。NADPH 减少也会抑制氧化还原因子 1（redox factor 1，REF1），从而破坏关键转录因子的氧化还原状态，并有利于增殖和肿瘤发生。

IDH 是同型二聚体酶，并且迄今为止鉴定的癌细胞突变产生了新形态功能[223]。像 IDH3 一样，IDH1 和 IDH2 可将异柠檬酸氧化脱羧为 α-酮戊二酸。然而，IDH1 和 IDH2 减少 $NADP^+$ 而不是 NAD^+，并且 $NADP^{+/-}$ 依赖性反应是可逆的，因为 NADPH 可以提供足够的能量来驱动 α-酮戊二酸的还原羧化作用到异柠檬酸。然而，新形态的 IDH1-R132 和 IDH2-R172 突变体使用 NADPH 将 α-酮戊二酸还原成 R(—)-2-羟基戊二酸（2HG）。因此，IDH1 和 IDH2 突变型癌症产生的 2HG64 水平增加 10～100 倍，这被假定为"代谢产物"。与预期相反，与抑制脯氨酰羟化酶（PHD1 和 PHD2）的 S-对映异构体不同，2HG 已经显示活化 PHD1（也称为 EGLN2）和 PHD2（也称为 EGLN1），导致 HIF1α 降低。此外，在 IDH1-R132H 转化的星形胶质细胞中，敲低 HIF1α 增加细胞增殖并克隆到软琼脂上，表明在这种情况下 HIF1α 可能充当肿瘤抑制基因[2]。2HG 与细胞基因组甲基化和转录模式的改变相关，并且是 α-酮戊二酸依赖性 Jumonji-C 结构域组蛋白 Nε-赖氨酸脱甲基酶〔JMJD2A、JMJD2C 和 JMJD2D（也称为 KDM4D）〕的有效抑制剂。因此，2HG 可能通过改变染色质修饰来起作用[224-225]。由于用 IDH-R132H 转化的人星形胶质细胞在大约 14 次传代后在汇合处表现出高度增殖[226]，这表明 2HG 引起细胞表观基因组的渐进改变。实际上，突变体 IDH1 的转导导致组蛋白 H3 在赖氨酸 9（H3K9me3）处的三甲基化迅速增加，并且随后 DNA CpG 岛甲基化增加[227]。过度的 CpG 岛甲基化表型（CpG island methylator phenotype，CIMP）在胶质母细胞瘤的子集中可见，并且 CIMP 与 IDH1 和 IDH2 突变几乎完全相关。具有 IDH1 突变和 IDH2 突变以及 CIMP 的成胶质细胞瘤在基因表达谱中显示惊人的变化，具有超过

3000个基因的差异甲基化,显示出显著变化的靶基因包括转化生长因子-β(TGFβ)、RAS、表皮生长因子受体(EGFR)、Wnt和血管生成途径中的基因[2]。由于Wnt途径等与线粒体能量代谢的调节有关[228],染色质结构的这种变化可能伴随着生物能量学的改变[229]。事实上,使癌细胞mtDNA缺陷(ρ0)也导致CpG岛甲基化模式的改变[230]。

IDH1和IDH2突变也可能改变细胞氧化还原状态。线粒体通过将还原当量从NADH转移到$NADP^+$产生NADPH。该反应由线粒体内膜酶烟酰胺核苷酸转氢酶(nicotinamide nucleotide transhydrogenase,NNT)介导,具有由线粒体内膜电化学电位提供的-250 mV的NADH和-405 mV的NADPH之间的能量差。在$Nnt^{-/-}$小鼠中观察到的多种代谢异常证明了线粒体NADPH产生的重要性[231]。而NADH被氧化产生能量,NADPH被用作生物合成反应的还原剂,基于谷胱甘肽的过氧化物解毒剂,以及硫醇-二硫化物酶和转录因子的调节。使用NNT生成的NADPH,线粒体α-酮戊二酸可被IDH2还原性羧化为异柠檬酸[232-233]。异柠檬酸盐可以通过线粒体顺乌头酸酶转化为柠檬酸盐。柠檬酸盐可以输出到胞质溶胶中,通过胞质乌头酸酶将其转化为异柠檬酸,并通过IDH1转化为α-酮戊二酸,产生胞质NADPH。然后可将α-酮戊二酸或谷氨酸返回线粒体以完成循环。

由于线粒体和细胞溶质都需要NADPH用于抗氧化防御,因此线粒体在氧化应激增加时,必须调节NADPH从线粒体流向胞质溶胶以保留NADPH。这可以通过线粒体顺乌头酸酶的铁硫中心对由氧化应激[234]灭活的急性敏感性来完成,其失活会停止周期并阻断线粒体NADPH的输出。

在杂合性IDH1和IDH2癌细胞中,改变的IDH活性可能产生无效周期,这浪费了NADPH和α-酮戊二酸。野生型IDH1或IDH2蛋白质会由异柠檬酸转化为α-酮戊二酸产生NADPH,然后突变体IDH1和IDH2蛋白消耗NADPH,将α-酮戊二酸转化为(R)-2HG。由此导致的NADPH水平的降低会抑制谷胱甘肽过氧化物酶,从而通过提高的信号转导效应增加H_2O_2水平。NADPH产量的下降也会抑制硫氧还蛋白(Trx)和双功能脱嘌呤/脱嘧啶核酸内切酶1(APE1,又称为REF1),从而扰乱关键转录因子的氧化还原状态并有利于细胞增殖和肿瘤发生。

最近,已有报道IDH1-R132H等位基因在造血细胞中表达的转基因小鼠。据报道,这些动物的骨髓来源的巨噬细胞中的NAD^+、$NADP^+$、NADH和NADPH水平不变[232]。然而,这些实验似乎是在杰克逊实验室C57BL/6J背景下进行的,该背景对于Nnt[235]的缺失是纯合的。因此,在这个实验系统中,对NADPH/$NADP^+$比例的不同影响可能不明显。

2. HIF与线粒体功能调节

低氧诱导因子1(hypoxia inducible factor 1,HIF 1)是导致线粒体功能障碍的一个主要因素,同时HIF还是有氧糖酵解发生的主要因素,并受低氧压力、癌基因、炎症反应、代谢和氧化压力等因素的影响。

近期的研究表明,HIF1在低氧胁迫下,通过上调编码葡萄糖转运蛋白、糖酵解蛋白和血管生成因子等相关基因的表达，从而诱导糖酵解反应，最终抑制线粒体的功能。HIF1 可通过各种机制影响线粒体：其诱导丙酮酸脱氢酶激酶 1(PDK1)，从而抑制丙酮酸脱氢酶(PDH)并阻止丙酮酸转化为乙酰辅酶 A，从而影响 TCA 循环，导致线粒体功能失调；此外，HIF1 还能抑制 myc 信号通路，阻碍 myc 对线粒体生物合成的刺激，从而降低线粒体的活性[236]；同时，HIF1 还能与 $c-myc$ 基因相互协作，诱导己糖激酶 2(HK2)和 PDK1 的表达，最终促进有氧糖酵解，导致肿瘤细胞的增殖分化加强。

线粒体也能够调节 HIF1。来自线粒体内复合物 Ⅲ 的 ROS 能够使 PHD2 失活，从而使 HIF1α 更稳定；线粒体乙酰化酶 3(SIRT3)也能通过线粒体产生的 ROS 来调节 HIF1α；此外，线粒体可以通过 CHCH 结构域蛋白质 CHCHD4 异构体来稳定 HIF1α，它们是细胞色素 c 和复合物 Ⅳ[237] 的线粒体蛋白二硫化物中继系统的一部分。线粒体与 HIF 互相调节，进而影响线粒体能量供应方式，促进有氧糖酵解，从而导致肿瘤的发生和发展。

尽管功能性线粒体和 mtDNA 对于癌细胞生长和肿瘤发生至关重要，但是改变氧化磷酸化生理学的 mtDNA 突变和/或 mtDNA 拷贝数的减少是癌症的常见特征。这意味着线粒体生物能量学和代谢的改变在启动和/或维持转化状态中起作用。

4.4.2 线粒体基因异常与肿瘤的发生和发展

线粒体是一种半自主细胞器，其功能由 nDNA 和 mtDNA 两套遗传系统共同调控。与 nDNA 相比，mtDNA 相对分子质量小，且缺乏组蛋白保护，没有抗氧化机制及自我修复功能，并且靠近线粒体内膜电子传递链，容易遭受周围 ROS 的攻击，因此 mtDNA 更容易突变。

目前已经报道了多种癌症的体细胞 mtDNA 突变，包括肾癌、结肠癌、头颈部肿瘤、星形细胞瘤、甲状腺肿瘤、乳腺肿瘤、卵巢肿瘤、前列腺癌、膀胱癌、神经母细胞瘤和嗜酸细胞瘤[238-241]。虽然技术和解释错误在癌症中的 mtDNA 突变的早期出版物中很常见[242-244]，但鉴定癌组织中明显有害的 mtDNA 突变，例如基因内缺失或常见的 $tRNA^{Leu(UUR)}$ m.3243A>G MELAS 突变，验证了致病性的相关性肿瘤转化中的突变。线粒体 DNA 在癌症中的重要性已经通过癌细胞 mtDNA 与致病或正常 mtDNA 的交换得到证实，mtDNA 突变导致癌细胞表型的改变[245-247]。

mtDNA 群体变体也与癌症风险相关。例如，核苷酸 m.10398G>A 处的复合物 Ⅰ 亚单位 $ND3$ 基因($ND3$ 也称为 $MT-ND3$)中的宏单倍型 N 变体(导致 114T>A 氨基酸改变)与非洲裔美国妇女的乳腺癌风险相关[248]，并且 16519T>C mtDNA 控制区变异与子宫内膜癌相关[249]。mtDNA COX 亚基 1(COX1，又称为 MTCO1) 6777T>C 核苷酸变体已与上皮性卵巢癌以及几种 nDNA 线粒体基因中的变异体相连[250]。此外，mtDNA 控制区变异体 150C>T 与中国女性人乳头状瘤病毒(HPV)感染和宫颈癌风险增加[251]相关。

对许多癌症相关 mtDNA 突变的 Meta 分析显示，许多癌细胞 mtDNA 突变明显抑制氧化磷酸化。然而，报道的变体中有相当比例的核苷酸变化与先前报道的人类群体中古老的适应性 mtDNA 变异相同[252-254]。虽然其中一些癌症"关联"是对多态性的明确误解，但其他癌症可能是有效的癌细胞突变[255]。因此，癌细胞 mtDNA 中可能存在两类突变：破坏氧化磷酸化并用于刺激新塑性转化的突变，以及促进癌细胞适应改变生物能量环境的突变[238]，该研究说明了 mtDNA 突变在肿瘤转化中的重要性。在一个前列腺肿瘤中，新的 COX1 链终止突变是肿瘤中的同质（纯）突变体，而邻近正常上皮组织中是同质野生型。这种数千拷贝 mtDNA 的突然变化意味着 COX1 无义突变在癌细胞中处于强烈的阳性选择中[245]。在嗜酸细胞瘤中，肿瘤细胞对于 ND5 基因移码突变是同质的，并且患者和他的两个姐妹的正常组织具有相同的突变，但频率较低（低异质性）。因此，通过母系谱系在低度异质性中传播的 ND5 移码突变转变为肿瘤中的高度异质性，再次证实突变型 mtDNA 的正选择。

通过线粒体转录因子 A（mitochondrial transcription factor A，TFAM；也称为 mtTFA）的结合将 mtDNA 浓缩成类核。一些结直肠癌含有与线粒体缺失相关的杂合性 TFAM 突变[256]，也有研究观察到 TFAM 易位于前列腺癌细胞的细胞核中，并且 TFAM 的过表达可刺激细胞增殖[257]。除了 TFAM 之外，核仁还含有多种参与 mtDNA 复制和转录的额外蛋白[258]，其中一种是核编码的 RNA 解旋酶 SUV3（也称为 SUPV3L1）。SUV3 突变导致 mtDNA 拷贝数减少，线粒体形态改变，氧化磷酸化酶下调，ROS 产生增加，膜电位降低和 ATP 产生减少[258]。杂合子 Suv3 突变小鼠寿命缩短和肿瘤发病率增加，这两者都与体细胞增加的 mtDNA 突变水平和降低的 mtDNA 拷贝数有关。在 $Suv3^{+/-}$ 母亲中明显缩短的寿命和增加的肿瘤发生可以传递给她的 $Suv3^{+/+}$（野生型）女儿。因此，降低寿命和增加癌症倾向性是 Suv3 诱导的母系 mtDNA 改变的结果[259]。

编码调控线粒体的基因表达异常是造成线粒体功能障碍的一个重要原因[211]。近年来，许多研究证明，mtDNA 突变能够引起正常细胞癌变，并且在不同肿瘤中存在形式多样的 mtDNA 突变，如点突变、移码突变、错义突变、碱基缺失及插入等[221,260]。与此同时，受肿瘤低氧胁迫、核基因异常调控等因素影响，mtDNA 拷贝数也会发生改变[226]。这些变异最终会影响线粒体的功能，增强肿瘤细胞迁移和侵袭能力。

4.4.2.1 mtDNA 序列异常对肿瘤的影响

活性氧可导致 mtDNA 的氧化损伤，从而引起 mtDNA 序列异常，主要包括碱基点突变、碱基缺失等。

有研究者在 61 例肝癌患者的样本中发现，在所有患者样本中，有 39.3% 的样本（24 例）在 mtDNA D 环区出现体细胞突变，其突变类型主要集中于 C-stretch 区的 T→C 和 G→A 的碱基置换；在神经管细胞瘤患者样本中发现患者脑脊髓液细胞的 mtDNA 中，在 D 环区、rRNA、COX1 和 ND4 基因等多个区域中共出现 18 个突变[261]；P. K. Ha 等人在头颈部癌研究中发现，在该病早期患者组织中检测到 mtDNA 的微卫星不稳定性（microsatellite instability，MSI）产生变化，且随着病情的加重,其 MSI 变化量不断上升[262];在前列腺癌细胞中,PC3 易发生 m.8993T>G 突变,从而损伤呼吸链 ATPase6 编码基因功能[263];另外,肝癌 mtDNA 中 $tRNA^{Val}$ 基因 T1659C 移位突变也是较高概率事件,这可以改变 tRNA 基因结构。与此同时,J. S. Carew 等人在非实体瘤研究中发现,在白血病患者肿瘤细胞中检测到特异的 mtDNA 环状二聚体结构,随着后续放疗及化疗,患者体内的 mtDNA 环状二聚体结构逐渐下降[264]。mtDNA 突变能够抑制氧化磷酸化反应,导致 ATP 合成减少,最终影响线粒体能量供应及代谢能力,同时也会影响 mtDNA 的复制速度,从而改变其拷贝数。除了 mtDNA 突变,肿瘤细胞中还发现了 100 多种 mtDNA 片段的缺失。H. Shen 等人[265]在多个胃癌细胞系及胃癌患者样本中检测到了 mtDNA 4977 bp 片段缺失。同时,研究人员在食管癌中也同样发现 mtDNA 4977 bp 片段的缺失[266]。mtDNA 异常不只出现在癌症组织及细胞中,有研究表明,多种肿瘤组织外周血细胞也存在 mtDNA 片段的缺失,如恶性黑色素瘤患者血细胞的 mtDNA 4977 bp 片段缺失[267]。

目前,大量研究已证实,在多种肿瘤中,TCA 循环过程中的琥珀酸脱氢酶、异柠檬酸脱氢酶、延胡索酸酶等基因也存在突变[267-269],这些基因的变异不仅影响了线粒体能量产生、凋亡诱导、氧化应激等功能,也影响了 mtDNA 功能上的相对完整性。由此可见,mtDNA 在细胞癌变过程中可能是一个潜在的内因或作用靶标,其突变或缺失在肿瘤的形成及发展过程中发挥着不可忽视的作用,为肿瘤细胞的增殖、代谢、抵抗凋亡等特征提供潜在动力。

4.4.2.2 mtDNA 拷贝数变异对肿瘤的影响

mtDNA 拷贝数变异是指大小从 kb 到 Mb 范围内亚微观片段拷贝数突变,这些拷贝片段的复制、缺失、倒置等的变异统称为 mtDNA 拷贝数变异[261]。mtDNA 拷贝数变异可引起基因剂量效应、基因断裂、基因融合和位置效应等一系列功能性改变,因而与肿瘤的发展密切相关[261]。

大量研究证明,多种类型的恶性肿瘤中均存在 mtDNA 拷贝数的变化,mtDNA 拷贝数变异已是肿瘤细胞的一个特征标识。其变异可降低氧化磷酸化相关酶的活性,抑制线粒体氧化磷酸化,从而导致肿瘤能量代谢发生改变。在不同类型的肿瘤中,mtDNA 拷贝数的变化并不一致,有可能升高或者降低[270],如在肝癌、胃癌、结肠癌、乳腺癌、膀胱癌、肾癌、肺癌组织中 mtDNA 拷贝数往往减少[271-274],而在食管鳞癌、头颈部肿瘤、卵巢癌等组织中 mtDNA 拷贝数却不断增加。与此同时,研究人员在肺癌、非霍奇金淋巴瘤等患者的外周血细胞中发现,其 mtDNA 拷贝数也发生了变异[275-276]。目前关于肿瘤组织中 mtDNA 拷贝数变异的调控机制仍不是很清楚,它的调控非常复杂,一些研究表明,它可能与 mtDNA 复制调控分子的异常活性密切相关,如 Polγ、mtSSB、TFAM 以及与抑癌基因 $p53$、$SIRT3$ 等的异常调控关联[277-278]。

另外,有研究表明,肿瘤组织中 mtDNA 拷贝数的变异还能够影响线粒体能量代谢、肿瘤细胞分化转移以及肿瘤患者的预后等恶性生物学过程。如在肝癌及胃癌组织中发现，mtDNA 低拷贝数患者预后不良，且其 5 年生存率降低；在乳腺癌、胃癌以及结肠癌组织中，mtDNA 拷贝数低，则导致肿瘤细胞分化程度低，从而影响患者预后[279-280]。另外，在食管癌患者中发现，高 mtDNA 拷贝数能促进患者淋巴结转移率，从而使癌症进一步恶化。E. Reznik 等人[271]近年来在多种肿瘤组织中发现，mtDNA 拷贝数与某些细胞能量代谢基因密切相关，如脂肪酸 β 氧化、支链氨基酸代谢等，这也提示 mtDNA 可能通过影响肿瘤细胞能量代谢方式来改变肿瘤发展进程。

4.4.2.3 mtDNA 异常参与肿瘤发生的可能机制

目前肿瘤发病的分子机制仍未解释清楚，但已有大量研究证明，肿瘤的生物学特征不仅取决于核内遗传物质，而且与核外的 mtDNA 也有一定的关系。线粒体 DNA 异常参与肿瘤发生可能有以下原因。

1. **mtDNA 与 nDNA 相互作用**

在生物体内，线粒体基因组在核基因的调控与指导下进行复制和转录并进行自主性的蛋白质翻译，最后与核基因编码的其余线粒体蛋白共同组成结构与功能完整的线粒体。

D. Chen 等人发现，在细胞水平实验中，原癌基因 *myc* 附近整合了一段来自于 mtDNA 上几段不相连的基因连接而成的片段[281]；在小鼠实验中，鼠肿瘤组织中出现大量的类 mtDNA 片段整合到核基因中的现象[282]。另外，有研究证明，mtDNA 和 nDNA 相互作用可双重调控细胞凋亡，mtDNA 可能以多种方式产生游离片段进入细胞核，与 nDNA 整合，激活癌基因或使抑癌基因失活，进而使细胞增殖分化异常，最终导致细胞癌变[261]。

总之，mtDNA 除了自身的变化可使其成为一种潜在的致癌靶标或内在标识之外，还能通过与核基因的相互作用激发细胞的癌变潜能。当细胞内外的有害因素积累到一定量时，大量损伤的 mtDNA 片段会从破裂的线粒体中释放出来，并随机地与核基因进行整合，这种整合可能会激活原有的癌基因或者抑制原有的抑癌基因，从而激活正常细胞进入癌变程序[283]。

2. **线粒体 D 环区变异**

线粒体基因与核基因结构不同，其基因无内含子，仅包括一段非编码区，即 D 环(D – loop)。D 环是 mtDNA 复制及转录的主要调控区域，包括 mtDNA 重链复制的起始点及轻重链转录启动子，而核基因编码因子负责调控 mtDNA 的复制及转录。氧化应激会导致线粒体 D 环区的突变，可能会影响 mtDNA 的复制、线粒体特异蛋白的转录和翻译，从而导致细胞中线粒体功能的改变。

研究资料显示[284]，肿瘤的发病率随着人年龄的增长而上升，mtDNA 复制及转录的调控区域 D 环的点突变也随年龄的增长而累积，说明该区域的基因可能对细胞衰老、生存以及肿瘤的发生和发展发挥着一定的调控作用。另外，mtDNA 的 D 环区含有转录和复制的起始点及控制复制和转录的大量调控元件，因此 D 环区若发生突变，则可能会影响 mtDNA 的复制速度，从而改变其拷贝数[261]。已有大量研究表明，mtDNA 拷贝数变异与肿瘤的发生和发展密切相关，其可能是由于 mtDNA 拷贝数减少或增加会导致线粒体电子传递链功能异常，引起 ROS 水平升高，进而损伤 mtDNA、线粒体内其他生物大分子以及 nDNA，或者影响线粒体代谢及功能，最终导致细胞突变而引发肿瘤。

综上所述，mtDNA 异常与线粒体功能障碍所致的细胞能量代谢障碍密切相关。当 mtDNA 突变累积到一定程度时，可能会引起线粒体氧化磷酸化异常，从而使相关细胞的能量代谢发生障碍，进而影响 nDNA 的有丝分裂过程，引起 nDNA 突变，最终导致肿瘤的发生和发展[261]。引起线粒体功能障碍的因素往往互为因果、相互促进，其中 ROS 是联系引起线粒体损伤各个因素的重要枢纽。线粒体代谢异常、基因突变、Ca^{2+} 超载等引起的线粒体功能障碍都会导致 ROS 的增高，而 ROS 的增高可引起 NO 水平升高、Ca^{2+} 超载以及基因突变的发生，它们共同调控肿瘤的发生和发展。

4.4.3 线粒体遗传变异与各类癌症

4.4.3.1 乳腺癌

乳腺癌(breast cancer)是发生在乳腺腺上皮组织的恶性肿瘤，位居全球女性癌症发病率首位。在我国，自 20 世纪 90 年代初以来，乳腺癌已成为女性人群中最常见的恶性肿瘤之一，其发病率也急剧增加，2022 年我国乳腺癌发病人数达 35.72 万人。乳腺癌的发生和发展与多种因素密切相关。目前，已有大量研究证明，线粒体在乳腺癌的发生过程中发挥着关键作用。

与 nDNA 相比，mtDNA 相对分子质量小，其含有 37 个结构基因和一个非编码区，即 D 环区。线粒体基因无内含子，基本所有的碱基都用来编码线粒体代谢所需的蛋白酶、tRNA 及 rRNA 等，并且由于 mtDNA 缺乏组蛋白保护，没有抗氧化机制及自我修复功能，而且靠近线粒体内膜电子传递链，极易受到线粒体内 ROS 的攻击，因此线粒体 DNA 更容易产生突变。

mtDNA 编码区基因变异会直接影响相关酶及 tRNA、rRNA 的合成[285-286]，进一步影响线粒体能量代谢反应，从而导致肿瘤的产生。在乳腺癌中，已鉴定出种系和体细胞 mtDNA 突变。科学家在蛋白质编码区(蛋白质编码基因，如 *ND2*、*COX3*、*ND4*、*ND5* 和 *Cytb*)中鉴定出了许多乳腺癌中的 mtDNA 突变[228,285]。这些结构蛋白中的突变导致电子传递功能受损，并导致电子泄漏和 ROS 产生增加，这反过来又增加了对线粒体以及细胞的氧化应激和氧化损伤[287]。

L. H. Li 等人[288]通过对来自对照组的 22 份样本和乳腺癌患者的 83 份样本(外周血)进行全基因组关联分析，发现 32 个与乳腺癌相关的有显著性差异的 mtDNA 位点突变，其中 25 个为新发现的突变。同时，根据相关风险分析，发现 32 个突变中的 27 个与乳腺癌具有负相关概率(OR<1)，这表明这些突变可能具有降低乳腺癌风险的潜在保护作用，剩余的 5 个 mtDNA 突变则可能增加乳腺癌患病风险(图

4.8)。此外，这5个突变都位于mtDNA基因组的编码区。线粒体DNA编码重要的呼吸氧化还原酶和RNA，因此编码区域中的突变可导致移码突变或错义突变，从而导致编码的相关酶丧失其生理功能；它们也可能产生连锁反应，从而引起生理功能紊乱，最终导致癌症发生。另外，这5个突变可能作为乳腺癌的新指标，用于乳腺癌早期诊断检测。

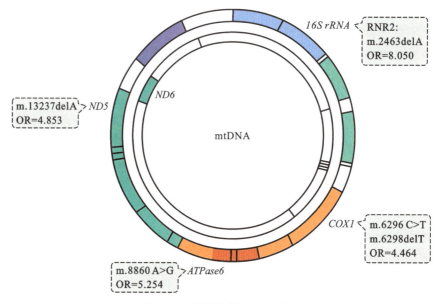

图4.8 5个乳腺癌mtDNA突变

mtDNA的D环区含有转录和复制的起始点及控制复制和转录的大量调控元件。因此，D环区的突变可能会影响mtDNA的复制、线粒体特异蛋白的转录和翻译，从而导致细胞中线粒体功能的改变，最终影响癌症的发生和发展。

在不同类型的癌症细胞线粒体D环区均发现SNP的积累，并且大量研究证明其与癌症的发展密切相关。线粒体D环区的SNP可以改变电子传递链的功能，促进活性氧的生成，导致ROS的恶性循环，进而引起DNA损伤。H. P. Lee等人研究证明，家系遗传的乳腺癌患者与SNP之间存在联系。该研究收集了71个家族遗传性乳腺癌患者的血液样本，通过对mtDNA D环区域内1 kb范围内的测序，总共鉴定出了82个SNP。核苷酸m.16311T>C突变中，次等位基因16311C型患者的发病年龄明显比等位基因16311T患者的发病年龄早($P=0.032$)[289]。

我国研究人员发现[290]，体细胞Mn1Ⅰ位点突变可能在乳腺癌的发病机制中发挥重要作用。该研究选择了501名原发性乳腺癌患者及203名良性乳腺疾病(benign breast disease，BBD)患者的组织样本进行研究，检测位于mtDNA D环区的核苷酸16106和16437之间的Mn1Ⅰ限制性位点。结果显示，在乳腺癌组织细胞中Mn1Ⅰ位点突变率为28.3%，而在BBD组织中其突变率仅为15.3%($P=0.05$)。另外，该项研究进一步检测了样本中增殖性BBD与非增值性BBD的Mn1Ⅰ位点的突变率，结果表明增殖性BBD(13.0%)比非增殖型BBD(7.1%)突变更频繁。这提示我们 Mn1Ⅰ位点的突变可能会影响乳腺癌细胞的增殖和生长。

伊朗科学家从50例乳腺肿瘤和50例正常乳腺组织中提取基因组 DNA，随后对其线粒体编码区 tRNA(tRNA^{Phe}和 tRNA^{Pro})和非编码 D 环区进行 PCR 扩增及测序，最终在肿瘤和非肿瘤组织中的 mtDNA D 环区中鉴定出 41 个遗传突变，但在 tRNA^{Phe} 和 tRNA^{Pro} 序列中未发现突变。该研究新发现了 4 个 SNP——m.182C>T、m.194insT、m.285insA 和 m.16342delT，而 m.302insC、m.309C>T 和 m.16069C>T 这三个点则存在于肿瘤和周围的正常组织中[291]。mtDNA 遗传改变可能与肿瘤起始、进展和发展有关。

在印度人群中的 mtDNA D 环区也发现了多个 SNP[292]。研究人员通过对 213 个实验组样本和 207 个对照组样本的 D 环区(1124 bp)进行 PCR 测序，鉴定出了 7 个新的突变位点(表 4.7)和 170 个已报道的多态性位点。在 170 个已报道的多态性位点中，147 个发生了碱基替换，13 个为碱基缺失，10 个为碱基插入，并且发现多态性位点主要位于 D 环区的 HVRⅠ区(占 60%)，而非 HVRⅡ区(占 30%)。在实验组 D 环区的突变中，m.310insC($P=0.018$)、m.16189T>C($P=0.0019$)碱基突变和 m.310insC/m.16189T>C($P=0.00019$)单体型的突变频率显著高于对照组。这些研究表明，线粒体 D 环区的改变可能是乳腺癌发展的内在危险因素，对 D 环区遗传变异的分析将有助于乳腺癌的早期诊断。

表 4.7 乳腺癌患者线粒体 D 环区新突变位点鉴定

核苷酸位置	剑桥参考序列	突变碱基	变异类型
12	—	C	碱基插入
37	A	G	碱基替换
238	A	G	碱基替换
463	C	T	碱基替换
566	C	G	碱基替换
16445	T	C	碱基替换
16485	G	A	碱基替换

同样针对印度人群的乳腺癌患者线粒体基因突变的研究中，S. Ghatak 等人[293]发现了 44 个 mtDNA D 环区序列变异及 88 个 COX1 序列差异，其中包括 20 个错义突变。这说明在乳腺癌患者组织或血液样本中，mtDNA 编码区突变及 D 环区突变均比较常见，它们通过改变线粒体呼吸代谢相关酶的合成或影响相关基因的复制和转录，从而导致癌症的发生和发展。

4.4.3.2 肺癌

根据美国癌症协会最新统计数据显示，在世界范围内，肺癌(lung cancer)是男性发病率及死亡率最高的癌症；在女性中，肺癌是发达国家癌症死亡的主要原因，是不发达国家癌症死亡的第二大原因。仅 2012 年约新增 180 万例肺癌病例，约占癌症总诊断数的13%[187]。肺癌已经严重威胁到人类健康，在我国，肺癌患病率及死亡率也在不断上升[294]。已有大量研究证明，肺癌的高发与吸烟、环境污染等外界因素密切相关[295]，但遗传因素也是引起肺癌的一个重要原因[296-299]。线粒体DNA作为生物体内的遗传物质，其对肺癌的发生和发展也有很大的影响[300]。

为了研究mtDNA突变在肺癌中的作用，X.J.Jin等人[300]收集了55例肺癌组织及55例正常肺组织和外周血样本，检测其mtDNA突变或多态性。该项研究共鉴定出388个SNP位点，其中73个导致编码氨基酸的改变，这些错义的多态性位点很可能会增加肺癌的患病风险。研究进一步发现，有36个mtDNA突变出现在线粒体基因编码区，其中33个突变在蛋白编码区，剩余3个突变在RNA编码区，这些变异中的19个错义突变发生在mtDNA的9个编码基因上（*ND2*、*COX1*、*COX2*、*ATPase6*、*COX3*、*ND3*、*ND4*、*ND5*、*Cytb*），如图4.9所示，并且未发现mtDNA突变或多态性与患者性别、年龄、吸烟史、肿瘤类型或肿瘤分期之间有相关性。该研究揭示了肺癌中多种mtDNA突变和mtDNA多态性，其中有些可能与肺癌的发生和发展密切相关。这些mtDNA突变和多态性功能需实验进一步验证。

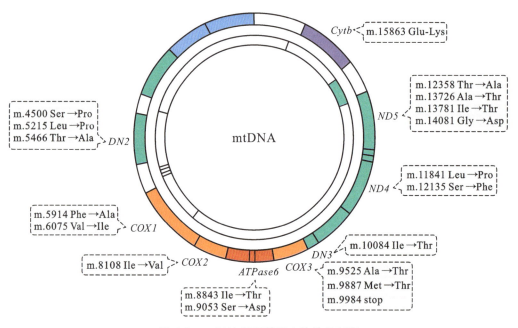

图4.9　mtDNA编码基因上的错义突变

线粒体tRNA(mt-tRNA)以其高频多态性和突变而闻名，越来越多的研究证明，mt-tRNA点突变可能是引起疾病的重要原因，这些突变可导致转录和翻译缺陷，从而导致线粒体呼吸链功能障碍[301]。L.Wang等人[302]选取已报道的3个基因位点多态性——*tRNA*^{Ser(UCN)}基因中的m.7460A>G、*tRNA*^{Trp}基因中的m.5563G>A和*tRNA*^{His}基因中的m.12172A>G(如图4.10)，评估其mt-tRNA突变在肺癌中的可能作用。在该研究中，研究人员首先对这些mt-tRNA突变采用系统发育方法进行进化保守分析；其次使用生物信息学工具来预测具有和不具有这些突变的

mt-tRNA的二级结构；另外，通过应用致病性评分系统，辨别这些mt-tRNA突变是否有助于肺癌的遗传易感性。结果显示，只有m.12172A＞G突变会改变 $tRNA^{His}$ 的二级结构（图4.11），并引起野生型与突变型之间的热力学变化，致病性评分也显示仅m.12172A＞G突变是致病突变，而其他突变可能作为人群中的中性多态性。基于这些结果，L. Wang等人提出肺癌肿瘤发生中m.12172A＞G突变的可能分子机制：突变本身首先破坏mt-tRNA二级结构，随后导致tRNA代谢失败，改变tRNA的特异性或稳定性，或改变其对其密码子的亲和力，影响转录，导致线粒体蛋白质合成减少，进而影响线粒体ATP生成，从而有助于肿瘤的发生。但该结论未经实验进一步验证，仍有待进一步证明。

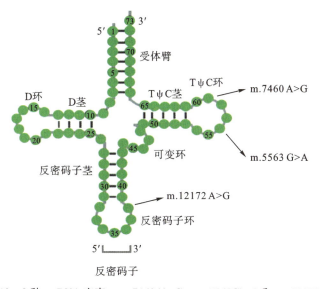

图4.10 3种mtDNA突变：m.7460A＞G，m.5563G＞A和m.12172A＞G

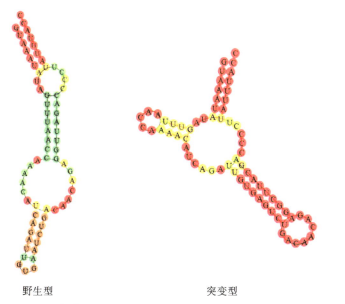

图4.11 生物信息学预测结果：m.12172A＞G突变改变 $tRNA^{His}$ 的二级结构

大量研究表明，mtDNA 含量（mtDNA 拷贝数）和 mtDNA 突变与肿瘤的发生和发展密切相关。有学者研究发现，肺腺癌组织中平均的 mtDNA 拷贝数比正常的癌旁组织的 mtDNA 拷贝数少[303]。另有研究人员证明，在肺癌患者中，参与编码 *ATPase6* 和 NADH 脱氢酶Ⅲ 的 10398 和 8701 是 mtDNA 中突变率最高的两个位点[304]。mtDNA m.10398A＞G 突变会导致 NADH 结构、功能异常，从而引起呼吸链酶复合物Ⅰ 的功能改变，线粒体内 ROS 水平升高[305-306]。此位点突变的细胞还会影响凋亡相关信号通路，最终导致正常细胞凋亡，而肿瘤细胞抗凋亡能力增强[307]。我国学者收集了 128 例非小细胞肺癌（non-small cell lung cancer，NSCLC）患者的肿瘤组织样本，检测其 mtDNA 含量及 m.10398A＞G 位点的突变情况，通过生存分析评估癌组织中 mtDNA 含量及 m.10398A＞G 位点多态性对非小细胞肺癌预后的影响。结果显示，mtDNA 含量高且 10398G 的患者生存率增加 79.8%，同时其死亡风险会降低。这说明 mtDNA 含量的减少和 10398 位点突变会导致线粒体功能障碍，影响细胞代谢等生物学行为以及抗肿瘤治疗的敏感性，从而导致较差的预后[236]。

虽然大多数癌细胞存在 mtDNA 突变，但是这种突变与肺癌的临床预后之间的关系仍不是非常清楚。韩国科学家对 250 名韩国 NSCLC 的整个线粒体基因组进行重测序，找出 NSCLC 组织中的所有 mtDNA 变异，并评估了 mtDNA 变异与临床结果的关系[308]。结果显示，单倍型（D/D4）与早期 NSCLC 的总生存期（OS）较差有关，并且通过比较 NSCLC 组织和匹配血液样本之间的 mtDNA 变异，以检测种系和体细胞突变的关系，结果发现单倍型 M/N 和 D/D4 是体细胞突变的热点区域，表明 mtDNA 体细胞突变可能不仅仅是 mtDNA 突变顺序累积引起的，其突变机制可能更为复杂。

我们已知 mtDNA 拷贝数变异及 mtDNA 突变均会影响肺癌的发生和发展，之前许多研究也报道了大量位于线粒体基因编码区及 D 环区的 mtDNA 突变及 SNP 位点[300,309]。目前，有学者针对 mtDNA D 环区的 SNP 与癌症风险和疾病预后之间的关联开展了相关研究[310]。研究人员收集了 106 例 NSCLC 患者的组织样本（包括 35 例肺鳞状细胞癌和 71 例肺腺癌），对其 D 环区进行扩增和测序。通过 Kaplan-Meier 方法及时序检验，以确定 NSCLC 患者 mtDNA 核苷酸 583 到 16190 之间的 mtDNA 连续序列中种系 SNP 和发病年龄之间的关系。结果显示 m.200A＞G、m.207G＞A 和 m.16362T＞C 与发病年龄相关，次等位基因 200G、16362C 和 207A 与早期 NSCLC 发病有关；并且所有 3 个与发病年龄相关的 SNP 位点都位于 D 环的高突变区域，包括位于 HVRⅡ 中的核苷酸 200 和 207 以及位于 HVRⅠ 区的核苷酸 16362。这说明 D 环区中的遗传多态性除了可作为癌症风险的预测因子外，还可以用于鉴定早发型高风险的 NSCLC 患者，作为 NSCLC 患者发病年龄的预测指标。

4.4.3.3 前列腺癌

前列腺癌（prostate cancer）位居全球癌症发病第 5 位，是男性泌尿生殖系统最常见的恶性肿瘤。据全球肿瘤流行病学统计数据(GLOBOCAN 2012)显示,2012年前列腺癌发病率居全球男性恶性肿瘤发病率第2位,仅次于肺癌,占男性全部癌症发病例数的14%。统计表明,前列腺癌在全球发病情况具有地域性,发达国家男性患该病的人数更多[187]。近年来,我国前列腺癌的发病率呈现出持续上升趋势,这表明前列腺癌正成为严重影响我国男性健康的泌尿系统恶性肿瘤[311]。研究表明,前列腺癌的发病受性活动、饮食习惯、种族及年龄等因素的影响,但遗传因素是其发病的主要原因,遗传型前列腺癌家族的患病风险更高[312-313]。近年来,科学家们通过研究发现,核内及线粒体遗传物质的改变会对前列腺癌的发生和发展造成一定的影响[314-317]。

mtDNA编码多种与呼吸链相关的酶,如果mtDNA编码区产生突变,则会影响相关酶的合成,从而导致线粒体代谢紊乱,进而引发癌症的产生。J. A. Petros等人[318]通过研究发现,*COX1*基因及*ATPase6*基因突变会影响前列腺癌的发生和发展。研究人员发现,11%~12%的前列腺癌患者可以改变保守氨基酸的*COX1*突变,而对照组人群*COX1*突变明显减少。在不同mtDNA背景的多个独立患者中发现了4种保守的前列腺癌的*COX1*突变,3个肿瘤含有异质性*COX1*突变,其中1个突变产生终止密码子,第4个肿瘤含有种系*ATPase6*突变。这表明种系和体细胞mtDNA突变都有助于前列腺癌的发生和发展。之前的大量研究已经发现,许多肿瘤的ROS会增加,从而抑制线粒体氧化磷酸化反应。mtDNA突变可以增加ROS产生,从而有助于致瘤性。为了确定突变体肿瘤是否增加了ROS和肿瘤生长速度,研究人员通过细胞杂交转移将病原性mtDNA *ATPase6* m.8993T>G突变引入前列腺癌细胞系(PC3),并测试裸鼠的肿瘤生长,发现野生型细胞(m.8993 T/T)在裸鼠中几乎不生长,突变体裸鼠(m.8993T>G)的肿瘤比野生型裸鼠(m.8993T/T)大7倍,且突变体肿瘤也产生了更多的ROS。因此,mtDNA突变确实在前列腺癌的病因中发挥重要作用。

大量研究表明,mtDNA的缺失及点突变均会影响癌症的进展及演变。近几年,科学家着眼于前列腺癌与mtDNA突变机制的研究[319]。研究人员收集了130例前列腺癌患者的组织样本作为实验组,61例良性前列腺增生(benign prostatic hyperplasia,BPH)患者的组织样本作为对照组。通过显微切割从每例前列腺癌标本中分离正常细胞,并通过PCR鉴定线粒体DNA(mtDNA^{4977})缺失突变。结果显示,在130例前列腺癌样本中,检测到98例(98/130,75.4%)mtDNA^{4977}缺失突变,而在61例BPH样本中,仅出现9例(9/61,14.7%)mtDNA^{4977}缺失突变。与BPH患者相比,前列腺癌患者mtDNA^{4977}缺失突变的发生率显著升高。同时,从癌症标本中分离的正常细胞中mtDNA^{4977}缺失的发生率为10.76%(14/130),明显低于前列腺癌组(98/130,75.4%)。这些结果表明,前列腺癌患者mtDNA^{4977}突变频率明显高于正常组织,且其与前列腺癌的恶性程度成正比。因此,mtDNA^{4977}缺失突变频率可能作为前列腺癌患者恶性程度评估的生物标志物。

mtDNA的突变与许多人类癌症的风险有关,有证据表明,mtDNA拷贝数随着

DNA损伤的增加而增加,已经在前列腺癌细胞中观察到增加的mtDNA拷贝数,这表明mtDNA拷贝数在前列腺癌发育过程中起作用[320]。然而,外周血白细胞(peripheral blood leukocyte,PBL)中mtDNA拷贝数与前列腺癌风险之间的关系尚未被研究。W. M. Zhou等人[321]收集了中国汉族196例前列腺癌患者和196例健康对照者,评估PBL中mtDNA拷贝数与前列腺癌风险之间的关系。研究人员使用实时定量PCR测量实验组和对照组的mtDNA拷贝数,结果显示,前列腺癌患者的mtDNA拷贝数明显高于对照组,高mtDNA拷贝数与前列腺癌风险增加显著相关(OR=1.85,95%CI=1.21~2.83)。在四分位数分析中,mtDNA拷贝数与前列腺癌风险之间存在显著的剂量效应关系($P_{趋势}=0.011$)。同时,临床病理分析显示,前列腺癌患者的高mtDNA拷贝数与格里森评分及晚期肿瘤分期显著相关。该研究的这些发现表明,PBL中mtDNA拷贝数的增加与前列腺癌的风险增加有关,将来或许可通过检测外周血白细胞中的mtDNA拷贝数来进行前列腺癌的早期诊断。同时,H. K. Tu等人[322]也调查了外周血白细胞中的mtDNA拷贝数与局部前列腺癌患者肿瘤侵袭性和疾病进展风险间的相关性。结果显示,前列腺癌的侵袭性与mtDNA拷贝数之间负相关($P<0.001$)。这说明在诊断时,外周血白细胞中低水平的mtDNA拷贝数与前列腺癌侵袭性相关,并可进一步预示患者较差的生存期。

有研究证明,黑色人种男性患前列腺癌的风险更高,且其预后也更差[323],但未深入研究其致病机制。S. Koochekpour等人[324]通过研究发现,非洲裔美国男性和白色人种男性之间的mtDNA含量存在差异。通过检测白色人种男性、非洲裔美国男性肿瘤组织样本和正常组织样本中的mtDNA,发现非洲裔美国男性肿瘤及正常前列腺组织中的mtDNA含量均降低;同时,研究人员发现非洲裔美国男性的BPH组织的mtDNA含量也降低;另外,与T2期肿瘤相比,恶性T3期肿瘤患者正常组织中mtDNA含量较高。该项研究表明,与白色人种男性相比,非洲裔美国男性在正常组织和肿瘤组织中均具有较低的mtDNA水平,这可能导致非洲裔美国男性中具有更高的前列腺癌风险且癌细胞更具侵袭性。这些发现可能对预测美国男性前列腺癌的进展及治疗有重要意义。

4.4.3.4 结直肠癌

结直肠癌(colorectal cancer)是常见的消化道肿瘤之一。GLOBOCAN 2012资料显示[187],2012年全球约有140万新发结直肠癌病例,居恶性肿瘤第3位,位于肺癌、乳腺癌之后;死亡病例约为70万,居恶性肿瘤第4位,位于肺癌、肝癌和胃癌之后。发病率最高的地区是澳大利亚、新西兰、欧洲和北美等发达国家,我国结直肠癌发病率较低,但近年来也逐渐呈上升趋势[325]。调查显示,2010年我国结直肠癌新发病例数已超过27万,死亡病例达13万以上[326-327]。

mtDNA异常似乎是恶性细胞的常见状态。在各种实体瘤中,已经报道了很多由于mtDNA的突变、缺失或插入引起的mtDNA编码的蛋白质的异常表达。mtDNA编码区的突变会直接影响线粒体相关酶的表达,从而导致肿瘤的发生。呼吸链中复合物Ⅰ NADH具有由mtDNA编码的最多亚基,如*ND1*、*ND2*等,这些基因上的碱基突变可能会引起氨基酸的改变,从而影响相关酶的产生。

M. Akouchekian 等人[328]通过 PCR 扩增及测序,检测到结直肠癌组织中线粒体基因 ND1 的碱基突变。他们在 30 个研究群体中发现了 8 个突变,其中有 7 个突变在编码区,1 个在非编码区。这些突变中 7 例是 T/C 转换,而仅检测到 1 例 A/G 转换,其中 5 个突变没有导致氨基酸改变(表 4.8)。同时,在 27%(30 例患者中有 8 例)的患者中检测到 m.4216T>C 突变,而且 m.4216T>C 突变在肿瘤组织和相邻正常组织之间存在显著差异($P \leqslant 0.05$),该突变会导致酪氨酸与组氨酸分解。

表 4.8 结直肠癌中鉴定出的线粒体 ND1 基因的突变

突变位置	基因	剑桥参考序列	突变碱基	氨基酸改变
3290	MT-TL1	T	C	非编码区
3456	MT-ND1	T	C	—
3480	MT-ND1	A	G	—
3622	MT-ND1	C	T	Leu(2)→Leu(1)
3741	MT-ND1	C	T	—
3777	MT-ND1	T	C	—
3847	MT-ND1	T	C	—
4216	MT-ND1	T	C	Y→H(Tyr/His)

mtDNA D 环区是 mtDNA 的复制及转录控制区,许多研究表明,该区域的改变可能对 mtDNA 表达有显著影响[329-331]。研究人员通过实验发现,在结直肠癌组织中,mtDNA D 环区易发生脱甲基化,而在相应的正常组织中易发生甲基化状态,且发现肿瘤组织中 ND2(NADH 的亚基)的表达量显著增加[332]。该项研究选取 44 例结直肠癌组织样本及对应的正常组织样本,检测肿瘤组织和正常组织中 ND2 和 D 环区甲基化状态的定量变化。结果显示,肿瘤组织中 ND2 表达量显著高于正常组织,D 环区甲基化的正常组织约占总样本数的 79.5%,而肿瘤组织中的这一百分比要小得多(11.4%)。同时,通过去甲基化实验进一步证实,ND2 的表达增加与 mtDNA 的 D 环区脱甲基化有关。此外,通过临床病理资料分析发现,结直肠癌中 ND2 表达量与临床病理学分期正相关,这一增长早在临床Ⅰ期就十分显著。另外还发现从临床Ⅰ期到Ⅳ期,非甲基化 D 环病例在肿瘤和相应的非癌组织中均有增加,ND2 表达也从Ⅰ期到Ⅳ期不断增加。这说明 D 环区去甲基化在调节结直肠癌发生和(或)进展期间的 ND2 表达方面起关键作用,具有去甲基化 D 环区的结直肠癌组织可能与 mtDNA 编码的蛋白质的高表达和 mtDNA 拷贝数的高存在有关。

另有研究证明,mtDNA 的 D 环区中的 SNP 与许多癌症风险具有相关性。Z.J. Guo 等人[333]在对结直肠癌患者线粒体 D 环区 SNP 的研究中,通过收集 159 例对照组与 17 例结直肠癌患者的组织样本,鉴定出多个与结直肠癌风险相关的 SNP(表 4.9)。发现核苷酸 m.73G>A、m.146T>C、m.195T>C、m.324C>G、m.16261C>T 和 m.16304T>C 的主要等位基因以及 m.309insC 插入片段的次等位基因与结直肠癌风险增加有显著相关性，因此认为 mtDNA D 环区中的 SNP 可作为评估结直肠癌风险的标志物。

表 4.9　结直肠癌中线粒体 DNA D 环区中的 SNP 位点

突变位置	剑桥参考序列	突变碱基	变异方式
16261	C	T	碱基替换
16304	T	C	碱基替换
73	G	A	碱基替换
146	T	C	碱基替换
195	T	C	碱基替换
309	C	C	碱基插入
324	C	G	碱基替换

随后，C. J. Wang 等人[334]用 Kaplan-Meier 法评估临床特征对术后生存的预后价值，鉴定了 D 环 HVRⅠ区核苷酸 16290T 的次要单倍型和核苷酸 16298T 的主要单倍型与结直肠癌的高存活率相关，经 COX 比例风险模型校正后，核苷酸位点 16290 被确定为结直肠癌的独立预测因子。这表明 mtDNA D 环区中的 SNP 可作为结直肠癌预后效果的评价指标。

人类 mtDNA 的定性和定量变化已涉及各种癌症类型。在 mtDNA 突变中，4977 bp 缺失是最常见的[335]。科学家已在各种类型癌症中发现了 mtDNA 4977 bp 缺失，包括乳腺癌、子宫内膜癌、胃癌、头颈部癌和肺癌等[336-337]。我国科学家通过研究发现，mtDNA 含量变化及 4977 bp 缺失与结直肠癌的发生和发展密切相关[338]。研究人员通过定量实时 PCR 对我国温州地区 104 例结直肠癌患者的临床特征和 mtDNA 进行了综合研究，分析了这些患者的肿瘤组织和配对的非肿瘤组织中的 4977 bp 缺失和 mtDNA 含量。结果显示，4977 bp 的缺失更可能出现在年龄较小的患者中(年龄≤65 岁，$P=0.027$)。在具有 4977 bp 缺失的患者中，缺失水平随着癌症进展而降低($P=0.031$)。此外，与相邻非肿瘤组织和无 4977 bp 缺失患者的肿瘤相比，4977 bp 缺失患者肿瘤组织中的 mtDNA 拷贝数增加，这说明 mtDNA 拷贝数的增加与 4977 bp 缺失和癌症所处阶段相关($P<0.001$)。因此科学家认为，mtDNA 4977 bp 缺失可能在结直肠癌的早期发挥作用，同时也会改变癌细胞中 mtDNA 的含量。

大量研究已经证明，mtDNA 拷贝数变异在癌症的发生和发展过程中发挥着重要作用，但有关肿瘤中 mtDNA 拷贝数与预后的相关性研究还比较少。近年来，研究人员发现低 mtDNA 拷贝数与结直肠癌的预后相关。H. H. Cui 等人[339]通过实时定量 PCR 反应检测了 60 例结直肠癌患者癌组织和相邻非癌组织样本中的 mtDNA 拷贝数。此外，通过对比 mtDNA 拷贝数与结直肠癌患者临床病理参数的相关性，分析了 mtDNA 拷贝数与 3 年生存率的相关性。结果显示，与相应的非癌组织的 mtDNA 拷贝数(平均值为 153.68±25.72)相比，结直肠癌组织的 mtDNA 拷贝数较低(平均值为 108.60±20.11),且淋巴结转移更显著。通过生存分析发现,具有较低 mtDNA 拷贝数的患者往往比高 mtDNA 拷贝数患者显示出更低的 3 年生存率,但相关性不显著(总生存期 63.0% 比对 83.0%)。这些结果表明,mtDNA 的拷贝数减少与结肠直肠癌的恶性潜能相关,低拷贝数也预示着更差的预后,且 mtDNA 的拷贝数与淋巴结转移呈负相关。在另一项针对荷兰人群结直肠癌的研究中[339],也得出了同样的结论。

大多数研究者以肿瘤组织为样本,研究 mtDNA 含量与结直肠癌的相关性检测。然而,到目前为止,还没有研究证明白细胞 mtDNA 含量与癌症患者预后的相关性。F. L. Qu 等人[340]通过检测 598 例结直肠癌患者血液中白细胞 mtDNA 含量发现,与所有患者组的 mtDNA 含量相比,mtDNA 含量较高的患者总体生存期(OS)和无复发生存期(RFS)均显著降低。此外,研究者还发现 mtDNA 含量与 TNM 分期在预后预测中表现出显著的联合作用。更重要的是,高 mtDNA 含量的患者对化疗后的 OS 和 RFS 有更好的辅助作用。这些结果表明,TNM 分期和白细胞 mtDNA 含量的结合显著提高了 CRC 预后的预测效果,白细胞 mtDNA 含量将来或许可作为潜在的生物标志物。

4.4.3.5 神经胶质瘤

神经胶质瘤(glioma)发生于神经外胚层,是最常见的原发性中枢神经系统肿瘤,约占所有颅内原发肿瘤的一半[341]。神经胶质瘤的病因至今尚未明确,目前的研究表明,与神经胶质瘤相关的危险因素包括遗传因素、电离辐射、生化环境及病毒感染等。1997 年 WHO 病理分级标准将神经胶质瘤分为四级,分别为 Ⅰ 级〔纤维型星形细胞瘤(FA)〕,Ⅱ 级〔弥漫性星形细胞瘤(LGA)〕,Ⅲ 级〔退变型星形细胞瘤(AA)〕,Ⅳ 级〔多形性胶质母细胞瘤(GBM)〕[342]。随着细胞与分子生物学、遗传学研究的不断深入,越来越多的研究发现,遗传因素在神经胶质瘤的发病过程中发挥着不可忽视的作用。

mtDNA 拷贝数的变化在人类多种癌症中得到广泛的认可,被认为是常见的癌症标志。然而,神经胶质瘤中 mtDNA 拷贝数变异及其预后价值仍不甚清楚。Y. F. Zhang 等人[343]通过研究发现,神经胶质瘤组(124 例)与对照组(27 例)的 mtDNA 拷贝数相比,前者的 mtDNA 含量增加。此外,mtDNA 拷贝数增加与肿瘤分级、复发和癌症相关死亡呈显著负相关,而 mtDNA 含量增加与癫痫发作呈显著正相关。更重要的是,若 mtDNA 含量增加,则神经胶质瘤患者拥有更长的存活期。总之,该项研究结果表明,mtDNA 拷贝数与神经胶质瘤预后密切相关,高拷贝数的 mtDNA 可能是神经胶质瘤患者拥有良好预后的一个因素。

Y. Chen 等人[344]通过检测脑胶质瘤患者的外周血白细胞线粒体 DNA 拷贝数也发现了同样的结果,通过生存分析曲线和 Cox 比例风险回归模型检查 mtDNA 含量与患者的总生存期和无进展生存期的关系,结果显示 mtDNA 含量较高的患者 OS 和 PFS 均低于 mtDNA 含量较低者。并且通过免疫学分析表明,mtDNA 含量高的患者外周血单核细胞中自然杀伤细胞的频率明显较低,血浆中白细胞介素-2 和肿瘤坏死因子-α的浓度升高，表明mtDNA可能介导了预后的免疫抑制相关机制。该项研究表明，白细胞mtDNA含量是神经胶质瘤患者免疫功能指标，将来或许可作为独立预后标记。另外，J. Shen等人[345]检测了神经胶质瘤患者全血中mtDNA拷贝数的变化。该项研究选取395名神经胶质瘤患者和425名健康对照者的全血样本，发现神经胶质瘤病例mtDNA拷贝数明显高于健康对照者，且mtDNA拷贝数与年龄呈负相关（$P<0.01$）。在多变量分析及四分位数分析中，升高的mtDNA拷贝数水平与神经胶质瘤风险呈正相关。

mtDNA拷贝数变异及mtDNA编码区的基因突变均会对神经胶质瘤的发生和发展产生影响。近年来也有研究发现[346-348]，在mtDNA D环区上的一些突变（碱基缺失、插入、重复等）及多态性位点与神经胶质瘤的产生密切相关（表4.10）。这些突变包括错义突变、同义突变，可能会改变某些氨基酸的种类，或是影响线粒体DNA的转录调控，从而影响癌症的发生。而新发现的一些多态性位点也会增加神经胶质瘤的患病风险。B. H. Soon等人[347]研究发现，神经胶质瘤细胞的线粒体功能相对较差，mtDNA编码区突变数量增加，这可能是由于这些细胞中高水平的氧化应激反应。这些非同义的mtDNA序列变异被预测为致病性的，并且可能导致蛋白质功能障碍、氧化磷酸化损伤、线粒体功能障碍，并可能产生氧化应激的恶性循环，从而影响神经胶质瘤的发生和发展。

表4.10 胶质母细胞瘤中的mtDNA变异[346]

突变位置	基因位点	剑桥参考序列	突变序列	变异类型	氨基酸变化
185	D环	A	G	碱基替换	—
195	D环	T	C	碱基替换	—
204	D环	C	T	碱基替换	—
295	D环	T	C	碱基替换	—
16126	D环	C	T	碱基替换	—
16134	D环	C	T	碱基替换	—
16293	D环	A	G	碱基替换	—
16356	D环	T	C	碱基替换	—
16519	D环	T	C	碱基替换	—
72	D环	T	C	碱基替换	—
4646	ND2	T	C	碱基替换	同义突变
5198	ND2	A	G	碱基替换	同义突变
5999	COX1	T	C	碱基替换	同义突变
6047	COX1	A	G	碱基替换	同义突变
12936	ND5	A	G	碱基替换	同义突变
13124	ND5	T	C	碱基替换	错义突变

续表

突变位置	基因位点	剑桥参考序列	突变序列	变异类型	氨基酸变化
14620	*ND6*	C	T	碱基替换	同义突变
14798	*Cytb*	C	T	碱基替换	错义突变
HVR Ⅱ	D 环	C_8TC_6	C_9TC_6	碱基插入	—
HVR Ⅱ	D 环	C_7TC_6	C_9TC_6	碱基插入	—
514	D 环	$(CA)_4$	$(CA)_6$	碱基重复	—
HVR Ⅰ	D 环	C_{10}	C_{11}	碱基插入	—
HVR Ⅰ	D 环	C_{10}	C_9	碱基缺失	—
HVR Ⅰ	D 环	C_{12}	C_{11}	碱基缺失	—
HVR Ⅰ	D 环	C_{10}	C_9	碱基缺失	—

4.4.3.6 淋巴瘤

淋巴瘤起源于淋巴造血系统，该恶性肿瘤是具有相当异质性的一大类肿瘤，虽然好发于淋巴结，但是由于淋巴系统的分布特点，使得淋巴瘤属于全身性疾病，几乎可以侵犯到全身任何组织和器官。根据病理学特征可将淋巴瘤分为非霍奇金淋巴瘤（non-Hodgkin lymphoma，NHL）和霍奇金淋巴瘤（Hodgkin lymphoma，HL）两大类。NHL 的发病率远高于 HL 的发病率，是具有很强异质性的一组独立疾病的总和。GLOBOCAN 2012 统计数据显示[187]，NHL 新发病例约为 38.57 万例，死亡人数为 19.97 万人，且发达国家和地区的发病水平高于不发达地区。近几年，淋巴瘤一直位列我国癌症发病与死亡的前 10 位，因此对该病的分子遗传机制研究刻不容缓。

淋巴瘤的病因目前尚不清楚，一般认为可能与基因突变、病毒及其他病原体感染、放射线、化学药物、合并自身免疫病等有关。根据 NHL 的自然病程，可以归为三大临床类型，即高度侵袭性、侵袭性和惰性淋巴瘤。根据不同的淋巴细胞起源，可以分为 B 细胞、T 细胞和 NK 细胞淋巴瘤。

mtDNA 编码区的突变会严重影响细胞的正常生理代谢活动，从而引起肿瘤的发生。研究者在肺癌和淋巴瘤细胞中发现，具有 m.13997G>A 突变（线粒体 *ND6* 基因中具有致病性的突变）的小鼠 mtDNA（m.13997G>A）能将培养的肺癌细胞从转移不良转化为高度转移的细胞（图 4.12），且可将 C57BL/6（B6）小鼠的淋巴细胞转化为淋巴瘤细胞[349]。这说明 B6 株的核遗传背景使得该株容易发生淋巴瘤，因此研究人员检查了即使在具有不易发生淋巴瘤的 A/J 株的核遗传背景的小鼠中，m.13997G>A 是否也独立地诱导淋巴瘤发生。研究结果表明，具有 B6 核遗传背景的 B6 m.13997G>A 小鼠中，通过 ROS 过度产生从而增强淋巴瘤发展，但 m.13997G>A 的 mtDNA 不能增强具有 A/J 核遗传背景的 A/J m.13997G>A 小鼠的淋巴瘤发育，因此不易发生淋巴瘤。这说明 m.13997G>A 是在 B6 核遗传背景的帮助下调节淋巴瘤的发展，B6 核遗传背景是 m.13997G>A 小鼠频繁发生淋巴瘤所必需的因素。

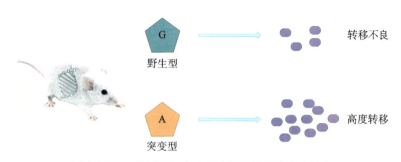

图 4.12　m.13997G＞A 突变小鼠肺癌细胞高度转移

另外，研究人员在之前的研究中还发现，在恶性转化肿瘤中，m.13997G＞A 突变在肺癌细胞系中既没有引起肺腺癌的恶性转化，也没有增强肝细胞癌的肺转移[350]。因此，具有 m.13997G＞A 突变的 mtDNA 不能独立增强正常细胞的转化（肿瘤发生）或肿瘤细胞的恶性转化，这可能是由于缺乏某些核异常的条件。结合上述研究可知，m.13997G＞A 增强了 B6 核基因组异常淋巴瘤发生的频率，但不能独立控制肿瘤的发生和发展[351]。

线粒体基因组复制和表达受到线粒体 D 环区的调控，因为它是复制的起始位点。大量研究表明，mtDNA D 环区中 SNP 的累积可能与癌症风险增加有关[352]，但关于 D 环转录调控区域中 SNP 增加癌症风险的分子机制仍是未知的。有研究已证明线粒体转录改变时，ROS 的水平升高，这种 ROS 介导的机制可能促进肿瘤形成[353]。所有与癌症风险相关的 SNP 位点都位于高突变区域，包括 HVRⅠ和 HVRⅡ区域[354]。Y. H. Gao 等人在病例对照研究中调查了 D 环区 SNP 的 NHL 风险特征[355]。该研究共纳入 133 例 NHL 患者，其中 54 例为弥漫性大 B 细胞淋巴瘤，41 例为 T 细胞淋巴瘤和 38 例其他 NHL。研究人员首先检测了对照组和 NHL 患者血液样品，在线粒体 D 环区 982 bp 区域内共检测到 140 个 SNP，通过 χ^2 检验进行癌症风险分析，最终筛选出 26 个 SNP。核苷酸 73A＞G、263A＞G、315insC 的次要等位基因与 NHL 的风险降低有关。通过比较 NHL 患者和对照组 SNP，结果显示，核苷酸 m.200G＞A 的次要等位基因与弥漫性大 B 细胞淋巴瘤的风险特异性相关，而核苷酸 m.16362C＞T 和 m.249delA 的次要等位基因与 T 细胞淋巴瘤的风险降低特异性相关。总之，mtDNA 中的 SNP 是 NHL 风险的潜在修饰因子，线粒体 D 环区中遗传多态性的分析可以帮助确定处于 NHL 发展风险很高的患者亚组，这些 SNP 可能对未来的生物功能研究具有很大的潜在用途。

mtDNA D 环区中 SNP 的累积可能与癌症风险和疾病预后相关。Y. H. Gao 等人在上述研究中已经确定了 140 个 SNP，并进一步筛选出了 26 个高风险 SNP 位点。该研究组继续探索 D 环区 SNP 对 NHL 患者患病风险的预测能力[356]。在之前的样本中共筛选出了 91 例具有 10 年随访资料的患者样本，其中 32 例为弥漫性大 B 细胞淋巴瘤，33 例为 T 细胞淋巴瘤，26 例为其他 NHL。通过对数秩检验鉴定了 5 个 SNP 位点，在单变量分析中，这 5 个 SNP 在统计学上能显著预测 NHL 生存期。进一步通过多变量分析显示，仅等位基因 16304 被确定为 NHL 效果的独立预测因

子。核苷酸为 16304C 的 NHL 患者生存时间明显短于 16304T(OR=0.513，95%
CI=0.266~0.89，P=0.046)。这说明 mtDNA D 环区中的 SNP 是评估 NHL 效果
的独立预后指标，通过遗传分析线粒体 D 环区中的多态性可以帮助确定患有该疾病
的高风险患者亚组，从而有助于改善 NHL 癌症的治疗效果。

该课题组已经鉴定了 D 环区中的许多 SNP 与癌症的发病风险和疾病预后的关联。研究者继续深入分析，以探索 NHL 患者的发病年龄与种系 SNP 之间的关系[357]。研究人员首先对 133 例 NHL 患者 mtDNA 的 D 环区进行测序，再使用 Kaplan-Meier 方法分析发病年龄及临床特征，鉴定 NHL 患者的 D 环区中与发病年龄相关的 SNP，通过 Cox 比例风险模型确定发病年龄的独立危险因素。最后，通过时序检验鉴定了核苷酸 m.146C>T、m.151T>C、m.194T>C、m.315insC、m.523delA 和 525delC 与发病年龄的关系。通过多变量分析显示，等位基因 146、151 和 315 与发病年龄相关，且具有统计学显著意义。总之，研究结果表明，D 环区中的 SNP 可以预测 NHL 患者的发病年龄，且 D 环区 SNP 的遗传学分析有助于识别早发型高危人群的 NHL 患者亚组。详细信息如表 4.11 所示。

表 4.11 线粒体 DNA D 环区淋巴瘤相关风险 SNP 位点[355,357]

突变位置	基因位点	剑桥参考序列	突变序列	变异类型
146	D 环	T	C	碱基替换
151	D 环	C	T	碱基替换
194	D 环	C	T	碱基替换
16261	D 环	C	T	碱基替换
315	D 环	C	$(C)_2$	碱基插入
523	D 环	A	—	碱基缺失
525	D 环	C	—	碱基缺失
73	D 环	A	G	碱基替换
263	D 环	A	G	碱基替换
200	D 环	G	A	碱基替换
16362	D 环	C	T	碱基替换
249	D 环	A	—	碱基缺失

mtDNA 突变及单核苷酸多态性均会导致线粒体代谢异常，从而增加机体患病的风险。也有研究表明，mtDNA 拷贝数变异与 B 细胞淋巴瘤，特别是慢性淋巴细胞性白血病(CLL)有关。然而，目前的相关研究有限，其具体作用机制尚不清楚。F. S. Hosnijeh 等[358]研究人员收集病例及对照样本，通过亚型特异性分析，以期发现 mtDNA 拷贝数变异与淋巴瘤的关联。该研究募集了 469 例淋巴瘤病例(231 名男性和 238 名女性)和相等数量的对照受试者，采集样本血液并测量其相对 mtDNA 拷贝数，并使用逻辑回归模型检查 mtDNA 拷贝数与淋巴瘤发展及组织学亚型的风险之间的关系。结果显示，mtDNA 与淋巴瘤风险之间并无总体关联，但亚型分析

显示，与对照组相比，CLL 患者血液中的 mtDNA 拷贝数明显增高，mtDNA 拷贝数与随访时间无关，表明该观察结果不受惰性疾病状态的影响，并且 mtDNA 拷贝数与年龄、性别、BMI、酒精摄入量和吸烟之间无显著关联。这项研究揭示了 mtDNA 拷贝数与 CLL 风险的相关性，并进一步说明线粒体功能障碍作为 CLL 发生过程中可能的机制途径的重要性，为今后进一步进行分子机制研究提供了基础。

4.4.3.7 胃癌

根据世界卫生组织的数据，全球每年因胃癌（gastric cancer）导致的癌症死亡病例达 72.3 万例。胃癌是世界上第 5 种常见的癌症，但却是癌症死亡的第三大原因。在美国，每年确诊的癌症中大约有 2% 是胃癌。大多数被诊断为胃癌的人，要么已经有转移，要么已发展成癌症晚期。当癌细胞扩散到它最先发展的区域时，就会发生转移。胃癌是一种在胃壁中形成的恶性肿瘤，几乎所有的胃癌都是腺癌，在这种类型中，癌细胞是由形成黏膜的细胞产生的，黏膜是产生黏液的最表层的胃黏膜。其他类型的胃癌有胃肠道类癌、胃肠道间质瘤和淋巴瘤。感染幽门螺杆菌是胃癌的常见原因。胃癌通常被诊断时已为晚期，早期症状包括胃灼热、持续消化不良和吞咽困难等。

人类 mtDNA 是一个 16.5 kb 的环状双链 DNA 分子，每个细胞的拷贝数都很高，数量随细胞类型而变化。其内含有编码参与呼吸和氧化磷酸化的 13 种多肽的基因，2 种 rRNA 和 22 种 tRNA，这些是线粒体中蛋白质合成所必需的。另外，mtDNA 含有非编码区域，其包含独特的位移环（D 环），D 环控制线粒体 DNA 的复制和转录[359]。已经证实，线粒体基因组由于线粒体中 ROS 产生率高和 DNA 修复系统效率低而特别容易受氧化损伤和突变的影响。遗传性和体细胞性 mtDNA 突变已被证明可导致严重的退行性疾病[360-361]。遗传性线粒体疾病患者的癌组织中大多数突变发生在 tRNA 基因和 mtDNA 结构基因中。相比之下，人类癌症中发现的许多 mtDNA 突变位于 D 环区域，该区域已被证明是许多人类癌症中点突变的"热点"[362-366]。因为 D 环控制 mtDNA 的复制和转录过程，所以该区域的突变可能会导致线粒体基因组拷贝数和/或基因表达的改变。

W. Y. Hung 等人[367]通过分析 D 环区的核苷酸序列确定了多种癌症患者的癌组织和相应的非癌组织中 mtDNA 的拷贝数，了解到 mtDNA 突变的后果以及人类癌症中 mtDNA 拷贝数改变的机制。在研究中，他们发现，胃癌患者癌组织中 mtDNA 的 D 环区中有较高的突变频率，而且 mtDNA 的拷贝数低于相应的非癌性胃组织。2010 年，该课题组使用 DNA 测序研究了 31 个胃癌样本和相应的非癌胃组织样本。此外，他们用寡霉素处理人胃癌 SC-M1 细胞系，以诱导线粒体功能障碍。在 7 例胃癌患者（7/31，22.6%）样本的 mtDNA 编码区发现了 8 个体细胞突变。在胃癌的整个 mtDNA 中发生体细胞突变的患者与其临床病理学特征没有显示出显著的相关性。在 8 个体细胞突变中，5 个点突变（m.3697G>A、m.4996G>A、m.9986G>A、m.12405C>T 和 m.13015T>C）是同质的，3 个点突变（5895delC、7472insC 和 12418insA）是异质的。5895delC 突变发生在 tRNA[Tyr] 和细胞色素 c 氧化酶亚基基因

（*COX1*）的非编码核苷酸中。NADH 脱氢酶亚基 1 基因（*ND1*）中的 m.3697G>A 突变导致氨基酸残基从甘氨酸被替换为丝氨酸，*ND2* 基因中的 m.4996G>A 突变导致从精氨酸到组氨酸的氨基酸替换（表 4.12），这两个点突变是潜在有害的错义突变，因为它们发生在高度保守的氨基酸残基处。在患者 917 的胃癌组织样本中检测到两种碱基插入，即 $tRNA^{Ser(UCN)}$ 基因中的 7472insC 和 *ND5* 基因中的 12418insA。7472insC 很可能改变 $tRNA^{Ser(UCN)}$ 的三叶草二级结构中 TψC 环的结构。携带同质 7472insC 突变型 mtDNA 的胞质杂合体表现出复合物 I 活性降低、耗氧率低、乳酸产量高的特点[368-369]。该突变被认为是致病性的，并与母系遗传性听力丧失、共济失调和肌阵挛综合征[368,370]，以及伴有破碎红纤维的进行性肌阵挛性癫痫（MERRF）和 MERRF 样表型相关[371-372]。此外，12418insA 是 *ND5* 基因中的移码突变，其导致 57 个氨基酸残基的截短多肽。$tRNA^{Ser(UCN)}$ 基因的突变、线粒体基因组的错义突变和移码突变可能导致胃癌的线粒体功能障碍。4 个（4/8，50%）体细胞突变导致 mtDNA 高度保守区域的氨基酸替换，这可能导致线粒体功能障碍。在编码区发生体细胞突变的 7 例胃癌中，3 例（42.9%）发现在 mtDNA 的 D 环区中存在体细胞突变。另外，在 SC-M1 细胞中的体外实验显示，寡霉素诱导的线粒体功能障碍促进了对顺铂的耐药性并增强了细胞迁移。N-乙酰半胱氨酸可有效预防寡霉素增强的迁移，这表明线粒体缺陷产生的活性氧可能参与 SC-M1 细胞迁移的增强。

表 4.12　31 例原发性胃癌 mtDNA 突变的总结

患者编号	D 环突变		线粒体基因组突变			
	位置	突变	位置	突变	基因	碱基改变
902	303	8C→7C	—	—	—	—
907	16438	G→G/A	4996	G→A	*ND2*	Arg(CGC)→His(CAC)
	16519	C→T	—	—	—	—
	303	9C→8C				
908	303	9C→8C				
909	189	A→G	9986	G→A	*COX3*	Gly(GGG)→Gly(GGA)
911	303	8C→9C				
977	—	—	7472	insC	$tRNA^{Ser(UCN)}$	
	—	—	12418	insA	*ND5*	移码突变
918	303	8C→9C				
919	—	—	12405	C→T	*ND5*	Leu(CTC)→Leu(CTT)
923	303	8C→9C				
938	16399	A→A/G				
1012	303	8C→7C				
1014	—	—	5895	$C_{19/n}$→$C_{18/n}$	位于基因非编码区	—

续表

患者编号	D环突变		线粒体基因组突变			
	位置	突变	位置	突变	基因	碱基改变
1018	303	8C→9C	—	—	—	—
1132	—	—	3697	G→A	ND1	Gly(GGC)→Ser(AGC)
1133	204	T→T/C	—	—	—	—
1142	311/568	插入	—	—	—	—
1145	303	8C→7C	—	—	—	—
1147	16260	C→T	—	—	—	—
1151	205	G→A	13015	T→C	ND5	Leu(TTA)→Leu(CTA)
1154	303	8C→9C	—	—	—	—

2011年，我国研究者使用病例对照研究对上海女性健康研究中的样本进行了mtDNA拷贝数变异与胃癌之间的关系的鉴定，研究人员检查了162例胃癌病例中mtDNA拷贝数与上海女性健康研究中的299例匹配对照之间的关联，这是一项以人群为基础的大型前瞻性队列研究。在外周血白细胞中通过定量实时PCR测定三次测量相对mtDNA拷贝数，结果显示病例组和对照组的mtDNA拷贝数水平相当，中位数为1.04〔四分位数间距(IQR)，0.87～1.25〕和1.06(IQR，0.88～1.29)。总体而言，线粒体DNA与胃癌风险无关。然而，当样本收集和癌症诊断之间的时间分层时，该关联不同。在较早诊断的病例中，特别是在样本采集2年内诊断出的那些患者(OR=5.32，95%CI=1.03～27.60)，低水平mtDNA拷贝数(中值)与胃癌风险之间的关联是明显的，而随着样本采集和癌症诊断之间的时间增加，这种关联就不存在了。该研究结果表明，外周血白细胞mtDNA拷贝数与发生胃癌的风险之间没有关联。然而，研究人员观察到了早期胃癌患者中明显有较低的mtDNA拷贝数水平[373]。

4.4.3.8 肝细胞癌

肝细胞癌(hepatocellular carcinoma，HCC)是成人中最常见的原发性肝癌类型，并且是肝硬化患者最常见的死亡原因。HCC发生在慢性肝脏炎症的环境中，与肝脏慢性病毒性感染(乙型肝炎或丙型肝炎)或暴露于酒精或黄曲霉毒素密切相关。某些疾病，如血色素沉着症和α1-抗胰蛋白酶缺乏症，会显著增加发生HCC的风险，代谢综合征和非酒精性脂肪性肝炎(non-alcoholic steatohepatitis，NASH)也越来越被认为是HCC的危险因素。与其他癌症一样，HCC的治疗和预后因肿瘤组织学特征、肿瘤大小、癌症扩散程度以及患者的身体健康状况而异。HCC多数发生在亚洲和撒哈拉以南的非洲地区，该地区乙型肝炎病毒感染流行，许多人从出生时即被感染。由于丙型肝炎病毒感染的增加，美国和其他发展中国家的HCC发病率正在增加，而HCC在男性中比在女性中更常见。

HCC是全球最常见的癌症之一，在死亡率方面排名第三[374-375]，每年约有

434000例HCC新发病例。有人认为导致HCC发病的危险因素包括暴露于黄曲霉毒素、饮酒，以及伴有病毒性肝炎的慢性炎症和家族性倾向[376-380]。此外，炎症和氧化应激已被认为会加剧HCC[381-383]。在20世纪30年代，德国生化学家O. Warburg提出即使在存在丰富的氧气的情况下，肿瘤细胞也更倾向于利用糖酵解而不是呼吸作为主要能量来源，这种现象被称为有氧糖酵解或Warburg效应。他进一步提出，能量代谢缺陷，特别是线粒体缺陷，与癌症的发生或发展有关[384]。

线粒体是在能量代谢和细胞稳态中发挥多种作用的细胞器，包括通过呼吸和氧化磷酸化产生ATP、ROS，维持代谢稳定以及启动和执行细胞凋亡[385-386]。这些作用是由核基因和线粒体基因编码的蛋白质共同执行的。mtDNA是一个16.6 kb的双链环状DNA，含有22个tRNA、2个核糖体RNA和13个包含呼吸酶复合物的多肽基因[387]。除编码区外，mtDNA含有称为D环的非编码区，大约1.1 kb，控制mtDNA的复制和转录[359]。由于缺乏保护性组蛋白，有限的DNA修复系统及其与高水平ROS的空间接近性，mtDNA的损伤水平比核DNA高10倍[388-390]。体细胞突变和线粒体DNA损伤可能导致氧化磷酸化系统受损并增加ROS的产生，进而加速DNA突变的发生，有助于肿瘤的发生和发展[391-392]。在过去的十几年中，已经在几种类型的癌症中发现了体细胞mtDNA突变，包括HCC[393-397]。一些获得的mtDNA突变已被认为可导致线粒体功能障碍，增加ROS的产生并促进肿瘤生长[364,397]。在患有病毒性肝炎和血浆中丙氨酸转氨酶高活性的个体中，HCC的发展是十分迅速的，而人类在HCC中发现了多种类型的体细胞mtDNA改变，这些mtDNA的改变包括点突变、缺失、插入和拷贝数变化等。

筛选HCC样本全线粒体基因组中的体细胞点突变[397-398]显示，大约52%的HCC患者在其肿瘤组织mtDNA中至少携带一个同质或异质点突变。在确定的点突变中，76%的突变位于D环区，2%的突变位于rRNA基因，3%的突变位于tRNA基因，19%的突变位于mRNA基因（图4.13左），点突变的发生率和位置分布与其他癌症类型中观察到的情况一致[396]。

D环区是HCC和其他癌症中体细胞mtDNA突变的热点。据报道，与其他mtDNA区域相比，mtDNA的D环区，尤其是nt303-309多聚胞嘧啶(poly-C)序列中的单核苷酸重复是最易受氧化损伤的位点，这意味着氧化损伤有助于D环区中的点突变和/或mtDNA中的单核苷酸或双核苷酸重复的不稳定性。然而，在HCC中未检测到由氧化性DNA损伤引起的独特G-to-T颠换[397-398]。在HCC中发现的mtDNA突变中，约59%为转换突变(G/A至A/G或C/T至T/C)，38%为单核苷酸或双核苷酸不稳定性（图4.13右），表明氧化损伤本身不是导致HCC点突变的主要因素。乙肝病毒感染、肝硬化、酒精滥用或其组合可能会影响HCC mtDNA的质变[397-398]。

由于D环区控制着mtDNA的复制和转录，因此D环区的突变可能影响线粒体基因组的mtDNA拷贝数和表达[399]。已有研究证实，D环区中点突变的发生，尤其是接近mtDNA的重链的复制起点突变影响HCC中的mtDNA拷贝数[400]。另外，

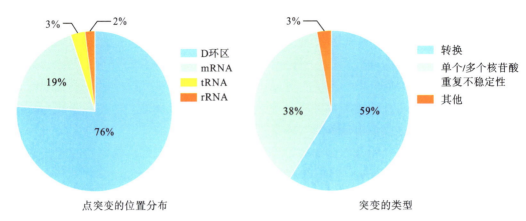

图 4.13 肝细胞癌中线粒体 DNA 中鉴定的体细胞点突变

M. Nishikawa 等人[401]报道 D 环区 mtDNA 突变数与 HCC 分化程度较差呈正相关。这些发现表明，mtDNA D 环区的体细胞突变可能通过降低 HCC 中 mtDNA 拷贝数和/或转录来影响线粒体功能，从而导致 HCC。M. Nishikawa 等人假设慢性肝炎细胞癌变过程中氧化应激的增加可能导致 mtDNA 突变，据此他们对肝癌患者癌组织和非癌组织区域的线粒体基因组进行了测序，并比较了正常肝脏中检测到的突变位点和频率，通过 PCR 扩增两个低分化 HCC 组织标本、相应的非癌组织和一个正常对照肝组织标本的全部线粒体基因组并测序，检测到的 mtDNA 突变见图 4.14，与 GenBank 中保存的 mtDNA 序列（登录号 J01415）相比，从对照受试者的肝标本获得的 mtDNA 序列含有三个单碱基突变，所有这些都位于 D 环区中。

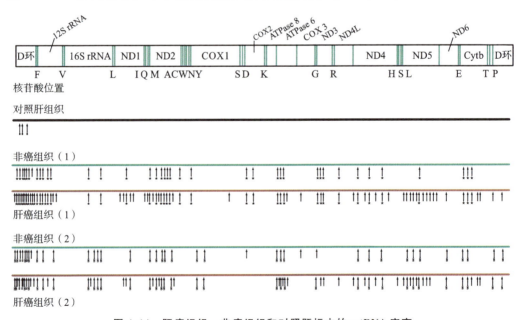

图 4.14 肝癌组织、非癌组织和对照肝标本的 mtDNA 突变

从两个癌组织标本获得的 mtDNA 序列分别含有 67 个和 77 个突变，其中一半或更多的突变在从配对的非癌组织标本获得的 mtDNA 中也是明显的，与之前其他

研究者的观察[362-363,402]一致,该研究中检测到的大多数突变是同质的。在mtDNA中,D环区突变的频率最高,特别是在核苷酸100和600之间的区域,所有mtDNA样品在核苷酸263处均含有G→A转换,在核苷酸489处含有T→C转换。然后,研究者比较了对照肝脏,来自HCC个体的非癌组织样品和排除了所有样品共有的3种突变的D环区(核苷酸100到600)的突变数目以及分化良好、中分化和低分化的HCC。对于7个对照样本,D环区中突变的中位数为0(分别为第25和第75百分位:0和1)。对于高分化、中分化和低分化HCC(7例、32例和32例)的样品,相应的值分别为2(0和2)、3(2和4.5)和4(2.5和6.5)。这些突变大部分在配对的非癌组织标本中也很明显。在71名HCC患者中,只有28人(39%)的组织样本在癌组织中比非癌组织中显示更多的mtDNA突变。分化良好的HCC患者的中位差异为0(−1和1),中分化HCC患者的中位差异为0(0和2),低分化HCC患者的中位差异为0(0和2)。总的数据显示,HCC组织(约70个位点/肿瘤)中的mtDNA突变数量远远超过之前对其他类型癌症检测到的数量[362-363,402]。此外,来自肝癌个体(约40个部位)的非癌性肝组织中mtDNA突变的数目明显大于对照肝脏样本中的mtDNA突变数目。

虽然每个肝细胞含有数百个线粒体,每个线粒体含有1~10个基因组[403],但线粒体DNA中大多数突变都是同质的。当这些细胞与正常细胞融合时,肿瘤细胞的线粒体选择性增殖[404],这可能是因为某些突变mtDNA分子表现出复制优势。线粒体DNA的D环区对于线粒体基因组的复制和表达都很重要,因为它含有前导链复制起点和转录启动子[405]。因此,该区域的突变可能通过修饰重要的反式作用因子的结合亲和力来影响DNA复制的速率。经历快速复制的线粒体似乎更容易遭受DNA损伤,导致突变的积累,比在静息条件下维持得更多。现在的数据表明,mtDNA突变在肝细胞肿瘤转化过程中积累,具有某些突变的线粒体DNA可能产生异常的RNA或蛋白质,后者可能促使电子从线粒体电子传递链泄漏。因此,在具有突变mtDNA的细胞中,产生的内源性活性氧物质(如超氧化物和相关的自由基)的量可能增加,由此产生的DNA氧化修饰可能导致肝癌的早期发生。

尽管炎性细胞可能浸润HCC组织,但与癌细胞的数量相比,炎性细胞的数量较少。此外,肝细胞和HCC细胞中的线粒体密度远大于炎性细胞中的线粒体密度。因此,在HCC组织中观察到的炎症细胞对mtDNA突变程度的可能贡献是可以忽略的。此外,有研究者将HCC患者肝组织的mtDNA制剂与配对的血液样品进行比较,在排除三种常见突变的血液样品中几乎没有发现突变。与该研究中观察到的单核苷酸突变形成对比,以前在某些类型的肿瘤的mtDNA中已经发现了大量的缺失[406-408]。尽管研究者尝试使用多重引物进行PCR分析来检测mtDNA中的缺失,但是在HCC患者的癌组织或非癌组织中是没有明显结果的。因此,该项研究的结果表明肝细胞和其mtDNA中大量缺失的HCC细胞可能被清除,并且没有这种缺失的细胞将经历持续增殖。

HCC患者的非癌组织中mtDNA突变的频率高,表明这种组织中的肝细胞可能已经经历了由病毒感染诱导的慢性炎症中的恶性转化的初始阶段；观察到大多数检测到的突变是同质的，这表明突变的 mtDNA 在肝脏非癌性区域的 HCC 组织和肝细胞中都占优势。鉴于 mtDNA 的克隆性质和大量拷贝，M. Nishikawa 发现 HCC 患者肝脏非癌性区域线粒体基因组突变表明基因组不稳定，可能导致肝癌的发生。

在编码区的突变中，无义突变 m.3842G>A 产生提前终止密码子，并且错义突变 m.6787T>C、m.7976G>A、m.9267G>A 和 m.11708A>G 导致受影响的线粒体基因的高度进化保守区中的氨基酸取代。此外，11032delA 和 12418insA 可分别导致 $ND4$ 基因和 $ND5$ 基因的移码突变，并且 $tRNA^{Val}$ 基因中的 m.1659T>C 和 $tRNA^{Ala}$ 基因中的 m.5650G>A 可能改变 tRNA 结构并显示与线粒体病症相关[397]。因此，这些 mtDNA 点突变可能导致 HCC 中的线粒体功能障碍。①缺失：在不同类型癌症的 mtDNA 中发现的大规模缺失[409-412]中，4977 bp 缺失是肿瘤中最常见的 mtDNA 缺失[413-418]。与其他类型癌症中的发现一致，恶性组织中 4977 bp 缺失的发生率及其累积水平低于 HCC 患者的非肿瘤组织。此外，HCC 患者的性别和长期的饮酒史可能会影响 4977 bp 缺失的 mtDNA 的积累[393]。尽管 mtDNA 缺失在 HCC 中的作用尚不清楚，但有人认为观察到的缺失 mtDNA 减少是肿瘤细胞在肝癌发生过程中适应新微环境的结果[396]。此外，先前报道的一名 HCC 患者 50 bp 缺失，该缺失是 mtDNA 的 D 环区侧翼中的 9 bp 直接重复序列。mtDNA 缺失似乎在 HCC 组织中是同质的，但在相应的非肿瘤肝组织中却未检测到，这种缺失的肿瘤特异性积累似乎与癌症中的 4977 bp 缺失相似。由于这种缺失部分截短了 mtDNA 的调控区域，因此 HCC 组织中的 mtDNA 拷贝数与非肿瘤肝组织相比显著降低[400]。这种 mtDNA 缺失可能通过线粒体 DNA 耗竭和/或线粒体基因转录受损导致线粒体功能障碍。②插入：在包括 HCC 在内的各种人类癌症中，已经鉴定了两个约 260 bp 和约 520 bp 的小插入作为串联重复和串联三聚体，在 D 环区核苷酸侧翼的 np303—309 处和 np568—573 处由两个多聚胞嘧啶（poly-C）序列侧链接入 mtDNA[411]。这种串联重复或三聚体在大约 4% 的 HCC 中被检测到，并且与在 np568 处 ploy-C 的长度变异存在高度相关[419]。然而，这些插入也在老年受试者的体细胞组织中被发现，因此对癌组织不是特异性的。

mtDNA 拷贝数的减少是 HCC 中常见的事件[400]。超过 60% 的 HCC 具有比其相应的非肿瘤肝组织更低的 mtDNA 拷贝数。如上所述，mtDNA 拷贝数的减少与位于 mtDNA 的 D 环区中复制起点附近的点突变相关[400]。此外，有人认为，HCC 中 mtDNA 拷贝数的减少可能与线粒体生物合成相关基因（如 PGC1）和线粒体单链 DNA 结合蛋白（mtSSB）[393]等有关。这些结果表明，D 环区的 mtDNA 突变和线粒体生物合成的损害导致 HCC 中 mtDNA 拷贝数的减少。与 HCC 的男性患者相比，在女性患者中，mtDNA 拷贝数的减少似乎更频繁地被观察到，男性和女性 HCC 患者的这种差异可能导致临床表现、疾病进展及死亡率有差异。S. Yamada 等人[420]研究发现，HCC 低 mtDNA 拷贝数与肿瘤大小和肝硬化密切相关。此外，肿瘤中 mtDNA 拷贝数较低的 HCC 患者与具有较高 mtDNA 拷贝数的患者相比，其 5 年生存率较差。还有人提出，乙肝病毒感染、肝硬化和酗酒影响 HCC 中 mtDNA 的定量变化[397]。另人研究发现，外周血白细胞中的 mtDNA 含量与乙肝病毒相关的肝细胞癌[421]之间存在关联，这表明外周血白细胞中的 mtDNA 拷贝数可以用来预测 HCC 的发生。

目前已经在 HCC 中鉴定出几种类型的体细胞 mtDNA 改变，但是这些 mtDNA 改变在 HCC 进展中的作用尚不清楚。来自多个研究线索的证据证实了 mtDNA 突变和线粒体功能障碍在 HCC 中的病理学作用。线粒体编码区的大多数点突变和 mtDNA 拷贝数的减少可能导致 HCC 中的线粒体功能障碍。这些发现为 Warburg 效应提供了分子基础。此外，已显示 HCC 中低 mtDNA 拷贝数与肿瘤大小、肝硬化和 5 年生存率差异显著相关[420]。因此，mtDNA 突变和 mtDNA 拷贝数降低以及线粒体功能障碍可能会改变 HCC 的进展。

据报道，在一些癌细胞系中，致病性 mtDNA 突变（例如 m.8993T>G 颠换）通过阻止细胞凋亡来促进裸鼠体内的肿瘤生长[246,422-423]。此外，研究表明，在 HCC 和其他癌症中发现的异质性 12418insA 突变损害线粒体呼吸功能，并通过增强 ROS 产生来促进肿瘤发生[424]。已经证明 ROS 产生的 mtDNA 突变可以调节肿瘤细胞的转移[425]。研究还表明，线粒体 DNA 缺失或线粒体功能障碍可以增强某些特定类型癌症的侵袭性表型改变[426-428]或化疗耐药[429]。潜在的机制涉及线粒体和细胞核之间的通信，称为"逆行信号"[430-431]，目前已经鉴定出几种生物分子参与这种信号转导，包括钙调神经磷酸酶、NFAT、ATF2、Akt 和 NF-κB/Rel，它们影响一系列核基因的表达[432-433]。mtDNA 突变和线粒体功能障碍影响 HCC 进展的详细机制有待进一步研究。

尽管在肝癌中已经发现了 mtDNA 的改变，但是 mtDNA 改变是否与 HCC 的发生和发展有关仍然存在争议。为了解析 HCC 中 mtDNA 改变的作用，未来研究需要更大样本量的 HCC。此外，一些证据表明，线粒体功能障碍和 mtDNA 改变引起的功能障碍可能有助于肿瘤进展。然而，一个特定的 mtDNA 突变是推动力或是 HCC 进展的间接后果需要进一步评估。因此，制定一种策略来分析特定 mtDNA 突变在癌症进展中的作用和/或排除非因果性的现象是非常重要的。因为 nDNA 和 mtDNA 之间的协调对维持线粒体结构和功能很重要，所以负责 mtDNA 完整性和/或线粒体功能的 nDNA 编码基因中的突变可能在肿瘤发生和癌症进展中起重要作用。

4.4.3.9 肾细胞癌

肾脏肿瘤可分为良性的肾嗜酸细胞瘤、乳头状肾腺瘤，以及恶性的肾细胞癌（简称肾癌）。常见的肾癌分为肾透明细胞癌、乳头状肾细胞癌、肾嫌色细胞癌、Bellini 集合管癌和未分化癌。目前已经发现的肉瘤变化在所有类型的肾癌中都不是一种类型，而是与不良预后相关的肿瘤进展的指征[434-435]。最常见的肾癌来源于肾小管上皮细胞[436]。研究发现，人类肿瘤细胞可耐受深度缺氧，这表明适应缺氧条件是肿瘤进展中的关键步骤。因此，通过糖酵解厌氧使用葡萄糖作为能量来源是几种肿瘤共有的特征，反过来又导致线粒体对氧化磷酸化的依赖较小[437-438]。

越来越多的证据表明线粒体突变和/或功能异常与各种肿瘤相关,尽管目前还不清楚线粒体病变是否是致癌作用的促成因素,或者它们是否仅作为癌症发展的继发效应的一部分而出现[364,439-441]。但在许多癌症中,能量代谢的变化与线粒体DNA含量的降低和氧化磷酸化酶的活性有关,并且经常与包括肝细胞癌和肾癌在内的肿瘤的侵袭性有关[442-444]。

线粒体细胞病(mitochondrial cytopathy)也称线粒体病,是指影响线粒体功能的基因中的遗传性或散发性mtDNA或nDNA突变所致的一组疾病群。与nDNA不同,细胞中有数百个mtDNA拷贝,这意味着突变mtDNA可以与正常的mtDNA共存,这就是所谓的异质性。细胞功能障碍只发生在突变mtDNA的比例超过阈值水平时,这是由细胞氧化磷酸化率决定的。另外,由于线粒体分裂和融合的存在,具有不同突变负荷的线粒体可能会相互混合,各子细胞间异质性的波动受到抑制[445]。因此,几乎所有器官都可能与线粒体相关的遗传缺陷有关,但临床结果各不相同。

肾脏中的MC主要表现为局灶节段性肾小球硬化(focal segmental glomerulosclerosis,FSGS)、肾小管缺陷和囊性肾病[446]。其病因可分为mtDNA突变和nDNA突变。常见肾疾病mtDNA相关的线粒体病如图4.15所示,关于nDNA突变,将会在后续章节讨论。与肾脏疾病相关的遗传缺陷涉及tRNA^{Leu}突变(例如,m.3243A>G点突变)。在这里,我们主要讨论肾小球疾病、肾小管缺陷以及与遗传性MC相关的其他肾病。

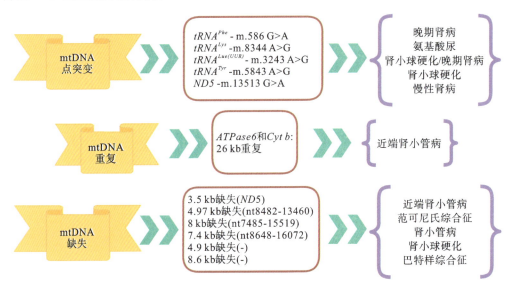

图 4.15 常见肾疾病 mtDNA 相关的线粒体病

肾小球硬化是终末期肾病的常见原因,在美国,其发病率为4%,并且通常是由类固醇耐药引起的[447]。肾小球硬化是与遗传缺陷相关的肾脏病变之一。越来越多的证据表明,MC是原发性肾小球硬化的原因之一,其中线粒体肌病、线粒体脑病、乳酸酸中毒和MELAS综合征占很大比例。MELAS综合征主要由编码线粒体tRNA^{Leu}的 MT-TL1 基因上的点突变引起的[448]。点突变分布如下:80%

的患者有 m.3243A>G 突变，7.5%～10%的患者有 m.3253A>G，7.5%的患者有 m.3271T>C[449]。尽管 MELAS 综合征相关肾小球硬化的机制尚不清楚，但 MELAS 综合征和肾小球硬化共存的患者的肾活检常表现为足细胞中有大量变形的线粒体。此外，在这些情况下，小动脉透明膜病频发。因此，MC 会诱发不可逆的足细胞损伤和微血管病变，这对肾脏构成致命性打击是合理的。类固醇抵抗型（或耐药型）肾病综合征（steroid-resistantnephrotic syndrome，SRNS）并不特异与 m.3243A>G 突变有关，其他 mtDNA 突变和辅酶 Q_{10} 缺陷的患者也可能患有该疾病[450]，表明线粒体功能障碍参与了 SRNS 机制。

肾小管是 MC 的主要病变部位，其中最常报道的是近端肾小管缺陷。近端肾小管细胞相对易受氧化应激影响，因此易发生呼吸链缺陷。肾小管缺陷主要表现为电解质和低分子量蛋白质的缺失，其常常表现为 Fanconi 综合征和 Bartter-like 综合征。线粒体管状病变患者通常伴有肌阵挛性癫痫和 MERRF 综合征，以及皮尔逊氏病、Kearns-Sayre 综合征和 Leigh 综合征。在这些疾病中检测到的大多数基因突变是 mtDNA 的片段缺失。在许多报道中，囊性肾病与 MC 相关[451]，和多囊肾病（polycystic kidney disease，PKD）类似。目前，囊性肾病形成的机制仍不清楚。鉴于 PKD 的遗传背景和肾小管细胞来源，研究人员推测 MC 与 PKD 引起的囊性肾病可能存在一些相关性。另外，一些信号转导途径，如哺乳动物雷帕霉素靶蛋白（mTOR）也参与线粒体功能障碍。同样，有一些关于肾细胞癌和 MC 共存的报道。S.Sangkhathat 等人[452]研究发现一名 2 岁男孩肾细胞癌与肿瘤特异性突变相关，涉及转录因子 TFE3 的易位以及线粒体 DNA m.3243A>G 转换。G.B.Piccoli[453]发现了一名患有肾癌的全身 MELAS 综合征的 41 岁男性，目前尚不清楚 mtDNA 或其他易感基因突变是否会诱发肾细胞癌。然而，研究表明，线粒体改变，包括 mtDNA 突变和线粒体功能障碍，都与肿瘤发生有关[454]。D.Meierhofer 等人[455]观察到线粒体能量代谢所需的所有成分的协同下调在大多数肾癌中作为癌形成的早期事件发生。因此，需要进一步的研究来探索 MC 在囊性肾病或肾癌形成中的作用。慢性肾病是肾功能衰竭、心血管事件的独立危险因素。慢性肾病最常见的原因包括糖尿病、高血压、肾小球肾炎和 PKD。研究显示，Ⅳ～Ⅴ期慢性肾病患者的外周血单核细胞中 ROS 产量显著增加，COX1 和 COX4 表达上调以及复合物Ⅳ失活，由此证明线粒体功能障碍与慢性肾病进展之间密切关联[456-457]。

足细胞缠绕在肾小球的毛细血管周围并建立最后的保护层（选择性渗透的肾小球滤过屏障），足细胞的损伤或功能紊乱将导致蛋白尿。作为终末分化的高能量细胞，足细胞含有丰富的线粒体。S.Güçer 等人[458]报道了 2 例 FSGS 与足细胞 mtDNA 突变相关的儿童，提供了足细胞异常线粒体导致肾小球疾病的临床证据。线粒体功能障碍是醛固酮诱导的足细胞损伤的早期事件，在注入醛固酮的小鼠模型中，在融合足细胞过程和蛋白尿之前，线粒体膜电位、mtDNA 拷贝数和 ATP 产生开始随着 ROS 产生的增加而减少。

（杨铁林　段媛媛）

参考文献

[1] LAZAROU M, SLITER D A, KANE L A, et al. The ubiquitin kinase PINK1 recruits autophagy receptors to induce mitophagy[J]. Nature, 2015, 524(7565): 309-314.

[2] KOIVUNEN P, LEE S, DUNCAN C G, et al. Transformation by the (R)-enantiomer of 2-hydroxyglutarate linked to EGLN activation[J]. Nature, 2012, 483(7390): 484-488.

[3] LIN M T, BEAL M F. Mitochondrial dysfunction and oxidative stress in neurodegenerative diseases[J]. Nature, 2006, 443(7113): 787-795.

[4] MALHI S S, MURTHY R S. Delivery to mitochondria: a narrower approach for broader therapeutics[J]. Expert opinion on drug delivery, 2012, 9(8): 909-935.

[5] AOMI Y, CHEN C S, NAKADA K, et al. Cytoplasmic transfer of platelet mtDNA from elderly patients with Parkinson's disease to mtDNA-less HeLa cells restores complete mitochondrial respiratory function[J]. Biochemical & biophysical research communications, 2001, 280(1): 265-273.

[6] SCHAPIRA A H V, COOPER J M, DEXTER D, et al. Mitochondrial complex I deficiency in Parkinson's disease[J]. Adv Neurol, 1993, 60(3): 288-291.

[7] SHOFFNER J M, BROWN M D, TORRONI A, et al. Mitochondrial DNA variants observed in Alzheimer disease and Parkinson disease patients[J]. Genomics, 1993, 17(1): 171-184.

[8] HUTCHIN T, CORTOPASSI G. A mitochondrial DNA clone is associated with increased risk for Alzheimer disease[J]. Proceedings of the National Academy of Sciences of the United States of America, 1995, 92(15): 6892-6895.

[9] BROWN M D, SHOFFNER J M, KIM Y L, et al. Mitochondrial DNA sequence analysis of four Alzheimer's and Parkinson's disease patients[J]. Am J Med Genet, 1996, 61(3): 283-289.

[10] EGENSPERGER R, KÖSEL S, SCHNOPP N M, et al. Association of the mitochondrial tRNA A4336G mutation with Alzheimer's and Parkinson's diseases[J]. Neuropathology & applied neurobiology, 1997, 23(4): 315-321.

[11] WOODS C G. Emery and Rimoin's principles and practice of medical genetics[J]. Journal of medical genetics, 1997, 34(7): 614-614.

[12] KHUSNUTDINOVA E, GILYAZOVA I, RUIZ-PESINI E, et al. A mitochondrial etiology of neurodegenerative diseases: evidence from Parkinson's disease[J]. Annals of the New York Academy of Sciences, 2008, 1147(1): 1-20.

[13] SIMON D K, PULST S M, SUTTON J P, et al. Familial multisystem degeneration with Parkinsonism associated with the 11778 mitochondrial DNA mutation[J]. Neurology, 1999, 53(8): 1787-1793.

[14] SIMON D K, MAYEUX R, MARDER K, et al. Mitochondrial DNA mutations in complex I and tRNA genes in Parkinson's disease[J]. Neurology, 2000, 54(3): 703-709.

[15] CAVELIER L, ERIKSON I, TAMMI M, et al. mtDNA mutations in maternally inherited diabetes: presence of the 3397 ND1 mutation previously associated with Alzheimer's and Parkinson's disease[J]. Hereditas, 2001, 135(1): 65-70.

[16] THYAGARAJAN D, BRESSMAN S, BRUNO C, et al. A novel mitochondrial 12S rRNA point mutation in parkinsonism, deafness, and neuropathy[J]. Annals of neurology, 2000, 48(5):

730-736.

[17] ROSS O A, MCCORMACK R, MAXWELL L D, et al. mt4216C variant in linkage with the mtDNA TJ cluster may confer a susceptibility to mitochondrial dysfunction resulting in an increased risk of Parkinson's disease in the Irish[J]. Experimental gerontology, 2003, 38(4): 397-405.

[18] VAN DER WALT J M, NICODEMUS K K, MARTIN E R, et al. Mitochondrial polymorphisms significantly reduce the risk of Parkinson disease[J]. American journal of human genetics, 2003, 72(4): 804-811.

[19] HUERTA C, SÁNCHEZ-FERRERO E, COTO E, et al. No association between Parkinson's disease and three polymorphisms in the eNOS, nNOS, and iNOS genes[J]. Neuroscience letters, 2007, 413(3): 202-205.

[20] SMIGRODZKI R, PARKS J, PARKER W D. Highfrequency of mitochondrial complex I mutations in Parkinson's disease and aging[J]. Neurobiology of aging, 2004, 25(10): 1273-1281.

[21] PARKS JR W D, PARKS J K. Mitochondrial ND5 mutations in idiopathic Parkinson's disease[J]. Biochemical & biophysical research communications, 2005, 326(3): 667-669.

[22] HUERTA C, CASTRO M G, COTO E, et al. Mitochondrial DNA polymorphisms and risk of Parkinson's disease in Spanish population[J]. Journal of the neurological sciences, 2005, 236(1-2): 49-54.

[23] GHEZZI D, MARELLI C, ACHILLI A, et al. Mitochondrial DNA haplogroup K is associated with a lower risk of Parkinson's disease in Italians[J]. Eur J Hum Genet, 2005, 13(6): 748-752.

[24] BENDER A, KRISHNAN K J, MORRIS C M, et al. High levels of mitochondrial dna deletions in substantia nigra neurons in aging and Parkinson disease[J]. Nat Genet, 2006, 38(5): 515-517.

[25] KRAYTSBERG Y, KUDRYAVTSEVA E, MCKEE A C, et al. Mitochondrial dna deletions are abundant and cause functional impairment in aged human substantia nigra neurons[J]. Nat Genet, 2006, 38(5): 518-520.

[26] ANDALIB S, VAFAEE M S, GJEDDE A. Parkinson's disease and mitochondrial gene variations: a review[J]. Journal of the neurological sciences, 2014, 346(1-2): 11-19.

[27] TAKASAKI S. Mitochondrial SNPs associated with Japanese centenarians, Alzheimer's patients, and Parkinson's patients[J]. Computational biology and chemistry, 2008, 32(5): 332-337.

[28] SIMON D K, PANKRATZ N, KISSELL D K, et al. Maternal Inheritance andmitochondrial DNA variants in familial Parkinson's disease[J]. BMC Medical Genetics, 2010, 11(1): 53.

[29] LIN M T, CANTUTI-CASTELVETRI I, ZHENG K N, et al. Somatic mitochondrial DNA mutations in early Parkinson and incidental Lewy body disease[J]. Annals of neurology, 2012, 71(6): 850-854.

[30] HUDSON G, NALLS M, EVANS J R, et al. Two-stage association study and meta-analysis of mitochondrial DNA variants in Parkinson disease[J]. Neurology, 2013, 80(22): 2042-2048.

[31] COXHEAD J, KURZAWAAKANBI M, HUSSAIN R, et al. Somatic mtDNA variation is an important component of Parkinson's disease[J]. Neurobiology of aging, 2016, 38: 217.e1-217.e6.

[32] PYLE A, ANUGRHA H, KURZAWA-AKANBI M, et al. Reduced mitochondrial DNA copy number is a biomarker of Parkinson's disease[J]. Neurobiol Aging, 2016, 38: 216.e7-216.e10.

[33] SOINI H K, VÄISÄNEN A, KÄRPPÄ M, et al. A novel *MTTT* mutation m.15933G>A revealed in analysis of mitochondrial DNA in patients with suspected mitochondrial misease[J].

BMC Medical Genetics, 2017, 18(1): 14.

[34] WU H M, LI T, WANG Z F, et al. Mitochondrial DNA variants modulate genetic susceptibility to Parkinson's disease in Han Chinese[J]. Neurobiology of disease, 2018, 114: 17 – 23.

[35] PODLESNIY P, PUIGROS M, SERRA N, et al. Accumulation of mitochondrial 7S DNA in idiopathic and LRRK2 associated Parkinson's disease[J]. EBio Medicine, 2019, 48: 554 – 567.

[36] DHILLON V S, FENECH M. Mutations that affect mitochondrial functions and their association with neurodegenerative diseases[J]. Mutation research reviews in mutation research, 2014, 759: 1 – 13.

[37] LIN F H, LIN R, WISNIEWSKI H M, et al. Detection of point mutations in codon 331 of mitochondrial NADH dehydrogenase subunit 2 in Alzheimer's brains [J]. Biochemical & biophysical research communications, 1992, 182(1): 238 – 246.

[38] TANNO Y, OKUIZUMI K, TSUJI S. mtDNA polymorphisms in Japanese sporadic Alzheimer's disease[J]. Neurobiology of aging, 1998, 19(1 Suppl): S47 – S51.

[39] GREENFIELD E J, NOWAK D J, WALTON J T. Retraction: mutations in mitochondrial cytochrome c oxidase genes segregate with late-onset Alzheimer disease[J]. Proceedings of the National Academy of Sciences of the United States of America, 1998, 95(20): 12069 – 12069.

[40] CORRAL-DEBRINSKI M, HORTON T, LOTT M T, et al. Marked changes in mitochondrial DNA deletion levels in Alzheimer brains[J]. Genomics, 1994, 23(2): 471 – 476.

[41] JANETZKY B, SCHMID C, BISCHOF F, et al. Investigations on the point mutations at nt 5460 of the mtDNA in different neurodegenerative and neuromuscular diseases[J]. European neurology, 1996, 36(3): 149 – 153.

[42] HUTCHIN T P, HEATH P R, PEARSON R C, et al. Mitochondrial DNA mutations in Alzheimer's disease[J]. Biochemical & biophysical research communications, 1997, 241(2): 221 – 225.

[43] ORTIZ J P, SWERDLOW R H. Mitochondrial dysfunction in Alzheimer's disease: role in pathogenesis and novel therapeutic opportunities[J]. British journal of pharmacology, 2019, 176(18): 3489 – 3507.

[44] MICHIKAWA Y, LADERMAN K, RICHTER K, et al. Role of nuclear background and in vivo environment in variable segregation behavior of the aging-dependent T414G mutation at critical control site for human fibroblast mtDNA replication[J]. Somatic cell & molecular genetics, 1999, 25(5 – 6): 333 – 342.

[45] HAMBLET N S, RAGLAND B, ALI M, et al. Mutations in mitochondrial-encoded cytochrome c oxidase Subunits Ⅰ, Ⅱ, and Ⅲ genes detected in Alzheimer's disease using single-strand conformation polymorphism[J]. Electrophoresis, 2010, 27(2): 398 – 408.

[46] TANAKA N, GOTO Y I, AKANUMA J, et al. Mitochondrial DNA variants in a Japanese population of patients with Alzheimer's disease[J]. Mitochondrion, 2010, 10(1): 32 – 37.

[47] PETERSEN R C, AISEN P S, BECKETT L A, et al. Alzheimer's disease neuroimaging initiative(ADNI): clinical characterization[J]. Neurology, 2010, 74(3): 201 – 209.

[48] SANTORO A, BALBI V, BALDUCCI E, et al. Evidence for sub – haplogroup h5 of mitochondrial DNA as a risk factor for late onset Alzheimer's disease[J]. PLoS One, 2010, 5(8): e12037.

[49] KRISHNAN K J, RATNAIKE T E, DE GRUYTER H L, et al. Mitochondrial DNA deletions cause the biochemical defect observed in Alzheimer's disease[J]. Neurobiology of aging, 2012,

33(9): 2210-2214.

[50] WEI W, KEOGH M J, WILSON I, et al. Mitochondrial DNA point mutations and relative copy number in 1363 disease and control human brains[J]. Acta neuropathologica communications, 2017, 5(1): 13.

[51] AYALA-PEÑA S. Role of oxidative DNA damage in mitochondrial dysfunction and Huntington's disease pathogenesis[J]. Free radical biology & medicine, 2013, 62: 102-110.

[52] HA A D, BECK C A, JANKOVIC J. Intermediate CAG repeats in Huntington's disease: analysis of COHORT[J]. Tremor & other hyperkinetic movements, 2012, 2.

[53] HAGELBERG E. Recombination or mutation rate heterogeneity? Implications for mitochondrial eve[J]. Trends in genetics, 2003, 19(2): 84-90.

[54] HORTON T M, GRAHAM B H, CORRAL-DEBRINSKI M, et al. Marked increase in mitochondrial DNA deletion levels in the cerebral cortex of Huntington's disease patients[J]. Neurology, 1995, 45(10): 1879-1883.

[55] BANOEI M M, HOUSHMAND M, PANAHI M S S, et al. Huntington's disease and mitochondrial DNA deletions: event or regular mechanism for mutant huntingtin protein and CAG repeats expansion?![J]. Cellular & molecular neurobiology, 2007, 27(7): 867-875.

[56] ACEVEDO-TORRES K, BERRÍOS L, ROSARIO N, et al. Mitochondrial DNA damage is a hallmark of chemically induced and the R6/2 transgenic model of Huntington's disease[J]. DNA Repair, 2009, 8(1): 126-136.

[57] JAREM D A, DELANEY S. Premutation huntingtin allele adopts a non-B conformation and contains a hot spot for DNA damage[J]. Biochemical & biophysical research communications, 2011, 416(1-2): 146-152.

[58] LI X W, LIU J X, HUANG Y L, et al. Dynamicmutation of Huntingtin gene and detection of mtDNA D-loop hypervariable region in two Huntington disease pedigrees[J]. Basic & clinical medicine, 2011, 31(1): 37-40.

[59] JIANG N, ZHOU L, XIAO H, et al. Analysis of D-loop mutation and large-scale deletion in coding region of mtDNA from Huntington's disease patients[D]. Zhengzhou: Zhengzhou University, 2013.

[60] MOUSAVIZADEH K, RAJABI P, ALAEE M, et al. Usage of mitochondrial D-loop variation to predict risk for Huntington disease[J]. Mitochondrial DNA, 2015, 26(4): 579-582.

[61] PETERSEN M H, BUDTZ-JØRGENSEN E, SØRENSEN S A, et al. Reduction in mitochondrial DNA copy number in peripheral leukocytes after onset of Huntington's disease[J]. Mitochondrion, 2014, 17: 14-21.

[62] KELLAR-WOOD H, ROBERTSON N, GOVAN G G, et al. Leber's hereditary optic neuropathy mitochondrial DNA mutations in multiple sclerosis[J]. Annals of neurology, 1994, 36(1): 109-112.

[63] NISHIMURA M, OBAYASHI H, OHTA M, et al. No association of the 11778 mitochondrial DNA mutation and multiple sclerosis in Japan[J]. Neurology, 1995, 45(7): 1333-1334.

[64] KALMAN B, LUBLIN F D, ALDER H. Mitochondrial DNA mutations in multiple sclerosis[J]. Multiple sclerosis, 1995, 1(1): 32-36.

[65] MAYR-WOHLFART U, PAULUS C, HENNEBERG A, et al. Mitochondrial DNA mutations in multiple sclerosis patients with severe optic involvement[J]. Acta neurologica scandinavica, 1996, 94(3): 167-171.

[66] TAYLOR R W, CHINNERY P F, BATES M J D, et al. A Novel mitochondrial DNA point mutation in the tRNA(Ile) gene: studies in a patient presenting with chronic progressive external ophthalmoplegia and multiple sclerosis[J]. Biochemical and biophysical research communications, 1998, 243(1): 47-51.

[67] KALMAN B, LI S, CHATTERJEE D, et al. Large scale screening of the mitochondrial DNA reveals no pathogenic mutations but a haplotype associated with multiple sclerosis in Caucasians [J]. Acta neurologica scandinavica, 1999, 99(1): 16-25.

[68] MOJON D S, HERBERT J, SADIQ S A, et al. Leber's hereditary optic neuropathy mitochondrial DNA mutations at nucleotides 11778 and 3460 in multiple sclerosis[J]. Ophthalmologica, 1999, 213(3): 171-175.

[69] VANOPDENBOSCH L, DUBOIS B, D'HOOGHE M B, et al. Mitochondrial mutations of Leber's hereditary optic neuropathy: a risk factor for multiple sclerosis[J]. Journal of neurology, 2000, 247(7): 535-543.

[70] BLOKHIN A, VYSHKINA T, KOMOLY S, et al. Variations in mitochondrial DNA copy numbers in MS brains[J]. Journal of molecular neuroscience, 2008, 35(3): 283-287.

[71] CAMPBELL G R, ZIABREVA I, REEVE A K, et al. Mitochondrial DNA deletions and neurodegeneration in multiple sclerosis[J]. Annals of neurology, 2011, 69(3): 481-492.

[72] TRANAH G J, SANTANIELLO A, CAILLIER S J, et al. Mitochondrial DNA sequence variation in multiple sclerosis[J]. Neurology, 2015, 85(4): 325-330.

[73] ANDALIB S, TALEBI M, SAKHINIA E, et al. Mitochondrial DNA G13708A variation and multiple sclerosis: is there an association? [J]. Rev Neurol, 2017, 173(3): 164-168.

[74] SILVESTRI G, MONGINI T, ODOARDI F, et al. A new mtDNA mutation associated with a progressive encephalopathy and cytochrome c oxidase deficiency[J]. Neurology, 2000, 54(8): 1693-1696.

[75] CHINNERY P F, BROWN D T, ARCHIBALD K, et al. Spinocerebellar ataxia and the A3243G and A8344G mtDNA mutations[J]. Journal of medical genetics, 2002, 39(5): E22.

[76] 王进, 刘慧华, 罗曙光. 遗传性共济失调一家系中发现的线粒体DNA突变[J]. 中华医学遗传学杂志, 2006, 23(3): 323-325.

[77] 王栋慧, 王进. 线粒体DNA13731点突变与脊髓小脑性共济失调相关性研究[J]. 中国临床新医学, 2009, 2(7): 671-674.

[78] MONTE T L, PEREIRA F S, RECKZIEGEL E D R, et al. Neurological phenotypes in spinocerebellar ataxia type 2: role of mitochondrial polymorphism A10398G and other risk factors [J]. Parkinsonism Relat Disord, 2017, 42: 54-60.

[79] SIMON D K, ZHENG K N, VELÁZQUEZ L, et al. Mitochondrial complex I gene variant associated with early age at onset in spinocerebellar ataxia type 2[J]. Archives of neurology, 2007, 64(7): 1042-1044.

[80] CAMPUZANO V, MONTERMINI L, MOLTÒ M D, et al. Friedreich's ataxia: autosomal recessive disease caused by an intronic GAA triplet repeat expansion[J]. Science, 1996, 271 (5254): 1423-1427.

[81] SINGH I, MOHAMMED M F, SRIVASTAVA A K, et al. Different age of GAA repeat expansion of Friedreich's ataxia patients in North and South Indian population with globally shared ancestral origin[J]. Movement disorders, 2010: S198-S198.

[82] RÖTIG A, LONLAY P D, CHRETIEN D, et al. Frataxin gene expansion causes aconitase and mitochondrial iron-sulphur protein deficiency in friedreich ataxia[J]. European journal of humangenetics, 1998, 6: 36-36.

[83] HEIDARI M M, HOUSHMAND M, HOSSEINKHANI S, et al. A novel mitochondrial heteroplasmic C13806A point mutation associated with Iranian Friedreich's ataxia[J]. Cellular & molecular neurobiology, 2009, 29(2): 225-233.

[84] HOUSHMAND M, PANAHI M S S, NAFISI S, et al. Identification and sizing of GAA trinucleotide repeat expansion, investigation for D-loop variations and mitochondrial deletions in Iranian patients with Friedreich's ataxia[J]. Mitochondrion, 2006, 6(2): 82-88.

[85] HEIDARI M M, KHATAMI M. Novel missense mitochondrial ND4L gene mutations in Friedreich's ataxia[J]. Iranian journal of basic medical sciences, 2011, 14(3): 219-224.

[86] SINGH I, FARUQ M, PADMA M V, et al. Investigation of mitochondrial DNA variations among Indian Friedreich's ataxia(FRDA) patients[J]. Mitochondrion, 2015, 25: 1-5.

[87] SU B, WANG X L, ZHENG L, et al. Abnormal mitochondrial dynamics and neurodegenerative diseases[J]. Biochim Biophys Acta, 2010, 1802(1): 135-142.

[88] COMI G P, BORDONI A, SALANI S, et al. Cytochrome c oxidase subunit I microdeletion in a patient with motor neuron disease[J]. Annals of neurology, 1998, 43(1): 110-116.

[89] DHALIWAL G K, GREWAL R P. Mitochondrial DNA deletion mutation levels are elevated in ALS brains[J]. Neuroreport, 2000, 11(11): 2507-2509.

[90] VIELHABER S, KUNZ D, WINKLER K, et al. Mitochondrial DNA abnormalities in skeletal muscle of patients with sporadic amyotrophic lateral sclerosis[J]. Brain, 2000, 123(7): 1339-1348.

[91] RO L S, LAI S L, CHEN C M, et al. Deleted 4977-bp mitochondrial DNA mutation is associated with sporadic amyotrophic lateral sclerosis: a hospital-based case-control study[J]. Muscle Nerve, 2003, 28(6): 737-743.

[92] MAWRIN C, KIRCHES E, KRAUSE G, et al. Single-cell analysis of mtDNA deletion levels in sporadic amyotrophic lateral sclerosis[J]. Neuroreport, 2004, 15(6): 939-943.

[93] KEENEY P M, BENNETT J P. ALS spinal neurons show varied and reduced mtDNA gene copy numbers and increased mtDNA gene deletions[J]. Molecular neurodegeneration, 2010, 5: 21.

[94] BORTHWICK G M, TAYLOR R W, WALLS T J, et al. Motor neuron disease in a patient with a mitochondrial tRNA^{Ile} mutation[J]. Annals of neurology, 2006, 59(3): 570-574.

[95] STOCCORO A, MOSCA L, CARNICELLI V, et al. Mitochondrial DNA copy number and D-loop region methylation in carriers of amyotrophic lateral sclerosis gene mutations[J]. Epigenomics, 2018, 10(11): 1431-1443.

[96] OUWELAND VAN DEN J M, LEMKES H H, RUITENBEEK W, et al. Mutation in mitochondrial tRNA$^{Leu(UUR)}$ gene in a large pedigree with maternally transmitted type II diabetes mellitus and deafness[J]. Nat Genet, 1992, 1(5): 368-371.

[97] ZHONG S, NG M C, LO Y M, et al. Presence of mitochondrial tRNA$^{Leu(UUR)}$ A to G 3243 mutation in DNA extracted from serum and plasma of patients with type 2 diabetes mellitus[J]. Journal of clinical pathology, 2000, 53(6): 466-469.

[98] BANNWARTH S, ABBASSI M, VALÉRO R, et al. A novel unstable mutation in mitochondrial DNA responsible for maternally inherited diabetes and deafness[J]. Diabetes Care, 2011, 34(12): 2591-2593.

[99] CHEN J, HATTORI Y, NAKAJIMA K, et al. Mitochondrial complex Ⅰ activity is significantly decreased in a patient with maternally inherited type 2 diabetes mellitus and hypertrophic cardiomyopathy associated with mitochondrial DNA C3310T mutation: a cybrid study[J]. Diabetes research & clinical practice, 2006, 74(2): 148-153.

[100] PARK K S, CHAN J C, CHUANG L M, et al. A mitochondrial DNA variant at position 16189 is associated with type 2 diabetes mellitus in Asians[J]. Diabetologia, 2008, 51(4): 602-608.

[101] WANG D, TANIYAMA M, SUZUKI Y, et al. Association of the mitochondrial DNA 5178A/C polymorphism with maternal inheritance and onset of type 2 diabetes in Japanese patients[J]. Experimental and clinical endocrinology & diabetes, 2001, 109(7): 361-364.

[102] LIAO W Q, PANG Y, YU C A, et al. Novel mutations of mitochondrial DNA associated with type 2 diabetes in Chinese Han population[J]. Tohoku journal of experimental medicine, 2008, 215(4): 377-384.

[103] LALROHLUI F, ZOHMINGTHANGA J, HRUAII V, et al. Genomic profiling of mitochondrial DNA reveals novel complex gene mutations in familial type 2 diabetes mellitus individuals from Mizo ethnic population, Northeast India[J]. Mitochondrion, 2020, 51: 7-14.

[104] CHAROUTE H, KEFI R, BOUNACEUR S, et al. Novel variants of mitochondrial DNA associated with type 2 diabetes mellitus in Moroccan population[J]. Mitochondrial DNA part A DNA mapping sequencing & analysis, 2018, 29(1): 9-13.

[105] 王鉴, 顾鸣敏. 线粒体基因突变与糖尿病的相关性研究进展[J]. 现代生物医学进展, 2012, 12(24): 4752-4756.

[106] XU F X, ZHOU X, SHEN F, et al. Decreased peripheral blood mitochondrial DNA content is related to HbA1c, fasting plasma glucose level and age of onset in type 2 diabetes mellitus[J]. Diabetic medicine, 2012, 29(7): e47-e54.

[107] 张智海, 刘忠厚, 李娜, 等. 中国人骨质疏松症诊断标准专家共识(第三稿·2014版)[J]. 中国骨质疏松杂志, 2014, 20(9): 1007-1010.

[108] RACHNER T D, KHOSLA S, HOFBAUER L C. Osteoporosis: now and the future[J]. Lancet, 2011, 377(9773): 1276-1287.

[109] TUPPEN H A, BLAKELY E L, TURNBULL D M, et al. Mitochondrial DNA mutations and human disease[J]. Biochimica et Biophysica Acta, 2010, 1797(2): 113-128.

[110] CARREIRA R S, LEE P, GOTTLIEB R A. Mitochondrial therapeutics for cardioprotection[J]. Curr Pharm Des, 2011, 17(20): 2017-2035.

[111] LEE H K, SONG J H, SHIN C S, et al. Decreased mitochondrial DNA content in peripheral blood precedes the development of non-insulin-dependent diabetes mellitus[J]. Diabetes research & clinical practice, 1998, 42(3): 161-167.

[112] HUANG C H, SU S L, HSIEH M C, et al. Depleted leukocyte mitochondrial DNA copy number in metabolic syndrome[J]. Journal of atherosclerosis & thrombosis, 2011, 18(10): 867-873.

[113] ARANASI S S, FRANCIS R M, BERGER C E, et al. Mitochondrial DNA deletion associated oxidative stress and severe male osteoporosis[J]. Osteoporosis international, 1999, 10(2): 143-149.

[114] GUO Y, YANG T L, LIU Y Z, et al. Mitochondria-wide association study of common variants in osteoporosis[J]. Annals of human genetics, 2011, 75(5): 569-574.

[115] JOHNELL O, KANIS J A. An estimate of the worldwide prevalence and disability associated with osteoporotic fractures[J]. Osteoporosis international, 2006, 17(12): 1726-1733.

[116] LEWIECKI E M, BILEZIKIAN J P, KHOSLA S, et al. Osteoporosis update from the 2010 santa fe bone symposium[J]. Journal of clinical densitometry, 2011, 14(1): 1 - 21.

[117] SÁNCHEZ-RODRÍGUEZ M A, RUIZ-RAMOS M, CORREA-MUÑOZ E, et al. Oxidative stress as a risk factor for osteoporosis in elderly Mexicans as characterized by antioxidant enzymes[J]. BMC Musculoskeletal Disorders, 2007, 8(1): 124.

[118] KOH J M, KHANG Y H, JUNG C H, et al. Higher circulating hsCRP levels are associated with lower bone mineral density in healthy pre-and postmenopausal women: evidence for a link between systemic inflammation and osteoporosis[J]. Osteoporosis international, 2005, 16(10): 1263 - 1271.

[119] KIM J H, LEE D C. Mitochondrial DNA copy number in peripheral blood is associated with femoral neck bone mineral density in postmenopausal women[J]. Journal of rheumatology, 2012, 39(7): 1465 - 1472.

[120] 邹大进. 肥胖治疗研究的现状与展望[J]. 药学服务与研究, 2002, 2(2): 73 - 78.

[121] 王姣, 王守俊. 白色脂肪组织向棕色脂肪组织转化: 治疗肥胖的新策略[J]. 中国全科医学, 2014, 17(5): 483 - 486.

[122] GAO C L, ZHU C, ZHAO Y P, et al. Mitochondrial dysfunction is induced by high levels of glucose and free fatty acids in 3T3 - L1 adipocytes[J]. Molecular and cellular endocrinology, 2010, 320(1 - 2): 25 - 33.

[123] KOH E H, PARK J Y, PARK H S, et al. Essential role of mitochondrial function in adiponectin synthesis in adipocytes[J]. Diabetes, 2007, 56(12): 2973 - 2981.

[124] SUTHERLAND L N, CAPOZZI L C, TURCHINSKY N J, et al. Time course of high-fat diet-induced reductions in adipose tissue mitochondrial proteins: potential mechanisms and the relationship to glucose intolerance[J]. American journal of physiology-endocrinology and metabolism, 2008, 295(5): E1076 - E1083.

[125] BOURNAT J C, BROWN C W. Mitochondrial dysfunction in obesity[J]. Current opinion in endocrinology, diabetes, and obesity, 2010, 17(5): 446 - 452.

[126] WORTMANN S B, ESSEN H Z, RODENBURG R J, et al. Mitochondrial energy production correlates with the age-related BMI[J]. Pediatric research, 2009, 65(1): 103 - 108.

[127] YANG T L, GUO Y, SHEN H, et al. Genetic association study of common mitochondrial variants on body fat mass[J]. PLoS One, 2011, 6(6): e21595.

[128] OKURA T, KODA M, ANDO F, et al. Association of the mitochondrial DNA 15497G/A polymorphism with obesity in a middle-aged and elderly Japanese population[J]. Human genetics, 2003, 113(5): 432 - 436.

[129] LIGUORI R, MAZZACCARA C, PASANISI F, et al. The mtDNA 15497G/A polymorphism in cytochrome b in severe obese subjects from Southern Italy[J]. Nutrition, metabolism, and cardiovascular diseases, 2006, 16(7): 466 - 470.

[130] GUO L J, OSHIDA Y, FUKU N, et al. Mitochondrial genome polymorphisms associated with type - 2 diabetes or obesity[J]. Mitochondrion, 2005, 5(1): 15 - 33.

[131] 陈士勇, 王欣, 付建飞, 等. 白色脂肪组织褐变的抗肥胖作用研究进展[J]. 宁波大学学报(理工版), 2014(1): 119 - 123.

[132] KAAMAN M, SPARKS L M, VAN HARMELEN V, et al. Strong association between mitochondrial DNA copy number and lipogenesis in human white adipose tissue[J]. Diabetologia,

2007，50(12)：2526-2533.

[133] LINDINGER A, PETERLI R, PETERS T, et al. Mitochondrial DNA content in human omental adipose tissue[J]. Obesity surgery, 2010, 20(1)：84-92.

[134] ALLINGER S W. Mitochondrial dysfunction in cardiovascular disease[J]. Free Radic Biol Med, 2005, 38(10)：1278-1295.

[135] 薛凌，陈红，孟燕子，等. 高血压相关的线粒体DNA突变[J]. 遗传，2011，33(9)：911-918.

[136] HARRAP S B. Where are all the blood-pressure genes? [J]. Lancet, 2003, 361(9375)：2149-2151.

[137] WANG S W, LI R H, FETTERMANN A, et al. Maternally inherited essential hypertension is associated with the novel 4263A>G mutation in the mitochondrial tRNA^{Ile} gene in a large Han Chinese family[J]. Circulation research, 2011, 108(7)：862-870.

[138] LI Z B, LIU Y Q, YANG L, et al. Maternally inherited hypertension is associated with the mitochondrial tRNA(Ile) A4295G mutation in a Chinese family[J]. Biochemical & biophysical research communications, 2008, 367(4)：906-911.

[139] LU Z Q, CHEN H, MENG Y Z, et al. The tRNA^{Met} 4435A>G mutation in the mitochondrial haplogroup G2a1 is responsible for maternally inherited hypertension in a Chinese pedigree[J]. European journal of human genetics, 2011, 19(11)：1181-1186.

[140] LIU Y Q, LI R H, LI Z B, et al. Mitochondrial transfer RNA(Met) 4435A>G mutation is associated with maternally inherited hypertension in a Chinese pedigree[J]. Hypertension, 2009, 53(6)：1083-1090.

[141] QU J, LI R H, ZHOU X T, et al. The novel A4435G mutation in the mitochondrial tRNA^{Met} may modulate the phenotypic expression of the LHON-associated ND4 G11778A mutation[J]. Investigative ophthalmology & visual science, 2006, 47(2)：475-483.

[142] BERNAL-MIZRACHI C, GATES A C, WENG S, et al. Vascular respiratory uncoupling increases blood pressure and atherosclerosis[J]. Nature, 2005, 435(7041)：502-506.

[143] GUTTERMAN D D. Mitochondria and reactive oxygen species：an evolution in function[J]. Circ Res, 2005, 97(4)：302-304.

[144] POSTNOV Y V, ORLOV S N, BUDNIKOV Y Y, et al. Mitochondrial energy conversion disturbance with decrease in ATP production as a source of systemic arterial hypertension[J]. Pathophysiology, 2007, 14(3-4)：195-204.

[145] LIU Y Q, LI Y, ZHU C, et al. Mitochondrial biogenesis dysfunction and metabolic dysfunction from a novel mitochondrial tRNA^{Met} 4467C>A mutation in a Han Chinese family with maternally inherited hypertension[J]. Sci Rep, 2017, 7(1)：3034.

[146] SUZUKI T, NAGAO A, SUZUKI T. Human mitochondrial tRNAs：biogenesis, function, structural aspects, and diseases[J]. Annual review of genetics, 2011, 45(1)：299-329.

[147] KONOVALOVA S, TYYNISMAA H. Mitochondrial aminoacyl-tRNA synthetases in human disease[J]. Mol Genet Metab, 2013, 108(4)：206-211.

[148] LEVINGER L, MÖRL M, FLORENTZ C. Mitochondrial tRNA 3′ end metabolism and human disease[J]. Nucleic acids research, 2004, 32(18)：5430-5441.

[149] LESZCZYNSKA G, LEONCZAK P, WOZNIAK K, et al. Chemical synthesis of the 5-taurinomethyl(-2-thio)uridine modified anticodon arm of the human mitochondrial tRNA$^{Leu(UUR)}$ and tRNA^{Lys}[J]. RNA, 2014, 20(6)：938-947.

[150] YAN L, XIAO T H, FENG Z, et al. Effect of mitochondrial tRNA^{Lys} mutation on the clinical

and biochemical characteristics of Chinese essential hypertensive subjects[J]. Biochemical & biophysical research communications, 2014, 454(4): 500-504.

[151] 丁禹, 高贝贝, 朱侯勇, 等. 线粒体 tRNA^{Thr} T15941C 突变位点与原发性高血压的相关性[J]. 中华高血压杂志, 2017(2): 163-168.

[152] GUAN M X, ENRIQUEZ J A, FISCHEL-GHODSIAN N, et al. The deafness-associated mitochondrial DNA mutation at position 7445, which affects tRNA$^{Ser(UCN)}$ precursor processing, has long-range effects on NADH dehydrogenase subunit ND6 gene expression[J]. Molecular & cellular biology, 1998, 18(10): 5868-5879.

[153] LEVINGER L, JACOBS O, JAMES M. In vitro 3′-end endonucleolytic processing defect in a human mitochondrial tRNA$^{Ser(UCN)}$ precursor with the U7445C substitution, which causes non-syndromic deafness[J]. Nucleic acids research, 2001, 29(21): 4334-4340.

[154] HOLZMANN J, FRANK P, LÖFFLER E, et al. RNAse P without RNA: identification and functional reconstitution of the human mitochondrial tRNA processing enzyme[J]. Cell, 2008, 135(3): 462-474.

[155] HOFHAUS G, SHAKELEY R M, ATTARDI G. Use of polarography to detect respiration defects in cell cultures[J]. Methods in enzymology, 1996, 264(264): 476-483.

[156] LI R H, LIU Y Q, LI Z B, et al. Failures in mitochondrial tRNA^{Met} and tRNA^{Gln} metabolism caused by the novel 4401A>G mutation are involved in essential hypertension in a Han Chinese family[J]. Hypertension, 2009, 54(2): 329-337.

[157] JIANG P P, WANG M, XUE L, et al. A hypertension-associated tRNA^{Ala} mutation alters tRNA metabolism and mitochondrial function[J]. Molecular & cellular biology, 2016, 36(14): 1920-1930.

[158] GUO L, YUAN Y, BI R. Mitochondrial DNA mutation m.5512A>G in the acceptor-stem of mitochondrial tRNA^{Trp} causing maternally inherited essential hypertension[J]. Biochem Biophys Res Commun, 2016, 479(4): 800-807.

[159] LIU Y Q, LI Y, GAO J L, et al. Molecularcharacterization of a Chinese family carrying a novel C4329A mutation in mitochondrial tRNA^{Ile} and tRNA^{Gln} genes[J]. BMC Medical Genetics, 2014, 15(1): 84.

[160] LIU Y Q, LI Y, WANG X, et al. Mitochondrial tRNA mutations in Chinese hypertensive individuals[J]. Mitochondrion, 2016, 28: 1-7.

[161] NIKITIN A G, LAVRIKOVA E Y, CHISTIAKOV D A. The heteroplasmic 15059G>A mutation in the mitochondrial cytochrome b gene and essential hypertension in type 2 diabetes[J]. Diabetes & metabolic syndrome, 2012, 6(3): 150-156.

[162] LIU Y Q, LI Z B, YANG L, et al. The mitochondrial ND1 T3308C mutation in a Chinese family with the secondary hypertension[J]. Biochem Biophys Res Commun, 2008, 368(1): 18-22.

[163] TENG L L, ZHENG J, LENG J H, et al. Clinical and molecular characterization of a Han Chinese family with high penetrance of essential hypertension[J]. Mitochondrial DNA, 2012, 23(6): 461-465.

[164] BAYEVA M, GHEORGHIADE M, ARDEHALI H. Mitochondria as a therapeutic target in heart failure[J]. J Am Coll Cardiol, 2013, 61(6): 599-610.

[165] ONG S B, HAUSENLOY D J. Mitochondrial morphology and cardiovascular disease[J]. Cardiovasc Res, 2010, 88(1): 16-29.

[166] 熊燕,张梅,陈菲,等.线粒体功能障碍与心血管疾病[J].中国病理生理杂志,2013,29(2):364-370.

[167] ROSCA M G, VAZQUEZ E J, KERNER J, et al. Cardiac mitochondria in heart failure: decrease in respirasomes and oxidative phosphorylation[J]. Cardiovasc Res, 2008, 80(1): 30-39.

[168] LEMIEUX H, SEMSROTH S, ANTRETTER H, et al. Mitochondrial respiratory control and early defects of oxidative phosphorylation in the failing human heart[J]. The international journal of biochemistry & cell biology, 2011, 43(12): 1729-1738.

[169] KOWALD A, KIRKWOOD T B. Mitochondrial mutations, cellular instability and ageing: modelling the population dynamics of mitochondria[J]. Mutation research, 1993, 295(3): 93-103.

[170] BETTS J, JAROS E, PERRY R H, et al. Molecular neuropathology of melas: level of heteroplasmy in individual neurones and evidence of extensive vascular involvement [J]. Neuropathol Appl Neurobiol, 2006, 32(4): 359-373.

[171] AMES B N. Endogenous DNA damage as related to cancer and aging[J]. Mutat Res, 1989, 214(1): 41-46.

[172] LI D, SUN Y P, ZHUANG Q Q, et al. Mitochondrial dysfunction caused by m.2336T>C mutation with hypertrophic cardiomyopathy in cybrid cell lines[J]. Mitochondrion, 2019, 46: 313-320.

[173] TSUTSUI H, KINUGAWA S, MATSUSHIMA S. Oxidative stress and mitochondrial DNA damage in heart failure[J]. Circ J, 2008, 72(Suppl A): A31-A37.

[174] IKEDA M, IDE T, FUJINO T, et al. Overexpression of TFAM or twinkle increases mtDNA copy number and facilitates cardioprotection associated with limited mitochondrial oxidative stress[J]. PLoS One, 2015, 10(3): e0119687.

[175] ASHAR F N, ZHANG Y, MOES A, et al. Abstract 19318: mitochondrial DNA copy number as a predictor of cardiovascular disease[J]. Circulation, 2014, 130: A19318-A19318.

[176] MERCER J R, CHENG K K, FIGG N, et al. DNA damage links mitochondrial dysfunction to atherosclerosis and the metabolic syndrome[J]. Circ Res, 2010, 107(8): 1021-1031.

[177] CHISTIAKOV D A, SOBENIN I A, BOBRYSHEV Y V, et al. Mitochondrial dysfunction and mitochondrial DNA mutations in atherosclerotic complications in diabetes[J]. World J Cardiol, 2012, 4(5): 148-156.

[178] TAKAGI K, YAMADA Y, GONG J S, et al. Association of a 5178C→A (Leu237Met) polymorphism in the mitochondrial DNA with a low prevalence of myocardial infarction in Japanese individuals[J]. Atherosclerosis, 2004, 175(2): 281-286.

[179] MATSUNAGA H, TANAKA Y, TANAKA M, et al. Antiatherogenic mitochondrial genotype in patients with type 2 diabetes[J]. Diabetes Care, 2001, 24(3): 500-503.

[180] KOKAZE A, ISHIKAWA M, MATSUNAGA N, et al. Association of the mitochondrial DNA 5178 A/C polymorphism with serum lipid levels in the Japanese population[J]. Hum Genet, 2001, 109(5): 521-525.

[181] DEVARAJAN A, BOURQUARD N, HAMA S, et al. Paraoxonase 2 deficiency alters mitochondrial function and exacerbates the development of atherosclerosis[J]. Antioxid Redox Signal, 2011, 14(3): 341-351.

[182] PERRELLI M G, PAGLIARO P, PENNA C. Ischemia/reperfusion injury and cardioprotective mechanisms: role of mitochondria and reactive oxygen species[J]. World J Cardiol, 2011, 3

(6): 186-200.

[183] PENNA C, PERRELLI M G, PAGLIARO P. Mitochondrial pathways, permeability transition pore, and redox signaling in cardioprotection: therapeutic implications[J]. Antioxid Redox Signal, 2013, 18(5): 556-599.

[184] CHEN Y R, ZWEIER J L. Cardiac mitochondria and reactive oxygen species generation[J]. Circ Res, 2014, 114(3): 524-537.

[185] CORRAL-DEBRINSKI M, STEPIEN G, SHOFFNER J M, et al. Hypoxemia is associated with mitochondrial DNA damage and gene induction: implications for cardiac disease[J]. JAMA, 1991, 266(13): 1812-1816.

[186] 钱伟. 线粒体 DNA 及其突变对心肌的损害[J]. 国际心血管病杂志, 1994(6): 325-328.

[187] TORRE L A, BRAY F, SIEGEL R L, et al. Global cancer statistics, 2012[J]. CA Cancer J Clin, 2015, 65(2): 87-108.

[188] VAN GISBERGEN M W, VOETS A M, STARMANS M H W, et al. How do changes in the mtDNA and mitochondrial dysfunction influence cancer and cancer therapy? Challenges, opportunities and models[J]. Mutation research, 2015, 764: 16-30.

[189] WARBURG O. On the origin of cancer cells[J]. Science, 1956, 123(3191): 309-314.

[190] JOSE C, BELLANCE N, ROSSIGNOL R. Choosing between glycolysis and oxidative phosphorylation: a tumor's dilemma?[J]. Biochimica et Biophysica Acta, 2011, 18607(6): 552-561.

[191] LUNT S Y, VANDER HEIDEN M G. Aerobic glycolysis: meeting the metabolic requirements of cell proliferation[J]. Annual review of cell & developmental biology, 2011, 27: 441-464.

[192] GOGVADZE V, ORRENIUS S, ZHIVOTOVSKY B. Mitochondria in cancer cells: what is so special about them?[J]. Trends in cell biology, 2008, 18(4): 165-173.

[193] HULIKOVA A, VAUGHAN-JONES R D, SWIETACH P. Dual role of CO_2/HCO_3^- buffer in the regulation of intracellular pH of three-dimensional tumor growths[J]. Journal of biological chemistry, 2011, 286(16): 13815-13826.

[194] KOUKOURAKIS M I, GIATROMANOLAKI A, HARRIS A L, et al. Comparison of metabolic pathways between cancer cells and stromal cells in colorectal carcinomas: a metabolic survival role for tumor-associated stroma[J]. Cancer research, 2006, 66(2): 632-637.

[195] PAULSEN C E, CARROLL K S. Orchestrating redox signaling networks through regulatory cysteine switches[J]. ACS Chemical Biology, 2017, 5(1): 47-62.

[196] TRACHOOTHAM D, ALEXANDRE J, HUANG P. Targeting cancer cells by ROS-mediated mechanisms: a radical therapeutic approach?[J]. Nature reviews drug discovery, 2009, 8(7): 579-591.

[197] GUPTA S C, HEVIA D, PATCHVA S, et al. Upsides and downsides of reactive oxygen species for cancer: the roles of reactive oxygen species in tumorigenesis, prevention, and therapy[J]. Antioxidants & redox signaling, 2012, 16(11): 1295-1322.

[198] RAJ L, IDE T, GURKAR A U, et al. Selective killing of cancer cells by a small molecule targeting the stress response to ROS[J]. Nature, 2011, 475(7355): 231-234.

[199] SABHARWAL S S, SCHUMACKER P T. Mitochondrial ROS in cancer: initiators, amplifiers or an Achilles' Heel?[J]. Nature reviews cancer, 2014, 14(11): 709-721.

[200] ZIELONKA J, KALYANARAMAN B. "ROS-generating mitochondrial DNA mutations can regulate tumor cell metastasis": a critical commentary[J]. Free radical biology & medicine,

2008，45(9)：1217－1219.

[201] ALLOUCHE M，PERTUISET C，ROBERT J L，et al. ANT－VDAC1 interaction is direct and depends on ANT isoform conformation in vitro[J]. Biochemical and biophysical research communications，2012，429(1－2)：12－17.

[202] REGO A，COSTA M，CHAVES S R，et al. Modulation of mitochondrial outer membrane permeabilization and apoptosis by ceramide metabolism[J]. PLoS One，2012，7(11)：e48571.

[203] KIM J Y，SO K J，LEE S，et al. Bcl－rambo induces apoptosis via interaction with the adenine nucleotide translocator[J]. FEBS Letters，2012，586(19)：3142－3149.

[204] JANG J Y，CHOI Y，JEON Y K，et al. Over-expression of adenine nucleotide translocase 1 (ANT1) induces apoptosis and tumor regression in vivo[J]. BMC Cancer，2008，8(1)：1－9.

[205] BENJAMIN F，RODRIGUE R，AURELIEN D，et al. The respiratory-dependent assembly of ANT1 differentially regulates Bax and Ca^{2+} mediated cytochrome c release[J]. Front Biosci(Elite Ed)，2011，3：395－409.

[206] 汤春铃，向仲怀，崔红娟. 线粒体功能异常与肿瘤的生成[J]. 生物工程学报，2013，29(11)：1548－1557.

[207] YOULE R J，STRASSER A. The Bcl－2 protein family：opposing activities that mediate cell death[J]. Nature reviews，2008，9(1)：47－59.

[208] 潘凌立，李东巍，雷克林. 线粒体靶向抗肿瘤药物及其分类[J]. 化学与生物工程，2016，33(5)：6－11.

[209] PEDERSEN P. Voltage dependent anion channels(VDAC)：a brief introduction with a focus on the outer mitochondrial compartment's roles together with Hexokinase－2 in the "warburg effect" in cancer[J]. Journal of bioenergetics and biomembranes，2008，40(3)：123－126.

[210] 杨洁，闫宏伟. 线粒体钙单向转运体和线粒体应激关系的研究进展[J]. 生命科学研究，2016，20(2)：178－182.

[211] 李琪，陈斌，秦泽莲. 线粒体功能障碍的原因及其对肿瘤作用的研究进展[J]. 中国微创外科杂志，2016，16(12)：1150－1154.

[212] GIACOMELLO M，DRAGO I，PIZZO P，et al. Mitochondrial Ca^{2+} as a key regulator of cell life and death[J]. Cell death and differentiation，2007，14(7)：1267－1274.

[213] PIVOVAROVA N B，ANDREWS S B. Calcium－dependent mitochondrial function and dysfunction in neurons[J]. FEBS Journal，2010，277(18)：3622－3636.

[214] GLANCY B，BALABAN R S. Role of mitochondrial Ca^{2+} in the regulation of cellular energetics [J]. Biochemistry，2012，51(14)：2959－2973.

[215] GÖRLACH A，BERTRAM K，HUDECOVA S，et al. Calcium and ROS：a mutual interplay [J]. Redox biology，2015，6：260－271.

[216] RAPHAËL M，LEHEN'KYI V，VANDENBERGHE M，et al. TRPV6 calcium channel translocates to the plasma membrane via Orai1－mediated mechanism and controls cancer cell survival[J]. Proc Natl Acad Sci USA，2014，111(37)：E3870－E3879.

[217] MORCIANO G，GIORGI C，BALESTRA D，et al. Mcl－1 involvement in mitochondrial dynamics is associated with apoptotic cell death[J]. Molecular biology of the cell，2016，27(1)：20－34.

[218] MOUND A，RODAT-DESPOIX L，BOUGARN S，et al. Molecular interaction and functional coupling between type 3 inositol 1，4，5－trisphosphate receptor and BKCa channel stimulate

breast cancer cell proliferation[J]. European journal of cancer, 2013, 49(17): 3738-3751.

[219] SAKAKURA C, MIYAGAWA K, FUKUDA K, et al. Possible involvement of inositol 1,4,5-trisphosphate receptor type 3(IP3R3) in the peritoneal dissemination of gastric cancers[J]. Gan to Kagaku Ryoho, Cancer & Chemotherapy, 2003, 30(11): 1784-1787.

[220] SHIBAO K, FIEDLER M J, NAGATA J, et al. The type Ⅲ inositol 1,4,5-trisphosphate receptor is associated with aggressiveness of colorectal carcinoma[J]. Cell Calcium, 2010, 48(6): 315-323.

[221] LIN C C, CHENG T L, TSAI W H, et al. Loss of the respiratory enzyme citrate synthase directly links the Warburg effect to tumor malignancy[J]. Scientific reports, 2012, 2(11): 785.

[222] LU C, WARD P S, KAPOOR G S, et al. IDH mutation impairs histone demethylation and results in a block to cell differentiation[J]. Nature, 2012, 483(7390): 474-478.

[223] DANG L, WHITE D W, GROSS S, et al. Cancer-associated IDH1 mutations produce 2-hydroxyglutarate[J]. Nature, 2009, 462(7274): 739-744.

[224] FIGUEROA M E, LUGTHART S, LI Y S, et al. DNA methylation signatures identify biologically distinct subtypes in acute myeloid leukemia[J]. Cancer cell, 2010, 17(1): 13-27.

[225] CHOWDHURY R, YEOH K K, TIAN Y M, et al. The oncometabolite 2-hydroxyglutarate inhibits histone lysine demethylases[J]. EMBO Reports, 2011, 12(5): 463-469.

[226] 刘启梁. 线粒体DNA异常与肿瘤[J]. 生命的化学, 2016, 36(6): 862-867.

[227] TURCAN S, ROHLE D, GOENKA A, et al. IDH1 mutation is sufficient to establish the glioma hypermethylator phenotype[J]. Nature, 2012, 483(7390): 479-483.

[228] TAN D J, BAI R K, WONG L J C. Comprehensive scanning of somatic mitochondrial DNA mutations in breast cancer[J]. Cancer research, 2002, 62(4): 972-976.

[229] FEINBERG A P. Phenotypic plasticity and the epigenetics of human disease[J]. Nature, 2007, 447(7143): 433-440.

[230] NAVIAUX R K. Mitochondrial control of epigenetics[J]. Cancer biology & therapy, 2008, 7(8): 1191-1193.

[231] NICHOLSON A, REIFSNYDER P C, MALCOLM R D, et al. Diet-induced obesity in two C57BL/6 substrains with intact or mutant nicotinamide nucleotide transhydrogenase(Nnt) gene[J]. Obesity, 2010, 18(10): 1902-1905.

[232] SASAKI M, KNOBBE C B, MUNGER J C, et al. IDH1(R132H) mutation increases murine haematopoietic progenitors and alters epigenetics[J]. Nature, 2012, 488(7413): 656-659.

[233] MULLEN A R, WHEATON W W, JIN E S, et al. Reductive carboxylation supports growth in tumour cells with defective mitochondria[J]. Nature, 2011, 481(7381): 385-388.

[234] TONG J J, SCHRINER S E, MCCLEARY D, et al. Life extension through neurofibromin mitochondrial regulation and antioxidant therapy for neurofibromatosis-1 in *Drosophila melanogaster*[J]. Nature genetics, 2007, 39(4): 476-485.

[235] HUANG T T, NAEEMUDDIN M, ELCHURI S, et al. Genetic modifiers of the phenotype of mice deficient in mitochondrial superoxide dismutase[J]. Human molecular genetics, 2006, 15(7): 1187-1194.

[236] 祁月潇, 徐会, 周福祥. 非小细胞肺癌中线粒体DNA含量及A10398G位点多态性的预后价值[J]. 武汉大学学报(医学版), 2015, 36(3): 369-373.

[237] YANG J, STAPLES O, THOMAS L W, et al. Human CHCHD4 mitochondrial proteins regulate cellular oxygen consumption rate and metabolism and provide a critical role in hypoxia signaling and tumor progression[J]. Journal of clinical investigation, 2012, 122(2): 600 – 611.

[238] BRANDON M, BALDI P, WALLACE D C. Mitochondrial mutations in cancer[J]. Oncogene, 2006, 25(34): 4647 – 4662.

[239] COPELAND W C, WACHSMAN J T, JOHNSON F M, et al. Mitochondrial DNA alterations in cancer[J]. Cheminform, 2002, 20(4): 557 – 569.

[240] GASPARRE G, HERVOUET E, DE L E, et al. Clonal expansion of mutated mitochondrial DNA is associated with tumor formation and complex Ⅰ deficiency in the benign renal oncocytoma[J]. Human molecular genetics, 2008, 17(7): 986 – 995.

[241] BARTOLETTI-STELLA A, SALFI N C, CECCARELLI C, et al. Mitochondrial DNA mutations in oncocytic adnexal lacrimal glands of the conjunctiva[J]. Arch Ophthalmol, 2011, 129(5): 664 – 666.

[242] SALAS A, YAO Y G, MACAULAY V, et al. A critical reassessment of the role of mitochondria in tumorigenesis[J]. PLoS Medicine, 2005, 2(11): e296.

[243] MEIERHOFER D, MAYR J A, FINK K, et al. Mitochondrial DNA mutations in renal cell carcinomas revealed no general impact on energy metabolism[J]. British journal of cancer, 2006, 94(2): 268 – 274.

[244] CZARNECKA A M, CZARNECKI J S, KUKWA W, et al. Molecular oncology focus: is carcinogenesis a "mitochondriopathy"? [J]. Journal of biomedical science, 2010, 17(1): 31.

[245] PETROS J A, BAUMANN A K, RUIZ-PESINI E, et al. mtDNA mutations increase tumorigenicity in prostate cancer[J]. Proc Natl Acad Sci USA, 2005, 102(3): 719 – 724.

[246] SHIDARA Y, YAMAGATA K, KANAMORI T, et al. Positive contribution of pathogenic mutations in the mitochondrial genome to the promotion of cancer by prevention from apoptosis[J]. Cancer research, 2005, 65(5): 1655 – 1663.

[247] ISHIKAWA K, TAKENAGA K, AKIMOTO M, et al. ROS – generating mitochondrial DNA mutations can regulate tumor cell metastasis[J]. Science, 2008, 320(5876): 661 – 664.

[248] CANTER J A, KALLIANPUR A R, PARL F F, et al. Mitochondrial DNA G10398A polymorphism and invasive breast cancer in African – American women[J]. Cancer research, 2005, 65(17): 8028 – 8033.

[249] LIU V W S, WANG Y, YANG H J, et al. Mitochondrial DNA variant 16189T>C is associated with susceptibility to endometrial cancer[J]. Human mutation, 2003, 22(2): 173 – 174.

[250] PERMUTH-WEY J, CHEN Y A, TSAI Y Y, et al. Inherited variants in mitochondrial biogenesis genes may influence epithelial ovarian cancer risk[J]. Cancer Epidemiol, Biomarkers Prev, 2011, 20(6): 1131 – 1145.

[251] ZHAI K, CHANG L H, ZHANG Q M, et al. Mitochondrial C150T polymorphism increases the risk of cervical cancer and HPV infection[J]. Mitochondrion, 2011, 11(4): 559 – 563.

[252] WALLACE D C. Bioenergetic origins of complexity and disease[J]. Cold Spring Harbor symposia on quantitative biology, 2011, 76: 1 – 16.

[253] RUIZPESINI E, WALLACE D C. Evidence foradaptive selection acting on the tRNA and rRNA genes of human mitochondrial DNA[J]. Human mutation, 2006, 27(11): 1072 – 1081.

[254] WALLACE D C. Colloquium paper: bioenergetics, the origins of complexity, and the ascent of

man[J]. Proceedings of the National Academy of Sciences of the United States of America, 2010, 107(Suppl 2): 8947-8953.

[255] PARRELLA P, XIAO Y, FLISS M, et al. Detection of mitochondrial DNA mutations in primary breast cancer and fine-needle Aspirates[J]. Cancer research, 2001, 61(20): 7623-7626.

[256] GUO J H, ZHENG L, LIU W Y, et al. Frequent truncating mutation of TFAM induces mitochondrial DNA depletion and apoptotic resistance in microsatellite-unstable colorectal cancer[J]. Cancer research, 2011, 71(8): 2978-2987.

[257] HAN B, IZUMI H, YASUNIWA Y, et al. Human mitochondrial transcription factor A functions in both nuclei and mitochondria and regulates cancer cell growth[J]. Biochemical and biophysical research communications, 2011, 408(1): 45-51.

[258] KHIDR L, WU G K, DAVILA A, et al. Role of SUV3 helicase in maintaining mitochondrial homeostasis in human cells[J]. Journal of biological chemistry, 2008, 283(40): 27064-27073.

[259] CHEN P L, CHEN C F, CHEN Y, et al. Mitochondrial genome instability resulting from SUV3 haploinsufficiency leads to tumorigenesis and shortened lifespan[J]. Oncogene, 2013, 32(9): 1193-1201.

[260] LEE H C, YIN P H, LIN J C, et al. Mitochondrial genome instability and mtDNA depletion in human cancers[J]. Annals of the New York academy of sciences, 2005, 1042(1): 109-122.

[261] 高园, 李君文, 陈照立. 线粒体DNA异常与肿瘤[J]. 解放军预防医学杂志, 2015, 33(6): 696-698.

[262] HA P K, TONG B C, WESTRA W H, et al. Mitochondrial C-tract alteration in premalignant lesions of the head and neck: a marker for progression and clonal proliferation[J]. Clin Cancer Res, 2002, 8(7): 2260-2265.

[263] SCHON E A, DIMAURO S, HIRANO M. Human mitochondrial DNA: roles of inherited and somatic mutations[J]. Nature reviews genetics, 2012, 13(12): 878-890.

[264] CAREW J S, HUANG P. Mitochondrial defects in cancer[J]. Molecular cancer, 2002, 1: 9.

[265] SHEN H, ZHAO M, DONG B, et al. Frequent 4977 bp deletion of mitochondrial DNA in tumor cell lines, solid tumors and precancerous lesions of human stomach[J]. National medical journal of China, 2003, 83(17): 1484-1489.

[266] TAN B H, SKIPWORTH R J, STEPHENS N A, et al. Frequency of the mitochondrial DNA 4977 bp deletion in oesophageal mucosa during the progression of Barrett's oesophagus[J]. European journal of cancer, 2009, 45(5): 736-740.

[267] SHEN J, WAN J, HUFF C, et al. Mitochondrial DNA 4977-base pair common deletion in blood leukocytes and melanoma risk[J]. Pigment cell & melanoma research, 2016, 29(3): 372-378.

[268] BARRERA G, GENTILE F, PIZZIMENTI S, et al. Mitochondrial dysfunction in cancer and neurodegenerative diseases: spotlight on fatty acid oxidation and lipoperoxidation products[J]. Antioxidants, 2016, 5(1): 7.

[269] GUSTAFSSON C M, FALKENBERG M, LARSSON N G. Maintenance and expression of mammalian mitochondrial DNA[J]. Annual review of biochemistry, 2016, 85(1): 133-160.

[270] LI H, LIU D, LU J, et al. Physiology and pathophysiology of mitochondrial DNA[J]. Advances in experimental medicine & biology, 2012, 942(12): 39-51.

[271] REZNIK E, MILLER M L, ŞENBABAOĞLU Y, et al. Mitochondrial DNA copy number

variation across human cancers[J]. Elife, 2016, 5: e10769.

[272] VAN OSCH F H M, VOETS A M, SCHOUTEN L J, et al. Mitochondrial DNA copy number in colorectal cancer: between tissue comparisons, clinicopathological characteristics and survival [J]. Carcinogenesis, 2015, 36(12): 1502-1510.

[273] LEE D H, LEE J H, KIM D K, et al. Nuclear and mitochondrial DNAs microsatellite instability and mitochondrial DNA copy number in adenocarcinoma and squamous cell carcinoma of lung: a pilot study[J]. APMIS, 2015, 123(12): 1048-1054.

[274] YIN C, LI D Y, GUO X, et al. NGS-based profiling reveals a critical contributing role of somatic D-loop mtDNA mutations in HBV-related hepatocarcinogenesis[J]. Annals of oncology, 2019, 30(6): 953-962.

[275] MENG S, DE VIVO I, LIANG L, et al. Pre-diagnostic leukocyte mitochondrial DNA copy number and risk of lung cancer[J]. Oncotarget, 2016, 7(19): 27307-27312.

[276] QU F L, LIU X N, ZHOU F, et al. Association between mitochondrial DNA content in leukocytes and colorectal cancer risk: a case-control analysis[J]. Cancer, 2011, 117(14): 3148-3155.

[277] LEE H C, HUANG K H, YEH T S, et al. Somatic alterations in mitochondrial DNA and mitochondrial dysfunction in gastric cancer progression[J]. World journal of gastroenterology, 2014, 20(14): 3950-3959.

[278] ACHANTA G, SASAKI R, FENG L, et al. Novel role of p53 in maintaining mitochondrial genetic stability through interaction with DNA Polγ[J]. EMBO J, 2005, 24(19): 3482-3492.

[279] WEERTS M J, SIEUWERTS A M, SMID M, et al. Mitochondrial DNA content in breast cancer: impact on in vitro and in vivo phenotype and patient prognosis[J]. Oncotarget, 2016, 7(20): 29166-29176.

[280] HSU C C, TSENG L M, LEE H C. Role of mitochondrial dysfunction in cancer progression [J]. Experimental biology & medicine, 2016, 241(12): 1281-1295.

[281] CHEN D, XUE W, XIANG J. The intra-nucleus integration of mitochondrial DNA(mtDNA) in cervical mucosa cells and its relation with c-myc expression[J]. Journal of experimental & clinical cancer research, 2008, 27(1): 36.

[282] WALLACE D C, FAN W. Energetics, epigenetics, mitochondrial genetics[J]. Mitochondrion, 2010, 10(1): 12-31.

[283] SULTANA G N N, RAHMAN A, SHAHINUZZAMAN A D A, et al. Mitochondrial DNA mutations: candidate biomarkers for breast cancer diagnosis in Bangladesh[J]. Chinese journal of cancer, 2012, 31(9): 449-454.

[284] 李述刚, 陈云昭, 贾丽萍, 等. 新疆石河子市2010年恶性肿瘤发病和死亡流行特征[J]. 中国肿瘤, 2014, 23(7): 547-551.

[285] PARRELLA P, XIAO Y, FLISS M, et al. Detection of mitochondrial DNA mutations in primary breast cancer and fine-needle aspirates[J]. Cancer research, 2001, 61(20): 7623-7626.

[286] ZHU W Z, QIN W Y, BRADLEY P, et al. Mitochondrial DNA mutations in breast cancer tissue and in matched nipple aspirate fluid[J]. Carcinogenesis, 2005, 26(1): 145-152.

[287] LI L H, KANG T, CHEN L D, et al. Detection of mitochondrial DNA mutations by high-throughput sequencing in the blood of breast cancer patients[J]. International journal of molecular medicine, 2014, 33(1): 77-82.

[288] LI L H, CHEN L D, LI J, et al. Correlational study on mitochondrial DNA mutations as

potential risk factors in breast cancer[J]. Oncotarget, 2016, 7(21): 31270-31283.

[289] LEE H P, GENG C Z, CHENG M, et al. Single nucleotide polymorphisms in the mitochondrial displacement loop and age-at-onset of familial breast cancer[J]. Mitochondrial DNA A DNA Mapp Seq Anal, 2016, 27(5): 3082-3085.

[290] YE C Z, SHU X O, PIERCE L, et al. Mutations in the mitochondrial DNA D-loop region and breast cancer risk[J]. Breast cancer research & treatment, 2010, 119(2): 431-436.

[291] RAHMANI B, AZIMI C, OMRANIPOUR R, et al. Mutation screening in the mitochondrial D-loop region of tumoral and non-tumoral breast cancer in Iranian patients[J]. Acta Med Iran, 2012, 50(7): 447-453.

[292] TIPIRISETTI N R, GOVATATI S, PULLARI P, et al. Mitochondrial control region alterations and breast cancer risk: a study in South Indian population[J]. PLoS One, 2014, 9(1): e85363.

[293] GHATAK S, LALLAWMZUALI D, LALMAWI A, et al. Mitochondrial D-loop and cytochrome oxidase C subunit I polymorphisms among the breast cancer patients of Mizoram, Northeast India[J]. Current genetics, 2014, 60(3): 201-212.

[294] SHE J, YANG P, HONG Q Y, et al. Iconography, lung cancer in China: challenges and interventions[J]. Chest, 2013, 143(4): 1117-1126.

[295] ZHAO Y, WANG S X, AUNAN K, et al. Air pollution and lung cancer risks in China: a meta-analysis[J]. Science of the total environment, 2006, 366(2-3): 500-513.

[296] AOI T. Biology of lung cancer: genetic mutation, epithelial-mesenchymal transition, and cancer stem cells[J]. General thoracic & cardiovascular surgery, 2016, 64(9): 517-523.

[297] BODNER S M, MINNA J D, JENSEN S M, et al. Expression of mutant p53 proteins in lung cancer correlates with the class of p53 gene mutation[J]. Oncogene, 1992, 7(4): 743-749.

[298] HE Q, LU Y Y, HU S L, et al. An intron SNP rs807185 in ATG4A decreases the risk of lung cancer in a southwest Chinese population[J]. European journal of cancer prevention, 2016, 25(4): 255-258.

[299] MCCLARY A, CALHOUN K, ROBERTS J, et al. A functional SNP in MRPL43 modulates lung cancer susceptibility and survival through alternative splicing of its isoforms[J]. Journal of thoracic oncology, 2016, 11(2): S39-S40.

[300] JIN X J, ZHANG J J, GAO Y N, et al. Relationship between mitochondrial DNA mutations and clinical characteristics in human lung cancer[J]. Mitochondrion, 2007, 7(5): 347-353.

[301] SERVIDEI S. Mitochondrial encephalomyopathies: gene mutation[J]. Neuromuscular disorders, 2003, 13(10): 848-853.

[302] WANG L, CHEN Z J, ZHANG Y K, et al. The role of mitochondrial tRNA mutations in lung cancer[J]. International journal of clinical & experimental medicine, 2015, 8(8): 13341-13346.

[303] WANG Y, LIU V W S, XUE W C, et al. Association of decreased mitochondrial DNA content with ovarian cancer progression[J]. British journal of cancer, 2006, 95(8): 1087-1091.

[304] CHOI S J, KIM S H, KANG H Y, et al. Mutational hotspots in the mitochondrial genome of lung cancer[J]. Biochemical & biophysical research communications, 2011, 407(1): 23-27.

[305] TRETTER L, SIPOS I, ADAM-VIZI V. Initiation of neuronal damage by complex I deficiency and oxidative stress in Parkinson's disease[J]. Neurochemical research, 2004, 29(3): 569-577.

[306] YU M, WAN Y F, ZOU Q H. Reduced mitochondrial DNA copy number in Chinese patients

with osteosarcoma[J]. Translational research, 2013, 161(3): 165-171.

[307] KANG E, WANG X J, TIPPNER-HEDGES R, et al. Age-related accumulation of somatic mitochondrial DNA mutations in adult-derived human iPSCs[J]. Cell stem cell, 2016, 18(5): 625-636.

[308] WANG Z, CHOI S, LEE J, et al. Mitochondrial variations in non-small cell lung cancer (NSCLC) survival[J]. Cancer informatics, 2015, 14(Suppl 1): 1-9.

[309] DING C M, LI R J, WANG P, et al. Sequence polymorphisms of the mitochondrial displacement loop and outcome of non-small cell lung cancer[J]. Experimental & therapeutic medicine, 2012, 3(5): 861-864.

[310] HU W X, DING C M, LI R J, et al. Single nucleotide polymorphisms in the mitochondrial displacement loop and age-at-onset of non-small cell lung cancer[J]. Genetics & molecular research, 2015, 14(1): 2512-2517.

[311] 韩苏军, 张思维, 陈万青, 等. 中国前列腺癌发病现状和流行趋势分析[J]. 临床肿瘤学杂志, 2013, 18(4): 330-334.

[312] SPITZ M R, CURRIER R D, FUEGER J J, et al. Familial patterns of prostate cancer: a case-control analysis[J]. Journal of urology, 1991, 146(5): 1305-1307.

[313] CARTER B S, BOVA G S, BEATY T H, et al. Hereditary prostate cancer: epidemiologic and clinical features[J]. Journal of urology, 1993, 150(3): 797-802.

[314] LINDBERG J, MILLS I G, KLEVEBRING D, et al. The mitochondrial and autosomal mutation landscapes of prostate cancer[J]. European urology, 2013, 63(4): 702-708.

[315] JAIN P, DI CROCE L. Mutations and deletions of PRC2 in prostate cancer[J]. Bioessays, 2016, 38(5): 446-454.

[316] WU F, DAI X P, GAN W J, et al. Prostate cancer-associated mutation in SPOP impairs its ability to target Cdc20 for poly-ubiquitination and degradation[J]. Cancer letters, 2017, 385: 207-214.

[317] SCHOPF B, WEISSENSTEINER H, SCHAFER G, et al. OXPHOS remodeling in high-grade prostate cancer involves mtDNA mutations and increased succinate oxidation[J]. Nat Commun, 2020, 11(1): 1487.

[318] PETROS J A, BAUMANN A K, RUIZ-PESINI E, et al. mtDNA mutations increase tumorigenicity in prostate cancer[J]. Proceedings of the National Academy of Sciences of the United States of America, 2005, 102(3): 719-724.

[319] YU J J, YAN T. Effect of mtDNA mutation on tumor malignant degree in patients with prostate cancer[J]. Journal of clinical urology, 2010, 13(3): 159-165.

[320] MOORE A, LAN Q, HOFMANN J N, et al. A prospective study of mitochondrial DNA copy number and the risk of prostate cancer[J]. Cancer causes & control, 2017, 28(6): 529-538.

[321] ZHOU W M, ZHU M, GUI M, et al. Peripheral blood mitochondrial DNA copy number is associated with prostate cancer risk and tumor burden[J]. PLoS One, 2014, 9(10): e109470.

[322] TU H K, GU J, MENG Q H, et al. Mitochondrial DNA copy number in peripheral blood leukocytes and the aggressiveness of localized prostate cancer[J]. Oncotarget, 2015, 6(39): 41988-41996.

[323] WEIR H K, THUN M J, HANKEY B F, et al. Annual report to the nation on the status of cancer, 1975-2000, featuring the uses of surveillance data for cancer prevention and control

[J]. Journal of the National Cancer Institute, 2003, 95(17): 1276-1299.

[324] KOOCHEKPOUR S, MARLOWE T, SINGH K K, et al. Reduced mitochondrial DNA content associates with poor prognosis of prostate cancer in African American men[J]. PLoS One, 2013, 8(9): e74688.

[325] 赵平, 陈万青, 孔灵芝. 中国癌症发病与死亡2003—2007[M]. 北京: 军事医学科学出版社, 2012.

[326] 陈万青, 彭侠彪. 常见消化系统恶性肿瘤预防和控制[M]. 北京: 军事医学科学出版社, 2014.

[327] SALEHEEN D, ZHAO W, YOUNG R, et al. Loss of cardio-protective effects at the *ADAMTS7* locus as a result of gene-smoking interactions[J]. Circulation, 2017, 135(24): 2336-2353.

[328] AKOUCHEKIAN M, HOUSHMAND M, AKBARI M H, et al. Analysis of mitochondrial *ND1* gene in human colorectal cancer[J]. Journal of research in medical sciences the official journal of Isfahan University of Medical Sciences, 2011, 16(1): 50-55.

[329] WANG H W, WANG S A, SHEN L Q, et al. Chk2 down-regulation by promoter hypermethylation in human bulk gliomas[J]. Life sciences, 2010, 86(5-6): 185-191.

[330] GUO X B, JING C Q, LI L P, et al. Down-regulation of VEZT gene expression in human gastric cancer involves promoter methylation and miR-43c[J]. Biochemical & biophysical research communications, 2011, 404(2): 622-627.

[331] LIU C C, FANG T J, OU T T, et al. Global DNA methylation, DNMT1, and MBD2 in patients with rheumatoid arthritis[J]. Immunology letters, 2011, 135(1-2): 96-99.

[332] FENG S, XIONG L L, JI Z N, et al. Correlation between increased ND2 expression and demethylated displacement loop of mtDNA in colorectal cancer[J]. Molecular medicine reports, 2012, 6(1): 125-130.

[333] GUO Z J, ZHAO S N, FAN H Y, et al. Identification of sequence polymorphisms in the D-loop region of mitochondrial DNA as a risk factor for colon cancer[J]. Mitochondrial DNA A DNA Mapp Seq Anal, 2016, 27(6): 4244-4245.

[334] WANG C J, ZHAO S N, DU Y M, et al. Single nucleotide polymorphisms in the D-loop region of mitochondrial DNA is associated with colorectal cancer outcome[J]. Mitochondrial DNA A DNA Mapp Seq Anal, 2016, 27(6): 4361-4363.

[335] MEISSNER C, BRUSE P, MOHAMED S A, et al. The 4977bp deletion of mitochondrial DNA in human skeletal muscle, heart and different areas of the brain: a useful biomarker or more? [J]. Experimental gerontology, 2008, 43(7): 645-652.

[336] LU J X, SHARMA L K, BAI Y D. Implications of mitochondrial DNA mutations and mitochondrial dysfunction in tumorigenesis[J]. Cell Res, 2009, 19(7): 802-815.

[337] LEE H C, WEI Y H. Mitochondrial DNA instability and metabolic shift in human cancers[J]. International journal of molecular sciences, 2009, 10(2): 674-701.

[338] CHEN T, HE J, SHEN L J, et al. The mitochondrial DNA 4977-bp deletion and its implication in copy number alteration in colorectal cancer[J]. BMC Medical Genetics, 2011, 12(1): 8-16.

[339] CUI H H, HUANG P, WANG Z J, et al. Association of decreased mitochondrial DNA content with the progression of colorectal cancer[J]. BMC Cancer, 2013, 13(1): 110.

[340] QU F L, CHEN Y B, WANG X, et al. Leukocyte mitochondrial DNA content: a novel biomarker associated with prognosis and therapeutic outcome in colorectal cancer[J].

Carcinogenesis,2015,36(5):543-552.

[341] OMURO A, DEANGELIS L M. Glioblastoma and other malignant gliomas: a clinical review[J]. The journal of the American Medical Association,2013,310(17):1842-1850.

[342] 蒋静,陈力,于顺江. 神经胶质瘤生物治疗的研究现状与进展[J]. 中华临床医师杂志(电子版),2014,8(3):142-145.

[343] ZHANG Y F, QU Y P, GAO K, et al. High copy number of mitochondrial DNA(mtDNA) predicts good prognosis in glioma patients[J]. American journal of cancer research,2015,5(3):1207-1216.

[344] CHEN Y, ZHANG J, HUANG X, et al. High leukocyte mitochondrial DNA content contributes to poor prognosis in glioma patients through its immunosuppressive effect[J]. British journal of cancer,2015,113(1):99-106.

[345] SHEN J, SONG R D, LU Z M, et al. Mitochondrial DNA copy number in whole blood andglioma risk: a case control study[J]. Molecular carcinogenesis,2016,55(12):2089-2094.

[346] KIRCHES E, KRAUSE G, WARICH-KIRCHES M, et al. High frequency of mitochondrial DNA mutations in glioblastoma multiforme identified by direct sequence comparison to blood samples[J]. International journal of cancer,2001,93(4):534-538.

[347] SOON B H, ABDUL MURAD N A, THEN S M, et al. Mitochondrial DNA mutations in Grade Ⅱ and Ⅲ glioma cell lines are associated with significant mitochondrial dysfunction and higher oxidative stress[J]. Frontiers in physiology,2017,8:231.

[348] VIDONE M, CLIMA R, SANTORSOLA M, et al. A comprehensive characterization of mitochondrial DNA mutations in glioblastoma multiforme[J]. Int J Biochem Cell Biol,2015,63:46-54.

[349] HASHIZUME O, YAMANASHI H, TAKETO M M, et al. A specific nuclear DNA background is required for high frequency lymphoma development in transmitochondrial mice with G13997A mtDNA[J]. PLoS One,2015,10(3):e0118561.

[350] ZIELONKA J, KALYANARAMAN B. "ROS-generating mitochondrial DNA mutations can regulate tumor cell metastasis": a critical commentary[J]. Free radical biology & medicine,2008,45(9):1217-1219.

[351] AKIMOTO M, NIIKURA M, ICHIKAWA M, et al. Nuclear DNA but not mtDNA controls tumor phenotypes in mouse cells[J]. Biochemical & biophysical research communications,2005,327(4):1028-1035.

[352] ZHANG R X, ZHANG F B, WANG C J, et al. Identification of sequence polymorphism in the D-loop region of mitochondrial DNA as a risk factor for hepatocellular carcinoma with distinct etiology[J]. Journal of experimental & clinical cancer research,2010,29(1):130.

[353] DEMENT G A, MALONEY S C, REEVES R. Nuclear HMGA1 nonhistone chromatin proteins directly influence mitochondrial transcription, maintenance, and function[J]. Experimental cell research,2007,313(1):77-87.

[354] STONEKING M. Hypervariable sites in the mtDNA control region are mutational hotspots[J]. American journal of human genetics,2000,67(4):1029-1032.

[355] GAO Y H, ZHAO G M, DIAO L P, et al. Identification of sequence polymorphisms in the D-loop region of mitochondrial DNA as a risk factor for non-Hodgkin lymphoma[J]. Mitochondrial DNA,2014,25(3):220-222.

[356] DIAO L P, WEI G C, SU H L, et al. Sequence polymorphisms in the D-loop region of mitochondrial DNA and outcome of non-Hodgkin lymphoma[J]. Mitochondrial DNA, 2015, 26(1): 88-91.

[357] FAN H Y, WANG C J, GUO Z J. Single nucleotide polymorphisms in the mitochondrial displacement loop and age at onset of non-Hodgkin lymphoma[J]. Onco Targets Ther, 2013, 6: 1041-1045.

[358] HOSNIJEH F S, LAN Q, ROTHMAN N, et al. Mitochondrial DNA copy number and future risk of B-cell lymphoma in a nested case-control study in the prospective EPIC cohort[J]. Blood, 2014, 124(4): 530-535.

[359] ATTARDI G, SCHATZ G. Biogenesis of mitochondria[J]. Annual review of cell biology, 1988, 4: 289-333.

[360] CROTEAU D L, BOHR V A. Repair of oxidative damage to nuclear and mitochondrial DNA in mammalian cells[J]. Journal of biological chemistry, 1997, 272(41): 25409-25412.

[361] WEI Y H, LEE H C. Mitochondrial DNA mutations and oxidative stress in mitochondrial diseases[J]. Advances in clinical chemistry, 2003, 37: 83-128.

[362] POLYAK K, LI Y B, ZHU H, et al. Somatic mutations of the mitochondrial genome in human colorectal tumours[J]. Nat Genet, 1998, 20(3): 291-293.

[363] FLISS M S, USADEL H, CABELLERO O L, et al. Facile detection of mitochondrial DNA mutations in tumors and bodily fluids[J]. Science, 2000, 287(5460): 2017-2019.

[364] PENTA J S, JOHNSON F M, WACHSMAN J T, et al. Mitochondrial DNA in human malignancy[J]. Mutation research, 2001, 488(2): 119-133.

[365] SANCHEZ-CESPEDES M, PARRELLA P, NOMOTO S, et al. Identification of a mononucleotide repeat as a major target for mitochondrial DNA alterations in human tumors[J]. Cancer research, 2001, 61(19): 7015-7019.

[366] NOMOTO S, YAMASHITA K, KOSHIKAWA K, et al. Mitochondrial D-loop mutations as clonal markers in multicentric hepatocellular carcinoma and plasma[J]. Clinical cancer research, 2002, 8(2): 481-487.

[367] HUNG W Y, WU C W, YIN P H, et al. Somatic mutations in mitochondrial genome and their potential roles in the progression of human gastric cancer[J]. Biochimica et Biophysica Acta - General Subjects, 2010, 1800(3): 264-270.

[368] TIRANTI V, CHARIOT P, CARELLA F, et al. Maternally inherited hearing loss, ataxia and myoclonus associated with a novel point mutation in mitochondrial trnaser(UCN) gene[J]. Hum Mol Genet, 1995, 4(8): 1421-1427.

[369] TOOMPUU M, TIRANTI V, ZEVIANI M, et al. Molecular phenotype of the np 7472 deafness-associated mitochondrial mutation in osteosarcoma cell cybrids[J]. Hum Mol Genet, 1999, 8(12): 2275-2283.

[370] FETONI V, BRIEM E, CARRARA F, et al. Monomelic amyotrophy associated with the 7472insC mutation in the mtDNA $tRNA^{Ser(UCN)}$ gene[J]. Neuromuscular disorders, 2004, 14(11): 723-726.

[371] JAKSCH M, KLOPSTOCKT, KURLEMANN G, et al. Progressive myoclonus epilepsy and mitochondrial myopathy associated with mutations in the $tRNA^{Ser(UCN)}$ gene[J]. Ann Neurol, 1998, 44(4): 635-640.

[372] PULKES T, LIOLITSA D, EUNSON L H, et al. New phenotypic diversity associated with the mitochondrial $tRNA^{Ser(UCN)}$ gene mutation[J]. Neuromuscul Disord, 2005, 15(5): 364-371.

[373] LEE H C, YIN P H, LIN J C, et al. Mitochondrial genome instability and mtDNA depletion in human cancers[J]. Annals of the New York Academy of Sciences, 2005, 1042(1): 109-122.

[374] FERLAY J, SHIN H R, BRAY F, et al. Estimates of worldwide burden of cancer in 2008: globocan 2008[J]. Int J Cancer, 2010, 127(12): 2893-2917.

[375] FORNER A, LLOVET J M, BRUIX J. Hepatocellular carcinoma[J]. Lancet, 2012, 379(9822): 1245-1255.

[376] HASSAN M M, SPITZ M R, THOMAS M B, et al. The association of family history of liver cancer with hepatocellular carcinoma: a case-control study in the united states[J]. Journal of hepatology, 2009, 50(2): 334-341.

[377] SCHÜETTE K, BORNSCHEIN J, MALFERTHEINER P. Hepatocellular carcinoma—epidemiological trends and risk factors[J]. Digestive diseases, 2009, 27(2): 80-92.

[378] YUEN M F, HOU J L, CHUTAPUTTI A, et al. Hepatocellular carcinoma in the Asia pacific region[J]. Journal of gastroenterology and hepatology, 2009, 24(3): 346-353.

[379] BLONSKI W, KOTLYAR D S, FORDE K A. Non-viral causes of hepatocellular carcinoma[J]. World journal of gastroenterology, 2010, 16(29): 3603-3615.

[380] ASIM M, SARMA M P, THAYUMANAVAN L, et al. Role of aflatoxin B1 as a risk for primary liver cancer in north Indian population[J]. Clinical biochemistry, 2011, 44(14-15): 1235-1240.

[381] KUMAR M, ZHAO X L, WANG X W. Molecular carcinogenesis of hepatocellular carcinoma and intrahepatic cholangiocarcinoma: one step closer to personalized medicine?[J]. Cell and bioscience, 2011, 1(1): 5.

[382] KAWANISHI S, HIRAKU Y, PINLAOR S, et al. Oxidative and nitrative DNA damage in animals and patients with inflammatory diseases in relation to inflammation-related carcinogenesis[J]. Biological chemistry, 2006, 387(4): 365-372.

[383] KLAUNIG J E, KAMENDULIS L M. The role of oxidative stress in carcinogenesis[J]. Annual review of pharmacology and toxicology, 2004, 44: 239-267.

[384] WARBURG O. On the origin of cancer cells[J]. Science, 1956, 123(3191): 309-314.

[385] GALLUZZI L, KEPP O, KROEMER G. Mitochondria: master regulators of danger signalling[J]. Nature reviews molecular cell biology, 2012, 13(12): 780-788.

[386] WALLACE D C, FAN W, PROCACCIO V. Mitochondrial energetics and therapeutics[J]. Annual review of pathology, 2010, 5: 297-348.

[387] ANDERSON S, BANKIER A T, BARRELL B G, et al. Sequence and organization of the human mitochondrial genome[J]. Nature, 1981, 290(5806): 457-465.

[388] HAAG-LIAUTARD C, DORRIS M, MASIDE X, et al. Direct estimation of per nucleotide and genomic deleterious mutation rates in drosophila[J]. Nature, 2007, 445(7123): 82-85.

[389] BIANCHI N O, BIANCHI M S, RICHARD S M. Mitochondrial genome instability in human cancers[J]. Mutation research, 2001, 488(1): 9-23.

[390] LARSEN N B, RASMUSSEN M, RASMUSSEN L J. Nuclear and mitochondrial DNA repair: similar pathways?[J]. Mitochondrion, 2005, 5(2): 89-108.

[391] LEE H C, WEI Y H. Mitochondrial DNA instability and metabolic shift in human cancers[J].

International journal of molecular sciences, 2009, 10(2): 674 - 701.

[392] BRANDON M, BALDI P, WALLACE D C. Mitochondrial mutations in cancer[J]. Oncogene, 2006, 25(34): 4647 - 4662.

[393] YIN P H, LEE H C, CHAU G Y, et al. Alteration of the copy number and deletion of mitochondrial DNA in human hepatocellular carcinoma[J]. Br J Cancer, 2004, 90(12): 2390 - 2396.

[394] WALLACE D C. Mitochondria and cancer[J]. Nature reviews cancer, 2012, 12(10): 685 - 698.

[395] HUNG W Y, WU C W, YIN P H, et al. Somatic mutations in mitochondrial genome and their potential roles in the progression of human gastric cancer[J]. Biochimica et Biophysica Acta, 2010, 1800(3): 264 - 270.

[396] LEE H C, CHANG C M, CHI C W. Somatic mutations of mitochondrial DNA in aging and cancer progression[J]. Ageing research reviews, 2010, 9(Suppl 1): S47 - S58.

[397] YIN P H, WU C C, LIN J C, et al. Somatic mutations of mitochondrial genome in hepatocellular carcinoma[J]. Mitochondrion, 2010, 10(2): 174 - 182.

[398] WONG L J C, TAN D J, BAI R K, et al. Molecular alterations in mitochondrial DNA of hepatocellular carcinomas: is there a correlation with clinicopathological profile? [J]. J Med Genet, 2004, 41(5): e65.

[399] SHADEL G S, CLAYTON D A. Mitochondrial DNA maintenance in vertebrates[J]. Annual review of biochemistry, 1997, 66: 409 - 435.

[400] LEE H C, LI S H, LIN J C, et al. Somatic mutations in the D - loop and decrease in the copy number of mitochondrial DNA in human hepatocellular carcinoma[J]. Mutation research, 2004, 547(1 - 2): 71 - 78.

[401] NISHIKAWA M, NISHIGUCHI S, SHIOMI S, et al. Somatic mutation of mitochondrial DNA in cancerous and noncancerous liver tissue in individuals with hepatocellular carcinoma[J]. Cancer research, 2001, 61(5): 1843 - 1845.

[402] YEH J J, LUNETTA K L, VAN ORSOUW N J, et al. Somatic mitochondrial DNA(mtDNA) mutations in papillary thyroid carcinomas and differential mtDNA sequence variants in cases with thyroid tumours[J]. Oncogene, 2000, 19(16): 2060 - 2066.

[403] WALLACE D C. Diseases of the mitochondrial DNA[J]. Annual review of biochemistry, 1992, 61: 1175 - 1212.

[404] SHAY J W, ISHII S. Unexpected nonrandom mitochondrial DNA segregation in human cell hybrids[J]. Anticancer research, 1990, 10(2A): 279 - 284.

[405] TAANMAN J W. The mitochondrial genome: structure, transcription, translation and replication [J]. Biochimica et Biophysica Acta, 1999, 1410(2): 103 - 123.

[406] HEERDT B G, CHEN J, STEWART L R, et al. Polymorphisms, but lack of mutations or instability, in the promotor region of the mitochondrial genome in human colonic tumors[J]. Cancer research, 1994, 54(14): 3912 - 3915.

[407] YAMAMOTO H, TANAKA M, KATAYAMA M, et al. Significant existence of deleted mitochondrial DNA in cirrhotic liver surrounding hepatic tumor[J]. Biochemical and biophysical research communications, 1992, 182(2): 913 - 920.

[408] BURGART L J, ZHENG J, SHU Q P, et al. Somatic mitochondrial mutation in gastric - cancer[J]. American journal of pathology, 1995, 147(4): 1105 - 1111.

[409] LIN C S, LEE H T, LEE S Y, et al. High mitochondrial DNA copy number and bioenergetic

function are associated with tumor invasion of esophagealsquamous cell carcinoma cell lines[J]. International journal of molecular sciences, 2012, 13(9): 11228-11246.

[410] TSENG L M, YIN P H, CHI C W, et al. Mitochondrial DNA mutations and mitochondrial DNA depletion in breast cancer[J]. Genes chromosomes & cancer, 2006, 45(7): 629-638.

[411] WU C W, YIN P H, HUNG W Y, et al. Mitochondrial DNA mutations and mitochondrial DNA depletion in gastric cancer[J]. Genes chromosomes & cancer, 2005, 44(1): 19-28.

[412] LEE H C, YIN P H, LIN JC, et al. Mitochondrial genome instability and mtDNA depletion in human cancers[J]. Ann N Y Acad Sci, 2005, 1042: 109-122.

[413] LEE H C, YIN P H, YU T N, et al. Accumulation of mitochondrial DNA deletions in human oral tissues: effects of betel quid chewing and oral cancer[J]. Mutation research, 2001, 493(1-2): 67-74.

[414] FUKUSHIMA S, HONDA K, AWANE M, et al. The frequency of 4977 base pair deletion of mitochondrial DNA in various types of liver disease and in normal liver[J]. Hepatology, 1995, 21(6): 1547-1551.

[415] KOTAKE K, NONAMI T, KUROKAWA T, et al. Human livers with cirrhosis and hepatocellular carcinoma have less mitochondrial DNA deletion than normal human livers[J]. Life sciences, 1999, 64(19): 1785-1791.

[416] WHEELHOUSE N M, LAI P B S, WIGMORE S J, et al. Mitochondrial D-loop mutations and deletion profiles of cancerous and noncancerous liver tissue in hepatitis B virus-infected liver[J]. Br J Cancer, 2005, 92(7): 1268-1272.

[417] CHEN T, HE J, SHEN L J, et al. The mitochondrial DNA 4977bp deletion and its implication in copy number alteration in colorectal cancer[J]. BMC Medical Genetics, 2011, 12: 8.

[418] YANG J H, LEE H C, CHUNG J G, et al. Mitochondrial DNA mutations in light-associated skin tumors[J]. Anticancer research, 2004, 24(3A): 1753-1758.

[419] HUNG W Y, LIN J C, LEE L M, et al. Tandem duplication/triplication correlated with poly-cytosine stretch variation in human mitochondrial DNA D-loop region[J]. Mutagenesis, 2008, 23(2): 137-142.

[420] YAMADA S, NOMOTO S, FUJII T, et al. Correlation between copy number of mitochondrial DNA and clinico-pathologic parameters of hepatocellular carcinoma[J]. Eur J Surg Oncol, 2006, 32(3): 303-307.

[421] ZHAO S Y, YANG Y F, LIU J, et al. Association of mitochondrial DNA content in peripheral blood leukocyte with hepatitis B virus-related hepatocellular carcinoma in a Chinese Han population[J]. Cancer science, 2011, 102(8): 1553-1558.

[422] OHTA S. Contribution of somatic mutations in the mitochondrial genome to the development of cancer and tolerance against anticancer drugs[J]. Oncogene, 2006, 25(34): 4768-4776.

[423] PETROS J A, BAUMANN A K, RUIZ-PESINI E, et al. mtDNA mutations increase tumorigenicity in prostate cancer[J]. Proceedings of the National Academy of Sciences of the United States of America, 2005, 102(3): 719-724.

[424] PARK J S, SHARMA L K, LI H Z, et al. A heteroplasmic, not homoplasmic, mitochondrial DNA mutation promotes tumorigenesis via alteration in reactive oxygen species generation and apoptosis[J]. Hum Mol Genet, 2009, 18(9): 1578-1589.

[425] ISHIKAWA K, TAKENAGA K, AKIMOTO M, et al. ROS-generating mitochondrial DNA

mutations can regulate tumor cell metastasis[J]. Science, 2008, 320(5876): 661-664.

[426] AMUTHAN G, BISWAS G ANANADATHEERTHAVARADA H K, et al. Mitochondrial stress-induced calcium signaling, phenotypic changes and invasive behavior in human lung carcinoma A549 cells[J]. Oncogene, 2002, 21(51): 7839-7849.

[427] AMUTHAN G, BISWAS G, ZHANG S Y, et al. Mitochondria-to-nucleus stress signaling induces phenotypic changes, tumor progression and cell invasion[J]. EMBO Journal, 2001, 20(8): 1910-1920.

[428] VAN WAVEREN C, SUN Y B, CHEUNG H S, et al. Oxidative phosphorylation dysfunction modulates expression of extracellular matrix-remodeling genes and invasion[J]. Carcinogenesis, 2006, 27(3): 409-418.

[429] BISWAS G, GUHA M, AVADHANI N G. Mitochondria-to-nucleus stress signaling in mammalian cells: nature of nuclear gene targets, transcription regulation, and induced resistance to apoptosis[J]. Gene, 2005, 354: 132-139.

[430] LIU Z, BUTOW R A. Mitochondrial retrograde signaling[J]. Annual review of genetics, 2006, 40: 159-185.

[431] BUTOW R A, AVADHANI N G. Mitochondrial signaling: the retrograde response [J]. Molecular cell, 2004, 14(1): 1-15.

[432] BISWAS G, ANANDATHEERTHAVARADA H K, ZAIDI M, et al. Mitochondria to nucleus stress signaling: a distinctive mechanism of NF kappaB/Rel activation through calcineurin-mediated inactivation of IkappaBbeta[J]. Journal of cell biology, 2003, 161(3): 507-519.

[433] PELICANO H, XU R H, DU M, et al. Mitochondrial respiration defects in cancer cells cause activation of Akt survival pathway through a redox-mediated mechanism[J]. Journal of cell biology, 2006, 175(6): 913-923.

[434] STÖRKEL S, EBLE J N, ADLAKHA K, et al. Classification of renal cell carcinoma: workgroup No. 1[J]. Cancer, 1997, 80(5): 987-989.

[435] KOVACS G, AKHTAR M, BECKWITH B J, et al. The heidelberg classification of renal cell tumours[J]. Journal of pathology, 1997, 183(2): 131-133.

[436] ZAMBRANO N R, LUBENSKY I A, MERINO M J, et al. Histopathology and molecular genetics of renal tumors toward unification of classification system[J]. Journal of urology, 1999, 162(4): 1246-1258.

[437] PEDERSEN P L. Tumor mitochondria and the bioenergetics of cancer cells[J]. Prog Exp Tumor Res, 1978, 22: 190-274.

[438] RACKER E, SPECTOR M. Warburg effect revisited: merger of biochemistry and molecular biology[J]. Science, 1981, 213(4505): 303-307.

[439] CAREW J S, HUANG P. Mitochondrial defects in cancer[J]. Molecular cancer, 2002, 1: 9.

[440] COPELAND W C, WACHSMAN J T, JOHNSON F M, et al. Mitochondrial DNA alterations in cancer[J]. Cancer investigation, 2002, 20(4): 557-569.

[441] DANG C V, SEMENZA G L. Oncogenic alterations of metabolism[J]. Trends Biochem Sci, 1999, 24(2): 68-72.

[442] HEDDI A, FAUREVIGNY H, WALLACE D C, et al. Coordinate expression of nuclear and mitochondrial genes involved in energy production in carcinoma and oncocytoma[J]. Biochimica et Biophysica Acta-Molecular Basis of Disease, 1996, 1316(3): 203-209.

[443] SIMONNET H, ALAZARD N, PFEIFFER K, et al. Low mitochondrial respiratory chain content correlates with tumor aggressiveness in renal cell carcinoma[J]. Carcinogenesis, 2002, 23(5): 759-768.

[444] CAPUANO F, VARONE D, DERI N, et al. Oxidative phosphorylation and FOF1 ATP synthase activity of human hepatocellular carcinoma[J]. Biochemistry and molecular biology international, 1996, 38(5): 1013-1022.

[445] CHAN D C. Mitochondria: dynamic organelles in disease, aging, and development[J]. Cell, 2006, 125(7): 1241-1252.

[446] FINSTERER J. Mitochondriopathies[J]. European journal of neurology, 2004, 11(3): 163-186.

[447] D'AGATI V D. The spectrum of focal segmental glomerulosclerosis: new insights[J]. Current opinion in nephrology and hypertension, 2008, 17(3): 271-281.

[448] GOTO Y, NONAKA I, HORAI S. A mutation in the transfer $RNA^{Leu(UUR)}$ gene associated with the MELAS subgroup of mitochondrial encephalomyopathies[J]. Nature, 1990, 348(6302): 651-653.

[449] IRELAND J, ROSSETTI S, HAUGEN E, et al. Mitochondrial causes of renal insufficiency and hearing loss[J]. Kidney international, 2004, 65(6): 2444-2445.

[450] QUINZII C, NAINI A, SALVIATI L, et al. A mutation in para-hydroxybenzoate-polyprenyl transferase(COQ2) causes primary coenzyme Q10 deficiency[J]. American journal of human genetics, 2006, 78(2): 345-349.

[451] GÜRGEY A, OZALP I, RÖTIG A, et al. A case of Pearson syndrome associated with multiple renal cysts[J]. Pediatric nephrology, 1996, 10(5): 637-638.

[452] SANGKHATHAT S, KUSAFUKA T, YONEDA A, et al. Renal cell carcinoma in a pediatric patient with an inherited mitochondrial mutation[J]. Pediatric surgery international, 2005, 21(9): 745-748.

[453] PICCOLI G B, BONINO L D, CAMPISI P, et al. Chronic kidney disease, severe arterial and arteriolar sclerosis and kidney neoplasia: on the spectrum of kidney involvement in MELAS syndrome[J]. BMC Nephrology, 2012, 13: 9.

[454] LU J X, SHARMA L K, BAI Y D. Implications of mitochondrial DNA mutations and mitochondrial dysfunction in tumorigenesis[J]. Cell research, 2009, 19(7): 802-815.

[455] MEIERHOFER D, MAYR J A, FOETSCHL U, et al. Decrease of mitochondrial DNA content and energy metabolism in renal cell carcinoma[J]. Carcinogenesis, 2004, 25(6): 1005-1010.

[456] GRANATA S, ZAZA G, SIMONE S, et al. Mitochondrial dysregulation and oxidative stress in patients with chronic kidney disease[J]. BMC Genomics, 2009, 10: 388.

[457] SMALL D M, COOMBES J S, BENNETT N, et al. Oxidative stress, anti-oxidant therapies and chronic kidney disease[J]. Nephrology, 2012, 17(4): 311-321.

[458] GÜÇER S, TALIM B, AŞAN E, et al. Focal segmental glomerulosclerosis associated with mitochondrial cytopathy: report of two cases with special emphasis on podocytes[J]. Pediatric and developmental pathology, 2005, 8(6): 710-717.

第 5 章
核基因变异与线粒体遗传病

线粒体在细胞功能活动中发挥着非常重要的作用，主要是通过氧化磷酸化产生大量 ATP，供给细胞进行各类功能活动。氧化磷酸化过程涉及位于线粒体内膜上的五个蛋白质复合物。线粒体 DNA(mtDNA)编码形成呼吸链复合物多聚体亚基的 13 种核心结构多肽、2 个核糖体 RNA(rRNA)和 22 种蛋白质合成所需的转移 RNA(tRNA)，其余大多数蛋白质由核 DNA(nDNA)编码。因此，尽管人类 mtDNA 具备编码蛋白质合成的基本机制，但它依然依赖于 nDNA 来提供涉及 mtDNA 复制、修复、转录和翻译的酶。这种复杂的相互作用和依赖性将解释以 mtDNA 继发异常为特征的新发现的综合征。因此，线粒体疾病可分为线粒体遗传物质突变(mtDNA 突变)引起的疾病和细胞核遗传物质突变(nDNA 突变)引起的疾病。

一些研究发现，婴儿的大多数线粒体细胞病(mitochondrial cytopathy)不是由 mtDNA 的原发性突变引起的，而是由 nDNA(编码靶向线粒体的蛋白质)突变引起的。近几年来，人们对不同核基因中致病突变的认识不断增长。这些基因编码每个呼吸链复合物的各个亚基，参与这些亚基装配的辅助蛋白，参与线粒体 DNA 复制和维持的蛋白质，参与线粒体蛋白质合成的蛋白质以及参与线粒体动力学的蛋白质。此外，两个基因组之间的串扰不足可能会影响线粒体基因组的完整性。核基因中引起疾病的分子改变的数量呈指数增长，这些基因的突变在儿童呼吸链(respiratory chain，RC)缺陷中占绝大多数。在对确诊为线粒体疾病的儿童进行的一项回顾性研究中，一组常见的 mtDNA 点突变和单个缺失的确诊率接近 12%[1]。mtDNA 突变占儿童 RC 缺陷病例的 20%~25%[2]，因此，核基因缺陷是造成大多数儿童 RC 缺陷的原因。RC 的适当功能要求每种复合物存在各种亚基、辅助蛋白(如伴侣蛋白)和参与复杂亚基组装的蛋白。此外，它还需要参与维持 mtDNA 稳态和线粒体蛋白质合成的酶，调节线粒体动力学的蛋白质，参与线粒体内膜磷脂成分稳定性的蛋白质，以及干预线粒体呼吸链成分导入系统的蛋白质。基于对线粒体遗传病所涉及的大量核基因的认识不断深入，本章将尽可能列举总结当前对核基因缺陷所引起的线粒体功能障碍及各类疾病，使读者初步了解涉及的核基因、它们的相关临床表型，以及可能导致线粒体氧化磷酸化疾病的致病机制。

5.1 涉及线粒体呼吸链复合物结构的基因缺陷

线粒体通过氧化磷酸化过程以 ATP 形式产生能量的方式对于细胞生物能学至

关重要。这项至关重要的任务由5种蛋白复合物执行，其中线粒体NADH（泛醌氧化还原酶，或称复合物Ⅰ）是最大、最复杂的复合物。大量研究表明，在线粒体呼吸链中，核基因参与编码了大量蛋白，目前已经发现了一些编码呼吸链亚基的核基因突变可引起线粒体细胞病[3]。近年来，已识别出编码复合物Ⅰ的结构亚基的核基因中的突变是导致严重的神经退行性疾病的原因，其在儿童早期就开始发作[4]。然而，在编码其他复杂亚基的其他基因中没有发现很多突变，这些核基因突变将导致特定线粒体呼吸链复合物的独立缺陷（图5.1）。

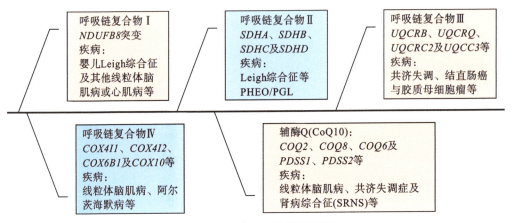

图5.1　结构性呼吸链基因的缺陷

线粒体复合物Ⅰ是由7个mtDNA编码的亚基和至少35个nDNA编码的亚基组成。复合物Ⅰ缺乏会引起线粒体相关疾病，是最常见的病因之一[5-7]。由核基因突变引起的复合物Ⅰ缺陷与严重的多器官疾病的早期发作有关，复合物Ⅰ缺陷中约40%是由核基因突变引起的[8-9]。在儿童线粒体疾病中，呼吸链复合物Ⅰ缺乏也是最常见的生化缺陷，其临床症状范围从致命的婴儿乳酸酸中毒到Leigh综合征和其他线粒体脑肌病或心肌病。大多数患有Leigh综合征的患儿伴随的临床体征和症状包括肌张力低下、发育迟缓、眼睛异常运动、癫痫、呼吸困难、乳酸酸中毒[4]。2018年，研究人员通过对2个家庭中的2名个体进行全外显子组测序，揭示了NDUFB8基因中罕见的双等位基因变体，该基因编码了一个复合物Ⅰ辅助亚基[7]。2名患者均表现出具有线粒体脑肌病性疾病的进行性病程，包括肌张力低下、心脏肥大、呼吸衰竭、发育延迟、血乳酸升高。生化分析表明，肌肉和成纤维细胞中复合物Ⅰ的酶活性均降低。通过在受影响个体的细胞中表达野生型NDUFB8基因恢复了线粒体功能，进一步证实了NDUFB8基因突变是复合物Ⅰ缺乏的原因。因此，该研究证明了NDUFB8作为儿童期线粒体疾病的一个相关基因。

呼吸链复合物Ⅱ也称琥珀酸脱氢酶（succinate dehydrogenase，SDH），是一种完整的线粒体内膜蛋白复合物，其将琥珀酸盐氧化成富马酸并将两个电子转移至CoQ。SDH由四个亚基组成：SDHA、SDHB、SDHC及SDHD。SDHA含有FAD辅因子，其结合底物琥珀酸盐和富马酸盐；SDHB包含铁硫中心电子载体；SDHC和SDHD构成内膜细胞色素b并形成CoQ结合位点。SDH的组装需要两个因素，

SDH 装配系数 1(SDHAF1)和 SDH 装配系数 2(SDHAF2 或 SDH5)。1995 年，研究人员报道了第一例编码线粒体呼吸链亚基的突变——SDH[10]。该研究发现，2 名患者表现为 Leigh 综合征的复合物Ⅱ缺乏症同胞的 SDH 的核编码黄素蛋白(Fp)亚基基因中的突变。他们的 SDHA 基因发生了纯合突变，2 名患者都是 Fp 亚基中 Arg554Trp 替换的纯合子。他们的父母(系表亲)是突变的杂合子，该突变发生在蛋白质的保守结构域中。在用突变 Fp cDNA 转化的 SDH 酵母菌株中，观察到 Arg 对 Trp 取代对 SDH 催化活性的有害作用。另一篇研究也报道了一位 Leigh 综合征的患者也具有同一基因的突变[11]，研究人员对该 Leigh 综合征的患儿进行了详细的临床、神经放射学、组织学、生化和基因研究。临床症状始于 5 个月大时，并导致严重的进行性神经退行性疾病，引起癫痫、精神运动迟缓和四肢痉挛；骨骼肌的生化测量显示线粒体复合物Ⅱ严重减少；SDHA 的测序揭示了外显子 4(W119X)的无义突变和外显子 3(A83V)的错义突变的复合物杂合性，这两种突变在正常对照中均不存在。在另外 6 名患者(5 名患有 Leigh 综合征或 Leigh 样综合征，1 名患有与单纯复合物Ⅱ缺陷相关的神经病和共济失调)中未检测到 SDHA 突变，表明了遗传异质性。

研究人员在患有嗜铬细胞瘤(pheochromocytoma)和副神经节瘤(paraganglioma, PGL)的患者中发现了复合物Ⅱ编码亚基 SDHB、SDHC 和 SDHD 的突变[12-15]。这几个核基因的突变会引起琥珀酸和活性氧的积累，继而可能导致低氧诱导因子 1 的过表达，进而导致这些肿瘤的发生[15]。SDHB 突变主要是具有高恶性潜能的肾上腺外嗜铬细胞瘤，良性 PGL 的发生频率较低[16-17]。SDHC 突变很少见，并且几乎完全与副交感型头颈部 PGL 相关，少量报道发现 SDHC 与肾上腺外嗜铬细胞瘤有关[18]。SDHD 突变通常与多灶性副交感神经元头颈部 PGL 和良性肾上腺肿瘤和肾上腺嗜铬细胞瘤相关[19]。德国-波兰的一项研究发现，在 34 名 SDHD 突变患者中，53% 的携带者患有肾上腺嗜铬细胞瘤，而 79% 的携带者患有头颈部 PGL[20]。而 SDH5(SDHAF2)首次被荷兰人于头部和颈部的副神经节瘤中发现，但总体来说，该突变比较罕见[21]。表 5.1 总结了与 SDH 相关的嗜铬细胞瘤和 PGL 的特征。

表 5.1　SDH 异常引起的嗜铬细胞瘤和 PGL

综合征	基因	遗传特征	母系影响	频率	外显性	性别分布	最常见肿瘤
PGL1	SDHD	常染色体显性	是	常见	高	相等	头/颈部 PGL、腹部 PGL、肾上腺嗜铬细胞瘤、SDH 缺陷型 GIST
PGL2	SDH5	常染色体显性	是	非常罕见	—	相等	头/颈部 PGL
PGL3	SDHC	常染色体显性	否	罕见	低	相等	头/颈部 PGL（颈动脉瘤）、SDH 缺陷型肾癌

续表

综合征	基因	遗传特征	母系影响	频率	外显性	性别分布	最常见肿瘤
PGL4	SDHB	常染色体显性	否	常见	高	相等	腹部 PGL、头/颈部 PGL、SDH 缺陷型肾癌
PGL5	SDHA	常染色体显性	否	罕见	极低	相等	SDH 缺陷型 GIST
Carney triad	SDHC 启动子高甲基化	不遗传	否	非常罕见	N/A	女性占多数	SDH 缺陷型 GIST、腹部 PGL、肺软骨瘤

注：GIST—胃肠道间质瘤。N/A 表示不适用。

线粒体呼吸链复合物Ⅲ也称泛醇-细胞色素 c 还原酶，由 11 个亚基组成，其中细胞色素 b 由 mtDNA 编码，剩余亚基大多数由 nDNA 编码，主要包括 UQCRB、UQCRQ、UQCRC2、UQCC2、BCSIL 及 UQCC3 等基因。这些基因的变异也会导致疾病的发生及发展，已经有大量研究聚焦于相关基因与疾病的相关性研究。2008 年，《美国人类遗传学杂志》刊登了一篇研究[22]，患者出现常染色体隐性非致命性表型，表现为严重的精神运动发育迟缓和锥体外系体征，如肌张力障碍、肢体无力和共济失调、轻度轴向肌张力低下，以及明显的整体性痴呆，其言语和表达能力较弱。研究人员对所有 30 个基因进行了测序，揭示了 UQCRQ 中的单个错义（p. Ser45Phe）突变（编码泛醇-细胞色素 c 还原酶，线粒体复合物Ⅲ）。

UQCRB 基因编码泛醇-细胞色素 c 还原酶结合蛋白，该蛋白对于线粒体复合物Ⅲ的稳定性、电子传输、细胞氧传感和血管生成很重要。2003 年，研究人员报道了一个复合物Ⅲ缺陷的近亲家庭中编码复合物Ⅲ（QP-C 亚基或Ⅶ亚基）的患者，在核基因 UQCRB 的 338—341 位核苷酸上鉴定出纯合的 4 bp 缺失。另外，有学者研究显示了 UQCRB 在癌症中的作用，发现该基因可作为结直肠癌（CRC）的分子诊断标记[23]。与正常组织相比，CRC 组织中的 UQCRB 基因表达上调，并且观察到 UQCRB 的拷贝数变异（CNV）差异（1.32 倍），确定了 UQCRB 与临床病理特征之间的相关性。CRC 组织中 UQCRB 的 CNV 与基因表达和临床分期成正比。进一步研究还发现了 UQCRB 3′-非翻译区的单核苷酸多态性（rs7836698 和 rs10504961），并且 rs7836698 多态性与 CRC 临床分期有关。UQCRB 基因过表达及 CNV 升高与 CRC 的特定临床病理特征具有一定相关性，从而证明了该基因作为 CRC 预后分子指标的临床意义。同时，研究人员在对胶质母细胞瘤的研究中发现，线粒体 UQCRB 的下调能够抑制胶质母细胞瘤中的癌症干细胞样特性[24]。

2017 年，R. G. Feichtinger 等人报道了一例 UQCC2 缺乏症患者[25]。患者系早产儿，患有呼吸窘迫综合征，有严重的乳酸酸中毒和尿液丙酮酸升高，发展为癫痫，并在出生后第 33 天死亡。对外显子组测序揭示了 UQCC2 中的两个纯合错义变体，导致 UQCC2 蛋白量严重降低，在酶和蛋白质水平上发现复合物Ⅰ和复合物Ⅲ

的缺乏。对遗传学上不同的复合物Ⅲ缺陷文献的回顾表明,除了 TTC19 缺陷外,生化模式通常是合并的呼吸链缺陷。除了复合物Ⅲ,通常复合物Ⅰ减少后,在某些情况下还会降低复合物Ⅳ的含量。根据以前的研究,复合物Ⅰ和复合物Ⅳ的稳定性或组装需要复合物Ⅲ的参与,这可能与呼吸链复合物/超复合物的形成有关。

目前也有研究聚焦于编码复合物Ⅳ的结构亚基的核基因突变。研究人员在 4 名患有先天性外分泌型胰腺功能不全、促红细胞减少性贫血和颅骨肥大症的患者体内发现了 COX4I2 基因突变[26]。COX4 蛋白是细胞色素 c 氧化酶复合物必不可少的结构亚基,具有两个亚型,由两个不同的基因编码。该研究表明,在人的腺泡细胞中,COX4I2 与 COX4I1 mRNA 的比例相对较高,COX4I2 突变与 COX4I2 表达的显著降低和对缺氧的生理性 COX4I2 反应的显著减弱有关。最新研究通过构建基于 HEK293 的敲除细胞模型,同时获得 COX4I1 与 COX4I2 的敲除模型,确定了 COX4I2 的酶在能量代谢的低氧传感途径中的关键作用[27]。

另外,也有文章报道了基因 COX6B1 的突变。2008 年,研究人员第一次报道了核编码的 COX 亚基(COX6B1)中的突变由于复合物Ⅳ缺乏而引起线粒体脑肌病[28]。除了突变等位基因的遗传分离,R19 氨基酸残基的绝对保守以及 R19H 改变的结构后果的计算机预测外,一些功能数据与该突变一致,具有有害性并突出了其作用。COX6B 亚基具有 COX 的酶促活性。首先,COX6B 表达的特异性降低决定了 HeLa 细胞中 COX 活性的降低。其次,在表达重组野生型蛋白(COX6B1 wild - type)的突变细胞系中获得了 COX 缺陷的挽救,而通过表达突变种(COX6B1 - R19H)不能纠正该缺陷。第三,与表达 hcox6b1 野生型的 ΔCOX12 菌株相比,用突变型人 COX6B1(hcox6b1 - R19H)转化的 ΔCOX12 酵母菌株显示出明显更低的生长速率、COX/CS 和呼吸活性。结果观察到肌肉中完全装配的 COX 减少,并且在成纤维细胞中存在异常的 COX 相关谱带,这可能是由突变酶的结构改变所致的。

在阿尔茨海默病(AD)中,线粒体功能障碍由于其在细胞代谢和能量产生中的重要作用而被广泛报道。线粒体电子传输链的复合物Ⅳ(细胞色素 c 氧化酶,COX)在 AD 中特别脆弱。已经有研究记录了 AD 中 COX 的缺陷,但是很少有证据支持 COX 相关基因与 AD 的遗传关联。2018 年,一项关于中国汉族人群的研究证明了 COX 相关基因与 AD 之间的遗传关联[29]。研究人员调查了 1572 名汉族人 17 个核编码的 COX 相关基因,对这些基因的全部外显子也在 107 位无亲缘关系的 AD 患者中进行了筛查,这些患者极有可能遗传性传播 AD。COX6B1、NDUFA4、SURF1 和 COX10 的变异被确定与 AD 相关。结合 eQTL(表达数量性状基因座)分析,表达和病理学数据的分析表明,大多数 COX 相关基因在 AD 患者和小鼠模型中均显著下调,并且与 AD 相关的在基因 COX6B1、SURF1 和 COX10 上的突变与脑组织中 mRNA 的改变有关。此外,Ndufa4、Cox5a、Cox10、Cox6b2、Cox7a2 和 Lrpprc 的 mRNA 水平与 AD 小鼠海马的 Aβ 斑块负荷显著相关。融合功能基因组学分析进一步证明了 COX6B1、COX10、NDUFA4 和 SURF1 在 AD 中的作用。该研究在遗传、表达和病理学水平上对 COX 相关基因进行了全面分析,能提供系统的观点来解析 AD 病理中 COX 相关基因之间的关系。

辅酶 Q10(CoQ10)是一种重要的亲脂性分子，可将电子从线粒体呼吸链复合物 I 和复合物 II 转移到复合物 III。原发性辅酶 Q10 缺乏与核基因缺陷有关，因为大多数患有此病的患者对高剂量的辅酶 Q10 补充有反应，因此进行诊断很重要。在线粒体酶测定中，如果在其余呼吸链复合物中复合物 I 与复合物 III、复合物 II 和复合物 III 的活性均降低，但辅酶 Q10 活性恢复正常，则应怀疑这种情况。五种主要的临床表型可能与这种缺陷有关：①以肌红蛋白尿和中枢神经系统受累为主的线粒体肌病性疾病；②以共济失调和小脑萎缩为主的脑病性疾病；③一种孤立的线粒体肌病，其中包含红色的纤维和脂类肌病；④广泛性的早发性线粒体脑肌病；⑤伴有线粒体脑肌病的肾病综合征[30]。这种缺陷可能是由生物合成基因，如 *PDSS1* 和 *PDSS2*[31-32]、辅酶 *Q2*[33]、*CABC1*/*ADCK3*[34-35]，辅酶 *Q6*[36] 和辅酶 *Q9*[37] 中的突变引起的。

辅酶 Q 实际上是所有细胞膜的脂溶性成分，它起着移动电子和质子载体的作用。CoQ10 缺乏症是作为常染色体隐性遗传而来的。2006 年，研究人员报道了第一例 CoQ10 缺陷的相关研究。*COQ2* 是 CoQ10 缺陷的第一个生物合成基因，它是在一名患有线粒体脑肌病和肾病综合征的儿童以及一个仅有肾病的弟弟身上发现的[31]。这名患有严重的 Leigh 综合征、肾病综合征及 CoQ10 缺乏的儿童，其肌肉和成纤维细胞中的 *PDSS2* 基因产生了复合杂合突变，该基因编码癸烯基二磷酸合酶的一个亚基，它是 CoQ10 生物合成途径的第一个酶。放射性标记底物的生化分析进一步表明，患者成纤维细胞中癸烯基二磷酸合酶存在严重缺陷。这是对 *PDSS2* 致病性突变的第一个报道，确认了原发性 CoQ10 缺乏症的分子和临床异质性。另外，有研究人员在患有 CoQ10 缺陷婴儿的父母的两个近亲兄弟姐妹中，在 *COQ2* 基因中鉴定出了纯合的错义突变，该突变编码对羟基苯甲酸酯-聚异戊二烯转移酶。核苷酸 890 处的 A→G 转换，将高度保守的酪氨酸在预测的跨膜结构域内的 297 位氨基酸变为半胱氨酸。放射性同位素分析进一步证实了一名患者的成纤维细胞中存在 CoQ10 生物合成的严重缺陷。*COQ2* 中的这个碱基突变是原发性 CoQ10 缺乏症的第一个分子诱因[33]。

紧接着在 2007 年，研究人员在两个不同的家族中发现了 CoQ10 生物合成的两种先天性错误[32]。通过全基因组分析对家族 1 的纯合性进行搜索，从而确定了 10 号染色体区域，该区域包含异戊二烯基二磷酸合酶亚基 1 基因(*PDSS1*)，该区域编码酵母 *COQ1* 基因的人类直系同源基因，而后者是 CoQ10 合成的关键酶。随后，针对 *PDSS1* 的测序确定了纯合核苷酸的取代，修饰了蛋白质的保守氨基酸(D308E)。在第 2 个家族中，研究人员通过对对羟基苯甲酸酯-聚异戊二烯基转移酶(COQ2，系酵母 *COQ2* 基因的人类直系同源物)的直接测序鉴定出单个碱基对移码缺失，从而导致了过早的终止编码(c.1198delT，N401fsX415)；然后通过突变酵母 *COQ1* 和突变人 *COQ2* 基因转化酵母 Deltacoq1 和 Deltacoq2 菌株，导致呼吸培养基上的生长缺陷，因此表明这些突变确实是引起氧化磷酸化缺乏的原因。

肌肉辅酶 Q 缺乏症已在 20 多例常染色体隐性共济失调患者中得到鉴定。但是，仅在婴儿发作的多系统疾病及单独的肾病患者中发现了 CoQ10 生物合成途径所需的基因突变[34]。研究人员在一个大的近亲家族中发现了位于染色体 1q41 处的常染色体隐性共济失调的基因座，该处包含位于基因 *ADCK3*（也称为 *COQ8* 或 *CABC1*）中纯合剪接位点突变。在 3 名散发性共济失调的患者中发现了 *ADCK3* 的 5 个其他突变，包括一个已知在肌肉中存在 CoQ10 缺乏的患者。所有患者均患有病程进展缓慢的儿童期小脑共济失调症，1/2 的患者乳酸水平轻度升高。ADCK3 是与酵母 COQ8 和细菌 UbiB 蛋白同源的线粒体蛋白，这是 CoQ 生物合成所必需的蛋白。在接受检测的 3/4 的患者中发现，其成纤维细胞或淋巴母细胞中均表现出较低的内源性 CoQ10，2/3 的患者表现出泛醌合成受损现象，这强烈表明 *ADCK3* 也参与 CoQ10 的生物合成。通过在酵母 *COQ8* 基因的相应位置引入这些突变，证明了 3 个已识别的错义突变的有害性。最后，研究人员通过系统发育分析表明 ADCK3 属于非典型激酶家族，包括磷酸肌醇和胆碱激酶，这表明 ADCK3 在泛醌生物合成中起间接调节作用，可能是调节 ATP 产生的反馈环的一部分。另有研究报告了 3 个不同家庭中的 4 名泛醌缺乏患者的 *ADCK3* 基因突变[35]。这些患者表现出类似的进行性神经系统疾病，并伴有小脑萎缩和癫痫发作。酶学实验表明，所有病例均表现出 CoQ10 缺乏现象。CoQ10 缺乏症已经被证实，即肌肉中的泛醌含量降低。该研究鉴定了修饰该蛋白高度保守的氨基酸和 1 bp 移码插入 c.［1812_1813insG］的各种错义突变（R213W、G272V、G272D、E551K）。随后，研究人员将错义突变引入酵母 *ABC1/COQ8* 基因中，并使其在删除了 *ABC1/COQ8* 基因的酿酒酵母菌株中表达。结果显示，所有的错义突变都引起呼吸表型的变化，包括甘油培养基上无菌落生长或生长减少，泛醌合成严重减少，这些均表明错义突变改变了蛋白质的功能，从而导致 CoQ10 缺乏。

2011 年，研究人员确定了来自 7 个家庭的 13 名激素抵抗性肾病综合征（steroid-resistant nephrotic syndrome，SRNS）个体中 CoQ10 生物合成中 *COQ6* 基因的 6 个不同的突变，每个突变都与感音神经性耳聋和早期发作的 SRNS 相关[36]。这些 *COQ6* 基因突变的有害作用已通过其在 coq6 缺陷型酵母中缺乏互补性而得到验证。此外，敲除足细胞细胞系中的 coq6 和斑马鱼胚胎中的 coq6 会导致细胞凋亡，经 CoQ10 处理可部分逆转细胞凋亡。在大鼠中，*COQ6* 位于肾小球足细胞的细胞突和高尔基体以及内耳的血管纹细胞中，与耳肾疾病表型一致。这些数据表明，CoQ10 相关的 SRNS 和听力损失可以通过分子方法进行鉴定和潜在治疗。同样，有研究鉴定了原发性辅酶 Q10 缺乏症患者中的 *COQ9* 基因突变[37]。该患者表现为新生儿乳酸酸中毒，后来发展为多系统疾病，包括顽固性癫痫发作、整体发育延迟、肥厚型心肌病和肾小管功能障碍。患者的皮肤成纤维细胞的 CoQ10 生物合成率为正常对照的 11%，并且积累了异常代谢产物。研究人员通过基因分型，在受影响的婴儿中鉴定出 16 个大于 1.5 Mb 的纯合子区域。这些区域中的 2 个区域包含了人类 CoQ10 生物合成中相关的 16 个候选基因中的 2 个基因座。进一步序列分析表明，纯合的终止突变影响了高度保守的 COQ9 残基，导致 75 个氨基酸被截短，从而产生 CoQ10 缺乏。2017 年的一项研究报道了疾病相关的 COQ9 突变导致小鼠模型中 CoQ 蛋白生物合成复合物的广泛破坏，并且 COQ9 编码的亚基通过一系列保守残基与 COQ7 特异性相互作用[38]。该研究解析了人类 COQ9 蛋白的晶体结构，并且发现了一个脂质结合位点。与 COQ7 相互作用所必需的保守的 COQ9 残基在脂质结合位点周围包含一个表面斑块，这表明 COQ9 可能有助于将其结合的脂质呈递给 COQ7。

5.2 涉及线粒体呼吸链复合物装配的基因缺陷

线粒体呼吸链复合物的正常功能涉及其亚基的调节和复合物结构完整性的维持。调节特定复合物的完整性机制的扰动可能导致不同亚基的组装不稳定。不同核基因的功能障碍可能会损害铁、铜或血红素与特定复合物的结合、复合物亚基的组装或特定亚基的翻译。从诊断的角度来看，除了极少数病例外，人们期望发现线粒体呼吸链酶的一种独立的和选择性的缺陷，以及伴随的可识别的临床表型，可以指导临床医生专门检测核基因缺陷。表 5.2 总结了本节中出现的影响线粒体呼吸链复合物装配的相关基因缺陷及其引起的疾病。

表 5.2　涉及呼吸链复合物装配的相关基因及其疾病

线粒体复合物	突变基因	引发疾病
复合物 Ⅰ	C6ORF66	婴儿线粒体脑肌病
	NDUFAF1	线粒体脑肌病等
	NDUFAF2	青少年线粒体脑肌病等神经系统疾病
复合物 Ⅱ	SDHAF1	婴儿白细胞性脑肌病
	SDH5	副神经节瘤
复合物 Ⅲ	BCS1L	新生儿近端肾小管病变、线粒体脑肌病、GRACILE 综合征、Björnstad 综合征
复合物 Ⅳ	SURF1	COX 缺乏症、Leigh 综合征
	SCO2	COX 缺乏症、线粒体脑肌病和肥厚型心肌病
	COX10	COX 缺乏症、肾小管病变
复合物 Ⅴ	ATP12	畸形神经系统特征、3-甲基谷氨酸酸尿症
	TMEM70	ATP 合酶缺乏症、新生儿线粒体脑肌病等
其他辅助蛋白	LRPPRC	French-Canadian 型 Leigh 综合征
	ISCU	运动不耐症、肌红蛋白尿、乳酸酸中毒等

线粒体复合物 Ⅰ 缺乏是线粒体氧化磷酸化疾病的常见原因，它能引起婴儿的多种临床线粒体疾病，如 Leigh 综合征、心肌病和线粒体脑肌病等。目前，研究人员已经鉴定出一些致病突变，例如 NDUFAF2、NDUFAF1 和 C6orf66[39-42]，这些突

变主要编码线粒体复合物Ⅰ的辅助亚基和装配因子。

2007 年，研究人员发现了编码线粒体复合物Ⅰ装配因子 CIA30（复合物Ⅰ中间相关蛋白）的 *NDUFAF1* 基因的两个突变[39]。CIA30 与新翻译的 mtDNA 编码的复合物Ⅰ亚基在其装配的早期阶段相关联，而在后期分离。通过抗体反应鉴定出患有 CIA30 缺陷的患者，该患者出现了线粒体脑肌病，且复合物Ⅰ的水平和活性显著降低。遗传分析进一步显示，该患者在编码 CIA30 的 *NDUFAF1* 基因的两个等位基因中都出现了突变。患者细胞中的复合物Ⅰ装配在早期阶段是有缺陷的，亚基被降解。通过慢病毒系统用正常的 CIA30 补充患者成纤维细胞的缺乏现象，可恢复线粒体复合物Ⅰ的稳态水平。该研究结果表明，CIA30 是复合物Ⅰ早期组装中的关键组成部分，其基因突变可导致线粒体疾病。

2008 年，研究人员报道了来自近亲家庭的 5 名患者，这些患者由于独立的复合物Ⅰ缺乏而出现婴儿线粒体脑肌病[40]，在这些患者中鉴定出位于 *C6ORF66* 基因保守残基中的错义突变，该残基编码 20.2 kD 的线粒体蛋白，并且在产前心肌病的患者中也检测到该突变。研究人员发现，在 2 名患者的肌肉中，C6ORF66 蛋白和完全组装的复合物Ⅰ的水平明显降低，而用野生型 C6ORF66 cDNA 转染患者的成纤维细胞可恢复复合物Ⅰ的活性。这些数据表明，C6ORF66 是复合物Ⅰ的装配因子。

2009 年，研究人员报告了一例来自近亲父母的患者，该患者的皮肤成纤维细胞中表现出复合物Ⅰ缺乏症[41]。研究揭示了几个带有候选基因的纯合区，包括编码复合物Ⅰ的装配因子的基因——*NDUFAF2*。在基因组上对该基因的筛选显示出纯合的终止密码子，从而导致该蛋白在位置 38 处被截短，该突变导致复合物Ⅰ的组装受到干扰，并且其活性大大降低。研究人员使用含有 GFP 标签的野生型 *NDUFAF2* 基因的杆状病毒来证明突变的功能后果。通过用杆状病毒补充患者的成纤维细胞，复合物Ⅰ的表达和活性几乎完全得以挽救。因此，*NDUFAF2* 中的纯合取代可引起疾病的突变，导致患者成纤维细胞中出现复合物Ⅰ缺陷。人类线粒体复合物Ⅰ的缺乏与多种神经系统疾病有关，复合物Ⅰ相关蛋白 NDUFAF2 的纯合缺失会导致严重的青少年发作性线粒体脑肌病。2013 年，为了了解 NDUFAF2 蛋白在复合物Ⅰ中的确切作用及其与神经系统疾病的关系，研究人员在 NDUFAF2 缺乏的多个体外模型中研究了对复合物Ⅰ装配和功能的影响以及细胞水平上的病理影响[42]。在 NDUFAF2 缺陷的人类神经母细胞瘤细胞和 *Ndufaf2* 敲除小鼠培养的原代成纤维细胞中，发现 NDUFAF2 缺陷选择性降低了复合物Ⅰ的活性。尽管传统上将 NDUFAF2 称为复合物Ⅰ的装配因子，但是令人惊讶的是，NDUFAF2 缺失的细胞能够装配完全成熟的复合物Ⅰ酶（动力学降低）。重要的是，并没有观察到中间产物或不完全组装的迹象。NDUFAF2 缺乏症导致氧化应激和线粒体 DNA 缺失显著增加。这些研究表明，与其他复合物Ⅰ组装因子不同，NDUFAF2 可以更准确地描述为在复合物Ⅰ组装过程中参与正确折叠的分子伴侣，因为它对于复合物Ⅰ的成熟不是必需的。

在人类中已经报道了涉及线粒体复合物Ⅱ组装的两个基因的分子缺陷，其中一

个是 *SDHAF1* 基因。2009 年，研究人员在婴儿白细胞性线粒体脑肌病和独立的复合物 Ⅱ 缺乏症患者中鉴定出 *SDHAF1* 基因突变[43]。*SDHAF1* 基因突变编码缺陷型琥珀酸脱氢酶（SDH，复合物 Ⅱ）的小儿白质脑肌病中的新的 LYR 基序蛋白。酵母同源物的破坏或与人类突变体相对应的变体的表达引起 SDH 缺乏和氧化磷酸化依赖性生长的失败，而 SDH 活性和数量在突变的成纤维细胞中与野生型基因的重新表达成比例恢复。SDHAF1 是报道的存在于所有生物中的第一个真正的 SDH 组装因子。2014 年的一项研究发现，Sdh6（SDHAF1）和 Sdh7（SDHAF3）介导铁硫簇（Fe‑S）SDH 亚基（Sdh2/SDHB）的成熟[44]。缺乏 SDHAF3 的酵母和果蝇的 SDH 活性受损，Sdh2 水平降低；缺乏 Sdh7 直系同源物 SDHAF3 的果蝇对氧化应激过敏，并表现出肌肉和神经元功能障碍。在酵母中的研究表明，Sdh6 和 Sdh7 通过与 Sdh1/Sdh2 中间体结合，共同促进 Sdh2 成熟，从而保护其免受氧化剂的有害影响。这些在酵母和果蝇中的研究增加了 SDHAF3 突变与特发性 SDH 相关疾病相关的可能性。2016 年，研究人员同样在婴儿白细胞性线粒体脑肌病患者中发现 *SDHAF1* 突变，该突变引起线粒体复合物 Ⅱ 缺乏，同时患者的血清和白质琥珀酸和乳酸水平升高[45]。该研究证明了 SDHAF1 有助于铁硫簇掺入线粒体复合物 Ⅱ SDHB 的 Fe‑S 亚基中。SDHAF1 通过其 C 端的一个富含精氨酸的区域与 SDHB 的芳香族肽短暂结合，并特异性地通过其 N 端结构域附近的 LYR 基序与一个 Fe‑S 供体复合物结合，该复合物由支架、holo‑ISCU 和共伴侣‑伴侣分子、HSC20‑HSPA9 组成。*SDHAF1* 基因的致病性突变消除了与 SDHB 的结合，从而损害了整体 SDHB 的生物发生，并导致 LONP1 介导的 SDHB 降解。进一步研究发现，核黄素治疗可以改善患者的神经系统状况，核黄素能够增强 SDHA 的黄素酰化并降低琥珀酸和缺氧诱导因子（HIF）‑1α 和 HIF‑2α 的水平，从而达到对患者的良好反应。

另一个涉及线粒体复合物 Ⅱ 组装的基因——*SDH5*（琥珀酸脱氢酶 5），其编码 SDH1 亚基共价结合所需的线粒体蛋白。研究人员在副神经节瘤中发现了该基因的突变[46]。以酵母作为模型系统，研究了这个高度保守的线粒体蛋白（SDH5）。酵母的 Sdh5 和人的 SDH5 都与琥珀酸脱氢酶（SDH）复合物的催化亚基相互作用，该复合物是电子传递链和三羧酸循环的组成部分。SDH 依赖的呼吸作用和 SDH1 裂解都需要 SDH5。位于人类 *SDH5* 基因 11q13.1 染色体上的种系功能丧失突变与遗传性副神经节瘤家族的疾病隔离，遗传性副神经节瘤是一种神经内分泌肿瘤，以前与编码 SDH 亚基的基因突变有关。因此，酵母中的线粒体蛋白质组学分析导致了人类肿瘤易感基因的发现。另有研究揭示了 *SDH5* 基因在肺癌中发挥一定的作用[47]。研究发现，*SDH5* 表达的损失会启动上皮‑间质转化，即 EMT，这是通过抑制肺癌细胞系和临床肺癌标本中的 E‑钙黏蛋白并上调波形蛋白实现的。在 *Sdh5* 基因敲除小鼠中，肺上皮细胞的间充质标志物表达升高，这是 EMT 的特征。并且，在人类肺异种移植小鼠模型中观察到敲低人类癌细胞中的内源性 SDH5 会导致多处淋巴结转移。随后，研究人员发现 SDH5 参与调节糖原合酶激酶（GSK）‑3β‑β‑catenin 信号通路。这些研究结果证明了 *SDH5* 基因在上皮‑间质转化中的重要作用，进一步提示我们 SDH5 基因或许可以作为肺癌转移的预后标志物或潜在治疗靶标。

线粒体复合物Ⅲ可催化电子从琥珀酸和烟酰胺腺嘌呤二核苷酸连接的脱氢酶转移至细胞色素 c。线粒体复合物Ⅲ缺乏症相对比较少见，并且表现出异质的临床表现。2001 年，研究人员在人类复合物Ⅲ中鉴定出一基因突变——BCS1L[48]，来自 4 个不相关家庭的 6 名患者的 BCS1L 突变，患者表现为新生儿近端肾小管病变、肝受累和脑肌病。在酵母中的补充研究证实了这些突变的有害作用。BCS1L 突变似乎是复合物Ⅲ缺乏症的常见原因，因为所研究的患者中有 1/3 的人有 BCS1L 突变。紧接着在 2002 年，一篇发表于《美国人类遗传学杂志》的研究报道了 GRACILE 综合征中的 BCS1L 基因突变[49]。GRACILE 综合征是一种隐性遗传的致死性疾病，其特征是胎儿发育迟缓、乳酸酸中毒、氨基酸尿症、胆汁淤积、铁代谢异常和早期死亡。研究人员先前将致病基因定位在染色体 2q33-37 上的 1.5cM 区域，随后在芬兰 GRACILE 综合征患者中鉴定出了 BCS1L 基因的 S78G 氨基酸改变的纯合错义突变，并在 3 名英国婴儿患者中鉴定出了另外的 5 个不同突变，这些突变均引起了该代谢紊乱疾病的分子缺陷。BCS1L 是一种线粒体内膜蛋白，是装配线粒体呼吸链复合物Ⅲ所必需的分子伴侣。在 COS-1 细胞中进行的脉冲追踪实验表明，S78G 氨基酸变化导致多肽不稳定，酵母互补研究表明突变的 BCS1L 蛋白存在功能缺陷。其他地方已报道了 BCS1L 基因的 4 个不同突变，在土耳其患者中其表型明显不同。有趣的是，英国和土耳其的患者患有复合物Ⅲ缺乏症，而在芬兰患有 GRACILE 综合征的患者中，复合物Ⅲ活性处于正常范围内，这表明 BCS1L 具有另一种未表征但必不可少的细胞功能，并可能参与铁代谢。2007 年，《新英格兰医学杂志》报道了 BCS1L 突变在 Björnstad 综合征（比约恩斯塔德综合征）中的相关发现[50]。Björnstad 综合征是一种常染色体隐性遗传病，患有 Björnstad 综合征的患者的基因突变会改变蛋白质相互作用中的残基，而具有复合物Ⅲ缺乏症的患者的基因突变会改变 ATP 结合残基。生化研究提供了支持该模型的证据：复合物Ⅲ缺乏突变阻止了 BCS1L 相关复合物的 ATP 依赖性组装。所有突变的 BCS1L 蛋白都破坏了复合物Ⅲ的装配，降低了线粒体电子传输链的活性，并增加了活性氧的产生。但是，只有与复合物Ⅲ缺陷相关的突变才增加线粒体含量，从而进一步增加了活性氧的产生。总之，BCS1L 突变导致了几类疾病的发生，从高度限制的菌毛和感觉神经性听力丧失（Björnstad 综合征）到严重的多系统器官衰竭（复合物Ⅲ缺乏症和 GRACILE 综合征）。所有 BCS1L 突变都破坏了线粒体呼吸链的装配，突变的临床表达与活性氧的产生密切相关。

几种编码复合物Ⅳ装配因子的核基因突变已被确定为致病原因，这些基因的突变与线粒体复合物Ⅳ缺乏症有关。SURF1 是复合物Ⅳ缺乏症及其相关疾病的主要基因，在多达 75% 的 Leigh 综合征和 COX 缺乏症患者中发现 SURF1 基因突变[51]。此外，研究发现 SCO1 基因突变也能够导致肝病和酮症酸中毒昏迷[52]，而 SCO2 基因的突变会导致致命的婴儿线粒体脑肌病[53]。2000 年，研究人员筛选了 41 例未确诊的线粒体脑肌病和 COX 缺乏症的患者，发现了 2 个 COX 装配基因 SURF1 和

SCO2 的突变、6 名患者的 SURF1 突变，以及 3 名患者的 SCO2 突变[51]。SURF1 中的所有突变都是小范围的重排（缺失/插入），3 例为纯合子，其他 3 例为复合杂合子。所有具有 SCO2 突变的患者均为无义突变或错义突变的复合杂合子。SURF1 突变的所有患者均患有 Leigh 综合征，而 3 例 SCO2 突变的患者则同时患有线粒体脑肌病和肥厚型心肌病，但神经病理学未显示 Leigh 综合征的典型特征。与具有 SURF1 突变的患者相比，SCO2 突变的患者发病更早，并且临床病程和死亡进展更快。此外，生化和形态学研究表明，SCO2 突变患者的 COX 缺乏症更为严重。免疫组织化学实验显示，SURF1 突变导致线粒体编码亚基和核编码 COX 亚基的含量降低，而 SCO2 突变对线粒体编码亚基的影响更大。在人体中，SCO1 和 SCO2 编码必需的金属伴侣蛋白参与线粒体铜的成熟和细胞色素 c 氧化酶亚基 Ⅱ（COX2）的合成[54]。研究人员使用患者细胞系来研究每种 SCO 蛋白在该途径中的特定作用，通过脉冲标记线粒体翻译产物，证明 COX2 的合成在 SCO2 中减少了，但在 SCO1 细胞中没有减少。RNAi 介导的突变体 SCO2 的敲除消除了翻译分析中的 COX2 标记，而敲除突变体 SCO1 则不影响 COX2 的合成。这些结果表明 SCO2 在 SCO1 的上游起作用，并且对于 COX2 合成是必不可少的。COX2 的后续成熟取决于包含两种 SCO 蛋白的复合物的形成，SCO2 充当硫醇-二硫键氧化还原酶，在 COX2 成熟期间可氧化 SCO1 中的铜配位半胱氨酸。2018 年，有研究人员发现，线粒体铜结合蛋白 SCO2、COX 组装蛋白的隐性突变已在几例患有 COX 缺乏的致命性婴儿脑脊髓病的病例中报道[55]。遗传性运动感觉神经病（hereditary motor-sensory neuropathy, HMSN），又称 Charcot-Marie-Tooth 病（Charcot-Marie-Tooth disease，CMT），有研究人员在 2 名不相关的 CMT 患者的组织样本中发现了 SCO2 中的复合杂合变异体，患者主要表现为运动神经病，他们在婴儿期存活，未患婴儿心肌病。这两名患者均在保守的铜结合基序（CXXXC）附近出现错义突变，包括常见的病原突变 E140K 和新的突变 D135G。另外，每位患者在同一环区域携带一个二级突变，导致复合杂合子改变 E140K/P169T 和 D135G/R171Q，患者成纤维细胞表现出 SCO2 水平降低、铜水平降低和 COX 缺乏症。鉴于另一个 Charcot-Marie-Tooth 病基因 ATP7A 是已知的铜转运蛋白，该发现进一步强调了铜代谢在 Charcot-Marie-Tooth 病中的相关性。

除以上 3 个核基因 SURF1、SCO1 和 SCO2 外，COX10 及 COX15 等基因同样与 COX 缺陷密切相关。研究人员进行了一个近亲家庭与独立 COX 缺乏症的遗传连锁研究，并随后鉴定了导致该酶缺乏的另一个核基因的突变——COX10[56]。研究人员采用全基因组纯合性搜索，发现致病基因位于染色体 17p13.1-q11.1 区域，基因 SCO1 和 COX10 位于该区域，两者均编码参与线粒体 COX 组装的蛋白质。突变分析和随后的酵母菌互补研究发现，COX 缺乏是由于 COX10 基因的纯合错义突变，该基因的突变与肾小管病变和白细胞营养不良有关。它编码血红素 A 法尼基转移酶，可促进原血红素转化为血红素 A 活性所需的血红素 A 辅基的第一步。呼吸链中的末端酶 COX 活性不足，是婴儿常染色体隐性线粒体疾病的常见原因，这些患者在临床和遗传上都是异质性的。研究人员在这些患者中使用了一组表达人类COX装配因子的逆转录病毒载体,以通过功能互补来识别COX缺乏症的分子基础[57]。结果显示,COX15蛋白(一种参与血红素A合成的蛋白质)的过度表达可功能性补充来自致命性婴儿肥厚型心肌病患者成纤维细胞中独立的COX缺乏症。患者的COX15突变分析确定了一个等位基因上的错义突变(C700T),该突变将保守的精氨酸改变为色氨酸(R217W),而另一等位基因(C447-3G)的内含子3剪接位点突变导致外显子4的缺失。该剪接错误引入了移码和提前终止密码子,导致mRNA不稳定,等位基因无效。患者心脏和成纤维细胞线粒体中的线粒体血红素A含量降低,心脏中的血红素O水平升高,且患者成纤维细胞的COX活性和完全装配的酶总量降低了50%~70%。这些结果表明,COX15的表达能增加血红素A含量并提高COX活性。另有功能性和遗传研究表明,COX15基因的突变也可导致Leigh综合征[58]。

LRPPRC编码一种辅助蛋白,该蛋白被认为与COX1和COX3亚基的稳定性有关。French-Canadian型Leigh综合征(LSFC)是新发现的一种细胞色素氧化酶缺乏症的变体,由LRPPRC(富含亮氨酸的五肽重复序列)基因突变引起[59]。Northern印迹显示,在骨骼肌＞心脏＞胎盘＞肾脏＞肝脏＞肺＝脑中观察到的LRPPRC mRNA水平与酶促细胞色素氧化酶缺陷的严重程度成正比。由于常见的基因突变(A354V,Ala354→Val),LSFC患者在Northern印迹上可见的COX1和COX3的mRNA水平降低。在LSFC患者的成纤维细胞和肝线粒体中,LRPPRC蛋白的含量始终低于对照水平的30%。在LRPPRC存在突变的情况下,COX1的翻译尤其会减少,也许还会降低COX3的翻译。这些结果表明,LRPPRC的基因产物,如PET 309p,在线粒体编码的COX亚基的mRNA的翻译或稳定性中发挥重要作用。并且,研究人员已经证实在French-Canadian型Leigh综合征中存在LRPPRC基因突变[60]。另一个核基因细胞色素c氧化酶1的翻译激活因子——TACO1,对于全长COX1的有效合成必不可少,对COX的组装也至关重要,该基因的突变会导致细胞色素c氧化酶COX缺乏。研究人员在5名库尔德血统的孩子中发现了该基因的纯合单碱基插入(c.472insC),5例患者均在4~16岁表现出儿童早期发作症状,缓慢进行性认知功能障碍、自闭症样特征及肌张力障碍或视力障碍。该突变似乎导致蛋白质过早截短,并影响了COX的装配。TACO1分析显示,在17例少年期Leigh综合征、独立的COX或合并呼吸链缺乏症的患者中没有突变,这表明TACO1突变是Leigh综合征的罕见原因[61]。

目前已经报道了多例参与复合物Ⅴ装配的核基因中的突变。在线粒体脑脊髓病患者中,已经发现越来越多的致病基因缺陷,在氧化磷酸化缺陷中,MT-ATP6基因突变在复合物Ⅴ缺陷中发挥很大作用,但核基因突变对氧化磷酸化的影响也逐渐引起了很多关注。2004年,研究人员报道了复合物Ⅴ装配的核基因ATP12的突变,该基因编码组装α亚基和β亚基所需的蛋白质,其突变导致畸形特征、神经系统特征和3-甲基谷氨酸酸尿症[62]。研究人员在2名无亲缘关系的患者中进行了核

ATP11、*ATP12*、*ATP-α*、*ATP-β* 和 *ATP-γ* 基因以及 *MT-ATP6* 和 *MT-ATP8* 基因的 cDNA 水平完整编码区的突变分析，证明了其复合物Ⅴ的活性降低。5 个核基因和 2 个线粒体基因的分子分析显示，一名患者的 *ATP12* 装配基因发生突变，该突变被认为是复合物Ⅴ活性受损的原因，这是人类核编码的 ATPase 装配基因中致病性突变的首次报道。此外，据报道，核基因 *TMEM70* 突变能够导致独立的 ATP 合酶缺乏症和新生儿线粒体脑肌病，且患者伴有线粒体复合物Ⅴ缺乏[63]。研究人员对独立的线粒体 ATP 合酶缺乏症的个体进行了全基因组纯合性作图、基因表达分析和 DNA 测序，在 *TMEM70* 中鉴定出了致病突变。这些个体的细胞系与野生型 *TMEM70* 的互补恢复了酶复合物的生物发生和代谢功能。因此该结果表明，*TMEM70* 参与了高等真核生物的线粒体 ATP 合酶的生物发生。2010 年，研究人员在一名患者中鉴定出一个先前报道 *TMEM70* 上的剪接位点突变 c.317-2A>G 和一个新的突变 c.494G>A(p.G165D)[64]。该患者自出生后就出现新生儿高氨血症、乳酸酸中毒、Reye 样综合征发作和室性心律失常，由于基因 *TMEM70* 中的新突变，Ⅳ型 3-甲基谷氨酸酸尿症的临床病程较轻。

  这些独立的呼吸链缺陷病例的一个例外是 Fe-S 簇的组装不足，可能导致线粒体呼吸链复合物Ⅰ、复合物Ⅱ和复合物Ⅲ的功能异常。这些复合物Ⅰ、复合物Ⅱ和复合物Ⅲ含有铁硫蛋白，Fe-S 簇的组装缺陷会导致多种呼吸链缺陷。编码 Fe-S 簇支架蛋白的 *ISCU* 基因中的突变与 Fe-S 簇生物合成中的共济蛋白相互作用，是线粒体综合征的病因。在瑞典北部出现一种严重运动不耐症和肌红蛋白尿的肌病，同时患者伴有骨骼肌中琥珀酸脱氢酶和乌头酸酶缺乏[65]。研究人员确定了 Fe-S 簇支架蛋白 *ISCU* 基因作为该病患者共享纯合子区域内的候选基因。并在 ISCU 中发现了一个单一突变，该突变可能会增强一个弱的剪接受体位点，并因此保留外显子。患者肌肉中 *ISCU* mRNA 和线粒体 ISCU 蛋白的显著减少与骨骼肌中 Fe 调节蛋白 IRP1 减少及细胞内 Fe 的超负荷有关，与这种疾病中铁稳态的肌肉特异性改变相一致。*ISCU* 在 Fe-S 簇生物合成中与 Friedreich 共济失调基因产物共济蛋白相互作用，从而引发运动不耐症和肌红蛋白尿。另外，有研究在乳酸酸中毒的遗传性肌病中鉴定到 *ISCU* 基因突变[65]，患者表现为身体功能低下、体力消耗过大，从而导致早期疲劳、呼吸困难等。*ISCU* 有两种转录本，由 *ISCU* 基因的不同剪接变体编码，一种在细胞质，另一种是在线粒体内的。对所有外显子和内含子序列以及 *ISCU* 基因启动子的 1000 bp 进行突变分析，发现了一个对疾病单倍型具有特异性的内含子突变。该突变位于与干扰素刺激的反应元件(ISRE)具有同源性的区域，并未发现该突变影响表达水平(体外及体内)，但发现在患者组和对照组之间其基因剪接模式有很大差异。产物测序表明，这个突变激活了内含子 5 中的隐蔽剪接位点，从而产生了异常 mRNA(含有 100 bp 内含子)。总而言之，该研究结果说明了位于 *ISCU* 基因内含子上的突变会引起剪接异常，从而导致该家族中产生乳酸酸中毒肌病。

5.3 涉及线粒体 DNA 稳定性的基因缺陷

线粒体和核基因组对氧化磷酸化有双重遗传控制。线粒体的复制在整个细胞周期中持续进行。mtDNA 的多拷贝和每个细胞内的多个线粒体是 mtDNA 完整性和稳定性的重要基础。当复制和编辑的微妙平衡被破坏时，由此导致的疾病特征是 mtDNA 耗尽或多个缺失和位点特异性 mtDNA 点突变[66]。维持 mtDNA 完整性和稳定性的基因通过以下几个途径发挥作用：mtDNA 复制和维持、核苷酸供应和平衡以及线粒体动力学。

mtDNA 的维持依赖于许多核基因编码蛋白，包括形成合成 mtDNA 所需的复制体的一组酶。已知对 mtDNA 至关重要的核基因的致病变异编码 mtDNA 复制相关酶的基因包括 POLG、POLG2、TWNK、TFAM、RNASEH1、MGME1 和 DNA2[67]等，这些基因的致病变异可导致 mtDNA 合成受损、mtDNA 的数量缺陷（mtDNA 耗尽）和定性缺陷（多个 mtDNA 缺失），详细信息如表 5.3 所示。mtDNA 缺陷导致 mtDNA 编码的电子传递链复合亚单位合成不足，从而导致氧化磷酸化受损和能量缺乏，不能产生足够的能量来满足受影响器官的需要，会进一步导致器官功能障碍。

表 5.3 影响 mtDNA 稳定性的基因缺陷及其引起的病症

基因	基因功能	mtDNA 改变	引起的病症
POLG1	复制 mtDNA、校对和修复复制错误	mtDNA 缺失和耗尽	进行性眼外肌麻痹（PEO）、感觉神经性听力障碍、痴呆症、IOSCA、线粒体肌病、癫痫、儿童线粒体脑肌病等
POLG2	—	mtDNA 缺失	眼肌瘫痪、近端和远端肌病、低眼压、癫痫、肝病
PEO1（TWNK）	编码解旋酶 Twinkle	mtDNA 缺失和耗尽（脑和肝脏）	肝性脑病、IOSCA、言语障碍、肌张力障碍、肝脑型 mtDNA 耗竭综合征
TFAM	参与 mtDNA 转录	mtDNA 耗尽	肝脑型 mtDNA 耗竭综合征
MGME1	线粒体特异性 DNA 酶，切割各种类型的 DNA 底物	mtDNA 耗尽和重排	眼外肌麻痹及呼吸衰竭等
DNA2	PD-(D/E)XK 核酸酶超级家族	mtDNA 缺失	CPEO、近端肌肉无力、肌病型 mtDNA 耗竭综合征、Seckel 综合征
RNASEH1	参与 mtDNA 合成	mtDNA 复制受损	CPEO、肌肉无力、脊柱小脑症状、代谢障碍和运动障碍

续表

基因	基因功能	mtDNA 改变	引起的病症
TK2	参与嘧啶核苷酸回收途径	mtDNA 耗尽	肌病型 mtDNA 耗竭综合征、神经元功能障碍
DGUOK	参与嘌呤核苷挽救途径	mtDNA 耗尽	呼吸窘迫、肝功能衰竭、近端肌肉无力、眼肌麻痹等
SUCLG1、SUCLA2	编码琥珀酰辅酶 A	mtDNA 耗尽	肝脑肌病型婴儿 mtDNA 耗竭综合征、致死性婴儿乳酸酸中毒（FILA）
ABAT	参与嘌呤核苷挽救途径	mtDNA 耗尽	情绪和认知功能障碍、癫痫等
TYMP	参与核苷酸代谢	mtDNA 缺失或部分耗竭	神经胃肠道脑肌病、PEO、白质脑病、MNGIE 综合征
RRM2B	参与核苷酸代谢	mtDNA 缺失	脑肌病型 mtDNA 耗竭综合征、代谢性乳酸酸中毒、PEO、全身肌肉无力等
SLC25A4	参与核苷酸导入线粒体	mtDNA 耗竭和多个 mtDNA 缺失	ADPEO、感觉神经性听力障碍和精神疾病
AGK			Sengers 综合征：骨骼肌病、肥厚型心肌病、乳酸酸中毒、先天性白内障
MPV17			成人型神经病、白质脑病
MFN1、MFN2	参与线粒体融合	多个 mtDNA 缺失	线粒体肌病、视神经萎缩、遗传性视神经萎缩（ADOA）综合征、CPEO、IOSCA、肥厚型心肌病等
OPA1			
FBXL4	维持线粒体网络的形成，参与线粒体融合	mtDNA 缺失	脑肌病型 mtDNA 耗竭综合征、发育迟缓和脑萎缩等

注：mtDNA 耗竭综合征（mitochondrial DNA depletion syndrome，MDS）是一组临床和遗传异质性的常染色体隐性疾病，由维持 mtDNA 完整性或/和稳定性的基因发生突变所致。

线粒体的核心复制装置包括 POLG、POLG2、解旋酶 Twinkle（由 *PEO1* 编码）。

5.3.1 *POLG* 基因

POLG 基因编码 DNA 聚合酶 γ（polymerase γ，polγ），该酶是目前已知的线粒体内唯一的 DNA 聚合酶，与 mtDNA 的复制、校正和修复有关。POLG（又称 POLG1）基因突变将导致 DNA 多聚酶 γ 的催化活性、持续合成能力以及与 DNA 结合能力严重下降，影响 mtDNA 的保真性复制以及 mtDNA 结构完整性的维护，从而导致 mtDNA 的多发性片段缺失、多发点突变或拷贝数量减少、线粒体功能异常，引发线粒体疾病。*POLG* 基因突变是导致线粒体疾病的最常见的核基因突变，多达 2% 的人口携带这些突变，在 *POLG* 中已描述的突变大约有 200 个[68]。2001 年，G. Van. Goethem 等人发表了一篇开创性的论文，描述了 *POLG* 的 4 个突变，

它们与常染色体显性或常染色体隐性遗传性进行性眼外肌麻痹(PEO)有关。他们在比利时一个家系的15q22-q26处定位了一个新的显性PEO位点,并在POLG的B基序中发现了一个杂合突变(Y955C),以及在2个核心家族中发现了另外3个与隐性PEO相容的POLG错义突变[69]。在2003至2005年间,有几份报告证实了共济失调患者的POLG突变[70-72]。例如在2005年,研究人员研究了来自5个欧洲家庭的8例患者的临床、实验室和分子遗传学特征,发现在所有患者中存在隐性POLG突变、感觉性共济失调神经病合并中枢神经系统和其他器官受累的不同特征,扩大了隐性POLG突变的临床谱。

核内POLG基因突变损害了mtDNA的完整性,表现出极大的等位基因和临床异质性。2010年,一名成人先证者表现为进行性眼外肌麻痹、感觉神经性听力障碍、糖尿病、吞咽困难、肢体肌病和痴呆症。在肌肉中发现多个mtDNA缺失,POLG基因测序显示为纯合子突变c.2447G>A(p.R722H)。患者的两个兄弟姐妹在p.R722H突变方面也是纯合,并表现为痴呆症和感觉神经性听力障碍。通过同源建模对POLG序列的分析,支持p.R722H突变是致病的这一观点。POLG基因连接区隐性c.2447G>A(p.R722H)突变是肌肉中多个mtDNA缺失的致病因素,并与晚发型神经表型纯合子状态有关。在复合杂合子中,疾病的发病可能更早[73]。POLG突变没有直接的基因型-表型相关性:相同的突变通常会导致mtDNA缺失、mtDNA耗尽,或者两者兼而有之,使得根据观察到的突变很难预测表型。例如,最常见的POLG突变c.1399G>A导致蛋白质连接域中的p.Ala467Thr错义突变,尽管许多患者都是这种突变的纯合子,但临床表现差异很大,从儿童期发病的阿尔卑斯-赫滕洛克尔综合征(Alpers-Huttenlocher syndrome,AHS)到成人期发病的感觉性共济失调性神经病变、构音障碍和眼肌瘫痪(sensory ataxic neuropathy,dysarthria and ophthalmoplegia,SANDO)[74]。已有研究表明,神经元mtDNA缺失是癫痫发生的触发因素,初步数据提示POLG突变引起的mtDNA表型与临床表型之间存在一定的关系。例如,我们观察到一名mtDNA严重缺失的儿童患有AHS,而在一名mtDNA多重缺失的患者中观察到SANDO;两个人都有纯合子的A467T突变[75]。

成人POLG相关性线粒体疾病中,主要临床特征为慢性进行性眼外肌麻痹(CPEO),其他相关的临床表现有感觉性或脊髓小脑共济失调、新生儿AHS综合征、肌病、癫痫、儿童线粒体脑肌病等[76]。其中,AHS综合征是POLG隐性突变最严重和最早的表现之一,首次在患病儿童发现POLG位点的第17号外显子中携带纯合突变,导致该蛋白聚合酶域上游的Glu873Stop突变[77]。POLG相关疾病的临床谱系极其广泛,其他报道较少的表型包括远端肌病[78]、帕金森病[79]和白内障[80]。神经精神病变包括复发性重度抑郁症[81]。胎儿期发病的POLG相关疾病以致命性先天性肌病和胃肠道假性梗阻为特征,也已被描述[82]。

5.3.2 POLG2基因

很少有家庭被报道由于POLG2的变异而患病。报道的第一例POLG2病是在一名患有成人常染色体显性遗传性 PEO 的患者中发现的，该患者出现多个 mtDNA 缺失现象[83]。第二例被确诊的 POLG2 病患者在 30 岁时出现上睑下垂，但在其近 40 岁时没有眼肌瘫痪和近端与远端肌病，肌肉活组织检查显示 mtDNA 克隆性扩增[84]。这个患者还有一个兄弟，他拥有相同的 POLG2 变异，在 57 岁时没有表现出疾病的迹象，这表明可能是不完全外显。随后，研究者报道了 3 例不同表型的儿科常染色体显性遗传病：1 例青少年晚期出现 ADPEO，2 例无关婴儿表现为低眼压、癫痫发作和肝病[85]。仅有少量病例报道，POLG2 相关疾病表现出不同的临床表型，同时发病年龄范围非常大。

2017 年，研究人员对患者肌肉和培养的成纤维细胞进行了广泛的分析，以评估线粒体功能，进行了包括全基因组测序在内的遗传学研究。结果显示，患者组织中存在线粒体功能障碍的特征，包括线粒体超微结构异常、镶嵌细胞色素 c 氧化酶缺陷和多处 mtDNA 缺失，并且在 POLG2 中发现了一个剪接受体变异体 c.970-1G>C，在这个家族中与疾病分离，并与患者细胞中 POLG2 蛋白水平的降低相关[86]。因此，建议在成人共济失调和感觉神经病的评估中包括 POLG2 序列，特别是当它伴有震颤或帕金森病和白质疾病时。常染色体显性遗传性 POLG2 变异导致的 mtDNA 缺失导致单基因神经退行性多组分综合征的研究，进一步证明了线粒体功能障碍在非综合征型神经退行性疾病的发病机制中的重要作用。

5.3.3　PEO1 基因

PEO1（TWNK，以前称为 C10orf2）的突变通常会导致常染色体显性 CPEO 伴多个 mtDNA 缺失[87]。该基因编码 mtDNA 复制解旋酶线粒体蛋白 Twinkle，与线粒体类核中的 mtDNA 结合。隐性突变会导致严重的新生儿或婴儿发病的肝性脑病或脊髓小脑性共济失调，与大脑和肝脏中的 mtDNA 耗尽有关，但在骨骼肌中不会发生[88]。婴儿型脊髓小脑性共济失调（infantile-onset spinocerebellar ataxia, IOSCA）是一种严重的隐性遗传性神经退行性疾病，在出生后 9~18 个月出现临床表现，患者通常能活到成年。在这种情况下观察到的表型表明，Twinkle 可能在维持特定的受影响的神经元亚群中起着至关重要的作用，迄今已报道有 24 人患有 IOSCA。所有患 IOSCA 的人都已在芬兰一个基因隔离的人群中被确认。F. Jamali 等人[89]在一名具有共济失调、感音神经性听力丧失、视神经萎缩并伴有屈曲挛缩、言语障碍、眼球震颤、肌张力障碍、边缘性智力障碍等表现的 15 岁伊朗男孩身上，全外显子组测序（whole exome sequencing, WES）显示其 PEO1 基因发生纯合突变。该突变是一种用 A[NM_021830.4(PEO1)：c.874C>A]代替 C 的易位突变。这种核苷酸替换导致在 Twinkle 蛋白的 292 密码子中用脯氨酸取代苏氨酸（p.Pro292Thr）。肝脑型 mtDNA 耗竭综合征也可由 PEO1 的不同隐性突变引起，研究人员报道了来自 4 个无关家庭的 8 名儿童[90-93]。近期研究人员鉴定了 2 个新的肝脑型 mtDNA 耗竭综合征的致病突变 PEO1 c.1186C>T/c.1844 G>C 复合杂合子突变，扩大了 PEO1 变异引起该疾病的表型谱[94]。除此之外，由于 PEO1 的单等位致病变异引起的常染色体显性进行性眼外肌麻痹(autosomal dominant progressive external ophthalmoplegia，ADPEO)已经在 100 多名个体中被发现并报道[95]，在骨骼肌中可以观察到 COX 缺陷纤维、RRF 和多个 mtDNA 缺失[96]。

5.3.4 TFAM 基因

TFAM 基因编码在 mtDNA 转录过程中发挥重要作用的线粒体转录因子 A(mitochondrial transcription factor A，TFAM)。同时，TFAM 对 mtDNA 复制也至关重要，因为它与 mtRNA 聚合酶一起，在产生 mtDNA 复制所需的 RNA 引物方面发挥作用。除此之外，TFAM 在 mtDNA 紧凑和类核组织中发挥作用[97]。TFAM 致病变异导致类核细胞数量减少、mtDNA 合成受损，导致 mtDNA 耗竭[96]。TFAM 相关的肝脑型 mtDNA 耗竭综合征是一种常染色体隐性遗传性疾病。有研究人员报道了两名同胞兄弟姐妹出现宫内生长受限(IUGR)，在婴儿早期表现为低血糖、转氨酶升高、黄疸和胆汁淤积，肝损伤进展为肝功能衰竭，伴有低蛋白血症、腹水、凝血障碍，婴儿早期死亡。对先证者进行肝脏和肌肉活检，肝组织学检查显示肝硬化、脂肪变性、胆汁淤积和线粒体多形性。电镜下观察到肌肉和肝脏组织中有形状异常的线粒体数量增加。肝和骨骼肌组织 mtDNA 明显缺失。电子传递链研究表明，复合物Ⅰ、复合物Ⅱ、复合物Ⅲ和复合物Ⅳ活性降低[98]。

5.3.5 MGME1 基因

MGME1(又称 DDK1)是一种高度保守的线粒体特异性 DNA 酶，MGME1 与线粒体核酸酶 DNA2 一样，属于 PD -(D/E)XK 核酸酶超级家族。然而，与 DNA2 和许多其他 mtDNA 酶相比，MGME1 可以切割各种类型的 DNA 底物，并偏爱单链 DNA(ssDNA)[99]。功能突变丧失显示，MGME1 基因缺陷细胞有明显的 7S DNA 积聚，7S DNA 是由 DNA 聚合酶 γ 合成的单链 DNA。7S DNA 可与 mtDNA[100-101]的非编码区(NCR)形成位移环(D 环)结构。2013 年，C. Kornblum 等人在 3 个以眼外肌麻痹、消瘦和呼吸衰竭为特征的线粒体综合征家系中鉴定了 MGME1 的纯合无义突变和错义突变。MGME1 裂解单链 DNA 并处理 DNA 翻转底物。MGME1 突变导致患者肌肉和成纤维细胞中 7S DNA 水平升高，这在 MGME1 缺失的细胞中也很明显。MGME1 缺失细胞的复制中间物积累后无法重新繁殖。MGME1 介导的 mtDNA 处理对于线粒体基因组的维持是必不可少的。MGME1 由人类的基因 C20orf72 编码。MGME1 编码基因的功能丧失突变可导致人类严重的多系统线粒体紊乱，并伴有 mtDNA 的耗尽和重排[102]。

5.3.6 RNASEH1 基因

在 CPEO 和近端肌肉无力的患者中，研究人员发现了在细胞核和线粒体中都有产物的两个基因 DNA2 和 RNASEH1[102-103]。这两种酶也参与长片段碱基切除修复中的 mtDNA 修复。RNASEH1 编码核糖核酸酶 H1 (RNase H1)，该酶是一种内切酶，存在于细胞核和线粒体中，可从冈崎片段中去除 RNA 引物，对于 mtDNA 合成的进程是必不可少的。所有受影响的人在 20 多岁时首次出现 CPEO 和运动耐受不良，随后出现肌肉无力、吞咽困难和脊髓小脑病变（伴有步态协调能力受损、构音障碍和运动障碍）。RNASEH1 中的致病变异可导致移除 RNA 引物的能力降低，从而导致 mtDNA 复制的减慢和停滞[103]。通过体外实验，A. Reyes 等人[103]证明了改变的 RNase H1 对 RNA - DNA 杂交成分的去除能力降低，证实了它们的致病作用。此外，研究发现，活体和三苯氧胺诱导的肝特异性 RNaseH1 基因敲除小鼠的肝细胞中没有表达 RNaseH1 活性，表现为 R 环水平增加、线粒体编码的 DNA 和 mRNA 水平下降，提示线粒体 R 环加工、转录和 mtDNA 复制受损。这些变化导致线粒体功能障碍，线粒体融合、分裂、形态和转录的改变，反映了线粒体的损伤和应激。随之而来的是肝脏变性，表现为细胞凋亡、纤维化和转氨酶水平升高[104]。

5.3.7 DNA2 基因

DNA2 基因中的单等位致病变异与肌病型 mtDNA 耗竭综合征和多个 mtDNA 缺失相关，而双等位致病变异与 Seckel 综合征相关。DNA2 相关的肌病型 mtDNA 耗竭综合征是一种常染色体显性遗传病，已报道有来自 3 个不同家系的 4 例患者。受影响的个体通常出现在儿童或成年早期，伴有上睑下垂、眼肌麻痹、近端肌肉无力、全身性肌肉萎缩和易疲劳，在骨骼肌组织中可以观察到 II 型纤维营养不良、RRF、COX 缺乏纤维、电子显微镜下异常形状的线粒体增生以及 mtDNA 的多种缺失[105]。在一名患有侏儒症的叔叔和其侄女身上发现了 DNA2 纯合子致病变异，其面部特征与 Seckel 综合征的临床表型一致[106]。虽然这些人的父母是 DNA2 致病变异体的杂合携带者，但他们是健康的，没有任何肌病或眼肌麻痹的迹象。一种可能的解释是，引起隐性 Seckel 综合征和携带者单倍体功能不全的致病变异与疾病表型无关。事实上，Seckel 综合征中的变异（已报道的）会导致功能丧失。然而，混合研究并不支持与肌病型 mtDNA 耗竭综合征相关的致病变异的显性-负面效应，这使得疾病的机制尚未解决。

5.3.8 影响线粒体核苷酸合成酶的基因

核苷酸不能在线粒体中从头合成，而且线粒体内膜对包括核苷酸在内的带电分子是不通透的。因此，为了支持 mtDNA 的合成，线粒体 dNTP 池需要通过线粒体补救途径的 dNTP 的持续供应来维持。dNTP 池受到严格调控，参与线粒体或胞质核苷酸合成的酶或线粒体核苷酸转运体的缺陷会影响线粒体核苷酸池。某些核苷的缺乏和过载都会导致 mtDNA 合成受损，导致 mtDNA 耗尽或多个 mtDNA 缺失[67,88,107]。TK2、DGUOK、SUCLA2、SUCLG1 和 ABAT 编码线粒体酶，这些酶通过补救途径参与核苷酸合成，因此它们对维持线粒体核苷酸池是必不可少的。这些酶的任何一种缺陷都会导致线粒体核苷酸的耗尽和失衡，从而导致 mtDNA 合成的障碍。

1. *TK2* 基因

TK2 基因编码胸苷激酶2。胸苷激酶2(thymidine kinase 2，TK2)是一种脱氧核糖核苷激酶，可磷酸化胸苷、脱氧胞苷和脱氧尿苷，它在线粒体基质中介导嘧啶脱氧核糖核苷磷酸化的第一步，也是速度限制的第一步[108]。*TK2* 突变主要在肌病型 mtDNA 耗竭综合征患者中被发现。E. Martín-Hernández 等人[109]通过外显子全序列分析发现胸苷激酶2基因(*TK2*)存在纯合子致病突变(NM_004614.4；c.323C>T，p.T108M)。这一过程因运动退化和呼吸功能不全致早死亡而变得复杂。除此之外，在携带 *TK2* 突变的患者中发现了神经学表型，表明 *TK2* 的丢失会导致神经元功能障碍[110]。此外，已有研究者描述了与进展较慢和生存期较长相关的较温和的临床表型[88]。现有的临床表型可以通过残留酶活性的不同范围来解释，肌电图显示肌病的存在，肌酸激酶升高(通常在 1000 U/L 以上)，乳酸水平轻度升高。在肌肉活检中，细胞色素 c 氧化酶阴性的锯齿状红色纤维占优势。据报道，一位 74 岁女性呼吸衰竭的晚期表现，其 *TK2* 基因突变与晚发性肌病和轻度 PEO 相关[111]。肌肉活检分析显示，除了 20% 的 COX 缺陷纤维和肌膜下线粒体堆积外，还有纤维直径变化、内核和脂肪替代的证据。长程 PCR 显示 mtDNA 多重缺失，而 mtDNA 拷贝数评估显示 mtDNA 水平升高。随后研究人员对 *TK2* 基因的测序发现了两个新的杂合变异：一个无义突变(c.103C>T，预测 p.Gln35*)和一个错义变体(c.582G>T，预测 p.Lys194Asn)。对成纤维细胞衍生的患者 cDNA 的分析证实了两个新的 *TK2* 变体。隐性 *TK2* 突变的证明强调，无论年龄大小，在呼吸衰竭突出的晚发性肌病中，都应该考虑 mtDNA 维持障碍。

2. *DGUOK* 基因

另一方面，线粒体嘌呤核苷挽救途径的第一步是由线粒体脱氧鸟苷激酶(由 *DGUOK* 编码)介导的，脱氧鸟苷激酶(deoxyguanosine kinase，DGUOK 或 DGK)介导线粒体基质中嘌呤脱氧核糖核苷的磷酸化。与 *DGUOK* 突变相关的典型表型特征是新生儿出现肝功能衰竭并伴有神经功能障碍(如低眼压、眼球震颤和运动发育迟缓)。有研究人员在一名无症状近亲父母的患病新生儿体内发现纯合子突变 c.34C>T(p.Arg12X)，该患儿出现呼吸窘迫及肝功能衰竭，外显子 1 的纯合子终止密码子突变的这种基因型与严重的临床表现有关[112]。Ö. Ünal 等人通过分子遗传学分析发现 *DGUOK* 基因中存在 4 种不同的纯合致病性变异，即 c.34C>T(p.Arg12Ter)、c.130G>A(p.Glu44Lys)、c.679G>A(p.Glu227lys) 和 c.706_707+2delAAGT(p.Lys236Alafs*4)，肝组织研究显示胆汁淤积、铁沉积、小泡性脂肪变性和纤维化/肝硬化，患者均死于多器官功能衰竭[113]。

DGUOK 的双等位致病变异已在 5 个家系的 6 名个体中被发现，这些人的肌病表现发生在成年早期或中期。共同的特征是近端肌肉无力、上睑下垂和眼肌麻痹。其他可变特征有肌肉痉挛、肌痛、横纹肌溶解症、感觉神经性耳聋、吞咽困难、发音困难和神经病。CPK 可升高，肌电图可显示肌病改变，骨骼肌组织中明显存在纤维大小变异、RRF、COX 缺陷纤维、SDH 阳性纤维和多种 mtDNA 缺失[114]。

A. H. Buchaklian 等人[115]发现了一例 DGUOK 新突变（c. 81 _ c. 82insCC），导致第 28 位用脯氨酸代替丝氨酸，在第 57 位提前终止，致使 mtDNA 中度缺失，进而引起线粒体肌病患者细胞中 mtDNA 的耗竭。许多患者可能以血浆中酪氨酸和苯丙氨酸水平升高作为肝功能障碍的标志，其中一些患者在新生儿筛查中可能有升高的酪氨酸水平。肝脏中的电子传递链测定通常显示复合物Ⅰ、复合物Ⅲ和复合物Ⅳ活性的联合缺乏。肝活检可观察到纤维化、肝硬化、胆汁淤积和巨细胞性肝炎。肝脏电子显微镜可显示形状异常的线粒体数量增加。mtDNA 在肝脏和肌肉中明显枯竭[116]。虽然肝移植已被考虑用于治疗孤立且相对稳定的肝病，但如果出现眼球震颤、严重的低眼压和精神运动迟缓等神经系统特征，则不能使用肝移植[117]。

3. SUCLG1、SUCLA2 基因

琥珀酰辅酶 A 合成酶是一种线粒体基质酶，介导琥珀酰辅酶 A 和二磷酸腺苷（ADP）在 Krebs 循环中合成琥珀酸和三磷酸腺苷（ATP）或鸟苷三磷酸（GTP）。琥珀酸辅酶 A 连接酶（succinate‐CoA ligase，SUCL）由两个亚基 α 和 β 组成，分别由 SUCLG1 和 SUCLA2 编码。SUCLA2 和 SUCLG1 的突变破坏了琥珀酰辅酶 A 合成酶和线粒体二磷酸激酶之间的联系，导致线粒体 dNTP 池失衡和轻度 mtDNA 耗竭。这两个基因的突变与一种肝脑肌病形式的婴儿 mtDNA 耗竭综合征有关[118]。

SUCLA2 的突变只在 30 名患者中被报道，其中大多数来自法罗群岛的一个基因分离株，该分离株携带内含子 4 的纯合子 G>A 转变，导致外显子 4 的跳过，并预测了截短蛋白的合成[119]。通过外显子全序列测定和候选基因的优先排序，C. Lamperti 等人[120]在一个高度保守的氨基酸残基中发现了 SUCLA2 基因的一个新的纯合错义突变 c. 308C>A，即在 103 位产生 Ala 到 Asp 替换的 c. 308C>A 核苷酸变化。该变异在 SNP 数据库中的缺失、预测的替代有害效应以及突变氨基酸残基的保守性都有力地支持了 Asp103Ala 突变的致病作用。

SUCLG1 突变 c. 254G>C（p. Gly85Ala）已经在两个明显无关的非血缘瑞典家庭中被发现为纯合子形式[121]。R. Carrozzo 等人在 2015 年新发现了 20 例琥珀酰辅酶 A 合成酶缺陷患者，有 16 种不同的突变，其中 9 种是新出现的，包括无义突变、错义突变以及基因缺失、重复和插入。在新近报道的 SUCLG1 突变患者中，发现了 5 种错义突变，其中 2 种是新出现的。SUCLA2 突变患者的中位发病时间为出生 2 个月，SUCLG1 突变患者的中位发病时间为出生 12 个月。SUCLA2 突变患者的中位生存期为 20 年，SUCLG1 突变患者的中位生存期为 20 个月[122]。在致死性婴儿乳酸酸中毒患者中也有 SUCLG1 突变的报道。在致死性婴儿乳酸酸中毒患者中发现 c. 626C>A（p. Ala209Glu）突变为纯合子，在线粒体脑肌病蔗糖缺乏症患者中发现复合杂合子突变[123]。这可能表明突变的纯合性与更严重的表型有关，但是不能排除其他变异的修饰作用。

4. ABAT 基因

主要抑制性神经递质 γ-氨基丁酸（GABA）在线粒体基质中被 4-氨基丁酸转氨酶（4-aminobutyrate aminotransferase，ABAT）基因编码的 GABA 转氨酶降解。

GABA能系统的紊乱可导致情绪和认知功能障碍，以及癫痫发作[124]。具有导致ABAT缺乏症的基因突变的人极为罕见（OMIM♯613163），1984年首次发现一名患有严重精神运动迟缓、低张力、反射亢进和生长加速的女孩，脑脊液氨基酸分析显示，其游离γ-氨基丁酸含量显著升高，肝脏γ-氨基丁酸转氨酶活性不足，空腹血浆生长激素水平升高[125]。临床报告描述了两个生化确认的ABAT缺乏症家系[126]。这些家系的先证者由于GABA能系统功能障碍，表现为GABA水平升高，同时还具有低眼压以及顽固性癫痫发作等。2015年，研究人员发现一例新的ABAT缺乏症，其临床表现包括脑内GABA升高以及肌肉线粒体功能障碍的特征；并且发现在人类细胞中，*ABAT*的遗传和药物抑制会导致mtDNA拷贝数的显著丢失。更为重要的是，研究人员还证明了在GABA水平升高者中报告的每一种致病*ABAT*突变的表达都会导致明显的mtDNA耗尽，从而证明这些突变的功能后果是mtDNA维持的障碍，精确地指出了线粒体核苷补救途径的位置[127]。ABAT的另一个作用是分解线粒体基质中的神经递质γ-氨基丁酸，ABAT的这两个活动是如何协调的还不得而知。

5.3.9 影响线粒体核苷酸代谢酶的基因

除了线粒体核苷酸补救途径外，线粒体dNTP池还部分依赖于从细胞质导入的dNTP。参与核苷酸代谢的两种胞质酶对于维持平衡的线粒体dNTP库非常重要。核糖核苷酸还原酶（ribonucleotide reductase，RNR）是一种胞质酶，可催化核糖核酸二磷酸（NDP）还原为dNDP，因此，RNR为细胞核和mtDNA复制与修复提供脱氧核苷酸[128]。胸腺嘧啶核苷磷酸化酶（thymidine phosphorylase，TP）是一种胞质酶，催化胸腺嘧啶核苷和脱氧尿嘧啶核苷分别转化为胸腺嘧啶和尿嘧啶[129]。*TYMP*和*RRM2B*致病变异分别导致胞质胸苷积聚和胞质脱氧核糖核苷合成减少。因此，这些缺陷将会造成胞质核苷酸池的不平衡。由于线粒体核苷酸池在一定程度上依赖于从胞质中输入的核苷酸，胞质核苷酸池的不平衡会导致线粒体核苷酸池的不平衡，从而损害mtDNA的合成。

1. *RRM2B* 基因

*RRM2B*编码p53R2，该酶是细胞质核苷酸库的关键调节因子，它的R2亚基在有丝分裂后的细胞质中表达，在维持线粒体dNTP库以合成mtDNA方面可能起着关键作用。*RRM2B*的双等位致病变异与下述这些疾病相关：*RRM2B*相关的脑肌病型mtDNA耗竭综合征、*RRM2B*相关的线粒体神经胃肠道脑肌病（neurogastrointestinal encephalomyopathy，MNGIE）和*RRM2B*相关的ARPEO。线粒体脑肌病和MNGIE疾病都与mtDNA缺失有关，而ARPEO与mtDNA多次缺失有关。单等位基因致病变异可引起*RRM2B*相关的ADPEO，这与多个mtDNA缺失相关[130]。近期新发现了一例纯合子婴儿，*RRM2B*的Asn221Ser突变导致低眼压、发育不良、感觉神经性听力丧失和严重的代谢性乳酸酸中毒，最终在3个月大时恶化而死亡[131]。周围神经病变是线粒体疾病的常见表现，确切的患病率和特征因症

状和特定的遗传病因而异。到目前为止，周围神经病的临床特征与 *RRM2B* 突变有关的病例有 3 例，分别由 A. Shaibani 等人[132]、J. Finsterer 等人[133] 和 V. Stojanovic 等人[134] 报道。此外，MNGIE 是一种进行性神经退行性疾病，与胸腺嘧啶核苷磷酸化酶缺乏相关，导致血浆胸腺嘧啶核苷水平升高，具有特征性的临床表型。据报道，MNGIE 样表型也与 *RRM2B* 的突变有关，对 *RRM2B* 进行测序，发现两个致病突变，即 c.329G＞A(p.R110H) 和 c.362G＞A(p.R121H)。据预测，这些突变会影响 RIR2B 同源二聚体的对接界面，并可能导致酶活性受损[135]。一名 42 岁的女性患有与 *RRM2B* 相关的 MNGIE，30 岁之前她的健康状况良好，直到由于胃肠动力障碍开始出现阵发性呕吐，导致体重显著下降。从 37 岁开始，她出现进行性眼肌麻痹、上睑下垂、眼球震颤、构音障碍、全身肌肉无力、步态不稳和深部肌腱反射丧失，血浆和脑脊液中乳酸水平出现轻度上升的现象，肌纤维大小变化，肌内膜结缔组织增多，RRF，SDH 阳性纤维和 mtDNA 耗竭在肌肉组织中非常明显[135]。

2. *TYMP* 基因

TYMP 基因编码胸腺嘧啶核苷磷酸化酶(thymidine phosphorylase，TP)，在 dNTP 的合成中发挥作用，与 MNGIE 相关。TP 缺陷可引起一种以严重的胃肠动力障碍、上睑下垂、PEO、白质脑病、周围神经病变和肌病为特征的多系统疾病，即 MNGIE 综合征，发病时间在 2～12 岁[118]。在该综合征中，*TYMP* 发生突变，导致血清和组织中胸苷和脱氧尿嘧啶核苷的积累，随后造成线粒体核苷池的失衡和 mtDNA 的不稳定，出现的结果就是在骨骼肌中大片段 mtDNA 缺失或部分耗竭[136]。据报道，一个患者的两个 *TYMP* 突变的杂合子：一个新的 g.4009G＞A 突变影响内含子 9 的共识剪接供体位点，以及一个先前报道的 g.675G＞C 剪接位点突变。新的突变导致外显子 9 跳过，但阅读框架保持不变；然而，免疫印迹分析没有检测到 TYMP 蛋白。患者的成纤维细胞显示 mtDNA 编码的细胞色素 c 氧化酶亚基 I 逐渐丢失，提示在培养过程中 mtDNA 有进行性缺陷[137]。2016 年，研究人员发现了家系早发性 MNGIE 由一个纯合 *TYMP* c.1193 - 1216 dup - GGGCGCTGCCGCTGGCGCTGGTGC 突变(重复)所引起，该突变影响基因转录和翻译功能[138]。

5.3.10 影响线粒体核苷酸转运体的基因

由于线粒体 dNTP 池部分依赖于从细胞质导入的 dNTP，因此线粒体核苷酸转运体对将胞质核苷酸导入线粒体基质以维持平衡的线粒体核苷酸池至关重要。*SLC25A4*、*AGK* 和 *MPV17* 编码的蛋白质在将核苷酸导入线粒体中起重要作用，这些蛋白的缺陷导致线粒体核苷酸的缺失和失衡，引起 mtDNA 合成受损，从而导致 mtDNA 耗竭和多个 mtDNA 缺失。

1. *SLC25A4* 基因

SLC25A4 的致病变异导致腺嘌呤核苷酸转运体 1(adenine nucleotide translocator 1，ANT1)缺陷。由于 ANT1 是同源二聚体，*SLC25A4* 中的单等位致病变异体预计会导致三种可能的二聚体组合中的两种出现缺陷的 ANT1 二聚体，而双等位致病变异

体则会导致ANT1的完全丧失[139]。除了氧化磷酸化和能量产生受损外，ANT1缺乏还导致ADP及其衍生物dADP和dATP的短缺。dATP缺乏导致线粒体核苷酸池失衡。到目前为止，*SLC25A4*相关的常染色体显性遗传性PEO(autosomal dominant PEO，ADPEO)已经在10个无关的家系中被报道。受影响的个体出现在成年期，患有上睑下垂和眼肌麻痹。据报道，一些人会出现易疲劳、运动不耐受、肌肉无力、感觉神经性听力障碍和精神疾病。肌电图可显示肌肉病理性改变，而骨骼肌组织中可见RRF、COX缺陷纤维、电子显微镜下异常形状的线粒体堆积和多处mtDNA缺失[140]。

2. *AKG*基因

*AGK*缺乏导致磷脂酸和心磷脂减少，导致线粒体内脂膜成分紊乱。由于ANT1与内膜脂质磷脂酸和心磷脂结合，而这些脂质是正确组装和稳定ANT的必要条件，因此*AGK*缺乏会导致ANT1组装和稳定性受损，导致骨骼肌ANT1的数量和活性下降[141]。Sengers综合征于1975年首次被描述，是一种常染色体隐性遗传病，以骨骼肌病、肥厚型心肌病、乳酸酸中毒、先天性白内障和正常认知发育为特征[142]。2002年，在Sengers综合征家系中发现骨骼肌中ANT1的数量和活性都降低了，但当时*SLC25A4*中的致病变异被连锁分析排除了[141]。在2012年，*AGK*被确定为Sengers综合征的致病基因[143]。已经报道了来自27个家系的29例*AGK*双等位基因致病变异。骨骼肌组织中出现脂肪浸润、RRF、COX缺乏纤维、电子传递链复合物Ⅰ、Ⅱ、Ⅲ、Ⅳ联合活性缺乏，或复合物Ⅰ、Ⅳ活性单独缺乏，以及mtDNA耗竭[144]。

3. *MPV17*基因

人*MPV17*基因编码一种176个氨基酸的线粒体内膜蛋白，位于染色体2p21-23。到目前为止，对于它在mtDNA维持中的作用还知之甚少。在2010年，A. El-Hattab等人发现了8例新患者，共7个新突变，包括4个错义突变〔c.262A>G(p.K88E)、c.280G>C(p.G94R)、c.293C>T(p.P98L)和c.485C>A(p.A162D)〕，一个框内缺失〔c.271_273del3(p.L91del)〕，一个剪接位点替换(c.186+2T>C)和一个插入(c.22_23insC)。发生在CpG二核苷酸中的p.R50Q突变是最常见的*MPV17*突变，到目前为止，只在纯合状态下发现。在临床上，p.R50Q纯合子或p.G94R和p.P98L突变复合杂合子的患者预后较好，如果不接受肝移植治疗，所有其他突变都与早期死亡有关。在预测的MPV17蛋白结构内定位突变揭示了假定的蛋白激酶C磷酸化位点区域的突变聚集[145]。此外，研究者在*MPV17*中发现了一个纯合子错义变体(c.2898C>T，p.Pro98Leu)，这是一种与肝脏mtDNA耗竭相关的隐性突变，影响了MPV17蛋白中一个高度保守的氨基酸，导致克隆性扩张性mtDNA缺失和骨骼肌灶性细胞色素c氧化酶(COX)缺乏，与常染色体隐性遗传性成人型神经病和骨骼肌mtDNA多次缺失的白质脑病有关[145]。*MPV17*缺乏导致线粒体dNTP减少、mtDNA合成受损、mtDNA复制减慢。

5.3.11 影响线粒体融合相关蛋白的基因

线粒体不断移动，是一个动态细胞器，经历融合和裂变的过程。在这个过程中，线粒体形态学的改变是由二者之间的平衡所控制的，均受到核基因的调控。因此，核基因对于维持正常细胞的功能至关重要，通常形成管状网络，诱导能量沿轴突在细胞和大脑中均衡分布[146]。线粒体融合的这一过程需要外膜和内膜的共同参与，目前已知在这一过程中起重要作用是三个大的 GTP 酶，即 Mfn1、Mfn2 和 OPA1。融合蛋白 1(Mfn1，由 *Mfn1* 编码)和融合蛋白 2(Mfn2，由 *Mfn2* 编码)是参与线粒体融合早期的线粒体膜外膜蛋白。OPA1 蛋白(由 *OPA1* 编码)在内膜融合过程中发挥重要作用[147]。融合蛋白和 OPA1 蛋白对 mtDNA 的维持至关重要，因为它们介导线粒体融合，导致线粒体间内容物的交换，并维持包括 mtDNA 合成所需的酶在内的线粒体蛋白库的均质和平衡。此外，*OPA1* 编码一种选择性剪接的异构体，OPA1-exon4b，它与线粒体内膜相关，并直接与类核相互作用，允许它们在线粒体网络中均匀分布。OPA1-exon4b 还通过与复制体相互作用并调节复制体，潜在地促进 mtDNA 的复制[148]。

线粒体融合蛋白功能障碍降低了线粒体的氧化能力，影响了线粒体的运动和分布，最终导致线粒体碎裂[149]。融合和裂变过程中的不平衡会引起变化，如人类 OPA1 蛋白突变引起的常染色体显性视神经萎缩(autosomal dominant optic atrophy，ADOA)或 Charcot-Marie-Tooth 病(Charcot-Marie-Tooth disease，CMT)，其特征是四肢进行性感觉和运动丧失[150-151]。这些表型与 mtDNA 不稳定导致多个 mtDNA 缺失有关。带有 *Mfn2* 突变的 2A 型 CMT 也已知与各种附加表现有关，如视神经萎缩、感觉神经性听力丧失、痉挛性瘫痪、手指震颤、腔静脉畸形、脊柱侧凸或膝关节挛缩[152]。位于线粒体外膜的神经节苷脂诱导分化相关蛋白 1(ganglioside-induced differentiation-associated-protein 1，GDAP1)，其作用是调节线粒体网络。虽然不会出现诱导细胞凋亡现象，但其过表达造成的影响易出现线粒体破碎来干扰整个线粒体的活性或在线粒体融合方面造成严重影响。*GDAP1* 基因突变导致严重的外周运动和感觉神经病变，其特征是表型不同，包括明显的轴突损伤和脱髓鞘[153]。T. García-Sobrino 等人在两个不相关的西班牙家族中均发现 *GDAP1* 基因第 5 外显子框 GAA 缺失(c.677_679del；p.R226del)。将 p.R226del 转染进 HeLa 细胞以后，导致线粒体聚集增加，此 *GDAP1* 变异导致的 AD-CMT2K 具有较大的表型变异性[154]。

融合基因 *Mfn2* 和 *OPA1* 可诱发疾病，包括 mtDNA 缺失和多重缺失。mtDNA 如何发生改变的机制尚不清楚。同样尚不清楚的是，*Mfn2* 基因突变是如何导致一种多系统疾病的，表现为肌病、视神经萎缩、认知障碍、周围神经病、小头畸形以及与 mtDNA 耗尽相关的发育不良[155]。在视神经萎缩、轴索神经病变和肌病的患者中，*Mfn2* 也可以诱导 mtDNA 的缺失，而在其他患者中，*Mfn2* 可以诱导孤立的

CMT2A 疾病[156]。2017 年，研究人员报道了一例外显子 6 中 *Mfn2* 纯合子突变 c.526G>A，导致丝氨酸替代甘氨酸（p.Gly176Ser），一种新的 *Mfn2* 纯合子突变，造成早发性感觉运动性轴索神经病，具有不典型但严重的表型[157]。C. Rouzier 等人报道了一个从儿童早期开始的视神经萎缩大家族，其成员在成年后伴有轴突神经病和线粒体肌病，临床表现类似于与 *OPA1* 突变相关的常染色体显性视神经萎缩，并且与一种新的 *Mfn2* 错义突变（c.629A4T，p.D210V）有关。在骨骼肌中发现了多个 mtDNA 缺失，这使得 *Mfn2* 成为一个与 mtDNA 断裂综合征相关的新基因[155]。

OPA1 的双等位致病变异与 Behr 综合征和 *OPA1* 相关的脑肌病 mtDNA 耗竭综合征相关。*OPA1* 的单等位基因致病变异导致单倍型功能不全或显性负效应，与 ADOA 相关。ADOA 是常染色体显性遗传性视神经病变最常见的形式之一，又称为 Kjer's 视神经病变，临床上以不同程度的视力损害、颞侧视盘苍白、色觉缺陷和中心性暗点为特征[158]。一些 *OPA1* 突变的患者由于 mtDNA 的多次缺失而发展为感觉神经性听力损失、共济失调、肌病、轴突感觉运动神经病和 CPEO[159]。据报道，两姐妹患有纯合子 *OPA1* 致病变异体和线粒体脑肌病。在婴儿期早期，她们表现出发育迟缓、肌肉无力、消瘦、进食不良、肥厚型心肌病、高张力和乳酸酸血症等。这两名婴儿分别在 10 个月和 11 个月时死于呼吸停止。各复合物的 ETC 活性均降低，其中复合物Ⅰ和复合物Ⅳ受影响最大，复合物Ⅱ相对保存较好，在骨骼肌组织中也观察到 mtDNA 耗竭[160]。

5.3.12 *FBXL4* 基因

FBXL4（F-box 和富含亮氨酸的重复序列 4）是另一种在 mtDNA 维持中起重要作用的蛋白质。其确切的机制尚不清楚，可能是通过对线粒体动力学的调节来实现的。最近发现，FBXL4（由 *FBXL4* 编码）是一种存在于线粒体膜间隙的线粒体蛋白。FBXL4 有一个通常参与蛋白质-蛋白质作用的富含亮氨酸的重复结构域，因此 FBXL4 存在于四元蛋白质复合体中。FBXL4 已被发现对正常线粒体网络的形成是必不可少的。因此，FBXL4 可能通过相互作用和调节其他线粒体融合蛋白而在线粒体融合过程中发挥作用[161]。

FBXL4 相关的脑肌病型 mtDNA 耗竭综合征是一种常染色体隐性遗传病，已报道有 40 例患者，发病年龄从出生到 2 岁不等（平均 4 个月）。受影响的患儿通常表现为低眼压、精神运动迟缓、发育不良、喂养困难、生长障碍和乳酸酸中毒。最近被报道 *FBXL4* 变异可导致脑肌病型 MTDPS13。该综合征起病于婴儿期，表现为低张力、进食困难、轻度面部畸形、发育迟缓和脑萎缩，实验室检查显示血乳酸水平升高、非特异性线粒体呼吸链（mitochondrial respiratory chain，MRC）酶缺乏和 mtDNA 缺失。研究人员在一名临床、生化和脑 MRI 特征与 MTDPS13 一致的挪威男孩身上发现了一个新的错义变体，c.1442T>C（p.Leu481Pro），该变异在公共数据库中不存在，在 149 名挪威人的对照中也不存在，并且在一个包含 440 人全部

外显子组测序数据的内部数据库中也不存在,在硅质材料中预测它对蛋白质功能有害。来自患者的肌肉组织(复合物Ⅰ～Ⅳ)和培养的皮肤成纤维细胞(复合物Ⅰ～Ⅴ)中的MRC酶活性正常,但肌肉中mtDNA缺失被证实,从而支持了 *FBXL4* c.1442T>C(p.Leu481Pro)变异的预测致病性[162]。线粒体脑肌病的临床指征表明,即使在MRC酶的活性水平正常的情况下,也应该对 *FBXL4* 进行测序。

5.3.13 其他

参与分裂的因子包括动力相关蛋白1(dynamin-related protein 1,Drp1)、线粒体分裂因子(MFF)、受体蛋白MiD49(MIEF2)、受体蛋白MiD51(MIEF1)以及线粒体分裂蛋白1(Fis1)[163-164]。Drp1招募线粒体分裂蛋白1和线粒体分裂因子(MFF)。一旦被招募,Drp1就包裹在线粒体周围,并使用GTP水解将线粒体一分为二。然而,协调裂变和聚变的确切过程仍然未知。

1. *MFF* 基因

线粒体分裂障碍比融合更为少见,仅有病例报道。在一位患有小头畸形、大脑发育异常、视神经萎缩及发育不良、持续性乳酸血症及血浆超长链脂肪酸浓度轻度升高的新生儿体内,科研人员发现了线粒体和过氧化物酶体的分裂缺陷,以及动力蛋白样蛋白1基因(*DLP1*)的杂合显性负突变c.1184C>A,预测c.1184C>A突变会导致第395位丙氨酸被天冬氨酸取代。这种突变与线粒体和过氧化物酶体的严重分裂缺陷有关[165]。研究人员也报道了MFF相关病例,为了研究同源合体分析和外显子序列测定在一组疑似或确诊的线粒体脑肌病患者中的应用,他们在10个先证者中用自合子分析(autozygome analysis)突出显示直接测序的候选基因,这些先证者都是近亲父母所生。用自合子从4个先证者的外显子组测序中筛选出变异体,除了揭示已知线粒体基因的突变外,分析还发现了两个新的候选疾病基因:*MFF* 和 *FARS2*,分别编码线粒体分裂因子和苯丙氨酰-tRNA合成酶。与对照组相比,携带MFF截短突变的患者成纤维细胞的线粒体和过氧化物酶体外观明显不同[166]。

2. *GFEP* 基因

在酵母线粒体膜间腔中发现了一个由巯基氧化酶Erv1和氧化还原调节转运受体Mia40所组成的二硫化物传递系统(disulfide relay system,DRS)。富含半胱氨酸的蛋白质由于该系统的氧化折叠机制,从而进入膜间腔内,与氧化酶发生作用,Erv1p再次氧化,从而将该系统与呼吸链相结合。然而,在DRS中,人类Erv1同源基因 *GFER* 的作用目前一直没有得到很好的研究。A. Di Fonzo等人[167]利用纯合定位法,发现 *GFER* 基因的突变导致婴儿线粒体紊乱。健康的近亲父母所生的3名儿童表现为部分合并呼吸链缺陷、先天性白内障等。研究结果显示:①复合物Ⅰ、复合物Ⅱ和复合物Ⅳ活性出现严重降低;②多种mtDNA缺失随时间增加而加速积累;③线粒体超微结构出现异常;④富含半胱氨酸的蛋白质含量大大减少。此外,酿酒酵母Erv1(R182H)突变株复制了复合物Ⅳ活性缺陷,同时在线粒体形态方面表现出异常缺陷，并伴有 mtDNA 遗传不稳定性现象。此发现阐明了线粒体生物发生机制，同时确立了 *GFER* 在人类 DRS 中的作用，并促进了对一种新的线粒体疾病发病机制的理解。

3. *STAT2* 基因

在病毒感染后出现严重神经恶化的 2 名儿童中，研究人员通过全外显子测序鉴定了一种新的纯合子 *STAT2* 突变，c.1836C>A(p.Cys612Ter)。在这些患者和第三名无关的 *STAT2* 缺陷患者的肌肉和成纤维细胞中观察到线粒体极度拉长。Western blot 分析显示，STAT2 蛋白缺失，线粒体分裂蛋白 Drp1（由 *DNM1L* 编码）处于磷酸化状态，即处于失活状态。所有 3 名患者都存在丝氨酸残基 616 位磷酸化的 Drp1(P-Drp1^{S616})水平降低，这是一种已知的激活 Drp1 的翻译后修饰，而与 Drp1 GTPase 的非激活状态相关的是丝氨酸 637 位磷酸化的 Drp1(P-Drp1^{S637})水平升高。此外，在该 3 例患者中，使用慢病毒转导野生型 STAT2 后，线粒体长度正常化，磷酸化的 Drp1(P-Drp1^{S616})水平升高，修复了患者成纤维细胞中的线粒体分裂缺陷。由此暗示 STAT2 是一种新的丝氨酸 616 位 Drp1 磷酸化的调节因子，从而调节线粒体的分裂，并提示免疫和线粒体之间存在相互作用。这是首次将先天免疫系统与线粒体动力学和形态学联系起来的研究[157]。

5.4 线粒体蛋白质合成相关基因的缺陷

另一类线粒体细胞病变可能是由排列线粒体蛋白合成障碍的核基因突变引起的，而不会损失 mtDNA 完整性。这些核基因编码的蛋白由胞质核糖体翻译并输入到线粒体，介导线粒体蛋白的合成，包括转移 RNA 修饰酶，核糖体蛋白和氨酰基转移 RNA 合成酶，翻译起始、延伸和终止因子[168]。该组基因在遗传上是异质的，并且在临床表现上是多种多样的，多数患者将表现出伴有联合呼吸链缺陷的神经系统特征。

5.4.1 线粒体 tRNA 修饰酶基因的分子缺陷

哺乳动物线粒体翻译装置中的 RNA 修饰在促进线粒体基因表达方面起着关键作用，因为它们能够通过最小的一组 tRNA 解码非常规的遗传密码，并通过线粒体核糖体高效、准确地合成蛋白质。根据 tRNA 分子结构，线粒体中 tRNA 修饰可大致分为两类：结构核心修饰和反密码子茎环修饰。结构核心的修饰相对简单，例如，甲基化、假尿苷化和二氢尿苷化，其主要有助于 mt-tRNA 的结构稳定性。反密码子茎环内的修饰包括甲基化和假尿苷化以及更复杂的添加。二者共同优化了 tRNA 在 mRNA 解码过程中的效率[169]。常见的编码线粒体 tRNA 修饰酶的核基因修饰类型及基因缺陷引起的疾病见表 5.4。

表 5.4　涉及线粒体 tRNA 修饰酶基因及其疾病

突变基因	修饰类型	引发的疾病
PUS1	假尿苷酸化	MLASA 综合征
TRMU	2-硫代尿苷修饰	急性婴儿肝衰竭、耳聋
MTO1	5-羧甲基氨基甲基化	肥厚型心肌病、ONCE 综合征等
GTPBP3	$\tau m^5 U$ 修饰	肥厚型心肌病、乳酸酸中毒、脑病等
MTFMT	Met-tRNA^{Met} 甲酰化	Leigh 综合征、氧化磷酸化缺乏症等
TRIT1	i^6A37 修饰	脑病和肌阵挛性癫痫等
TRNT1	tRNA 3′加工	SIFD
TRMT5	m^1G37 修饰	运动不耐受、周围神经病变、肌肉无力、发育迟缓、乳酸酸中毒、痉挛性轻瘫、肝硬化、肾小管病等

$\tau m^5 U$—5-牛磺酸甲基尿嘧啶核苷；Met-tRNA—甲硫氨酰 tRNA；i^6A37—腺苷-37 的 N6 异戊烯基化；m^1G37—鸟苷-37 的 N1 甲基化；MLASA—肌病、乳酸酸中毒和铁粒幼细胞性贫血；ONCE—视神经病变、心肌病和脑病伴乳酸酸中毒合并氧化磷酸化缺陷；SIFD—铁粒细胞性贫血伴免疫缺陷、发热和发育迟缓。

1. *PUS1*

假尿苷酸化是 tRNA 中最常见的修饰，可稳定 tRNA 茎中的碱基配对和反密码子环中的碱基堆积。*PUS1* 基因编码假尿苷合酶 1，该酶位于细胞核和线粒体，在几个胞质和线粒体 tRNA 位置将尿苷转化为假尿苷，可以提高细胞质和线粒体中的蛋白质合成效率。*PUS1* 已经从酵母[170]、小鼠[171]和秀丽线虫[172]中鉴定出来，并且在包括人类[171]在内的许多真核生物中都发现了同源物。在体外和体内均已证明 *PUS1* 修饰 tRNA 中的 27、27a、28、29、34、36 和 67 位。PUS1 蛋白对于 tRNA 的翻译后修饰是必需的，该基因的突变会导致胞质和线粒体 tRNA 的假尿嘧啶减少，从而导致线粒体蛋白翻译受损。遗传分析表明，*PUS1* 基因的错义突变是线粒体 MLASA 的原因[173]。这是一种罕见的氧化磷酸化和铁代谢的常染色体隐性疾病，影响肌肉和骨髓，主要临床表现为肌病性运动耐受不良和大细胞性铁粒幼细胞性贫血。而且，MLASA 也可能与智力低下和颅面异常有关。研究人员对患有 MLASA 综合征的一个伊朗家族和一个以色列家族进行了连锁分析和纯合性测试，对位于 12q24.33 染色体 1.2 Mb 内的候选区域中 6 个已知基因中的每个基因以及在骨髓或肌肉中表达的 4 个候选基因进行序列分析，确定了 *PUS1* 的纯合错义突变来自这些家庭的所有 MLASA 患者。*PUS1* 基因第 3 外显子在 mRNA 位置 656 处的 C→T 突变，导致蛋白质 116 位上的精氨酸变为色氨酸的非保守氨基酸变化。这个氨基酸是酶活性位点的一部分，靠近一个关键的天冬氨酸（第 118 位），是几个假尿苷合成酶家族的催化所必需的[173]。2005 年，研究人员[174]报道了一例 MLASA 综合征患者，该患者是一名近亲波斯犹太人后代，临床表现为智力低下、畸形、肌病、乳酸酸中毒和铁粒幼细胞性贫血。在该患者体内也发现了 *PUS1* 基因 656C→T 纯合突变，这一发现为线粒体核糖核酸修饰影响氧化磷酸化紊乱的表型提供了另一个证据。

E. Fernandez-Vizarra 等人[175]报道了患有 MLASA 的两位意大利兄弟,他们是远亲父母的后代。通过自动测序分析了 PUS1 基因的 6 个外显子,发现 PUS1 中存在一种新型的纯合终止突变 658G>T,该突变导致用终止密码子(TAG)替换同工型 1 (PUS1-1)的氨基酸残基 E220 的密码子。这一终止突变可能决定了蛋白质功能的丧失,因为它预测了 C 末端缺少 208/427 个氨基酸残基的蛋白质的合成,并与 mtDNA 翻译效率降低有关。而且,这一研究提示核 PUS1 和线粒体 PUS1 两种异构体的结构差异可能与 MLASA 临床表现的差异性有关。最近,在 2 名患有 MLASA 表现型的 4 岁和 11 岁的土耳其姐妹中,PUS1 基因的测序揭示了一个新的纯合 p.Glu311*突变。这两名患者均患有铁粒幼细胞性贫血、乳酸酸中毒、发育迟缓和慢性腹泻。此外,与其他先前报道的 MLASA 患者相比,患者姐姐由于有斜视和骨骼异常,是一例比较独特的 MLASA 表现型。该报道增加了导致 MLASA 复杂临床表现的突变数量[176]。

尽管假尿苷在 RNA 的结构和功能中很重要,但目前尚不清楚 PUS1 活性的丧失为何会导致 MLASA 这些标志性症状的发生。酵母中 PUS1 的缺失不会导致明显的表型[177]。秀丽线虫中 PUS1 的缺失会导致成熟的轻微延迟,但不会导致线虫形态、运动或新陈代谢的任何其他方面发生明显变化[172]。2016 年,研究人员构造了一种由 PUS1 突变而导致的 MLASA 小鼠模型,表现出肌肉形态和生理学改变。如所预期的,来自 $PUS1^{-/-}$ 动物的细胞质和线粒体 tRNA 中缺少某些修饰。$PUS1^{-/-}$ 小鼠以预期的孟德尔频率出生,并且没有畸形。在第 14 周,突变体显示出降低的运动能力。胫骨前肌的形态学和组织化学检查显示,肌球蛋白重链(MHC)ⅡB 与琥珀酸脱氢酶(SDH)低表达肌纤维的横截面积和比例增加,而 MHC ⅡA 阳性或 SDH 高表达肌纤维的横截面积和比例的大小没有变化。$PUS1^{-/-}$ 小鼠红色腓肠肌提取物中的细胞色素 c 氧化酶活性显著降低。腓肠肌红色肌肉的透射电子显微镜显示 $PUS1^{-/-}$ 小鼠的肌纤维间线粒体密度较低,线粒体较小。总体来说,这些结果表明与线粒体含量和氧化能力相关的肌肉代谢改变可能是 $PUS1^{-/-}$ 小鼠运动能力下降的原因[178]。另外,引起 MLASA 综合征的另一个核基因是 YARS2(线粒体酪氨酰-tRNA 合成酶)(见下文 YARS2 基因缺陷的描述)。

2. TRMU

TRMU 基因编码一种参与线粒体 tRNA 修饰的进化保守蛋白,即 tRNA 5-甲基氨基甲基-2-硫尿苷酸甲基转移酶(tRNA 5-methylaminomethyl-2-thiouridylate methyltransferase,TRMU),对线粒体翻译有重要作用。这种线粒体特异性酶是 tRNA 反密码子摆动位置上的 2-硫基化所必需的,其缺失会导致 tRNA 修饰的稳态水平降低,从而导致线粒体蛋白质合成受损。研究人员通过对 11 个 TRMU 外显子及其侧翼内含子区域的序列测定,发现了一个纯合突变 c.232T>C,该突变可将高度保守的 Tyr77 变为 His(Y77H)。该突变的患者表现出呼吸链缺陷和线粒体翻译不足,导致急性婴儿肝衰竭[179]。研究发现,由于 TRMU 缺乏而引起的婴儿肝病是可逆的,如果患者能在肝衰竭这一阶段中存活下来,他们就会自发性恢复并正常发育。V. Boczonadi 等人[180]报道了一名 2 岁的女孩，该女孩在 2～4 个月大时出现了线粒体病理性急性、孤立的严重肝衰竭，并且肝脏和骨骼肌中的呼吸链酶活性均下降，但她的肝功能在 1 个月内显著改善，肝功能检查恢复正常，且肝硬化没有进一步的发展。研究人员在 *TRMU* 中鉴定出致病性复合杂合突变：一个是 c.711_712insG(p.Gln238AlafsX14)，导致了移码和提前终止，另一个是插入一个 9 bp 的 c.1081_1082insAGGCTGTGC(p.Arg361 insAla、Val、Arg)，导致了额外 3 个氨基酸的插入。该复合杂合突变在 J. P. Kemp 等人[181]的研究中也同样被报道，患者表现为早发可逆性肝病。*TRMU* 的硫供体半胱氨酸在新生儿期的有限可用性被认为是一种可能的致病机制[182]。在生命的最初几个月里，参与内源性半胱氨酸合成酶的逐渐增加可以解释生物化学表型的可逆性。目前的研究表明，缺乏 *TRMU* 并不会损害包括成肌细胞在内的 3 种不同类型细胞（成纤维细胞、成肌细胞和 HEK293T 细胞）的线粒体翻译，F. Sasarman 等人[183]在患有线粒体脑肌病、乳酸酸中毒、卒中样发作和 MERRF 患者的成肌细胞中敲除 *TRMU* 后，发现这些缺陷并没有恶化，不过该研究者表示不能排除在新生儿肝脏中的 *TRMU* 缺陷。

此外，*TRMU* 中的突变可能对与耳聋相关的线粒体 12S 核糖体 RNA 突变的表型表达有修饰作用。F. L. Meng 等人[184]发现 *TRMU* 中的核修饰等位基因（A10S）与 12S rRNA 的 1555A＞G 突变相互作用导致耳聋。A10S 突变位于 N 端序列的高度保守残基，A10S 突变导致 tRNA^{Lys}、tRNA^{Glu} 和 tRNA^{Gln} 的 U34 的 2-硫尿苷修饰显著减少。改变的 2-硫尿苷修饰与 m.1555A＞G 突变作用加重了线粒体翻译的损害，翻译缺陷导致线粒体呼吸链活性降低，进而导致线粒体 ATP 生成减少，活性氧生成增加。*TRMU* 突变导致 tRNA 修饰障碍，近年有研究人员在斑马鱼中研究由于 *TRMU* 突变最终引起听力损失的分子机制。研究结果显示，在 *TRMU* 突变后，线粒体 tRNA^{Lys}、tRNA^{Glu} 和 tRNA^{Gln} 的 U34 的 2-硫尿苷修饰作用消失，改变这种转录后修饰介导的线粒体 tRNA 代谢会导致线粒体的翻译受损、呼吸链缺陷和线粒体 ATP 生成减少。这些改变引起的线粒体功能障碍进而导致听觉器官发育缺陷，包括囊状耳石的大小、听觉及前庭器官中毛细胞的数量显著减少等，最终导致听觉功能障碍[185]。

3. *MTO1*

MTO1 基因编码参与 mt-tRNA 组转录后修饰的线粒体翻译优化 1（mitochondrial translation optimization 1，MTO1），该蛋白通过催化 mt-tRNA^{Gln}、mt-tRNA^{Glu} 和 mt-tRNA^{Lys} 中摆动尿苷碱基的 5-羧甲基氨基甲基化，提高 mtDNA 翻译的准确性和效率。*MTO1* 的突变被确定为肥厚型心肌病、乳酸酸中毒和呼吸链缺陷儿童的病因。有研究者利用下一代外显子组测序鉴定了一个母系 c.1858dup(p.Arg620Lysfs*8)的移码和一个父系 c.1282G＞A(p.Ala428Thr)的错义突变[186]。2014 年，L. Becker 等人[187]报道了一个基因诱变产生的 *MTO1* 缺陷小鼠模型，它非常好地反映了复合物Ⅰ缺陷和心肌病的人类表型。与患者一样，有该基因缺陷的小鼠最明显的症状和体征是心血管疾病，包括心动过缓和心肌病。*MTO1* 的突变也

会导致ONCE综合征。2017年，研究人员[188]报道了3名临床和生化特征不相关的患者，这些患者表现为ONCE综合征，通过全外显子组测序（WES），在其中2名患者的 *MTO1* 中发现了双重纯合突变〔c.1510C＞T（p.R504C）和 c.1669G＞A（p.V557M）〕，另一例患者存在纯合突变 p.R504C。该结果表明，p.R504C是ONCE综合征的致病突变，而 p.V557M是一种罕见的多态变异体。p.R504C突变也在 M. Charif 等人[189]报道的一个有视神经病变、非进行性心肌病和认知障碍的家庭中被发现。此外，已发现人类线粒体 12S rRNA A1555G 突变与氨基糖苷诱导的非综合征性耳聋有关，有研究表明，*MTO1* 可能对该突变的表型表达有修饰作用[190]。

4. GTPBP3

GTPBP3 基因编码线粒体 GTP 结合蛋白 3（GTP-binding protein 3，GTPBP3）。GTPBP3是一种高度保守的 tRNA 修饰酶，用于在线粒体 tRNA 的摆动位置进行 $\tau m^5 U$ 的生物合成。R. Kopajtich 等人的研究表明，*GTPBP3* 的突变与肥厚型心肌病、乳酸酸中毒和线粒体脑病相关。通过全外显子组和候选基因测序，从9个家族中鉴定出11个携带 *GTPBP3* 复合杂合或纯合突变的个体，所有病例均表现为乳酸酸中毒，其中9例患肥厚型心肌病，并且大多数具有 *GTPBP3* 突变的患者的脑部 MRI 检查显示丘脑、壳核和脑干的影像表现类似于 Leigh 综合征患者的脑部 MRI 表现，并且会出现类似于 Leigh 综合征的神经系统症状[191]。2019年，D. Chen 等人[192]使用 CRISPR/Cas9 系统生成的 *GTPBP3* 敲除斑马鱼模型，证明了 tRNA 核苷酸修饰缺陷在线粒体生物发生中的基本作用及其在肥厚型心肌病中的病理结果。该研究者发现 *GTPBP3* 的缺失可能会改变 tRNA 的功能性折叠，而且 *GTPBP3* 敲除的斑马鱼显示出线粒体 tRNA 的氨基酰化水平整体提高。这些异常进一步损害线粒体翻译，产生蛋白稳态压力并改变了呼吸链复合物的活性，这些线粒体功能异常导致了突变斑马鱼胚胎心脏发育的改变和心室射血分数下降。值得注意的是，*GTPBP3* 基因敲除的斑马鱼表现出了心肌肥大和心室心肌纤维紊乱。*GTPBP3* 基因敲除斑马鱼的这些心脏缺陷再现了携带 *GTPBP3* 突变的肥厚型心肌病患者的临床表型。

5. MTFMT

MTFMT 基因编码线粒体甲硫酰-tRNA 甲酰转移酶（methionyl-tRNA formyltransferase，MTFMT），该酶是启动翻译和延长线粒体蛋白合成所必需的，负责 Met-tRNA^{Met} 甲酰化。在哺乳动物的线粒体中，只有一个 Met-tRNA，因此必须严格控制 fMet-tRNA^{Met}（用于起始）与 Met-tRNA^{Met}（用于翻译延伸）的比例。因此，*MTFMT* 缺乏会导致线粒体蛋白质合成受损，从而导致多个呼吸链缺陷。*MTFMT* 中的致病变异与 Leigh 综合征有关，其中 c.626C＞T 突变被多次报道[193-194]。该突变是线粒体氧化磷酸化疾病的最常见疾病等位基因之一，其引用的等位基因频率为 0.11%。E. Tucker 等人[195]报道了 *MTFMT* 的三种不同的杂合变异体，除了 c.626C＞T 突变，另外两种突变为无义突变 c.382C＞T（p.R128X）和

c.374C>T(p.S125L)。携带该突变的患者会出现 Leigh 综合征和氧化磷酸化缺乏症的临床表现。而且该研究者进一步发现可以通过外源表达的 *MTFMT* 来补偿患者成纤维细胞在线粒体翻译中表现出严重缺陷的情况。此外，患者成纤维细胞的 fMet-tRNA^{Met} 水平显著降低，并且会出现线粒体翻译的复合物Ⅳ的一个组成部分 COX1 的甲酰化形式异常。

6. TRIT1

TRIT1 基因编码 tRNA 异戊烯基转移酶，该酶负责对一小部分细胞质和线粒体 tRNA 的反密码子环进行 i^{6}A37 修饰。i^{6}A37 即在 tRNA A37 的 N6 上添加一个异戊烯基，先前在酵母中的研究显示，i^{6}A37 缺乏会以密码子特异性方式降低翻译效率和保真度[196]。J.W.Yarham 等人[197]通过全外显子组测序鉴定了 *TRIT1* 基因中的纯合 p.Arg323Gln 突变，该突变从一个 UK-Pakistani 近亲家庭中分离得到，在该家庭中由于骨骼肌中存在多个氧化磷酸化缺陷，患病儿童患有线粒体脑病和肌阵挛性癫痫。研究人员确认该突变是造成 cy-tRNA 和 mt-tRNA 的 i^{6}A37 含量严重不足的原因，因为可以通过在患者成纤维细胞中野生型 *TRIT1* 补偿来逆转这个结果。

7. TRNT1

TRNT1 基因编码人类 CCA 加成酶（一种 RNA 聚合酶），是在转录后模板非依赖性地向所有 tRNA 分子的 3′端添加 2 个胞嘧啶和 1 个腺苷所必需的，也是 tRNA 氨酰化所必需的。添加 CCA 的酶也参与了 tRNA 的质量控制和应激反应。而且，*TRNT1* 编码唯一的人类 CCA 添加活性，并负责细胞质和线粒体 tRNA 的成熟。研究表明，*TRNT1* 突变会导致铁粒幼细胞性贫血伴免疫缺陷、发热和发育迟缓（sideroblastic anemia with immunodeficiency, fevers, and developmental delay，SIFD）。P.Chakraborty 等人[198]在 SIFD 患者中鉴定出了 3 个移码等位基因、3 个剪接变体和 7 个独特的错义 *TRNT1* 等位基因：p.T154I、p.M158V、p.L166S、p.R190I、p.I223T、p.I326T 和 p.K416E，并且发现具有 p.K416E 等位基因的兄弟姐妹具有轻度的表型，主要表现为神经系统异常、周期性发热和感染，但贫血极少，生存期更长；携带 p.T154I 变体的患者 7 既不依赖输血，也不依赖静脉注射免疫球蛋白；携带 p.I326T 等位基因的患者 10 也具有变异表型，几乎没有神经系统问题，不需要静脉注射免疫球蛋白。2016 年，U.Liwak-Muir 等人[199]在 *TRNT1* 基因突变引起 SIFD 患者来源的成纤维细胞中进行实验研究，发现尽管患者成纤维细胞似乎在细胞形态、*TRNT1* 定位、整体翻译、线粒体网络结构或线粒体跨膜电位方面均无缺陷，但携带突变的 *TRNT1* 的患者细胞在正确形成氧化磷酸化复合物和消耗氧的能力方面存在缺陷。

8. TRMT5

TRMT5 基因编码 tRNA 甲基转移酶 5（tRNA methyltransferase 5，TRMT5），该蛋白参与一些线粒体 tRNA m^{1}G37 修饰的形成，与联合氧化磷酸化缺陷 26（COXPD26）相关。C.Powell 等人[200]报道了两名 *TRMT5* 突变的患者均在 G37 处

显示鸟苷的低甲基化，其中一名女性患者〔c.312_315del（p.Ile105Serfs*4）、c.872G>A（p.Arg291His）突变〕终身运动不耐受、劳累气短、痉挛、周围神经病变、肌肉无力、肝硬化、肾小管病和乳酸酸中毒，55岁病逝。另一名7岁的男孩〔c.312_315del（p.Ile105Serfs*4）、c.1156A>G（p.Met386Val）突变〕表现为肌张力低下、神经病、整体发育迟缓、乳酸酸中毒、肠假性梗阻和肥厚型心肌病。两名患者均显示骨骼肌复合物Ⅰ和复合物Ⅳ缺乏。2017年，M. A. Tarnopolsky等人[201]报道了另外两例患者，都为 TRMT5 中两个变体的杂合子：外显子4中的c.872G>A（p.Arg291His）和外显子2中的c.312_315del（p.Ile105Serfs4X）。该研究证实了 TRMT5 突变在引起神经病变表型中的作用，该表型可能表现为运动不耐受和肌肉无力或发育迟缓和痉挛性轻瘫。

5.4.2 线粒体延伸因子编码基因的分子缺陷

目前，研究人员已分别在 TUFM、TSFM 和 GFM1 基因编码的延伸因子Tu（EFTu）、延伸因子Ts（EFTs）和延伸因子G1（EFG1）的基因中发现了编码线粒体翻译延伸机制组分的基因突变。通常，这些基因突变导致患者表现出具有致命结果的严重表型，并且表现出线粒体呼吸链复合体的综合缺陷。

1. TUFM

TUFM 基因编码的线粒体延伸因子Tu（EFTu）是高度保守的GTP酶，它是线粒体蛋白质翻译机制的一部分。它以其激活形式（GTP：EFTu）将氨酰tRNA传递到线粒体核糖体的A位点。TUFM 基因的突变与小儿脑病有关。已研究报道的第一例 EFTu 突变是在一名患有严重的婴儿型大囊性脑白质营养不良症的患者中，该 EFTu 突变是cDNA核苷酸位置（np）1016处的G→A转变，其将339位的R残基转化为Q残基[202]。2017年，M. Di Nottia 等人[203]报道了一位患有严重婴儿型大囊性脑白质营养不良症的女婴，脑部MRI显示她的右侧大脑萎缩，伴有多微脑回，幕上白质脱髓鞘，额颞区和基底节多发囊性病变；并在肌肉活检中发现了复合物Ⅰ和复合物Ⅳ的联合缺陷，这是由 TUFM 中发现的一种新的突变c.964G>A引起的。另有研究[204]发现一种 TUFM 纯合错义突变为c.344A>C（p.His115Pro），是在一例表现为乳酸酸中毒和扩张型心肌病以及无进展性脑病的患者体内发现的。

2. TSFM

TSFM 基因编码线粒体EFT，它与EFTu一起对线粒体DNA编码蛋白的翻译发挥至关重要的作用。EFTu是一种G蛋白，它以鸟苷三磷酸依赖性的方式协助带电的氨酰基tRNA与线粒体核糖体的A位点结合，而EFT则起核苷酸交换因子的作用。TSFM 的突变与婴儿肥厚型心肌病、肝功能衰竭以及青少年神经疾病/脑病等多种疾病相关。J. Smeitink 等人[205]通过两名患儿研究了与氧化磷酸化酶联合缺乏症相关的线粒体蛋白合成缺陷的遗传基础，其中一名新生儿患有线粒体脑肌病，另一名患有肥厚型心肌病，候选基因的测序揭示了两名 TSFM 患儿均具有相同的纯合突变C997T，该突变预测在与EFTu相互作用的EFT子域中的进化保守位点上存在 Arg333Trp 取代。V. Vedrenne 等人发现的一个 *TSFM* 突变 C934T，可将高度保守的精氨酸变为色氨酸（p. R312W），从而导致严重的婴儿肝功能衰竭[206]。S. Ahola 等人在一个家庭中发现了 2 名患病的兄妹，他们患有婴儿型线粒体心肌病，并进展为青少年型 Leigh 综合征、神经病变和视神经萎缩，通过全外显子组测序在 *TSFM* 基因中发现了新的复合杂合突变，即 c. 944G＞A（p. C315Y）和 c. 856C＞T（p. Q286X），而且在来自另一个家庭的患者中发现相同的 p. Q286X 变异体是复合杂合体，其剪接位点发生了变化，该患者伴有幼年期起病的视神经萎缩、周围神经病变和共济失调，但无心脏症状。该结果说明导致线粒体翻译延伸因子 EFTs 缺陷的 *TSFM* 突变可成为儿童期或青少年期神经系统表型的遗传基础，无论其是否患有心肌病[207]。2016 年，S. Emperador 等人[208]在患有缓慢进展的儿童期共济失调和肥厚型心肌病患者的 *TSFM* 基因中发现了一个新的纯合错义突变 c. 719G＞C，该突变将 EFTs 蛋白 240 处的半胱氨酸变为丝氨酸，研究者利用细胞、生化和分子遗传学的方法，证实了该突变是这些临床表型发生的病因。

3. *GFM1*

GFM1 基因编码线粒体延伸因子 G1（EFG1）。线粒体 EFG1 是一个五域 GTPase，催化蛋白质生物合成的转位步骤，即在蛋白质延伸过程中，肽基-tRNA-mRNA 复合物在核糖体上的移动。这一过程包括将初生的肽基 tRNA 从核糖体受体（氨基酰基或 A）位点转移到核糖体肽基位点，并随之将不带电荷的 tRNA 从肽基位点转移到核糖体退出位点[209]。M. J. H. Coenen 等人[210]在一名患儿（某父母为近亲）发现 *EFG1* 的纯合错义突变 A521G，该患者受致命的新生儿肝衰竭和乳酸酸中毒的影响，并伴有严重的线粒体翻译缺陷。在患有严重的乳酸酸中毒和患有早发性 Leigh 综合征的患者中发现两个 *EFG1* 突变，即 cDNA np139 位置的 C→T 跃迁，导致氨基酸残基 R47 被终止密码子（TGA）取代，np1478 位置的 T→G 跃迁，引起 M496R 高度保守的氨基酸残基的变化，从而导致氧化磷酸化缺陷表型[202]。P. Smits 等人[211]在一名携带 M496R 突变且表现为新生儿乳酸酸中毒和 Leigh 样脑病的患者中检测到了一个新的 *GFM1* 错义突变 c. 748C＞T，该突变会导致延伸因子 G1 蛋白亚结构域 G′中的 Arg250Trp 替换，被认为会阻碍依赖核糖体的 GTP 水解。该研究人员还进一步证明了在患者成纤维细胞中检测到的氧化磷酸化缺陷和线粒体蛋白合成缺陷是 *GFM1* 突变的结果，最终导致线粒体脑病、神经系统的快速恶化、难治性癫痫，并且在 2 岁时死亡。

5.4.3 线粒体核糖体蛋白编码基因的分子缺陷

哺乳动物的线粒体核糖体为 55S 颗粒，由 28S 小亚基和 39S 大亚基组成。小亚基包含 12S rRNA 和大约 29 种蛋白质，大亚基包含 16S rRNA 和大约 48 种蛋白质。12S rRNA 和 16S rRNA 均由线粒体基因组编码，但所有线粒体核糖体蛋白（mitochondrial ribosomal protein，MRP）均为核编码，并在细胞质中合成后转入线粒体，这一过程需要线粒体转录和胞质翻译之间的协调。目前的研究已经在编码两个线粒体小亚基核糖体蛋白的核基因中发现了相关突变[212-213]。这些突变导致由线粒体核糖体小亚基组装受损引起的 12S rRNA 水平降低，损害了 12S rRNA 的稳定性，这种作用反过来又会导致线粒体核糖体各组分的降解。

MRPS16 基因（编码线粒体小亚基核糖体蛋白 S16）中的纯合性无义突变（Arg111Stop）与胼胝体发育不全、畸形和新生儿致死性乳酸酸中毒有关[212]。另一个编码小亚基核糖体蛋白 22 的基因 *MRPS22* 的纯合错义突变（R170H）与水肿、致死性心肌病和肾小管病有关[213]。

编码线粒体较大核糖体亚基蛋白质的基因 *MRPL3* 的一个错义突变（P317R）将脯氨酸（保守的中性疏水氨基酸）变成了精氨酸（一种碱性和亲水性氨基酸）。基于这些氨基酸的结构，推测该突变会显著影响蛋白质相互作用的界面并破坏核糖体亚基的稳定性，导致与线粒体翻译缺陷相关的肥厚型心肌病和精神运动发育迟缓[214]。

另一个编码线粒体核糖体大亚基蛋白质的基因 *MRPL12* 的一个突变（c.542C>T）可将高度保守的丙氨酸转变为缬氨酸（p.Ala181Val），导致患者生长发育迟缓和神经系统恶化，在患者的成纤维细胞中观察到总体线粒体翻译缺陷，COX1、COX2 和 COX3 亚基的合成显著减少[215]。

此外，有研究证明全外显子测序鉴定的一个基因 *MRPL44*（编码线粒体核糖体大亚基蛋白质）的一个纯合突变（L156R）是导致婴幼儿隐性肥厚型心肌病的遗传基础[216]。

5.4.4　线粒体氨酰-tRNA 合成酶编码基因的分子缺陷

线粒体氨酰-tRNA 合成酶（mitochondrial aminoacyl-tRNA synthetase，mt-aaRS）是一组核编码酶，通过将 20 个氨基酸中的每一种与其同源的 tRNA 分子结合来确保遗传密码的正确翻译。mt-aaRS 的突变会影响具有高能量需求的组织，尤其是中枢神经系统，导致线粒体脑病、Perrault 综合征和脑白质营养不良等中枢神经系统疾病的发生[217]。目前，研究人员已经开发了一个全面动态的关于 mt-aaRS 酶的新信息库，是一个不断更新的数据库和 web 服务器，收集与影响人类 mt-aaRS 的突变相关的现有的和正在出现的数据[217]。表 5.5 总结了本小节中出现的涉及线粒体氨酰-tRNA 修饰酶基因及因基因缺陷引起的疾病。

表 5.5　涉及线粒体氨酰-tRNA 修饰酶基因及其引发的疾病

突变基因	编码蛋白	引发的疾病
RARS2	精氨酰-tRNA 合成酶	线粒体脑病，脑桥、小脑发育不全
YARS2	酪氨酰-tRNA 合成酶	MLASA、莱伯遗传性视神经病变（LHON）
FARS2	苯丙氨酰-tRNA 合成酶	致命性婴儿 Alpers 脑病、早发性癫痫、遗传性痉挛性截瘫等
LARS2	亮氨酰-tRNA 合成酶	Perrault 综合征

续表

突变基因	编码蛋白	引发的疾病
VARS2	缬氨酰-tRNA 合成酶	小头畸形、癫痫
TARS2	苏氨酰-tRNA 合成酶	轴性肌张力减退、精神运动迟缓、线粒体呼吸链缺陷等
KARS	赖氨酰-tRNA 合成酶	发育迟缓、小头畸形、癫痫、视神经病变等
GARS	甘氨酰-tRNA 合成酶	轴突形式 Charcot-Marie-Tooth 病 2 型(CMT2D)、V 型远端遗传性运动神经病(dHMN-V)
SARS2	丝氨酰-tRNA 合成酶	肾小管病变(高尿酸血症、代谢性碱中毒)、肺动脉高压和婴儿期进行性肾衰竭(HUPRA 综合征)
MARS2	甲硫氨酰-tRNA 合成酶	伴脑白质病变的遗传痉挛性共济失调
CARS2	半胱氨酰-tRNA 合成酶	肌阵挛性癫痫伴破碎红纤维综合征(MERRF)等
NARS2	天冬酰胺-tRNA 合成酶	智力障碍、癫痫、听力损失、Leigh 综合征等
DARS2	天冬氨酰-tRNA 合成酶	脑白质病
IARS2	异亮氨酰-tRNA 合成酶	肥厚型心肌病

1. RARS2

编码线粒体精氨酰-tRNA 合成酶的 *RARS2* 基因内含子突变(IVS2+5A>G 外显子 2)与严重的线粒体脑病和脑桥、小脑发育不全有关[218]。2012 年，E. Glamuzina 等人[219]在两名患有脑桥小脑发育不良 6 型(pontocerebellar hypoplasia type 6，PCH6)的患者中检测到了 *RARS2* 的两个新的复合杂合突变。该病例证实，进行性小脑和大脑萎缩伴小头畸形和复杂性癫痫是 PCH6 的特征。随后，D. Cassandrini 等人[220]报道了来自三个无关家族的五名 PCH6 患者的临床、神经影像学和分子学特征。对患者的 *RARS2* 基因进行的分子学研究线显示了第一个家族中的 c.25A>G(p.I9V)和 c.1586+3A>T，第二个家族中的 c.734G>A(p.R245Q)和 c.1406G>A(p.R469H)，以及第三个家族中的 c.721T>A(p.W241R)和 c.35A>G/p.Q12R。

2. YARS2

编码线粒体酪氨酰-tRNA 合成酶的 *YARS2* 基因突变〔c.156C>G(p.F52L)〕与 MLASA 表型有关，即会引起肌病、乳酸酸中毒和铁粒幼细胞性贫血，该基因的突变是 MLASA 综合征的另一种病因[221]。此外，*YARS2* 突变是莱伯遗传性视神经病变(LHON)相关线粒体 DNA 突变表型的核修饰因子。2016 年，P. P. Jiang 等人[222]在 *YARS2* 基因中发现了 LHON 易感性等位基因 c.572G>T(p.Gly191Val)，其与 m.11778G>A 突变相互作用而导致患者失明。

3. FARS2

FARS2 基因编码的蛋白质是线粒体苯丙氨酰-tRNA 合成酶。Elo 等人[223]报道了两例患有致命性婴儿 Alpers 脑病患儿携带的 *FARS2* 的新型复合杂合突变，一例是复合杂合错义突变 p.D391V 和 p.I329T；另一例患者是近亲父母的孩子，具有 p.Y144C 纯合错义突变。突变患者临床特征包括出生后发作的灾难性癫痫、高乳酸

血症、早期致死和神经影像学表现。进一步进行结构分析预测到 p.I329T 会削弱氨基酰化域中的 ATP 结合，对重组突变蛋白的体外研究表明该变体对 ATP 的亲和力降低。此外，预测 p.D391V 和 p.Y144C 可能通过中断 tRNA 反密码子茎结合域从封闭形式向开放形式的旋转来破坏合成酶的功能。体外试验表明，p.D391V 突变蛋白与苯丙氨酸的亲和力降低，而 p.Y144C 破坏了 tRNA 结合。在复性试验中，p.I329T 和 p.D391V 突变体的稳定性受到损害。在另一例患有早发性癫痫和肌肉中孤立的复合物Ⅳ缺乏症患者中发现一个新的 *FARS2* 的致病性突变，即一部分基因组缺失和一种高度保守的 p.Asp325Tyr 错义突变[224]。2015 年，H.J.Vernon 等人[225]在两例患有发育迟缓、构音障碍和震颤的患者中检测出了另一个杂合错义突变 c.1255C>T，预测是在 *FARS2* 外显子 7 中的 p.Arg419Cys。另外一个新报道的 *FARS2* 基因纯合错义突变 c.424G>T(p.D142Y)在中国近亲家庭中引起遗传性痉挛性截瘫(hereditary spastic paraplegia，HSP)。该病是一组临床和遗传异质性的神经退行性疾病，其特征是因锥体束功能障碍而导致的下肢痉挛性截瘫[226]。

4. LARS2

LARS2 基因编码线粒体亮氨酰-tRNA 合成酶。*LARS2* 的突变会导致 Perrault 综合征的卵巢早衰和听力丧失。Perrault 综合征是一种罕见的常染色体隐性遗传病，其特征包括男性和女性的感觉神经性听力丧失以及女性的卵巢功能障碍，例如卵巢功能不全或卵巢早衰。除听力损失外，一些 Perrault 综合征患者还表现出神经系统症状，包括学习障碍、小脑性共济失调以及感觉性周围神经病等。Perrault 综合征的分类基于神经系统症状的存在(类型 2)或不存在(类型 1)。在两个患有 Perrault 综合征患者的家庭中，通过外显子组测序鉴定了在一个血缘关系密切的巴勒斯坦家庭中纯合突变的 c.1565C>A(p.Thr522Asn)以及在一个没有血缘关系的斯洛文尼亚家庭中的复合杂合突变 c.1077delT 和 c.1886C>T(p.Thr629Met)[227]。研究人员在一个意大利血统家系中通过全外显子测序鉴定了两个 *LARS2* 复合杂合突变，NM_015340.3: c.899C>T(p.Thr300Met)和 c.1912G>A(p.Glu638Lys)[228]。另外，有研究人员在一个阿根廷血统的无血缘家族中报道检出了一个 *LARS2* 纯合突变 c.1565C>A(p.Thr522Asn)；在一个英国血统的无血缘家族中发现了一个 *LARS2* 复合杂合突变 c.1565C>A(p.Thr522Asn)、c.351G>C(p.Met117Ile)[229]。上述描述的 *LARS2* 突变均为 Perrault 综合征 1 型。另有研究发现 *LARS2* 中的双等位基因突变可导致具有神经系统症状的 Perrault 综合征 2 型。2018 年，R.Kosaki 等人[230]研究了两名具有 Perrault 综合征表型和 *LARS2* p.Glu294Lys 和 p.Thr519Met 双等位基因突变的女性同胞患者，她们表现出神经行为症状，因此应归为 2 型。在 18 个月时，姐姐出现进行性感觉神经性听力丧失，其在 8 岁时出现广泛性发育障碍，表现出重复性行为、注意力缺陷、抽动、烦躁和共济失调步态，在 15 岁时被诊断为患有原发性闭经，促卵泡激素(FSH)和促黄体生成素(LH)升高且雌二醇减少，超声和磁共振成像检查显示子宫很小，没有检测到卵巢。她的妹妹出现了新生儿的感音神经性听力损失，以及运动和言语发展的轻度延迟，在阅读理

解上有困难，被诊断为患有原发性闭经，其内分泌和影像学发现与姐姐相当。

5. VARS2

VARS2 基因编码线粒体缬氨酰-tRNA 合成酶。D. Diodato 等人[231]在一名患有小头畸形癫痫的患者体内发现了 VARS2 的纯合错义突变 c.1100C＞T(p.Thr367Ile)。

6. TARS2

D. Diodato 等研究人员在表现为轴性肌张力减退和严重的精神运动迟缓并伴有多种线粒体呼吸链缺陷的两名同胞患者中鉴定出了 TARS2(编码线粒体苏氨酰-tRNA 合成酶)复合杂合子突变 c.845C＞T(p.P282L)和内含子 6 位置+3 的核苷酸变化(g.4255A＞G；c.695+3A＞G)[231]。随后，Y.Wang 等人[232]通过体外和体内实验分析描述了线粒体苏氨酰-tRNA 合成酶的氨基酰化和编辑特性，并阐明了 P282L 突变的分子后果，即 P282L 突变可能会影响结构域或蛋白质的整体方向，从而负面地改变结构或影响蛋白质的稳定性。

7. KARS

KARS 基因编码赖氨酰-tRNA 合成酶。2013 年，研究人员报道了第一例与疑似线粒体疾病相关的 KARS 突变[233]。研究者通过外显子组测序分析了 102 例具有线粒体疾病临床和生化发现的患者，并确定了受神经运动迟缓、听力减退、眼肌麻痹、肌张力障碍和脑脊液乳酸水平升高影响的患者发生 KARS 复合杂合性突变(p.Thr587Met，p.Pro228Leu)。H.J.McMillan 等人[234]报道了两例患有严重的婴儿视力丧失、进行性小头畸形、发育迟缓、癫痫和皮质下白质异常的同胞患儿，通过外显子组测序确定了 KARS 的复合杂合突变 c.1312C＞T(p.Arg438Trp)和 c.1573G＞A(p.Glu525Lys)发生在催化结构域的高度保守区域内。类似的临床表现在一个有 p.Ala57Pro 错义突变和 7601 个碱基对缺失的患者中报道[235]。另外，有两名患者携带了新的双等位基因 KARS 突变，与心脏受累与 MRC 复合物Ⅰ和复合物Ⅳ缺乏有关。第一个患有携带复合杂合子 p.Val476Asp 和 p.Ile346Thr 突变的患者伴有癫痫发作、发育迟缓，发生了儿童期肥厚型心肌病。而第二个患者(14 岁)则出现了肥厚型心肌病，与 p.Leu378His 和 p.Pro418Arg 相关的轻度线粒体肌病性体征和认知障碍(尽管大脑 MRI 正常)，在两名患者中均检测到乳酸酸中毒[236]。另外，有两个突变(p.Arg505His，p.Pro533Ser)在两个同胞中受到报道，这些患者受早期发作性听力减退、进行性认知障碍和伴有白质脑病的成年发作的精神症状的影响，脑 MRI 显示额叶对称性融合异常、脑室周围白质和胼胝体。功能研究表明，这两个突变均降低了 tRNA 的氨酰化作用，而 p.Arg505His 改变了 KARS 的二级结构，导致蛋白质聚集[237]。在发育迟缓、小头畸形、癫痫发作和感觉神经性听力损失的两个姐妹中，WES 显示存在 KARS 突变(p.Ala526Val；p.Phe489Cys)。其中一例报道左枕顶叶处钙化，肌肉活检中的 MRC 酶活性正常[238]。另有研究显示 KARS 突变还与视神经病变有关。研究人员通过全外显子组测序调查了一位患有严重神经系统疾病和神经感觉疾病的患者，发现 KARS 双等位基因突变 c.683C＞T(p.Pro228Leu)和 c.871T＞G(p.Phe291Val)。该研究者还通过实验表明细胞质

KARS 功能障碍会导致呼吸链复合物中富含赖氨酸的核编码蛋白的翻译水平降低，从而损害线粒体功能[239]。

8. GARS

GARS 编码甘氨酰 tRNA 合成酶（glycyl - tRNA synthetase，GARS）。*GARS* 变异体与 CMT2D 和 V 型远端遗传性运动神经病（dHMN - V）有关。CMT2D 是一种常染色体显性的轴突形式的 Charcot - Marie - Tooth 病，其特征是以上肢为主的周围神经病变，影响远端肢体的运动和感觉功能。dHMN - V 是一种常染色体显性外周神经病变，主要累及手，偶尔累及锥体结构。迄今为止，已经有多项研究报道[240-245]表明了多种 *GARS* 突变是导致 CMT2D 和 dHMN - V 的根本原因。另外，*GARS* 的突变还与隐性疾病表型有关。S. N. Oprescu 等人报道了一位来自美国国立卫生研究院未诊断疾病项目的患者，该患者是具有多系统发育表型的线粒体隐性表型患者。对其全外显子组序列分析显示，该患者为一个移码突变（p. Glu83Ilefs*6）和一个错义突变（p. Arg310Gln）*GARS* 变异的复合杂合子[246]。H. J. McMillan 等人[247]报道了一名 12 岁女孩，其表现为系统性线粒体疾病的临床和生化特征，包括运动诱发的肌痛、非致密性心肌病、血乳酸持续升高和脑 MRI 上的白质改变，通过外显子组测序发现该患者具有 *GARS* 复合杂合性突变 c.1904C＞T（p. Ser635Leu）和 c.1787G＞A（p. Arg596Gln）。

9. SARS2

SARS2 基因编码线粒体丝氨酰- tRNA 合成酶。R. Belostotsky 等人从两名巴勒斯坦近亲血统的婴儿中诊断出了一种之前未描述过的多系统线粒体细胞病变。患儿临床表现为肾小管病变（高尿酸血症、代谢性碱中毒）、肺动脉高压和婴儿期进行性肾衰竭（HUPRA 综合征），研究人员检测到 *SARS2* 中的致病性突变 c.1169A＞G（p. Asp390Gly）[248]。

10. MARS2

MARS2 基因编码甲硫氨酰- tRNA 合成酶 2，其与一种称为常染色体隐性遗传痉挛性共济失调伴脑白质病变（autosomal recessive spastic ataxia with leukoencephalopathy，ARSAL）的人类神经退行性疾病有关。该病是一种伴白质脑病或痉挛性共济失调 3 型的常染色体隐性遗传痉挛性共济失调。V. Bayat 等人[249]在患有 ARSAL 的患者中发现了复杂的基因组 *MARS2* 重排。

11. CARS2

CARS2 基因编码半胱氨酰- tRNA 合成酶 2（cysteinyl - tRNA synthetase 2，CARS2）。2014 年，K. Hallmann 等人[250]报道了一个有血缘关系的家族中 2 例患者的临床症状与 MERRF 综合征非常相似，包括严重的肌阵挛性癫痫、进行性痉挛性四肢瘫痪、进行性视力和听力损害以及进行性认知功能下降，在共分离的 *CARS2* 基因中鉴定出纯合的 c.655G＞A 突变。D. Samanta 等人[251]报道了一名 13 岁的女孩，她曾患有癫痫、智力障碍、吞咽困难伴胃管依赖、自闭症谱系障碍，并伴有局灶性癫痫病史，研究人员通过全外显子组测序确定了该患者 *CARS2* 基因的复合杂

合突变，V52G 变异体〔外显子 1 中的 c.155T＞G(p.Val52Gly)〕是从其母亲遗传的，T188M 变异体〔外显子 5 中的 c.563C＞T(p.Thr188Met)〕是从其父亲遗传的。

12. NARS2

A.V.Vanlander 等研究人员在近亲父母所生的姐弟二人的 NARS2 基因(编码线粒体天冬酰胺-tRNA 合成酶)中发现了纯合的错义突变 c.822G＞C，他们二人表现出不同的表型：弟弟在儿童时期患有轻度智力障碍和癫痫，而姐姐则患有严重的线粒体肌病[252]。也有研究发现 NARS2 突变与人类听力损失和 Leigh 综合征相关。NARS2 纯合的错义突变〔c.637G＞T(p.Val213Phe)〕是非综合征性听力损失(DFNB94)的根本原因，而 NARS2 复合杂合突变〔c.969T＞A(p.Tyr323*)＋c.1142A＞G(p.Asn381Ser)〕会导致线粒体呼吸链缺陷和 Leigh 综合征[253]。

13. DARS2

有研究报道，编码线粒体天冬氨酰-tRNA 合成酶的 DARS2 基因突变〔c.228-16C＞A(p.Arg76-SerfsX5)＋c.716T＞C(p.Leu239Pro)〕与脑干和脊髓受累及脑乳酸升高的脑白质病变有关[254]。

14. IARS2

有研究人员在一名 16 岁的肥厚型心肌病患者的心肌组织中发现了 IARS2 基因(编码异亮氨酰-tRNA 合成酶)存在同质突变 4277T＞C[255]。

5.4.5 释放因子编码基因的分子缺陷

释放因子是一种蛋白质，通过识别 mRNA 序列中的终止密码子来控制蛋白质合成的终止阶段。C12orf65 基因编码具有由线粒体核糖体释放肽作用的线粒体基质蛋白，属于 4 个线粒体 I 类肽释放因子家族，可从线粒体中新生肽上切割末端 tRNA，从而使新生成的蛋白质逃脱翻译机制。C12orf65 缺陷可表现出广泛的表型，其中 3 个主要的临床特征分别是视神经萎缩、周围神经病变和痉挛性轻瘫。H.Antonicka 等人[256]在患有 Leigh 综合征、视神经萎缩和眼肌麻痹脑病的两名患者中发现了两种 C12orf65 纯合的 1 bp 缺失(248delT、210delA)，这两种突变导致了 C12orf65 蛋白中相同的提前终止密码子。H.Shimazaki 等人[257]在一个日本血缘家族的两名患者的 C12orf65 基因中鉴定出一种新的纯合性无义突变 c.394C＞T(p.R132X)，同样导致一个过早的终止密码子。截短了的 C12orf65 蛋白可导致线粒体蛋白合成缺陷和呼吸链复合体酶活性降低，可能导致常染色体隐性遗传性痉挛性截瘫，并伴有神经病变和视神经萎缩等表现。据报道，许多 C12orf65 突变的患者表现出相似的线粒体疾病症状[256-260]。突变的预期结果是形成截短形式的 C12orf65 蛋白，其中蛋白的长度取决于终止密码子的精确位置。C12orf65 突变患者的临床回顾表明，尽管症状范围广，但在该组患者中仍可以区分不同的基因型与表型关系[258]。这些研究认为，尽管蛋白质截短的程度决定了临床表现的严重程度，但视神经萎缩、周围神经病变和痉挛性轻瘫的"强制性临床三合一"是所有患者的特征。M.Wesolowska 等人报道了一个非常罕见的成人 Leigh 样疾病病例。患者在儿童期就已发现有隐性遗传突变。在重症监护下，患者在 50 岁时出现了一种类似 Leigh 样疾病表现。研究者对患者的组织样本和细胞系进行了临床、生化和分子分析，包括全外显子组测序，发现了 *C12orf65* 基因纯合的外显子缺失〔c.210delA (p.Gly72Alafs*13)〕移码突变，预测该蛋白的截短形式编码是由于引入了一个提前终止密码子造成的。该突变与第一篇报道的 *C12orf65* 基因突变文献[256]中描述的突变相同。虽然该患者的 mt-RNA 水平正常或升高，但线粒体内蛋白质合成总体减少，导致了单独的复合物Ⅳ缺乏症。所有已报道的 *C12orf65* 突变均表现出常染色体隐性遗传，导致以这种方式遗传的线粒体致病突变通常是早发的，并伴有严重且往往是致命的临床表型。患者在成年期的表现通常不那么严重。该患者成年后期的表现与线粒体疾病的临床变异性形成了鲜明的对比，这表明做出最终诊断仍然是一项艰巨的挑战[261]。2017 年，H. Nishihara 等人[262]报道了一例与 *C12orf65* 基因中具有纯合 2 碱基缺失的 c171_172delGA(p.N58fs)有关的尸检病例。该患者表现为视神经萎缩、周围神经病变、锥体束征、智力低下，以及其他一些特征，包括手指和脚趾长、眼眶凹陷、原发性闭经、骨质疏松和迟发性呼吸功能不全等。

5.5 涉及线粒体运动、融合和裂变的蛋白质编码基因的分子缺陷

本节主要介绍涉及线粒体运动、融合和裂变的基因。常染色体显性遗传性痉挛性截瘫与 *KIF5A* 基因的缺陷有着一定的相关性。*KIF5A* 基因为编码线粒体运动蛋白的基因，这种突变会影响线粒体的运动；*OPA1* 基因突变导致常染色体显性视神经萎缩；Charcot-Marie-Tooth 病常染色体显性轴突变异有可能与 *Mfn2* 基因突变相关，*Mfn2* 基因是编码有丝分裂融合蛋白 2 的基因。此外，*GDAP1* 基因的突变会导致常染色体隐性的早发性脱髓鞘或轴突神经病变，*GDAP1* 基因编码神经节苷脂诱导分化蛋白 1，该蛋白是一种调节线粒体网络的蛋白。表 5.6 总结了影响线粒体运动、融合和裂变的相关基因及其缺陷引起的疾病。

表 5.6　影响线粒体运动、融合和裂变的基因缺陷及其引起的疾病

基因	基因功能	引起的疾病
KIF5A	编码线粒体驱动蛋白基因，参与线粒体和其他物质的细胞内运输	常染色体显性遗传性痉挛性截瘫，阿尔茨海默病（AD）
OPA1	控制线粒体融合、嵴完整性和 mtDNA 稳态	常染色体显性视神经萎缩，失明
Mfn2	编码有丝分裂融合蛋白 2	Charcot-Marie-Tooth 病常染色体显性轴突变异
GDAP1	编码神经节苷脂诱导分化蛋白 1，调节线粒体网络	腓骨肌萎缩病

1. *KIF5A*

线粒体是人体内较为重要的细胞器。*KIF5A* 基因编码一个神经元特异性的驱动蛋白重链,参与线粒体和其他物质的细胞内运输。KIF5A 蛋白包括 N 端茎结构域、运动结构域和 C 端结合结构域,KIF5A 与线粒体和其他物质的结合是由室壁驱动蛋白衔接蛋白 TRAK1 和 TRAK2 介导的[263]。Q. Wang 等[264]研究人员对与线粒体病相关的阿尔茨海默病进行了研究,研究表明,脑线粒体缺陷是阿尔茨海默病的一个特征。*KIF5A* 基因的下调模拟了 β 淀粉样蛋白(amyloid β - protein,Aβ)诱导的轴突线粒体运输缺陷,表明 *KIF5A* 基因缺陷在与阿尔茨海默病相关的轴突线粒体运输异常中具有潜在作用。并且,对于 *KIF5A* 基因的修复可纠正 Aβ 诱导的轴突线粒体运输损伤,特别是顺行运输的损伤,而对逆行轴突线粒体运动的影响很小或没有影响。*KIF5s* 基因被认为是神经元内线粒体转运的关键分子,与 *KIF5B* 基因的普遍分布不同,*KIF5A* 基因和 *KIF5C* 基因在神经元中具有选择性的丰度,这就突出了 *KIF5A* 基因和 *KIF5C* 基因在神经细胞中的重要性。之所以 *KIF5A* 基因对神经元内线粒体的转运相对较为重要,是因为 *KIF5A* 基因在神经元中显示出独特的高丰度,且 *KIF5A* 基因的功能障碍不可能被其他 *KIF5s* 基因所补偿,*KIF5A* 基因的显性负突变具有医学相关性。线粒体在维持轴突生理中有着较为关键的作用,正如研究结果所展示的,*KIF5A* 基因的缺失可能伴随轴突线粒体运输缺陷,这可能会导致线粒体向轴突传递燃料失败。重要的是,*KIF5A* 基因的表达减少和相对保留的动力蛋白与阿尔茨海默病相关病理环境中顺行轴突线粒体运输的选择性脆弱完全匹配。因此,*KIF5A* 基因功能障碍似乎是神经元中阿尔茨海默病相关的特征性变化。此外,另有其他的研究发现 *KIF5A* 表达与淀粉样 β 前体蛋白和可溶性 Aβ 水平成反比,因此,Q. Wang 等人结合对轴突线粒体运动的有害影响的观察结果认为改变 *KIF5s* 基因的表达水平可能在促进阿尔茨海默病几种主要的病理改变中起多方面的作用。在这种情况下,研究人员提出了一个有趣的问题,即 *KIF5A* 基因的缺陷是否是导致阿尔茨海默病的原因或结果。在研究中,通过观察经 Aβ 处理的神经元和 5×FAD 小鼠中的 *KIF5A* 基因缺失,研究人员已经发现 Aβ 对 *KIF5A* 基因表达水平的直接影响,这种发现似乎暗示了 Aβ 触发 *KIF5A* 基因失调的循环,这进一步增加了轴突中 Aβ 的产生和积累。值得注意的是,先前的研究表明,许多神经元应激因子可能会导致 *KIF* 基因的下调,例如氧化应激。由于阿尔茨海默病大脑的早期特征由神经元氧化应激构成,而线粒体功能障碍又与阿尔茨海默病大脑氧化应激有一定的关联,因此研究人员提出了一个在阿尔茨海默病轴突病变的发展中涉及 Aβ、线粒体和 *KIF5A* 基因的恶性循环。有一个值得讨论的关键问题是,在阿尔茨海默病相关病理环境中,*KIF5A* 基因下调的一个主要原因可能是因 Aβ 毒性所致[264]。K. Hares 等研究人员发现,阿尔茨海默病患者去世后,其大脑中 *KIF5A* 基因表达水平的升高并不一致,研究人员认为,*KIF5A* 基因的上调是对 Aβ 过量产生的一种补偿性反应,阿尔茨海默病患者的大脑通过该反应来控制 Aβ 的产生和积累。*KIFs* 的上调可能是阿尔茨海默病患者对受损轴突运输的适应性反应。确实，鉴于阿尔茨海默病发病机制的复杂性，不能排除这种代偿反应的存在，且越来越多的证据表明，轴突线粒体运输的破坏可能是阿尔茨海默病中 Aβ 毒性和 Tau 异常的协同效应，线粒体功能障碍，α-微管蛋白乙酰化和 Tau 相互作用的改变导致微管"轨道"受损，以及糖原合酶激酶 3β 失调导致的 KIF 干扰和磷酸化修饰是已知的促成因素。研究表明，*KIF5A* 基因缺失是阿尔茨海默病颞叶的明显变化，而 *KIF5A* 基因表达的这种变化至少部分与 Aβ 毒性有关。总之，研究人员发现在阿尔茨海默病患者中有三个 KIF 水平上调。上调是否是一种适应性反应，是有助于维持大脑中的神经内运输和稳定轴突结构，还是促进神经退行性变，仍有待确定[265]。对经 Aβ 处理过的神经元中轴突线粒体运输缺陷的纠正表明，保护 *KIF5A* 基因功能是缓解线粒体异常以治疗阿尔茨海默病的潜在途径。

Kinesin 蛋白（KIFS）的突变与许多神经系统疾病相关，但脊椎动物 KIFS 特有的和多余的功能尚不完全清楚。P. D. Campbell 等[266]研究人员通过对斑马鱼进行研究发现，拥有 *KIF5A* 基因的突变体会表现出过度兴奋的状态，这种 *KIF5A* 基因特异性功能是细胞自主的，并由其 C 末端尾部介导。人类 *KIF5A* 突变可导致运动功能和感觉功能障碍，尽管这些疾病的发病机制尚不清楚，但有两种机制涉及异常神经丝或由 *KIF5A* 基因突变引起的线粒体转运。研究人员发现，*KIF5A* 基因的突变减少了周围感觉神经元的轴突线粒体密度，同时保留了其他已知的 *KIF5* 的定位。除此之外，线粒体密度的丧失与轴突变性和感觉功能下降有关，由于未观察到神经丝 M 定位缺陷或轴突结构缺陷提示神经丝运输丢失，因此线粒体运输受损很可能是 *KIF5A* 基因突变的患者感觉神经元的主要缺陷[266]。

遗传性痉挛性截瘫（hereditary spastic paraplegia，HSP）是一种优先影响最长皮质脊髓轴突的神经退行性疾病。遗传性痉挛性截瘫包括越来越多的临床和遗传异质性疾病，它们的共同特征是皮质脊髓束的轴突变性。由于存在病理学的轴突长度依赖性，因此支配下肢运动神经元的最长轴突受到影响，而支配下肢运动神经元的较短纤维被保留，由于下肢痉挛，会导致进行性步态障碍。目前已经有超过 40 个与遗传性痉挛性截瘫相关的基因位点被登记，而与遗传性痉挛性截瘫相关的基因也有至少 20 个被记录在数据库中。遗传性痉挛性截瘫存在 X 连锁遗传、常染色体显性遗传以及常染色体隐性遗传三种模式，随着对遗传性痉挛性截瘫中突变基因生理功能的了解日益增多，一些常见的致病机制正逐渐凸显，如髓鞘形成、线粒体功能、膜运输和运输[267]。K. N. Karle 等[268]研究人员对遗传性痉挛性截瘫进行了研究。研究人员发现，功能失调的 *KIF5A* 基因会导致遗传性痉挛性截瘫的发生，在人体中主要影响运动神经元，为了进一步增进对基本病理生理学的了解，研究人员在 $KIF5A^{-/-}$ 小鼠模型中表征了 *KIF5A* 基因丢失对运动神经元存活、形态和轴突运输的影响，总之，研究人员观察到轴突运输受损、轴突生长减少，以及缺乏 *KIF5A* 基因的原发性运动神经元存活减少。SPG10 是一种由神经元驱动蛋白重链蛋白 KIF5A 的点突变引起的常染色体显性遗传性痉挛性截瘫，*KIF5A* 基因敲除（$KIF5A^{-/-}$）小鼠在出生后早期死亡。在这些小鼠中，肺未扩张、脊髓下运动神经元的细胞体肿胀，但其病理机制尚不清楚。为了深入了解病理生理学，研究人员对 $KIF5A^{-/-}$ 小鼠运动神经元和感觉神经元的原代细胞的活力、形态和功能进行了研究。研究人员用延时显微镜跟踪了运动神经元内的线粒体运动，有趣的是，研究人员发现在顺行和逆行两个方向上的运输速度都显著降低。对于参与快速顺行运输的运动蛋白来说，顺行运输的干扰是合理的，然而，逆行运输的干扰有些超出研究人员的预期。研究结果显示，在另外三个模型中显示了驱动蛋白-1参与顺行和逆行运输：用抗KHC抗体灌注鱿鱼轴浆，可抑制顺行和逆行运动细胞器的速率和数量。缺乏KIF5A同源物KHC的果蝇在线粒体的顺行和逆行方向也有轴突运输缺陷。在 $KIF5A$ 敲除（KO）小鼠模型中，神经丝在两个方向的传输频率和速度都降低了。在 $KIF5A$ 基因发生人类N256S突变的小鼠模型中，皮质神经元显示神经丝M运输的逆行速度增加而顺行速度不受影响，顺行运动和逆行运动的频率降低。研究人员研究轴突在两个方向的运输障碍，首先，如果线粒体是在细胞体内或附近产生的，它们必须被适当地运输到周围，然后才能返回细胞体，但是这样，周围线粒体的数量没有改变；其次，逆行驱动蛋白动力蛋白是在细胞体内合成的，在参与逆行运输之前需要运输到轴突的远端，这一假设得到了顺行性动力蛋白转运依赖于驱动蛋白-1的支持；最后，KIF5A可以作为轴突内动力蛋白的生化或生物物理激活剂。体外数据表明，KIF5A蛋白的颈部/连接区在运输速度调节中起作用，但利用KIF5A蛋白颈部结构域中的人类SPG10突变进行的体外实验不支持这一假设。$KIF5A$ 基因的缺失降低了运动神经元的存活率，但对感觉神经元没有影响。在 $KIF5A^{-/-}$ 运动神经元轴突和树突的生长明显减少，轴突分支数目减少，树突数目不变；在 $KIF5A^{-/-}$ 感觉神经元突起生长减少，但突起数目不变。在运动神经元中，线粒体运输的最大速度和平均速度在顺行和逆行方向都降低。研究结果表明，KIF5A在线粒体的生长和轴突运输过程中发挥作用，对运动神经元的影响比对感觉神经元的影响更严重，这为 $KIF5A$ 基因相关遗传性痉挛性截瘫的病理生理学研究提供了依据，并与皮质脊髓束最长轴突的主要变性的临床表现相吻合。

2. OPA1

OPA1是一种线粒体内膜蛋白，在线粒体融合和结构完整性中具有重要作用，功能异常的OPA1会导致视神经萎缩，导致失明[269]。位于线粒体内膜和外膜上的与动力相关的GTPases控制裂变和融合过程，包括IMM和OMM。线粒体的分裂和融合调节许多细胞过程，包括细胞增殖过程中的细胞器分布、生物能水平、线粒体钙通量、线粒体凋亡、自噬，甚至复杂的形态发生过程，例如树突棘的形成。在人类基因中，通过单个基因的可变剪接产生了八种 $OPA1$ 基因亚型，然后至少由三种蛋白酶进一步加工形成了几种长型和短型的 $OPA1$ 基因，它们低聚形成具有功能活性的四级结构。除了在线粒体融合中的作用外，$OPA1$ 基因控制线粒体凋亡的嵴重塑和MRC超复合物的物理和功能组织，这些功能性四元结构增加了呼吸过程中通过MRC复合物的电子流通道，从而最大限度地减少了电子泄漏，并稳定了单个MRC复合物，如复合物Ⅲ。因此，$OPA1$ 基因水平直接影响线粒体呼吸效率。

2007年，已经有研究人员证明OPA1基因突变所致的蛋白水解酶失活发生在线粒体疾病患者的细胞中。然而，OPA1基因在体内的作用及其作为一种对抗线粒体功能障碍和疾病的策略的稳定性的潜力仍然不清楚，OPA1基因消融在小鼠胚胎发育过程中仍然是致命的，并且在有丝分裂后组织中也会导致大量功能障碍。另一方面，研究人员发现，高水平OPA1基因的过度表达在细胞中是存在一定毒性的，导致反常的线粒体断裂。研究人员推测，OPA1基因的过度表达可以被用来纠正生化损伤，减轻线粒体疾病小鼠模型中与基因决定的氧化磷酸化失败相关的病理学损伤。

为了探究OPA1基因功能是否与特定亚型或结构域相关，D. Del Valentina等[270]研究人员对OPA1基因进行了相应研究。由于OPA1基因亚型分子的异质性和复杂性，研究人员采用了一套分子策略，以评估在遗传背景完全不含OPA1基因的细胞中每种同工型或其组合对OPA1基因功能的影响。OPA1基因是一种控制线粒体融合、嵴完整性和mtDNA稳态的GTPase，在人类基因组中，八个亚型被表达为长型和短型的组合，这八个同工型中的任何一个的表达足以维持mtDNA含量的生理水平，建立组织结构和功能性呼吸链。要充分恢复线粒体网络形态，考虑到长型和短型之间的特定组合，需要适当量和多种OPA1基因亚型，从长型到短型的复杂处理可确保线粒体网络的平衡结构，具有八种同工型可提供很大程度的灵活性，以适应细胞需求。研究结果表明，单独的短型形式在恢复线粒体融合方面的作用极小，而单独的长型形式具有与长型和短型形式在一起的融合能力，即使线粒体网络几乎完全破碎。因此，融合能力和线粒体形态是不相等的，需要区别对待。在MEF或心肌细胞中OMA1和YME1L蛋白酶的双重敲除表明，长型的存在仅足以维持线粒体融合以及网络形态。此外，还需要多种OPA1基因亚型，以在不同细胞条件下微调线粒体动力学并为其提供灵活性。从进化的角度来看，后生动物中过多的OPA1基因亚型可能与多种代谢条件和应激有关，可以使线粒体动力学适应多种代谢条件和应激，这些条件可能会危害高度专门化组织中的线粒体稳态。

3. Mfn2

线粒体融合蛋白2(mitofusin 2，Mfn2)是线粒体融合中的一种关键蛋白，它的GTPase活性低于Mfn1，参与线粒体与内质网的连接。J. P. Munoz等[271]研究人员发现将Mfn2基因沉默或消融后检测到线粒体形态和功能改变，可能的原因是线粒体融合减少，Mfn2基因的消融会导致内质网应激，研究人员对Mfn2基因调节细胞对内质网应激反应的机制进行了相应的研究，与内质网相关的机制可能会导致不同的结果，有可能会导致线粒体肿胀、Ca^{2+}过载增加、ROS产生增加以及Mfn2基因缺陷细胞中线粒体呼吸减少。研究人员发现，Mfn2敲除或Mfn2基因沉默的细胞在基础条件下显示出持续的PERK基因激活；PERK基因沉默可改善Mfn2敲除细胞中的线粒体网络和呼吸作用，并减少ROS的产生和线粒体Ca^{2+}；PERK基因的过度表达导致细胞中的线粒体破碎和线粒体呼吸减少；Mfn2基因与PERK基因之间存在物理相互作用。研究人员发现，Mfn2基因在内质网应激时控制未折叠蛋白反应（unfolded protein response，UPR），并且它是 $PERK$ 基因的上游调节剂，通过 $Mfn2$ 基因与 $PERK$ 基因相互作用还发现了 PERK 调节的新机制，与先前研究人员得到的结果一致，该研究结果支持 $Mfn2$ 基因在线粒体-内质网接触部位中的重要作用[272]。在基础条件下，$Mfn2$ 基因通过直接相互作用抑制 $PERK$ 基因激活，而 $Mfn2$ 基因缺乏型细胞中相互作用的丧失会影响 ROS 的产生、线粒体形态、呼吸作用和线粒体 Ca^{2+} 超载。此外，$Mfn2$ 基因缺陷的细胞显示 UPR 通路、$PERK$ 基因、$IRE-1\alpha$ 基因和 $ATF6$ 基因的活化过度，而 $PERK$ 基因和 $XBP-1$ 基因的增强应答分别导致凋亡和自噬的缺陷活化。研究人员认为，$Mfn2$ 基因在协调线粒体代谢和 UPR 中起着独特的作用。

4. GDAP1

腓骨肌萎缩症又称 Charcot-Marie-Tooth(CMT)病，是目前最为常见的遗传性周围神经病。据统计，在欧洲，每 10 万人当中有 10～28 人患有腓骨肌萎缩症。腓骨肌萎缩症的特征是神经运动纤维和感觉纤维的退化以与长度有关的方式缓慢进行。一般而言，腓骨肌萎缩症根据正中神经运动纤维中神经传导速度的不同分为脱髓鞘或轴突。目前，已鉴定出超过 80 个与腓骨肌萎缩症相关的编码功能不同的蛋白质的基因，包括神经节苷脂诱导的分化相关蛋白 1 及 $GDAP1$ 基因。GDAP1 是一种线粒体外膜蛋白，在神经组织中普遍表达并占主导地位。GDAP1 被认为在许多线粒体功能中发挥作用，包括线粒体动力学、线粒体运输、氧化还原过程、钙稳态和能量生产等。线粒体功能障碍已被证明是许多神经退行性疾病的主要因素，包括阿尔茨海默病、帕金森病、亨廷顿病以及腓骨肌萎缩症。为了探究由 $GDAP1$ 基因突变引起的腓骨肌萎缩症的分子发病机制，G. S. Paloma 等[273]研究人员对 $GDAP1$ 基因进行了相关研究。

腓骨肌萎缩症的病理基础是轴突线粒体运输的损伤，这是由不同基因的突变所致的。研究人员对 $GDAP1$ 基因中不同腓骨肌萎缩症突变影响的研究表明，线粒体动力学和细胞内分布可能发生变化，并且可能遍及轴突，从而导致线粒体网络的全面破坏。由于线粒体的改变也可能影响其他细胞功能，因此没有办法确定腓骨肌萎缩症病理的真正原因。α-环结构域内，在携带显性 $GDAP1$ 基因突变和隐性突变的细胞中，研究人员发现了由线粒体定位错误导致的 Ca^{2+} 动态平衡。除此之外，研究人员在 $GDAP1$ 基因的 α-环结构域之外的隐性突变中未发现 Ca^{2+} 的改变，这可能是通过完全不同的机制起作用的，α-环结构域内的隐性 $GDAP1$ 基因突变导致线粒体呼吸刺激失败，这也可能发生在其他与 $GDAP1$ 基因相关的腓骨肌萎缩症中。研究人员认为，尽管无法排除其他 Ca^{2+} 进入机制（例如电压门控 Ca^{2+} 通道）中的其他缺陷，但储存转运的钙通道（store-operated calcium channel，SOC）导致线粒体控制 Ca^{2+} 进入失败可能是 $GDAP1$ 基因相关腓骨肌萎缩症病理的潜在机制，还需要更多的研究来确定 $GDAP1$ 基因相关腓骨肌萎缩症患者和 $GDAP1$ 基因小鼠模型受影响神经元中哪些 Ca^{2+} 机制发生了改变。

骨骼肌是全身代谢稳态的主要调节器，AMP 激活的蛋白激酶（AMP kinase，

AMPK)对于骨骼肌的代谢调节尤为重要,因为它在 GLUT4 介导的葡萄糖摄取、脂肪酸合成的抑制和线粒体生物发生的激活中发挥作用。重要的是,尽管表现出几种代谢缺陷,包括胰岛素刺激的葡萄糖摄取受损,但 2 型糖尿病患者的骨骼肌仍具有在运动过程中激活 AMPK 的能力。D. G. Lassiter 等[274]研究人员通过叠加微阵列研究的结果来识别骨骼肌中新的 AMPK 依赖性候选基因,对 GDAP1 基因在骨骼肌代谢调节中的作用进行研究。研究人员使用 AMPKγ3 亚基转基因和基因敲除小鼠模型以及原代人类肌肉细胞,结果证明 AMPK 活性与 GDAP1 基因表达呈反向偶联。研究人员还提供证据表明,GDAP1 基因表达在 2 型糖尿病患者的股外侧肌中升高,并在急性运动后 3 小时内降低,研究人员的发现将 AMPK 活性与 GDAP1 基因表达水平相结合,并为 GDAP1 基因在骨骼肌代谢中的作用提供了新的证据。

研究人员发现,GDAP1 基因沉默和 AMPK 激动剂都改变了与昼夜节律典型相关的几个基因的表达。人类原代骨骼肌细胞可通过血清冲击或血清饥饿方案进行同步化,这是研究昼夜节律生物学较为有用的模型。GDAP1 基因沉默对昼夜节律机制的影响显然很强,因为尽管在研究中使用的细胞未同步,研究人员仍然观察到了 NPAS2 基因和 DBP 基因的一致变化,但 GDAP1 基因和与昼夜节律典型相关的几个基因的表达之间的联系是未知的。因为 NPAS2 基因和 DBP 基因彼此反相,所以研究人员发现由于 GDAP1 基因沉默,这些基因在相反的方向受到调控并不令人惊讶。由于在饮食引起的肥胖小鼠的肝脏中 DBP 基因的表达升高,因此由 GDAP1 基因沉默而导致的 DBP 基因表达降低可能有利于代谢调节。NPAS2 基因可以替代 CLOCK 基因来编码能够与 BMAL1 配对以诱导其他基因转录的蛋白质,而且与 CLOCK 基因相比,NPAS2 基因在骨骼肌的昼夜节律中具有更大的振幅。研究人员发现在 GDAP1 基因沉默的细胞中 NPAS2 基因表达增加,这为进一步研究该 AMPK 调控的靶点奠定了基础。总之,研究人员鉴定了包括 GDAP1 基因在内的几种新型 AMPK 调控基因。其他 AMPK 调控的候选基因值得进一步研究,包括 AAMDC 基因、ASPH 基因、DPP8 基因、KANSL1L 基因和 LPIN1 基因。研究人员发现了 GDAP1 基因在调节线粒体蛋白丰度、脂质氧化和非线粒体呼吸中的作用。在缺乏直接证据证明 GDAP1 基因在调节线粒体功能中的作用的情况下,研究人员推测它在维持骨骼肌过氧化物酶体完整性中起作用。除此之外,研究人员还发现 GDAP1 基因沉默和 AMPK 激动剂以一种以前未描述的方式相互作用,以改变核心生物钟机制的关键分子成分的表达。

5.6　继发性呼吸链缺陷相关基因的分子缺陷

分子缺陷可能会通过扭曲线粒体内膜的脂质结构(嵌入呼吸链亚基)或影响呼吸链中一个或多个亚基的导入而影响呼吸链的功能。耳聋-肌张力障碍-视神经病(deafness-dystonia-optic neuronopathy,DDON)综合征主要表现为儿童早期进行性耳聋,还表现为肌张力障碍、痉挛和吞咽困难,常见的表型还包括精神障碍和视力丧失。线粒体融合和裂变的速度直接决定着细胞器的形态和功能，正常的功能需要通过适当的裂变和融合达到平衡的线粒体内容物。有研究人员发现，具有 TIMM8A 基因中 c.116delT 突变的 DDON 综合征患者的成纤维细胞和转染靶向 TIMM8A 的 siRNA 的 HeLa 细胞都产生了具有相似拉长形态的线粒体。A. Neighbors 等[275]研究人员对 DDON 综合征的发病机制进行了探讨，这些感觉途径的主要神经元以及其他皮质通道需要通过 Tim8 和动力相关蛋白 1（dynamin-related protein 1，Drp1）相互作用来调节其线粒体形态的高级水平，以确保适当分布。由于缺少 TIM8 蛋白导致 Drp1 不能正确定位到线粒体，导致线粒体裂变的后续损失，这会导致拉长的线粒体积聚。随着大脑的成熟，这些原代神经元的进一步分化将不允许线粒体的适当循环，因此受损的线粒体的积累将导致这些原代神经元的死亡。TIM8/Drp1 的这种相互作用必须在听觉和视觉感觉途径的主要神经元中发挥中心作用。DDON 综合征是由单个基因 TIMM8A 突变引起的，该新型变异体为位于第一个密码子的起始缺失。

线粒体外膜和内膜上有一组精心设计的转座子，这组转座子可以介导蛋白质从胞质溶胶中导入线粒体，大多数线粒体蛋白是作为胞质前体合成的，包含可裂解的 N 末端前序。分子伴侣将前体护送到外膜，然后外膜的异寡聚转位酶介导易位。通过外膜后，内膜的 17p-Tim23p 复合物的转位酶与 mHsp70、Tim44p 和 mGrpE 一起介导跨内膜的转运。最后，可能需要基质中许多可溶性蛋白参与蛋白水解的成熟和折叠，才能完成组装。除了 Tim23 复合物外，线粒体内膜还包含 Tim22 复合物，该复合物介导内膜蛋白的导入，去往内膜的蛋白质在细胞质伴侣的陪同下被护送，然后穿过 TOM 复合物到达膜间空间。膜间空间复合物 Tim9p-Tim10p 和 Tim8p-Tim13p 充当推定的伴侣，将疏水性前体跨膜空间转移到专门用于插入膜蛋白的内部膜机制中，内膜复合物由 Tim12p、Tim18p、Tim22p、Tim54p 和一小部分 Tim9p 及 Tim10p 组成，它们共同形成 300 kD 的复合物。组件 Tim9p、Tim10p、Tim12p、Tim22p 和 Tim54p 对于生存能力至关重要。通过该途径导入的典型蛋白质是 ADP／ATP 载体，其中包含六个跨膜区域，小的 Tim 蛋白（Tim8p、Tim9p、Tim10p、Tim12p 和 Tim13p）分别有约 25％ 和 40％～50％ 的相似性，但 Tim9p 仅与 Tim10p 和 Tim8p 以及 Tim13p 在可溶性膜间空间复合体中结伴。重组的 Tim10 和 Tim12 融合蛋白结合锌，并且锌螯合剂抑制了 Tim10p 与 AAC 之间的相互作用，这表明小的 Tim 蛋白结合锌，并且锌结合需要它们在体内的功能，Tim9p 和 Tim10p 与线粒体载体家族的易位中间体 Tim17p 和 Tim22p 结合，而 Tim8p 和 Tim13p 与 Tim23p 结合，这表明一系列小的 Tim 蛋白可能具有不同的底物特异性。小的 Tim 蛋白属于进化保守的蛋白家族，在人类中已经鉴定出该蛋白家族的六个成员 DDP1/TIMM8a、DDP2/TIMM8b、TIMM10、TIMM9a、TIMM9b 和 TIMM13。

K. Roesch 等[276]研究人员对耳聋-肌张力障碍综合征进行了研究，发现耳聋-肌张力障碍综合征是由 DDP1/TIMM8a 中的截短或缺失引起的隐性 X 连锁神经退行性疾病。酵母同源物 Tim8p 在 70 kD 的复合物中与 Tim13p 结合，并介导 Tim23p

的导入。由于耳聋-肌张力障碍综合征已被确定为可能是由蛋白质进口机制缺陷引起的线粒体疾病，因此研究人员针对 TIMM8a 蛋白在肝脏的线粒体、来自耳聋-肌张力障碍综合征患者的成纤维细胞中的表达和功能进行了表征，并在异源模型酿酒酵母中使用。耳聋-肌张力障碍综合征不同于许多对神经和肌肉组织均具有多效性的线粒体疾病，但是神经、肌肉和成纤维细胞线粒体可能含有不同的小 Tim 复合物，例如 DDP2/TIMM13，它们介导 Tim23p 或其他内膜底物的导入。

细胞内线粒体的形态受精确调控的融合和裂变速率的控制，在细胞程序性死亡期间，线粒体经历了许多分裂，D. Arnoult 等[277]研究人员探究了增加线粒体 Drp1 水平，随后刺激细胞程序性死亡期间的线粒体裂变的机制。研究人员观察到 Bax/Bak 介导的线粒体膜间隙蛋白 DDP/TIMM8a 释放到细胞质中，在细胞质中结合并促进线粒体分裂介质 Drp1 的线粒体重新分布，使用功能丧失和功能获得分析，同时还证明了在细胞程序性死亡期间观察到的 Drp1 和 DDP/TIMM8a 依赖性线粒体断裂是有丝分裂的一个重要步骤，而 DDP/TIMM8a 又参与了不依赖 caspase 的细胞死亡。因此，在 Bax/Bak 介导的线粒体外膜通透性化之后，释放的 IMS 蛋白不仅包含凋亡因子（如参与 caspase 激活的细胞色素 c），还包含 DDP/TIMM8a，后者激活 Drp1 介导的分裂以促进线粒体断裂，并随后在细胞程序性死亡中消除。

5.7　涉及线粒体功能的其他核基因

本节主要介绍涉及线粒体功能的其他核基因，包括 *SLC25A19*、*SLC25A3* 和 *SCO1*、*SCO2* 基因，具体信息见表 5.7。

表 5.7　涉及线粒体功能的其他核基因缺陷及其所致的疾病

基因	基因功能	引起的疾病
SLC25A19	编码线粒体膜载体超家族成员	阿米什致死性小头畸形
SLC25A3	参与线粒体铜转运	COX 缺乏
SCO1，*SCO2*	影响线粒体转导信号通路的完整性	COX 缺乏和铜缺乏

1. *SLC25A19*

阿米什致死性小头畸形（Amish lethal microcephaly，MCPHA）以常染色体隐性遗传为主，包括严重的先天性小头畸形（头围>6 SD，低于平均值），患者通常会在出生后 6 个月大时死亡。以前有研究人员在 *SLC25A19* 基因中发现阿米什致死性小头畸形的致病突变，该突变编码线粒体膜载体超家族成员，SLC25A19（也称为 DNC），是一种线粒体脱氧核苷酸载体，*SLC25A19* 基因包含三个典型的线粒体内部线粒体膜载体基序。有研究表明，阿米什致死性小头畸形与 *SLC25A19* 基因功能丧失突变相关，虽然这些研究没有证明 *SLC25A19* 基因突变会导致阿米什致死性小头畸形，因为突变的单倍型上的另一个基因可能存在突变，尽管 *SLC25A19* 基因在体外转运核糖核苷酸和脱氧核糖核苷酸已经被证明，但尚不清楚这是否是其主要的功能。M. J. Lindhurst 等[278]研究人员发现，线粒体硫胺素焦磷酸（thiamine pyrophosphate，TPP）水平降低可能会导致阿米什致死性小头畸形中 SLC25A19 基因突变。为了探究因阿米什致死性小头畸形与 SLC25A19 基因的关系，研究人员通过敲除小鼠 Slc25a19 基因建立了阿米什致死性小头畸形的小鼠模型（该模型具有与人类阿米什致死性小头畸形相似的中枢神经系统和代谢表型），试验发现在胚胎发育10.5 天时，受影响的胚胎有神经管闭合缺陷、神经皱褶隆起、卵黄囊红细胞生成障碍及羊水中 α-酮戊二酸升高；到胚胎第 12 天，这些小鼠的产前致死率为 100%。正如先前所预测的那样，小鼠 Slc25a19 基因功能的丧失并不会导致线粒体 dNTP 库的减少，但会降低线粒体 TPP 含量，而 TPP 含量的减少会抑制关键的代谢酶（包括 α-酮戊二酸脱氢酶复合物）的活性，这就解释了阿米什致死性小头畸形中的 α-酮戊二酸水平升高现象，并强调了氧化代谢在早期胚胎发生中的作用。

2. SLC25A3

线粒体功能障碍可能会导致心力衰竭、神经退行性疾病、肌病等多种病症。线粒体是双膜结合的细胞器，具有半透性的外膜，允许细胞质和膜间隙之间交换代谢产物，但是将膜间隙与基质分开的内膜是密封的，因此需要大量的转运蛋白为基质提供多种底物，这些底物是支持代谢、铁硫团簇的生物发生以及氧化磷酸化所需的电子传递链组装所必需的。哺乳动物的细胞色素 c 氧化酶包含 14 个主要的亚基，其中两个结合了电子转移所需的三个氧化还原中心。A. Boulet 等[279]研究人员为探究 SLC25A3 在线粒体铜转运中的具体作用，对 SLC25A3 进行了相应的研究。其研究结果表明，SLC25A3 是磷酸盐转运蛋白，增加磷酸盐水平可以控制铜的可用性或转运的可能性。首先，纯化和重建的 SLC25A3 能够将铜转运到蛋白脂质体中，并且其在异源系统中的表达有助于铜的吸收；其次，铜补充抑制了 $SLC25A3^{-/-}$ 细胞中的 COX 缺乏表型；最后，SLC25A3 的耗尽或缺失会降低线粒体总铜水平。这表明 SLC25A3 可以吸入线粒体铜，并直接发挥作用。此外，研究结果表明，尽管磷酸盐对铜稳态的次要作用可能会导致 COX 缺陷，但这种表型主要是由于 SLC25A3 铜转运功能的丧失，该转运蛋白如何介导磷酸根离子和铜离子（或在酵母和哺乳动物细胞的基质中发现的铜的螯合形式）的转运尚未确定。研究人员猜想，SLC25A3 传输被阴离子络合物螯合的铜离子，例如体外氯化铜或体内的阴离子铜络合物。先前有研究人员报道过在真核系统中金属-阴离子络合物的转运，包括通过阴离子转运蛋白将铜转运到许多上皮细胞中，研究人员先前报道了在线粒体基质中发现的铜螯合物与酵母中的 Pic2 之间存在相互作用，并且利用荧光各向异性观察到了与重组人 SLC25A3-A 相似的相互作用，因此，研究人员推测该阴离子铜螯合物是 SLC25A3 在体内转运的主要铜来源。SLC25A3 基因外显子 3a 亚型突变的患者表现出以肌张力低下、乳酸酸中毒和肥厚型心肌病为特征的多系统疾病。研究表明，肌肉中 SLC25A3 基因的缺失会导致轻度孤立的 COX 缺乏症，因为患者的酶活性甚至低于最低的参考对照。出生时存在的高铜水平可以通过将铜重新分布到周围组织来部分补偿 SLC25A3 功能的丧失，从而部分挽救 COX 活性。铜的吸入损失与 COX 活性降低相关的事实表明，基质铜被用作完整酶的 CuA 位和 CuB 位成熟的铜源，在哺乳动物细胞中，铜在重新分配到膜间隙中用于酵母中 COX 组装之前，其导入基质的途径是保守的。在暴露于银和砷的情况下，可在乳酸菌中观察到表达 SLC25A3 的 A 或 B 同种型的表型。目前已在内膜中的多种复合物中鉴定出 SLC25A3，包括 ATP 合酶体和呼吸体，且需要进一步阐明该途径中涉及 SLC25A3 的其他成分，包括鉴定可能充当转运调节剂的代谢产物和将铜重新分配至膜间隙所需的其他转运蛋白。

3. *SCO1*、*SCO2*

线粒体产生并转导信号，该信号可调节铜进出的活性，从而调节细胞内铜的浓度，*SCO1* 基因和 *SCO2* 基因中的突变会损害该信号通路的完整性，且拥有 *SCO1* 基因和 *SCO2* 基因的患者可能会患有致命的疾病，这些疾病通常是影响肝脏、心脏或脑部功能的临床异质疾病。拥有 *SCO* 基因的患者的病变组织均为 COX 缺乏和铜缺乏，这两种缺陷似乎是潜在的病变组织特异性的关键组成部分。研究人员发现，改变 *SLC25A3* 基因会导致全细胞 SOD1 的活性显著降低，预期观察到的总细胞铜减少不足以解释 SOD1 活性的降低，尽管研究人员没有检查膜间隙中的 SOD1 的水平，但其丰度的总体下降远超过了该部分中发现的蛋白质的含量。在酵母中，已知胞质 SOD1 通过与酪蛋白激酶 1γ 的酵母同源物相互作用，从氧气和葡萄糖传输信号以抑制呼吸，这两种蛋白质之间的相互作用促进了激酶的稳定性，并需要 SOD1 的活性才能将超氧化物转化为过氧化氢，在没有 SOD1 的情况下，呼吸速率增加。研究人员也在哺乳动物细胞中观察到 SOD1 与酪蛋白激酶 1γ 之间的相互作用。

越来越多的证据表明，线粒体亚群在病理环境中会受到不同的影响。有研究显示，纤维间线粒体在 1 型糖尿病心脏组织中功能失调的机制包括增强的氧化应激、减少的氧化磷酸化、减少的心磷脂含量以及减少的核编码线粒体蛋白输入。

W. A. Baseler 等[280]研究人员对线粒体内膜磷酸盐转运蛋白溶质载体家族 25 成员 3 蛋白的一种特定蛋白质 SLC25A3 进行研究，已有研究表明，其在 1 型糖尿病侵袭中的丰度显著降低，这种跨膜蛋白对于 ATP 的生产至关重要，因为它充当无机磷酸盐从细胞质进入基质的通道，为 F_0F_1-ATP 合酶提供底物，且 SLC25A3 的减少已显示出对 ATP 产生和细胞活力的有害影响。在临床上，拥有 *SLC25A3* 基因纯合突变的患者表现出运动不耐受、近端肌肉无力和心肌病等病症。心肌的线粒体包含两个在空间上不同的亚群，SSM 位于肌膜下方，而 IFM 位于肌原纤维之间。有趣的是，仅在心脏 IFM 中，糖尿病心脏内的 miR-141 过表达与 SLC25A3 的蛋白质含量降低以及 ATP 合酶活性降低相关。总之，研究结果表明，诸如糖尿病性心肌病之类的疾病具有通过 miRNA 差异表达改变线粒体特异性蛋白的能力，糖尿病心脏内 miR-141 的显著上调能够调节线粒体磷酸载体 SLC25A3，通过 miR-141 干扰线粒体能量产生可能是解释线粒体功能障碍和糖尿病心脏发病机制的潜在机制。

（裴育芳　段媛媛）

参考文献

[1] SCAGLIA F, TOWBIN J A, CRAIGEN W J, et al. Clinical spectrum, morbidity, and mortality in 113 pediatric patients with mitochondrial disease[J]. Pediatrics, 2004, 114(4): 925-931.

[2] THORBURN D R. Mitochondrial disorders: prevalence, myths and advances[J]. J Inherit Metab Dis, 2004, 27(3): 349-362.

[3] DIMAURO S. Pathogenesis and treatment of mitochondrial myopathies: recent advances[J]. Acta Myologica, 2010, 29(2): 333-338.

[4] DISTELMAIER F, KOOPMAN W J, VAN DEN HEUVEL L P, et al. Mitochondrial complex Ⅰ deficiency: from organelle dysfunction to clinical disease[J]. Brain, 2009, 132(4): 833-842.

[5] SMEITINK J, VAN DEN HEUVEL L, DIMAURO S. The genetics and pathology of oxidative phosphorylation[J]. Nature reviews genetics, 2001, 2(5): 342-352.

[6] GORMAN G S, CHINNERY P F, DIMAURO S, et al. Mitochondrial diseases[J]. Nat Rev Dis Primers, 2016, 2(1): 16080.

[7] PIEKUTOWSKA-ABRAMCZUK D, ASSOULINE Z, MATAKOVIĆ L, et al. *NDUFB8* mutations cause mitochondrial complex Ⅰ deficiency in individuals with leigh-like encephalomyopathy[J]. American journal of human genetics, 2018, 102(3): 460-467.

[8] RTIG A. Genetic bases of mitochondrial respiratory chain disorders[J]. Diabetes & metabolism, 2010, 36(2): 97-107.

[9] SMEITINK J A, VAN DEN HEUVEL L W, KOOPMAN W J, et al. Cell biological consequences of mitochondrial NADH: ubiquinone oxidoreductase deficiency[J]. Curr Neurovasc Res, 2004, 1(1): 29-40.

[10] BOURGERON T, RUSTIN P, CHRETIEN D, et al. Mutation of a nuclear succinate dehydrogenase gene results in mitochondrial respiratory chain deficiency[J]. Nature genetics, 1995, 11(2): 144-149.

[11] HORVÁTH R, ABICHT A, HOLINSKI-FEDER E, et al. Leigh syndrome caused by mutations in the flavoprotein(Fp) subunit of succinate dehydrogenase(*SDHA*)[J]. J Neurol Neurosurg Psychiatry, 2006, 77(1): 74-76.

[12] GILL A J. Succinate dehydrogenase(SDH)-deficient neoplasia[J]. Histopathology, 2018, 72(1): 106-116.

[13] VAN DER TUIN K, MENSENKAMP A R, TOPS C M J, et al. Clinical aspects of SDHA-related pheochromocytoma and paraganglioma: a nationwide study[J]. J Clin Endocrinol Metab, 2018, 103(2): 438-445.

[14] PANIZZA E, ERCOLINO T, MORI L, et al. Yeast model for evaluating the pathogenic significance of SDHB, SDHC and SDHD mutations in PHEO-PGL syndrome[J]. Human molecular genetics, 2013, 22(4): 804-815.

[15] KANTOROVICH V, KING K S, PACAK K. SDH-related pheochromocytoma and paraganglioma[J]. Best practice & research clinical endocrinology & metabolism, 2010, 24(3): 415-424.

[16] RIJKEN J A, VAN HULSTEIJN L T, DEKKERS O M, et al. Increased mortality in *SDHB* but not in *SDHD* pathogenic variant carriers[J]. Cancers(Basel), 2019, 11(1): 103.

[17] RIJKEN J A, NIEMEIJER N D, JONKER M A, et al. The penetrance of paraganglioma and pheochromocytoma in *SDHB* germline mutation carriers[J]. Clinical genetics, 2017, 93(1): 60-66.

[18] BOURDEAU I, GRUNENWALD S, BURNICHON N, et al. A *SDHC* founder mutation causes paragangliomas (PGLs) in the French Canadians: new insights on the *SDHC*-related PGL[J]. Journal of clinical endocrinology & metabolism, 2016, 101(12): 4710-4718.

[19] DREIJERINK K M A, RIJKEN J A, COMPAIJEN C J, et al. Biochemically silent sympathetic paraganglioma, pheochromocytoma, or metastatic disease in SDHD mutation carriers[J]. J Clin Endocrinol Metab, 2019, 104(11): 5421-5426.

[20] NEUMANN H P H, PAWLU C, PECZKOWSKA M, et al. Distinct clinical features of paraganglioma syndromes associated with *SDHB* and *SDHD* gene mutations[J]. JAMA, 2004, 292(8): 943-951.

[21] BAARS F V, CREMERS C, BROEK P V D, et al. Genetic aspects of nonchromaffin paraganglioma[J]. Human genetics, 1982, 60(4): 305-309.

[22] BAREL O, SHORER Z, FLUSSER H, et al. Mitochondrial complex Ⅲ deficiency associated with a homozygous mutation in *UQCRQ*[J]. American journal of human genetics, 2008, 82(5): 1211-1216.

[23] KIM H C, CHANG J, LEE H S, et al. Mitochondrial UQCRB as a new molecular prognostic biomarker of human colorectal cancer[J]. Experimental & molecular medicine, 2017, 49(11): e391.

[24] JUNG N, KWON H J, JUNG H J. Downregulation of mitochondrial UQCRB inhibits cancer stem cell-like properties in glioblastoma[J]. International journal of oncology, 2018, 52(1): 241-251.

[25] FEICHTINGER R G, BRUNNER-KRAINZ M, ALHADDAD B, et al. Combined respiratory chain deficiency and *UQCC2* mutations in neonatal encephalomyopathy: defective supercomplex assembly in complex Ⅲ deficiencies[J]. Oxidative medicine & cellular longevity, 2017, 7202589.

[26] SHTEYER E, SAADA A, SHAAG A, et al. Exocrine pancreatic insufficiency, dyserythropoeitic anemia, and calvarial hyperostosis are caused by a mutation in the *COX4I2* gene[J]. American journal of human genetics, 2009, 84(3): 412-417.

[27] REGUERA D P, ČUNÁTOVÁ K, VRBACKÝ M, et al. Cytochrome c oxidase subunit 4 isoform exchange results in modulation of oxygen affinity[J]. Cells, 2020, 9(2): 443.

[28] MASSA V, FERNANDEZ-VIZARRA E, ALSHAHWAN S, et al. Severe infantile encephalomyopathy caused by a mutation in COX6B1, a nucleus-encoded subunit of cytochrome c oxidase[J]. American journal of human genetics, 2008, 82(6): 1281-1289.

[29] BI R, ZHANG W, ZHANG D F, et al. Genetic association of the cytochrome c oxidase-related genes with Alzheimer's disease in Han Chinese[J]. Neuropsychopharmacology, 2018, 43(11): 2264-2276.

[30] QUINZII C M, HIRANO M. Coenzyme Q and mitochondrial disease[J]. Developmental disabilities research reviews, 2010, 16(2): 183-188.

[31] LÓPEZ L C, SCHUELKE M, QUINZII C M, et al. Leigh syndrome with nephropathy and CoQ10 deficiency due to decaprenyl diphosphate synthase subunit 2 (*PDSS2*) mutations[J]. American journal of human genetics, 2006, 79(6): 1125-1129.

[32] MOLLET J, GIURGEA I, SCHLEMMER D, et al. Prenyldiphosphate synthase, subunit 1

[33] QUINZII C, NAINI A, SALVIATI L, et al. A Mutation in para - hydroxybenzoate - polyprenyl transferase(*COQ2*) causes primary coenzyme Q10 deficiency[J]. American journal of human genetics, 2006, 78(2): 345 - 349.

[34] LAGIER-TOURENNE C, TAZIR M, LÓPEZ L C, et al. ADCK3, an ancestral kinase, is mutated in a form of recessive ataxia associated with coenzyme Q10 deficiency[J]. American journal of human genetics, 2008, 82(3): 661 - 672.

[35] MOLLET J, DELAHODDE A, SERRE V, et al. *CABC1* gene mutations cause ubiquinone deficiency with cerebellar ataxia and seizures[J]. American journal of human genetics, 2008, 82(3): 623 - 630.

[36] HEERINGA S F, CHERNIN G, CHAKI M, et al. *COQ6* mutations in human patients produce nephrotic syndrome with sensorineural deafness[J]. Journal of clinical investigation, 2011, 121(5): 2013 - 2024.

[37] DUNCAN A J, BITNER-GLINDZICZ M, MEUNIER B, et al. A nonsense mutation in *COQ9* causes autosomal-recessive neonatal-onset primary coenzyme Q10 deficiency: a potentially treatable form of mitochondrial disease[J]. American journal of human genetics, 2009, 84(5): 558 - 566.

[38] LOHMAN D C, FOROUHAR F, BEEBE E T, et al. Mitochondrial COQ9 is a lipid - binding protein that associates with COQ7 to enable coenzyme Q biosynthesis[J]. Proc Natl Acad Sci USA, 2014, 111(44): E4697 - E4705.

[39] DUNNING C J R, MCKENZIE M, SUGIANA C, et al. Human CIA30 is involved in the early assembly of mitochondrial complex Ⅰ and mutations in its gene cause disease[J]. EMBO Journal, 2007, 26(13): 3227 - 3237.

[40] SAADA A, EDVARDSON S, RAPOPORT M, et al. C6ORF66 is an assembly factor of mitochondrial complex Ⅰ [J]. American journal of human genetics, 2008, 82(1): 32 - 38.

[41] HOEFS S J G, DIETEREN C E J, RODENBURG R J, et al. Baculovirus complementation restores a novel *NDUFAF2* mutation causing complex Ⅰ deficiency[J]. Human mutation, 2009, 30(7): E728 - E736.

[42] SCHLEHE J S, JOURNEL M S M, TAYLOR K P, et al. The mitochondrial disease associated protein Ndufaf2 is dispensable for complex Ⅰ assembly but critical for the regulation of oxidative stress[J]. Neurobiology of disease, 2013, 58: 57 - 67.

[43] GHEZZI D, GOFFRINI P, UZIEL G, et al. *SDHAF1*, encoding a LYR complex Ⅱ specific assembly factor, is mutated in SDH - defective infantile leukoencephalopathy[J]. Nature genetics, 2009, 41(6): 654 - 656.

[44] NA U, YU W, COX J, et al. The LYR factors SDHAF1 and SDHAF3 mediate maturation of the iron - sulfur subunit of succinate dehydrogenase[J]. Cell metabolism, 2014, 20(2): 253 - 266.

[45] MAIO N, GHEZZI D, VERRIGNI D, et al. Disease-causing *SDHAF1* mutations impair transfer of Fe - S clusters to SDHB[J]. Cell metabolism, 2016, 23(2): 292 - 302.

[46] HAO H X, KHALIMONCHUK O, SCHRADERS M, et al. *SDH5*, a gene required for flavination of succinate dehydrogenase, is mutated in paraganglioma[J]. Science, 2009, 325(5944): 1139 - 1142.

[47] LIU J, GAO L W, ZHANG H, et al. Succinate dehydrogenase 5(SDH5) regulates glycogen synthase

kinase 3β-β-catenin-mediated lung cancer metastasis[J]. Journal of biological chemistry, 2013, 288(41): 29965-29973.

[48] DE LONLAY P, VALNOT I, BARRIENTOS A, et al. A mutant mitochondrial respiratory chain assembly protein causes complex Ⅲ deficiency in patients with tubulopathy, encephalopathy and liver failure[J]. Nature genetics, 2001, 29(1): 57-60.

[49] VISAPAA I, FELLMAN V, VESA J, et al. GRACILE syndrome, a lethal metabolic disorder with iron overload, is caused by a point mutation in BCS1L[J]. American journal of human genetics, 2002, 71(4): 863-876.

[50] HINSON J T, FANTIN V R, SCHÖNBERGER J, et al. Missense mutations in the BCS1L gene as a cause of the Björnstad syndrome[J]. New England journal of medicine, 2007, 356(8): 809-819.

[51] SUE C M, KARADIMAS C, CHECCARELLI N, et al. Differential features of patients with mutations in two COX assembly genes, SURF-1 and SCO2[J]. Annals of neurology, 2000, 47(5): 589-595.

[52] VALNOT I, OSMOND S, GIGAREL N, et al. Mutations of the SCO1 gene in mitochondrial cytochrome c oxidase deficiency with neonatal-onset hepatic failure and encephalopathy[J]. American journal of human genetics, 2000, 67(5): 1104-1109.

[53] PAPADOPOULOU L C, SUE C M, DAVIDSON M M, et al. Fatal infantile cardioencephalomyopathy with COX deficiency and mutations in SCO2, a COX assembly gene[J]. Nature genetics, 1999, 23(3): 333-337.

[54] LEARY S C, SASARMAN F, NISHIMURA T, et al. Human SCO2 is required for the synthesis of COX2 and as a thiol-disulphide oxidoreductase for SCO1[J]. Human molecular genetics, 2009, 18(12): 2230-2240.

[55] REBELO A P, SAADE D, PEREIRA C V, et al. SCO2 mutations cause early-onset axonal Charcot-Marie-Tooth disease associated with cellular copper deficiency[J]. Brain, 2018, 141(3): 662-672.

[56] VALNOT I, VON KLEIST-RETZOW J C, BARRIENTOS A, et al. A mutation in the human heme A: farnesyltransferase gene (COX10) causes cytochrome c oxidase deficiency[J]. Human molecular genetics, 2000, 9(8): 1245-1249.

[57] ANTONICKA H, MATTMAN A, CARLSON C G, et al. Mutations in COX15 produce a defect in the mitochondrial heme biosynthetic pathway, causing early-onset fatal hypertrophic cardiomyopathy[J]. American journal of human genetics, 2003, 72(1): 101-114.

[58] OQUENDO C E, ANTONICKA H, SHOUBRIDGE E A, et al. Functional and genetic studies demonstrate that mutation in the COX15 gene can cause Leigh syndrome[J]. Journal of medical genetics, 2004, 41(7): 540-544.

[59] XU F H, MORIN C, MITCHELL G, et al. The role of the LRPPRC (leucine-rich pentatricopeptide repeat cassette) gene in cytochrome oxidase assembly: mutation causes lowered levels of COX (cytochrome c oxidase) Ⅰ and COXⅢ mRNA[J]. Biochemical journal, 2004, 382(Pt 1): 331-336.

[60] MOOTHA V K, LEPAGE P, MILLER K, et al. Identification of a gene causing human cytochrome c oxidase deficiency by integrative genomics[J]. Proceedings of the National Academy of Sciences of the United States of America, 2003, 100(2): 605-610.

[61] SEEGER J, SCHRANK B, PYLE A, et al. Clinical and neuropathological findings in patients with *TACO1* mutations[J]. Neuromuscul Disord, 2010, 20(11): 720-724.

[62] DE MEIRLEIR L, SENECA S, LISSENS W, et al. Respiratory chain complex V deficiency due to a mutation in the assembly gene *ATP12*[J]. Journal of medical genetics, 2004, 41(2): 120-124.

[63] CÍZKOVÁ A, STRÁNECKÝ V, MAYR J A, et al. *TMEM70* mutations cause isolated ATP synthase deficiency and neonatal mitochondrial encephalocardiomyopathy[J]. Nature genetics, 2008, 40(11): 1288-1290.

[64] SHCHELOCHKOV O A, LI F Y, WANG J, et al. Milder clinical course of Type IV 3-methylglutaconic aciduria due to a novel mutation in *TMEM70*[J]. Molecular genetics & metabolism, 2010, 101(2-3): 282-285.

[65] MOCHEL F, KNIGHT M A, TONG W H, et al. Splice Mutation in the iron-sulfur cluster scaffold protein ISCU causes myopathy with exercise intolerance[J]. Am J Hum Genet, 2008, 82(3): 652-660.

[66] HIRANO M, LAGIER-TOURENNE C, VALENTINO M L, et al. Thymidine phosphorylase mutations cause instability of mitochondrial DNA[J]. Gene, 2005, 354: 152-156.

[67] EL-HATTAB A W, SCAGLIA F. Mitochondrial DNA depletion syndromes: review and updates of genetic basis, manifestations, and therapeutic options[J]. Neurotherapeutics, 2013, 10(2): 186-198.

[68] CHAN S S L, COPELAND W C. DNA polymerase gamma and mitochondrial disease: understanding the consequence of *POLG* mutations[J]. Biochim Biophys Acta, 2009, 1787(5): 312-319.

[69] VAN GOETHEM G, DERMAUT B, LÖFGREN A, et al. Mutation of *POLG* is associated with progressive external ophthalmoplegia characterized by mtDNA deletions[J]. Nature genetics, 2001, 28(3): 211-212.

[70] VAN GOETHEM G, LUOMA P, RANTAMÄKI M, et al. *POLG* mutations in neurodegenerative disorders with ataxia but no muscle involvement[J]. Neurology, 2004, 63(7): 1251-1257.

[71] VAN GOETHEM G, MARTIN J J, DERMAUT B, et al. Recessive *POLG* mutations presenting with sensory and ataxic neuropathy in compound heterozygote patients with progressive external ophthalmoplegia[J]. Neuromuscular disorders, 2003, 13(2): 133-142.

[72] HAKONEN A H, HEISKANEN S, JUVONEN V, et al. Mitochondrial DNA polymerase W748S mutation: a common cause of autosomal recessive ataxia with ancient European origin[J]. Am J Hum Genet, 2005, 77(3): 430-441.

[73] KOMULAINEN T, HINTTALA R, KÄRPPÄ M, et al. *POLG1* p. R722H mutation associated with multiple mtDNA deletions and a neurological phenotype[J]. BMC Neurol, 2010, 10: 29.

[74] NEEVE V C M, SAMUELS D C, BINDOFF L A, et al. What is influencing the phenotype of the common homozygous polymerase-γ mutation p. Ala467Thr? [J]. Brain, 2012, 135(Pt 12): 3614-3626.

[75] RAJAKULENDRAN S, PITCEATHLY R D, TAANMAN J W, et al. A clinical, neuropathological and genetic study of homozygous A467T *POLG*-related mitochondrial disease[J]. PLoS One, 2016, 11(1): e0145500.

[76] WONG L J C, NAVIAUX R K, BRUNETTI-PIERRI N, et al. Molecular and clinical genetics

of mitochondrial diseases due to *POLG* mutations[J]. Human mutation, 2008, 29(9): E150 – E172.

[77] NAVIAUX R K, NGUYEN K V. *POLG* mutations associated with Alpers syndrome and mitochondrial DNA depletion[J]. Annals of neurology, 2005, 58(3): 491.

[78] PITCEATHLY R D S, TOMLINSON S E, HARGREAVES I, et al. Distal myopathy with cachexia: an unrecognised phenotype caused by dominantly-inherited mitochondrial polymerase γ mutations[J]. Journal of neurology, neurosurgery & psychiatry, 2013, 84(1): 107 – 110.

[79] MA L, MAO W, XU E H, et al. Novel *POLG* mutation in a patient with early-onset parkinsonism, progressive external ophthalmoplegia and optic atrophy[J]. International journal of neuroscience, 2020, 130(4): 319 – 321.

[80] HIKMAT O, TZOULIS C, KLINGENBERG C, et al. The presence of anaemia negatively influences survival in patients with POLG disease[J]. Journal of inherited metabolic disease, 2017, 40(6): 861 – 866.

[81] Verhoeven W M, Egger J I, Kremer B, et al. Recurrent major depression, ataxia, and cardiomyopathy: association with a novel *POLG* mutation?[J]. Neuropsychiatr Dis Treat, 2011, 7: 293 – 296.

[82] GIORDANO C, POWELL H, LEOPIZZI M, et al. Fatal congenital myopathy and gastrointestinal pseudo-obstruction due to *POLG1* mutations[J]. Neurology, 2009, 72(12): 1103 – 1105.

[83] LONGLEY M J, CLARK S, MAN C Y W, et al. Mutant *POLG2* disrupts DNA polymerase γ subunits and causes progressive external ophthalmoplegia[J]. Am J Hum Genet, 2006, 78(6): 1026 – 1034.

[84] WALTER M C, CZERMIN B, MULLER-ZIERMANN S, et al. Late-onset ptosis and myopathy in a patient with a heterozygous insertion in *POLG2*[J]. J Neurol, 2010, 257(9): 1517 – 1523.

[85] YOUNG M J, LONGLEY M J, LI F Y, et al. Biochemical analysis of human *POLG2* variants associated with mitochondrial disease[J]. Hum Mol Genet, 2011, 20(15): 3052 – 3066.

[86] VAN MALDERGEM L, BESSE A, DE PAEPE B, et al. POLG2 deficiency causes adult-onset syndromic sensory neuropathy, ataxia and parkinsonism[J]. Annals of clinical and translational neurology, 2016, 4(1): 4 – 14.

[87] SPELBRINK J N, LI F Y, TIRANTI V, et al. Human mitochondrial DNA deletions associated with mutations in the gene encoding Twinkle, a phage T7 gene 4-like protein localized in mitochondria[J]. Nature genetics, 2001, 28(3): 223 – 231.

[88] SUOMALAINEN A, ISOHANNI P. Mitochondrial DNA depletion syndromes: many genes, common mechanisms[J]. Neuromuscular disorders, 2010, 20(7): 429 – 437.

[89] JAMALI F, GHAEDI H, TAFAKHORI A, et al. Homozygous mutation in TWNK cases ataxia, sensorineural hearing loss and optic nerve atrophy[J]. Arch Iran Med, 2019, 22(12): 728 – 730.

[90] GOH V, HELBLING D, BIANK V, et al. Next-generation sequencing facilitates the diagnosis in a child with twinkle mutations causing cholestatic liver failure[J]. Journal of pediatric gastroenterology and nutrition, 2012, 54(2): 291 – 294.

[91] HAKONEN A H, ISOHANNI P, PAETAU A, et al. Recessive Twinkle mutations in early onset encephalopathy with mtDNA depletion[J]. Brain, 2007, 130(11): 3032 – 3040.

[92] PRASAD C, MELANÇON S B, RUPAR C A, et al. Exome sequencing reveals a homozygous mutation in *TWINKLE* as the cause of multisystemic failure including renal tubulopathy in three

siblings[J]. Molecular genetics and metabolism, 2013, 108(3): 190-194.

[93] SARZI E, GOFFART S, SERRE V, et al. Twinkle helicase (*PEO1*) gene mutation causes mitochondrial DNA depletion[J]. Annals of neurology, 2007, 62(6): 579-587.

[94] Li X H, Li L S, Sun Y Q, et al. Whole exome sequencing reveals two novel compound heterozygous mutations in *TWNK* as a cause of the hepatocerebral form of mitochondrial DNA depletion syndrome: a case report[J]. BMC Medical Genetics, 2019, 20(1): 146.

[95] CARMEN P, PILAR C, DAVID O, et al. Longitudinal clinical follow-up of a large family with the R357P Twinkle mutation[J]. JAMA Neurol, 2013, 70(11): 1425-1428.

[96] FRATTER C, GORMAN G S, STEWART J D, et al. The clinical, histochemical, and molecular spectrum of *PEO1* (Twinkle)-linked adPEO[J]. Neurology, 2010, 74(20): 1619-1626.

[97] PICCA A, LEZZA A M S. Regulation of mitochondrial biogenesis through TFAM-mitochondrial DNA interactions: useful insights from aging and calorie restriction studies[J]. Mitochondrion, 2015, 25: 67-75.

[98] STILES A R, SIMON M T, STOVER A, et al. Mutations in TFAM, encoding mitochondrial transcription factor A, cause neonatal liver failure associated with mtDNA depletion[J]. Mol Genet Metab, 2016, 119(1-2): 91-99.

[99] CHUN Y, RUIQI W, HEHUA L, et al. Structural insights into DNA degradation by human mitochondrial nuclease MGME1[J]. Nucleic Acids Res, 2018, 46(20): 11075-11088.

[100] NICHOLLS T J, MINCZUK M. In D-loop: 40 years of mitochondrial 7S DNA[J]. Experimental gerontology, 2014, 56: 175-181.

[101] BROWN W M, SHINE J, GOODMAN H M. Human mitochondrial DNA: analysis of 7S DNA from the origin of replication[J]. Proc Natl Acad Sci USA, 1978, 75(2): 735-739.

[102] KORNBLUM C, NICHOLLS T J, HAACK T B, et al. Loss-of-function mutations in *MGME1* impair mtDNA replication and cause multisystemic mitochondrial disease[J]. Nature genetics, 2013, 45(2): 214-219.

[103] REYES A, MELCHIONDA L, NASCA A, et al. RNASEH1 mutations impair mtDNA replication and cause adult-onset mitochondrial encephalomyopathy[J]. Am J Hum Genet, 2015, 97(1): 186-193.

[104] LIMA W F, MURRAY H M, DAMLE S S, et al. Viable RNaseH1 knockout mice show RNaseH1 is essential for R loop processing, mitochondrial and liver function[J]. Nucleic Acids Res, 2016, 44(11): 5299-5312.

[105] RONCHI D, DI FONZO A, LIN W Q, et al. Mutations in DNA2 link progressive myopathy to mitochondrial DNA instability[J]. American journal of human genetics, 2013, 92(2): 293-300.

[106] SHAHEEN R, FAQEIH E, ANSARI S, et al. Genomic analysis of primordial dwarfism reveals novel disease genes[J]. Genome research, 2014, 24(2): 291-299.

[107] SPINAZZOLA A. Mitochondrial DNA mutations and depletion in pediatric medicine[J]. Semin Fetal Neonatal Med, 2011, 16(4): 190-196.

[108] JOHANSSON M, KARLSSON A. Cloning of the cDNA and chromosome localization of the gene for human thymidine kinase 2[J]. Journal of biological chemistry, 1997, 272(13): 8454-8458.

[109] MARTÍN-HERNÁNDEZ E, GARCÍA-SILVA M T, QUIJADA-FRAILE P, et al. Myopathic mtDNA depletion syndrome due to mutation in *TK2* gene[J]. Pediatr Dev Pathol, 2017, 20(5): 416-420.

[110] BARTESAGHI S, BETTS-HENDERSON J, CAIN K, et al. Loss of thymidine kinase 2 alters neuronal bioenergetics and leads to neurodegeneration[J]. Hum Mol Genet, 2010, 19(9): 1669-1677.

[111] ALSTON C L, SCHAEFER A M, RAMAN P, et al. Late-onset respiratory failure due to *TK2* mutations causing multiple mtDNA deletions[J]. Neurology, 2013, 81(23): 2051-2053.

[112] KILIÇ M, SIVRI H S, DURSUN A, et al. A novel mutation in the *DGUOK* gene in a Turkish newborn with mitochondrial depletion syndrome[J]. Turk J Pediatr, 2011, 53(1): 79-82.

[113] ÜNAL Ö, HIŞMI B, KILIÇ M, et al. Deoxyguanosine kinase deficiency: a report of four patients[J]. J Pediatr Endocrinol Metab, 2017, 30(6): 697-702.

[114] RONCHI D, GARONE C, BORDONI A, et al. Next-generation sequencing reveals *DGUOK* mutations in adult patients with mitochondrial DNA multiple deletions[J]. Brain, 2012, 135(11): 3404-3415.

[115] BUCHAKLIAN A H, HELBLING D, WARE S M, et al. Recessive deoxyguanosine kinase deficiency causes juvenile onset mitochondrial myopathy[J]. Mol Genet Metab, 2012, 107(1-2): 92-94.

[116] HANCHARD N A, SHCHELOCHKOV O A, ROY A, et al. Deoxyguanosine kinase deficiency presenting as neonatal hemochromatosis[J]. Mol Genet Metab, 2011, 103(3): 262-267.

[117] SAADA A. Insights into deoxyribonucleoside therapy for mitochondrial TK2 deficient mtDNA depletion[J]. EBio Medicine, 2019, 47: 14-15.

[118] CARROZZO R, VERRIGNI D, RASMUSSEN M, et al. Succinate-CoA ligase deficiency due to mutations in *SUCLA2* and *SUCLG1*: phenotype and genotype correlations in 71 patients[J]. J Inherit Metab Dis, 2016, 39(2): 243-252.

[119] CARROZZO R, DIONISI-VICI C, STEUERWALD U, et al. *SUCLA2* mutations are associated with mild methylmalonic aciduria, Leigh-like encephalomyopathy, dystonia and deafness[J]. Brain, 2007, 130(Pt 3): 862-874.

[120] LAMPERTI C, FANG M Y, INVERNIZZI F, et al. A novel homozygous mutation in *SUCLA2* gene identified by exome sequencing[J]. Mol Genet Metab, 2012, 107(3): 403-408.

[121] OSTERGAARD E, SCHWARTZ M, BATBAYLI M, et al. A novel missense mutation in SUCLG1 associated with mitochondrial DNA depletion, encephalomyopathic form, with methylmalonic aciduria[J]. Eur J Pediatr, 2010, 169(2): 201-205.

[122] GARONE C, TADESSE S, HIRANO M. Clinical and genetic spectrum of mitochondrial neurogastrointestinal encephalomyopathy[J]. Brain, 2011, 134(Pt 11): 3326-3332.

[123] NAVARRO-SASTRE A, TORT F, GARCIA-VILLORIA J, et al. Mitochondrial DNA depletion syndrome: new descriptions and the use of citrate synthase as a helpful tool to better characterise the patients[J]. Mol Genet Metab, 2012, 107(3): 409-415.

[124] MILLAN M J, AGID Y, BRÜNE M, et al. Cognitive dysfunction in psychiatric disorders: characteristics, causes and the quest for improved therapy[J]. Nat Rev Drug Discov, 2012, 11(2): 141-168.

[125] JAEKEN J, CASAER P, DE COCK P, et al. Gamma-aminobutyric acid-transaminase deficiency: a newly recognized inborn error of neurotransmitter metabolism[J]. Neuropediatrics, 1984, 15(3): 165-169.

[126] TSUJI M, AIDA N, OBATA T, et al. A new case of GABA transaminase deficiency facilitated by proton MR spectroscopy[J]. Journal of inherited metabolic disease, 2010, 33(1): 85-90.

[127] BESSE A, WU P, BRUNI F, et al. The GABA transaminase, ABAT, is essential for mitochondrial nucleoside metabolism[J]. Cell metabolism, 2015, 21(3): 417-427.

[128] NOGUEIRA C, ALMEIDA L S, NESTI C, et al. Syndromes associated with mitochondrial DNA depletion[J]. Ital J Pediatr, 2014, 40: 34.

[129] LÓPEZ L C, AKMAN H O, GARCÍA-CAZORLA A, et al. Unbalanced deoxynucleotide pools cause mitochondrial DNA instability in thymidine phosphorylase-deficient mice[J]. Human molecular genetics, 2009, 18(4): 714-722.

[130] GORMAN G S, TAYLOR R W. RRM2B-Related Mitochondrial Disease[M]. New York: Springer, 2013.

[131] PENQUE B A, SU L L, WANG J H, et al. A homozygous variant in *RRM2B* is associated with severe metabolic acidosis and early neonatal death[J]. Eur J Med Genet, 2019, 62(11): 103574.

[132] SHAIBANI A, SHCHELOCHKOV O A, ZHANG S L, et al. Mitochondrial neurogastrointestinal encephalopathy due to mutations in *RRM2B*[J]. Arch Neurol, 2009, 66(8): 1028-1032.

[133] FINSTERER J, AHTING U. Mitochondrial depletion syndromes in children and adults[J]. Can J Neurol Sci, 2013, 40(5): 635-644.

[134] STOJANOVIC V, MAYR J A, SPERL W, et al. Infantile peripheral neuropathy, deafness, and proximal tubulopathy associated with a novel mutation of the *RRM2B* gene: case study[J]. Croat Med J, 2013, 54(6): 579-584.

[135] BADV R S, AKBARI M G, HEIDARI M, et al. Mitochondrial neurogastrointestinal encephalopathy(MNGIE) disease[J]. Archives of Iranian medicine, 2022, 25(12): 847-848.

[136] SUH B C, JEONG H N, YOON B S, et al. Compound heterozygous mutations of *TYMP* as underlying causes of mitochondrial neurogastrointestinal encephalomyopathy(MNGIE)[J]. Mol Med Rep, 2013, 8(1): 17-22.

[137] TAANMAN J W, DARAS M, ALBRECHT J, et al. Characterization of a novel *TYMP* splice site mutation associated with mitochondrial neurogastrointestinal encephalomyopathy(MNGIE)[J]. Neuromuscul Disord, 2009, 19(2): 151-154.

[138] WANG H F, WANG J, WANG Y L, et al. A novel thymidine phosphorylase mutation in a Chinese MNGIE patient[J]. Acta Neurol Belg, 2017, 117(1): 259-267.

[139] ECHANIZ-LAGUNA A, CHASSAGNE M, CERESUELA J, et al. Complete loss of expression of the *ANT1* gene causing cardiomyopathy and myopathy[J]. J Med Genet, 2012, 49(2): 146-150.

[140] DESCHAUER M, HUDSON G, MÜLLER T, et al. A novel *ANT1* gene mutation with probable germline mosaicism in autosomal dominant progressive external ophthalmoplegia[J]. Neuromuscul disord, 2005, 15(4): 311-315.

[141] JORDENS E Z, PALMIERI L, HUIZING M, et al. Adenine nucleotide translocator 1 deficiency associated with Sengers syndrome[J]. Ann Neurol, 2002, 52(1): 95-99.

[142] SENGERS R C, TRIJBELS J M, WILLEMS J L, et al. Congenital cataract and mitochondrial myopathy of skeletal and heart muscle associated with lactic acidosis after exercise[J]. J Pediatr, 1975, 86(6): 873-880.

[143] CALVO S E, COMPTON A G, HERSHMAN S G, et al. Molecular diagnosis of infantile mitochondrial disease with targeted next-generation sequencing[J]. Sci Transl Med, 2012, 4(118): 118-110.

[144] HAGHIGHI A, HAACK T B, ATIQ M, et al. Sengers syndrome: six novel *AGK* mutations in seven new families and review of the phenotypic and mutational spectrum of 29 patients[J]. Orphanet J Rare Dis, 2014, 9: 119.

[145] El-Hattab A W, Li F Y, Schmitt E, et al. *MPV17*-associated hepatocerebral mitochondrial DNA depletion syndrome: new patients and novel mutations[J]. Mol Genet Metab, 2010, 99(3): 300-308.

[146] CHAN D C. Fusion and fission: interlinked processes critical for mitochondrial health[J]. Annu Rev Genet, 2012, 46: 265-287.

[147] CIPOLAT S, DE BRITO O M, ZILIO B D, et al. OPA1 requires mitofusin 1 to promote mitochondrial fusion[J]. Proc Natl Acad Sci USA, 2004, 101(45): 15927-15932.

[148] ELACHOURI G, VIDONI S, ZANNA C, et al. OPA1 links human mitochondrial genome maintenance to mtDNA replication and distribution[J]. Genome research, 2011, 21(1): 12-20.

[149] CHEN H, CHOMYN A, CHAN D C. Disruption of fusion results in mitochondrial heterogeneity and dysfunction[J]. Journal of biological chemistry, 2005, 280(28): 26185-26192.

[150] DELETTRE C, LENAERS G, GRIFFOIN J M, et al. Nuclear gene *OPA1*, encoding a mitochondrial dynamin-related protein, is mutated in dominant optic atrophy[J]. Nature genetics, 2000, 26(2): 207-210.

[151] ALEXANDER C, VOTRUBA M, PESCH U E, et al. *OPA1*, encoding a dynamin-related GTPase, is mutated in autosomal dominant optic atrophy linked to chromosome 3q28[J]. Nature genetics, 2000, 26(2): 211-215.

[152] BO R D, MOGGIO M, RANGO M, et al. Mutated mitofusin 2 presents with intrafamilial variability and brain mitochondrial dysfunction[J]. Neurology, 2008, 71(24): 1959-1966.

[153] CASSEREAU J, CHEVROLLIER A, GUEGUEN N, et al. Mitochondrial dysfunction and pathophysiology of Charcot-Marie-Tooth disease involving *GDAP1* mutations[J]. Exp Neurol, 2011, 227(1): 31-41.

[154] GARCÍA-SOBRINO T, BLANCO-ARIAS P, PALAU F, et al. Phenotypical features of a new dominant *GDAP1* pathogenic variant(p. R226del) in axonal Charcot-Marie-Tooth disease[J]. Neuromuscul Disord, 2017, 27(7): 667-672.

[155] ROUZIER C, BANNWARTH S, CHAUSSENOT A, et al. The *MFN2* gene is responsible for mitochondrial DNA instability and optic atrophy 'plus' phenotype[J]. Brain, 2012, 135(1): 23-34.

[156] SHAHNI R, CALE C M, ANDERSON G, et al. Signal transducer and activator of transcription 2 deficiency is a novel disorder of mitochondrial fission[J]. Brain, 2015, 138(10): 2834-2846.

[157] IAPADRE G, MORANA G, VARI M S, et al. A novel homozygous MFN2 mutation associated with severe and atypical CMT2 phenotype[J]. Eur J Paediatr Neurol, 2018, 22(3): 563-567.

[158] CARELLI V, ROSS-CISNEROS F N, SADUN A A. Optic nerve degeneration and mitochondrial dysfunction: genetic and acquired optic neuropathies[J]. Neurochem Int, 2002, 40(6): 573-584.

[159] YU-WAI-MAN P, GRIFFITHS P G, GORMAN G S, et al. Multi-system neurological

disease is common in patients with *OPA1* mutations[J]. Brain, 2010, 133(3): 771-786.

[160] SPIEGEL R, SAADA A, FLANNERY P J, et al. Fatal infantile mitochondrial encephalomyopathy, hypertrophic cardiomyopathy and optic atrophy associated with a homozygous *OPA1* mutation[J]. J Med Genet, 2016, 53(2): 127-131.

[161] JIMENEZ K, KHARE V, EVSTATIEV R, et al. Increased expression of HIF2α during iron deficiency - associated megakaryocytic differentiation[J]. J Thromb Haemost, 2015, 13(6): 1113-1127.

[162] BARØY T, PEDURUPILLAY C R J, BLIKSRUD Y T, et al. A novel mutation in *FBXL4* in a Norwegian child with encephalomyopathic mitochondrial DNA depletion syndrome 13[J]. Eur J Med Genet, 2016, 59(6-7): 342-346.

[163] LARTIGUE L, FAUSTIN B. Mitochondria: metabolic regulators of innate immune responses to pathogens and cell stress[J]. Int J Biochem Cell Biol, 2013, 45(9): 2052-2056.

[164] PALMER C S, OSELLAME L D, LAINE D, et al. MiD49 and MiD51, new components of the mitochondrial fission machinery[J]. EMBO Rep, 2011, 12(6): 565-573.

[165] WATERHAM H R, KOSTER J, VAN ROERMUND C W T, et al. A lethal defect of mitochondrial and peroxisomal fission[J]. N Engl J Med, 2007, 356(17): 1736-1741.

[166] SHAMSELDIN H E, ALSHAMMARI M, AL-SHEDDI T, et al. Genomic analysis of mitochondrial diseases in a consanguineous population reveals novel candidate disease genes[J]. J Med Genet, 2012, 49(4): 234-241.

[167] DI FONZO A, RONCHI D, LODI T, et al. The mitochondrial disulfide relay system protein GFER is mutated in autosomal - recessive myopathy with cataract and combined respiratory - chain deficiency[J]. Am J Hum Genet, 2009, 84(5): 594-604.

[168] NOGUEIRA C, CARROZZO R, VILARINHO L, et al. Infantile - onset disorders of mitochondrial replication and protein synthesis[J]. J Child Neurol, 2011, 26(7): 866-875.

[169] ARMENGOD M E, MESEGUER S, VILLARROYA M, et al. Modification of the wobble uridine in bacterial and mitochondrial tRNAs reading NNA/NNG triplets of 2 - codon boxes[J]. RNA Biol, 2014, 11(12): 1495-1507.

[170] MOTORIN Y, KEITH G, SIMON C, et al. The yeast tRNA: pseudouridine synthase Pus1p displays a multisite substrate specificity[J]. RNA, 1998, 4(7): 856-869.

[171] CHEN J, PATTON J R. Cloning and characterization of a mammalian pseudouridine synthase [J]. RNA, 1999, 5(3): 409-419.

[172] PATTON J R, PADGETT R W. Caenorhabditis elegans pseudouridine synthase 1 activity in vivo: tRNA is a substrate, but not U2 small nuclear RNA[J]. Biochem J, 2003, 372(2): 595-602.

[173] BYKHOVSKAYA Y, CASAS K, MENGESHA E, et al. Missense mutation in pseudouridine synthase 1(*PUS1*) causes mitochondrial myopathy and sideroblastic anemia(MLASA)[J]. Am J Hum Genet, 2004, 74(6): 1303-1308.

[174] ZEHARIA A, FISCHEL - GHODSIAN N, CASAS K, et al. Mitochondrial myopathy, sideroblastic anemia, and lactic acidosis: an autosomal recessive syndrome in Persian Jews caused by a mutation in the *PUS1* gene[J]. J Child Neurol, 2005, 20(5): 449-452.

[175] FERNANDEZ - VIZARRA E, BERARDINELLI A, VALENTE L, et al. Nonsense mutation in pseudouridylate synthase 1(PUS1) in two brothers affected by myopathy, lactic acidosis and sideroblastic anaemia(MLASA)[J]. J Med Genet, 2007, 44(3): 173-180.

[176] ONCUL U, UNAL-INCE E, KULOGLU Z, et al. A novel PUS1 mutation in 2 siblings with MLASA syndrome: a review of the literature[J]. J Pediatr Hematol Oncol, 2021, 43(4): 592-595.

[177] SIMOS G, TEKOTTE H, GROSJEAN H, et al. Nuclear pore proteins are involved in the biogenesis of functional tRNA[J]. EMBO J, 1996, 15(9): 2270-2284.

[178] MANGUM J E, HARDEE J P, FIX D K, et al. Pseudouridine synthase 1 deficient mice, a model for mitochondrial myopathy with sideroblastic anemia, exhibit muscle morphology and physiology alterations[J]. Sci Rep, 2016, 6: 26202.

[179] ZEHARIA A, SHAAG A, PAPPO O, et al. Acute infantile liver failure due to mutations in the *TRMU* gene[J]. Am J Hum Genet, 2009, 85(3): 401-407.

[180] BOCZONADI V, SMITH P M, PYLE A, et al. Altered 2-thiouridylation impairs mitochondrial translation in reversible infantile respiratory chain deficiency[J]. Hum Mol Genet, 2013, 22(22): 4602-4615.

[181] KEMP J P, SMITH P M, PYLE A, et al. Nuclear factors involved in mitochondrial translation cause a subgroup of combined respiratory chain deficiency[J]. Brain, 2011, 134(1): 183-195.

[182] BARTSAKOULIA M, MÜLLER J S, GOMEZ-DURAN A, et al. Cysteine supplementation may be beneficial in a subgroup of mitochondrial translation deficiencies[J]. J Neuromuscul Dis, 2016, 3(3): 363-379.

[183] SASARMAN F, ANTONICKA H, HORVATH R, et al. The 2-thiouridylase function of the human MTU1(TRMU) enzyme is dispensable for mitochondrial translation[J]. Hum Mol Genet, 2011, 20(23): 4634-4643.

[184] MENG F L, CANG X H, PENG Y Y, et al. Biochemical evidence for a nuclear modifier allele (A10S) in TRMU (methylaminomethyl-2-thiouridylate-methyltransferase) related to mitochondrial tRNA modification in the phenotypic manifestation of deafness-associated 12S rRNA mutation[J]. J Biol Chem, 2017, 292(7): 2881-2892.

[185] ZHANG Q H, ZHANG L W, CHEN D N, et al. Deletion of Mtu1(Trmu) in zebrafish revealed the essential role of tRNA modification in mitochondrial biogenesis and hearing function[J]. Nucleic Acids Res, 2018, 46(20): 10930-10945.

[186] GHEZZI D, BARUFFINI E, HAACK T B, et al. Mutations of the mitochondrial-tRNA modifier *MTO1* cause hypertrophic cardiomyopathy and lactic acidosis[J]. Am J Hum Genet, 2012, 90(6): 1079-1087.

[187] BECKER L, KLING E, SCHILLER E, et al. MTO1-deficient mouse model mirrors the human phenotype showing complex Ⅰ defect and cardiomyopathy[J]. PLoS One, 2014, 9(12): e114918.

[188] MARTÍN M Á, GARCÍA-SILVA M T, BARCIA G, et al. The homozygous R504C mutation in *MTO1* gene is responsible for ONCE syndrome[J]. Clin Genet, 2017, 91(1): 46-53.

[189] CHARIF M, TITAH S M C, ROUBERTIE A, et al. Optic neuropathy, cardiomyopathy, cognitive disability in patients with a homozygous mutation in the nuclear *MTO1* and a mitochondrial *MT-TF* variant[J]. Am J Med Genet A, 2015, 167A(10): 2366-2374.

[190] LI X M, LI R H, LIN X H, et al. Isolation and characterization of the putative nuclear modifier gene *MTO1* involved in the pathogenesis of deafness-associated mitochondrial 12S rRNA A1555G mutation[J]. J Biol Chem, 2002, 277(30): 27256-27264.

[191] KOPAJTICH R, NICHOLLS T J, RORBACH J, et al. Mutations in *GTPBP3* cause a mitochondrial translation defect associated with hypertrophic cardiomyopathy, lactic acidosis, and encephalopathy[J]. Am J Hum Genet, 2014, 95(6): 708-720.

[192] CHEN D N, ZHANG Z M, CHEN C, et al. Deletion of Gtpbp3 in zebrafish revealed the hypertrophic cardiomyopathy manifested by aberrant mitochondrial tRNA metabolism [J]. Nucleic Acids Res, 2019, 47(10): 5341-5355.

[193] HAACK T B, GORZA M, DANHAUSER K, et al. Phenotypic spectrum of eleven patients and five novel *MTFMT* mutations identified by exome sequencing and candidate gene screening [J]. Mol Genet Metab, 2014, 111(3): 342-352.

[194] HAYHURST H, DE COO I F M, PIEKUTOWSKA - ABRAMCZUK D, et al. Leigh syndrome caused by mutations in *MTFMT* is associated with a better prognosis[J]. Ann Clin Transl Neurol, 2019, 6(3): 515-524.

[195] TUCKER E J, HERSHMAN S G, KÖHRER C, et al. Mutations in *MTFMT* underlie a human disorder of formylation causing impaired mitochondrial translation[J]. Cell Metab, 2011, 14(3): 428-434.

[196] LAMICHHANE T N, BLEWETT N H, CRAWFORD A K, et al. Lack of tRNA modification isopentenyl - A37 alters mRNA decoding and causes metabolic deficiencies in fission yeast[J]. Mol Cell Biol, 2013, 33(15): 2918-2929.

[197] YARHAM J W, LAMICHHANE T N, PYLE A, et al. Defective i^{6}A37 modification of mitochondrial and cytosolic tRNAs results from pathogenic mutations in TRIT1 and its substrate tRNA[J]. PLoS Genet, 2014, 10(6): e1004424.

[198] CHAKRABORTY P K, SCHMITZ-ABE K, KENNEDY E K, et al. Mutations in *TRNT1* cause congenital sideroblastic anemia with immunodeficiency, fevers, and developmental delay (SIFD)[J]. Blood, 2014, 124(18): 2867-2871.

[199] LIWAK - MUIR U, MAMADY H, NAAS T, et al. Impaired activity of CCA - adding enzyme TRNT1 impacts OXPHOS complexes and cellular respiration in SIFD patient - derived fibroblasts[J]. Orphanet J Rare Dis, 2016, 11(1): 79.

[200] POWELL C A, KOPAJTICH R, D'SOUZA A R, et al. *TRMT5* mutations cause a defect in post - transcriptional modification of mitochondrial tRNA associated with multiple respiratory - chain deficiencies[J]. Am J Hum Genet, 2015, 97(2): 319-328.

[201] TARNOPOLSKY M A, BRADY L, TETREAULT M. *TRMT5* mutations are associated with features of complex hereditary spastic paraparesis[J]. Neurology, 2017, 89(21): 2210-2211.

[202] VALENTE L, TIRANTI V, MARSANO R M, et al. Infantile encephalopathy and defective mitochondrial DNA translation in patients with mutations of mitochondrial elongation factors EFG1 and EFTu[J]. Am J Hum Genet, 2007, 80(1): 44-58.

[203] DI NOTTIA M, MONTANARI A, VERRIGNI D, et al. Novel mutation in mitochondrial elongation factor EF - Tu associated to dysplastic leukoencephalopathy and defective mitochondrial DNA translation[J]. Biochim Biophys Acta Mol Basis Dis, 2017, 1863(4): 961-967.

[204] HERSHKOVITZ T, KUROLAP A, GONZAGA - JAUREGUI C, et al. A novel *TUFM* homozygous variant in a child with mitochondrial cardiomyopathy expands the phenotype of combined oxidative phosphorylation deficiency 4[J]. J Hum Genet, 2019, 64(6): 589-595.

[205] SMEITINK J A M, ELPELEG O, ANTONICKA H, et al. Distinct clinical phenotypes associated with a mutation in the mitochondrial translation elongation factor EFTs[J]. Am J Hum Genet, 2006, 79(5): 869-877.

[206] VEDRENNE V, GALMICHE L, CHRETIEN D, et al. Mutation in the mitochondrial translation elongation factor EFTs results in severe infantile liver failure[J]. J Hepatol, 2012, 56(1): 294-297.

[207] AHOLA S, ISOHANNI P, EURO L, et al. Mitochondrial EFTs defects in juvenile - onset Leigh disease, ataxia, neuropathy, and optic atrophy[J]. Neurology, 2014, 83(8): 743-751.

[208] EMPERADOR S, BAYONA-BAFALUY M P, FERNÁNDEZ-MARMIESSE A, et al. Molecular - genetic characterization and rescue of a *TSFM* mutation causing childhood - onset ataxia and nonobstructive cardiomyopathy[J]. Eur J Hum Genet, 2016, 25(1): 153-156.

[209] WINTERMEYER W, PESKE F, BERINGER M, et al. Mechanisms of elongation on the ribosome: dynamics of a macromolecular machine[J]. Biochem Soc Trans, 2004, 32(Pt 5): 733-737.

[210] COENEN M J H, ANTONICKA H, UGALDE C, et al. Mutant mitochondrial elongation factor G1 and combined oxidative phosphorylation deficiency[J]. N Engl J Med, 2004, 351(20): 2080-2086.

[211] SMITS P, ANTONICKA H, VAN HASSELT P M, et al. Mutation in subdomain G′ of mitochondrial elongation factor G1 is associated with combined OXPHOS deficiency in fibroblasts but not in muscle[J]. Eur J Hum Genet, 2011, 19(3): 275-279.

[212] MILLER C, SAADA A, SHAUL N, et al. Defective mitochondrial translation caused by a ribosomal protein(MRPS16) mutation[J]. Ann Neurol, 2004, 56(5): 734-738.

[213] SAADA A, SHAAG A, ARNON S, et al. Antenatal mitochondrial disease caused by mitochondrial ribosomal protein(*MRPS22*) mutation[J]. J Med Genet, 2007, 44(12): 784-786.

[214] GALMICHE L, SERRE V, BEINAT M, et al. Exome sequencing identifies *MRPL3* mutation in mitochondrial cardiomyopathy[J]. Hum Mutat, 2011, 32(11): 1225-1231.

[215] SERRE V, ROZANSKA A, BEINAT M, et al. Mutations in mitochondrial ribosomal protein MRPL12 leads to growth retardation, neurological deterioration and mitochondrial translation deficiency[J]. Biochim Biophys Acta, 2013, 1832(8): 1304-1312.

[216] CARROLL C J, ISOHANNI P, PÖYHÖNEN R, et al. Whole - exome sequencing identifies a mutation in the mitochondrial ribosome protein MRPL44 to underlie mitochondrial infantile cardiomyopathy[J]. J Med Genet, 2013, 50(3): 151-159.

[217] SISSLER M, GONZALEZ - SERRANO L E, WESTHOF E. Recent advances in mitochondrial aminoacyl - tRNA synthetases and disease[J]. Trends Mol Med, 2017, 23(8): 693-708.

[218] EDVARDSON S, SHAAG A, KOLESNIKOVA O, et al. Deleterious mutation in the mitochondrial arginyl - transfer RNA synthetase gene is associated with pontocerebellar hypoplasia[J]. Am J Hum Genet, 2007, 81(4): 857-862.

[219] GLAMUZINA E, BROWN R, HOGARTH K, et al. Further delineation of pontocerebellar hypoplasia type 6 due to mutations in the gene encoding mitochondrial arginyl - tRNA synthetase, *RARS2*[J]. J Inherit Metab Dis, 2012, 35(3): 459-467.

[220] CASSANDRINI D, CILIO M R, BIANCHI M, et al. Pontocerebellar hypoplasia type 6 caused by mutations in *RARS2*: definition of the clinical spectrum and molecular findings in five

patients[J]. J Inherit Metab Dis, 2013, 36(1): 43-53.

[221] RILEY L G, COOPER S, HICKEY P, et al. Mutation of the mitochondrial tyrosyl-tRNA synthetase gene, *YARS2*, causes myopathy, lactic acidosis, and sideroblastic anemia: MLASA syndrome[J]. Am J Hum Genet, 2010, 87(1): 52-59.

[222] JIANG P P, JIN X F, PENG Y Y, et al. The exome sequencing identified the mutation in *YARS2* encoding the mitochondrial tyrosyl-tRNA synthetase as a nuclear modifier for the phenotypic manifestation of Leber's hereditary optic neuropathy-associated mitochondrial DNA mutation[J]. Hum Mol Genet, 2016, 25(3): 584-596.

[223] ELO J M, YADAVALLI S S, EURO L, et al. Mitochondrial phenylalanyl-tRNA synthetase mutations underlie fatal infantile Alpers encephalopathy[J]. Hum Mol Genet, 2012, 21(20): 4521-4529.

[224] ALMALKI A, ALSTON C L, PARKER A, et al. Mutation of the human mitochondrial phenylalanine-tRNA synthetase causes infantile-onset epilepsy and cytochrome c oxidase deficiency[J]. Biochim Biophys Acta, 2014, 1842(1): 56-64.

[225] VERNON H J, MCCLELLAN R, BATISTA D A S, et al. Mutations in *FARS2* and non-fatal mitochondrial dysfunction in two siblings[J]. Am J Med Genet A, 2015, 167A(5): 1147-1151.

[226] YANG Y, LIU W, FANG Z P, et al. A newly identified missense mutation in *FARS2* causes autosomal-recessive spastic paraplegia[J]. Hum Mutat, 2016, 37(2): 165-169.

[227] PIERCE S B, GERSAK K, MICHAELSON-COHEN R, et al. Mutations in *LARS2*, encoding mitochondrial leucyl-tRNA synthetase, lead to premature ovarian failure and hearing loss in Perrault syndrome[J]. Am J Hum Genet, 2013, 92(4): 614-620.

[228] SOLDÀ G, CACCIA S, ROBUSTO M, et al. First independent replication of the involvement of *LARS2* in Perrault syndrome by whole-exome sequencing of an Italian family[J]. J Hum Genet, 2016, 61(4): 295-300.

[229] DEMAIN L A M, URQUHART J E, O'SULLIVAN J, et al. Expanding the genotypic spectrum of Perrault syndrome[J]. Clin Genet, 2017, 91(2): 302-312.

[230] KOSAKI R, HORIKAWA R, FUJII E, et al. Biallelic mutations in *LARS2* can cause Perrault syndrome type 2 with neurologic symptoms[J]. Am J Med Genet A, 2018, 176(2): 404-408.

[231] DIODATO D, MELCHIONDA L, HAACK T B, et al. *VARS2* and *TARS2* mutations in patients with mitochondrial encephalomyopathies[J]. Hum Mutat, 2014, 35(8): 983-989.

[232] WANG Y, ZHOU X L, RUAN Z R, et al. A human disease-causing point mutation in mitochondrial threonyl-tRNA synthetase induces both structural and functional defects[J]. J Biol Chem, 2016, 291(12): 6507-6520.

[233] LIEBER D S, CALVO S E, SHANAHAN K, et al. Targeted exome sequencing of suspected mitochondrial disorders[J]. Neurology, 2013, 80(19): 1762-1770.

[234] MCMILLAN H J, HUMPHREYS P, SMITH A, et al. Congenital visual impairment and progressive microcephaly due to lysyl-transfer ribonucleic acid (RNA) synthetase (*KARS*) mutations: the expanding phenotype of aminoacyl-transfer RNA synthetase mutations in human disease[J]. J Child Neurol, 2015, 30(8): 1037-1043.

[235] JOSHI C, KOLBE D L, MANSILLA M A, et al. Reducing the cost of the diagnostic odyssey in early onset epileptic encephalopathies[J]. Biomed Res Int, 2016, 2016: 6421039.

[236] VERRIGNI D, DIODATO D, DI NOTTIA M, et al. Novel mutations in *KARS* cause

hypertrophic cardiomyopathy and combined mitochondrial respiratory chain defect[J]. Clin Genet, 2017, 91(6): 918-923.

[237] ZHOU X L, HE L X, YU L J, et al. Mutations in *KARS* cause early-onset hearing loss and leukoencephalopathy: potential pathogenic mechanism[J]. Hum Mutat, 2017, 38(12): 1740-1750.

[238] MURRAY C R, ABEL S N, MCCLURE M B, et al. Novel causative variants in *DYRK1A*, *KARS*, and *KAT6A* associated with intellectual disability and additional phenotypic features [J]. J Pediatr Genet, 2017, 6(2): 77-83.

[239] SCHEIDECKER S, BÄR S, STOETZEL C, et al. Mutations in *KARS* cause a severe neurological and neurosensory disease with optic neuropathy[J]. Hum Mutat, 2019, 40(10): 1826-1840.

[240] SIVAKUMAR K, KYRIAKIDES T, PULS I, et al. Phenotypic spectrum of disorders associated with glycyl-tRNA synthetase mutations[J]. Brain, 2005, 128(Pt 10): 2304-2314.

[241] ANTONELLIS A, ELLSWORTH R E, SAMBUUGHIN N, et al. Glycyl tRNA synthetase mutations in Charcot-Marie-Tooth disease type 2D and distal spinal muscular atrophy type V [J]. Am J Hum Genet, 2003, 72(5): 1293-1299.

[242] ABE A, HAYASAKA K. The *GARS* gene is rarely mutated in Japanese patients with Charcot-Marie-Tooth neuropathy[J]. J Hum Genet, 2009, 54(5): 310-312.

[243] ROHKAMM B, REILLY M M, LOCHMULLER H, et al. Further evidence for genetic heterogeneity of distal HMN type V, CMT2 with predominant hand involvement and Silver syndrome[J]. J Neurol Sci, 2007, 263(1-2): 100-106.

[244] HAMAGUCHI A, ISHIDA C, IWASA K, et al. Charcot-Marie-Tooth disease type 2D with a novel glycyl-tRNA synthetase gene(*GARS*) mutation[J]. J Neurol, 2010, 257(7): 1202-1204.

[245] LIAO Y C, LIU Y T, TSAI P C, et al. Two novel de novo *GARS* mutations cause early-onset axonal Charcot-Marie-Tooth disease[J]. PLoS One, 2015, 10(8): e0133423.

[246] OPRESCU S N, CHEPA-LOTREA X, TAKASE R, et al. Compound heterozygosity for loss-of-function *GARS* variants results in a multisystem developmental syndrome that includes severe growth retardation[J]. Hum Mutat, 2017, 38(10): 1412-1420.

[247] MCMILLAN H J, SCHWARTZENTRUBER J, SMITH A, et al. Compound heterozygous mutations in glycyl-tRNA synthetase are a proposed cause of systemic mitochondrial disease [J]. BMC Med Genet, 2014, 15(1): 36.

[248] BELOSTOTSKY R, BEN-SHALOM E, RINAT C, et al. Mutations in the mitochondrial seryl-tRNA synthetase cause hyperuricemia, pulmonary hypertension, renal failure in infancy and alkalosis, HUPRA syndrome[J]. Am J Hum Genet, 2011, 88(2): 193-200.

[249] BAYAT V, THIFFAULT I, JAISWAL M, et al. Mutations in the mitochondrial methionyl-tRNA synthetase cause a neurodegenerative phenotype in flies and a recessive ataxia(ARSAL) in humans[J]. PLoS Biol, 2012, 10(3): e1001288.

[250] HALLMANN K, ZSURKA G, MOSKAU-HARTMANN S, et al. A homozygous splice-site mutation in *CARS2* is associated with progressive myoclonic epilepsy[J]. Neurology, 2014, 83(23): 2183-2187.

[251] SAMANTA D, GOKDEN M, WILLIS E. Clinicopathologic findings of *CARS2* mutation[J]. Pediatr Neurol, 2018, 87: 65-69.

[252] VANLANDER A V, MENTEN B, SMET J, et al. Two siblings with homozygous pathogenic

splice‑site variant in mitochondrial asparaginyl‑tRNA synthetase(NARS2)[J]. Hum Mutat, 2015, 36(2): 222‑231.

[253] SIMON M, RICHARD E M, WANG X J, et al. Mutations of human NARS2, encoding the mitochondrial asparaginyl‑tRNA synthetase, cause nonsyndromic deafness and Leigh syndrome [J]. PLoS Genet, 2015, 11(3): e1005097.

[254] LIN J, FARIA E C, DA ROCHA A J, et al. Leukoencephalopathy with brainstem and spinal cord involvement and normal lactate: a new mutation in the DARS2 gene[J]. J Child Neurol, 2010, 25(11): 1425‑1428.

[255] PERLI E, GIORDANO C, TUPPEN H A L, et al. Isoleucyl‑tRNA synthetase levels modulate the penetrance of a homoplasmic m. 4277T>C mitochondrial tRNA^{Ile} mutation causing hypertrophic cardiomyopathy[J]. Hum Mol Genet, 2012, 21(1): 85‑100.

[256] ANTONICKA H, OSTERGAARD E, SASARMAN F, et al. Mutations in C12orf65 in patients with encephalomyopathy and a mitochondrial translation defect[J]. Am J Hum Genet, 2010, 87(1): 115‑122.

[257] SHIMAZAKI H, TAKIYAMA Y, ISHIURA H, et al. A homozygous mutation of C12orf65 causes spastic paraplegia with optic atrophy and neuropathy(SPG55)[J]. J Med Genet, 2012, 49(12): 777‑784.

[258] SPIEGEL R, MANDEL H, SAADA A, et al. Delineation of C12orf65‑related phenotypes: a genotype‑phenotype relationship[J]. Eur J Hum Genet, 2014, 22(8): 1019‑1025.

[259] BUCHERT R, UEBE S, RADWAN F, et al. Mutations in the mitochondrial gene C12orf65 lead to syndromic autosomal recessive intellectual disability and show genotype phenotype correlation[J]. Eur J Med Genet, 2013, 56(11): 599‑602.

[260] TUCCI A, LIU Y T, PREZA E, et al. Novel C12orf65 mutations in patients with axonal neuropathy and optic atrophy[J]. J Neurol Neurosurg Psychiatry, 2014, 85(5): 486‑492.

[261] WESOLOWSKA M, GORMAN G S, ALSTON C L, et al. Adult onset Leigh syndrome in the intensive care setting: a novel presentation of a C12orf65 related mitochondrial disease[J]. J Neuromuscul Dis, 2015, 2(4): 409‑419.

[262] NISHIHARA H, OMOTO M, TAKAO M, et al. Autopsy case of the C12orf65 mutation in a patient with signs of mitochondrial dysfunction[J]. Neurol Genet, 2017, 3(4): e171.

[263] RYDZANICZ M, JAGLA M, KOSINSKA J, et al. KIF5A de novo mutation associated with myoclonic seizures and neonatal onset progressive leukoencephalopathy[J]. Clin Genet, 2017, 91(5): 769‑773.

[264] WANG Q, TIAN J, CHEN H, et al. Amyloid beta‑mediated KIF5A deficiency disrupts anterograde axonal mitochondrial movement[J]. Neurobiol Dis, 2019, 127: 410‑418.

[265] HARES K, MINERS J S, COOK A J, et al. Overexpression of kinesin superfamily motor proteins in Alzheimer's disease[J]. J Alzheimers Dis, 2017, 60(4): 1511‑1524.

[266] CAMPBELL P D, SHEN K, SAPIO M R, et al. Unique function of Kinesin Kif5A in localization of mitochondria in axons[J]. J Neurosci, 2014, 34(44): 14717‑14732.

[267] REID E. Science in motion: common molecular pathological themes emerge in the hereditary spastic paraplegias[J]. J Med Genet, 2003, 40(2): 81‑86.

[268] KARLE K N, MÖCKEL D, REID E, et al. Axonal transport deficit in a $KIF5A^{-/-}$ mouse model[J]. Neurogenetics, 2012, 13(2): 169‑179.

[269] AMINI P, STOJKOV D, FELSER A, et al. Neutrophil extracellular trap formation requires OPA1-dependent glycolytic ATP production[J]. Nat Commun, 2018, 9(1): 2958.

[270] DEL DOTTO V, MISHRA P, VIDONI S, et al. OPA1 isoforms in the hierarchical organization of mitochondrial functions[J]. Cell Rep, 2017, 19(12): 2557-2571.

[271] MUNOZ J P, IVANOVA S, SANCHEZ-WANDELMER J, et al. Mfn2 modulates the UPR and mitochondrial function via repression of PERK[J]. EMBO J, 2013, 32(17): 2348-2361.

[272] DE BRITO O M, SCORRANO L. Mitofusin 2 tethers endoplasmic reticulum to mitochondria[J]. Nature, 2008, 456(7222): 605-610.

[273] GONZÁLEZ-SÁNCHEZ P, SATRÚSTEGUI J, PALAU F, et al. Calcium deregulation and mitochondrial bioenergetics in GDAP1-related CMT disease[J]. Int J Mol Sci, 2019, 20(2): 403.

[274] LASSITER D G, SJÖGREN R J O, GABRIEL B M, et al. AMPK activation negatively regulates *GDAP1*, which influences metabolic processes and circadian gene expression in skeletal muscle[J]. Mol Metab, 2018, 16: 12-23.

[275] NEIGHBORS A, MOSS T, HOLLOWAY L, et al. Functional analysis of a novel mutation in the *TIMM8A* gene that causes deafness-dystonia-optic neuronopathy syndrome[J]. Mol Genet Genomic Med, 2020, 8(3): e1121.

[276] ROESCH K, CURRAN S P, TRANEBJAERG L, et al. Human deafness dystonia syndrome is caused by a defect in assembly of the DDP1/TIMM8a-TIMM13 complex[J]. Hum Mol Genet, 2002, 11(5): 477-486.

[277] ARNOULT D, RISMANCHI N, GRODET A, et al. Bax/Bak-dependent release of DDP/TIMM8a promotes Drp1-mediated mitochondrial fission and mitoptosis during programmed cell death[J]. Curr Biol, 2005, 15(23): 2112-2118.

[278] LINDHURST M J, FIERMONTE G, SONG S W, et al. Knockout of *Slc25a19* causes mitochondrial thiamine pyrophosphate depletion, embryonic lethality, CNS malformations, and anemia[J]. Proc Natl Acad Sci USA, 2006, 103(43): 15927-15932.

[279] BOULET A, VEST K E, MAYNARD M K, et al. The mammalian phosphate carrier SLC25A3 is a mitochondrial copper transporter required for cytochrome c oxidase biogenesis[J]. J Biol Chem, 2018, 293(6): 1887-1896.

[280] BASELER W A, THAPA D, JAGANNATHAN R, et al. miR-141 as a regulator of the mitochondrial phosphate carrier (Slc25a3) in the type 1 diabetic heart[J]. Am J Physiol Cell Physiol, 2012, 303(12): C1244-C1251.

第 6 章
线粒体表观遗传学与疾病

线粒体表观遗传学，简单来说就是表观遗传学与线粒体的相互作用[1]，该领域研究范围包括线粒体编码的基因自身发生表观遗传学修饰和非自身产生的表观遗传学调控。线粒体的表观遗传学已被忽视或否认了很多年，主要是由于方法学上的限制，其发生仍在争论中。而且，从表观遗传学的角度来看，mtDNA 与 nDNA 有很大的不同。实际上，mtDNA 不包含 CpG 岛，它被组织成紧密堆积的核蛋白复合物，称为缺乏组蛋白的类核仁[2]。根据相关的报道，普遍认为线粒体表观遗传学调控存在四种方式[1,3]：①mtDNA 由 nDNA 编码，表观遗传机制调控核基因组的表达，因此 mtDNA 的表达也间接或直接受到这种表观遗传学的调控，进而影响线粒体，也就是细胞核对线粒体的顺行调节；②nDNA 的甲基化受多方面的影响，特定细胞中 mtDNA 的含量(拷贝数)和线粒体的活性起到某些决定作用；③当 mtDNA 产生变异的时候，也会影响到 nDNA 的表达模式，有时会影响 nDNA 甲基化水平，②和③也可以认为是线粒体对细胞核的逆行反应；④类似于 nDNA，mtDNA 作为一种独立的遗传物质时，本身也会有表观遗传学修饰，这一过程主要是通过 5-甲基胞嘧啶(5-methylcytosine，5mC)和 5-羟甲基胞嘧啶(5-hydroxymethylcytosine，5hmC)来完成。尽管在人类线粒体中都检测到了长和短的非编码 RNA，但它们中的大多数都是核编码的，后来转移到了线粒体中。到目前为止，只有很少的非编码 RNA，包括 lnc ND5、lnc ND6 和 lnc Cyt b 被认为由 mtDNA 本身编码[4]，因此，在 mtDNA 中研究的主要表观遗传变化是 DNA 甲基化和羟甲基化[5]。

虽然对于 mtDNA 是否受到甲基化修饰一直存在争议[6-7]，但主流观点认为[8]，mtDNA 不能被甲基化的原因主要有两个：①甲基化酶不能进入脊椎动物的线粒体；②mtDNA 不含组蛋白。甲基化的 mtDNA 首次是在泥鳅中被发现的，据报道称，线粒体中存在一种 DNA 甲基转移酶(DNA methyltransferase，DNMT)活性，这种活性不依赖于线粒体外的 DNMT 活性[9-10]，后来在人类中也发现了 mtDNA 的甲基化[11]，2011 年发现了线粒体 DNMT(mtDNMT1)[12]。近十年来，新的研究方法和功能实验越来越可以清楚地证明线粒体通过类似于 nDNA 的机制进行表观遗传调控[12-14]。

线粒体与核基因组之间存在极其复杂的表观遗传学调控网络，这些交叉效应涉及很多复杂的生理过程和疾病发生过程[15]。尽管对 mtDNA 甲基化变异的生理影响知之甚少，但最近的一些研究表明，它可能与多种疾病有关。大多数研究集中于已知线粒体功能障碍普遍存在的疾病，如神经退行性疾病、癌症或早衰等[3]。在小鼠衰老大脑中，甲基化编码的 mtDNA 编码基因的鉴定表明在衰老过程中靶向 mtDNA

甲基化的可能性[16]。除了确定总体 mtDNA 甲基化外，还发现特定 mtDNA 编码的基因在特定细胞条件下或在不同细胞系中甲基化程度不同，例如 *ND6* 和 *12S rRNA* 在氧化损伤和暴露于环境污染后分别显示出不同的甲基化水平(图 6.1)。随着新兴测序技术和检测仪器设备的发展，以及科研思路的不断拓宽，近年来有关线粒体表观遗传学在疾病中的研究也不断受到关注[17]。虽然 mtDNA 表观遗传学在疾病中的作用及治疗靶点等方面的研究还有待深入探讨，但是对线粒体表观遗传学靶点的识别会不断深入。基于线粒体表观遗传学研究对发现疗效更好、不良反应更少、使用更安全的药物具有重要的研究价值。线粒体表观遗传学在生命科学这一领域已崭露头角且占据很重要的地位[18]，很多线粒体的基因上的甲基化状态将成为新的疾病生物标志物，这一研究方向也将为开发新的和有用的疾病标志物和靶向药物提供宝贵的帮助。

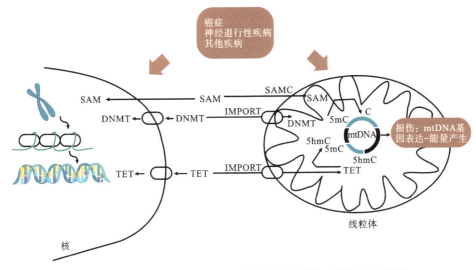

SAM—S-腺苷甲硫氨酸；SAMC—S-腺苷甲硫氨酸供体；TET—双加氧酶。

图 6.1 疾病和环境暴露中 nDNA 和 mtDNA 甲基化机制的推测模型[8]

在接下来的部分中，我们将详细讲述线粒体表观遗传与一些疾病之间的关系，并表述线粒体表观遗传与环境暴露的相关性。

6.1 神经类疾病

6.1.1 神经退行性疾病

研究人员已在不同的神经退行性疾病和染色体非整倍体中发现了特异的甲基化模式，在此基础上，开发了特定的非侵入性方法来识别染色体非整倍体[19]。目前发现对 mtDNA 表观遗传修饰的分析比对 nDNA 的表达更容易受到氧化应激的影响，引起了人们对一些神经退行性疾病的关注。衰老的发展是导致大多数神经退行性疾病发生的根源，比如阿尔茨海默病(Alzheimer's disease，AD)[20]，年龄≥65 岁的人群中有 1/10 的人患有 AD,其患病率随着年龄的增长而持续增加。衰老相关的神经退行性疾病基本没有或者很少有有效的治疗方法,这些疾病往往以不可逆的方式发展,并伴有巨大的社会经济和个人成本[20]。有研究表明,衰老过程中 mtDNA 也有表观遗传学的改变,并且发现哺乳动物脑线粒体表观遗传机制的存在和对衰老的易感性[16]。因此,衰老引起的大多数神经退行性疾病与线粒体表观遗传学存在关系成为自然。

线粒体损伤和氧化应激增加是神经退行性疾病的常见特征,这使得研究人员推测 mtDNA 的表观遗传改变(有丝分裂表观遗传)可能导致神经退行性变。迄今为止,为解决这一问题而进行的少数研究显示,线粒体调节区(D 环区)的甲基化水平均受损。这些研究还表明,mtDNA D 环区甲基化水平在神经退行性变的过程中受到动态调节,可能受到某些神经退行性疾病致病突变的影响,并且与 mtDNA 拷贝数呈负相关[2]。虽然 mtDNA 表观遗传学在其他神经退行性疾病中尚未被研究,但已经有很多研究[21-22]表明 mtDNA 表观遗传可能在这些疾病中发挥作用,图 6.2 总结了迄今为止进行的研究,目的是研究神经变性动物模型或患有这些疾病的患者的人类样品中的 mtDNA 甲基化和羟甲基化,后面小节将详细介绍图中的内容。

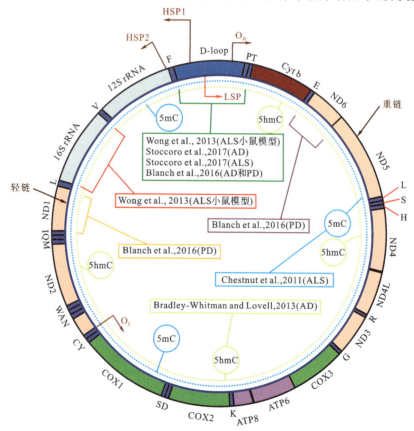

图 6.2 部分神经退行性疾病中线粒体表观遗传学的研究[23-28]

注:虚线表示针对总体 mtDNA 甲基化(5mC)或羟甲基化(5hmC)水平的研究。通过 DNA 甲基化分析研究的神经变性疾病患者组织或动物模型中的 mtDNA 区域用方括号表示。

1. 帕金森病

帕金森病(Parkinson's disease，PD)是仅次于 AD 的神经退行性疾病，在发达社会中排名第二[29]。这是一种常见的运动障碍，在老年人群中的发病率越来越高，病理生理学涉及线粒体和自噬功能障碍以及神经炎症[30-31]。事实上，年龄超过 65 岁的人群中有 1%以上的人会患有这种疾病，并且年龄越大越容易患病，当年龄超过 85 岁时，将会有 5%的人患有 PD[30]。PD 的神经病理学特征是黑质致密部出现异常，广泛累及其他中枢神经系统结构和外周组织[29]。

目前，研究最多的基于表观遗传学的 PD 生物标志物是 α-突触核蛋白基因中的 DNA 甲基化。这种突触前神经元蛋白在路易小体和路易神经突(PD 的标志性蛋白质内含物)构成中占据主要部分。α-突触核蛋白水平的升高导致其异常聚集和体内神经元变性[32]。

在 2016 年 M. Blanch 的一项研究中，在 PD 病例和健康对照者的黑质中检测了 D 环区和 NADH 脱氢酶 6 基因的线粒体甲基化和羟甲基化。令人惊讶的是，相对于对照样品，PD 脑中 mtDNA 的 D 环区在几乎所有 CpG 和非 CpG 位点均显示出甲基化减少。与对照组相比，PD 病例中 *MT-ND6* 基因的甲基化水平和 D 环区的羟甲基化(5hmC)水平没有变化。这支持了以下假设：D 环区中甲基化水平降低不是 PD 黑质中神经元含量减少的结果，而是 PD 对线粒体功能重要部位的表观遗传失调。如果进一步的研究表明血液和大脑之间的一致性，则 mtDNA 中 D 环区的甲基化状态可能成为 PD 诊断的生物标志物[29]。

尽管 PD 的线粒体表观遗传学研究仍处于早期阶段，但是将表观遗传信息与现有的 PD 诊断工具整合在一起可以增强早期检测、诊断和治疗方法的信心，从而改变 PD 诊断和治疗中使用的策略。

2. 阿尔茨海默病

目前所知，60%~70%的痴呆病例属于阿尔茨海默病(Alzheimer's disease，AD)[33]。AD 症状可以分为三大类：第一类包括认知功能障碍，例如患者开始出现交流或表达异常等语言障碍，很多事情记忆模糊或者记忆力减退，还有执行功能障碍；第二类包括精神状态异常，会有抑郁情绪和行为出现，有的患者出现行为障碍；第三类包括患者在进行日常生活的活动过程中发生困难[34]。表观遗传机制协调的大脑，重要神经生物学和认知过程和表观遗传修饰的不同范围的核基因组已被广泛假设在许多神经系统疾病(包括阿尔茨海默病)中发挥作用[17]。

尽管 mtDNA 损伤是 AD 的特征，但研究者对线粒体表观基因组本身的关注很少。线粒体损伤是神经退行性变的特征，许多研究者认为 mtDNA 的表观遗传修饰可能与晚发型阿尔茨海默病(late onset Alzheimer's disease，LOAD)有关[35-36]。表观遗传机制会在环境因素(如饮食、危险暴露和生活事件)的影响下改变基因表达，并且它们的失调可能促使 LOAD 的发作。实际上，越来越多的人体组织的体外、体内和离体研究表明，DNA 甲基化异常、组蛋白修饰出现问题以及 microRNA (miRNA)表达异常在 LOAD 发病机制中的作用显得非常重要。

M. A. Bradley-Whitman 等人[25]在 2013 年对 5 名年龄相匹配的正常对照、5 名临床早期 AD 和 7 名 LOAD 受试者进行了研究,实验结果表明,AD 患者中颞上回组织中线粒体 5hmC 升高,尽管由于使用的样品数量少,无法得出明确的结论[25],但实验结果为后续的研究提供了很好的支持。

2016 年,M. Blanch 等人在一项研究中调查了 AD 患者 mtDNA 的甲基化修饰。在该项研究中,对 AD 相关病例和相应对照病例的内嗅皮质层样本进行 D 环区和 $MT-ND1$ 扩增分析,与对照组相比,早期 AD 患者中 D 环区 DNA 甲基化水平升高(5mC 水平升高),并且在疾病早期相对于疾病晚期甲基化程度更高;同时研究还观察到 $MT-ND1$ 基因甲基化水平降低(5mC 水平降低)[26]。该项研究表明线粒体 5mC 水平的存在,还发现特定 mtDNA 编码的基因在特定细胞条件下或在不同细胞系中甲基化程度不同。因此,这些数据支持表观遗传 mtDNA 调控的存在,提示 D 环区可能是 AD 病理学中的敏感表观遗传学靶标。

2017 年,A. Stoccoro 等人[27]调查了相对较大的 LOAD 患者队列和健康匹配对照组的血液 DNA 中线粒体 D 环区的甲基化水平。相对于健康对照组,LOAD 患者的 mtDNA 中 D 环区的甲基化程度降低,从而表明该区域在神经退行性疾病中可能易受表观遗传修饰。正如 M. Blanch 及其同事先前使用耗尽 mtDNA 的细胞所证明的那样,该区域是线粒体基因组的独特特征。AD 样本中当前数据与先前观察值之间的差异可能是由于分析的组织不同或疾病阶段不同,因为没有从不同疾病阶段的患者那里进行重复采样,以进一步研究该区域的甲基化水平是否随着疾病进展而受到动态调节。

线粒体 D 环区的甲基化水平被认为是健康个体临床阶段的关键指标。对该区域甲基化如何影响 mtDNA 基因的更深入了解可以为 AD 的病理生理学提供进一步的证据(表 6.1)。线粒体表观遗传学只是最近才成为生物医学研究的焦点,因此线粒体表观基因组在 AD 中的作用尚未引起人们的广泛关注。但是,线粒体甲基化组的失调可能导致其有助于控制的许多复杂受控过程的异常变化,例如细胞凋亡,这可能在发病机制中起关键作用。此外,由于线粒体功能障碍在 AD 发病机制的早期发生,因此线粒体甲基化组的改变可能在疾病的发作和发展中起重要作用。尽管该领域提出了许多挑战,但线粒体表观遗传学与 AD 之间的联系为未来的研究方向提供了良好的方向[37]。

表 6.1　AD 中 DNA 甲基化变化的证据[36]

基因的类别	基因	DNA 甲基化状态	作用/可能作用	参考文献
Tau-相关基因	Tau	SP1 结合位点上的高甲基化	高甲基化 Tau 导致 AD 中 NFTs 的形成	[38]
	$GSK3\beta$	低甲基化作用	参与能量代谢、神经细胞发育和身体形态的形成	[39]
	$PP2A$	低甲基化作用	一种能使磷酸化 Tau 去磷酸化的酶	[40-42]

续表

基因的类别	基因	DNA 甲基化状态	作用/可能作用	参考文献
Aβ-相关基因	Aβ	低甲基化作用	老年斑的主要成分	[36]
	APP	低甲基化作用	淀粉样前体蛋白	[43-45]
	PSEN1	低甲基化作用	γ-分泌酶复合物的组分	[46-47]
	BACE1	低甲基化作用	β淀粉样前体蛋白裂解酶	[46-47]
	NEP	超甲基化作用	Aβ降解酶	[48]
	SORL1	超甲基化作用	在阿尔茨海默病患者淋巴母细胞中表达下调约2倍	[49]
	MTHFR 的启动子区	超甲基化作用	将 5,10-MTHF 转换为 5-MTHF	[43]
载脂蛋白	APOE-ε4	超甲基化作用	LOAD 的遗传风险因素	[43]
	CLU (APOJ)	—	排名第三的与 LOAD 最相关的风险基因	[50]
rDNA	rDNA	超甲基化作用	启动核糖体生物合成	[51-52]
参与代谢途径的基因	OTC	低甲基化作用	尿素循环中一种重要的酶在患者体内表达	[53-54]
其他基因	PER1 和 CRY1	超甲基化作用	光非依赖性成分通过与激活剂及其反馈抑制剂相互作用来调节 Per1 转录循环	[55]
	NGB	不清楚	表达于中枢神经系统和外周神经系统，在缺氧/缺血条件下可能参与增加氧的可利用性和提供保护	[56]
	COX2	低甲基化作用	在中枢神经系统中被发现有助于炎性痛觉过敏	[57]
	BDNF	超甲基化作用	该基因可能在应激反应的调节和心境障碍的生物学中发挥作用	[57]
	CREB	超甲基化作用	该基因突变与常染色体显性阿尔茨海默病和脑动脉淀粉样变性有关	[57]
	SYP	超甲基化作用	该基因编码一种大脑特有的膜相关胶原	[57]
	NF-κB	低甲基化作用	NF-κB 的不适当激活与多种炎症性疾病有关，而持续抑制 NF-κB 则导致免疫细胞发育异常或细胞生长延迟	[57]
	S100A2	低甲基化作用	钙结合蛋白 S100 家族成员	[58]
	S100A2	超甲基化作用	编码一种表达于神经元和胶质细胞的细胞黏附分子	[58-59]

3. 肌萎缩侧索硬化

肌萎缩侧索硬化(amyotrophic lateral sclerosis,ALS)是一种进行性且严重致残的成人致命性神经系统疾病,其特征是最初的肌肉痉挛和束缚感,然后通常在症状开始后3~5年出现肌肉无力、萎缩以及最终的瘫痪和死亡[60]。有证据表明,吸烟以及接触农药、金属和其他化学物质等环境暴露可能是危险因素[61]。对于这样一种致死率很高的神经退行性疾病,积极寻找致病原因不可缺少,虽然线粒体表观遗传在疾病中的研究还不够广泛,但在 ALS 疾病中已有了一些初步的研究。

在 2011 年初,B. A. Chestnut 及其同事研究了小鼠脑和脊髓运动神经元以及 12 例肌萎缩侧索硬化(ALS)患者的皮质和运动神经元中 5mC 含量和 DNMT 蛋白水平的总体水平,检测到 5mC 和 DNMT、DNMT1 和 DNMT3a 的水平变化,这表明运动神经元可以参与涉及 DNMT 上调和 DNA 甲基化增加的表观遗传机制来驱动凋亡,这些细胞机制可能与人类 ALS 病理生物学和治疗有关[23]。

2013 年,M. Wong 等人[24]发现 DNA 甲基化酶 DNMT3a 存在于小鼠中枢神经系统(CNS)组织、横纹肌和睾丸的线粒体中,还在人大脑皮质线粒体中发现了DNMT3a。此外,直接由 DNA 焦磷酸测序法显示出这些组织的 mtDNA 包含 5mC。在 ALS 的小鼠模型的骨骼肌和脊髓中,早期疾病中 DNMT3a 蛋白水平显著降低,并且这些小鼠在骨骼肌和脊髓运动神经元中的 5mC 免疫反应性也表现出异常模式。

2018 年,A. Stoccoro 等人[28]调查了属于 ALS 相关突变〔主要 ALS 基因(*SOD1*、*FUS*、*TARDBP* 和 *C9orf72*)〕的个体及其家族的血液 DNA 中的 mtDNA 拷贝数和线粒体 D 环区的甲基化水平,并观察到相对于 ALS 关联突变的非携带者,ALS 患者的 mtDNA 拷贝数显著增加,D 环区甲基化水平降低,而无症状/有症状的携带者的样本显示两种生物标志物处于中等水平,并且具有脱甲基 D 环区的个体的 mtDNA 拷贝数高于那些显示 D 环区甲基化的个体,还检测到 D 环区甲基化与mtDNA 拷贝数呈负相关。研究者还观察到与 ALS 相关的 *SOD1* 突变携带者(ALS 患者或额颞叶痴呆携带者)的 mtDNA D 环区甲基化显著降低,这与 ALS 基因突变的非携带者或其他 ALS 致病基因突变携带者(*FUS*、*TARDBP*、*C9orf72*)有关。因此假设在 *SOD1* 携带者中观察到的 D 环区低甲基化可能是增加 mtDNA 复制以抵消氧化损伤增加负担的机制[2,28]。

总之,这些研究表明,疾病组织中存在线粒体表观遗传学的调控机制,并且mtDNA 甲基化受损,可能是 *SOD1* 突变携带者疾病症状出现之前的早期事件。

在神经退行性疾病患者的人体标本或疾病动物模型中,几乎没有研究过除 D 环区以外的其他 mtDNA 区域的甲基化水平,尽管有大量证据表明在人类和动物神经退行性疾病模型中 mtDNA D 环区甲基化受损,但甲基化水平受损的证据通常仅限于一项研究,因此很难阐明它们与线粒体动力学和基因表达水平之间的关系,仍需要进一步的研究来阐明这些表观遗传变化的生物学意义以及它们与神经退行性变过程的因果关系。总而言之,到目前为止所进行的研究的初步结果令人鼓舞,使表观遗传学成为一个及时和有吸引力的研究领域,但还需要深入的研究来澄清线粒体基因组中发生的表观遗传变化、线粒体 DNA 动力学和基因表达之间的联系，以及神经退行性变过程中的生物作用[2]。

6.1.2　其他神经性疾病——唐氏综合征

唐氏综合征(Down's syndrome，DS)的产生是由第 21 号染色体异常(有三条)而导致的[62]。已显示大约 93% 的病例多余的 21 号染色体是来自于母体，大约 7% 的病例是由于父系非分离而引起的，只有很小一部分病例是由于合子后有丝分裂不分离[63]。DS 是 AD 发病的主要遗传危险因素，其神经功能类似于在 AD 中发现的神经功能，过早地表现出 AD 的典型脑部病理特征[64]。DS 的临床表现是复杂且可变的，最显著的特征与先天性异常、神经发育受损和加速衰老的发生率增加有关[65]。

V. Infantino 等人[66]在 2011 年首次通过量化 DS 受试者线粒体中的 SAM、谷胱甘肽和 mtDNA，分析了细胞质甲基状态异常对线粒体甲基有效性的影响。在甲基化过程中，SAM 需要作为甲基供体用于不仅在细胞质中而且在线粒体中进行不同的甲基化反应。SAM 通过由 *SLC25A26* 基因编码的 SAM 线粒体载体(SAMC)转运到线粒体，以交换 S-腺苷同型半胱氨酸[67]。与对照线粒体相比，DS 细胞中 SAM 可用性的降低限制了线粒体对甲基化剂的摄取，从而导致 DS 中 SAM 水平的降低。与对照细胞相比，DS 中 SAMC 表达水平的增加可能是由于一种旨在补偿线粒体 SAM 未满足需求的机制。线粒体 SAM 的显著减少可能表明 DS 受试者线粒体甲基化能力普遍降低。SAM 在线粒体中的确切作用尚不清楚。与对照线粒体相比，DS 的抗氧化防御能力下降，还原型谷胱甘肽(GSH)和总谷胱甘肽(GSSG+GSH，GSSG 是氧化型谷胱甘肽)减少，这表明线粒体的甲基化可能发挥某种保护作用，至少线粒体中甲基有效性的降低使细胞器暴露于更具应激性的氧化应激条件下。

早在 2010 年，D. Valenti 等人[68]在 DS 细胞中发现 mtDNA 含量增加，加上 mtDNA 低甲基化可以阐明 DS 中 mtDNA 的不稳定性机制，并有助于建立遗传相关的异常甲基代谢与 DS 受试者中记录的 mtDNA 突变之间的关系[69]。但是，现有的发现还是初步的，还需要通过更多样本进行确认。目前的数据支持以下观点：细胞质中甲基状态的异常也会导致线粒体中甲基利用率的降低，进而可能导致线粒体功能障碍，这是在 DS 中广泛记录到的观察结果。阐明甲基化在线粒体功能中的生理作用将是未来研究的目标，因为它将提供有关这种遗传疾病的重要信息[66]。

6.2　代谢综合征

代谢综合征是一种由多种代谢物紊乱而导致的累及多个器官系统的代谢紊乱症候群。线粒体作为细胞中的"动力工厂"，其代谢受多种因素调控。尽管 nDNA 的表观遗传学变化现在已成为许多获得性慢性疾病中重要的研究领域，但近年来的研究表明，在 mtDNA 中也发现了 nDNA 中常见的表观遗传修饰，如 5mC 和 5hmC，并且线粒体中也拥有 DNA 甲基转移酶和 TET 蛋白[70]。随着研究的深入，研究者发现线粒体的表观遗传修饰在许多代谢类疾病中起着重要作用，其微小变化可导致疾病的出现。本节将详细讲述 mtDNA 的表观遗传修饰与复杂的代谢紊乱疾病之间的关系。

6.2.1 糖尿病及其相关疾病

糖尿病是一种由多种因素共同作用导致的伴有严重的临床并发症的代谢性疾病[71-72]。现今世界范围内的糖尿病患者数相当于 1/3 的中国人口数量，糖尿病已与高血压和心血管疾病成为威胁人类健康的三大慢性病。

高热量的饮食习惯和缺乏运动是 2 型糖尿病（type 2 diabetes mellitus，T2DM）发病的主要环境因素[73]，其主要特征是线粒体紊乱和氧化应激[74]。由于目前尚未发现治疗 T2DM 的有效方法[75]，糖尿病前期诊断和干预已成为预防 T2DM 的重要策略。因此，探索哪种血糖指标可以更好地反映胰岛 β 细胞的分泌功能，对指导临床针对性和个性化干预葡萄糖代谢异常具有重要意义。血糖水平的升高通常代表葡萄糖代谢紊乱的程度，通常由糖化血红蛋白（glycosylated hemoglobin，HbA1c）评估，并间接反映 β 细胞功能损害的程度[76]，而空腹血糖也作为糖尿病诊断的一个重要指标[77]。但在一项研究中，空腹血糖和糖化血红蛋白出现了不一致的诊断结果，这一结果强调了糖尿病前期诊断需要新的生物标志物。L. D. Zheng 等人发现，ND6 和 D 环区的 DNA 甲基化水平与体重指数显著相关，并且当糖尿病前期从低风险发展到高风险阶段时，线粒体表观遗传变化最敏感，但在高风险阶段，对进一步的进展反应较慢[78]。因此，靶向线粒体表观遗传标志物有可能识别出早期糖尿病，以便尽早对生活方式进行干预。

糖尿病引起的长期血糖增高会发展为胰岛素抵抗，导致一些严重的并发症[79]。临床数据的统计结果显示，糖尿病会导致 100 多种并发症。随着患者病龄的增加，并发症的发生率也随之增加，而糖尿病并发症难以使用药物治疗达到治愈的效果。其中，糖尿病视网膜病是最严重的慢性并发症之一[80]。糖尿病性视网膜病在全球累计 3700 万病例，占与眼疾有关的失明病例的 4.8%，已给社会带来了沉重的负担。随着糖尿病的发病率以惊人的速度增长，糖尿病性视网膜病的人数预计将从 2010 年的 1.266 亿增加到 2030 年的 1.91 亿[81]。于是，糖尿病性视网膜病的治疗成为一个迫切需要解决的问题。M. Mishra 等人使用高糖在视网膜内皮细胞中模拟糖尿病患者体内环境，在此条件下，证明了高糖环境可诱导 D 环区的甲基化，由于 D 环包含必需的转录和复制元件，因此影响了 mtDNA 编码基因的 mRNA 水平，破坏电子传递链系统并破坏线粒体稳态，并加速毛细血管细胞凋亡。而在这一过程中，DNMT1 是导致 mtDNA 甲基化的主要酶。因此，通过药物或分子手段调节 DNMT1 可以帮助维持线粒体完整性，并可作为一种潜在的策略来抑制或终止糖尿病视网膜病变的发展[82]。除甲基化之外，mtDNA 中的碱基错配也会导致 mtDNA 的受损，破坏线粒体视网膜功能，在 M. Mishra 等人之前的研究中显示糖尿病患者即使经过一段时间的控制血糖治疗后，维持正常血糖水平并不能恢复 mtDNA 的碱基错配[83]。于是 M. Mishra 等人在人的视网膜内皮细胞中验证了抑制 DNMT 可在葡萄糖诱导条件下减少 mtDNA 中的碱基错配。由于葡萄糖可使 APOBEC3A 脱氨酶 mRNA 的表达增加约 50%。因此 R. Kowluru 等人又在过表达 Sod2 的糖尿病小鼠的视网膜微脉管系统中证明了抑制 DNA 甲基化或调节胞嘧啶脱氨可显著抑制 D 环区碱基错配的增加，预防线粒体功能障碍，从而减少因碱基不匹配和高甲基化胞嘧啶的增加而导致的 mtDNA 的受损，维持视网膜线粒体功能，阻止糖尿病性视网膜病的发展[84]。

6.2.2 肥胖症

现今儿童和青少年的超重和肥胖已成为现代全球社会的一个主要负担，且在全球范围内的发生率一直呈现增长趋势[85]。现已经证明，早期肥胖是成年期肥胖的先兆。生活条件等环境因素在肥胖和肥胖症中起到很大作用，但是遗传因素也占据很大一部分，表观遗传过程被认为是潜在的中介，可能填补了对这种多因素病理学、病因学理解的空白[86]。一些研究已经描述了与肥胖相关的 DNA 甲基化模式[87-88]。但大多数研究使用外周血细胞[89]或具有特殊代谢作用的组织[90]来研究基因组 DNA 的表观基因组，而其他一些变化可以通过使用口腔拭子得到的 DNA 来进行研究，因为它是一种非侵入性、容易获得的样本，其在流行病学和表观遗传学研究中的应用正在扩大。L. Bordoni 等人[91]使用口腔拭子样本中提取的 mtDNA 来研究 mtDNA 拷贝数和甲基化是否受到身体组成的影响。研究显示，可以在口腔拭子的 DNA 样本中研究 mtDNA 甲基化模式，并且它们可能与超重儿童的身体成分有关。该证据已在女性人群中得到证实，但在男性人群中没有得到证实，这支持了已经观察到的有关线粒体 DNA 的性别特异性特征[92]。从口腔拭子中提取的 mtDNA 中拷贝数较低且 D 环区甲基化水平较高的女孩不仅在 BMI 方面而且在分析 BIVA 参数方面均显示出最差的身体组成。这些研究表明，考虑到 mtDNA 拷贝数和 D 环区甲基化可以预测分析人群中女性受试者的超重情况，表明肥胖人群血液中 mtDNA 拷贝数的减少与胰岛素抵抗有关，并且可能由 D 环区甲基化的增加引起。这一研究结果符合之前 Z. Y. Cheng 等人在肥胖人群中观察到的 D 环区 DNA 高甲基化的情况[93]。这一研究进一步阐明了 mtDNA 表观遗传学可能有助于鉴定新的生物标志物，并作为一个生物传感器去阐明肥胖并发症的分子机制和对代谢综合征风险进行分层。

肥胖作为众多慢性疾病的一个众所周知的危险因素会导致慢性病风险增加，而反过来慢性病又会进一步导致患者肥胖，形成恶性循环，对患者的健康构成更大的威胁。心血管疾病(cardiovascular disease，CVD)是最大的单一致死原因，约占全球所有死亡人数的 30%[94]。超重和肥胖是 CVD 的风险因素，原因包括胰岛素抵抗[95]、炎症[96]和血小板的高聚集性[97]。线粒体功能障碍和损伤与肥胖[98]和 CVD[99]有关。特别是血小板线粒体在维持血栓形成和止血[100]中是重要的，而肥胖成年人的血小板表现出高聚集性，对抗凝治疗没有反应。

有研究表明，CVD 患者的血小板 mtDNA 发生异常甲基化[101]，但这是否预示着疾病的发展尚不清楚。研究人员支持这样一种假说，即线粒体表观基因组的这种表观遗传学改变可能是与CVD发展相关的早期事件，已知肝脏中的核DNA甲基化模式被肥胖[102]所改变，而血液样本的表观遗传学分析预测了未来CVD的风险[103-106]。DNA甲基化修饰不仅发生在CVD患者中[107-108]，而且还与导致CVD的危险因素相关[109-110]。此外，DNA甲基化与CVD之间的关联在有CVD风险标记的个体中通常更强，如肥胖[76,111]。因此，假设在发生CVD之前，高危人群（如肥胖成人）会发生异常的血小板mtDNA甲基化，故mtDNA甲基化就可作为CVD风险的生物标志物。随后，S. Zharikov等人就证明了患有CVD的个体中线粒体表观基因组的变化，包括$MT-CO1$、$MT-CO3$和$MT-TL1$的甲基[112]，并且可以作为一种非侵入性、易于获取的生物标志物来区分具有较高CVD风险的个体，预测接下来5年的CVD风险。因此，超重或肥胖的成年人可能会从识别中受益，以促进早期的一级预防和监测，并降低个人患CVD的风险[113]。

6.2.3 非酒精性脂肪性肝病

流行病学数据显示，与非酒精性脂肪性肝炎（non-alcoholic steatohepatitis，NASH）患者相比，单纯性脂肪变性（steatosis simplex，SS）患者通常预后良好，后者可发展为肝硬化，最终发展为肝细胞癌[114]。值得注意的是，来自临床试验的证据表明，肝脂肪变性和小叶炎症可能是可逆的[115]，但是尚无法确定其分子机制。此外，尽管尚未透彻理解与疾病进展相关的分子机制，但是分子通路上存在一些证据可能与表型从无肝损伤的状态（SS）转变为侵袭性疾病（NASH）有关。例如，肝细胞凋亡、脂肪毒性和氧化应激[116-117]可能是细胞损伤、炎性反应和纤维化的分子介质。上述分子途径汇聚成一个共同点：线粒体功能障碍，这决定了氧化磷酸化级联反应的活性，并与早期凋亡事件、脂肪酸氧化缺陷和胰岛素信号转导有关。较早的证据表明，NASH与线粒体结构息息相关[118]。此外，NASH患者的线粒体呼吸活动明显降低[119]。因此，这些证据可以说明线粒体功能障碍与非酒精性脂肪性肝病（non-alcohol fatty liver disease，NAFLD）进展的发病机制有关。而mtDNA的突变和缺失并不是导致线粒体转录改变的唯一机制，mtDNA可被DNMT1靶向，使CpG二核苷酸中碳5位（5mC）胞嘧啶发生甲基化，进而调节线粒体功能和基因转录[80]。为确认这种表观遗传修饰是否可能在分子变化中起作用，C. J. Pirola与其同事研究了肝脏mtDNA甲基化在组织学疾病严重程度调节中的作用，结果表明NASH中肝脏线粒体编码的NADH脱氢酶6（$MT-ND6$）的甲基化程度高于SS患者。此外，相对于SS患者，NASH中肝$MT-ND6$的转录活性和蛋白表达显著降低，表明由表观遗传修饰调节的线粒体基因的表达可能在疾病进展的发病机制中起重要作用。值得注意的是，研究结果还表明，$MT-ND6$胞嘧啶甲基化的状态可能会受到环境因素的影响，例如体育锻炼[120]。

现今已将改变生活方式，特别是体育锻炼作为治疗NAFLD的重要方法。由于久坐行为被认为是NAFLD发展中最相关的环境风险因素之一，而体育锻炼是预防各种代谢疾病、心血管疾病、肌肉骨骼疾病、肺疾病、神经疾病、精神疾病和肿瘤的重要预防和治疗性非药物工具[121-122]。此外，考虑到亲代生活方式的改变可能会影响其后代的代谢状态，在怀孕期间应考虑体育锻炼所带来的好处。

6.3 癌症

由于线粒体 DNA 编码线粒体呼吸链的几个关键亚基，因此线粒体基因组的突变或甲基化可能会促进这些亚基的异常表达，从而改变线粒体的代谢。线粒体作为修饰细胞核 DNA 表观遗传结构的酶的基本代谢物的来源，线粒体稳态的破坏可能激活原癌基因或灭活肿瘤抑制基因，从而导致肿瘤发展。因此，mtDNA 甲基化和羟甲基化功能意义的实验可以帮助阐明这些表观遗传标记的作用，加深我们对线粒体生物学在癌症中的了解，并为针对表观遗传操纵的实验治疗提供基础。线粒体基因组相对于核基因组的极端简单性，使其成为解决这些问题的出色实验模型[123]。

6.3.1 乳腺癌

mtDNA 甲基化与癌症之间有着密切的联系。与细胞核 DNA（nDNA）相比，mtDNA 几乎是严格的母系遗传[124-126]。乳腺癌与子宫内膜癌、卵巢癌、宫颈癌并称为女性杀手，除宫颈癌外，其余三种均具有一定的遗传性。其中，乳腺癌大约有 10% 的家族遗传性[127]。M. J. Zhang 等人[128]通过研究发现，在人类男性史中 Y 染色体上的 DNA 甲基化模式是保守的，而 Y 染色体中的异常甲基化可成为前列腺癌[129]诊断过程中的潜在生物标志物。但是，对于 mtDNA 的异常甲基化状态是否与乳腺癌的进展有关，以及 mtDNA 甲基化是否可以通过母系传递，我们知之甚少。X. Han 等人应用亚硫酸氢盐测序整体线粒体 DNA 和全基因组 DNA 甲基化阵列，受试者来自 5 个 3 代女性家庭的 15 名成员，每个家庭有 1 名乳腺癌患者。分析发现，mtDNA 甲基化在 D 环区是母系遗传的，并且有 8 个异常的 mtDNA 甲基化位点与乳腺癌相关。此外，联合分析显示，mtDNA 甲基化位点可能是潜在的生物标志物，可为预测乳腺癌患病风险提供重要的临床价值，并为患者家庭成员提供重要的参考[130]。

6.3.2 大肠癌

大肠癌是一种常见的恶性肿瘤[131]。在诺贝尔奖的获得者 O. Warburg 对其进行研究之后，吸引了越来越多的科研人员致力于研究癌细胞的代谢活性。O. Warburg 提出，细胞葡萄糖代谢的变化是癌细胞的第一个生化标志[132]。最初，研究人员认为癌细胞的能量是通过糖酵解提供的。如今，越来越多的证据表明，单靠糖酵解并不能满足癌细胞的能量供应。2004 年，X. L. Zu 和 M. Guppy 断言，没有证据表明癌细胞具有固有的糖酵解作用，但是某些肿瘤由于其处于低氧环境而可能确实在体内存在糖酵解作用[133]。此外，大量研究显示，癌症中的氧化磷酸化过程发生了改变[134-137]。多项研究已经证明,遗传和表观遗传的改变对结直肠癌的发生和发展有着重要的影响。代谢水平与限速酶的表达水平相关。NADH 是氧化磷酸化的限速酶,其亚基 ND2 由 mtDNA 编码。为了检测大肠癌中 mtDNA D 环区的氧化磷酸化与高甲基化状态之间的潜在联系,H. Yang 等人调查了 44 例大肠癌病例在 D 环区中的高甲基化状态和相对 ND2 含量,研究表明,ND2 在大肠癌中的表达增加。大多数肿瘤组织的 D 环区被去甲基化,而大多数相应的非癌组织的 D 环区被甲基化。此外,在大肠癌的早期阶段,肿瘤与相应的非癌组织之间的这些差异已经很明显。这些发现表明,ND2 表达在结直肠癌的进展过程中增加。此外,脱甲基实验证实了 ND2 表达的增加与 mtDNA D 环区的脱甲基有关,推测在结直肠癌的发生和发展过程中,去甲基化的 D 环区可能参与了 ND2 表达的调控[138]。

除此之外,mtDNA 的拷贝数在癌细胞的细胞分化过程中受到严格调控,大肠癌组织中的 mtDNA 拷贝数和 ND2 表达高于相应的非癌组织。大肠癌组织中 D 环区的甲基化程度低于其相应的非癌性组织。同时,与Ⅰ期/Ⅱ期结直肠癌组织相比,Ⅲ期/Ⅳ期结直肠癌组织的 D 环区的甲基化也显著降低。此外,D 环区去甲基化与高 mtDNA 拷贝数和高 ND-2 表达紧密相关。DNA 甲基化抑制剂 5-氮杂-脱氧胞苷处理还可以增加 Caco-2 细胞中的 mtDNA 拷贝数和 ND-2 表达[139]。进一步的研究表明,D 环区启动子的第 4 和第 6/第 7 CpG 岛的去甲基化可以导致大肠癌中 mtDNA 拷贝数升高,从而触发细胞增殖、细胞周期进程并减少凋亡[140]。这些结果表明,mtDNA 甲基化与 mtDNA 拷贝数和肿瘤进展呈负相关。

6.4 线粒体表观遗传和衰老

衰老是不可抗逆的自然规律。就目前研究来看,衰老可能通过环境心态或者药物来延缓,但是想要实现长生不老、永葆青春,这在目前来说还是天方夜谭。

衰老是一个多因素过程,其特征是生理功能逐渐丧失,导致与年龄有关的疾病的发生增加,导致死亡[141]。研究人员已经提出了几种理论来解释衰老的性质,最著名的方法之一是将线粒体代谢产生的自由基鉴定为细胞和 DNA 损伤的原因。但是,也有一些证据支持表观遗传修饰在衰老的分子机制中起关键作用,识别衰老的可靠生物标志物是人体科学的主要目标[142]。

尽管关于衰老与线粒体之间相互作用的研究有很多,尤其是在大脑中,但对于 mtDNA 的研究主要还是针对 mtDNA 突变和 mtDNA 损伤,哺乳动物脑的核表观遗传学在衰老过程中被修饰。关于 mtDNA 的表观遗传修饰知之甚少。S. Dzitoyeva 等人[15]分别从 24 个月龄和 4 个月龄小鼠的额叶皮质和小脑中分离了线粒体,提取了 mtDNA,并应用分别基于 5hmC 和 5mC 的 ELISA 分析法对样品进行了分析,发现衰老仅会降低额叶皮质的 mtDNA 总 5hmC 水平,但不会降低 5mC 水平,但是额叶皮质和小脑提取样品中 nDNA 的 5mC 和 5hmC 并没有显著差异。后来采用了修饰的葡萄糖基转移酶测定法来确定 mtDNA 中选定序列(ND2、ND5 和 D 环)的 5hmC

状态，在额叶皮质样品中选定的 3 个 mtDNA 序列中 5hmC 修饰的含量显著降低，进一步确定了之前的结论。紧接着研究人员又测量了许多 mtDNA 编码的 NADH 脱氢酶亚基的 mRNA 含量，在成年小鼠的额叶皮质中，选定的 mtDNA 编码区域转录水平均增加，而在小脑的两个年龄组之间未观察到显著差异，研究还发现衰老影响 5mC 和 5hmC 合成相关酶的表达，在额叶皮质样品中的测量结果显示，衰老过程中会降低线粒体 DNMT1 的 mRNA 水平，但是 TET1－TET3 mRNA 不受衰老的影响。小脑样本检测结果中发现 TET2 和 TET3 的 mRNA 含量增加，但是线粒体 DNMT1 mRNA 并没有受到影响[16]，这一系列的研究成果整体发现哺乳动物脑中线粒体表观遗传机制的存在，并证明了对衰老的易感性。

虽然目前线粒体表观遗传学一般只考虑了 mtDNA 的甲基化，但是线粒体内的小型非编码 RNA 即 microRNA(miRNA)和线粒体编码的 lncRNA(mt－lncRNA)也是线粒体表观遗传研究的一部分。有研究人员研究了与年龄和衰老有关的线粒体 lncRNA ASncmtRNA－2，发现 ASncmtRNA－2 的表达相对于心脏和骨骼肌在主动脉中占优势，并且在衰老小鼠的样品中表达上调，因此认为 ASncmtRNA－2 的上调可能与细胞衰老有关。同时，研究还发现 ASncmtRNA－2 的过度表达诱导了 hsa－miR－4485 的表达，支持了两者之间的因果关系。Hsa－miR－1973 并不是同样诱导的，但这并不一定排除 ASncmtRNA－2 也是复制性衰老(RS)期间第二个 miRNA 的前体，相反，它可能指出 ASncmtRNA－2 需要翻译后修饰才能产生 Hsa－miR－1973。

衰老除了有线粒体表观遗传因素之外，还有基因组的分子完整性、端粒长度、表观修饰稳定性、蛋白质稳态和饮食环境等各个方面的因素，彼此之间的关系还需要进一步的研究。

现在有了更直接和准确的方法，可以测定线粒体中 5mC 和 5hmC 的整体含量，因此对于 mtDNA 甲基化状态有了更加明确的指示[8]。mtDNA 表观遗传学调控的研究逐渐深入，也有逐渐增多的证据表明，在正常和病理状态下存在不同的 mtDNA 表观遗传调控。与 mtDNA 甲基化差异相关的疾病有很多，包括与衰老相关的神经退行性疾病(如阿尔茨海默病、帕金森病等)、癌症、糖尿病和心血管疾病等[143]。但是 mtDNA 甲基化是导致特定疾病发生还是由于疾病已经发生而导致其甲基化，这对许多研究人员而言仍然是一个令人困惑的问题。虽然线粒体表观遗传学目前还是处于起步阶段，但是其在疾病中的变化已经受到关注，随着测序技术的不断进步以及新兴诊断技术的出现，对线粒体表观遗传的研究一定会越来越深入，针对线粒体表观遗传修饰驱动因子设计靶向药物来治疗疾病可能成为一个新的研究方向。

6.5 环境暴露与线粒体 DNA 甲基化

线粒体 DNA 甲基化可能会在人类生命周期中的每个时间点发生变化，因为我们始终暴露于环境的毒素中。据报道，使用来自 39 个细胞系的甲基化 DNA 免疫沉淀（MeDIP）测序数据集，差异化的组织特异性 mtDNA 甲基化模式有所差异，需要谨慎解释数据，因为线粒体基因组读取的特异性仍然是一个问题[144]。在生命周期的不同阶段，在暴露于环境中的大脑、胎盘、肝脏和血细胞中观察到不同的 mtDNA 甲基化。由于线粒体被认为是唯一的母体遗传，因此研究 mtDNA 甲基化遗传及其对疾病风险的影响可能会有很大的益处[18]。尽管线粒体和核表观遗传学之间存在许多差异，但两者都可以通过各种环境暴露进行修饰，包括内在和外在刺激。线粒体暴露于许多环境毒素中，这些毒素也可以积聚在该细胞器中。由线粒体 DNA 的改变和破坏引起的线粒体功能障碍被认为是疾病发展的主要潜在机制之一。随着表观遗传修饰（如甲基化）在 mtDNA 调节中的作用广泛研究，研究人员还研究了异种药物对 mtDNA 甲基化水平（特别是 5mC 和 5hmC 水平）的影响。mtDNA 甲基化可能会受到各种外部因素的影响，包括空气污染物、重金属、香烟烟雾、食用油、食品添加剂和治疗药物[18,145]。例如暴露在颗粒物质环境中，在人体血液里已观察到特定位点的 mtDNA 甲基化水平变化，并且在 CVD 患者的血浆血小板中也观察到了 mtDNA 甲基化增强。流行病学研究始终显示，CVD 风险增加与空气污染暴露相关[146-147]。有证据表明，吸烟，接触农药、重金属和其他化学物质等环境暴露可能是 ALS 的危险因素[161]。有一系列的毒物可以影响线粒体表观基因组，但迄今为止，只有有限的研究报道了它们的影响。接下来，我们介绍一些与 mtDNA 甲基化率变化相关的关键环境暴露，图 6.3 简要表示了相关研究。

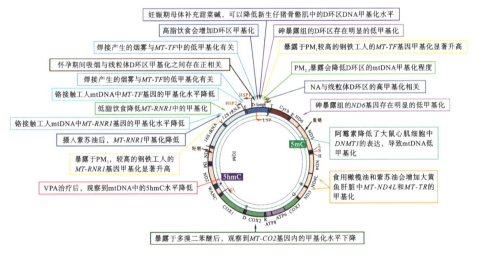

MT-TF—苯丙氨酸 tRNA；MT-RNR1—12S rRNA；MT-TR—精氨酸 tRNA；VPA—丙戊酸，2-正丙基戊酸；NA—抗病毒核苷类似物。

图 6.3 mtDNA 甲基化相关的关键环境暴露

6.5.1 空气颗粒污染物和香烟烟雾

空气污染和香烟烟雾可导致各种疾病，包括出生缺陷[148]、心血管疾病[149]、呼吸系统疾病、神经系统疾病和癌症[150]。

空气中包含很多颗粒污染物，这些微粒可以使线粒体D环区和线粒体基因甲基化，从而增加患病风险。例如，有研究表明，长期接触PM_1的钢铁工人体内外周血 $MT-TF$（苯丙氨酸tRNA）和 $MT-RNR1$（12S rRNA）基因甲基化水平升高[151]，与对照组相比，暴露于PM_1较高的钢铁工人的 $MT-TF$ 和 $MT-RNR1$ 基因甲基化显著升高，并且 $MT-TF$ 和 $MT-RNR1$ 基因甲基化程度较高的个体表现出较高的mtDNA拷贝数[151]。同样，产前暴露于空气污染中的$PM_{2.5}$与胎盘中D环区和 $MT-RNR1$ 的mtDNA甲基化增加相关，研究的关键发现是胎盘mtDNA甲基化与妊娠期$PM_{2.5}$暴露呈正相关，尤其是在妊娠的头三个月。此外，线粒体中的这些表观遗传修饰基本上介导了妊娠期$PM_{2.5}$暴露与胎盘mtDNA含量之间的关联，证明了mtDNA改变的中间机制可能反映了线粒体和线粒体死亡[152]。相比之下，焊接产生的$PM_{2.5}$暴露会降低D环区的血液mtDNA甲基化[153]。在另一项研究中，暴露于焊接产生的烟雾与D环区和 $MT-TF$ 中的低甲基化有关，mtDNA拷贝数增加，并且血压还会升高[154]。

香烟烟雾由含有7000多种化学物质的微粒和气相组成，已知其中至少70种物质会致癌。先前有研究通过亚硫酸氢盐-焦磷酸测序技术在D环控制区的两个区域以及来自罗得岛州出生队列的96对母亲-新生儿的胎盘中散布的核元素1（$LINE-1$）基因组序列中研究了mtDNA甲基化，发现怀孕期间吸烟与新生儿的线粒体D环区甲基化之间存在正相关，并影响新生儿健康的 $MT-RNR1$ 基因[155]。后来又有研究表明，在怀孕期间吸烟的妇女生育的新生儿的出生体重和身高较低，mtDNA含量较低，特定基因座处的mtDNA甲基化较高，胎盘组织中 $CYP1A1$ 的CpG特异性甲基化水平较低[156]。因此，假设烟草烟雾暴露与生化、遗传和表观遗传因素之间存在多种相互作用，这些相互作用使胎儿更容易受到胎儿程序变化的影响。虽然导致线粒体甲基化改变并最终影响胎儿发育和生长的确切机制尚待确定，但可能引起研究兴趣的领域可能包括子宫内低氧或烟草烟雾的特定化学成分[155-156]。

6.5.2 重金属离子

环境中的重金属离子，例如铬和砷，如果体内因为在职业环境暴露或饮用水污染而积累这两种重金属，则可以改变mtDNA甲基化的模式。镀铬工人接触铬后，工人们平均血液铬离子浓度显著增加，这证实了血液中铬的含量可以作为铬暴露的生物标记，观察到mtDNA中 $MT-TF$ 和 $MT-RNR1$ 基因的甲基化水平降低，但未观察到mtDNA拷贝数的差异或 $LINE-1$ 甲基化水平的差异。因此得出mtDNA甲基化与血铬水平之间呈负相关的结论[157]。同样，砷对不饱和脂质富集的线粒体膜的巯基具有更高的亲和力，通过膜去极化，ATP含量降低和线粒体耗氧量降低导致线粒体功能障碍，最终导致ROS产生增加。研究表明，砷暴露组的D环区和 $ND6$ 基因存在明显的低甲基化。此外，砷暴露还导致mtDNA拷贝数增加，核编码 $TFAM$ 基因表达上调，线粒体蛋白ND4和ND6表达增加，这强烈证实了砷诱导的线粒体表观遗传调控[158]。

6.5.3 亲脂性化合物

线粒体膜显示出高脂质含量,这可能导致亲脂性化合物的积累,例如多环芳烃(polycyclic aromatic hydrocarbons,PAH)和烷基化剂。据报道,PAH 暴露和 PAH 相关的 nDNA 遗传毒性与 mtDNA 拷贝数增加有关,因此认为 mtDNA 拷贝数在 PAH 诱导的致癌作用中存在潜在作用[159]。

多溴联苯醚(polybrominated diphenyl ether,PBDE)是用作阻燃剂的有机化学物质,在包括纺织品、塑料、电线绝缘材料和汽车在内的多种材料中均使用。PBDE 有毒,会在人的血液、母乳和脂肪组织中以及土壤、沉积物和家庭灰尘中积聚。低剂量 BDE-47 被认为是最具生物活性的 PBDE 同源物,有研究调查了围生期暴露于 BDE-47 的大鼠额叶 DNA 甲基化的变化。BDE-47 处理的大鼠前额叶皮质线粒体编码基因 $MT-CO2$ 的 5mC 水平降低,可能导致神经元毒性[160]。

6.5.4 饮食

母亲的饮食可以改变新生儿的 mtDNA 甲基化水平,调节他们的线粒体氧化磷酸化能力,这可能对能量稳态有长期的影响。例如有研究表明,孕期蛋白质缺乏会以性别特异性的方式改变 mtDNA 甲基化水平,当妊娠期母体采用低脂饮食,体内糖皮质激素受体结合会与 mtDNA 甲基化结合,影响新生仔猪肝脏中的线粒体氧化磷酸化[161],并且妊娠期母体补充甜菜碱,可以通过降低新生仔猪骨骼肌中的 D 环区 DNA 甲基化水平增强 mtDNA 编码基因的表达[162]。

饮食中的脂质浓度也会影响大黄鱼肝中的 mtDNA 甲基化,高脂饮食会增加 D 环区甲基化。针对低脂饮食,肝细胞线粒体通过增加 mtDNA 拷贝数降低 $MT-RMR1$ 中的甲基化和线粒体转录来调节其代谢状态,从而协调 ATP 的产生[163]。同样,食用橄榄油和紫苏油会增加大黄鱼肝脏中 $MT-ND4L$ 和 $MT-TR$ 的甲基化。然而,摄入紫苏油后,$MT-RNR1$ 甲基化降低。对这些油中高脂含量的脂质代谢的调节被认为会损害线粒体功能[145,163]。

6.5.5 药物制剂

药物制剂可通过改变 DNMT/TET 酶的表达从而引起 mtDNA 甲基化水平的变化,引起线粒体功能障碍[145]。丙戊酸(VPA,2-正丙基戊酸)可以用于治疗癫痫发作[164]。为了了解肝毒性的潜在机制,用哺乳动物培养细胞检测 VPA 对 mtDNA 甲基化的影响。在对小鼠成纤维细胞进行 VPA 治疗后,观察到 mtDNA 中的 5hmC 水平降低,并且与 TET1(TET 酶家族的一种)的 mRNA 和蛋白质水平降低相关[165]。在一项使用原代人肝细胞的单独研究中,在 VPA 治疗后观察到 7 个线粒体基因的低甲基化,在同一研究中,发现两个对 DNA 甲基化至关重要的核基因 DNMT 和 MAT(甲硫氨酸腺苷转移酶)被高甲基化,导致 DNMT 酶和 SAM 水平降低。这可能影响下游 mtDNA 甲基化,表明 VPA 暴露后细胞核和线粒体之间存在串扰[166]。在人肝细胞中也观察到 VPA 暴露后的下游分子事件，DNMT 的上调导致 mtDNA 的短暂甲基化，线粒体蛋白的下调导致线粒体功能受损。这项研究观察到线粒体 *MT-CO2* 基因启动核基因 *FN1*、*MYC* 和 *CPT1A* 介导的一系列复杂的相互作用，这些基因参与线粒体的多种功能，如电子传递、细胞凋亡、线粒体导入等。脂肪酸氧化，其损伤可导致线粒体功能障碍[167]。

表观遗传事件也参与对化疗药物的适应性反应。低剂量的化疗药物阿霉素降低了大鼠心肌细胞中 DNMT1 的表达，导致 mtDNA 低甲基化，从而导致线粒体编码蛋白的上调[168]。这种低剂量的阿霉素治疗增加了细胞对较高后续剂量的抵抗力，并被认为是一种表观遗传连锁的线粒体适应性反应，有助于有效的抗癌治疗[168]。另一种通过表观遗传标志物的改变引起线粒体功能障碍的治疗药物是抗病毒核苷类似物（nucleotide analogue，NA），这种物质在治疗慢性乙型肝炎病毒感染（chronic hepatitis B virus infection，CHB）的患者中起到很大的作用。NA 诱导的线粒体发病的一个潜在原因可能是在 CHB 患者中观察到的表观遗传变化，例如与 DNMT1 过度表达相关的线粒体 D 环区的高甲基化[169]。

（董珊珊　王乃宁）

参考文献

[1] MANEV H, DZITOYEVA S. Progress in mitochondrial epigenetics[J]. Biomol Concepts, 2013, 4(4): 381-389.

[2] COPPEDÈ F, STOCCORO A. Mitoepigenetics and neurodegenerative diseases[J]. Front Endocrinol (Lausanne), 2019, 10: 86.

[3] 高剑基, 张文娟, 杨杏芬. 线粒体 DNA 表观遗传学研究新进展[J]. 毒理学杂志, 2018, 32(3): 248-252.

[4] RACKHAM O, SHEARWOOD A M, MERCER T R, et al. Long noncoding RNAs are generated from the mitochondrial genome and regulated by nuclear-encoded proteins[J]. RNA, 2011, 17(12): 2085-2093.

[5] STIMPFEL M, JANCAR N, VIRANT-KLUN I. New challenge: mitochondrial epigenetics? [J]. Stem Cell Rev Rep, 2018, 14(1): 13-26.

[6] CUMMINGS D J, TAIT A, GODDARD J M. Methylated bases in DNA from Paramecium aurelia [J]. Biochim Biophys Acta, 1974, 374(1): 1-11.

[7] DAWID I B. 5-methylcytidylic acid: absence from mitochondrial DNA of frogs and HeLa cells [J]. Science, 1974, 184(4132): 80-81.

[8] IACOBAZZI V, CASTEGNA A, INFANTINO V, et al. Mitochondrial DNA methylation as a next-generation biomarker and diagnostic tool[J]. Mol Genet Metab, 2013, 110(1-2): 25-34.

[9] KUDRIASHOVA I B, KIRNOS M D, VANIUSHIN B F. DNA-methylase activities from animal mitochondria and nuclei: different specificity of DNA methylation[J]. Biokhimiia, 1976, 41(11): 1968-1977.

[10] NASS M M. Differential methylation of mitochondrial and nuclear DNA in cultured mouse, hamster and virus-transformed hamster cells: in vivo and in vitro methylation[J]. J Mol Biol, 1973, 80(1): 155-175.

[11] SHMOOKLER REIS R J, GOLDSTEIN S. Mitochondrial DNA in mortal and immortal human cells, genome number, integrity, and methylation[J]. J Biol Chem, 1983, 258(15): 9078-9085.

[12] SHOCK L S, THAKKAR P V, PETERSON E J, et al. DNA methyltransferase 1, cytosine methylation, and cytosine hydroxymethylation in mammalian mitochondria[J]. Proc Natl Acad Sci USA, 2011, 108(9): 3630-3635.

[13] BURZIO V A, VILLOTA C, VILLEGAS J, et al. Expression of a family of noncoding mitochondrial RNAs distinguishes normal from cancer cells[J]. Proc Natl Acad Sci USA, 2009, 106(23): 9430-9434.

[14] BANDIERA S, RÜBERG S, GIRARD M, et al. Nuclear outsourcing of RNA interference components to human mitochondria[J]. PLoS One, 2011, 6(6): e20746.

[15] DZITOYEVA S, CHEN H, MANEV H. Effect of aging on 5-hydroxymethylcytosine in brain mitochondria[J]. Neurobiol Aging, 2012, 33(12): 2881-2891.

[16] DEVALL M, ROUBROEKS J, MILL J, et al. Epigenetic regulation of mitochondrial function in neurodegenerative disease: new insights from advances in genomic technologies[J]. Neuroscience Letters, 2016, 625: 47-55.

[17] STOCCORO A, COPPEDÈ F. Mitochondrial DNA methylation and human diseases[J]. International journal of molecular sciences, 2021, 22(9): 4594.

[18] LAMBERTINI L, BYUN H M. Mitochondrial epigenetics and environmental exposure[J]. Curr Environ Health Rep, 2016, 3(3): 214-224.

[19] PAPAGEORGIOU E A, KARAGRIGORIOU A, TSALIKI E, et al. Fetal-specific DNA methylation ratio permits noninvasive prenatal diagnosis of trisomy 21[J]. Nat Med, 2011, 17(4): 510-513.

[20] HOU Y J, DAN X L, BABBAR M, et al. Ageing as a risk factor for neurodegenerative disease[J]. Nat Rev Neurol, 2019, 15(10): 565-581.

[21] VALENTI D, MANENTE G A, MORO L, et al. Deficit of complex I activity in human skin fibroblasts with chromosome 21 trisomy and overproduction of reactive oxygen species by mitochondria: involvement of the cAMP/PKA signalling pathway[J]. Biochem J, 2011, 435(3): 679-688.

[22] ARBUZOVA S, HUTCHIN T, CUCKLE H. Mitochondrial dysfunction and Down's syndrome[J]. Bioessays, 2002, 24(8): 681-684.

[23] CHESTNUT B A, CHANG Q, PRICE A, et al. Epigenetic regulation of motor neuron cell death through DNA methylation[J]. J Neurosci, 2011, 31(46): 16619-16636.

[24] WONG M, GERTZ B, CHESTNUT B A, et al. Mitochondrial DNMT3A and DNA methylation in skeletal muscle and CNS of transgenic mouse models of ALS[J]. Front Cell Neurosci, 2013, 7: 279.

[25] BRADLEY-WHITMAN M A, LOVELL M A. Epigenetic changes in the progression of Alzheimer's disease[J]. Mech Ageing Dev, 2013, 134(10): 486-495.

[26] BLANCH M, MOSQUERA J L, ANSOLEAGA B, et al. Altered mitochondrial DNA methylation pattern in Alzheimer disease-related pathology and in Parkinson disease[J]. Am J Pathol, 2016,

186(2)：385-397.

[27] STOCCORO A，SICILIANO G，MIGLIORE L，et al. Decreased methylation of the mitochondrial D-loop region in late-onset Alzheimer's disease[J]. J Alzheimers Dis，2017，59(2)：559-564.

[28] STOCCORO A，MOSCA L，CARNICELLI V，et al. Mitochondrial DNA copy number and D-loop region methylation in carriers of amyotrophic lateral sclerosis gene mutations[J]. Epigenomics，2018，10(11)：1431-1443.

[29] CACABELOS R. Parkinson's disease：from pathogenesis to pharmacogenomics[J]. Int J Mol Sci，2017，18(3)：551.

[30] ZILOCCHI M，FINZI G，LUALDI M，et al. Mitochondrial alterations in Parkinson's disease human samples and cellular models[J]. Neurochem Int，2018，118：61-72.

[31] GHOSH A，TYSON T，GEORGE S，et al. Mitochondrial pyruvate carrier regulates autophagy, inflammation, and neurodegeneration in experimental models of Parkinson's disease[J]. Sci Transl Med，2016，8(368)：368ra174.

[32] JAKUBOWSKI J L，LABRIE V. Epigenetic biomarkers for Parkinson's disease：from diagnostics to therapeutics[J]. J Parkinsons Dis，2017，7(1)：1-12.

[33] 陈婷. 轻度认知功能障碍大鼠模型的快速构建及七氟烷对其认知功能的影响[D]. 福州：福建医科大学，2017.

[34] GAO D Y，ZHU B J，SUN H Z，et al Mitochondrial DNA methylation and related disease[J]. Adv Exp Med Biol，2017，1038：117-132.

[35] CACABELOS R，TORRELLAS C. Epigenetics of aging and Alzheimer's disease：implications for pharmacogenomics and drug response[J]. Int J Mol Sci，2015，16(12)：30483-30543.

[36] QAZI T J，QUAN Z Z，MIR A，et al. Epigenetics in Alzheimer's disease：perspective of DNA methylation[J]. Mol Neurobiol，2018，55(2)：1026-1044.

[37] DEVALL M，MILL J，LUNNON K. The mitochondrial epigenome：a role in Alzheimer's disease? [J]. Epigenomics，2014，6(6)：665-675.

[38] TOHGI H，UTSUGISAWA K，NAGANE Y，et al. The methylation status of cytosines in a tau gene promoter region alters with age to downregulate transcriptional activity in human cerebral cortex[J]. Neurosci Lett，1999，275(2)：89-92.

[39] NICOLIA V，FUSO A，CAVALLARO R Λ，et al. B vitamin deficiency promotes tau phosphorylation through regulation of GSK3beta and PP2A[J]. J Alzheimers Dis，2010，19(3)：895-907.

[40] SONTAG E，NUNBHAKDI-CRAIG V，SONTAG J M，et al. Protein phosphatase 2A methyltransferase links homocysteine metabolism with tau and amyloid precursor protein regulation[J]. J Neurosci，2007，27(11)：2751-2759.

[41] ZHOU X W，GUSTAFSSON J A，TANILA H，et al. Tau hyperphosphorylation correlates with reduced methylation of protein phosphatase 2A[J]. Neurobiol Dis，2008，31(3)：386-394.

[42] ZHANG C E，TIAN Q，WEI W，et al. Homocysteine induces tau phosphorylation by inactivating protein phosphatase 2A in rat hippocampus[J]. Neurobiol Aging，2008，29(11)：1654-1665.

[43] WANG S C，OELZE B，SCHUMACHER A. Age-specific epigenetic drift in late-onset Alzheimer's disease[J]. PLoS One，2008，3(7)：e2698.

[44] LIU W，LIU C，ZHU J X，et al. microRNA-16 targets amyloid precursor protein to potentially modulate Alzheimer's-associated pathogenesis in SAMP8 mice[J]. Neurobiol Aging，

2012, 33(3): 522-534.

[45] BARRACHINA M, FERRER I. DNA methylation of Alzheimer disease and tauopathy - related genes in postmortem brain[J]. J Neuropathol Exp Neurol, 2009, 68(8): 880-891.

[46] FUSO A, SEMINARA L, CAVALLARO R A, et al. S - adenosylmethionine/ homocysteine cycle alterations modify DNA methylation status with consequent deregulation of PS1 and BACE and beta - amyloid production[J]. Mol Cell Neurosci, 2005, 28(1): 195-204.

[47] FUSO A, NICOLIA V, CAVALLARO R A, et al. B - vitamin deprivation induces hyperhomocysteinemia and brain S - adenosylhomocysteine, depletes brain S - adenosylmethionine, and enhances PS1 and BACE expression and amyloid - beta deposition in mice[J]. Mol Cell Neurosci, 2008, 37(4): 731-746.

[48] CHEN K L, WANG S S, YANG Y Y, et al. The epigenetic effects of amyloid - beta(1-40) on global DNA and neprilysin genes in murine cerebral endothelial cells[J]. Biochem Biophys Res Commun, 2009, 378(1): 57-61.

[49] FURUYA T K, DA SILVA P N O, PAYÃO S L M, et al. *SORL1* and *SIRT1* mRNA expression and promoter methylation levels in aging and Alzheimer's Disease[J]. Neurochem Int, 2012, 61(7): 973-975.

[50] YU J T, TAN L. The role of clusterin in Alzheimer's disease: pathways, pathogenesis, and therapy[J]. Mol Neurobiol, 2012, 45(2): 314-326.

[51] PIETRZAK M, REMPALA G, NELSON P T, et al. Epigenetic silencing of nucleolar rRNA genes in Alzheimer's disease[J]. PLoS One, 2011, 6(7): e22585.

[52] PIETRZAK M, REMPALA G A, NELSON P T, et al. Non - random distribution of methyl - CpG sites and non - CpG methylation in the human rDNA promoter identified by next generation bisulfite sequencing[J]. Gene, 2016, 585(1): 35-43.

[53] HANSMANNEL F, LENDON C, PASQUIER F, et al. Is the ornithine transcarbamylase gene a genetic determinant of Alzheimer's disease? [J]. Neurosci Lett, 2009, 449(1): 76-80.

[54] BENSEMAIN F, HOT D, FERREIRA S, et al. Evidence for induction of the ornithine transcarbamylase expression in Alzheimer's disease[J]. Mol Psychiatry, 2009, 14(1): 106-116.

[55] LIU H C, HU C J, TANG Y C, et al. A pilot study for circadian gene disturbance in dementia patients[J]. Neurosci Lett, 2008, 435(3): 229-233.

[56] ZHANG W, TIAN Z, SHA S, et al. Functional and sequence analysis of human neuroglobin gene promoter region[J]. Biochim Biophys Acta, 2011, 1809(4-6): 236-244.

[57] RAO J S, KELESHIAN V L, KLEIN S, et al. Epigenetic modifications in frontal cortex from Alzheimer's disease and bipolar disorder patients[J]. Transl Psychiatry, 2012, 2(7): e132.

[58] SIEGMUND K D, CONNOR C M, CAMPAN M, et al. DNA methylation in the human cerebral cortex is dynamically regulated throughout the life span and involves differentiated neurons[J]. PLoS One, 2007, 2(9): e895.

[59] SANCHEZ - MUT J V, ASO E, PANAYOTIS N, et al. DNA methylation map of mouse and human brain identifies target genes in Alzheimer's disease[J]. Brain, 2013, 136(Pt 10): 3018-3027.

[60] MARTIN L J, WONG M. Aberrant regulation of DNA methylation in amyotrophic lateral sclerosis: a new target of disease mechanisms[J]. Neurotherapeutics, 2013, 10(4): 722-733.

[61] YU Y, SU F C, CALLAGHAN B C, et al. Environmental risk factors and amyotrophic lateral sclerosis(ALS): a case - control study of ALS in Michigan[J]. PLoS One, 2014, 9(6): e101186.

[62] 西安知先信息技术有限公司. 筛查唐氏综合征有新法：母血胎儿游离 DNA 测序[J]. 第三军医大学学报，2014，36(13)：1744-1747.

[63] HASSOLD T，SHERMAN S. Down syndrome：genetic recombination and the origin of the extra chromosome 21[J]. Clin Genet，2000，57(2)：95-100.

[64] GOMEZ W，MORALES R，MARACAJA-COUTINHO V，et al. Down syndrome and Alzheimer's disease：common molecular traits beyond the amyloid precursor protein[J]. Aging (Albany NY)，2020，12(1)：1011-1033.

[65] TOLKSDORF M，WIEDEMANN H R. Clinical aspects of Down's syndrome from infancy to adult life[J]. Hum Genet Suppl，1981，2：3-31.

[66] INFANTINO V，CASTEGNA A，IACOBAZZI F，et al. Impairment of methyl cycle affects mitochondrial methyl availability and glutathione level in Down's syndrome[J]. Mol Genet Metab，2011，102(3)：378-382.

[67] AGRIMI G，DI NOIA M A，MAROBBIO C M T，et al. Identification of the human mitochondrial S-adenosylmethionine transporter：bacterial expression，reconstitution，functional characterization and tissue distribution[J]. Biochem J，2004，379(Pt 1)：183-190.

[68] VALENTI D，TULLO A，CARATOZZOLO M F，et al. Impairment of F_1F_0-ATPase，adenine nucleotide translocator and adenylate kinase causes mitochondrial energy deficit in human skin fibroblasts with chromosome 21 trisomy[J]. Biochem J，2010，431(2)：299-310.

[69] ARBUZOVA S. Why it is necessary to study the role of mitochondrial genome in Trisomy 21 Pathogenesis[J]. Down syndrome research & practice，1998，5(3)：126-130.

[70] KOWLURU R A，SANTOS J M，MISHRA M. Epigenetic modifications and diabetic retinopathy[J]. Bio Med Research International，2013，2013：1-9.

[71] HU J P，YE M，ZHOU Z G. Aptamers：novel diagnostic and therapeutic tools for diabetes mellitus and metabolic diseases[J]. Journal of molecular medicine，2017，95(3)：249-256.

[72] TRIPATHY D，CHAVEZ A O. Defects in insulin secretion and action in the pathogenesis of type 2 diabetes mellitus[J]. Current diabetes reports，2010，10(3)：184-191.

[73] SCHELLENBERG E S，DRYDEN D M，VANDERMEER B，et al. Lifestyle interventions for patients with and at risk for type 2 diabetes：a systematic review and meta-analysis[J]. Annals of internal medicine，2013，159(8)：543-551.

[74] TUSO P. Prediabetes and lifestyle modification：time to prevent a preventable disease[J]. The permanente journal，2014，18(3)：88-93.

[75] BUSE J B，CAPRIO S，CEFALU W T，et al. How do we define cure of diabetes? [J]. Diabetes care，2009，32(11)：2133-2135.

[76] JANSSEN J，VAN DEN BERG E，ZINMAN B，et al. HbA1c，insulin resistance，and β-cell function in relation to cognitive function in type 2 diabetes：the CAROLINA cognition substudy [J]. Diabetes care，2019，42(1)：e1-e3.

[77] KELLER U. Classification and diagnosis of diabetes mellitus[J]. Schweiz Rundsch Med Prax，1986，75(21)：608-610.

[78] ZHENG L D，LINARELLI L E，BROOKE J，et al. Mitochondrial epigenetic changes link to increased diabetes risk and early-stage prediabetes indicator[J]. Oxidative medicine and cellular longevity，2016，2016：5290638.

[79] MAHMOODI M R，MOHAMMADIZADEH M. Therapeutic potentials of Nigella sativa preparations

and its constituents in the management of diabetes and its complications in experimental animals and patients with diabetes mellitus: a systematic review[J]. Complement Ther Med, 2020, 50: 102391.

[80] SHOCK L S, THAKKAR P V, PETERSON E J, et al. DNA methyltransferase 1, cytosine methylation, and cytosine hydroxymethylation in mammalian mitochondria[J]. Proceedings of the National Academy of Sciences of the United States of America, 2011, 108(9): 3630 – 3635.

[81] ZHENG Y F, HE M G, CONGDON N. The worldwide epidemic of diabetic retinopathy[J]. Indian journal of ophthalmology, 2012, 60(5): 428 – 431.

[82] MISHRA M, KOWLURU R A. Epigenetic modification of mitochondrial DNA in the development of diabetic retinopathy[J]. Invest Ophthalmol Vis Sci, 2015, 56(9): 5133 – 5142.

[83] MISHRA M, KOWLURU R A. Retinal mitochondrial DNA mismatch repair in the development of diabetic retinopathy, and its continued progression after termination of hyperglycemia[J]. Investigative ophthalmology & visual science, 2014, 55(10): 6960 – 6967.

[84] MISHRA M, KOWLURU R A. DNA methylation: a potential source of mitochondria DNA base mismatch in the development of diabetic retinopathy[J]. Molecular neurobiology, 2019, 56(1): 88 – 101.

[85] CAPRIO S, SANTORO N, WEISS R. Childhood obesity and the associated rise in cardiometabolic complications[J]. Nature metabolism, 2020, 2(3): 223 – 232.

[86] RZEHAK P, COVIC M, SAFFERY R, et al. DNA – methylation and body composition in preschool children: epigenome – wide – analysis in the European Childhood Obesity Project (CHOP)- Study[J]. Scientific reports, 2017, 7(1): 14349.

[87] BORDONI L, GABBIANELLI R. Primers on nutrigenetics and nutri(epi)genomics: origins and development of precision nutrition[J]. Biochimie, 2019, 160: 156 – 171.

[88] SAYOLS – BAIXERAS S, SUBIRANA I, FERNÁNDEZ – SANLÉS A, et al. DNA methylation and obesity traits: an epigenome – wide association study: the REGICOR study[J]. Epigenetics, 2017, 12(10): 909 – 916.

[89] ARNER P, SINHA I, THORELL A, et al. The epigenetic signature of subcutaneous fat cells is linked to altered expression of genes implicated in lipid metabolism in obese women[J]. Clin Epigenetics, 2015, 7(1): 93.

[90] EIPEL M, MAYER F, ARENT T, et al. Epigenetic age predictions based on buccal swabs are more precise in combination with cell type – specific DNA methylation signatures[J]. Aging (Albany NY), 2016, 8(5): 1034 – 1048.

[91] BORDONI L, SMERILLI V, NASUTI C, et al. Mitochondrial DNA methylation and copy number predict body composition in a young female population[J]. Journal of translational medicine, 2019, 17(1): 399.

[92] KRISTENSEN T N, LOESCHCKE V, TAN Q H, et al. Sex and age specific reduction in stress resistance and mitochondrial DNA copy number in Drosophila melanogaster[J]. Scientific reports, 2019, 9(1): 12305.

[93] ZHENG L D, LINARELLI L E, LIU L H, et al. Insulin resistance is associated with epigenetic and genetic regulation of mitochondrial DNA in obese humans[J]. Clinical epigenetics, 2015, 7(1): 60.

[94] MUKA T, IMO D, JASPERS L, et al. The global impact of non-communicable diseases on healthcare spending and national income: a systematic review [J]. European journal of

epidemiology, 2015, 30(4): 251-277.

[95] REAVEN G M. Insulin resistance: the link between obesity and cardiovascular disease[J]. Medical clinics of North America, 2011, 95(5): 875-892.

[96] WANG Z X, NAKAYAMA T. Inflammation, a link between obesity and cardiovascular disease [J]. Mediators Inflamm, 2010, 2010: 535918.

[97] BORDEAUX B C, QAYYUM R, YANEK L R, et al. Effect of obesity on platelet reactivity and response to low-dose aspirin[J]. Prev Cardiol, 2010, 13(2): 56-62.

[98] BOURNAT J C, BROWN C W. Mitochondrial dysfunction in obesity[J]. Current opinion in endocrinology, diabetes, and obesity, 2010, 17(5): 446-452.

[99] ZAMORA-MENDOZA R, ROSAS-VARGAS H, RAMOS-CERVANTES M T, et al. Dysregulation of mitochondrial function and biogenesis modulators in adipose tissue of obese children[J]. International journal of obesity, 2018, 42(4): 618-624.

[100] BROWN D A, PERRY J B, ALLEN M E, et al. Mitochondrial function as a therapeutic target in heart failure[J]. Nature reviews cardiology, 2017, 14(4): 238-250.

[101] BACCARELLI A A, BYUN H M. Platelet mitochondrial DNA methylation: a potential new marker of cardiovascular disease[J]. Clinical epigenetics, 2015, 7(1): 44.

[102] HORVATH S, ERHART W, BROSCH M, et al. Obesity accelerates epigenetic aging of human liver[J]. Proceedings of the National Academy of Sciences of the United States of America, 2014, 111(43): 15538-15543.

[103] KIM M, LONG T I, ARAKAWA K, et al. DNA methylation as a biomarker for cardiovascular disease risk[J]. PLoS One, 2010, 5(3): e9692.

[104] LIND L, INGELSSON E, SUNDSTRÖM J, et al. Methylation-based estimated biological age and cardiovascular disease[J]. European journal of clinical investigation, 2018, 48(2): e12872.

[105] ROETKER N S, PANKOW J S, BRESSLER J, et al. Prospective study of epigenetic age acceleration and incidence of cardiovascular disease outcomes in the ARIC study(atherosclerosis risk in communities)[J]. Circ Genom Precis Med, 2018, 11(3): e001937.

[106] ZHANG Y, WILSON R, HEISS J, et al. DNA methylation signatures in peripheral blood strongly predict all-cause mortality[J]. Nature communications, 2017, 8: 14617.

[107] ROSA-GARRIDO M, CHAPSKI D, VONDRISKA T. Epigenomes in cardiovascular disease [J]. Circulation research, 2018, 122(11): 1586-1607.

[108] ZHANG W Q, SONG M S, QU J, et al. Epigenetic modifications in cardiovascular aging and diseases[J]. Circulation research, 2018, 123(7): 773-786.

[109] WAHL S, DRONG A, LEHNE B, et al. Epigenome-wide association study of body mass index, and the adverse outcomes of adiposity[J]. Nature, 2017, 541(7635): 81-86.

[110] RÖNN T, VOLKOV P, GILLBERG L, et al. Impact of age, BMI and HbA1c levels on the genome-wide DNA methylation and mRNA expression patterns in human adipose tissue and identification of epigenetic biomarkers in blood[J]. Hum Mol Genet, 2015, 24(13): 3792-3813.

[111] MENDELSON M M, MARIONI R E, JOEHANES R, et al. Association of body mass index with DNA methylation and gene expression in blood cells and relations to cardiometabolic disease: a mendelian randomization approach[J]. PLoS Med, 2017, 14(1): e1002215.

[112] ZHARIKOV S, SHIVA S. Platelet mitochondrial function: from regulation of thrombosis to biomarker of disease[J]. Biochem Soc Trans, 2013, 41(1): 118-123.

[113] CORSI S, IODICE S, VIGNA L, et al. Platelet mitochondrial DNA methylation predicts future cardiovascular outcome in adults with overweight and obesity[J]. Clin Epigenetics, 2020, 12(1): 29.

[114] STARLEY B Q, CALCAGNO C J, HARRISON S A. Nonalcoholic fatty liver disease and hepatocellular carcinoma: a weighty connection[J]. Hepatology, 2010, 51(5): 1820-1832.

[115] SANYAL A J, CHALASANI N, KOWDLEY K V, et al. Pioglitazone, vitamin E, or placebo for nonalcoholic steatohepatitis[J]. The New England journal of medicine, 2010, 362(18): 1675-1685.

[116] CHEUNG O, SANYAL A J. Recent advances in nonalcoholic fatty liver disease[J]. Current opinion in gastroenterology, 2009, 25(3): 202-208.

[117] BROWNING J D, HORTON J D. Molecular mediators of hepatic steatosis and liver injury[J]. The journal of clinical investigation, 2004, 114(2): 147-152.

[118] SANYAL A J, CAMPBELL-SARGENT C, MIRSHAHI F, et al. Nonalcoholic steatohepatitis: association of insulin resistance and mitochondrial abnormalities[J]. Gastroenterology, 2001, 120(5): 1183-1192.

[119] PÉREZ-CARRERAS M, DEL HOYO P, MARTÍN M A, et al. Defective hepatic mitochondrial respiratory chain in patients with nonalcoholic steatohepatitis[J]. Hepatology, 2003, 38(4): 999-1007.

[120] PIROLA C J, GIANOTTI T F, BURGUENO A L, et al. Epigenetic modification of liver mitochondrial DNA is associated with histological severity of nonalcoholic fatty liver disease[J]. Gut, 2013, 62(9): 1356-1363.

[121] FIUZA-LUCES C, GARATACHEA N, BERGER N A, et al. Exercise is the real polypill[J]. Physiology, 2013, 28(5): 330-358.

[122] PEDERSEN B K, SALTIN B. Exercise as medicine-evidence for prescribing exercise as therapy in 26 different chronic diseases[J]. Scand J Med Sci Sports, 2015, 25(Suppl 3): 1-72.

[123] FERREIRA A, SERAFIM T L, SARDÃO V A, et al. Role of mtDNA-related mitoepigenetic phenomena in cancer[J]. European journal of clinical investigation, 2015, 45(Suppl 1): 44-49.

[124] ZONG W X, RABINOWITZ J D, WHITE E. Mitochondria and cancer[J]. Molecular cell, 2016, 61(5): 667-676.

[125] BELLIZZI D, D'AQUILA P, SCAFONE T, et al. The control region of mitochondrial DNA shows an unusual CpG and non-CpG methylation pattern[J]. DNA Res, 2013, 20(6): 537-547.

[126] BROWN G G, GADALETA G, PEPE G, et al. Structural conservation and variation in the D-loop-containing region of vertebrate mitochondrial DNA[J]. Journal of molecular biology, 1986, 192(3): 503-511.

[127] SHIOVITZ S, KORDE L A. Genetics of breast cancer: a topic in evolution[J]. Ann Oncol, 2015, 26(7): 1291-1299.

[128] ZHANG M J, WANG C C, YANG C Y, et al. Epigenetic pattern on the human Y chromosome is evolutionarily conserved[J]. PLoS One, 2016, 11(1): e0146402.

[129] YAO L S, REN S C, ZHANG M J, et al. Identification of specific DNA methylation sites on the Y-chromosome as biomarker in prostate cancer[J]. Oncotarget, 2015, 6(38): 40611-40621.

[130] HAN X, ZHAO Z T, ZHANG M J, et al. Maternal trans-general analysis of the human mitochondrial DNA pattern[J]. Biochem Biophys Res Commun, 2017, 493(1): 643-649.

[131] JEMAL A, BRAY F, CENTER M M, et al. Global cancer statistics[J]. CA Cancer J Clin, 2011, 61(2): 69-90.

[132] SHAW R J. Glucose metabolism and cancer[J]. Current opinion in cell biology, 2006, 18(6): 598-608.

[133] ZU X L, GUPPY M. Cancer metabolism: facts, fantasy, and fiction[J]. Biochemical and biophysical research communications, 2004, 313(3): 459-465.

[134] ALIROL E, MARTINOU J C. Mitochondria and cancer: is there a morphological connection?[J]. Oncogene, 2006, 25(34): 4706-4716.

[135] CUEZVA J M, KRAJEWSKA M, DE HEREDIA M L, et al. The bioenergetic signature of cancer: a marker of tumor progression[J]. Cancer research, 2002, 62(22): 6674-6681.

[136] SMALLBONE K, GATENBY R A, GILLIES R J, et al. Metabolic changes during carcinogenesis: potential impact on invasiveness[J]. Journal of theoretical biology, 2007, 244(4): 703-713.

[137] WU M, NEILSON A, SWIFT A L, et al. Multiparameter metabolic analysis reveals a close link between attenuated mitochondrial bioenergetic function and enhanced glycolysis dependency in human tumor cells[J]. Am J Physiol Cell Physiol, 2007, 292(1): C125-C136.

[138] FENG S, XIONG L L, JI Z N, et al. Correlation between increased ND2 expression and demethylated displacement loop of mtDNA in colorectal cancer[J]. Molecular medicine reports, 2012, 6(1): 125-130.

[139] GAO J H, WEN S L, ZHOU H Y, et al. De-methylation of displacement loop of mitochondrial DNA is associated with increased mitochondrial copy number and nicotinamide adenine dinucleotide subunit 2 expression in colorectal cancer[J]. Mol Med Rep, 2015, 12(5): 7033-7038.

[140] TONG H, ZHANG L H, GAO J H, et al. Methylation of mitochondrial DNA displacement loop region regulates mitochondrial copy number in colorectal cancer[J]. Mol Med Rep, 2017, 16(4): 5347-5353.

[141] GUILLAUMET-ADKINS A, YAÑEZ Y, PERIS-DIAZ M D, et al. Epigenetics and oxidative stress in aging[J]. Oxid Med Cell Longev, 2017, 2017: 9175806.

[142] LEVINE M E, LU A T, QUACH A, et al. An epigenetic biomarker of aging for lifespan and healthspan[J]. Aging(Albany NY), 2018, 10(4): 573-591.

[143] MPOSHI A, VAN DER WIJST M G, FABER K N, et al. Regulation of mitochondrial gene expression, the epigenetic enigma[J]. Front Biosci, 2017, 22(7): 1099-1113.

[144] GHOSH S, SENGUPTA S, SCARIA V. Comparative analysis of human mitochondrial methylomes shows distinct patterns of epigenetic regulation in mitochondria[J]. Mitochondrion, 2014, 18: 58-62.

[145] SHARMA N, PASALA M S, PRAKASH A. Mitochondrial DNA: epigenetics and environment[J]. Environmental and molecular mutagenesis, 2019, 60(8): 668-682.

[146] BACCARELLI A A, BYUN H M. Platelet mitochondrial DNA methylation: a potential new marker of cardiovascular disease[J]. Clin Epigenetics, 2015, 7(1): 44.

[147] GOLD D R, MITTLEMAN M A. New insights into pollution and the cardiovascular system: 2010 to 2012[J]. Circulation, 2013, 127(18): 1903-1913.

[148] STINGONE J A, LUBEN T J, DANIELS J L, et al. Maternal exposure to criteria air pollutants and congenital heart defects in offspring: results from the national birth defects prevention study[J]. Environ Health Perspect, 2014, 122(8): 863-872.

[149] BOOVARAHAN S R, KURIAN G A. Mitochondrial dysfunction: a key player in the pathogenesis of cardiovascular diseases linked to air pollution[J]. Rev Environ Health, 2018, 33(2): 111-122.

[150] FETTERMAN J L, SAMMY M J, BALLINGER S W. Mitochondrial toxicity of tobacco smoke and air pollution[J]. Toxicology, 2017, 391: 18-33.

[151] BYUN H M, PANNI T, MOTTA V, et al. Effects of airborne pollutants on mitochondrial DNA methylation[J]. Part Fibre Toxicol, 2013, 10: 18.

[152] JANSSEN B G, BYUN H M, GYSELAERS W, et al. Placental mitochondrial methylation and exposure to airborne particulate matter in the early life environment: an ENVIRONAGE birth cohort study[J]. Epigenetics, 2015, 10(6): 536-544.

[153] BYUN H M, COLICINO E, TREVISI L, et al. Effects of air pollution and blood mitochondrial DNA methylation on markers of heart rate variability[J]. J Am Heart Assoc, 2016, 5(4): e003218.

[154] XU Y Y, LI H Q, HEDMER M, et al. Occupational exposure to particles and mitochondrial DNA - relevance for blood pressure[J]. Environ Health, 2017, 16(1): 22.

[155] ARMSTRONG D A, GREEN B B, BLAIR B A, et al. Maternal smoking during pregnancy is associated with mitochondrial DNA methylation[J]. Environ Epigenet, 2016, 2(3): dvw020.

[156] JANSSEN B G, GYSELAERS W, BYUN H M, et al. Placental mitochondrial DNA and *CYP1A1* gene methylation as molecular signatures for tobacco smoke exposure in pregnant women and the relevance for birth weight[J]. J Transl Med, 2017, 15(1): 5.

[157] YANG L Q, XIA B, YANG X Q, et al. Mitochondrial DNA hypomethylation in chrome plating workers[J]. Toxicol Lett, 2016, 243: 1-6.

[158] SANYAL T, BHATTACHARJEE P, BHATTACHARJEE S, et al. Hypomethylation of mitochondrial D - loop and *ND6* with increased mitochondrial DNA copy number in the arsenic - exposed population[J]. Toxicology, 2018, 408: 54-61.

[159] PAVANELLO S, DIONI L, HOXHA M, et al. Mitochondrial DNA copy number and exposure to polycyclic aromatic hydrocarbons[J]. Cancer Epidemiol Biomarkers Prev, 2013, 22(10): 1722-1729.

[160] BYUN H M, BENACHOUR N, ZALKO D, et al. Epigenetic effects of low perinatal doses of flame retardant BDE - 47 on mitochondrial and nuclear genes in rat offspring[J]. Toxicology, 2015, 328: 152-159.

[161] JIA Y M, LI R S, CONG R H, et al. Maternal low - protein diet affects epigenetic regulation of hepatic mitochondrial DNA transcription in a sex - specific manner in newborn piglets associated with GR binding to its promoter[J]. PLoS One, 2013, 8(5): e63855.

[162] JIA Y M, SONG H G, GAO G C, et al. Maternal betaine supplementation during gestation enhances expression of mtDNA - encoded genes through D - loop DNA hypomethylation in the skeletal muscle of newborn piglets[J]. J Agric Food Chem, 2015, 63(46): 10152-10160.

[163] LIAO K, YAN J, MAI K S, et al. Dietary lipid concentration affects liver mitochondrial DNA copy number, gene expression and DNA methylation in large yellow croaker (Larimichthys crocea)[J]. Comp Biochem Physiol B Biochem Mol Biol, 2016, 193: 25-32.

[164] SILVA M F, AIRES C C, LUIS P B, et al. Valproic acid metabolism and its effects on mitochondrial fatty acid oxidation: a review[J]. Journal of inherited metabolic disease, 2008, 31(2): 205-216.

[165] CHEN H, DZITOYEVA S, MANEV H. Effect of valproic acid on mitochondrial epigenetics

[J]. Eur J Pharmacol, 2012, 690(1-3): 51-59.

[166] WOLTERS J E J, VAN BREDA S G J, CAIMENT F, et al. Nuclear and mitochondrial DNA methylation patterns induced by valproic acid in human hepatocytes[J]. Chem Res Toxicol, 2017, 30(10): 1847-1854.

[167] WOLTERS J E J, VAN BREDA S G J, GROSSMANN J, et al. Integrated 'omics analysis reveals new drug-induced mitochondrial perturbations in human hepatocytes[J]. Toxicol Lett, 2018, 289: 1-13.

[168] FERREIRA L L, CUNHA-OLIVEIRA T, VELOSO C D, et al. Single nanomolar doxorubicin exposure triggers compensatory mitochondrial responses in H9c2 cardiomyoblasts[J]. Food Chem Toxicol, 2019, 124: 450-461.

[169] MADEDDU G, ORTU S, GARRUCCIU G, et al. DNMT1 modulation in chronic hepatitis B patients and hypothetic influence on mitochondrial DNA methylation status during long-term nucleo(t)side analogs therapy[J]. J Med Virol, 2017, 89(7): 1208-1214.

第 7 章
线粒体遗传病的多组学研究

"精准医学"的概念于 2011 年由美国医学界首次提出[1]，所应用到的数据已扩展到如电子病历、医学影像资料和实验室检查结果等其他非基因组学数据[2]。近年来，多组学技术在疾病研究中广泛应用[3]，为精准医学做出了极大的贡献，并将这些数据统称为多组学数据。鉴于大规模并行技术的成本迅速下降以及可访问性和速度的提高，将全面的基因组学、转录组学和蛋白质组学等数据集成到"多组学"诊断通道中是可以实现的[4]。这些方法结合在一起，可以全面探索疾病的发生及发展原理，寻找更好的诊断和治疗手段，这是单独分析每一种方法都无法获得的，能够获得 1+1>2 的效果。尽管很多组学研究还没有在临床上得到广泛的应用，但多组学数据在解释意义不明位点、研究用于诊断的检测套餐、开发新的诊断和预后标志物、发现新治疗靶点等方面有着重要作用。在大数据时代，掌握如何使用这些资源对于现代医学实践和转化医学研究至关重要[5]。

线粒体遗传病通常会影响一个或多个需要高能量的器官，并且在生命早期常常致命。然而迄今为止，尚无已知的有效的治疗方法，除非在罕见的情况下可以行手术或移植。而这种情况主要是由于个别线粒体疾病的稀有性和异质性，导致诊断性征兆和临床试验设计困难。目前线粒体疾病的研究主要是在基因组水平，因此如果可以结合基因组、表观基因组和转录组等多组学方向展开系统研究，则会对线粒体遗传病的发病机制研究得更彻底，尤其是促进精准医疗的理念不断发展[5]。尽管在组学数据的生成方面出现了爆炸性增长，但是几乎没有研究朝着多个组学的整合发展。显然，整合各种类型的数据以创建更完整的生物学体系仍然具有挑战性，这可能是由于缺乏可用的整合工具以及整合存在固有的复杂性[6]。

7.1 组学技术在线粒体疾病研究中的应用

近年来，高通量的组学技术加上复杂的生物信息分析为线粒体领域做出了重大贡献，如图 7.1 所示。

基因组学革命加快了新的致病基因的发现，也提高了对线粒体疾病的诊断率；转录组学是分析基因表达的一个有价值的工具，并负责鉴定新的线粒体疾病生物标记物；定量蛋白质组学的应用在多聚体超复合物中氧化磷酸化复合物的结构和功能解析方面得到了极大的肯定；除了产生氧化磷酸化的还原当量外，TCA 循环中的

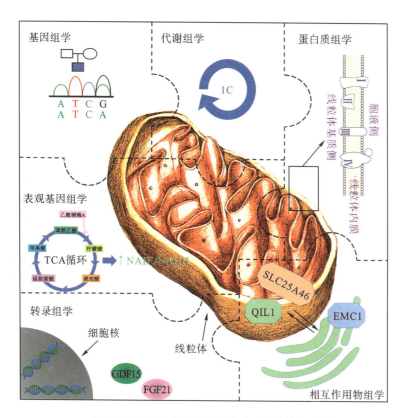

图 7.1　组学技术在线粒体疾病研究中的应用[6]

代谢产物和酶也影响线粒体中的氧化还原比,从而通过 NAD^+ 依赖性沉默调节蛋白的作用调节下游表观遗传调控;代谢组学一直是解决新型线粒体疾病发病机制的宝贵工具,例如通过测量某些代谢物或酶的改变来诊断线粒体疾病是否发生;各项组学研究的组合分析揭示了线粒体动力学、线粒体嵴组织和内质网-线粒体通信之间的新联系,为线粒体研究提供了全面的信息支持。表观基因组学的研究已在其他章节详细叙述,下面简要讲述其他几个方面。

7.1.1　基因组学

线粒体基因组学受到关注始于 30 多年前,在不规则红纤维肌病患者中发现了大规模 mtDNA 重排[7],之后在 LHON 家族中发现了一些母系遗传的 mtDNA 点突变[8]。随着研究的深入,大量新的疾病相关突变[9-10]被报道,几乎跨越了线粒体 DNA 的每一个碱基。在线粒体基因组受到关注的初期,发现许多儿童线粒体疾病病例只是由核基因缺陷引起的[11],许多患者受家庭的血缘关系影响发病概率增加,但是其自身并没有 mtDNA 突变,这说明线粒体疾病的发生可能同时受 mtDNA 和 nDNA 的影响。后来有研究肯定了这个结论,这项研究在一个由复合物Ⅱ缺乏导致 Leigh 综合征的患者体内发现了 *SDHA* 突变[12],这项研究的结果进一步证明线粒体疾病与 nDNA 相关。

多年来,由于现有方法的局限性(仅限于候选基因测序),无论是否有事先的连锁分析(在近亲家庭中)或纯合子作图,大多数线粒体疾病病例对基因诊断仍然具有抵抗力。随着下一代测序(next-generation sequencing,NGS)技术的出现,线粒体疾病的遗传学研究方法和策略发生了彻底的改变。扩展基因面板、全外显子组测序(whole exome sequencing,WES)和全基因组测序(whole genome sequencing,WGS)的NGS技术在线粒体疾病常规诊断中的应用越来越多,导致这些疾病的遗传诊断患病率显著增加[13],在NGS时代以前,诊断率只有10%,在NGS之后可以达到20%,有的甚至超过50%[14-18]。因为专业的医生通过NGS可以对现有的已知变异进行复查,不仅可以实现相对精确的病因检查,还可以缩减诊断时间。目前也有很多数据库资源可以用于线粒体疾病的诊断,例如Leigh Map[19]和MSeqDR[20]等资源可以增强WES资料的解释能力,通过GeneMatcher和其他资源共享遗传变异,可以通过识别具有相同基因和相似(甚至相同)临床表型变异的其他无关患者,揭示新的疾病基因[21]。这些方法共同鉴定了350多个与人类线粒体疾病有关的基因,仅在2013—2018年中就发现了100多个基因[13]。

快速降低WES和WGS的成本和时间有助于将新的遗传学研究结果转化到临床应用上,因此许多研究越来越多地采用外显子组优先的方法,随后仅在需要功能数据证明已识别突变的致病性的情况下才进行肌肉活检,这样可以避免不必要的肌肉活检对人体造成的伤害,减少病患痛苦,也降低检查费用[13]。然而,线粒体疾病的诊断仍然很复杂,研究的顺序需要根据具体的临床情况而定。对于疾病发展迅速并且临床状况不稳定的个体,建议在进行基因检测的同时进行肌肉活检;在成人患者中,可能需要对肌肉DNA进行测序,以识别低突变负荷的异质性mtDNA突变。具体线粒体疾病的诊断在第5章中有详细介绍。在常规诊断中,由于资源和专业知识不足,无法进行必要的研究以分析未知重要性变异的功能影响,因此尚无法与某些研究小组所达到的高诊断率相提并论。剩下的挑战主要围绕着由WES和WGS鉴定的变异体的功能意义的临床解释[13]。随着新的测序技术的发展,测序技术与表型数据的集成也将是改进遗传诊断的关键。

7.1.2 转录组学

尽管基因组测序原则上揭示了所有的遗传变异,但它们的数量庞大,注释也较差,使得优先排序具有挑战性[22]。在线粒体疾病的病例中,只有25%~50%的病例产生了基因遗传原因[14-17]。目前没能够实现病例的100%诊断,这是很多方面的影响因素造成的,其中包括识别从头突变、隐匿性剪接位点缺陷、拷贝数变异、插入或删除事件以及内含子、调节区或重复序列等区域的突变[23]。在破译发育障碍(DDD)和英国基因组学100000基因组(100K)项目中高效地运用了亲子三重测序识别了新突变[24-25]。而最近的研究表明,RNA测序(RNA sequencing,RNA-seq)技术也是一种有效的方法,使用RNA-seq可以通过直接探测RNA丰度和RNA序列的变异(包括等位基因特异性表达和剪接亚型)来补充唯一的遗传信息的局限性,至少可以将三种极端情况直接解释为优先考虑罕见疾病的候选致病基因。首先,基因的表达水平可能超出其生理范围。其次，RNA-seq 可以揭示单等位基因表达（MAE）的极端情况。当假设是隐性遗传模式时，通过 WES 或 WGS 分析鉴定的具有单个杂合子稀有编码变体的基因将不被优先考虑。但是，此类变体的 MAE 符合隐性继承假设。因此，MAE 的检测可以帮助重新安排杂合的稀有变异体的优先级。第三，基因的剪接会受到影响。但是，由于剪接涉及复杂的顺式调控元件集合，尚未完全理解，因此难以根据遗传序列预测剪接缺陷。这样通过对候选基因进行全转录组测序并识别影响剪接的内含子变异，还有助于解释 WGS 识别的变异体[22,26]。例如，在 50 例对 WES 和 WGS 有抗性的疑似遗传性肌病患者的原发性肌肉 RNA 样本中，利用 RNA-seq 技术成功地识别了 21% 的遗传缺陷[26]。这项研究不仅强调了在未解决的病例中研究其对应的临床相关组织的重要性，也证实了 RNA-seq 技术的强大功能。但是大多线粒体疾病基因是持家基因，在各组织中普遍表达。L.S.Kremer 等人成功地应用 RNA-seq 为在 WES 后仍未确诊中的 5 名（10%）患者的体外培养的皮肤成纤维细胞提供了诊断，这项研究结果证明了 RNA-seq 与生物信息学过滤标准结合进行分子诊断的实用性[22]。当然，RNA-seq 也不是十全十美的方法，也确实存在挑战，其中包括会受到批量效应的影响，为了检测异常的剪接，例如新的外显子，建议不要混合不同的组织，因为剪接可能是组织特异性的，其次由于 RNA-seq 依赖于所研究的组织中表达的感兴趣基因，因此就需要强有力的方法学和筛选策略[22]。

转录组学分析也可能揭示线粒体疾病的生物标志物，为疾病的诊断提供了新的思路。例如，基于微阵列的小鼠模型的基因表达谱分析，其 Twinkle 螺旋酶突变和患者源性传代软骨细胞株分别具有与 MELAS 综合征相关的 m.3243A>G mtDNA 突变[27]，测量血清中 FGF-21[28] 的浓度可以确定成人和儿童的主要表现为病变肌肉的呼吸链缺陷，并且可以作为针对这些疾病的一线诊断测试，以减少对肌肉活检的需求。线粒体疾病患者的血清 GDF15 水平明显高于其他疾病的患者，这表明 GDF15 可能是有用的标志物，用于诊断和评估丙酮酸的治疗功效[29]。

7.1.3 蛋白质组学

为了了解健康和疾病中的线粒体途径，对细胞器的蛋白质成分进行准确的清点是至关重要的。因此另一个被用于线粒体诊断的工具是定量蛋白质组学。

2008 年，S.E.Calvo 等人[30]通过对小鼠的 14 个器官的线粒体进行深入质谱分析，朝着这个目标取得了实质性进展，表位标记/显微镜和贝叶斯整合组装线粒体定位蛋白（www.broadinstitute.org/pubs/MitoCarta）：编码线粒体定位蛋白及其在 14 个小鼠组织中表达的基因清单[30]。这项研究提供的 MitoCarta 数据资源为后来研究线粒体疾病提供了很好的研究思路。

为了支持线粒体研究，研究人员开发了可以免费访问的线粒体蛋白质组学数据库 MitoMiner（网址为 http://mitominer.mrc-mbu.cam.ac.uk）。MitoMiner 将不同类型的亚细胞定位证据与来自公共资源的蛋白质信息结合起来，为线粒体蛋白质定位数据提供了一个全面的中心资源。2016年，A. C. Smith等人[31]报告了对该数据库的重要更新，这次更新包括添加了来自人类蛋白质图谱的亚细胞免疫荧光染色结果、线粒体靶向序列的计算预测，以及其他的大规模质谱和GFP标记数据集。MitoMiner提供多种查询数据的方法，包括简单的文本搜索、预定义查询和使用交互式QueryBuilder创建的自定义查询。这种数据和灵活查询的结合使MitoMiner成为研究线粒体蛋白质的独特平台，在线粒体研究中得到应用，并优先考虑候选的线粒体疾病基因[31]。

在对所有大约1500种预测的人类线粒体蛋白质进行分类方面正在取得进展，毕竟蛋白质的定位在调节细胞生理活动中起到重要作用。F. N. Vögtle等人将稳定的同位素标记、各种蛋白质富集和提取策略以及定量质谱相结合，研究并确定了酿酒酵母中线粒体蛋白质分布的定量图，还鉴定了206个以前未注释为定位于线粒体的蛋白质[32]。V. Hung等人[33]利用过氧化物酶介导的邻近生物素化反应，捕获并鉴定了人成纤维细胞线粒体外膜和内质网膜的内源性蛋白。137和634种蛋白质的蛋白质组分别具有高度的特异性，突出了94个潜在的线粒体或内质网蛋白。

研究线粒体蛋白质的多种相互作用还可以通过以质谱的交联相互作用组为基础的分析来进行检测。F. Liu等人[34]确定了3322个独特的残基-残基接触，检测到线粒体蛋白质组的一半。这个过程中获得的线粒体蛋白质相互作用体提供了已定义蛋白质装配体的结构和线粒体定位的见识，并揭示了尚未包括在MitoCarta数据库中的四种蛋白质的线粒体定位，并且研究还发现氧化磷酸化复合物Ⅳ存在于紧密的空间附近，为完整线粒体中的超复合物组装提供了直接的证据。这些接触的特异性通过高盐处理后线粒体的比较分析得到证明，这会破坏天然的超复合物并显著改变线粒体的相互作用组[34]。B. J. Floyd等人[35]使用亲和富集质谱法评估了50种精选线粒体蛋白质的条件特异性蛋白质-蛋白质相互作用，鉴定出C17orf89是一种在Leigh综合征患者中突变的新的组装因子复合物Ⅰ。所有这些信息对于确定线粒体疾病的新的疾病基因将是非常有价值的，并且可能有助于解决WES或WGS后25%~50%的未确诊病例。

复合物谱分析已用于研究单独的氧化磷酸化复合物，功能性复合物的组装需要25个亚基，而每一个亚基对于细胞生存力必不可少。细胞系的蛋白质组学定量分析表明，每个亚基的丢失都会影响同一结构模块中其他亚基的稳定性[36]。复合物谱分析揭示了TMEM126是一个组装因子复合物Ⅰ，其缺陷与人类疾病有关[37]。最近，复合物谱分析已经扩展到分析整个线粒体核糖体。一项跨国研究证明，在没有疾病因果关系的任何先验知识的情况下，来自受试者1的成纤维细胞的定量蛋白质组学分析可以确定MRPS34是线粒体蛋白中含量最低的。氧化磷酸化复合物Ⅰ和复合物Ⅳ中所有其他小核糖体亚单位蛋白和亚单位的减少为小有丝分裂核糖体亚单位的稳定性缺陷提供了进一步的直接支持[38]。同时，该研究也认同了定量蛋白质组学为阐明新基因突变的致病性提供了一种强有力的方法，其广泛应用可能超出对原发性线粒体疾病的研究。

越来越多的定量蛋白质组学被用来研究代谢重编程在各种线粒体疾病中的作用。线粒体硫双加氧酶缺乏可引起严重代谢紊乱的乙基丙二酸脑病，其特征是早期脑病和硫化氢积聚引起的细胞色素 c 氧化酶缺陷。尽管这种疾病的严重系统性后果变得越来越清楚，但对分子效应还没有很好的定义。N.Sahebekhtiari 等人对 ETHE1 缺乏小鼠肝组织进行了大规模的蛋白质组学定量研究。研究结果表明，ETHE1 缺乏症和氧化还原活性蛋白之间存在明确的联系，这反映在几种与氧化还原相关的蛋白的下调上，例如不同的脱氢酶和细胞色素 P450(CYP450)。此外，蛋白质数据表明 ETHE1 缺乏通过上调糖酵解酶和改变几种异质核糖核蛋白对代谢重编程产生影响，表明 ETHE1 与基因表达调控之间存在新的联系[39]。

7.1.4 代谢组学

寻找线粒体疾病的生物标志物和治疗靶点已经进行了几十年。代谢组学可以在广泛的范围内分析线粒体功能障碍的众多下游效应，包括氧化应激反应、NAD^+/NADH 氧化还原失衡和能量缺乏的后果[40]。以质谱为基础的代谢组学能够对生物样品中的数千个小分子进行全面、系统的分析，是目前用于寻找线粒体疾病难以找到的完美生物标志物或药物靶点的最新技术[41-42]。

与用于研究其他人类疾病（例如糖尿病和心血管疾病）的方法相比，代谢组学在线粒体疾病研究领域的应用非常有限，这可能是由于线粒体疾病患者中可用的定义明确的（表型-基因型）样本相对较少以及疾病的异质性的结果。为了应对这一挑战，研究人员已经开发了许多模型来研究线粒体疾病。因为物种间的差异性，较低等生物的研究与人类的研究很难进行比较，已发表的研究一般都是对不同生物的不同基因缺陷和不同参数进行研究。秀丽隐杆线虫呼吸链亚基在形态上与人呼吸链非常相似，利用这些线虫产生了各种各样的基因敲除模型来模拟不同的线粒体疾病，包括复合Ⅰ基因敲除(CⅠ-KO)模型、复合Ⅱ基因敲除(CⅡ-KO)模型、复合Ⅲ基因敲除(CⅢ-KO)模型、三羟酸(TCA)循环敲除模型和辅酶 Q 生物合成敲除模型[42]。除线虫外，代谢组学研究中经常使用的另一种动物模型是小鼠模型。在两种模型中也发现了共同的地方，例如已在秀丽隐杆线虫的 COX1、COX2 和 COX3 基因敲除模型和基因敲除的线粒体肌病小鼠模型中观察到丙氨酸、天冬氨酸、甘氨酸和支链氨基酸的浓度增加，并且在 Twinkle DNA 解旋酶中带有人类突变，在人血浆和尿液样本中也观察到这种突变[42]。

大多数代谢组学研究已经调查了线粒体疾病的细胞和动物模型，但是目前很少有全面的代谢组学数据集可用于人类线粒体疾病[7]。氧化磷酸化复合物Ⅰ~复合物Ⅲ亚基突变的秀丽隐杆线虫模型显示了碳水化合物、氨基酸和脂肪酸代谢以及细胞防御途径的异常[43]。从含有药物诱导的氧化磷酸化缺陷的培养肌肉细胞中提取的废培养基的代谢谱显示，有 32 种代谢产物发生了变化，包括乳酸、几种氨基酸、TCA 循环中间产物和肌酸的升高[44]。气相色谱-液相色谱-质谱法对 *LRPPRC* 突变引起的少数 Leigh 综合征特定亚组患者的血液和尿液样品进行色谱-质谱分析，发现了包括酮（β-羟基丁酸盐和乙酰乙酸盐）、酰基胆碱（多链长，尤其是 C14 和 C16）、氨基酸（丙氨酸、瓜氨酸、天冬酰胺）、脂质（总胆固醇/高密度脂蛋白比值）和酪氨酸（从头合成 NAD$^+$ 途径的中间产物）以及 TCA 循环代谢物乳酸，还有丙酮酸等 45 种标志性代谢物[45]，Leigh 综合征法裔加拿大变种患者的研究还表明，这些患者可能会发生甲基化反应。有趣的是，一项关于 TWNK 突变影响 mtDNA 维持的小鼠模型的研究也表明线粒体疾病的发病机制涉及一碳代谢，对甲基化组的研究可以进一步阐明功能异常的一碳代谢在线粒体疾病发病机制中的作用[45]。到目前为止，在其他线粒体疾病患者中还没有验证这些结果，因此尚不确定这种代谢物的差异性只是 Leigh 综合征这一亚群的特异性，还是所有形式的 Leigh 综合征，或者是所有线粒体疾病的共同性[13]。

新的关注领域是线粒体脂质代谢紊乱。线粒体与内质网在物理上和功能上都密切相连。通过线粒体相关膜的这种紧密相互作用正在被越来越多地探索，并支持了研究这两个细胞器整体的重要性。线粒体和线粒体相关膜的脂质组学将增进我们对细胞脂质运输和由膜脂质同质性紊乱引起的多效性线粒体缺陷的了解[46]。

目前代谢组学数据的标准化仍然存在问题，特别是对于尿液样品。与血浆中的溶质浓度受到严格控制的血浆不同，尿液的体积会因耗水量和其他生理因素而有很大差异。因此，尿液中分析的内源性代谢物浓度差异很大，因此有必要对其进行标准化处理[42]。其次，需要对大量线粒体疾病患者进行系统的代谢组学研究，以确定这些结果的普遍性，并确定最佳的稳健生物标志物集。由于存在多种混杂因素，包括临床和遗传异质性、批量效应和缺乏标准化方案，开展此类研究将具有挑战性。很少有中心有大量的活着的患者，他们可以聚集成特定的基因确认亚群，因此国际合作对于进行有临床意义的代谢组学研究至关重要[13]。

代谢组学已经能够将各种潜在的生物标志物与线粒体疾病联系起来，寻找代谢生物标志物的组合，即生物签名，可能是进一步揭示这种复杂疾病的细胞生物学后果的最佳潜力。此外，通过靶向血液和尿液代谢组学，这种整体方法可能为线粒体医学提供重要的应用价值[42]。显然，代谢组学已经成为一种更为成功的工具，用于生成有关线粒体疾病的生化途径的新信息。疾病进展的标志物可以通过相关性研究来确定，其中研究了代谢物与表型恶化的相关性，一旦被证实，这些代谢物便可用于在治疗期间或非治疗期间监测患者。无论是对疾病的进展还是对治疗的反应，非侵入性代谢生物标志物检测不需要每次都对患者进行肌肉活检，极大地方便了患者的日常生活[42]。

7.1.5 集成组学和系统生物学方法

把转录组学、蛋白质组学和代谢组学等多个数据整合到一起的组合研究方法的应用目前正处在起步阶段，但也有不少的研究利用这种集成组学对线粒体进行了整体的研究。

先前有研究结合了两种组学模式，在各种条件下对小鼠肌肉细胞进行了广泛的匹配微阵列和定量蛋白质组分析，包括微阵列和细胞培养中氨基酸的定量稳定同位素标记[47]。为此，研究人员创建了一个可以挖掘该资源来发现其表达水平受转录后调控和辅助细胞过程影响的蛋白质的强大资源，这些过程既可以感知并需要线粒体重组，也可以驱动线粒体重组。研究中利用这一资源来发现参与细胞铁稳态的蛋白质与线粒体的生物发生协调，并表明通过多种机制剥夺细胞中的铁会导致线粒体蛋白质水平和氧化能力的快速下调。研究进一步证明，这种剧烈作用可在多种细胞类型中发生，并且在铁重新引入后的2~3天内可以完全逆转，并且研究证明了该过程独立于公认的PGC1α、PGC1β和HIF1α驱动的线粒体生物发生程序[47]。

2015年的一项研究对一大群患有线粒体疾病的成人进行了横断面筛查研究，结合蛋白质组学（质谱）和代谢组学（核磁共振）分析m.3243A>G突变患者的尿液，发现m.3243A>G患者的尿蛋白质组和代谢组与健康对照组相比有显著差异。此外，m.3243A>G突变的无症状携带者的尿蛋白组也与对照组不同，与线粒体疾病患者更为相似。而这次研究也发现在其他方面特别是涉及溶酶体途径、钙结合和抗氧化防御的蛋白质等方面也有显著差异[48]。

最近的一项研究通过对暴露于四种不同线粒体应激源的HeLa细胞的转录组、蛋白质组和代谢组的联合分析，获得了线粒体应激反应途径的多层足迹图谱，通过分析多组学数据中常见的和整体的变化，发现尽管线粒体蛋白质组发生了深刻的变化，但应激反应主要是由基因/蛋白质和代谢物网络执行的，这些基因/蛋白质和代谢物调节胞质翻译和重组细胞代谢。四种不同应激源的使用帮助研究者能够从线粒体应激的整体和共同反应中辨别出通过使用单个化合物或基因干预获得的特定反应。利用所谓的多组分分析来确定转录因子ATF4是哺乳动物线粒体应激反应的关键调节因子，而这次多组学分析识别出一个ATF4依赖的线粒体应激信号，该信号在细胞和动物模型中的许多线粒体应激条件之间共享，其主要特征是激活氨基酸生物合成途径。在活体线粒体肌病中也观察到类似的反应，扩展了其与人类病理学的相关性。而这项研究结果最重要的是，在生理条件下观察到不同人类（GTEx）和小鼠（BXD）组织中线粒体应激基因紧密的相互调节网络，说明ATF4及其上游介质富马酸水合酶在无应激状态下调节细胞平衡代谢中的关键作用。因此，ATF4及其相关调节基因回路对于使线粒体和细胞功能适应遗传变异、代谢活动和环境内稳态（健康）线索具有重要意义，并为解释应激和疾病中线粒体功能障碍提供了机制基础[49]。

近年来，系统生物学或使用计算和数学方法来建模复杂的生物系统，已成为分析和表征健康和疾病状态下复杂的细胞和细胞器关系的有价值的工具，将实验性的"组学"数据集作为支架来构建生物网络，最终形成一种系统的研究方法。这种方法能够鉴定新的致病机制，也可用于鉴定线粒体疾病新的生物标志物和治疗靶标。可用于利用系统级数据了解线粒体生物学和病理学的分析工具正在不断发展。基于网络的方法在系统生物学的发展中发挥了关键作用，因为它们有助于阐明复杂的分子相互作用。自上而下和自下而上方法的结合（图7.2）已被证明是有效整合实验数据与文献汇编的强大工具，可对复杂的生物系统进行全面了解[50]。自上而下的工作流程可以简单地描述为已收集的样本,通过高通量方法进行处理,并通过生物信息学(如蛋白质网络分析)进行分析,以便更好地了解功能。自下而上的工作流程可以描述为识别分子数据,将这些信息格式化为基因组规模的代谢模型(genome-scale metabolic model,GEM),并利用基于约束的建模(constraint-based modelling,CBM)来预测解决方案并更好地理解机制。

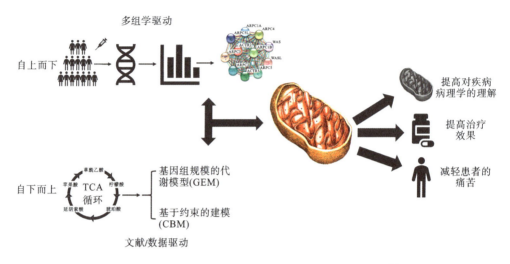

图 7.2　自上而下和自下而上结合的系统生物学研究方法[6]

然而,在实践中,研究者必须使用任何级别的组织中可用的任何数据,并向上/向下/跨到其他级别,称为中间输出。总之,这些系统方法可以通过提供对线粒体疾病的进一步了解、治疗方法以及最终改善患者的医疗保健来帮助线粒体研究。因此,基于网络的方法是研究线粒体功能和功能障碍的强大工具,因为它们有助于可视化和操纵基因、转录本、蛋白质和代谢物之间的众多相互作用。这使得能够阐明整合的线粒体功能,并且可以加快发现新的相互作用,而使用传统的实验技术可能会错过这些相互作用。这些方法最终将为开发线粒体疾病的新诊断和治疗策略带来有益的影响[6]。

线粒体研究的其他系统生物学模型还有很多,早期的 GEM 代表整个细胞,而不仅仅是线粒体,包括 Vo 线粒体模型[51]。在过去的十余年中,全细胞 GEM 发生了巨大变化,如 2018 年发布的 GEM 是 Recon3D[52]。另一种常用的计算建模方法是使用数学模型,如以常微分方程和动力学数据作为参数来预测生物结果。许多数学模型集中于对线粒体能量代谢和信号转导、钙动力学和调节、ROS 和氧化还原、细胞凋亡以及裂变和融合进行建模[6]。2017 年建立的一种不同类型的线粒体预测模型是 Leigh-Map。Leigh-Map 是人工绘制的,收录了截至 2016 年 11 月的 500 多篇出版物和来自资深作者临床档案的信息,包括 89 个基因和 237 个表型[19]。该模型可作为 Leigh 综合征的诊断工具,用于查询基因以识别相关表型,或查询表型以识别最可能的致病基因。在 20 例 Leigh 综合征患者中,Leigh 图谱的正确率为 80%。今后的工作是扩大这一工具在诊断其他原发性线粒体疾病方面的应用[19]。

尽管当前的计算模型尚未达到用于诊断和治疗目的的临床环境所需的标准，但在过去十年中，计算模型的质量已大大提高。系统生物学方法可以用来解决一些问题，包括使用全细胞 GEM，它已经进化到包括负责膜运输的核基因组和线粒体基因组的结合，并绘制了几种主要的线粒体基因组代谢网络。全细胞模型可以用来表示多个组织，并且可以通过开发更详细的以线粒体为中心的模型来加强线粒体研究。此外，其他计算方法，例如基于主体的建模，试图捕捉线粒体种群内的多样性和细胞间的变异。线粒体疾病显示出显著的表型异质性，即使是在同一个家族的个体之间，这种异质性对线粒体疾病的诊断提出了挑战，Leigh 综合征的预测性诊断知识库已经开始解决这个问题[6]。

虽然已取得了许多进展，系统生物学在线粒体研究中的应用仍然面临着一些挑战。核基因组和线粒体基因组的参与是线粒体研究的固有挑战。不同的 mtDNA 拷贝数、不同的细胞和组织间的异质性水平是额外的挑战[6]。在研究原发性线粒体疾病的多系统表型多样性时，这些挑战尤其突出。因此，数据整合和有效地集成开发工具还需要进一步的发展，以结合多组学数据集，进一步了解线粒体生物学和病理学。

7.1.6 多组学在线粒体疾病研究中的应用前景

线粒体是一个复杂的细胞器，涉及很多复杂的通路途径，功能上也和很多细胞功能存在重叠。此外，与其他亚细胞器的临界串扰导致线粒体疾病的显著复杂性和异质性。多方面的组学技术的不断发展将继续消除线粒体疾病的神秘特征，彻底改变线粒体医学领域，并有望最终为有效疗法的发展铺平道路。

目前诊断线粒体疾病的"金标准"是对肌肉活检并进行生化分析以及其他评估，如临床和组织化学分析。然而，获取肌肉活检样品需要麻醉，费用昂贵，对患者尤其是儿童患者来说是一种非常痛苦的经历[42]。如果有能够减轻患者痛苦的其他准确的诊断方法，将会极大地提高诊断速度，因此新的技术需要不断地发展和结合。高通量分子遗传学的巨大进步及其成本的降低（尤其是外显子组测序）使得识别影响线粒体疾病的突变的数量显著增加，甚至在患者出现任何症状之前就可以进行诊断。存在的问题就是遗传学方法相对来说价格是昂贵的，耗时有点长，还存在许多局限性，因此想要全面普及是一个暂时无法实现的过程，特别是在发展中国家[42]。并且，目前基因型和表型的关系还有待进一步确认，相同的基因缺陷，有时甚至是相同的突变，对不同个体都可能产生不同表型。另一方面，线粒体疾病的代谢生物信号（生物标志物的组合）有可能被用作疑似患者的非侵入性筛选方法，简化了需要肌肉活检的患者的识别[42]，但是代谢组学的局限前面也提到了，可能在一项研究中得到的代谢物的标志物在其他类型中有所差异，往往有的时候个体的结果难以代表整个疾病类型，从个体到群体的代谢标志物的应用还需要活体大样本的验证。转录组学和蛋白质组学的引入使得线粒体功能的研究更加深入，形成了从基因到转录再到翻译一整套的遗传学研究方法。而系统的生物研究方法和整合组学的方法将多组学研究结合到一起，并能够将现有数据库和文献研究结合到一起，自上而下和自下而上的方法将各种研究结合到一起，把对线粒体的研究变得更加完整，也可对新的功能进行更好的预测。

多组学的研究可能涉及的方面比较多，起步也比较晚。但是这种系统的研究方法可以多方面地深入研究线粒体疾病的原理，并提供更迅速、简洁的诊断方法，在减少患者痛苦的同时，提供更精准的线粒体疾病治疗手段。

7.2 线粒体多组学数据库

近年来，高通量组学技术与复杂的生物信息学分析技术结合起来，在线粒体领域做出了突出的贡献。线粒体生物学中多组学技术的出现产生了大量庞大复杂的数据集[13,40]，这些数据集大部分可以在网上找到，例如 UniProt、京都基因和基因组百科全书、人类蛋白质图谱和线粒体数据库，包括 MitoCarta 和 MitoMiner，表 7.1 中列出了部分线粒体特定数据库[6]。

表 7.1 部分线粒体相关数据库

数据库	主要内容	网址
HmtDB	用群体和变异性数据注释人类线粒体基因组序列	http://www.hmtdb.uniba.it
Integrated Mitochondrial Protein Index(IMPI) Q2 2018	一组编码蛋白质的基因，有力地证明了哺乳动物线粒体内的细胞定位	http://www.mrc-mbu.cam.ac.uk/impi
MitoMap	人类 mtDNA 的多态性和突变	http://www.mitomap.org
MitoMiner 4.0	哺乳动物、斑马鱼和酵母菌的线粒体定位证据和表型数据	http://mitominer.mrc-mbu.cam.ac.uk
Human MitoCarta 2.0	具有线粒体定位强力支持的编码蛋白质的 nDNA 和 mtDNA 基因清单	https://www.broadinstitute.org/files/shared/metabolism/mitocarta/human.mitocarta 2.0.html
MitoBreak	mtDNA 断点	http://mitobreak.portugene.com/cgi-bin/Mitobreak_home.cgi
MitoDB	有关线粒体疾病临床特征的信息	http://mitodb.com
MitoAge	计算的整个线粒体基因组，mtDNA 编码和非编码区的 mtDNA 组成特征，每个蛋白质编码基因的密码子使用以及动物界所有分类群的 900 多种物种的寿命记录	http://www.mitoage.info/

续表

数据库	主要内容	网址
MitoProteome	线粒体基因/蛋白质序列的对象关系数据库及注释系统	http：//www.mitoproteome.org
The EMPOP database	来自世界各地的 mtDNA 单倍型的收集、质量控制和可检索性展示	https：//empop.online/
MitoGenesisDB	线粒体时空表达的全局 mRNA 分析	http：//www.dsimb.inserm.fr/dsimb_tools/mitgene/biological-background.php
Mitochondrial tRNA database-tRNAdb	线粒体 tRNA 基因	http：//mttrna.bioinf.uni-leipzig.de/mtDataOutput/
Human Mitochondrial Protein Database（HMPDb）	线粒体和人类核编码蛋白质参与线粒体的生物发生和功能	https：//bioinfo.nist.gov/
Mamit-tRNA	哺乳动物线粒体 tRNA 基因	http：//mamit-trna.u-strasbg.fr/
mtDB	自 2000 年初以来完整的线粒体基因组	http：//www.mtdb.igp.uu.se
GiiB-JST mtSNP	有关线粒体 SNP 之间功能差异的信息	http：//mtsnp.tmig.or.jp/mtsnp/index_e.shtml

现在可以用的数据库很多，但是想要给出有意义的结论就有了相当大的挑战。复杂的生物信息学通道的发展使大型复杂数据集的管理和分析成为可能，并促进了有意义的生物解释[53]。尽管生物信息学可以通过重新分析实验数据提供额外的见解，但它在预测复杂系统行为方面的能力有限，有时候数据预测结果和实验验证可能会有所出入。最近，预测计算生物学已经成为系统方法的一个基本部分，出于应用目的，可以在系统方法中使用一些补充工具，例如多数据集分析、omics 集成工具、GEM 和 CBM，以合并和协调日益可用的独立、多样的数据集，也就形成了前面已经提到的自下而上和自上而下结合的系统研究法[6]。

现在各种线粒体多组学研究还在不断发展，因此数据库内容也将不断更新，这是一个循序渐进的过程，期望会有更全面的诊断和治疗方法的推进。

7.3 常见线粒体遗传病的多组学研究

7.3.1 Leigh 综合征的多组学研究

Leigh 综合征（Leigh syndrome，LS）是由线粒体能量生成途径的遗传缺陷引起的，一般发病从 2 岁时开始，在正常发育的初始阶段后，通常在感染或疾病期间出现症状。患者会出现神经系统表现，包括发育迟缓和消退、肌张力减退、共济失调、肌张力障碍，以及眼科异常（包括眼球震颤和视神经萎缩），还可以是多系统的病变，目前已观测到心脏、肝脏、胃肠道和肾小管等功能障碍。病情进展一般是偶发性的，通常会导致患者在幼年时死亡，成人发病极少。据估计，LS 的发病率约为每 40000 个活产婴儿中有 1 个婴儿患病。但是由于突变，在特定人群中观察到了更高的发病率。迄今为止，已在受影响的患者中鉴定出由两个基因组（线粒体和核基因组）编码的超过 75 个基因的致病突变[54]。这些疾病基因大多数都编码氧化磷酸化复合物的结构成分，或者是其组装、稳定性和活性所需的蛋白质。和其他线粒体疾病相同，LS 可能有多种遗传模式，包括母系遗传（线粒体 DNA 突变）和常染色体隐性或 X 连锁（核编码基因）遗传。

氧化磷酸化通过 5 个多蛋白复合物（复合物Ⅰ～复合物Ⅴ）、电子载体辅酶 Q（CoQ10）和细胞色素 c（Cyt c）在线粒体内膜内进行。LS 的致病原因包括氧化磷酸化缺陷和非氧化磷酸化缺陷。氧化磷酸化缺陷包括：①复合物Ⅰ缺乏症，它是导致 LS 的主要生化基础，NADH 脱氢酶铁硫蛋白 4（NDUFS4）亚基突变是最常见的常染色体隐性遗传原因；②复合物Ⅱ、复合物Ⅲ或辅酶 Q10（泛醌）的缺乏是导致 LS 的罕见原因，并且总体上构成所有病例的大约 8%[55]；③复合物Ⅳ缺陷占 LS 病例的约 15%；④复合物Ⅴ缺乏症与其他复合物不同，主要受 mtDNA 的控制。非氧化磷酸化缺陷包括 SLC19A3（SLC19A3 是基底神经节系统中特异性的生物素依赖的硫胺转运体）缺乏症、丙酮酸脱氢酶复合物缺乏症（PDHc）和脂酰转移酶 1 缺乏症（LIPT1）。

由于 mtDNA 编码复合物Ⅰ、复合物Ⅲ、复合物Ⅳ和复合物Ⅴ的成分，一种影响 mtDNA 维持的致病性变异可导致联合氧化磷酸化损伤。DNA 维持缺陷很少能代表 LS 的病因。其他与 mtDNA 维持相关但与 LS 不相关的稀有基因目前被证明可以表达该表型。P. V. S. Souza 等人通过全外显子组测序揭示了线粒体 DNA 维持缺陷导致的 LS[56]。该研究中描述了 5 位因 mtDNA 维持障碍导致的巴西 LS 患者，通过全外显子组测序诊断出他们的遗传缺陷，并发现了在异质年龄组（0～69 岁）中罕见的责任基因和以前与 LS/LLS 基因相关的新变异（表 7.2）。

表 7.2 与 LS/LLS 相关的基因变异及相关表型

基因名称	编码的蛋白质	相关表型
SPG7	一种线粒体蛋白酶	与基底神经节异常有关
RRM2B	线粒体的核糖核苷酸还原酶调节 TP53 诱导型亚基	LS 在成像中的不寻常表型特征
Mfn2	一种与线粒体动态生物过程相关的蛋白	运动障碍和耳聋的基底神经节病变
TWNK	参与线粒体基因组复制的解旋酶	呈卒中样发作
MPV17	维持核酸聚积的必要蛋白	与纳瓦霍神经病相关
SLC25A4	ADP-ATP 传递的内跨膜线粒体通道	中枢神经系统异常
RNASEH1	降解 RNA 的内切酶	晚发型 LS，伴有帕金森病、脑炎和小脑共济失调

另外，大规模并行测序（massively parallel sequencing，MPS）技术的不断使用促进了对同一基因突变的多位 LS 患者的鉴定，从而能够识别新的基因型与表型的相关性。例如，NDUFS4 突变似乎与早期发作和死亡有关，而在 SUCLA2 或复合物Ⅳ装配因子 PET100 中发生突变的患者则经历早期发作，但寿命变化更大，包括生存到青春期。对线粒体疾病患者的细胞和组织的转录组学研究也暗示了细胞和组织对线粒体能量产生分子缺陷的特异性反应将促进发病机制，证明了组织特异性的转录失调模式。

7.3.2 Kearns–Sayre 综合征的多组学研究

Kearns–Sayre 综合征（Kearns–Sayre syndrome，KSS）是由 mtDNA 单次大规模缺失而导致的上睑下垂和/或眼睑瘫痪，并且至少具有以下特征之一：视网膜病变、共济失调、心脏传导阻滞、听力下降、身材矮小、认知受累、震颤和心肌病等，且患者通常在 20 岁之前发病。自从 Kearns 和 Sayre 于 1958 年首次报道 KSS 以来，已有许多报道称患者中不同位置和长度的 mtDNA 缺失。此外，已鉴定出在核苷酸 8470—8482 和 13447—13459 中常见的致病性大规模缺失 4977 bp 的 13 个碱基的直接重复序列。大约 60% 的 mtDNA 缺失为直接重复序列（Ⅰ类缺失），30% 为不完全重复序列（Ⅱ类缺失），而 10% 则没有重复序列（Ⅲ类重复序列）。

A. Saldaña–Martínez 等人对 KSS 患者的整个 mtDNA 基因组中的 mtDNA 变体进行了系统分析[57]。该研究获得了 3 名患者的完整 mtDNA 序列并进行分析。3 名患者分别是一名 10 岁女孩（KSS–P1），该患者去世后获得并分析了其母亲的 mtDNA 序列，第二例为 19 岁患者（KSS–P2），第三例为 19 岁患者（KSS–P3）。KSS–P1 的 mtDNA 的核苷酸 7437 至 15065 中的 7629 bp 存在大规模缺失，序列分析表明，其母亲具有相同的完整序列，但患者母亲并未发现片段缺失。鉴定后 3 例患者均存在 mtDNA 的缺失，对于 KSS–P1、KSS–P2 和 KSS–P3，使用光密度法对异质性 mtDNA 缺失的定量分别为 84%、40% 和 60%。通过测定 KSS–P1、KSS–P2、KSS–P3 的全线粒体基因组序列，显示了 28 个同义变体和 7 个非同义变体。其中，m.6340C>T 与癌症相关，m.7444G>A 被报道与遗传性视神经病变（LHON）和感音神经性听力损失（SNHL）有关，m.10398A>G 与帕金森病（PD）、线粒体基质的 pH 值改变、代谢综合征和乳腺癌相关。由于在整个 mtDNA 基因组中的变异主要定义了单倍型，因此也开发了单倍型鉴定，发现单倍型与某些人类疾病有关。通过单倍型鉴定 KSS–P1 和其母亲为单倍型 C1b14，KSS–P2 为单倍型 B2，患者 KSS–P3 为单倍型 C1d。该项研究对整个 mtDNA 基因组进行了深入的遗传学表征，这将有助于了解 mtDNA 疾病（如 KSS）的致病机制。

先前的研究表明，更好地理解单个患者 mtDNA 缺失的位置、长度和百分比可以解释线粒体综合征。mtDNA 群体遗传变异的影响在单个 mtDNA 缺失的患者中可能非常重要。mtDNA 的遗传背景会影响线粒体基因表达、疾病易感性和致病的 mtDNA 突变的严重性，对 KSS 的序列分析扩展到大规模缺失区域以外，可以发现和建立单倍型相关的线粒体致病变异。

7.3.3 莱伯遗传性视神经病变的多组学研究

莱伯遗传性视神经病变(Leber hereditary optic neuropathy，LHON)是由影响线粒体复合物Ⅰ的突变引起的。该病通常在年轻人中发生，一般呈亚急性，通常具有连续性双侧视网膜神经节细胞变性引起的视力减退。它会导致完全失明，并主要影响年轻男性。LHON是第一个与mtDNA点突变相关的人类疾病，11778G>A的mtDNA突变是第一个被证实的LHON的发病原因。大约90%的LHON家系在mtDNA核苷酸位置11778、3460和14484处包含与疾病相关的三个主要突变，所有这些突变都发生在线粒体呼吸链复合物Ⅰ的亚基中[58]。这里主要涉及mtDNA突变：11778G>A、14484T>C或3460G>A。对这三个主要病因基因型的Meta分析，通过成对比较得出三个基因型与患者的视力、发病年龄和性别比关系不大，与患者的视觉预后有关。m.14484T>C患者有最佳的视力预后，m.3460G>A其次，m.11778G>A最差。因此，有必要在LHON的早期进行基因筛查，以确认和判断预后。

然而，这些突变不足以引起疾病，也不能解释LHON的特征，例如男性患病率较高、外显率不完全和发病年龄相对较晚。为了探索核编码的线粒体蛋白在LHON发育中的作用，通过蛋白质组学方法对来自3个家系和5个不相关对照的受影响和未受影响个体的样本进行了分析[59]，其中确定了17种在LHON病例和对照组之间差异表达的蛋白，以及24种在未受影响的病例亲属和不相关的对照组之间有差异表达的蛋白。研究中鉴定出的所有蛋白质都是线粒体蛋白质，其中大多数在m.11778G>A突变型成纤维细胞中被下调。这些蛋白质包括氧化磷酸化复合物的亚基、核相关蛋白质、参与中间代谢过程的蛋白质、分子伴侣、嵴重构蛋白和抗氧化酶。受影响和未受影响的m.11778G>A携带者的蛋白质谱与不相关对照组的蛋白质谱有许多不同之处，在受影响和未受影响的个体中都显示出对m.11778G>A突变的类似蛋白质组反应。差异表达的蛋白质揭示了两大类：一类生物能量通路蛋白和一类参与蛋白质量控制系统的蛋白。这些系统中的缺陷可能会阻碍视网膜神经节细胞的功能，并可能导致与原发性mtDNA突变协同作用的LHON的发展，即未能进行正确的蛋白质折叠、无法正确组装蛋白质复合物以及阻止未折叠的蛋白质对细胞造成破坏性作用，都可能导致LHON发作。

由于尚不清楚LHON中线粒体DNA突变对整体细胞代谢的精确作用，因此研究该疾病的代谢组学特征被研究[60]，高效液相色谱-串联质谱法用于定量分析16名莱伯遗传性视神经病变患者和8名健康对照者的成纤维细胞中的188种代谢产物，其中38种代谢物似乎是最重要的变量，定义了LHON代谢信号。另外基于对16种成纤维细胞系(每种均携带三个主要LHON突变之一)和8种对照成纤维细胞系的比较，发现具有统计学意义的28种代表性不足的代谢物组成(表7.3)，它们分别属于两组分子(氨基酸和鞘磷脂)，以及10种超标的代谢物(磷脂酰胆碱)。所有氨基酸的减少和一些鞘磷脂的减少，再加上一些磷脂酰胆碱的增加，提示了内质网的参与。这些新颖的生物标志物最终应对疾病的评估和诊断有用。内质网应激在LHON中的参与以及可能在视网膜神经节细胞的病理生理中的参与，为使用内质网靶向药物的疾病研究和治疗开辟了新的前景。

表 7.3　LHON 代谢组学分析中标志性的 28 种代谢物和 10 种超标的代谢物

代谢物分类	代谢物名称	表达变化
氨基酸	Lys	↓
	Thr	↓
	Asp	↓
	Gly	↓
	Asn	↓
	Glu	↓
	Gln	↓
	Ser	↓
	Arg	↓
	His	↓
	Ala	↓
	Phe	↓
	Trp	↓
	Tyr	↓
	Leu	↓
	Met	↓
	Val	↓
	Ile	↓
	Pro	↓
酰基肉碱	C3	↓
	C5	↓
鞘磷脂	SM C26：1	↓
	SM C24：0	↓
	SM C24：1	↓
	SM(OH) C22：1	↓
	SM(OH) C24：1	↓
生物胺	精胺	↓
	腐胺	↓
磷脂酰胆碱	PC ae C38：0	↑
	PC ae C38：5	↑
	PC ae C38：6	↑
	PC ae C36：3	↑
	PC ae C40：6	↑
	PC ae C38：4	↑
	PC ae C40：5	↑
	PC ae C36：4	↑
	PC aa C36：6	↑
	PC aa C38：0	↑

注：SM—鞘磷脂；SM(OH)—羟基鞘磷脂；C3—丙酰基肉碱；C5—异戊基肉碱；PC ae—酰基-烷基磷脂酰胆碱；PC aa—二酰基磷脂酰胆碱。

7.3.4 线粒体脑肌病伴高乳酸血症和卒中样发作综合征的多组学研究

线粒体脑肌病伴高乳酸血症和卒中样发作（mitochondrial encephalomyopathy with lactic acidosis and stroke-like episode，MELAS）综合征是一种多器官且具有广泛临床表现的疾病，与该疾病相关的最常见的突变是编码线粒体 tRNA$^{Leu(UUR)}$ 的 *MT-TL1* 基因中的 m.3243A>G 突变（约占 80%）。该突变会导致线粒体翻译和蛋白质合成受损，其中线粒体电子传递链（ETC）复合物亚基受损会导致能量产生出现异常。*MT-TL1* 基因中的其他突变（例如 m.3271T>C 和 m.3252A>G）也会引起 MELAS 综合征。在其他突变线粒体基因罕见地引起 MELAS 综合征的包括 *MT-TL2* 基因编码的 tRNA$^{Leu(CUN)}$，*MT-TK* 基因编码的 tRNA^{Lys}，*MT-TH* 基因编码的 tRNA^{His}，*MT-TQ* 基因编码的 tRNA^{Gln}，*MT-TF* 基因编码的 tRNA^{Phe}，*MT-TV* 基因编码的 tRNA^{Val}，*MT-ND1*、*MT-ND4*、*MT-ND5* 和 *MT-ND6* 编码的复合物Ⅰ亚基，*MT-CYB* 基因编码的复合物Ⅲ亚基，*MT-CO2* 和 *MT-CO3* 编码的复合物Ⅳ亚基。另外，核基因 *POLG*（编码 mtDNA 聚合酶 γ）中的突变也与 MELAS 样表型有关。

一些研究通过小 RNA-Seq 数据的高通量分析表明，m.3243A>G 显著改变了线粒体 tRNA 片段（mitochondrial tRNA fragment，mt-tRF）的表达模式[61]，即 MELAS 突变引起的线粒体功能障碍显著改变了线粒体 tRF 的表达模式。同时，某些线粒体 tRF 的积累依赖于 Dicer 和 Ago2，如线粒体 i-tRF GluUUC 作为核基因（*MPC1*）的转录后调控因子，可下调线粒体丙酮酸载体 1（MPC1）的表达，促进细胞外乳酸的形成。线粒体 tRF 可能是线粒体疾病的潜在复杂机制中的新角色，并且通常是涉及线粒体 tRNA 修饰状态变化的线粒体疾病。

对编码线粒体蛋白质组的基因进行靶向外显子组测序，研究人员发现了一种破坏性突变，即 c.567G>A。其影响 MRM2 蛋白高度保守的氨基酸残基（p.Gly189Arg）。*MRM2* 以前从未与人类疾病相关，它编码了一种酶，这种酶负责在人类线粒体 16S rRNA 的 U1369 位点上进行 2′-O-甲基修饰。缺陷的 *MRM2* 会引起 MELAS 样的表型，*MRM2* 可能是 mtDNA 代谢途径中的一种新的致病基因[62]。

7.3.5 慢性进行性眼外肌麻痹综合征的多组学研究

慢性进行性眼外肌麻痹（chronic progressive external ophthalmoplegia，CPEO）综合征的特征是双侧眼进行性上睑下垂和眼肌麻痹，眼睛运动受限。最初的症状通常在患者 20~40 岁时出现，普遍存在肌肉无力，还可能包括共济失调、感觉神经性听力减退、白内障、性腺功能减退、帕金森病以及由严重抑郁和回避型人格组成的精神异常，还有可能以吞咽困难、声音障碍、面肌无力和周围神经病变为主要表现[63]。

线粒体疾病中细胞色素 c 氧化酶$^+$（COX$^+$）和 COX$^-$ 肌纤维的镶嵌分布允许从

同一个体中获得具有代偿和代偿失调线粒体功能的纤维样本。M. Murgia 等人使用基于质谱的蛋白质组学，量化了每位患者>4000 种蛋白质[64]。虽然 COX⁺ 纤维表现出较高的呼吸链成分表达，但 COX⁻ 纤维表现出多种适应性反应，包括线粒体核糖体、翻译蛋白和伴侣蛋白的上调。在 CPEO 患者中，CPEO 综合征的大规模 mtDNA 缺失为 4977 bp，发生在核苷酸 8470 和 13477 之间，除此之外，还可能存在多个 mtDNA 缺失。mtDNA 缺失比例越高，COX⁻ 纤维数量越多，生物能量活动越少。COX⁻ 纤维代谢代偿失调伴随着线粒体蛋白组的广泛重新排列。这涉及代谢途径的上调，可能是导致疾病的生物能量不足的代偿机制，以及分子伴侣、活性氧(ROS)清除剂、蛋白质控制内膜结构和超复合体的形成。

A. Reyes 等人在排除了一些已知与 CPEO 综合征相关的基因后，通过外显子组测序(WES)对患者进行分析，最终归纳出 *RNASEH1* 的变化。结合下一代测序(NGS)技术在两名 CPEO 综合征患者中鉴定出复合杂合 *RNASEH1* 突变，在四名同胞中鉴定出了纯合突变。细胞核和线粒体中同时存在 *RNASEH1* 编码的核糖核酸酶 H1(RNase H1)，它可以消化 RNA-DNA 杂交中的 RNA 成分。与线粒体不同，细胞核具有第二个核糖核酸酶(RNase H2)。所有受影响的个体在二十多岁时首先出现 CPEO 症状，蛋白质印迹分析显示突变成纤维细胞的总裂解物中几乎不存在 RNase H1。通过体外分析，证明了改变后的 RNase H1 降低了从 RNA-DNA 杂种中去除 RNA 的能力，从而证实了它们的致病作用[65]。

7.3.6　视网膜色素变性共济失调性周围神经病的多组学研究

视网膜色素变性共济失调性周围神经病(neuropathy, ataxia and retinitis pigmentosa, NARP)是由线粒体三磷酸腺苷合酶亚基 6 基因(*MT-ATP6*)中的 m.8993T>G/C 突变引起的。然而，mtDNA 编码的 8993 核苷酸中的突变不仅可引起 NARP，还和母系遗传性 Leigh 综合征(maternally inherited Leigh syndrome, MILS)有关。传统上，异质水平在 70% 到 90% 会导致 NARP，而 >90% 会导致 Leigh 综合征[66]。

通常认为，*MT-ATP6* 基因中罕见的 8993T>C 突变在临床上较温和，但从无症状携带者到致命的婴儿 Leigh 综合征均具有明显的临床异质性。临床异质性主要归因于 mtDNA 异质性，但环境、常染色体、组织特异性因素、核修饰基因和 mtDNA 变异也可能调节疾病的表达。B. Kara 等人[67]在一项 *MT-ATP6* 基因中具有 m.8993T>C 突变并与 NARP/MILS 相关的家族线粒体基因组研究中，对整个线粒体基因组使用 NGS 进行测序，每个样品的平均覆盖深度约为 182 倍，较高的覆盖深度有助于评估 mtDNA 中异质性水平和不同位置变异的结合。研究显示，mtDNA 突变大多是异质性的，异质性水平与疾病的临床严重性之间存在联系。大多数个体可能是无症状的，因为 mtDNA 突变以低水平的异质性存在，或者突变仅在存在触发因素的情况下才是致病的。根据线粒体突变的类型，突变负荷引发神经系统疾病的阈值是不同的。对于 m.8993T>C 突变，超过 80%～90% 的血液异质性阈值发展为严重功能障碍的风险大大增加。总体来看，血液异质性强调 mtDNA 突变引起的疾病是有明显临床异质性的；MT-ATP6 突变患者也存在明显不同的预后效果；依照线粒体突变的类型，诱变负载触发的阈值也有所不同，mtDNA 变异会影响 NARP/MILS 的严重程度。

7.3.7 肌阵挛性癫痫伴破碎红纤维综合征的多组学研究

80%~90%的肌阵挛性癫痫伴破碎红纤维综合征(myoclonic epilepsy associated with ragged red fiber, MERRF)患者主要是由于 mtDNA 的 $tRNA^{Lys}$ 基因中的 8344A>G 突变而发病的，该突变与呼吸酶复合物Ⅰ和复合物Ⅳ活性降低呈正相关。研究人员通过互补 DNA(cDNA)芯片检查 MERRF 患者和年龄匹配的正常人的培养细胞的基因表达谱，其研究结果表明分别有 350 多个基因被上调和 300 多个基因被下调。上调的基因与应激反应、炎症反应和细胞骨架重塑的改变有关[68]。同时还发现，mtDNA 突变不仅导致三磷酸腺苷(ATP)生成效率低下，而且还导致带有 mtDNA 8344A>G 突变的培养细胞中活性氧(ROS)的产生增加。此外，MERRF 患者皮肤成纤维细胞中存在不平衡的抗氧化酶基因表达，并且发现锰超氧化物歧化酶的 mRNA 和蛋白水平升高，伴随着酶活性水平升高，而铜锌超氧化物歧化酶、过氧化氢酶和谷胱甘肽过氧化物酶的各种水平没有明显的变化[68]。过量的 ROS 可以损伤 MERRF 细胞中电压依赖性的阴离子通道、抑制素、Lon 蛋白酶和乌头酸酶。此外，基质金属蛋白酶 1 的基因表达和活性显著增加，可能参与了 MERRF 患者常见的肌无力和肌肉萎缩的细胞骨架重构。综上所述，由 mtDNA 突变引起的受影响组织中的呼吸链缺陷而引起的氧化应激、氧化损伤和基因表达的改变在 MERRF 综合征的发病机制和进展中起着至关重要的作用。

转录后 RNA 修饰在人类线粒体疾病的发病机制中起着至关重要的作用，但是对修饰影响线粒体蛋白质合成的具体机制仍然知之甚少。表观修饰图通过定量的 RNA 测序方法，以核苷酸分辨率研究整个线粒体 tRNA 库的化学计量和甲基修饰，并确定了与人类疾病的相关性，结果发现 mtDNA 突变 m.8344A>G 的线粒体 $tRNA^{Lys}$ 患者的 58 位缺失了 N^1-甲基腺苷(m^1A)修饰，它与 MERRF 有关。通过恢复对线粒体 tRNA 的修饰赖氨酸，证明了 m^1A58 对翻译延伸和所选新生链稳定性的重要性，同时也说明了 MERRF 分子发病机制更大的复杂性。

7.3.8 耳聋的多组学研究

耳聋作为人类最常见的感觉缺陷之一，是一种高度异质性疾病，并且具有很强的遗传成分。目前，研究人员已经绘制了 140 多个人类非综合征性听力障碍基因座，并鉴定了 100 多个基因，但大多数是儿童耳聋或早发性听力损失的原因。绝大多数与听力有关的基因仍然未知，包括那些与成年发病的年龄相关性进行性听力丧失有关的基因。年龄相关性听力损失(age-related hearing loss, ARHL)在 60 岁以上的人群中占三分之一，通常会导致社交孤立和抑郁，并与随后的认知能力下降和痴呆有关。ARHL 的遗传性估计占 30%～50%，与其他常见的复杂疾病相似。虽然对一些 ARHL 已经开展全基因组关联分析（genome-wide association study，GWAS），并确定了一些有可能的候选基因，如 *SIK3* 和 *ESRRG*，只有 5 个基因座在全基因组显著性水平上与听力状态相关，即 GRM7、PCDH20、SLC2843、ISG20 或 ACAN、TRIOBP。此外，单基因可能是进行性听力损失的基础，包括中年人，尤其是显性遗传性耳聋的基础基因。因此，成人发病的听力损失可能是由于罕见的影响较大的孟德尔基因变异体或多个变异体都对听力损失做出了小的贡献。同样不清楚的是，这些变异是存在于维持听觉通路的新基因中，还是在先天性耳聋中发生突变的相同基因的较温和的变异。

WES 已被证明是筛选与遗传性听力损失相关的罕见基因突变的有用分子诊断工具，M. A. Lewis 等人通过使用比 GWAS 更深入的 WES 方法来研究从 1479 例不同成人发病听力损失表型的患者中挑选出的 30 例患者，以代表临床可能存在的混合表型和不同的遗传病因，针对特定的亚表型，以最大限度地检测共享的变异[69]。研究发现，每个人至少在 10 个耳聋相关基因中携带了预测的致病变异，最终分析确定了一些候选变异体和基因，8 个基因已经证实了变异体，包括 4 个候选新的耳聋基因 *NEDD4*、*ZAN*、*DNAH2* 和 *NEFH*，以及 4 个具有确认变异体的已知耳聋基因 *GPR98*、*WFS1*、*GRM7* 和 *SIK3*。它们参与了成人发作性进行性听力丧失，尤其是 *NEFH* 和 *NEDD4* 变异体。在这 30 名个体中，WES 只能识别出一名带有 5 个 *WFS1* 变异的个体中可能的因果突变。对于其余的患者，所确定的变异没有进一步验证，其致病性尚不确定。这些发现表明，对于高度流行的疾病（如耳聋），需要经过精心挑选的具有良好年龄对照的等位基因频率数据库，而不是现有的未经选择的一般人群对照。

7.3.9 母系遗传性高血压的多组学研究

心血管疾病包括高血压、冠心病、扩张型心肌病（dilated cardiomyopathy，DCM）等，是世界范围内的主要死亡原因。临床试验表明，高血压是 DCM 的潜在危险因素之一。考虑到线粒体在产生能量和活性氧（ROS）中的中心作用，mtDNA 的突变被认为影响高血压的发病机制（表 7.4），有报道支持这一观点，即体细胞 mtDNA 损伤是一个很好的预测高血压的因素。线粒体 *ATP6* 基因 8701A>G 突变是高血压最常见的突变。一项中国的研究评估了中国近亲血统家谱中 m.8701A>G 突变是否与母系遗传性原发性高血压（maternally inherited essential hypertension）和 DCM 相关[70]。研究采访了三代汉族高血压和 DCM 家族中的 14 名受试者，其中父母代中存在近亲结婚。为了进行比较，其将所有家庭成员分为病例组（7 名母系成员）和对照组（7 名非母系成员）。大多数家族成员表现出高血压和 DCM 的母系遗传。该谱系中的 mtDNA 序列分析确定了 8 个 mtDNA 突变。在鉴定出的突变中，只有 1 个显著突变 m.8701A>G（$P=0.005$），这是所有母系亲属的同质线粒体错义突变。没有明确的证据表明 m.8701A>G 与其他突变之间有任何协同作用。8701A>G

突变可能是母系传播的高血压和扩张型心肌病并伴有近亲结婚引起的遗传性疾病的遗传危险因素。

表 7.4 与母系遗传性高血压相关的部分基因及突变位点

基因	突变位点
$tRNA^{Gln}$	m.4353T>C
$tRNA^{Met}$	m.4435A>G
$tRNA^{Gln}/tRNA^{Met}$	m.4401A>G
$tRNA^{Ile}$	m.4295A>G、m.4263A>G
$tRNA^{Phe}$	m.593C>T
$tRNA^{Trp}$	m.5553C>T、m.5578T>C
$tRNA^{Met}$	m.4467C>T
$tRNA^{Ala}$	m.5628T>C
$tRNA^{Ser(UCN)}$	m.7492C>T

另外，$tRNA^{Gln}$ 或 $tRNA^{Met}$ 基因的 m.4401A>G、$tRNA^{Met}$ 基因的 m.4435A>G 以及 $tRNA^{Ile}$ 基因的 m.4295A>G 和 m.4263A>G 突变等已经在先前的研究中被发现。有研究报道两个汉族母系遗传性高血压家族患者的临床、遗传、分子和生化评价[71]。这些家族的 20 名成年母系亲属中有 14 人在高血压方面表现出不同的严重程度，而患病父亲的后代没有一人患有高血压。母系亲属的高血压发病年龄比较广，从 37 岁到 83 岁都有发病。对这些患者的线粒体基因组的分析确定了 tRNA 中的 m.4353T>C 突变，以及已知的 $tRNA^{Phe}$ 中的 m.593C>T 突变和 $tRNA^{Trp}$ 中的 m.5553C>T 突变。m.4353T>C、m.593C>T 和 m.5553C>T 突变分别导致了 $tRNA^{Gln}$、$tRNA^{Phe}$ 和 $tRNA^{Trp}$ 稳态水平分别降低了约 66%、65% 和 12%，且携带这些 tRNA 突变的细胞中线粒体翻译速率降低了约 35%。这些数据表明，由线粒体 tRNA 突变引起的线粒体功能障碍与这些家族的原发性高血压有关。之后又有研究对 140 例中国高血压患者和 124 例对照者的全部 22 种线粒体 tRNA 及其临床、遗传和分子变化进行了系统分析，发现这些 tRNA 突变与 tRNA 的结构改变和线粒体功能障碍有关，可能与中国人群的高血压有关[72]。该研究确定了 13 个可能和高血压有关的变异，其中涉及 19 个家族，这些家族中有 4 个家族表现为母系遗传性高血压。对 4 个家族中的原发病患进行了线粒体基因组的序列分析，这些家族的所有母系亲属都具有 $tRNA^{Met}$ m.4467C>T、$tRNA^{Trp}$ m.5578T>C、$tRNA^{Ala}$ m.5628T>C 和 $tRNA^{Ser(UCN)}$ m.7492C>T 突变，这些突变是高度保守的，并具有潜在的结构和功能改变，表明这些突变可能与高血压有关。

7.3.10 巴思综合征的多组学研究

巴思综合征（Barth syndrome，BTHS）是由 $tafazzin$（TAZ）基因突变引起的。TAZ 是核编码的酰基转移酶，它被运输到线粒体内膜，在那里，它将单聚心肌脂素重新改造成其完整的功能形式,即心肌脂素。心肌脂素是一种线粒体膜内脂质,对 ETC 蛋白的稳定起重要作用。在 BTHS 中,这一循环被破坏,单聚心肌脂素的积累导致线粒体内膜的不稳定、嵴结构异常和 ETC 介导的 ATP 生产效率低下。

　　TAZ 基因的突变是目前已确认的与 BTHS 相关的唯一遗传缺陷。到目前为止,大约有 160 种不同的 TAZ 突变出现在 BTHS 患者中,包括无义突变、错义突变、移码突变和剪接突变。然而,目前还没有建立基因型或表现型的相关性,而且在一个家族内受影响的男性之间可能存在广泛的临床变异,而女性携带者尚未被证实受到影响。M. Brión 等人研究报道了一例新生儿患有严重扩张型心肌病,对其进行 WES 以及随后的实验室测试和彻底的谱系分析,发现他和两名男性亲属被诊断出 BTHS,这两名男性亲属的疾病症状较轻具有左心室非致密性心肌病的特征,是由 TAZ 基因的一种新突变引起的,即 c.710C>A,它影响高度保守的残基 p.Thr237Lys;同时,还鉴定出数名女性携带者。因此,在新生儿期,对于患有扩张型心肌病的男性,应考虑进行 BTHS 的检查[73]。

　　为阐明 BTHS 细胞中受影响的途径,I. A. Chatzispyrou 等人[74]通过蛋白质组学和代谢谱分析对 BTHS 患者的细胞进行分析,为了研究 BTHS 患者的成纤维细胞中线粒体蛋白水平是否会发生变化,研究 4 名携带不同 TAZ 基因突变的患者(P1~P4)的皮肤成纤维细胞(P1:c.153C>G,P2:c.239-1G>A,P3:c.170G>T,P4:c.110-1G>C),并与健康对照者进行了复杂的基因组分析。在总共鉴定出的 2769 种蛋白质中,有 1238 种被认为是线粒体的。TAZ 突变可能对约 200 个线粒体蛋白产生影响。五个典型的氧化磷酸化复合物Ⅰ~复合物Ⅴ的总体丰度仅受到轻微影响,然而这些复合物也能缔合为组成可变的超级复合物,可以观察到呼吸链超复合物的不同变异的相对分布有明显的变化。这些超级复合物轻度总体失稳外,心肌脂素重构不足还特别影响复合物Ⅳ与复合物Ⅰ和复合物Ⅲ的相互作用。关键代谢物在 BTHS 患者的皮肤成纤维细胞中不稳定,所有四个 TAZ 突变对线粒体 α-酮戊二酸脱氢酶(α-oxoglutarate dehydrogenase,OGDH)和支链 α-酮酸脱氢酶(branched-chain α-ketoacid dehydrogenase,BCKD)的稳定性都有显著影响。受 TAZ 突变影响的另一个更高级别的装配是复合物 V 的二聚体,其在患者样品中也明显不稳定。总而言之,氧化磷酸化超级复合物的特异性失稳涉及嵴组织和心肌脂素转运的复合物的变化。此外,关键代谢复合物 OGDH 和 BCKD 在 BTHS 患者样本中被严重破坏。另外,使用稳定同位素示踪的代谢组学进行的代谢通量分布分析并没有显示 TCA 周期内的通量减少。

　　S. Suzuki-Hatano 等人为了确定参与 BTHS 的新机制途径并评估基因治疗对蛋白质组学谱的影响,进行了多重串联质量标签(tandem mass tag,TMT)定量蛋白质组学分析,以比较从 BTHS、健康野生型(WT)和用腺相关病毒 9 血清型(AAV9)-TAZ 基因替换 BTHS 新生小鼠(AAV9-TAZ Neo)或成年小鼠(AAV9-TAZ Ad)分离的心脏裂解物的蛋白表达谱,鉴定出具有≥2 个独特肽的 197 种蛋白质。其中,与 WT 对照相比,BTHS 中有 91 种蛋白显著差异表达。这些蛋白包括直接或间接参与线粒体 ETC 功能的蛋白质以及参与转录或翻译各个方面的蛋白质,鉴定出的绝大多数蛋白质均被下调,但也发现其中一些在BTHS中被上调,尽管与这些蛋白质中的几种蛋白质相关的机制功能指向各种代谢过程的上调,并且可能暗示了补偿机制的参与,但是没有明显的联系将这些蛋白质结合在一起以揭示精确的机制途径的明显上调。另外,与未经处理的BTHS表达水平相比,通过健康WT对照,AAV9-*TAZ* Ad和AAV9-*TAZ* Neo的蛋白表达谱有显著改善,与成年小鼠相比,新生幼鼠体内差异表达蛋白的上调幅度更大,通过证明在施用AAV9-*TAZ*后表达水平的显著改善,证实了*TAZ*缺乏与蛋白谱改变之间的因果关系。TMEM65是在BTHS中观察到的与心律失常性心肌病相关的一种显著差异表达的蛋白质。我们发现BTHS中与心律失常性心肌病特别相关的一种显著差异表达蛋白是TMEM65。Western blot检测TMEM65蛋白表达,证实了基于TMT的蛋白质组学和转录结果,与健康的WT对照组以及AAV9-*TAZ* Ad和AAV9-*TAZ* Neo BTHS小鼠相比,未处理BTHS小鼠的心脏表达下调。TMEM65能够定位到线粒体内膜,通过维持mtDNA拷贝数在线粒体功能中发挥作用,以及与连接蛋白43(Cx43)结合并参与Cx43在心肌细胞闰盘的定位。TMEM65在Cx43定位到心肌细胞闰盘的重要性被揭示为*TAZ*缺陷的一个新结果,在基因治疗后能得到改善。综上所述,研究发现了BTHS病理生理学中涉及的新的机制途径,证明了基因传递改善蛋白表达谱的能力,并为AAV9-*TAZ*基因治疗的临床转译提供支持[75]。

(董珊珊 王乃宁)

参考文献

[1] 吕红芝,崔怡,丁俊琴,等. 基于患者需求的精准护理服务的调查研究方案[J]. 河北医科大学学报,2016,37(4):468-470.

[2] 苏晓娜. 新型医学概念及医疗模式:"精准医学"[J]. 解放军医药杂志,2015,27(5):2,117.

[3] 张金月,刘启凤,杨柳,等. 心力衰竭研究的组学视角[J]. 药学学报,2020,55(5):832-842.

[4] STENTON S L, KREMER L S, KOPAJTICH R, et al. The diagnosis of inborn errors of metabolism by an integrative "multi-omics" approach: a perspective encompassing genomics, transcriptomics, and proteomics[J]. Journal of inherited metabolic disease, 2020, 43(1): 25-35.

[5] 刘相兰,孙志福. 多组学大数据在精准医学中的地位及应用[J]. 精准医学杂志,2020,35(1):1-5,10.

[6] MALDONADO E M, TAHA F, RAHMAN J, et al. Systems biology approaches toward understanding primary mitochondrial diseases[J]. Frontiers in genetics, 2019, 10: 19.

[7] HOLT I J, HARDING A E, MORGAN-HUGHES J A. Deletions of muscle mitochondrial DNA in patients with mitochondrial myopathies[J]. Nature, 1988, 331(6158): 717-719.

[8] WALLACE D C, SINGH G, LOTT M T, et al. Mitochondrial DNA mutation associated with Leber's hereditary optic neuropathy[J]. Science, 1988, 242(4884): 1427-1430.

[9] INGMAN M, GYLLENSTEN U. mtDB: human mitochondrial genome database, a resource for population genetics and medical sciences[J]. Nucleic acids research, 2006, 34(Database issue): D749-D751.

[10] CLIMA R, PRESTE R, CALABRESE C, et al. HmtDB 2016: data update, a better performing query system and human mitochondrial DNA haplogroup predictor[J]. Nucleic acids research, 2017, 45(D1): D698-D706.

[11] ZHENG X, SHOFFNER J M, LOTT M T, et al. Evidence in a lethal infantile mitochondrial disease for a nuclear mutation affecting respiratory complexes I and IV[J]. Neurology, 1989, 39(9): 1203-1209.

[12] BOURGERON T, RUSTIN P, CHRETIEN D, et al. Mutation of a nuclear succinate dehydrogenase gene results in mitochondrial respiratory chain deficiency[J]. Nat Genet, 1995, 11(2): 144-149.

[13] RAHMAN J, RAHMAN S. Mitochondrial medicine in the omics era[J]. Lancet, 2018, 391(10139): 2560-2574.

[14] CALVO S E, COMPTON A G, HERSHMAN S G, et al. Molecular diagnosis of infantile mitochondrial disease with targeted next-generation sequencing[J]. Sci Transl Med, 2012, 4(118): 118ra10.

[15] TAYLOR R W, PYLE A, GRIFFIN H, et al. Use of whole-exome sequencing to determine the genetic basis of multiple mitochondrial respiratory chain complex deficiencies[J]. JAMA, 2014, 312(1): 68-77.

[16] WORTMANN S B, KOOLEN D A, SMEITINK J A, et al. Whole exome sequencing of suspected mitochondrial patients in clinical practice[J]. Journal of inherited metabolic disease, 2015, 38(3): 437-443.

[17] KOHDA M, TOKUZAWA Y, KISHITA Y, et al. A comprehensive genomic analysis reveals the genetic landscape of mitochondrial respiratory chain complex deficiencies[J]. PLoS Genetics, 2016, 12(1): e1005679.

[18] PRONICKA E, PIEKUTOWSKA-ABRAMCZUK D, CIARA E, et al. New perspective in diagnostics of mitochondrial disorders: two years' experience with whole-exome sequencing at a national paediatric centre[J]. J Transl Med, 2016, 14(1): 174.

[19] RAHMAN J, NORONHA A, THIELE I, et al. Leigh map: a novel computational diagnostic resource for mitochondrial disease[J]. Ann Neurol, 2017, 81(1): 9-16.

[20] FALK M J, SHEN L S, GONZALEZ M, et al. Mitochondrial disease sequence data resource (MSeqDR): a global grass-roots consortium to facilitate deposition, curation, annotation, and integrated analysis of genomic data for the mitochondrial disease clinical and research communities[J]. Mol Genet Metab, 2015, 114(3): 388-396.

[21] KERNOHAN K D, DYMENT D A, PUPAVAC M, et al. Matchmaking facilitates the diagnosis of an autosomal-recessive mitochondrial disease caused by biallelic mutation of the tRNA isopentenyltransferase(*TRIT1*) gene[J]. Hum Mutat, 2017, 38(5): 511-516.

[22] KREMER L S, BADER D M, MERTES C, et al. Genetic diagnosis of Mendelian disorders via RNA sequencing[J]. Nat Commun, 2017, 8: 15824.

[23] THOMPSON K, MAJD H, DALLABONA C, et al. Recurrent de novo dominant mutations in *SLC25A4* cause severe early-onset mitochondrial disease and loss of mitochondrial DNA copy number[J]. Am J Hum Genet, 2016, 99(4): 860-876.

[24] FITZGERALD T W, GERETY S S, JONES W D, et al. Large-scale discovery of novel genetic causes of developmental disorders[J]. Nature, 2015, 519(7542): 223-228.

[25] GRIFFIN B H, CHITTY L S, BITNER-GLINDZICZ M. The 100 000 genomes project: what it means for paediatrics[J]. Arch Dis Child Educ Pract Ed, 2017, 102(2): 105-107.

[26] CUMMINGS B B, MARSHALL J L, TUKIAINEN T, et al. Improving genetic diagnosis in Mendelian disease with transcriptome sequencing[J]. Sci Transl Med, 2017, 9(386): eaal5209.

[27] TYYNISMAA H, CARROLL C J, RAIMUNDO N, et al. Mitochondrial myopathy induces a starvation-like response[J]. Hum Mol Genet, 2010, 19(20): 3948-3958.

[28] SUOMALAINEN A, ELO J M, PIETILÄINEN K H, et al. FGF-21 as a biomarker for muscle-manifesting mitochondrial respiratory chain deficiencies: a diagnostic study[J]. Lancet Neurol, 2011, 10(9): 806-818.

[29] FUJITA Y, ITO M, KOJIMA T, et al. GDF15 is a novel biomarker to evaluate efficacy of pyruvate therapy for mitochondrial diseases[J]. Mitochondrion, 2015, 20: 34-42.

[30] CALVO S E, CLAUSER K R, MOOTHA V K. MitoCarta2.0: an updated inventory of mammalian mitochondrial proteins[J]. Nucleic acids research, 2016, 44(D1): D1251-D1257.

[31] SMITH A C, ROBINSON A J. MitoMiner v3.1, an update on the mitochondrial proteomics database[J]. Nucleic acids research, 2016, 44(D1): D1258-D1261.

[32] VÖGTLE F N, BURKHART J M, GONCZAROWSKA-JORGE H, et al. Landscape of submitochondrial protein distribution[J]. Nat Commun, 2017, 8(1): 290.

[33] HUNG V, LAM S S, UDESHI N D, et al. Proteomic mapping of cytosol-facing outer mitochondrial and ER membranes in living human cells by proximity biotinylation[J]. Elife, 2017, 6: e24463.

[34] LIU F, LÖSSL P, RABBITTS B M, et al. The interactome of intact mitochondria by cross-linking mass spectrometry provides evidence for coexisting respiratory supercomplexes[J]. Mol Cell Proteomics, 2018, 17(2): 216-232.

[35] FLOYD B J, WILKERSON E M, VELING M T, et al. Mitochondrial protein interaction mapping identifies regulators of respiratory chain function[J]. Molecular cell, 2016, 63(4): 621-632.

[36] STROUD D A, SURGENOR E E, FORMOSA L E, et al. Accessory subunits are integral for assembly and function of human mitochondrial complex I[J]. Nature, 2016, 538(7623): 123-126.

[37] HEIDE H, BLEIER L, STEGER M, et al. Complexome profiling identifies TMEM126B as a component of the mitochondrial complex I assembly complex[J]. Cell Metab, 2012, 16(4): 538-549.

[38] LAKE N J, WEBB B D, STROUD D A, et al. Biallelic mutations in *MRPS34* lead to instability of the small mitoribosomal subunit and Leigh syndrome[J]. Am J Hum Genet, 2017, 101(2): 239-254.

[39] SAHEBEKHTIARI N, THOMSEN M M, SLOTH J J, et al. Quantitative proteomics suggests metabolic reprogramming during ETHE1 deficiency[J]. Proteomics, 2016, 16(7): 1166-1176.

[40] RAHMAN S. Pathophysiology of mitochondrial disease causing epilepsy and status epilepticus [J]. Epilepsy Behav, 2015, 49: 71-75.

[41] ZHANG A H, SUN H, YAN G L, et al. Mass spectrometry-based metabolomics: applications to biomarker and metabolic pathway research[J]. Biomed Chromatogr, 2016, 30(1): 7-12.

[42] ESTERHUIZEN K, VAN DER WESTHUIZEN F H, LOUW R. Metabolomics of mitochondrial disease[J]. Mitochondrion, 2017, 35: 97-110.

[43] FALK M J, ZHANG Z, ROSENJACK J R, et al. Metabolic pathway profiling of mitochondrial respiratory chain mutants in *C. elegans*[J]. Mol Genet Metab, 2008, 93(4): 388-397.

[44] SHAHAM O, SLATE N G, GOLDBERGER O, et al. A plasma signature of human mitochondrial disease revealed through metabolic profiling of spent media from cultured muscle cells[J]. Proc Natl Acad Sci USA, 2010, 107(4): 1571-1575.

[45] LEGAULT J T, STRITTMATTER L, TARDIF J, et al. A metabolic signature of mitochondrial dysfunction revealed through a monogenic form of Leigh syndrome[J]. Cell Rep, 2015, 13(5): 981-989.

[46] VEYRAT-DUREBEX C, BOCCA C, CHUPIN S, et al. Metabolomics and lipidomics profiling of a combined mitochondrial plus endoplasmic reticulum fraction of human fibroblasts: a robust tool for clinical studies[J]. J Proteome Res, 2018, 17(1): 745-750.

[47] RENSVOLD J W, ONG S E, JEEVANANTHAN A, et al. Complementary RNA and protein profiling identifies iron as a key regulator of mitochondrial biogenesis[J]. Cell Rep, 2013, 3(1): 237-245.

[48] HALL A M, VILASI A, GARCIA-PEREZ I, et al. The urinary proteome and metabonome differ from normal in adults with mitochondrial disease[J]. Kidney Int, 2015, 87(3): 610-622.

[49] QUIRÓS P M, PRADO M A, ZAMBONI N, et al. Multi-omics analysis identifies ATF4 as a key regulator of the mitochondrial stress response in mammals[J]. J Cell Biol, 2017, 216(7): 2027-2045.

[50] SUN B B, MARANVILLE J C, PETERS J E, et al. Genomic atlas of the human plasma proteome[J]. Nature, 2018, 558(7708): 73-79.

[51] VO T D, PAUL LEE W N, PALSSON B O. Systems analysis of energy metabolism elucidates the affected respiratory chain complex in Leigh's syndrome[J]. Mol Genet Metab, 2007, 91(1): 15-22.

[52] BRUNK E, SAHOO S, ZIELINSKI D C, et al. Recon3D enables a three-dimensional view of gene variation in human metabolism[J]. Nat Biotechnol, 2018, 36(3): 272-281.

[53] LUSCOMBE N M, GREENBAUM D, GERSTEIN M. What is bioinformatics? a proposed definition and overview of the field[J]. Methods Inf Med, 2001, 40(4): 346-358.

[54] LAKE N J, COMPTON A G, RAHMAN S, et al. Leigh syndrome: one disorder, more than 75 monogenic causes[J]. Ann Neurol, 2016, 79(2): 190-203.

[55] BALDO M S, VILARINHO L. Molecular basis of Leigh syndrome: a current look[J]. Orphanet J Rare Dis, 2020, 15(1): 31.

[56] SOUZA P V S, BORTHOLIN T, TEIXEIRA C A C, et al. Leigh syndrome caused by mitochondrial DNA-maintenance defects revealed by whole exome sequencing[J]. Mitochondrion, 2019, 49: 25-34.

[57] SALDAÑA-MARTÍNEZ A, MUÑOZ M L, PÉREZ-RAMÍREZ G, et al. Whole sequence of the mitochondrial DNA genome of Kearns Sayre syndrome patients: identification of deletions and variants[J]. Gene, 2019, 688: 171-181.

[58] GUO D Y, WANG X W, HONG N, et al. A meta-analysis of the association between different genotypes (*G11778A*, *T14484C* and *G3460A*) of Leber hereditary optic neuropathy and visual prognosis[J]. Int J Ophthalmol, 2016, 9(10): 1493-1498.

[59] TUN A W, CHAIYARIT S, KAEWSUTTHI S, et al. Profiling the mitochondrial proteome of Leber's hereditary optic neuropathy(LHON) in Thailand: down-regulation of bioenergetics and mitochondrial protein quality control pathways in fibroblasts with the 11778G>A mutation[J]. PLoS One, 2014, 9(9): e106779.

[60] CHAO DE LA BARCA J M, SIMARD G, AMATI-BONNEAU P, et al. The metabolomic signature of Leber's hereditary optic neuropathy reveals endoplasmic reticulum stress[J]. Brain, 2016, 139(11): 2864-2876.

[61] MESEGUER S, NAVARRO-GONZÁLEZ C, PANADERO J, et al. The MELAS mutation m.3243A>G alters the expression of mitochondrial tRNA fragments[J]. Biochim Biophys Acta Mol Cell Res, 2019, 1866(9): 1433-1449.

[62] GARONE C, D'SOUZA A R, DALLABONA C, et al. Defective mitochondrial rRNA methyltransferase MRM2 causes MELAS-like clinical syndrome[J]. Hum Mol Genet, 2017, 26(21): 4257-4266.

[63] VISCOMI C, ZEVIANI M. mtDNA-maintenance defects: syndromes and genes[J]. J Inherit Metab Dis, 2017, 40(4): 587-599.

[64] MURGIA M, TAN J, GEYER P E, et al. Proteomics of cytochrome c oxidase-negative versus-positive muscle fiber sections in mitochondrial myopathy[J]. Cell Rep, 2019, 29(12): 3825-3834.

[65] REYES A, MELCHIONDA L, NASCA A, et al. *RNASEH1* mutations impair mtDNA replication and cause adult-onset mitochondrial encephalomyopathy[J]. Am J Hum Genet, 2015, 97(1): 186-193.

[66] CLAEYS K G, ABICHT A, HÄUSLER M, et al. Novel genetic and neuropathological insights in neurogenic muscle weakness, ataxia, and retinitis pigmentosa(NARP)[J]. Muscle Nerve, 2016, 54(2): 328-333.

[67] KARA B, ARIKAN M, MARAŞ H, et al. Whole mitochondrial genome analysis of a family with NARP/MILS caused by m.8993T>C mutation in the *MT-ATP6* gene[J]. Mol Genet Metab, 2012, 107(3): 389-393.

[68] WU S B, MA Y S, WU Y T, et al. Mitochondrial DNA mutation-elicited oxidative stress, oxidative damage, and altered gene expression in cultured cells of patients with MERRF syndrome[J]. Mol Neurobiol, 2010, 41(2-3): 256-266.

[69] LEWIS M A, NOLAN L S, CADGE B A, et al. Whole exome sequencing in adult-onset hearing loss reveals a high load of predicted pathogenic variants in known deafness-associated genes and identifies new candidate genes[J]. BMC Med Genomics, 2018, 11(1): 77.

[70] ZHU Y, GU X, XU C. A mitochondrial DNA A8701G mutation associated with maternally inherited hypertension and dilated cardiomyopathy in a Chinese pedigree of a consanguineous marriage[J]. Chin Med J(Engl), 2016, 129(3): 259-266.

[71] QIU Q M, LI R H, JIANG P P, et al. Mitochondrial tRNA mutations are associated with maternally inherited hypertension in two Han Chinese pedigrees[J]. Hum Mutat, 2012, 33(8): 1285-1293.

[72] LIU Y Q, LI Y, WANG X, et al. Mitochondrial tRNA mutations in Chinese hypertensive individuals[J]. Mitochondrion, 2016, 28: 1-7.

[73] BRIÓN M, DE CASTRO LÓPEZ M J, SANTORI M, et al. Prospective and retrospective diagnosis of Barth syndrome aided by next-generation sequencing[J]. American journal of clinical pathology, 2016, 145(4): 507-513.

[74] CHATZISPYROU I A, GUERRERO-CASTILLO S, HELD N M, et al. Barth syndrome cells display widespread remodeling of mitochondrial complexes without affecting metabolic flux distribution[J]. Biochim Biophys Acta Mol Basis Dis, 2018, 1864(11): 3650-3658.

[75] SUZUKI-HATANO S, SAHA M, SOUSTEK M S, et al. AAV9-*TAZ* gene replacement ameliorates cardiac TMT proteomic profiles in a mouse model of Barth syndrome[J]. Mol Ther Methods Clin Dev, 2019, 13: 167-179.

第 8 章
线粒体遗传病的诊断

经过前面章节的描述，大家一定已经了解到线粒体疾病是由线粒体 ATP 生产系统中的缺陷和线粒体基因组突变损伤引起的临床异质的疾病组。那么如果出现了可能的线粒体遗传病的症状，是否就是真的患有线粒体疾病了呢？这就需要科学严谨的诊断手段来进行确诊。本章将简要介绍线粒体遗传病的诊断发展历程以及相对应的诊断方法。

线粒体遗传病的实验室诊断常常涉及临床观察、组织化学和生化测试，以及把遗传信息结合在一起进行的分子检测[1]。根据患者的家族史、其自身发病特征以及受影响的组织化学变化等因素的结果分析，可以对线粒体疾病的诊断有一个初步的判断，但这些方法对这种疾病的诊断来说不够全面，还需要与分子诊断技术相结合。通过分子遗传学诊断，可以确定线粒体基因组发生的主要分子缺陷是位于线粒体基因组本身（单个或者大规模 mtDNA 重排和 mtDNA 点突变）还是位于 nDNA 中（导致继发性 mtDNA 异常，例如 mtDNA 拷贝数变异或多重 mtDNA 缺失），最终为疾病的发病、治疗和遗传提供相关信息[2]。总体来说，线粒体遗传病的诊断包括多个方面，但是如前所述，主要分为两个大方向，一方面是组织化学和生化检测，另一方面是分子遗传学检验。完整的检测首先是需要根据患者的临床症状表型、患者的家族史调查结果、患者的临床病理诊断结果、临床生化检测结果等对患者进行疾病的初步诊断，然后根据初步诊断的结果，针对不同的情况对患者进行更深入的分子遗传学的诊断[3]。绝大多数线粒体遗传病都需进行基因诊断，这一过程往往需要提取患者血液或肌肉（mtDNA 突变）中的基因组 DNA，随后进行分子生物学检测。对于线粒体基因突变所致的疾病，肌组织 DNA 具有更高的检出率，随着分子检测技术的发展，分子遗传学检验的方法也越来越精确。

以前发表的线粒体疾病指南[4-5]和诊断标准[6]详细地说明了对于疑似线粒体病症患者诊断时遇到的挑战。鉴于线粒体遗传基因缺陷的临床症状极为广泛（累及多系统，影响几乎所有组织器官），并且患者的基因型与表型的匹配性较差（线粒体疾病遗传方式复杂，有常染色体隐性遗传、常染色体显性遗传、性连锁遗传和母系遗传等遗传方式，基因型较多），通常优选进行完整的实验室诊断处理，通过临床表型和家族史粗略评估患者的情况[7-8]。对于可能患有线粒体病症的患者的实验室诊断分析涉及广泛的实验室检查，包括代谢物分析、酶测量等组织化学和生化检测手段，然后再进行分子遗传学分析等多学科方法[3]。就目前来说，评估线粒体功能状态的肌肉活检在生化检测中占有重要地位,被认为是疑似线粒体疾病患者诊断检查的基石。在少数情况下,那些具有典型的线粒体遗传病患者,医护人员往往可以根据其突出的表型,对患者的情况做出快速的诊断,并可以直接进行分子遗传分析,减少诊断时间,为患者的治疗提供更多的时机[9]。

本章下面各节将简述线粒体遗传病的诊断(主要在组织化学、生化检测和分子遗传学方面)发展历程以及相关方法。

8.1 组织化学和生化检测

对未确诊的线粒体疾病患者进行疾病的诊断通常是一个挑战,但是随着医生对于线粒体疾病的临床经验的不断丰富,以及目前科研人员发现的致病基因和基因突变数目以及种类的不断扩大和丰富,线粒体相关疾病的诊断也变得准确起来。线粒体疾病存在高度临床变异性,但也有一些共同的临床特点,可以用于初步的临床症状判断。比如说,婴儿期发病的时候,常常会出现婴儿伴随细胞色素 c 氧化酶(COX)阴性肌纤维、脑病和 Leigh 综合征;如果是儿童期发病,一般会出现 MELAS、MERRF、Leigh 病、线粒体肌病、线粒体心肌病和 Kearns-Sayre 综合征;如果是中枢神经系统损害,患者则会出现共济失调、癫痫、肌张力下降以及(或者)脊髓病等;如果是周围神经损害,患者则会有交感神经病出现在 MNGIE 和 Wolfram 综合征(糖尿病伴有神经性聋);如果是视觉神经损害,患者则会有视神经病出现在莱伯病和显性遗传视神经萎缩 1 型,还会有听力丧失出现在 KSS;如果是肌肉病,则会见于线粒体肌病、MELAS 和 KSS,眼外肌麻痹见于 KSS 和 PEO[10]。

线粒体遗传病患者的诊断检查需要进行多学科临床和实验室评估,其中线粒体功能状态的生化检查通常是诊断的基础。之前已经说过,线粒体疾病是因为遗传缺陷引起的线粒体异常,导致 ATP 合成障碍、能量来源不足等一组异质性病变,因此对线粒体的功能状态进行生化检测是对病情检测最直观的方法。除了单个氧化磷酸化酶的活性测量之外,还需要进行线粒体呼吸、底物氧化和 ATP 产生速率等的分析,以获得线粒体能量产生系统的详细信息。在大多数情况下,肌肉活检提供了检查线粒体功能的最佳机会。在临床、生化等实验室检测结果的基础上,再选择候选基因进行分子遗传学检测,进一步确定病因。在识别未知遗传变异的患者中,通常需要相容的生化表型来确定诊断。下面是几种组织化学和生化检验的方法分类。

8.1.1 代谢物分析

在进行肌肉活检的生化检查之前,通常需要在血液和尿液中对呼吸过程中出现的代谢物进行分析。代谢物分析的结果通常为线粒体缺陷的存在提供重要的线索,并且在某些情况下甚至可以提示出疾病的主要发病位置。这里的代谢物主要指的是线粒体氧化呼吸过程中的中间产物或者最终产物,如图 8.1 所示。

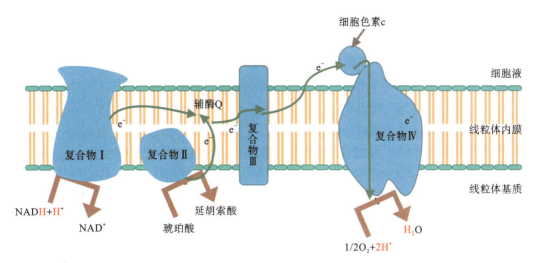

图 8.1 线粒体呼吸链系统

可以从多个方面对线粒体氧化呼吸链的功能进行检测，比如对呼吸控制率（respiratory control ratio，RCR）、线粒体 ATP 生成率（mitochondrial ATP production rate，MAPR）、线粒体膜离子通道的开放状态以及线粒体膜电位变化等方面的检测，之后再根据检测结果来进行疾病的诊断或者评价。除此之外，还可以通过在电子显微镜下直接观察线粒体形态来对线粒体结构变化进行形态学的分析，这是最直观的检测方法。在整体体外水平上，还可以通过有氧前臂运动试验来检测线粒体呼吸链功能是否健全。

1. 呼吸控制率的检测

线粒体是细胞的呼吸代谢中心以及能量的源泉，氧化磷酸化效率和呼吸控制率是线粒体活性的主要指标，可反映线粒体的功能状况。氧化磷酸化反应与电子传递偶联，可促进 ADP 生成 ATP，在呼吸基质的氧化中游离出来的能量确保了 ATP 的高能磷酸键。该反应系统只存在于线粒体内膜，一旦膜的构造被破坏，或是有脱偶联剂的存在，电子传递系统和磷酸化系统的偶联便消失掉，而只进行氧化反应，引起消耗的氧原子数与固定的磷酸基之比（P：O）下降。氧化磷酸化的能量效率在标准状态下 ATP 生成约为 40%。电子传递和 ATP 合成通过质子梯度偶联成一体，当线粒体的结构完整、各部分功能正常，并且底物充分时，电子传递形成的质子梯度不断被消耗，电子得以顺畅传递，氧气快速消耗，此时耗氧率大，为Ⅲ态呼吸。当 ADP 耗竭时，质子不能消耗，阻碍电子传递，氧气消耗减少，为Ⅳ态呼吸。RCR 又称呼吸调节比，是指Ⅲ态（加入 ADP）的呼吸速率与Ⅳ态（ADP 耗竭）的呼吸速率之比。正常线粒体的 RCR 为 3 至 10，RCR 降低意味着线粒体 ATP 合成功能受损、呼吸障碍；RCR 增高意味着细胞活动旺盛、代谢加快。因此，测定 RCR 是一种可以同时反映线粒体功能以及线粒体氧化呼吸链功能是否完整的方法。线粒体的氧化呼吸链体系是由一系列的递氢体和递电子体按照某种特定的顺序排列组成的连续反应体系，这一系统代表了线粒体在细胞中最基本的生化功能，因此可以通过测定 RCR 来检测线粒体外膜的功能完整性和氧化磷酸化效率，进而判断线粒体功能是否受损。

RCR 为加入 ADP 时的呼吸速率与 ADP 耗竭后的呼吸速率之间的比值，线粒体的呼吸链系统耗氧偶联着 ADP 与 Pi 合成 ATP 的磷酸化反应，如图 8.2 所示。把线粒体每消耗 1 mol 氧原子时生成的 ATP 的摩尔数定义为 ADP/O 值，而 RCR 通常与 ADP/O 值结合到一起，作为衡量线粒体结构完整与否以及判断氧化磷酸化偶联程度的灵敏指标。

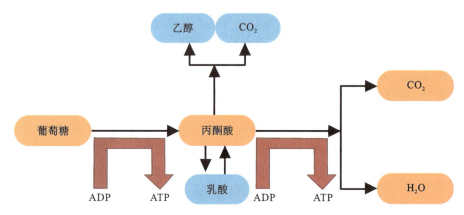

图 8.2　线粒体呼吸链系统中的 ATP 反应

现如今，RCR 检测一般使用氧电极法。氧电极是为测量水中的溶氧量而设计的，目前通用的是薄膜氧电极，又称 Clark 电极，由镶嵌在绝缘材料上的银极（阳极）和铂极（阴极）构成，电极表面覆盖一层厚 20～25 μm 的聚四氟乙烯或聚乙烯薄膜，电极和薄膜之间充以 KCl 溶液作为支持电解质。使用该方法时，要求待测定的线粒体样品必须是新鲜的，否则所得数据会发生很大误差[11]，因此检测时需要用现采集的样品或者保存很新鲜的样品。

2. 线粒体 ATP 生成率的测定

线粒体 ATP 生成率（MAPR）检测也作为检测评价线粒体呼吸链功能是否良好的一项指标。MAPR 检测是以 ATP 与重组荧光素酶以及底物荧光素反应为基础的，但是这一检测手段敏感度较低，而且每次检测需要 0.5～1.0 g 的骨骼肌作为标本[12]，因此用于临床检测时对患者具有一定的伤害，对患者来说，可能并不一定会愿意接受检测。好在后来 R. Wibom 等[13]科研人员研制出一种改良的发光技术检测 MAPR，这一方法比最初检测方法的敏感度要高 50%～220%，重点是每次检测只需 25 mg 的骨骼肌标本，极大地降低了对样本量的需求，也减小了对患者的伤害，临床使用性能也提高了不少。

检测 MAPR 过程中，样本采集后需要马上用差速离心机或其他可以实现超速离心的仪器将样本中的线粒体分离出来，然后用生物发光技术对最终分离出来的线粒体悬液进行 MAPR 检测。反应混合物包括荧光素-荧光素酶 ATP 检测试剂等。随着对 MAPR 检测技术的不断改良和发展，其现在已经被广泛地应用于医学、生理学、毒理学等领域的研究[13-14]，为这些领域的发展提供了有效的技术支持[15]。

3. 线粒体膜离子通道的检测

细胞在应激状态或者受到损伤的情况下，Ca^{2+} 的浓度便会超出正常生理范围。这时候，在线粒体膜上就会形成一种通道，即线粒体通透性转换孔（mitochondrial permeability transition pore，MPTP），这一转换孔使线粒体膜的通透性发生改变，线粒体通透性转换孔在大量开启时，膜内外正、负离子的平衡会被打破，会引起膜电位急速降低，导致 ATP 供应不足，进而引发衰竭、氧化磷酸化去偶联、线粒体出现大幅度肿胀的现象，还会导致线粒体外膜发生破裂、内外膜之间促凋亡因子释放等，最终引发细胞凋亡或者坏死。线粒体渗透转换孔对环孢素（常应用于抵抗排斥反应的西药）有较高的敏感性，并且对细胞膜内外的许多种类的离子浓度的变化非常敏感，尤其是对在细胞内信号转导系统有着重要作用的 Ca^{2+} 浓度的变化非常敏感。线粒体通透性转换孔的检测方法有活性物质标记法、膜片钳法和分光光度法等，其中分光光度法是比较简单易用的方法，因此使用比较多。具体应用哪种检测方法，需要根据实际环境以及患者的情况酌情判断[16]。

4. 线粒体膜电位的检测

有研究人员曾采用线粒体跨膜电位检测试剂盒（JC-1）检测大鼠的肠黏膜细胞中线粒体跨膜电位的变化。该试剂盒根据荧光信号检测细胞、组织或纯化的线粒体膜上的电位，是一种被广泛应用于检测线粒体膜电位的理想荧光探针。当线粒体的膜电位较高时，试剂盒中探针会聚集在线粒体基质中，形成聚合物，然后发射出的红色荧光信号，以便于观察；相反，电位低时发出的则是绿色的荧光信号。这样通过荧光显示的颜色变化便可以检测出线粒体膜电位的变化，方法简单明了，易于观测，常用红绿荧光的相对比例来衡量线粒体去极化的比例[17]。

还有相关人员利用脂溶性阳离子渗透入线粒体膜基质中，然后通过检测基质中的脂溶性阳离子的浓度来确定膜电位的变化[18]。值得注意的是，这一方法在检测的过程中要求溶液 pH 值的稳定性非常高，不然会影响测量的结果，因此在实际操作中可能就没有那么容易了。

现在常用的膜电位检测手段还有膜片钳技术，这一技术利用微玻管电极（膜片电极或膜片吸管）接触细胞膜，在此基础上固定点位，对膜片上离子通道的离子电流（pA 级）进行监测记录的方法。全自动膜片钳技术效率高，是传统膜片钳技术的 20～300 倍，因而操作起来非常简单；但其也有一定的缺点，仅适用于悬浮细胞的检测[19]。线粒体膜是线粒体与周围环境密切联系、相互反应的桥梁，膜磷脂含量与线粒体膜流动性的改变以及疾病的发生和发展密切相关。脂质过氧化作用可以导致膜磷脂的减少，线粒体膜磷脂的检测对判断线粒体功能具有重要意义[20]，因此通过膜片钳技术对线粒体膜进行检测，可以有效地观察到线粒体功能的变化，为疾病诊断提供信息。

5. 线粒体形态学的检测

在 20 世纪 60 年代初，有研究者首先用改良的 Gomori 三色染色方法（modified-gomori trichrome，MGT）对组织样本进行染色。经该方法染色后，细胞核呈紫红色，肌纤维为暗绿色，胶原呈亮绿色，线粒体被染为红色。经 MGT 染色发现，线粒体肌病患者的肌膜和肌纤维之间有不规则的红染颗粒改变，将其称为粗糙红纤维，这一现象是线粒体肌病极具特征性的形态学改变[21]。后又有研究者用电子显微镜观察线粒体肌病患者的线粒体状态，结果发现在骨骼肌肌膜下的线粒体数目异常增多，并且出现了一些畸形且体积较大的线粒体，这些线粒体中有的线粒体嵴型呈现出同心漩涡状、迷宫状或矩形结晶状等结构，与正常状态下的嵴型状态相差很明显[22]。还有相关研究用电镜观察被轮状病毒感染后的线粒体形态，发现感染后的线粒体呈现肿胀的状态，其膜上电子密度增高，并且基质中出现了大量紊乱的晶状物，嵴模糊不清，基质呈现凝集状态[23]。

因此，可以通过显微镜下观测线粒体的形态学状态来初步判断线粒体功能是否发生改变，进而研究是否与线粒体内基因有关，而目前显微技术的不断进步使得直接进行形态学观测变得简单易行。

6. 在体外进行有氧前臂运动试验

对于线粒体肌病患者来说，因为骨骼肌细胞中的线粒体氧化磷酸化过程受到了损伤，细胞中的无氧代谢过程增加，将会引起血浆中乳酸含量水平增高。

在 2002 年，T. Taivassalo 等研究人员发现了一种全新的敏感度较高的检测骨骼肌氧化代谢能力的方法，即为有氧前臂运动试验。通过大量的实验验证，他们发现和正常人群的有氧前臂运动的实验结果相比，患者运动前的血氧饱和度（SO_2）和血氧分压（PO_2）是明显降低的[24]。后来又有研究对 42 例已经确诊为线粒体肌病的患者进行了同样的有氧前臂运动试验。试验前，受试者在运动侧肘正中静脉处放置采血管，然后在受试者运动前、运动结束前 30 秒、运动后 10 分钟三个时间段进行采血，对样品分别进行血液中 PO_2 含量、SO_2 含量、pH 值大小以及血液乳酸浓度等指标的检测。在这个研究中发现，在运动过程中，血液中的 PO_2 和 SO_2 含量变化与细胞氧化代谢能力损伤的程度呈正相关，比如说，如果血液中 PO_2 含量下降较少，并且 SO_2 含量下降幅度不明显甚至出现升高很多的情况，则说明患者的病情越严重；反之，则说明病情比较轻[25]。如果运动前（或运动中）pH 值较低，或者运动前血乳酸水平高于正常水平，则也提示线粒体存在有异常的可能性，需要进一步的诊断确认。

7. 采用磁共振诊断与波谱分析进行检测

曾经有研究建立了一个用于诊断疑似线粒体疾病患者的线粒体疾病综合评分系

统。这个系统可以从临床症状、生命体征、机体代谢、病理学改变等多方面因素对患者进行综合评价。其中，磁共振诊断与波谱分析在评分系统中起着重要的作用，因为不属于侵入性类型的检查，在临床方面有良好的实用性，尤其是对儿童来说，减少了很大的检查痛苦[26]，临床应用也比较多。

有研究者在线粒体脑肌病伴高乳酸血症患者的磁共振成像检测中发现，在超急性期(3 天内)的主要细胞特征为毒性水肿，且边界呈清楚的高信号状态。在进行 ^{1}H 磁共振波谱分析后发现，脑卒中样病变在早期以高耸的双乳酸峰为特征，故认为磁共振成像和磁共振波谱对评价卒中样发作具有重要价值[27]，同时也间接成为诊断线粒体遗传病的一个手段。磁共振成像和波谱分析的结果将决定是否进行下一步检查，比如分子遗传学诊断分析或者病理活检等。

在疾病发生早期，线粒体功能的改变往往会先于临床症状的出现，因此对线粒体的结构和功能进行检测可以及时发现线粒体功能的改变，从而可以更及时地阻止和延缓疾病的发生发展。综上，线粒体疾病伴随着很多代谢物的含量异常，因此通过体液中代谢物的含量分析可以进行线粒体疾病的诊断，比较方便；但是由于代谢物异常也可能是由别的原因导致的，因此若仅仅靠代谢物分析进行诊断，或多或少会有一定的诊断误差。

8.1.2 酶测量

通常情况下，由于患者体内线粒体的丙酮酸利用减少，线粒体能量产生系统中的缺陷可能导致血液、尿液中的乳酸盐水平较高。在呼吸链缺陷的情况下，由于线粒体氧化还原状态的改变，血液中的乳酸/丙酮酸比例会增加，这也将影响酮体 3-OH丁酸酯和乙酰乙酸酯的比例。在丙酮酸脱氢酶缺陷的情况下，乳酸盐和丙酮酸盐之间的比例可能是正常的，但是两种代谢物各自的含量都升高，这对于用作诊断测试既不是非常具体，也不敏感。广泛氨基酸尿的产生有时被认为是由线粒体缺陷所致的肾小管病变的结果，线粒体疾病患者的有机酸尿可能会增加乳酸盐排泄。此外，还发现 TCA 循环中间产物的水平升高，如苹果酸、琥珀酸、2-氧戊二酸和富马酸。高水平的富马酸盐排泄是富马酸酶缺乏症的指征。在 2-氧戊二酸缺乏症的患者中也观察到 2-氧戊二酸盐升高，而在其他线粒体缺陷中也发现该症状。在线粒体患者中还发现几种其他代谢物的水平升高，比如有时在呼吸链缺陷患者中，以及 *SCAD*(短链酰基辅酶 A 脱氢酶)、*MADD*(MAP 激酶激活死亡结构域)和 *ETHE1*(ETHE1 过硫化双加氧酶)基因缺陷中见到丙酸丙酯升高。因此，又出现了针对来自线粒体疾病患者的组织和细胞样品进行氧化磷酸化系统的酶活性的测量的生物化学诊断检查[28]，测量对象包含复合物Ⅰ、复合物Ⅱ、复合物Ⅲ、复合物Ⅳ和复合物Ⅴ，如图 8.3 所示。

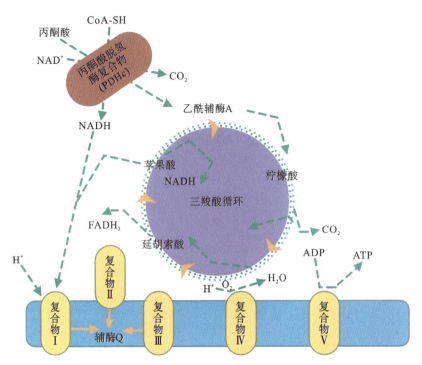

图 8.3 线粒体氧化磷酸化系统

其中，复合物 I 为 NADH-泛醌还原酶，复合物 II 为琥珀酸-泛醌还原酶，复合物 III 为泛醌-细胞色素 c 还原酶，复合物 IV 为细胞色素 c 氧化酶（COX），复合物 V 为 ATP 合酶[29-30]。线粒体氧化磷酸化酶活性的测定通常基于分光光度法。表 8.1 概述了目前正在应用中的化验检测的方式[31-32]。

表 8.1　当前线粒体酶测量生化化验条件

酶	作用底物	实验条件
复合物 I	0.2 mmol/L NADH 70 μmol/L 辅酶 Q1	25 mmol/L 磷酸盐缓冲液，pH 值为 7.6 0.35% BSA 60 μmol/L DCIP
复合物 II	10 mmol/L 延胡索酸 80 μmol/L 癸基泛醌	0.2% BSA 0.2 mmol/L ATP 80 μmol/L DCIP 2.0 mmol/L EDTA 0.3 mmol/L 叠氮化钠
复合物 III	300 μmol/L 癸基泛醌 50 μmol/L 细胞色素 c	50 mmol/L 磷酸盐缓冲液，pH 值为 7.8 1.0 mmol/L EDTA 3.0 mmol/L 叠氮化钠 0.04% Tween20
复合物 IV	70 μmol/L 细胞色素 c	30 mmol/L 磷酸盐缓冲液，pH 值为 7.4

续表

酶	作用底物	实验条件
复合物V	3 mmol/L ATP	25 mmol/L 磷酸盐缓冲液，pH 值为 8.0 0.2 mmol/L EGTA 5 mg/L Ap5A 0.3% BSA 250 mmol/L 蔗糖 7.5 mmol/L $MgCl_2$ 50 mmol/L KCl 0.1 mmol/L 磷酸 2.5 U/mL 乳酸脱氢酶 1.5 U/mL 丙酮酸激酶

除表 8.1 所示的实验方式之外，还可以进行氧化磷酸化复合物的定量测定，例如使用 Blue Native 凝胶电泳进行蛋白复合物分离，随后进行蛋白质印迹分析[33]。但这种方法的缺点是可能会错过催化缺陷，尽管对于复合物Ⅰ已经表明残留酶活性与全复合物Ⅰ的量之间经常存在相关性[34]。这种方法是利用 Blue Native 凝胶电泳方法，之后进行酶活性的比色凝胶测量[35]，或基于类似原理[36]的其他比色方法进行测定[37-38]。在复合物Ⅰ测定方法中，使用会在还原时发生颜色改变的电子受体（如硝基四氮唑蓝），而不是用分光光度法检测复合物Ⅰ中使用的天然底物辅酶Q的类似物[29]。这意味着比色测定仅仅可以测量复合物Ⅰ的 NADH 脱氢酶模块的活性，而不是像在分光光度法测定中测量的整个 NADH，即泛醌氧化还原酶活性。此外，凝胶内活性测定不是设计用来实现高度定量的目的的，因此氧化磷酸化酶的轻度缺乏可能难以检测。当然，这种方法也适用于其他基于凝胶的测定以定量酶活性或酶量，如蛋白质印迹测定，但现在仍没有通用的测定方法用于氧化磷酸化酶活性的分光光度定量，不同的实验室有着不同的试验方案。同时，这种测定方式的结果容易受到缓冲液条件、反应温度、底物浓度以及其他检测成分（如牛血清白蛋白或盐）的影响而产生误差。然而，对于大多数这类测定，不同试验方案所基于的原理是相似的。

由于实际操作中的一些原因，对从患者机体采取的样品材料（包括具有氧化磷酸化缺陷的组织样本）的质量进行严格控制似乎是不可能的。实际上，进行实验室质量评估的实验往往会受到患者来源的肌肉样本数量的限制，因此评估实验一般都用动物肌肉组织完成[39-40]。尽管对于不同的测定方案，每个实验室已经建立了自己的诊断测试结果的参考范围，但是却没有一个统一的标准进行对照。使用不同的测定方案可能是误诊产生的主要原因，那么测定方案是否可以用于临床实践是值得怀疑的，因此急需一个统一的标准，但这是一件很困难的事情。

酶测量的解释不如其他代谢酶检测分析那么直接。对于氧化磷酸化酶，患者的检测值和标准范围之间只有很小的差距[32]。因此，围绕最低参考值的含量波动不能总是被认为是酶活性正常或缺乏的结果。如前所述，mtDNA 序列、代谢物、临床特征等应包括在酶试验评估结果之中。可以假设，出现这个问题的原因之一是氧化磷酸化酶本身所具有的复杂性。氧化磷酸化酶是由线粒体和核基因组编码的多重亚酶，除了复合物Ⅱ，其仅由核编码的亚基组成。整个氧化磷酸化系统和单个复合物的遗传组成似乎可能影响调节单亚基突变。由于酶缺乏症的严重程度与临床表现的严重程度之间没有普遍的相关性，因此即使非常轻度的缺陷能够被检测到也是非常重要的。与基于样品的蛋白质含量表达活性相比，线粒体酶之间的比例比正常值的范围窄得多[41]。通常情况下，使用柠檬酸合酶作为参考酶，尽管氧化磷酸化酶和三羧酸循环酶之间的比例与氧化磷酸化系统内的比例相比较不稳定[41]，但在具有氧化磷酸化缺乏的组织中经常观察到柠檬酸合酶的活性的适度增加。对于新生儿来说，诊断的结果应该非常谨慎地解释，因为已经表明在儿童早期氧化磷酸化酶活性存在年龄差异[42-43]。表 8.2 概述了奈梅亨 2009 年对线粒体酶活性生化诊断的结果。

表 8.2　奈梅亨 2009 年对线粒体酶活性的生化诊断结果

参数（缺陷）	减少的百分数/%
ATP 产物	39
复合物Ⅰ	8
复合物Ⅱ	2
复合物Ⅲ	3
复合物Ⅳ	5
复合物Ⅴ	1
酶的组合	7
ATP 产物（正常氧化磷酸化）	13

　　复合物Ⅰ和复合物Ⅳ的缺陷是氧化磷酸化最常见的缺陷。除了单次氧化磷酸化酶测量之外，还可以测量酶的组合。对于复合物Ⅰ，可以进行复合物Ⅰ＋复合物Ⅲ（NADH＋细胞色素 c 氧化还原酶）的额外测定。在复合物Ⅰ缺陷的情况下，这种酶的活性降低。此外，由于这是辅酶 Q 依赖性反应，因此在 CoQ 生物合成缺陷的情况下，该酶活性也降低。类似地，复合物Ⅱ＋复合物Ⅲ的活性也是辅酶 Q 依赖性的，并且在 CoQ 缺乏的情况下活性降低。

　　CoQ 缺乏症的进一步诊断可以通过在复合物Ⅱ＋复合物Ⅲ酶测定中加入 CoQ 类似物来获得，这将导致在 CoQ 缺陷的情况下活性的归一化[44]。组合的复合物Ⅰ＋复合物Ⅲ活性和复合物Ⅱ＋复合物Ⅲ活性相对于检测复合物Ⅲ缺陷的敏感性较差，因此这些检测方法不是复合物Ⅲ检测的良好替代品，只能用于获得复合物Ⅰ、复合物Ⅱ或辅酶 Q 的情况。辅酶 Q 也可以通过高效液相色谱法在肌肉、血液或其他样品中直接测量。

　　除了氧化磷酸化酶之外，在疑似线粒体病症的情况下，可以考虑鉴定丙酮酸脱氢酶或 TCA 循环酶的活性[45-46]。TCA 循环酶琥珀酸-CoA 连接酶缺陷的一个特征是 mtDNA 的消耗。患有这种酶缺陷的患者常常会表现出多种典型临床特征，比如早期的低血压、肌张力障碍和感觉神经性耳聋等。不过目前对琥珀酸-CoA 连接酶缺陷导致 mtDNA 耗尽的机制了解甚少，其中涉及线粒体脱氧核苷酸补救酶核苷二磷酸激酶的假设，已被证明与琥珀酸-CoA 连接酶之间的物理相互作用有关系。作为 mtDNA 耗尽的结果，琥珀酸突变患者往往在 CoA 连接酶 α 亚基 SUCLA2 或 β 亚单位 SUCLG1 中可以显示肌肉组织中氧化磷酸化酶复合物Ⅰ、复合物Ⅲ和复合物Ⅳ的缺陷。

8.1.3　组织生化(组织活检)检测

线粒体呼吸链异常是神经肌肉疾病的重要原因，可能是线粒体基因或核基因组的缺陷。由于线粒体肌病所表现的临床和遗传异质性，其调查和诊断依然是一个挑战，需要组合肌肉组织化学、呼吸链功能生物化学评估和分子遗传学研究。在这里，我们描述了线粒体肌病的临床和实验室诊断的方法，突出了可能阻碍达到正确诊断的许多潜在问题。

线粒体呼吸作用产生能量的过程是一种容易获得的能量来源。它依赖于五个多亚基多肽，复合物Ⅰ～复合物Ⅴ位于线粒体膜内，只有一个复杂的复合物Ⅱ完全是通过核基因组编码而来，其他复合物是由细胞核和线粒体基因组编码而来的亚单位。线粒体基因组(mtDNA)小(16.6 kb)，仅编码 13 个呼吸链蛋白质和 24 个线粒体蛋白质合成所需的 RNA[47]。它存在于肌肉纤维中的多个拷贝中，因此任何可能涉及线粒体基因组缺陷的所有拷贝(均质)或只有一个比例(异质性)[48]。在存在异质性的情况下，生物学缺陷的严重程度与突变型 mtDNA 的水平有关。涉及呼吸链的其他蛋白质和负责维持线粒体基因组的蛋白质被 nDNA 编码并导入线粒体。因此，线粒体肌病患者的遗传缺陷可能发生在线粒体基因组或核基因组中[49-50]。

线粒体肌病可以在任何年龄出现。肌肉受累可能是某些情况下的线粒体疾病的唯一特征，或者可能仅仅是多系统疾病的一部分。在线粒体疾病的临床特征的调查中，肌肉受累的重要实例是 CPEO、进行性近端肌病、肌肉疼痛、运动不耐受、疲劳和横纹肌溶解等[51-52]。然而，基因型-表型相关性可能很难匹配，因为某些基因型，如线粒体 $tRNA^{Leu(UUR)}$ 基因中的 m.3243A>G 点突变可能会导致患者出现多种不同的表型，比如说可能是母系遗传性糖尿病伴耳聋(MIDD)、线粒体脑病、乳酸酸中毒、卒中样发作(MELAS)或 CPEO 等。然而，表型(如 CPEO)可能来自许多不同的 mtDNA 突变，其他组织的参与以及家族史的查询通常是一个重要的临床线索。

1. 肌肉活检

肌肉活组织检查的组织学和组织化学分析仍然是检测线粒体异常的最重要诊断方法之一[53]。为了能够保存最佳的线粒体酶，需要在样品收集后立即将其冻结。一般情况下，是在冷却(非冷冻)运输缓冲液中收集新鲜的肌肉样品，并在收集后

2~3小时内进行处理。新鲜肌肉样品的优点在于除了测量单个线粒体酶之外，还可以对整个线粒体能量生成系统（mitochondrial energy generating system，MEGS）进行测量。这些测量可以包括在线粒体底物（如丙酮酸盐、苹果酸盐和谷氨酸盐）的不同组合存在下线粒体氧消耗的分析。或者，可以确定放射性标记的底物的氧化速率，例如在非标记的共底物存在下放射性标记的丙酮酸的脱羧作用。此外，完整线粒体中的 ATP 生产率可以被确定为 MEGS 能力的量度。通过在存在不同底物、辅助底物、辅因子和抑制剂的组合的情况下检查 MEGS 的详细状态，为确定线粒体缺陷的主要位置提供了重要的线索。例如，在苹果酸存在的条件下，丙酮酸的氧化速率降低，加上若存在肉毒碱，丙酮酸氧化速率则会温和地降低，这表明氧化磷酸化存在缺陷，而两种类型的丙酮酸氧化速率的同时降低是丙酮酸脱氢酶复合物（pyruvate dehydrogenase complex，PDHc）缺乏症的特征。具有复合物Ⅰ肌肉组织缺陷的患者，具有轻度、继发性 PDHc 缺乏症。在线粒体丙酮酸转运缺陷中也观察到丙酮酸氧化率降低，在谷氨酸载体缺陷患者的肌肉中已经观察到谷氨酸＋苹果酸氧化速率降低，通过加入解偶联剂（如 FCCP）标准化的丙酮酸氧化速率降低表明复合物Ⅴ、腺嘌呤核苷酸转运体或磷酸转运蛋白中存在缺陷。上述 MEGS 测定不仅可以测定线粒体的功能状态，而且已经表明，与单个氧化磷酸化酶活性的测量相比，这些测定对于检测线粒体缺陷更敏感。

实验过程中，需要在预先冷却的异戊烷中取适量肌肉样品（通常为四头肌），然后对样品进行切片（8~10 mm）之前在液氮中冷冻。检测线粒体积累的一种方法是 Gomori 三色染色。虽然这个方法仍在使用，但是通过使用线粒体 SDH 和 COX 来对特定组织进行化学酶反应从而对线粒体进行评估是更好的。SDH 参与的反应清楚地显示了线粒体的亚低层积累。COX 反应可特别用于线粒体肌病的评估，因为 COX 含有线粒体基因组和核基因组编码的亚单位。在正常肌肉中，Ⅰ型氧化纤维比Ⅱ型糖酵解纤维明显变强。COX 活性的马赛克图案则可以高度提示异质性 mtDNA 病症，大多数粗糙红色纤维是 COX 缺陷型的。然而，一些有 MELAS[54]、ND 基因[55]或 cyt b[56]中点突变的患者可能含有具备正常 COX 活性的肌纤维。COX 缺陷纤维的百分比可以根据潜在的分子缺陷而变化，但在某些情况下可能高达 95%，涉及 tRNA 和 mtDNA 编码的结构性 COX 基因。在仅存在非常低百分比的 COX 缺陷纤维的情况下，有序的 COX-SDH 组织化学对于鉴定异常纤维有特别的价值，否则可能不会再在正常 COX 活性的背景下被检测到[57]。COX 活性的全面降低通常表明 COX 组装和功能所需的辅助蛋白存在核突变，例如 SURF1，在一些呈现致病性、同质性线粒体疾病的患者中观察到相似的模式，即软骨细胞 tRNA 基因突变。

尽管线粒体酶组织化学检测通常非常可靠，但应始终需要在临床背景下进行解释，并考虑其他显著因素，如患者年龄和生化检测结果。例如，SDH 活性的检测将检测到复合物Ⅱ缺乏的患者，但是许多涉及复合物Ⅰ或复合物Ⅲ缺陷的患者可能具有正常的活检结果（目前尚无评估复合物Ⅰ和复合物Ⅲ组织化学的方法）。即使是由于 m.3243A>G 点突变或不同致病性线粒体 tRNA 突变而得到认可的表型,如 MELAS 患者,也可以进行正常的活检。由于 POLG 突变引起的多个 mtDNA 缺失的患者也可能具有正常的肌肉组织化学,而在经验中,即使涉及单一 mtDNA 缺失的 CPEO 患者也可能具有正常的肌肉组织化学。

低含量(1%~2%或更少)的 COX 缺陷纤维的存在也必须谨慎解释。单个纤维中 mtDNA 缺失的克隆扩增在老化肌肉中是很好的识别,这些突变将显示为单个细胞内的局灶性 COX 缺陷,有时达到与患者样本中所见不同程度的水平。老年人中 COX 缺陷纤维的存在强调了解患者所有组织化学观察以及可用的临床、生物化学和分子遗传结果的重要性。值得注意的是,即使是在没有神经肌肉疾病的老年人体中,也可能有高达 2%的 COX 缺陷纤维,因此更需要根据其他诊断结果进行判断,排除衰老因素的影响。

不同实验室使用的不同的体内和体外检测方案会有不同的参考范围,这些与呼吸链缺陷诊断相关的许多问题相关。一些诊断中心进行生理测试以评估患者的运动和氧化能力,经常与受影响组织中的酶研究相结合。即使仅仅是线粒体酶活性的评估,在不同的实验室也有不同的评估标准。许多组可以使用新鲜肌肉活检样本,而其他组仅接受冷冻肌肉标本,但只有新鲜的样品可用于测量底物氧化[58],因为这些技术需要完整的线粒体呼吸链系统。不同的诊断中心也在酶分析中使用不同的底物和/或电子受体,使得通用的"正常"范围几乎不可能定义。因此,尽管有研究者进行了一系列尝试克服这些问题的科研活动[4-5],但呼吸链的共识诊断标准[6,59]非常倚重生物化学研究的结果。

完整肌肉线粒体的制备为线粒体生物学异常提供了广泛的诊断检测[60],常常通过极谱法或测量通量、底物氧化和 ATP 产生速率等方法进行。理想情况下,这些生物化学诊断测试需要在大多数活检中进行。然而,由于活检需要发送到专科中心进行,许多实验室一般会选择使用冷冻肌肉样品进行相关实验。这些活动的评估往往更有助于诊断儿科病例,许多病例在严重影响酶活性的核编码、结构或辅助基因中存在隐性突变,但病原性 mtDNA 突变患者的调查可以更加精确地展示病因的存在。

在大多数线粒体疾病患者中,骨骼肌会受到不同程度的影响。肌肉是线粒体丰富的组织,因为肌肉运动的产生需要很高的能量需求。因此,肌肉活检是检测线粒体功能状态的最佳方法。肌肉线粒体的生物化学分析可以在冷冻或新鲜收集的肌肉组织上进行。应该注意的是,冷冻肌肉组织中复合物Ⅴ的分析被认为比新鲜肌肉组织中可靠性更低。在患有非肌肉深层组织的临床表型的患者中,应考虑受影响组织的活组织检查,其中心脏或肝脏活检的诊断检查已经应用到疾病的诊断。例如,对于主要肝脏受累的 mtDNA 消耗综合征,由于 MPV17,DGUOK 或 POLG 中的缺陷,肝活检通常比肌肉活检能提供更多信息。

2. 成纤维细胞测试

当进行组织活检时,重要的是同时收集皮肤活检,以获得成纤维细胞用于可能额外的生化和遗传研究。除了在患者的诊断评估中成纤维细胞存在价值之外,成纤维细胞还可以在将来出现新的诊断可能性时，直接用于实验。成纤维细胞检测在疑似线粒体疾病患者的诊断评估中还有其他好处[61]：成纤维细胞中氧化磷酸化酶活性有助于选择候选基因，进行分子遗传分析，即使酶活性正常也可以提供信息。例如，在肌肉中，氧化磷酸化酶活性降低和在成纤维细胞中酶活性正常的患者中，遗传缺陷可能存在于导致 mtDNA 消耗的 nDNA 之中，例如 POLG。应该注意的是，在几名 POLG 患者的肌肉中也观察到了正常的酶活性[62]。mtDNA 突变患者成纤维细胞的生物化学观察是可变的，其主要原因是 mtDNA 突变的异质性组织/细胞型特异性差异。虽然许多核缺陷会导致成纤维细胞中的酶活性降低，但有几个例外。除了 POLG 之外，导致 mtDNA 耗尽综合征的其他核遗传缺陷（如 DGUOK[63] 和 MPV17）[64] 在成纤维细胞中通常表现出正常的酶活性。肌肉细胞中复合物Ⅰ、复合物Ⅲ、复合物Ⅳ和/或复合物Ⅴ缺陷的组合和纤维母细胞中正常氧化磷酸化酶活性暗示了 mtDNA 耗尽、缺失/重排或点突变的发生[65]。对于两个氨基酰基 tRNA 合成酶基因中的突变，已经报道 DARS2 和 RARS2 分别在成纤维细胞中存在正常或轻度的氧化磷酸化缺陷，而对于 RARS2，已经显示肌肉中的氧化磷酸化酶活性从正常变化到严重降低[66]。成纤维细胞酶缺陷在编码氧化磷酸化系统的结构组分和组装因子基因的核缺陷中是常见的，并且还涉及编码参与线粒体翻译的蛋白质缺陷。应该指出的是，有报道称结构性呼吸链构建块的核遗传缺陷不会导致相应酶的缺乏，例如复合物Ⅰ、复合物Ⅱ和复合物Ⅳ，尽管根据奈梅亨的经验，这些似乎是非常特殊的情况，偶尔在肌肉中具有正常酶活性的患者样本显示培养的成纤维细胞中的酶活性降低，特别是对于复合物Ⅰ和 PDHc。在通过测量绒毛膜绒毛或羊膜细胞中的氧化磷酸化酶进行可靠的产前检测之前，需要确认尚未发现病原性遗传缺陷的家族中，是否有氧化磷酸化缺陷指数病例的成纤维细胞中的酶缺乏症。在奈梅亨的经验中，通过测量绒毛膜绒毛中的呼吸链或 PDHc 酶活性来进行产前诊断，满足只要指数病例的诊断检查显示成纤维细胞和肌肉（或其他组织）中存在清楚可见的酶缺乏，并且 mtDNA 突变是从检测到酶缺陷的样品中的 mtDNA 中排除的，便可以进行可靠的产前诊断。

除了诊断应用之外，成纤维细胞还提供了一种模型系统来研究新型遗传缺陷的发病机制，例如进行互补实验。已经有了几种测定法来检测培养的成纤维细胞中的 MEGS 活性。这些与基于新鲜肌肉的 MEGS 测定有相同的原理。ATP 合成、氧消耗和底物氧化速率都可以在成纤维细胞中进行测量。在许多这类测定中，细胞用洋甘菊渗透，其允许底物、ADP 和其他测定成分通过线粒体转运蛋白到达线粒体并进入基质，可以以受控的方式检查线粒体 ATP 的产生、底物氧化和呼吸速率，提供关于患者生化表型的附加信息。

8.1.4 避免"陷阱"的出现

在对组织和细胞样本进行生化测试的时候，可能会受到各种各样情况的阻碍。与许多其他类型的实验室诊断测试一样，常见的问题是样品收集和处理，例如在运输过程中需要冻存的肌肉样品。但是在经验丰富的诊断中心，因为每天进行肌肉活检和分析，这些问题可能不算作问题。除了这些实际问题外，还有几个其他原因，使得通过肌肉生物化学来诊断是困难的，这些可能包括由其他代谢缺陷引起的继发性线粒体功能障碍，例如由于有毒代谢物（如丙酰辅酶 A）或硫化物的毒性累积，或由于药物作用，如丙戊酸盐。但是，当仅依靠单一诊断测试时，可能会出现误诊。此外，在 mtDNA 紊乱的情况下，有时可以观察到正常的肌肉生物化学，这通常是由于致病性 mtDNA 突变的异质性百分比相对较低。对于 m.3243G>A 的 MELAS 突变，已经有研究表明，不同的生物化学缺陷有不同的阈值，如复合物 I 缺乏和 ATP 生产速率的降低。

在实践中，mtDNA 分析和肌肉生物化学通常是并行的，因为正常的生物化学不排除 mtDNA 突变，反之亦然。另外，生化观察对解释 mtDNA 序列分析结果非常有帮助，特别是当遇到未知的 mtDNA 变体时。

一般来说，通过进行完整的实验室诊断检查，包括分析血液和尿液代谢物、肌肉和成纤维细胞生物化学、肌肉组织学、mtDNA 和其他候选基因等检测，可以避免大多数潜在的诊断"陷阱"。这些实验室检查的综合结果应在患者临床表型的背景下进行解释。

在哺乳动物中，线粒体蛋白的数量估计在 1130 和 1500 之间。迄今为止，只有一部分蛋白质发现存在致病性缺陷。鉴于编码线粒体蛋白的基因数量以及具有线粒体疾病表型的相当多的亚组患者，尽管诊断测试有新的发展，但仍然无法实现准确的诊断，未来线粒体蛋白质组中会发现导致线粒体紊乱的更多缺陷。鲜活肌肉组织检查的分析导致了经典的氧化磷酸化遗传缺陷之外的几种遗传缺陷的鉴定，包括线粒体载体中的缺陷，例如谷氨酸载体[67]和磷酸载体[68]。这些研究已经清楚地证明了新鲜肌肉在样本分析中的附加价值，因为根据它逐渐观察到生化异常和患者临床表型的特定遗传缺陷。未来可能会发现其他致病线粒体载体缺陷。

迄今为止，已经确定了超过 20 种不同的线粒体功能载体系统，还有许多其他载体确切的功能尚待建立。编码在线粒体转录和翻译中起作用的蛋白质的基因是另一种可能的候选基因组，包括线粒体氨酰-tRNA 合成酶，迄今仅发现了两个缺陷。可以鉴定或假定其他几组候选基因，包括涉及 mtDNA 维持、tRNA 修饰、线粒体核糖体组装、核形成、调节 MEGS 中关键酶活性的酶，以及线粒体 ATP 生产所需的其他几种细胞生物学过程。对于所有这些线粒体缺陷，功能测试可能在未来线粒体疾病的生化诊断中具有重要的附加价值。

8.1.5 儿童与成人线粒体疾病的临床诊断标准

在这里，我们总结了线粒体疾病在临床组织化学和生化诊断方面的诊断标准，如表 8.3[69]所示，若患者的情况符合以下 2 个主要诊断指标，或者符合 1 个主要指标以及 2 个次要诊断指标，即可确诊为线粒体疾病；若患者的情况符合 1 个主要诊断指标以及 1 个次要诊断指标，或者符合至少 3 个次要诊断指标，则将患者定为拟诊线粒体疾病；如果患者的情况符合 1 个主要诊断指标，或者在符合临床表现的基础上还具备 1 个次要诊断指标的，为疑诊线粒体疾病。

表 8.3　儿童与成人线粒体疾病的临床诊断标准

临床表现	判断指标
主要诊断标准	
符合线粒体脑肌病各综合征的临床表现，比如 KSS、CPEO、MELAS、MERRF 等	多系统不明原因发病； 必须至少 3 个系统出现临床病症； 除先证者外，至少有 1 名母系成员有发病可能； 排除其他代谢和非代谢疾病
肌肉活检有以下一种或多种呼吸链酶活性受抑制的表现	在骨骼肌中存在>2%破碎样红肌纤维； 50 岁以下肌肉活检 COX 阴性纤维>2%； 50 岁以上肌肉活检 COX 阴性纤维>5%； 任一组织中呼吸链酶活性>20%； 任一细胞系中呼吸链酶活性<30%； 多于两种组织内相同呼吸链酶活性<30%
次要诊断标准	
症状符合线粒体疾病的临床表现	至少有以下一种提示肌肉中线粒体异常的表现： 30～50 岁肌肉活检 RRF 在 1%～2%； 30 岁以下肌肉活检出现 RRF； 电镜下见广泛线粒体异常
至少有一种呼吸链功能受抑制的表现	生成或极谱描记的呼吸链复合物活性在 20%～30%； 用免疫方法证实呼吸链复合物表达减少
发现可能相关的 mtDNA 异常	
有一种或多种氧化磷酸化受损的表现	脑脊液或血液中乳酸、丙酮酸和/或丙氨酸增高； 若疑为 KSS，脑脊液蛋白质增高； PET 或 31P - MRS 证实肌肉或脑代谢降低； 最大氧分压、平均氧分压或乳酸阈值降低

因此，可以根据上述经验对患者进行初步诊断，如果初步诊断不能得到准确的结果，则需要用到下一节将要讲述的分子遗传学诊断的方法进行进一步的诊断。

8.2　分子遗传学检测

线粒体 DNA(mtDNA)变异是线粒体遗传病发生的最主要原因，其常见变异包括点突变、插入、缺失、mtDNA 拷贝数突变等，并且还存在突变同质性和异质性的特点。随着分子遗传学诊断技术的不断发展，线粒体遗传病的基因检测方法也多种多样。线粒体病的分子诊断标本一般会选择外周血白细胞、毛发、唾液、尿液或者骨骼肌，其中外周血白细胞最常用，但骨骼肌是检测 mtDNA 分子诊断的最好标本。目前检测已知 DNA 突变的方法包括等位基因特异性寡核苷酸杂交（allele specific oligonucleotide，ASO）、等位基因特异性扩增（allele specific amplification，ASA）、聚合酶链反应-限制性片段长度多态性（polymerase chain reaction - restriction fragment length polymorphism，PCR - RFLP）分析、连接酶链反应（ligase chain reaction，LCR）以及基因芯片技术。对于检测未知 DNA 突变的方法则包括聚合酶链反应-单链构象多态性（polymerase chain reaction - single strand conformation polymorphism，PCR - SSCP）、变形梯度凝胶电泳（deformable gradient gel electrophoresis，DEEG）、异源双链分析（heteroduplex analysis，HA）、DNA 序列测序和变性高效液相色谱（DNA sequencing and denaturing high performance liquid chromatography，DHPLC）等。

目前，基本的分子生物学检测方法可以分为以下几个部分：①根据初步的组织生化诊断结果，如果患者有符合 mtDNA 点突变的线粒体遗传病特征，比如说具有莱伯遗传性视神经病变、MELAS 综合征和/或药物性耳聋等[9,70]，需要采用基于特异性等位基因寡核苷酸杂交的 DNA 芯片、实时荧光定量 PCR（quantitative real - time PCR，qRT - PCR）、限制性片段长度多态性（RFLP）检测技术[71-72]、基因测序技术或者变性高效液相色谱法等方法进行检测[73-74]，这一过程还可检测出野生型和突变型的 DNA 片段，可以用于分析突变比例[75]，进行相应遗传分析。②如果根据初步诊断结果判断出患者具有符合基因缺失、突变的线粒体遗传病特征，比如出现皮尔森综合征或者卡恩斯-赛尔综合征等病症，则需要采用 RFLP 方法[76]、Southern 杂交技术[76-77]或生物质谱技术[78]等进行检测。③如果线粒体基因检测过程中发现有缺失、突变并伴有少量同质突变，则需要采用长片段 PCR 法进行检测[79-80]。如果根据前两步判断患者需检测异质性突变，则需要采用变性高效液相色谱法进行检测[74-75]，并可得出异质率[81]，进而更深入地了解患者情况。④如果有了解线粒体 DNA 的拷贝数的需要，则可以采用实时荧光定量 PCR 法进行检测[82]。如果根据之前几步的判断发现患者存在线粒体基因非点突变、单基因缺失或大片段缺失等情况，则需要对未知的变异采用线粒体 DNA 测序或生物质谱技术对疾病原因进行明确。⑤如果患者的生化组织的初步诊断结果以及患者的家族史均符合母系遗传规律，但线粒体 DNA 突变位点属于新发位点，还没有被报道过，则可采用单链构象多态性（SSCP）技术或者变性高效液相色谱法进行检测，以期发现新的多态性位点和致病性突变等[82]。

目前已报道的许多疾病相关突变位点还需要通过实验室或者临床进一步证实。许多线粒体疾病的分子致病机制目前尚待研究，还需要进一步的深入探讨揭示。知道了致病基因，对于疾病的诊断和治疗就更有目的性，效果更好。表 8.4[83]显示了不同症状对应的不同致病基因或者是发病位置，并讲述了其中致病的突变。在经过初步诊断后，可以根据所得到的初步诊断结果以及个体症状对应的致病基因位点进行相对应的分子遗传学诊断，有了靶标，可以极大地缩短诊断的时间。

表 8.4 部分线粒体遗传病及其致病基因

病症	基因/位置	致病突变
MELAS 综合征	$tRNA^{Leu(UUR)}$	m.3243A>G、m.3271T>C、m.3256C>T、m.3291T>C
	$tRNA^{Phe}$	m.583G>A
	$tRNA^{His}$	m.12147G>A
	$tRNA^{Gln}$	m.4332G>A
	MT-ND1	m.3481G>A
	MT-ND5	m.12770A>G、m.13513G>A、m.13514A>G
MERRF 综合征	$tRNA^{Lys}$	m.8344A>G、m.8356T>C、m.8363G>A
	$tRNA^{His}$	m.12147G>A
慢性进行性眼外肌麻痹	$tRNA^{Leu(UUR)}$	m.3243A>G、m.4274T>C
	$tRNA^{Ile}$	m.4298G>A、m.4308G>A
	$tRNA^{Asn}$	m.5703G>A
	$tRNA^{Leu(CUN)}$	m.12315G>A
线粒体肌病	$tRNA^{Glu}$	m.14709T>C
	$tRNA^{Phe}$	m.583G>A
	$tRNA^{Leu(UUR)}$	m.3243A>G、m.3302A>G
	$tRNA^{Asn}$	m.5703G>A
	$tRNA^{Ser(UCN)}$	m.7497G>A
	$tRNA^{Ala}$	m.5650G>A
NARP 综合征	MT-ATP6	m.8993T>G、m.8993T>C
线粒体病性糖尿病	12S rRNA	m.1310C>T、m.1438A>G
	$tRNA^{Leu(UUR)}$	m.3243A>G、m.3254C>A、m.3264T>C、m.3271T>C
	MT-ND1	m.3316G>A、m.3394T>C、m.3398T>C、m.3399A>T
	$tRNA^{Ile}$	m.4291T>C
	MT-ND2	m.4833A>G
	$tRNA^{Ser(UCN)}$	m.7472A>C
	$tRNA^{Lys}$	m.8296A>G
	MT-ND3	m.10398A>G
	MT-ND4	m.12026A>G
	$tRNA^{Ser(AGV)}$	m.12258C>A
	$tRNA^{Glu}$	m.14709T>C
	MT-DLOOP	m.16189T>C

续表

病症	基因/位置	致病突变
线粒体病性耳聋	12S rRNA	m.1095T>C、m.1494C>T、m.1555A>G
	tRNA^{Val}	m.1606G>A
	tRNA^{Leu(UUR)}	m.3243A>G
	tRNA^{Ser(UCN)}	m.7511T>C、m.7512T>C
	tRNA^{Lys}	m.8344A>G、m.8363G>A
	tRNA^{Glu}	m.14709T>C
	tRNA^{Thr}	m.15927G>A
莱伯遗传性视神经病变（LHON）	ND1	m.3316G>A、m.3394T>C、m.3460G>A、m.3497C>T、m.3733G>A、m.4171C>A、m.4216T>C
	tRNA^{Met}	m.4435A>G
	ND4	m.11696G>A、m.11778G>A、m.12338T>C
	ND6	m.14459G>A、m.14484T>C、m.14495A>G、m.14502T>C、m.14568C>T
	tRNA^{Glu}	m.14693A>G
	tRNA^{Thr}	m.15951A>G
线粒体病性高血压	tRNA^{Ile}	m.4263A>G
	tRNA^{Met}/tRNA^{Gln}	m.4401A>G
	tRNA^{Met}	m.4435A>G

伴随着线粒体遗传病分子遗传学研究的不断深入，加之分子遗传学诊断技术的日趋成熟，再加上分析仪器和设备的自动化日新月异，以及大量新兴技术的不断涌现，基因诊断技术在临床线粒体遗传病的诊断中将得到更广泛的应用，将能为线粒体遗传病的诊断提供更可靠、更科学的依据和帮助[83]。

线粒体疾病的分子遗传学诊断测试已经不断发展，早在20世纪80年代末就确定了临床线粒体疾病综合征的遗传基础。临床可用的遗传诊断测试方法在2006年之前已得到改进，一般包括测序技术以及与线粒体疾病相关的越来越多的单个nDNA的缺失分析、染色体拷贝数异常的全基因组微阵列分析和线粒体DNA孔基因组序列分析。为了评估这些测试对疑似线粒体疾病的遗传诊断的集体影响，有研究在2008年至2011年期间在费城儿童医院线粒体病诊断诊所对线粒体遗传性疾病患者的诊断结果进行了统计和分析。在测试所用的152例患者中，涉及了线粒体疾病的多个临床评估系统的应用，确定了线粒体疾病发病有16.4%的基因致病因素，排除了9.2%的原发性线粒体疾病。鉴于疑似线粒体疾病的特定症状或生物化学表现，在选择个体nDNA序列的临床难度方面仍然存在显著的诊断挑战。这些问题的发现将会引起大规模并行核外显子测序技术的迅速发展，其对于线粒体疾病的临床遗传诊断评估有明显影响，也产生了一定的局限性。

线粒体呼吸链疾病是一个公认的异质性多系统能量缺乏症，其广泛的异质性为建立明确的遗传诊断和明确的病理学理解造成了巨大的障碍。虽然对于一些基于"经典"线粒体 DNA 的疾病综合征症状很明显的患者来说诊断是很容易进行的，但是对绝大多数有疑似线粒体疾病的患者来说，临床和/或生物化学证据对于其疾病的诊断则是非常必要的，并且是前提条件[84]。在这里，我们回顾了具有疑似线粒体疾病的个体的分子遗传学诊断测试的时间演变和背景。从 20 世纪 80 年代后期第一次认识到 mtDNA 异常疾病的存在到最近出现的大量平行测序技术的出现，新技术的不断发展使得现在已经可以准确诊断所有已知的 nDNA 导致的线粒体疾病。实际上，这一过程可以清楚地阐明疑似线粒体疾病诊断过程中面临的挑战。

8.2.1　传统的分子诊断方法(1988—2005 年)

在 1988—2005 年期间，线粒体疾病具有越来越多的临床实验对象。例如，在 1994 年，加利福尼亚州圣地亚哥大学卫生系统线粒体疾病中心由 12 名专家对一名患者的病情进行评估。等到 2004 年，平均 2 至 3 名专家进行合作诊治一名患者[85]。实验对象变多了，但也有了另外一个问题：建立一种统一的线粒体疾病的确诊标准的过程是非常艰难的[86]。为了解决这一状况，临床专家提出了临床诊断标准的几个形容词，将疑似线粒体疾病的个体归类为"确定""很可能""可能"或"不太可能"，从而表达诊断置信水平，然后与已知线粒体疾病综合征的临床和生化结果进行加权[69,87]，期许最终能够得到一个相对准确的结果。然而，对于能够达到临床诊断标准的特定个体，即使是"确定的"线粒体疾病，用于确定确切病因的遗传诊断方法也是相当有限的。

在 1988 年，第一个引起人类线粒体疾病的 mtDNA 突变被鉴定出来，莱伯遗传性视神经病变是第一个被确认与 mtDNA 遗传突变有关的人类疾病。迄今为止，在多个莱伯遗传性视神经病变家族中已鉴定出似乎是致因突变的 3 个主要 mtDNA 突变，在核苷酸位置 11778(*ND*-4 基因)、3460(*ND*-1 基因)和 15257(细胞色素 b 基因)[88-89]。自 20 世纪 90 年代以来，有关 mtDNA 突变的数目和种类已经迅速扩大，涉及 37 个 mtDNA 基因的数百个不同致病突变[90]。

尽管在线粒体疾病的遗传基础上获得了不小的发展，但在临床诊断应用方面，评估个体患者所有潜在致病性 mtDNA 基因突变在现阶段的许多时期都是有限的[91]。事实上，在这一时期的大多数临床诊断病例中基因检测都是有限的，一般测试约十几种常见的 mtDNA 点突变，这些突变会导致经典的线粒体疾病，包括 MELAS、MERRF、NARP，以及导致皮尔逊综合征、进行性眼外肌麻痹(PEO)或 Kearns‐Sayre 综合征的 mtDNA 缺失[92]。如果在具有疑似线粒体疾病的个体患者中发现这种"常见的 mtDNA 突变小组"，那么特定分子病因学的临床基因诊断评估常常被停止。事实上，直到 2000 年左右，基于 PCR 技术的桑格法(Sanger)测序技术的发现，整个 mtDNA 基因组分析在临床诊断基础上才得以广泛应用。此外，即使在研究的基础上进行这样的遗传诊断测试，也认识到对于给定的 mtDNA 突变，受到"金标准"Sanger 法的限制，低敏感水平异质性的检测能力较低，较低的异质性检测灵敏度极限一般在 30%～50% 的突变体负荷范围内[93]。因此，在目标组织（如肌肉）中重复 mtDNA 点突变分析在血液中未发现的情况并不少见。

人们早已认识到 nDNA 在导致线粒体疾病发生中起重要作用，据估计，患有线粒体疾病的患者中约 3/4 的儿童和至少 1/3 的成人是 nDNA 突变导致的。然而，如果怀疑是 nDNA 紊乱导致的，则需要进行基于临床的遗传诊断检测，但是通常情况下检测效果是非常差的。核染色体分析（血液核型）可用于评估大的非整倍体。靶向荧光原位杂交测定可用于研究十几种可识别的微缺失综合征，如心动过速综合征或 Williams 综合征[94]。不过在临床诊断实验室中，很少有单个的 nDNA 可以被测序。相反，靶向 PCR 扩增和基于 Sanger 测序的突变分析于 2005 年之前便在已知导致原发性线粒体疾病的少数 nDNA 的临床诊断环境中被应用。例如，直到 2004 年人们才发现阿尔卑斯综合征的遗传因素是 *POLG*，而 *POLG* 现在被认为是原发性线粒体疾病最常见的核基因原因之一[95]。当时许多临床遗传诊断实验室只提供针对特定 nDNA 中已知致病突变的筛选，直到 20 世纪末才出现针对整个基因测序的方法。基于基因的连锁分析研究是一个探索的选择，以确定如果个体是具有线粒体症状的家族病史患者，可能会由致病性 nDNA 突变的候选基因寻找到一片致病基因区域，虽然这种方法存在很大的偶然性，但是其中大多数原发性线粒体疾病的 nDNA 的位置确定就是这样实现的。

8.2.2　近代的分子诊断方法（2006—2011 年）

自 2006 年以来，用于确诊母系遗传性线粒体疾病的分子诊断方法有了很快的发展，其中 mtDNA 基因组全面测序可被广泛应用于临床诊断[93]。mtDNA 基因组的全面测序不是将评估限于十几个"常见"mtDNA 突变之中，而是允许在单次的测序实验中鉴定所有已知的和潜在的新的致病突变。在此期间，不同临床诊断实验室对 mtDNA 基因组分析采用了几种方法，范围从基于"金标准"的 PCR/Sanger 方法到基于受试者的异源双链分析，再到基于芯片的阵列分析[93]。这些方法在检测低水平异质性的能力方面存在很大的差异，需要大量临床医师的经验来确保对患者适当的组织进行检测，并在给定情况下使用测试方法。然而，如果线粒体疾病患者虽然具有典型的临床表现，或者有生物化学证据表明线粒体电子传递链酶活性缺乏、骨骼肌中氧化磷酸化损伤和/或异常组织等，但是个体具有正常的 mtDNA 基因组序列，并且没有证据证明 mtDNA 基因组有大量缺失或重复，那么这种患者的临床医生可以自信地得出结论，患者没有母系遗传的 mtDNA 引起的疾病[96]。通过对病变组织进行 mtDNA 含量分析研究发现，其中的 mtDNA 增殖是非特异性的，尽管经常见到在 tRNA 基因中存在 mtDNA 序列突变的个体。然而，mtDNA 缺失或多重缺失的鉴定提示可能存在原发性 nDNA 遗传病，这是由于一小部分参与线粒体核苷酸代谢的 nDNA 发生了突变[93]。

从 2000 年开始，越来越多的原发性线粒体疾病的 nDNA 病因被发现，在 2007 年，测序检测到 59 个基因突变；在 2010 年，在超过 100 个基因中检测出突变，有些变异是否被当作变异取决于原发性线粒体疾病的定义[97]。然而，大多数单一 nDNA 疾病仅在一个或几个家庭中被发现。随着单个基因测序被不断引入作为临床诊断，临床医生通常会根据患者的临床表现和生化特异性发现选择一个或几个这样的 nDNA 进行检测。然而，这种基因检测方法是昂贵的，甚至有时候非常严重的疾病会需求特别高的成本。

随着时间的推移，基因分析通过有针对性的"mitomet 阵列"可以用来鉴定一种仅以隐性方式产生的基因的病原性突变导致的疾病。尽管线粒体疾病候选基因的迅速变化使得诊断面临诸多挑战，但临床医生通常也接受了在临床上应用 nDNA 诊断测试，即使检测出的基因是紊乱状态或者突变类型与表型并不相符。

在这段时期，应用在所有疑似线粒体疾病的个体诊断中的基因学诊断方法在检查 POLG 遗传率中存在明显的纰漏。已经得知 POLG 突变是线粒体疾病的主要遗传原因之一，在可能导致遗传发病的致病基因的患者诊断中，该基因突变多达 8%，患者涉及的年龄范围广，临床表现也非常明显[98]，然而对所有疑似线粒体病例临床诊断试验中 POLG 突变的检查需要非常谨慎。如果在某一个临床病例的表现不是"经典的"POLG 病症，则 POLG 诊断可能会被漏诊，将会产生误判[99]。当考虑到 100 多个已知的 nDNA 突变是导致线粒体疾病的原因时，这个问题更加复杂，凸显了在单个基因测序时预期的低诊断率。

为了从当时的遗传诊断分析和个体化的遗传检测方法中研究遗传诊断率，有实验室进行了一项经过机构审查委员会批准的研究，2008 年 6 月至 2011 年 10 月期间，在美国费城儿童医院线粒体遗传学诊断诊所对所有患者的诊断率进行了统计和分析，用于疑似线粒体遗传性疾病的评估[100-101]。所有医疗记录由临床遗传顾问在分析之前进行审查，所有患者均由临床遗传学家进行了身体、神经和形态学检查，然后根据每个患者的症状，酌情诊断或继续检查，以获得神经成像研究（脑磁共振成像或光谱学）和/或脑脊液研究（如氨基酸、葡萄糖、蛋白质或神经递质水平）结果。大多数患者在临床诊断时均进行过血液和尿液中的常规代谢筛选研究，包括综合化学检测、血细胞计数、甲状腺功能筛查、脂蛋白谱、肌酐激酶、尿酸、氨、血浆氨基酸、血乳酸和丙酮酸、血浆肉碱分析、尿有机酸、尿氨基酸和尿液分析。肌肉和/或皮肤活检分析在患者允许的情况下进行，或者根据患病个体情况，特别是成人患者，获得肌肉组织学、免疫组织化学检查、电子传递链酶学分析、mtDNA 基因组序列和缺失分析、mtDNA 含量分析以及辅酶 Q10 含量分析。大多数临床检测的时间范围为 90 分钟到 120 分钟，包括遗传咨询。如果初次评估后没有明确诊断，则每年重新评估患者。对从肌肉（如果有的话）或者血液中获得的整个 mtDNA 基因组进行测序，利用基因组单核苷酸多态性芯片对先天性发育异常或发育迟缓患者的染色体拷贝数变化（缺失/重复）进行了评价。在研究期间，研究人员共对 152 名患者进行了临床评估，主要涉及的指征包括全身发育迟缓/智力障碍（25%）、癫痫发作（20%）和肌张力低下（10%），其他涉及的表现如图 8.4 所示，疾病表现几乎涉及各个器官系统。在完成所有基于临床的诊断测试后，借助传统临床诊断方案将诊断分组为"确定"、"很可能/可能"或"不可能"的线粒体疾病，或"其他非线粒体原发性遗传疾病"。这些分组受临床和生化诊断标准的影响。

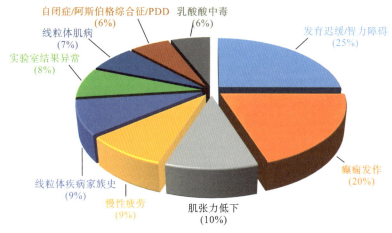

图 8.4　患者所涉及的主要症状比例图[101]

如表 8.5[101]所示，在分类中，16.4%(25/152)的患者具有与线粒体疾病一致的临床和/或生化表现，判断为"确定"的线粒体疾病，其中 13.2%的患者(20/152，包括 11 名儿童和 9 名成人)是由于 mtDNA 细胞病变而导致遗传上确认的原发性线粒体疾病，其中包括 19 例血液中可检测到明显致病性 mtDNA 突变的患者和单独的 1 例患有慢性进行性眼外肌麻痹的女性，该女性患者肌肉中仅有 mtDNA 缺失。此外，在临床上评估的 3.2%的患者(5/152)中证实了原发性线粒体疾病的 nDNA 突变为发病原因，这些患者都是儿童。其中做出的特定的 nDNA 诊断包括 1 名临床患者的 *RRM2B*（一名婴幼儿及其已故兄弟骨骼肌 mtDNA 严重缺失），2 名临床患者的 *POLG*（一名 Leigh 综合征和癫痫，以及一名症状前婴儿，其哥哥在丙戊酸盐治疗后死于顽固性癫痫和肝功能衰竭）的 RRM2B 检测，以及在 2 名临床患者的 *AGC1*（伴有 CLIA 认证的临床实验室确认的突变诊断患有整体发育迟缓和癫痫的兄弟姐妹）。

表 8.5　遗传学诊断结果统计表

描述	比例
确定的原发性线粒体疾病	
mtDNA 细胞病	13.2%
nDNA 紊乱	3.2%
很可能/可能的线粒体疾病	
未确认病理意义的线粒体 DNA 变异	5.3%
组织生化异常，分子病因不明	2%
组织生化正常，分子病因不明	23%
不太可能的原发性线粒体疾病	44.1%
已证实的其他遗传性疾病	9.2%

对于30.3%的评估患者(46/152)，本研究中定义的"很可能"或"可能"主要线粒体疾病分类具有临床表现，可能与线粒体功能紊乱一致，但无明确遗传学病因被清楚地诊断出来。如果存在呼吸链氧化磷酸化或酶活性受损的生物化学证据，则个体被标记为"很可能"的线粒体疾病(<30%的平均值)；如果生物化学证据表明呼吸链氧化磷酸化正常进行或者酶活性受损，则为"可能"的线粒体疾病。然而，该研究的目的是评估分子遗传学诊断率，"很可能"和"可能"的疾病在这里以组合的方式报告：①在5.3%的患者(8/152)中具有可能的但未确认的发病机制的mtDNA突变；②2%的患者(3/152)遗传病因不清楚，并且异常呼吸链极谱法和/或酶促研究低于对照组平均值的20%；③23%的患者(35/152)因为其侵入性的肌肉或肝活组织检查被家属拒绝，组织生物化学研究无法进行。关于可能致病性的新型mtDNA突变，证明其致病性通常需要"cybrid"分析，将感兴趣的特定mtDNA变体置于共同的核背景中，以测试该特定变体的功能效应。不幸的是，基于细胞杂交的功能分析目前在美国临床诊断基础上不可用，这导致潜在的致病性mtDNA变体常常作为可能但未经证实的诊断而不断研究中。例如，预测 $ATP6$ m.155A>T基因具有可能的致病作用，但在先证者成纤维细胞中的呼吸链酶活性分析揭示了其特异性异常，以证实或反驳其致病性。

总数为9.2%(14/152)的疑似线粒体疾病患者，包括10.3%的儿童(12/116)和5.6%的成年人(2/36)，被明确诊断为其他非线粒体原发性遗传疾病。该类别包括在9%的患者(9/152)中引起其他先天性代谢和/或神经肌肉疾病错误的单基因突变(9/152)。此外，在3.3%的患者(5/152)中应用了高分辨率的单核苷酸多态性芯片鉴定了多种染色体异常和/或核型，其范围从复杂的染色体失衡到仅含有一种疾病基因的亚显微染色体区域缺失，如MEF2C的情况。然而，评估最有趣的一类患者涉及被认为是"不太可能"的原发性线粒体疾病患者(44.1%，67/152)。这个结论通常是基于太少的症状或严重程度较轻，不存在明确的"经典的"线粒体疾病综合征和/或存在附加特征，如畸形、先天性异常或临床症状的参与。

总体而言，调查用于评估疑似线粒体疾病的患者(16.4%的"确定"线粒体病和9.2%的"其他非线粒体原发性遗传疾病")具有由个体化清楚地识别疾病状况的遗传基础，所进行的诊断测试是高度主观的，是经由个人意见和家庭同意的，而不是以标准化的常规方式应用于所有疑似线粒体疾病的病例。然而，研究所在的诊所在每个年龄段的患者中都进行遗传诊断测试是不现实的。特别是，研究在152例患者中发现了13.2%的明确致病性mtDNA突变，这与F. Scaglia等人基于生物化学证据的113例确诊线粒体疾病儿科患者报告的11.5% mtDNA突变率相似[102]。而在将个体分类为具有"明确的"线粒体疾病之前，需要鉴定具体的分子病因，报道较高遗传诊断率的先前分析结果可能受到已经满足线粒体疾病共识临床诊断标准人群的影响评价基因检测率。因此，用分子遗传学诊断方法检测线粒体疾病具有一定的诊断效率。

8.2.3 新兴的分子诊断方法(2012 年及以后)

2012 年 3 月 27 日,美国医学遗传学院发布了"基因组测序临床应用中要考虑的要点"的政策声明。在这一共识声明中,有人建议利用在表型受影响个体的临床诊断评估中应考虑全基因组测序(WGS)或全部外显子测序(WES),以说明以下表型情况:①表型或家族史数据强烈地牵涉遗传病因,但是表型与临床上可用于靶向特定基因的遗传测试的特异性病症不符;②患者呈现出具有高度遗传异质性定义的遗传疾病,使多个基因的 WES 或 WGS 分析同时成为更实际的方法;③患者存在可能的遗传疾病,但可用于该表型的特异性遗传学检测未能达到诊断要求;④具有潜在遗传疾病的胎儿,其中针对表型的特异性遗传测试(包括靶向测序)未进行诊断。这 4 项中的前 3 项在诊断评估的不同时期直接适用于疑似但未经证实的线粒体疾病的 nDNA 突变的个体。仅考虑在已经有超过 100 种已知的线粒体疾病的 nDNA 致病的情况下,几乎所有疑似线粒体疾病的病例都满足了第二个标准,这通常是相对不常见的[102]。线粒体疾病与孟德尔遗传模式相关,最常见于儿科人群中常染色体隐性遗传和成人群体的常染色体显性遗传,但 X 连锁遗传也可以看见。此外,整个外显子测序可以鉴别不仅是已知的线粒体疾病基因,而且可以识别更广范围的具有重叠临床表现的遗传疾病中的突变,其直接或间接导致次级线粒体功能的改变。最重要的是,整个外源基因组测序提供了将个性化药物靶向到线粒体发病位点的条件,从而对于给定的个体或家族可以诊断出其特异性复合物呈递的遗传基础,其可能由已知疾病基因中的突变或尚未与人类疾病相关的数千种新基因中的任何一种引起[103]。目前仍然存在许多良好的生物学候选基因,估计可达到 1500 个 nDNA 基因功能是编码线粒体功能所必需的蛋白质,其中只有 85% 甚至被确定为属于"MitoCarta"基因集[104]。

目前研究人员面临的线粒体疾病相关的主要问题是具有预期线粒体疾病的其他个体应以同时或连续的方式测试潜在的遗传原因。后者可能会首先对最可能的单个致病基因进行测序,如果不想采用这种方式,则需要会对大片"已知的"线粒体疾病基因进行更广泛的测序,并且最终只能进行整个外源基因(exogenous gene)的测序。一般反对实施这种基因诊断测试顺序方法的一个观点是大规模并行测序技术的成本快速降低,比单独进行用时快并且成本低。实际上,当获得 2 个或 3 个单独基因的基于临床的 Sanger 测序时,目前的成本基本相同,由此开发出来通过对 100 至 1000 多个基因甚至整个 20000 个基因的小组的下一代测序(NGS)分析来获得同时靶向富集。高通量测序(high-throughput sequencing,HTS)还有一个名字是下一代测序(next generation sequencing,NGS),下一代是相对于传统的 Sanger 测序来说的,高通量测序能够同时对几十万到几百万条 DNA 分子进行测序,并且用时较短。根据 HTS 兴起时间、原理和应用的不同,主要有以下几种类型:大规模平行签名测序(massively parallel signature sequencing,MPSS)、聚合酶克隆测序、454 焦磷酸测序、Solexa 测序、SOLiD 测序、离子半导体测序、DNA 纳米球测序等,如图

8.5 所示。

目前高通量测序的主要平台代表有罗氏公司（Roche）的 454 测序仪，Illumina 公司的 Solexa 基因组分析仪和 ABI 的 SOLiD 测序仪。高通量测序以其高输出量与高解析度的特性，不仅提供了丰富的遗传学信息，而且大大减少了测序的费用和时间。在高通量测序发展的过程中，还有很多的问题需要解决，比如说数据在临床诊断上的作用，测序数据的储存和分析，以及数据的安全和信息隐私等问题。NGS 技术具体来说，可以在数周到数个月的时间内同时可靠地分析所有已知的线粒体疾病基因的综合遗传诊断试验，在某些情况下不需要侵入性组织活检。在考虑作为最佳临床诊断方法时，可能有助于临床医生进行目标基因捕获或整个外显子测序的相对性

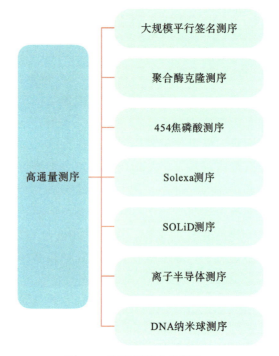

图 8.5 高通量测序的类型

能特征的获取。这一技术是对传统测序的一次革命性的改变，一次可以同时对几十万甚至几百万条 DNA 分子进行测序，这是一次跨时代的改善，同时高通量测序使得对一个物种的转录组和基因组进行全部细致的分析成为可能，故又被称为深度测序（deep sequencing）[105]。

因此，单从成本考虑，也需要不断追求更加方便快捷且操作简单的测序方法。除了成本之外，临床医生要考虑的另一个相关因素是检测敏感性。靶向富集策略用于全基因组测序，目前还不能达到对所有已知基因外显子核苷酸的 100% 的覆盖率。相反，根据具体的测试方案，测序可能最有希望为所有 nDNA 中所有编码外显子的 98% 提供可靠的覆盖。因此，临床医生需要认识到他们在给定患者中测试的相关基因序列中，有一些序列可能并不会被测序测出来。虽然基因覆盖目前是选择哪个测试平台的相关因素，但是随着时间的推移，这可能不仅仅是整个基于外源基因测序的遗传诊断测试的问题，而一些系统性的挑战，如 GC 含量给定的区域可能仍然存在，可以优化许多区域，以改善捕获相关基因最期望的区域。

临床医生衡量是否在其疑似线粒体疾病患者中进行同时或连续遗传检测方法的另一个主要考虑因素就是时间问题。线粒体疾病的诊断往往需要长时间大规模并行的基于 NGS 的遗传检测方案。

NGS 技术应用于线粒体疾病诊断面临许多问题，涉及技术的新颖性以及在临床应用的新鲜信息获取等问题。例如，虽然一般临床基因组学目前仍然没有确定应

该分析哪些基因和/或哪些突变应该报告的最佳方法，但临床诊断先例已经存在，用于报告以前未与人类疾病相关的基因中的疑似病原性突变。在疑似线粒体疾病的诊断评估中，临床医生面临的另一个可能的诊断路径是选择可能涉及临床诊断整体外显子或基于基因组的方法，其最初捕获所有基因，但在序列数据上设置生物信息学"过滤器"，以获取到假定与给定条件相关的几个到数千个特定基因的优先级子集，并将剩余的序列数据留在"第二层"分析和/或在研究设置中进行验证。然而，此方法被认为是临床试验与科学研究之间的界限，例如是否可能需要通过特异性功能测定来确定给定的疾病基因和/或突变满足真正引起线粒体疾病的标准。此外，还有待决定是否可以与更广泛的临床和/或研究界共享大量的由 NGS 产生的大量序列和/或变体数据的汇总，以及所有患者是否可能从对具有疑似患有线粒体疾病的个体的突变和/或病症的频率的改进的理解中受益。

靶向捕获和基因亚型优先化分析的敏感性已经开始在可变定义的线粒体疾病群体中进行。在 103 例早发性 Leigh 综合征患者的缺乏生化证据的复合物 I 研究中，通过 PCR 扩增 103 个 nDNA 来选择候选基因，证实了 23%（13/60）的患者的诊断率[105]。在被认为与复合物 I 缺乏相关的 103 种 nDNA 突变中，有 11 种已知 nDNA 和 2 种新型 nDNA NUBPL 和 FOXRED1 被鉴定出来。通过在患者细胞系中各种疾病基因的野生型形式的 cDNA 互补，证实了这些新基因为致病基因。随后，同一组报告了对 1381 个 nDNA（包括 1032 个线粒体定位基因的"MitoCarta"小组的基因和另外 347 个引起遗传性代谢疾病的基因）靶基因的敏感性，以及 291 例患者的 mtDNA 基因组表明氧化磷酸化能力受损[106]。"MitoCarta"基因组的优先级分析的理由基于知道 94% 的已知核病基因编码线粒体中的蛋白质。然而，这种方法只是让 24%（10/42）的未解决病例通过分子遗传学诊断方法确定了病因，其中 77 个已知的线粒体疾病基因座中总体鉴定了突变。研究人员推测了这一大型"MitoExome"基因集合的 NGS 分析的潜在诊断率，得出结论，如果这样的分析已经应用于所有病例（包括以前已知的和具有未知的分子遗传基础的那些病例），诊断可以在 47% 的线粒体个体中发现氧化磷酸化缺陷。此外，研究人员确定了潜在的新型候选基因突变，与另外 20% 需要基于研究的验证的病例中常染色体隐性遗传相一致。这些研究突出了大规模并行测序在对已知引起疾病的 nDNA 以及未曾证明有任何已知生物功能和/或与人类疾病相关联的新 nDNA 进行检查时对线粒体疾病群组的临床诊断评估具有潜在用途。

不管最终选择的具体的测序方法是哪一种，重要的是要认识到在所有疑似患有线粒体疾病的个体中能够找到致病原因就是最好的方法。目前，关于特定变体是否是真实良性或是否是普遍致病性的判断等方面缺乏知识支持，这也导致对 NGS 数据的解释比较困难。固有的遗传特征可能导致某些引起疾病的突变在测试实验室环境下无法被检测出来，例如，给定的 NGS 测试平台可能是或可能不是针对性的。测试包括位于非翻译区域、内含子剪接位点或远距离增强子的非特异性基因区域中的突变。此外，结构重排、插入或缺失以及三核苷酸重复失调的基因组改变通常被许多测序技术遗漏。如果常染色体显性遗传疾病外观表型不明确,并且父母的样本未被同时分析,无法确定检测到的突变是由父母继承还是后天形成,则可能对诊断产生挑战。遗传疾病的复杂遗传也将使已有的诊断方法面临挑战,如在两个或更多个不同基因中的协同杂合性的作用引起的复杂遗传,或核基因组和线粒体基因组同时异常共同引起疾病的突变,或基础疾病的表观基因组修饰等情况,只用一种诊断技术则是不够用的。最后,重要的是认识到 mtDNA 突变将不能被可靠地识别,除非测试实验室特别包括 mtDNA 的捕获和分析。

NGS 技术正在致力于提高 mtDNA 突变的临床诊断测试的敏感性。事实上,基于 NGS 的分析越来越多地被认为可以将低水平异构体检测的灵敏度提高 1%~10%,这取决于具体的 mtDNA 富集策略和 NGS 平台的使用[107-108],相对以 Sanger 为基础的测序方法,将成为新的"金标准"[109]。此外,NGS 提供了同时进行 mtDNA 突变检测的突变异质体载体的准备,其中通过 Sanger 测序方法检测的突变需要第二分子测试,例如扩增受阻突变系统(amplification refractory mutation system,ARMS)定量 PCR[110],将在为了实现确定突变异质荷载的目的,为每个突变的测试开发做出巨大的努力。此外,近年来开发的 mtDNA 富集方法,例如在 NGS 分析之前的基于长距离 PCR 的扩增 mtDNA,可以在灵敏度较高的情况下同时单一测定异质性和进行 mtDNA 缺失/重复测定。尽管存在单个临床诊断 NGS 检测平台可以同时分析核外显子和 mtDNA,但临床上尚不可用。因此,临床医生需要认识到除了核整体外显子测序之外,还必须获得适当的 mtDNA 测序和/或缺失测试,因此线粒体疾病的鉴别诊断要求更高。

总之,虽然 NGS 对线粒体疾病诊断方法的潜在影响不能夸大,但仍然存在关于其最佳临床实施的重大问题。最终,这些问题的许多决定性因素可能与诊断价值的标准问题相关,例如测试成本、周转时间、侵入性或非侵入性测试以及通过给定测试敏感度获得的诊断确定程度、特异性等问题。答案随着技术的不断成熟和需求的应用变得越来越清晰,并将随着时间的推移而演变,可能会有独特的算法适应不同的临床情况。无论诊断方式如何,重要的是要认识到 NGS 的出现可以对作为复杂疾病的线粒体疾病进行更深刻的了解。长期以来,心肌细胞疾病一直是多器官功能障碍的临床实体,如"常规"教学所示,如果患者的不明原因疾病涉及 3 个以上无关器官,应考虑线粒体疾病[7]。原发性线粒体疾病直接涉及产生能量的能力受损,使得基于组织的氧化磷酸化能力的评估是"金标准"诊断工具。现在,精确分子遗传基础识别疾病的能力越来越强,可以使单个线粒体病变被理解为是由特异性细胞通路中的基因突变导致的,这可能会主要影响细胞产生能量的基本能力。从这个角度来看,分子遗传学知识必须与临床和生化结果相适应,以便更准确地了解线粒体疾病。因此,纳入基于 NGS 的遗传检测不仅将彻底改变可疑线粒体疾病的临床诊断方法和诊断率,而且会使线粒体疾病群体的固有能力确定线粒体疾病的频谱。

近二十年来,越来越多的线粒体致病基因被发现,疑似线粒体病的分子诊断也得到了迅速发展。专门的线粒体遗传学诊断手段改善了对原发性线粒体疾病的诊断，改善主要注重于识别线粒体疾病表型、指导代谢筛查实验研究，使得遗传诊断测试和组织活检研究得到最佳利用，并对疾病做出最合理解释，并且可以识别广泛的表型重叠条件。自2005年以来，分子遗传学诊断率已经可以通过改善mtDNA细胞病变以及全基因组微阵列技术检测到核染色体拷贝数变化。2015年建立了基于Ion Torrent高通量测序平台的线粒体基因组筛查技术，并评价其在线粒体疾病诊断中的应用。虽然单个nDNA疾病的分子遗传学诊断从线粒体疾病越来越多的致病基因的鉴定得到了适度改善，但临床诊断测试中对单个基因诊断的优先次序对于临床医师和家庭来说在时间和体力上都有很高的要求。大规模并行的整个外显子或基因组测序技术的出现提供了一种更系统和全面的方法来鉴定影响线粒体功能的nDNA中基因的突变能力。

目前已发现的致病性mtDNA突变位点超过了300个，其中包括蛋白质编码基因、tRNA基因和rRNA基因突变，还有很多的突变正在发掘过程中。2016年，在一项新的研究中，来自澳大利亚莫纳什大学莫纳什生物医学发现研究所等机构的研究人员鉴定出两个新的基因与线粒体疾病的一种主要病因相关联。他们的研究为更好地对线粒体疾病进行遗传诊断奠定了基础，而且也可能有助于研究出用于治疗的潜在治疗靶标。研究中利用近几年非常火热的CRISPR/Cas9基因编辑技术，对一系列细胞进行修饰，而让它们具有一种不同的遗传组分，使得每个细胞类型缺乏一个新的与仅在人类中发现的呼吸链酶复合物Ⅰ蛋白相关联的基因。研究人员利用这种方法得到的成果可能能够引导全世界的实验室研究更多的导致线粒体疾病的基因。随着相关致病基因越来越多地被发现，分子遗传学诊断的诊断率也会越来越高。

在不久的将来，下一代测序技术的发展会进一步发展，将有可能在线粒体疾病患者的诊断检查中得到更好的应用。NGS技术在线粒体疾病诊断中的首次应用已经被公布[111]。在疑似线粒体病症的情况下，可检查的候选基因数目相当大。例如，对于复合物Ⅰ，存在超过50种不同的nDNA编码结构亚基和组装蛋白，以及许多其他基因可以假设突变会导致复合物Ⅰ缺陷。使用常规测序技术筛选这些基因是昂贵且耗时的。因此，毫无疑问，不久的将来高通量分子遗传测定将成为对线粒体疾病进行分子遗传诊断测试的重要手段。遗传检测的发展可能会改变生化诊断的作用，可以预期，对基因更详细的功能研究将有更大的需求来确认新的分子遗传变异体的致病性，对于通过线粒体基因组的序列分析检测的未知mtDNA变异体的患者已经在进行了。

如今，对16.5 kb的线粒体基因组的完整序列分析常常在许多诊断中心进行，仅基于序列信息不可能预测未知遗传变异体的致病力，需要在患者的不同组织中检查mtDNA变异体的异质性水平，并且在母系谱系中检查家族成员。如果这不能对mtDNA变体的致病性问题提供明确答案，则可以通过观察线粒体细胞系来实现mtDNA变体的功能预测，其中观察到的线粒体功能可以提供额外的诊断信息，预期这个未表征的遗传变体的这个问题对于解释高通量核基因组测序数据的结果将有更大的帮助。在一项研究中，362位基因在两名患者中进行了测序[112]，发现在对所鉴定的所有遗传变体进行了广泛的生物信息学分析之后，仍然存在两到三个遗传变体不能被预测出来。这些数字很可能会及时改善，因为生物信息学工具将在时间上得到改善，数据库不断被新的遗传变异所填补。与此同时，对个体遗传变异体功能更详细的分析将会有越来越精细的需求，以便对个体患者进行更精确的诊断。将复杂的生物信息学方法与单个蛋白质的详细功能分析相结合将会深刻地解决蛋白质功能障碍和了解线粒体疾病的发病机制[113]。此外，高通量生成测试之前进行的组织生物化学检测、家族史以及患者表型的详细信息将有益于遗传变异体群体基因组和基因变异评估的选择，使得测序的范围缩小，大大减少诊断的时间和费用。例如，在异常复合物Ⅰ缺失的病例中，高通量遗传检查可能集中于导致复合物Ⅰ缺陷的基因。因此，线粒体功能状态的生物化学评价在可预见的未来将继续在线粒体患者的诊断检查中发挥重要作用。

目前许多线粒体疾病的分子致病机制仍未明确，尚需进一步揭示。线粒体疾病在相关的临床表现和潜在的遗传原因方面千差万别，目前已描述了300多种疾病基因的致病变异，已报道的许多疾病相关突变位点也需要进一步证实。由于下一代测序技术的日益广泛应用，尤其是无偏的全外显子组以及后来的全基因组测序，在过去十余年中发现了其中的大约一半。这些技术允许从线粒体疾病患者中收集更多的遗传数据，从而在临床环境中不断提高诊断成功率，尽管取得了这些重大进展，但仍有一些患者没有明确的基因诊断。包含许多重要性未知的变体的大型数据集已成为下一代测序策略的主要挑战，这些都需要进行重要的功能验证才能确认致病性。诊断和研究之间的这种接口对于继续扩展已知病原体变体的范围并同时增强我们对线粒体生物学的了解至关重要。全外显子组测序、全基因组测序和其他"组学"技术（如转录组学和蛋白质组学）的使用越来越多，这将产生更多的数据，并允许进一步验证遗传原因，包括编码区域之外的遗传原因[113]。随着线粒体遗传性疾病的分子遗传学研究的不断深入和分子诊断技术的日趋成熟，再加上日益智能化、精准化的分析仪器和设备以及大量新兴技术的不断涌现，基因诊断技术在临床线粒体遗传病的诊断中将得到更广泛的应用，将能为线粒体遗传病的诊断提供更可靠、更科学的依据和帮助。

8.3 线粒体疾病诊断时的注意事项

疾病的诊断是疾病治疗的重要环节，只有诊断出最精确的病情，才能对应病症做出最正确的治疗。根据不同的角度，线粒体疾病可以有不同的分类。从临床角度，线粒体疾病主要涉及心、脑等组织器官或系统。从病因和病理机制角度，线粒体疾病有生化分类和遗传分类之别。在生化分类，根据线粒体所涉及的代谢功能，线粒体疾病可分为5种类型：底物转运缺陷、底物利用缺陷、Krebs循环缺陷、电子传导缺陷和氧化磷酸化偶联缺陷。从遗传角度，根据缺陷的遗传原因，线粒体疾病分为核基因(nDNA)缺陷、线粒体基因(mtDNA)缺陷、nDNA 和 mtDNA 联合缺陷 3 种类型。因此，线粒体疾病的诊断过程相对来说比较复杂，下面将简要叙述诊断的注意事项，主要内容如图 8.6 所示。

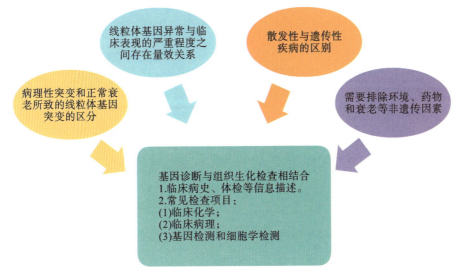

图 8.6　线粒体疾病诊断时的注意事项

8.3.1　基因诊断与组织生化检查相结合

前文已提过，线粒体疾病的诊断需要将组织生化检查和基因诊断检查相结合，目前医院在线粒体疾病的诊断方面所需要的报告内容如下。

1. 临床病史、体检等信息描述

无论是什么情况，当进入医院的时候，医生都会先询问一句"你怎么了"作为开场白，这便是诊断的第一步——临床病史采集。临床病史的采集是医生通过向患者或者其家属或知情人进行系统的询问以获取患者病情史的过程。病史信息的采集在临床上是通过问诊实现的，医生和患者或者知情人之间的沟通就显得格外重要，如果沟通不到位，医患之间互相不理解对方的意思，很可能得不到临床诊断和处理所必需的详细而准确的病史资料，这也往往会成为临床工作中误诊和漏诊的重要原因。准确的临床病史资料对于医生对患者病情的诊断和治疗有着极其重要的意义，详细且准确的临床病史可以提示医生在对患者进行检查时有着重点，并可以为进一步的深入诊断提供线索，最重要的是，在临床工作中有一部分疾病仅通过病史采集即可基本确立诊断。线粒体疾病是一种遗传性疾病，有多种多样的临床表型，通过临床病史的诊断往往可以让医生对下一步的诊断手段有一个大概的设计，尤其是当有家族病史的情况时，对于医生做出迅速诊断有着重要意义。但患者的描述往往不如医生准确，因此就需要对每一个描述进行专业的解读，从而为患者做出最精确的临床诊断。

2. 常见检查项目及结果分析

（1）临床化学：不同医院根据院内条件会对患者进行不同的检测。在临床化学检测方面，最普遍的检测包括乳酸检验、氧化磷酸化复合物功能检验、尿液有机酸检验、血液氨基酸检验等诊断方法。

（2）临床病理：最常见的病理分析检验包括肌肉活检，不同的检测环境提供不同的病理检测。

（3）基因检测和细胞学检测：基因检验一般会选择外周血白细胞、毛发、唾液、尿液或者骨骼肌作为标本，采用等位基因特异性寡核苷酸杂交、限制性片段长度多态性分析以及基因芯片技术等方法检测 DNA 突变。细胞学检测是指线粒体基因组突变的细胞学检验。对于线粒体编码基因突变中的已知线粒体基因突变，检测位点突变或缺失的时候可用一代测序或者 SNP 分析技术进行检测；而对于未报道的线粒体基因突变，可以通过皮肤、肌肉或受累组织氧化磷酸化复合物酶活性及含量检测，或者用高通量测序分析皮肤、肌肉或受累组织中可能存在的 mtDNA 的缺失和突变比率，还可以进行详细的细胞学功能分析。而对于核编码基因突变，可以经过活检组织全外显子高通量测序，或通过数据库（功能试验支持）查找已知突变来确定致病性，还可以对候选突变通过细胞学功能分析突变致病性。

简单来说，线粒体疾病的诊断路径和诊断标准如图 8.7[114] 所示。

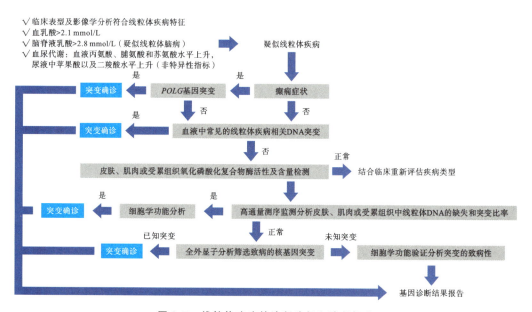

图 8.7　线粒体疾病的诊断路径和诊断标准

8.3.2　要区分病理性突变和正常衰老所致的线粒体基因突变

在衰老的过程中，线粒体基因会出现一定程度的突变。衰老是指从性成熟后才开始或加速的一种具有普遍性、渐进性和不可逆转性的生命过程，这一过程表现在物种的整体、器官、组织、细胞和分子等各个水平。细胞内线粒体的数量会随年龄的增长而减少，在形态学上可以明显观察到老年机体细胞内线粒体通常有增大变形的现象，还会有嵴与基质减少或出现空泡的情况。但是经过研究，一般认为随年龄的增加，mtDNA的相对数量会增加。目前对于mtDNA含量为什么会增加的机制研究得尚不完全，报道较多的可能的机制主要如下。①代谢反馈机制：有研究者认为在衰老过程中，线粒体一方面通过增加未受损的正常线粒体的工作量来补偿，另一方面通过增加线粒体的数量来补偿，以达到维持机体正常功能的作用。②快速复制机制：对比正常mtDNA，短而有缺失的mtDNA具有复制的优势性，但是会造成细胞内大量无功能的mtDNA堆积。③调节失控机制：野生型mtDNA的控制作用因基因突变而抑制或失活，突变型DNA的量会超过野生型，导致与细胞能量状态及代谢需要无关的突变型mtDNA堆积。

现已有研究证实多种与衰老相关的退行性疾病都与mtDNA突变有关，诸如早老性痴呆、帕金森综合征、肌萎缩运动型神经障碍等都是由mtDNA突变引起的神经系统或肌肉组织病变。目前已证实至少有5种mtDNA突变与衰老有关：①mtDNA的缺失；②点突变；③插入；④串联重复；⑤DNA重排。至今，已有250多种mtDNA点突变和不计其数的mtDNA重组突变被报道与人类疾病相关，与衰老相关的mtDNA突变主要是缺失、点突变和重排。

与衰老相关的mtDNA缺失突变最早见于帕金森病患者脑组织mtDNA缺失的研究中，所有患者的mtDNA都检测到4977 bp缺失，之后又发现这种类型的缺失存在于人的心肌、骨骼肌、肝和肾等多种组织和细胞中。从病理分类，主要有两类缺失：单个缺失和多重缺失[115]。单个缺失的分子数量常占总mtDNA的20%~80%，多重缺失常见于组织的正常衰老过程。有研究对小鼠衰老和缺血时脑细胞mtDNA片段缺失的研究表明，老年小鼠大脑细胞中mtDNA有片段缺失，中青年小鼠则无缺失现象；缺血可导致小鼠脑细胞mtDNA片段缺失，但老年小鼠更加明显，初步证实了mtDNA片段的缺失与增龄有关[116-117]。还有研究者采用Southern杂交及聚合酶链反应(PCR)方法对48例不同年龄组人的白细胞进行mtDNA缺失的分析表明，mtDNA缺失发生率及相对含量均随年龄增加而增加[118]。现阶段研究较多的是mtDNA 4977 bp的缺失(在大鼠对应的是4834 bp缺失)，在体内多种组织中可检测出此缺失，所以这种缺失又叫共同缺失。在采用PCR检测法对92名被试的大脑内的黑质、尾状核、壳核、额叶、小脑及右心室、左心室和髂腰肌的mtDNA进行检测的研究中，发现在mtDNA的123位点出现4977 bp的缺失，并且所有的缺失都与年龄增长有极其显著的正相关关系[119]。

mtDNA的点突变可分为tRNA的点突变和编码蛋白基因的点突变。tRNA的点突变常见于线粒体RNA基因上3243位点的A突变成G，该突变可阻碍mtDNA编码的蛋白质合成，并可导致rRNA转录终止，多见于线粒体神经肌肉性疾病。有研究人员在对16例少年的mtDNA观察后发现，tRNA的点突变可在成年衰老组织中检测出来，但是在少年组织中则未发现，并且该突变随年龄的增加而呈现积累趋势。

曾有报道称随着年龄的变化，线粒体氧化磷酸化能力下降，这是由 mtDNA 重排的积累引起的。在随后的研究中，通过聚合酶链反应在衰老的骨骼肌及脑组织中也发现了 mtDNA 重排，推测 mtDNA 的重排与衰老有关。在对人类线粒体的遗传特性研究时发现，有丝分裂后组织中 mtDNA 重排随年龄积累，这个年龄点一般是 45 岁左右[120]。通过对健康老年人大脑组织中 mtDNA 控制区的研究发现，在多个组织中都发现不同的 mtDNA 重排随衰老积累，但是并未发现点突变有明显的积累[121]。mtDNA 突变随年龄的增加而积累，达到一定阈值后，可导致细胞能量危机，从而造成机体生理功能的减退，引起衰老。

mtDNA 的突变会随年龄增长而积累，这些突变可能导致与衰老有关的具有损伤作用的自由基产生增多，导致线粒体能力产生不足。加速 mtDNA 的突变会导致机体的过早衰老，同时会伴随线粒体功能的丧失——衰老发生的主要因素[122]。因此，对于疑似线粒体疾病的患者，尤其是老年患者，在诊断过程中要严格区分病理性突变和正常衰老所致的线粒体基因突变，对症下药。

8.3.3 线粒体基因异常与临床表现的严重程度之间存在量效关系

在一定的范围内，药物的效应与靶部位的浓度呈正相关，而后者取决于用药剂量或血药浓度，定量地分析与阐明两者间的变化规律称为量效关系。量效关系有助于了解药物作用的性质，也可为临床用药提供参考资料，而线粒体基因的异常程度则与临床表现的严重程度之间存在量效关系。由于线粒体基因组和生化的复杂性，使线粒体疾病发病机制非常复杂，表现型很不一致。不同的 mtDNA 突变可导致相同的疾病，而同一突变也可引起不同的表型，并且通常与 mtDNA 的异质性水平和组织分布相关。

比如说，已知莱伯遗传性视神经病变是由于线粒体呼吸链复合物遗传性异常引起的，在 9 种编码线粒体蛋白的基因（*ND1*、*ND2*、*COX1*、*ATP6*、*COX3*、*ND4*、*ND5*、*ND6* 和 *CYTB*）中，至少有 18 种错义突变可直接或间接地导致莱伯遗传性视神经病变表型的出现。而莱伯遗传性视神经病变的致病性突变会影响线粒体的氧化磷酸化作用和产生 ATP 的能力，突变产生后，那些依赖氧化磷酸化的组织，比如说中枢神经系统（包括脑和视神经）因为对氧化代谢的需求非常高，因此莱伯遗传性视神经病变的首发临床表现为失明。

再以线粒体脑肌病、乳酸酸中毒及卒中样发作综合征（MELSA 综合征）为例，这些疾病的产生都是遗传异质性基因突变导致的。基因突变后线粒体 tRNA 的形成受到影响，并造成 rRNA 的转录终止，导致线粒体呼吸链酶复合物Ⅰ和复合物Ⅳ的活性缺陷，ATP 合成受阻，机体器官能量供应障碍，从而产生临床症状，比如粗糙红纤维、虚弱、线粒体基因异质性传递系谱图、乳酸酸中毒、感觉神经性听觉丧失、痴呆、反复发生卒中样发作、头痛、呕吐。线粒体 $tRNA^{Leu}$ 基因突变的情况，比如 MTTL1* MELAS 3243 T→C 或 A→G，其中一个产生突变，则会导致患者出现症状，而突变数量越多，症状也会更加严重。

因此，当临床症状比较严重时，线粒体基因异常程度也会有对应程度的突变，可以据此进行初步的诊断。

8.3.4 注意区别传染性疾病与遗传性疾病

在患者被确诊前，往往身边接触过的人会关心这一类型的疾病是否会传染。因此，在病情公布时需要向患者和家属解释传染性疾病和遗传性疾病的相关性。传染病是一种后天的疾病，是由细菌或者病毒等病原体引起的，往往通过体液接触、空气、消化道等途径传播，比如肺结核就是一种。线粒体疾病往往是由于 mtDNA 的突变造成的，从而影响线粒体的功能。广义的线粒体疾病还包括由细胞核编码的线粒体蛋白的突变而造成的功能不正常，而这些疾病往往是可遗传的。线粒体疾病不同于传染病，不需要担心会有被传染的危险，因此医生需要向患者家属以及知情者解释，线粒体疾病是一种遗传性疾病，无传染性，不必恐慌。

8.3.5 诊断是否为遗传病需要排除环境、药物和衰老等因素

线粒体疾病虽然属于一种遗传性疾病，但是也有可能不是由祖辈传下来的，而是由于个体自身首次突变或者是由于某些非遗传因素导致的，因此诊断线粒体疾病是否为遗传所致还需要排除环境、药物和衰老等因素。

线粒体作为细胞内重要的细胞器，对外界环境因素的变化非常敏感，一些环境因素的影响可以直接造成线粒体功能的异常，引发疾病，但这种情况下的发病并不是由遗传引起的。例如，在有害物质渗入（中毒）、病毒入侵（感染）等情况下，线粒体可能会出现肿胀甚至破裂的情况，并且线粒体肿胀后的体积有的比正常体积大3~4倍，线粒体形态发生改变，功能也会受到影响。研究发现，在人体原发性肝细胞癌变的过程中，线粒体嵴的数目逐渐下降，最终成为液泡状线粒体；当有缺血性损伤时，线粒体会出现结构变异（如凝集、肿胀等）现象；坏血病患者的病变组织中有时也可见到2~3个线粒体融合成一个大的线粒体（称为线粒体球）的现象；如果线粒体经过微波照射，会发生亚微结构的变化，从而导致功能上的改变；氰化物、CO 等物质可阻断呼吸链上的电子传递，造成生物氧化中断、细胞死亡。在这些情况下，线粒体常作为细胞病变或损伤时最敏感的指标之一，成为分子细胞病理学检查的重要依据。如果环境因素引起了严重的线粒体疾病，就需要进行精准的检测，判断这一类型疾病是否会遗传。

诊断是否为遗传所致还需要排除药物因素。线粒体是药物毒性作用的重要靶标，作为药物代谢的重要脏器，肝脏也是药物引发损伤的主要靶器官，因此一部分抗病毒药物、抗肿瘤药物和抗生素等可显著诱导肝脏线粒体损伤。这一损伤过程主要是通过药物改变线粒体的结构、酶的活性或减少 mtDNA 的合成等功能，进一步破坏 β-脂质氧化和肝细胞的氧化能力，最终诱发肝损伤。线粒体会有一定程度的损伤，进而导致功能的异常，可能会对其他的器官组织产生影响，因此药物因素的排除对于诊断疾病是否遗传也是至关重要的。

随着年龄的增长，线粒体的氧化磷酸化能力下降等衰老引起的线粒体功能异常在前述内容中已经提及，在此不再赘述。

（杨铁林　王乃宁）

参考文献

[1] PARIKH S, KARAA A, GOLDSTEIN A, et al. Diagnosis of "possible" mitochondrial disease: an existential crisis[J]. Journal of medical genetics, 2019, 56(3): 123-130.

[2] BENIT P, CHRETIEN D, KADHOM N, et al. Large-scale deletion and point mutations of the nuclear NDUFV1 and NDUFS1 genes in mitochondrial complex Ⅰ deficiency[J]. Am J Hum Genet, 2001, 68(6): 1344-1352.

[3] HAAS R H, PARIKH S, FALK M J, et al. The in-depth evaluation of suspected mitochondrial disease[J]. Mol Genet Metab, 2008, 94(1): 16-37.

[4] THORBURN D R, SMEITINK J. Diagnosis of mitochondrial disorders: clinical and biochemical approach[J]. J Inherit Metab Dis, 2001, 24(2): 312-316.

[5] WALKER U A, COLLINS S, BYRNE E. Respiratory chain encephalomyopathies: a diagnostic classification[J]. Eur Neurol, 1996, 36(5): 260-267.

[6] WOLF N I, SMEITINK J A. Mitochondrial disorders: a proposal for consensus diagnostic criteria in infants and children[J]. Neurology, 2002, 59(9): 1402-1405.

[7] HAAS R H, PARIKH S, FALK M J, et al. Mitochondrial disease: a practical approach for primary care physicians[J]. Pediatrics, 2007, 120(6): 1326-1333.

[8] ZEVIANI M, DI DONATO S. Mitochondrial disorders[J]. Brain, 2004, 127(Pt 10): 2153-2172.

[9] FINSTERER J, HARBO H F, BAETS J, et al. EFNS guidelines on the molecular diagnosis of mitochondrial disorders[J]. Eur J Neurol, 2009, 16(12): 1255-1264.

[10] CHINNERY P F, JOHNSON M A, WARDELL T M, et al. The epidemiology of pathogenic mitochondrial DNA mutations[J]. Ann Neurol, 2000, 48(2): 188-193.

[11] 王新, 陈凤玲. 线粒体的功能及检测方法[J]. 医学综述, 2011, 17(1): 12-15.

[12] CHENG Z Y, GUO S D, COPPS K, et al. Foxo1 integrates insulin signaling with mitochondrial function in the liver[J]. Nat Med, 2009, 15(11): 1307-1311.

[13] WIBOM R, HAGENFELDT L, VON DÖBELN U. Measurement of ATP production and respiratory chain enzyme activities in mitochondria isolated from small muscle biopsy samples[J]. Anal Biochem, 2002, 311(2): 139-151.

[14] STUMP C S, SHORT K R, BIGELOW M L, et al. Effect of insulin on human skeletal muscle mitochondrial ATP production, protein synthesis, and mRNA transcripts[J]. Proc Natl Acad Sci USA, 2003, 100(13): 7996-8001.

[15] JENESON J A, WISEMAN R W, WESTERHOFF H V, et al. The signal transduction function for oxidative phosphorylation is at least second order in ADP[J]. J Biol Chem, 1996, 271(45): 27995-27998.

[16] WIBOM R, HULTMAN E, JOHANSSON M, et al. Adaptation of mitochondrial ATP production in human skeletal muscle to endurance training and detraining[J]. J Appl Physiol,

1992，73(5)：2004-2010.

[17] CHU W W, NIE L, HE X Y, et al. Change of cytochrome c in postconditioning attenuating ischemia-reperfusion-induced mucosal apoptosis in rat intestine[J]. Sheng Li Xue Bao, 2010, 62(2): 143-148.

[18] LIM T S, DAVILA A, WALLACE D C, et al. Assessment of mitochondrial membrane potential using an on-chip microelectrode in a microfluidic device[J]. Lab Chip, 2010, 10(13): 1683-1688.

[19] 曹小于，郑婉云，鲁燕滨，等. 离子通道研究技术的最新进展：全自动膜片钳技术[J]. 现代仪器与医疗，2007，13(2)：47-50.

[20] 左钱飞，张海献，鲁鹏飞. 线粒体损伤与检测方法研究进展[J]. 科学之友，2009，(6)：5-6.

[21] ENGEL W K, CUNNINGHAM G G. Rapid examination of muscle tissue: an improved trichrome method fresh-frozen biopsy sections[J]. Neurology, 1963, 13(11): 919-923.

[22] 宋东林，吕强，石进，等. 线粒体肌病和线粒体脑肌病组织化学及电镜的研究[J]. 空军医学杂志，1993，9(3)：19-21.

[23] 姚英民，欧巧群，陈瑶. 人类轮状病毒感染新生小鼠肠道外组织的病理变化[J]. 中国人兽共患病学报，2006，22(7)：651-653.

[24] TAIVASSALO T, ABBOTT A, WYRICK P, et al. Venous oxygen levels during aerobic forearm exercise: an index of impaired oxidative metabolism in mitochondrial myopathy[J]. Ann Neurol, 2002, 51(1): 38-44.

[25] 陈健华，崔丽英，陈琳，等. 有氧前臂运动试验在线粒体肌病及脑肌病筛选中的应用[J]. 中华神经科学杂志，2007，40(12)：800-803.

[26] MORAVA E, VAN DEN HEUVEL L, HOL F, et al. Mitochondrial disease criteria: diagnostic applications in children[J]. Neurology, 2006, 67(10): 1823-1826.

[27] 黄文才，汤群峰，李国雄，等. 线粒体脑肌病卒中样病灶的磁共振诊断及波谱分析[J]. 实用放射学杂志，2010，26(4)：457-461.

[28] BIRD M J, ADANT I, WINDMOLDERS P, et al. Oxygraphy versus enzymology for the biochemical diagnosis of primary mitochondrial disease[J]. Metabolites, 2019, 9(10): 220.

[29] BÉNIT P, GONCALVES S, PHILIPPE DASSA E P, et al. Three spectrophotometric assays for the measurement of the five respiratory chain complexes in minuscule biological samples[J]. Clin Chim Acta, 2006, 374(1-2): 81-86.

[30] JANSSEN A J, TRIJBELS F J, SENGERS R C, et al. Spectrophotometric assay for complex I of the respiratory chain in tissue samples and cultured fibroblasts[J]. Clin Chem, 2007, 53(4): 729-734.

[31] KIRBY D M, THORBURN D R, TURNBULL D M, et al. Biochemical assays of respiratory chain complex activity[J]. Methods Cell Biol, 2007, 80: 93-119.

[32] RUSTIN P, CHRETIEN D, BOURGERON T, et al. Biochemical and molecular investigations in respiratory chain deficiencies[J]. Clin Chim Acta, 1994, 228(1): 35-51.

[33] SCHÄGGER H, VON JAGOW G. Blue native electrophoresis for isolation of membrane protein complexes in enzymatically active form[J]. Anal Biochem, 1991, 199(2): 223-231.

[34] KOOPMAN W J, VERKAART S, VAN EMST-DE VRIES S E, et al. Mitigation of NADH: ubiquinone oxidoreductase deficiency by chronic Trolox treatment[J]. Biochim Biophys Acta, 2008, 1777(7-8): 853-859.

[35] VAN COSTER R, SMET J, GEORGE E, et al. Blue native polyacrylamide gel electrophoresis:

a powerful tool in diagnosis of oxidative phosphorylation defects[J]. Pediatr Res, 2001, 50(5): 658-665.

[36] WILLIS J H, CAPALDI R A, HUIGSLOOT M, et al. Isolated deficiencies of OXPHOS complexes I and IV are identified accurately and quickly by simple enzyme activity immunocapture assays[J]. Biochim Biophys Acta, 2009, 1787(5): 533-538.

[37] WITTIG I, CARROZZO R, SANTORELLI F M, et al. Functional assays in high-resolution clear native gels to quantify mitochondrial complexes in human biopsies and cell lines[J]. Electrophoresis, 2007, 28(21): 3811-3820.

[38] ZERBETTO E, VERGANI L, DABBENI-SALA F. Quantification of muscle mitochondrial oxidative phosphorylation enzymes via histochemical staining of blue native polyacrylamide gels [J]. Electrophoresis, 1997, 18(11): 2059-2064.

[39] GELLERICH F N, MAYR J A, REUTER S, et al. The problem of interlab variation in methods for mitochondrial disease diagnosis: enzymatic measurement of respiratory chain complexes[J]. Mitochondrion, 2004, 4(5-6): 427-439.

[40] MEDJA F, ALLOUCHE S, FRACHON P, et al. Development and implementation of standardized respiratory chain spectrophotometric assays for clinical diagnosis[J]. Mitochondrion, 2009, 9(5): 331-339.

[41] RUSTIN P, CHRETIEN D, BOURGERON T, et al. Assessment of the mitochondrial respiratory chain[J]. Lancet, 1991, 338(8758): 60.

[42] HONZIK T, WENCHICH L, BOHM M, et al. Activities of respiratory chain complexes and pyruvate dehydrogenase in isolated muscle mitochondria in premature neonates[J]. Early Hum Dev, 2008, 84(4): 269-276.

[43] SPERL W, SENGERS R C, TRIJBELS J M, et al. Enzyme activities of the mitochondrial energy generating system in skeletal muscle tissue of preterm and fullterm neonates[J]. Ann Clin Biochem, 1992, 29(Pt 6): 638-645.

[44] LÓPEZ L C, SCHUELKE M, QUINZII C M, et al. Leigh syndrome with nephropathy and CoQ10 deficiency due to decaprenyl diphosphate synthase subunit 2(PDSS2) mutations[J]. Am J Hum Genet, 2006, 79(6): 1125-1129.

[45] CARROZZO R, DIONISI-VICI C, STEUERWALD U, et al. *SUCLA2* mutations are associated with mild methylmalonic aciduria, Leigh-like encephalomyopathy, dystonia and deafness[J]. Brain, 2007, 130(Pt 3): 862-874.

[46] REISCH A S, ELPELEG O. Biochemical assays for mitochondrial activity: assays of TCA cycle enzymes and PDHc[J]. Methods Cell Biol, 2007, 80: 199-222.

[47] ANDERSON S, BANKIER A T, BARRELL B G, et al. Sequence and organization of the human mitochondrial genome[J]. Nature, 1981, 290(5806): 457-465.

[48] LIGHTOWLERS R N, CHINNERY P F, TURNBULL D M, et al. Mammalian mitochondrial genetics: heredity, heteroplasmy and disease[J]. Trends Genet, 1997, 13(11): 450-455.

[49] DIMAURO S, SCHON E A. Mitochondrial DNA mutations in human disease[J]. Am J Med Genet, 2001, 106(1): 18-26.

[50] SHOUBRIDGE E A. Nuclear genetic defects of oxidative phosphorylation[J]. Hum Mol Genet, 2001, 10(20): 2277-2284.

[51] CHINNERY P, TURNBULL D. Mitochondrial DNA and disease[J]. The lancet, 1999, 354

(Suppl 1): S17 - S21.

[52] MCFARLAND R, TAYLOR R W, TURNBULL D M. The neurology of mitochondrial DNA disease[J]. Lancet Neurol, 2002, 1(6): 343 - 351.

[53] OLD S L, JOHNSON M A. Methods of microphotometric assay of succinate dehydrogenase and cytochrome c oxidase activities for use on human skeletal muscle[J]. Histochem J, 1989, 21(9 - 10): 545 - 555.

[54] PAVLAKIS S G, PHILLIPS P C, DIMAURO S, et al. Mitochondrial myopathy, encephalopathy, lactic acidosis, and strokelike episodes: a distinctive clinical syndrome[J]. Ann Neurol, 1984, 16(4): 481 - 488.

[55] ANDREU A L, TANJI K, BRUNO C, et al. Exercise intolerance due to a nonsense mutation in the mtDNA ND4 gene[J]. Ann Neurol, 1999, 45(6): 820 - 823.

[56] ANDREU A L, HANNA M G, REICHMANN H, et al. Exercise intolerance due to mutations in the cytochrome b gene of mitochondrial DNA[J]. N Engl J Med, 1999, 341(14): 1037 - 1044.

[57] SCIACCO M, BONILLA E, SCHON E A, et al. Distribution of wild - type and common deletion forms of mtDNA in normal and respiration - deficient muscle fibers from patients with mitochondrial myopathy[J]. Hum Mol Genet, 1994, 3(1): 13 - 19.

[58] JANSSEN A J, SMEITINK J A, VAN DEN HEUVEL L P. Some practical aspects of providing a diagnostic service for respiratory chain defects[J]. Ann Clin Biochem, 2003, 40(Pt 1): 3 - 8.

[59] CHRETIEN D, RUSTIN P, BOURGERON T, et al. Reference charts for respiratory chain activities in human tissues[J]. Clin Chim Acta, 1994, 228(1): 53 - 70.

[60] TRIJBELS F J, RUITENBEEK W, HUIZING M, et al. Defects in the mitochondrial energy metabolism outside the respiratory chain and the pyruvate dehydrogenase complex[J]. Mol Cell Biochem, 1997, 174(1 - 2): 243 - 247.

[61] CAMERON J M, LEVANDOVSKIY V, MACKAY N, et al. Respiratory chain analysis of skin fibroblasts in mitochondrial disease[J]. Mitochondrion, 2004, 4(5 - 6): 387 - 394.

[62] DE VRIES M C, RODENBURG R J, MORAVA E, et al. Multiple oxidative phosphorylation deficiencies in severe childhood multi - system disorders due to polymerase gamma (POLG1) mutations[J]. Eur J Pediatr, 2007, 166(3): 229 - 234.

[63] MANDEL H, SZARGEL R, LABAY V, et al. The deoxyguanosine kinase gene is mutated in individuals with depleted hepatocerebral mitochondrial DNA[J]. Nat Genet, 2001, 29(3): 337 - 341.

[64] SPINAZZOLA A, VISCOMI C, FERNANDEZ - VIZARRA E, et al. MPV17 encodes an inner mitochondrial membrane protein and is mutated in infantile hepatic mitochondrial DNA depletion[J]. Nat Genet, 2006, 38(5): 570 - 575.

[65] VAN DEN HEUVEL L P, SMEITINK J A, RODENBURG R J. Biochemical examination of fibroblasts in the diagnosis and research of oxidative phosphorylation (OXPHOS) defects[J]. Mitochondrion, 2004, 4(5 - 6): 395 - 401.

[66] EDVARDSON S, SHAAG A, KOLESNIKOVA O, et al. Deleterious mutation in the mitochondrial arginyl - transfer RNA synthetase gene is associated with pontocerebellar hypoplasia[J]. Am J Hum Genet, 2007, 81(4): 857 - 862.

[67] WIBOM R, LASORSA F M, TÖHÖNEN V, et al. AGC1 deficiency associated with global cerebral hypomyelination[J]. N Engl J Med, 2009, 361(5): 489 - 495.

[68] MAYR J A, MERKEL O, KOHLWEIN S D, et al. Mitochondrial phosphate - carrier deficiency: a

novel disorder of oxidative phosphorylation[J]. Am J Hum Genet, 2007, 80(3): 478-484.

[69] BERNIER F P, BONEH A, DENNETT X, et al. Diagnostic criteria for respiratory chain disorders in adults and children[J]. Neurology, 2002, 59(9): 1406-1411.

[70] ALEMI M, PRIGIONE A, WONG A, et al. Mitochondrial DNA deletions inhibit proteasomal activity and stimulate an autophagic transcript[J]. Free Radic Biol Med, 2007, 42(1): 32-43.

[71] VAN DER WESTHUIZEN F H, VAN DEN HEUVEL L P, SMEETS R, et al. Human mitochondrial complex Ⅰ deficiency: investigating transcriptional responses by microarray[J]. Neuropediatrics, 2003, 34(1): 14-22.

[72] TAIVASSALO T, GARDNER J L, TAYLOR R W, et al. Endurance training and detraining in mitochondrial myopathies due to single large-scale mtDNA deletions[J]. Brain, 2006, 129(Pt 12): 3391-3401.

[73] RAHIM M H, ISMAIL P, ALIAS R, et al. PCR-RFLP analysis of mitochondrial DNA cytochrome b gene among Haruan(Channa striatus) in Malaysia[J]. Gene, 2012, 494(1): 1-10.

[74] MUTAI H, KOUIKE H TERUYA E, et al. Systematic analysis of mitochondrial genes associated with hearing loss in the Japanese population: dHPLC reveals a new candidate mutation[J]. BMC Med Genet, 2011, 12: 135.

[75] LISTA S, EMANUELE E. Analysis of mitochondrial DNA by PCR/DHPLC as a diagnostic tool to differentiate schistosomes species and strains[J]. Med Hypotheses, 2007, 68(3): 707-708.

[76] JEX A R, HU M, LITTLEWOOD D T, et al. Using 454 technology for long-PCR based sequencing of the complete mitochondrial genome from single *Haemonchus contortus*(Nematoda)[J]. BMC Genomics, 2008, 9: 11.

[77] HU M, CHILTON N B, GASSER R B. Long PCR-based amplification of the entire mitochondrial genome from single parasitic nematodes[J]. Mol Cell Probes, 2002, 16(4): 261-267.

[78] GENY C, CORMIER V, MEYRIGNAC C, et al. Muscle mitochondrial DNA in encephalomyopathy and ragged red fibres: a Southern blot analysis and literature review[J]. J Neurol, 1991, 238(3): 171-176.

[79] DESCHAUER M, KRASNIANSKI A, ZIERZ S, et al. False-positive diagnosis of a single, large-scale mitochondrial DNA deletion by Southern blot analysis: the role of neutral polymorphisms[J]. Genet Test, 2004, 8(4): 395-399.

[80] TANG S, HALBERG M C, FLOYD K C, et al. Analysis of common mitochondrial DNA mutations by allele-specific oligonucleotide and Southern blot hybridization[J]. Methods Mol Biol, 2012, 837: 259-279.

[81] ALONSO A, MARTIN P, ALBARRAN C, et al. Real-time PCR designs to estimate nuclear and mitochondrial DNA copy number in forensic and ancient DNA studies[J]. Forensic Sci Int, 2004, 139(2-3): 141-149.

[82] THUMMAJITSAKUL S, KLINBUNGA S, SITTIPRANEED S. Genetic differentiation of the stingless bee *Tetragonula pagdeni* in Thailand using SSCP analysis of a large subunit of mitochondrial ribosomal DNA[J]. Biochem Genet, 2011, 49(7-8): 499-510.

[83] 吕建新, 张杰. 线粒体遗传性疾病的基因诊断[J]. 诊断学理论与实践, 2013, 12(4): 381-386.

[84] TUCKER E J, COMPTON A G, THORBURN D R. Recent advances in the genetics of mitochondrial encephalopathies[J]. Curr Neurol Neurosci Rep, 2010, 10(4): 277-285.

[85] DIMAURO S, SCHON E A. Mitochondrial respiratory-chain diseases[J]. N Engl J Med,

2003,348(26):2656-2668.

[86] NAVIAUX R K. Developing a systematic approach to the diagnosis and classification of mitochondrial disease[J]. Mitochondrion,2004,4(5-6):351-361.

[87] TUCKER E J, COMPTON A G, CALVO S E, et al. The molecular basis of human complex Ⅰ deficiency[J]. IUBMB Life,2011,63(9):669-677.

[88] WALLACE D C, SINGH G, LOTT M T, et al. Mitochondrial DNA mutation associated with Leber's hereditary optic neuropathy[J]. Science,1988,242(4884):1427-1430.

[89] WALLACE D C, ZHENG X X, LOTT M T, et al. Familial mitochondrial encephalomyopathy (MERRF):genetic, pathophysiological, and biochemical characterization of a mitochondrial DNA disease[J]. Cell,1988,55(4):601-610.

[90] 王燕,郭向明,贾小云,等. 中国人Leber遗传性视神经病变的原发突变及临床特征[J]. 中华医学遗传学杂志,2005,22(3):334-336.

[91] KOGELNIK A M, LOTT M T, BROWN M D, et al. MITOMAP:a human mitochondrial genome database—1998 update[J]. Nucleic Acids Res,1998,26(1):112-115.

[92] DIMAURO S, GARONE C. Historical perspective on mitochondrial medicine[J]. Dev Disabil Res Rev,2010,16(2):106-113.

[93] WONG L J, SCAGLIA F, GRAHAM B H, et al. Current molecular diagnostic algorithm for mitochondrial disorders[J]. Mol Genet Metab,2010,100(2):111-117.

[94] WONG L J. Molecular genetics of mitochondrial disorders[J]. Dev Disabil Res Rev,2010,16(2):154-162.

[95] FALK M J, ROBIN N H. The primary care physician's approach to congenital anomalies[J]. Prim Care,2004,31(3):605-619.

[96] NAVIAUX R K, NGUYEN K V. *POLG* mutations associated with Alpers' syndrome and mitochondrial DNA depletion[J]. Ann Neurol,2004,55(5):706-712.

[97] VENTO J M, PAPPA B. Genetic counseling in mitochondrial misease[J]. Neurotherapeutics,2013,10(2):243-250.

[98] CALVO S E, MOOTHA V K. The mitochondrial proteome and human disease[J]. Annu Rev Genomics Hum Genet,2010,11:25-44.

[99] SANETO R P, NAVIAUX R K. Polymerase gamma disease through the ages[J]. Dev Disabil Res Rev,2010,16(2):163-174.

[100] FALK M J. Neurodevelopmental manifestations of mitochondrial disease[J]. J Dev Behav Pediatr,2010,31(7):610-621.

[101] MCCORMICK E, PLACE E, FALK M J. Molecular genetic testing for mitochondrial disease:from one generation to the next[J]. Neurotherapeutics,2013,10(2):251-261.

[102] SCAGLIA F, TOWBIN J A, CRAIGEN W J, et al. Clinical spectrum, morbidity, and mortality in 113 pediatric patients with mitochondrial disease[J]. Pediatrics,2004,114(4):925-931.

[103] ZHANG W, CUI H, WONG L J. Application of next generation sequencing to molecular diagnosis of inherited diseases[J]. Top Curr Chem,2014,336:19-45.

[104] PAGLIARINI D J, CALVO S E, CHANG B, et al. A mitochondrial protein compendium elucidates complex Ⅰ disease biology[J]. Cell,2008,134(1):112-123.

[105] 樊绮诗,吴蓓颖. 第二代测序技术在肿瘤诊疗中的应用及其价值与风险[J]. 检验医学,

2017, 32(4): 245-249.

[106] CALVO S E, TUCKER E J, COMPTON A G, et al. High-throughput, pooled sequencing identifies mutations in *NUBPL* and *FOXRED1* in human complex Ⅰ deficiency[J]. Nat Genet, 2010, 42(10): 851-858.

[107] CALVO S E, COMPTON A G, HERSHMAN S G, et al. Molecular diagnosis of infantile mitochondrial disease with targeted next-generation sequencing[J]. Sci Transl Med, 2012, 4(118): 118ra10.

[108] TANG S, HUANG T S. Characterization of mitochondrial DNA heteroplasmy using a parallel sequencing system[J]. Biotechniques, 2010, 48(4): 287-296.

[109] LI M K, SCHÖNBERG A, SCHAEFER M, et al. Detecting heteroplasmy from high-throughput sequencing of complete human mitochondrial DNA genomes[J]. Am J Hum Genet, 2010, 87(2): 237-249.

[110] ZHANG W, CUI H, WONG L J. Comprehensive one-step molecular analyses of mitochondrial genome by massively parallel sequencing[J]. Clin Chem, 2012, 58(9): 1322-1331.

[111] STROUD D A, SURGENOR E E, FORMOSA L E, et al. Accessory subunits are integral for assembly and function of human mitochondrial complex Ⅰ[J]. Nature, 2016, 538(7623): 123-126.

[112] VASTA V, NG S B, TURNER E H, et al. Next generation sequence analysis for mitochondrial disorders[J]. Genome Med, 2009, 1(10): 100.

[113] HUYNEN M A, DE HOLLANDER M, SZKLARCZYK R. Mitochondrial proteome evolution and genetic disease[J]. Biochim Biophys Acta, 2009, 1792(12): 1122-1129.

[114] THOMPSON K, COLLIER J J, GLASGOW R I C, et al. Recent advances in understanding the molecular genetic basis of mitochondrial disease[J]. Journal of inherited metabolic disease, 2020, 43(1): 36-50.

[115] 李豪杰, 代会莹, 扈盛, 等. 线粒体DNA突变与衰老[J]. 中国老年学杂志, 2010, 30(18): 2714-2717.

[116] 王珺, 魏崇斌, 刘健, 等. 线粒体DNA突变与衰老的关系研究进展[J]. 中国老年学杂志, 2000, 20(4): 251-253.

[117] 曾昭惠, 于宏升, 张宗玉, 等. 小鼠衰老与脑缺血时脑细胞线粒体DNA片段的缺失[J]. 中华老年医学杂志, 1998, 17(3): 136-138.

[118] 吴小晶, 吴丽娟, 夏舒萌. 线粒体DNA相对含量及基因缺失与衰老关系初探[J]. 中华老年医学杂志, 1999, 18(1): 38-42.

[119] MEISSNER C, BRUSE P, MOHAMED S A, et al. The 4977 bp deletion of mitochondrial DNA in human skeletal muscle, heart and different areas of the brain: a useful biomarker or more?[J]. Exp Gerontol, 2008, 43(7): 645-652.

[120] COSKUN P E, RUIZ-PESINI E, WALLACE D C. Control region mtDNA variants: longevity, climatic adaptation, and a forensic conundrum[J]. Proc Natl Acad Sci USA, 2003, 100(5): 2174-2176.

[121] CHINNERY P F, TAYLOR G A, HOWELL N, et al. Point mutations of the mtDNA control region in normal and neurodegenerative human brains[J]. Am J Hum Genet, 2001, 68(2): 529-532.

[122] HANSSON A, WREDENBERG A, DUFOUR E, et al. Somatic mtDNA mutations cause aging phenotypes without affecting reactive oxygen species production[J]. Proc Natl Acad Sci USA, 2005, 102(50): 17993-17998.

第 9 章
线粒体遗传病的治疗策略

尽管在过去的十余年中我们对线粒体遗传学和功能的理解有相当大的进展，包括对 mtDNA 疾病的发病机制，但是目前仍尚无有效的可用于线粒体功能障碍患者的治疗方案，除非在罕见的情况下可以手术或移植。对于因核基因突变而致的线粒体疾病，其治疗与其他孟德尔遗传疾病的治疗方式一样。但如果疾病是因线粒体固有基因突变所致，则治疗会因 mtDNA 的特性而更加复杂。鉴于在 mtDNA 疾病中的遗传学复杂性和表型易变性，对线粒体疾病采用通用的治疗方法是有问题的。管理各种药理和生物化学试剂，包括维生素、辅因子、代谢物和电子受体，以纠正或避开潜在的呼吸链缺陷，这种方法已经取得一些可见的成功[1]，重点是开发针对突变和疾病的特异性疗法使症状减到最轻并预防并发症。目前积极推行 5 种主要方法，即膳食改良疗法、药物代谢物疗法、成肌细胞移植疗法、运动疗法和基因疗法，当然还有其他方法（图 9.1），其中最主要的是运动疗法和基因疗法，而且研究者目前正在努力为线粒体疾病的治疗提供解决方法。

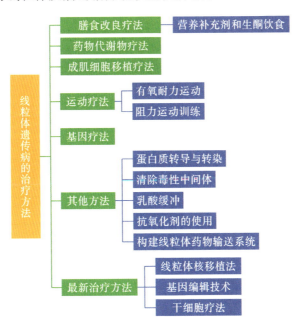

图 9.1 常见线粒体疾病的治疗方法

9.1 膳食改良疗法

膳食改良疗法的目的是减少内源性毒性代谢产物的产生。维生素补充剂已被用于孤立病例和小型临床试验,例如 2010 年 A. Hassani 等人的研究显示,在小鼠模型中过氧化物酶体增殖物激活受体或者受体 γ 共激活因子-1α 途径可促进线粒体生物发生,延迟肌病发作,延长小鼠的寿命,并且发现对线粒体肌病的小鼠进行生酮喂养,也同样能够诱导线粒体生物发生[2]。高碳水化合物饮食能代偿受损的糖异生,减少脂肪分解,而对于肉毒碱缺陷的患者,应限制脂肪摄入。

生酮饮食(ketogenic-diet,KD)通常是指一种高脂肪、低碳水化合物和适当蛋白质的饮食,它模拟人体饥饿的状态,脂肪代谢产生的酮体作为另一种身体能量的供给源可以产生对脑部的抗惊厥作用。生酮饮食早已用于治疗由线粒体缺陷引起的癫痫[3](图 9.2)以及因 mtDNA 缺失导致线粒体解旋酶缺陷的小鼠,通过改变其细胞氧化磷酸化水平,改善与线粒体解旋酶功能相关的线粒体肌病的表型[4]。生酮饮食有利于丙酮酸脱氢酶缺失的患者,可使患者线粒体生物合成增加和异质性向野生型 mtDNA 转变增加[5-6]。

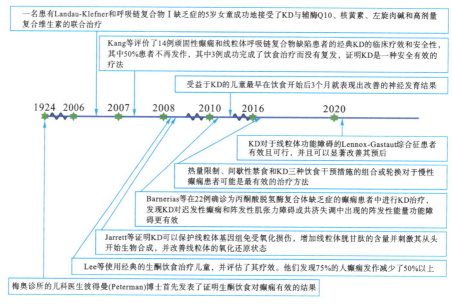

图 9.2 生酮饮食对于线粒体疾病的作用

线粒体脂肪酸 β 氧化失调是婴幼儿急性代谢危机和猝死的常见原因,催化脂肪酸 β 氧化的酶在线粒体基质中,而进入线粒体基质就需要肉毒碱做载体转运,因此对于肉毒碱乙酰转移酶活性和肉毒碱缺乏患者要避免禁食,并且早期开始进行高碳水化合物低脂肪饮食治疗[7]。

MELAS 综合征中的 L-精氨酸补充剂的益处已被报道,但需要进一步的评估[8]。

9.2 药物代谢物疗法

新兴研究已经开始强调线粒体代谢物在线粒体疾病治疗中的重要作用,药物代谢物已被用于孤立病例和小型临床试验。

2010年的一项研究发现,线粒体呼吸链中处于中心地位的CoQ合成缺陷造成的不足,在提供膳食CoQ后可以维持线粒体内腺苷酸浓度,增加ATP的合成,提高患者运动耐力,降低血乳酸和丙酮酸水平,显著改善疾病疗效[2]。

对于线粒体呼吸链酶复合物Ⅱ及复合物Ⅲ活性降低者,可使用维生素K_3和维生素C。维生素C作为还原剂,具有抗氧化作用,可降低氧自由基的损伤,维生素K是NADH向CoQ和细胞色素c传递电子的重要载体。二者合用可直接为细胞色素c提供电子,可有效改善其他氧化磷酸化缺陷患者的症状[9]。维生素E可以清除氧自由基,CoQ10和维生素C可以使维生素E保持活性状态。EPI-743是维生素E的衍生物,作用更强,而且价格适中,可以用于各种线粒体疾病的治疗。

对脂肪堆积者,可以给予糖皮质激素短期治疗,该激素能够抑制脂肪酸β氧化和线粒体基质酰基辅酶A脱氢酶,可以缓解人体的致幻效应[10]。

二氯醋酸(dichloroacetate,DCA)是一种可以作用于线粒体的小分子物质,主要作用靶点是丙酮酸脱氢酶(pyruvate dehydrogenase,PDH)复合物,其能够激活线粒体代谢途径,联合运用可以加速氧化代谢,减少乳酸生成,促进有氧氧化并使其氧化为乙酰辅酶A,同时能够诱导氧活性物质的生成,降低细胞线粒体膜电位,促使部分患者的幻听、幻视等症状消失[11]。

已知延长寿命的白藜芦醇(resveratrol,RSV)会影响线粒体功能和代谢稳态。通过RSV对小鼠的治疗显著增加了小鼠的有氧氧化能力,这可以从它们增加的运动时间和肌肉纤维中的耗氧量得到证明[12]。

代谢增强的Luft病是线粒体疾病的一个特殊类型,而氯霉素可以抑制mtDNA合成,从而改善其高代谢状态。

耳聋是一种线粒体疾病,而活性氧代谢产物(ROM)是直接影响组织的高毒性分子,可以损伤mtDNA,导致产生特异性mtDNA缺失,最终导致听力障碍。2000年的一项研究提供了有力的证据,证明长期治疗阻断或清除ROM可以减轻年龄相关的听力损失,降低分子水平相关有害变化的影响[13]。

肉毒碱参与脂肪酸的线粒体转运,对于维持正常的线粒体功能至关重要,所以肉毒碱的补充有助于去除积累的有毒酰基中间体和产生线粒体游离辅酶A(CoA),改善肌肉力量和患者不耐受疲劳的状态[14-15]。

有研究显示,艾地苯醌抑制了线粒体中的脂质过氧化反应,而琥珀酸(线粒体呼吸基质)的抑制作用明显增强,主要是使复合物Ⅱ改变为其还原状态,对mtDNA大片段缺失的患者,二者联用可恢复呼吸链功能,保护线粒体免受脂质过氧化作用,可激活脑线粒体呼吸活性,提高葡萄糖利用率,使ATP产生增加,更利于线粒体疾病的治疗[16]。通过潜在地靶向所有线粒体（野生型和突变体）的 PGC1α 途径的线粒体生物发生过程的上调，也可以应用于由 mtDNA 突变引起的疾病以及与线粒体功能障碍相关的其他疾病[17]。RSV 能够增强 PGC1α 的活性，增加线粒体生物过程发生，在帕金森病动物模型[18]、亨廷顿舞蹈症[19] 等线粒体肌病的小鼠模型中都显示出保护性质。以上药物代谢物在疾病中的作用概括如图 9.3 所示。

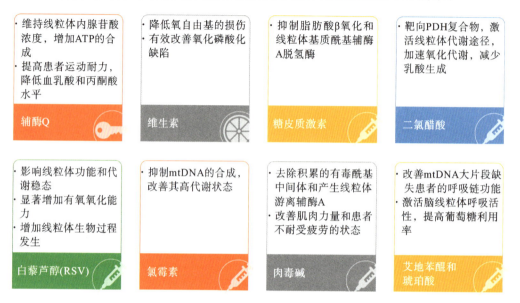

图 9.3 药物代谢物对线粒体疾病的作用

基于目前尚缺乏针对线粒体疾病的特异性治疗，几乎所有的相关疗法涉及的都是分类的医疗食品或非处方补品，有些方法组合了可能具有协同效应的抗氧化剂。这些疗法相对无害，可缓解临床症状，虽然药剂和剂量规定目前仍存在争议[20]，但仍在理论上提供了一种可能促进疾病治疗的手段。

9.3 成肌细胞移植疗法

成肌细胞移植是近年来兴起的一种治疗方法。成肌细胞移植通过移植提供完整人类基因组的正常成肌细胞核，补充缺失的基因或异常基因，替换基因转录后可以产生用于遗传修复的必需蛋白质或因子[21]，使得患者体内可能有更多的野生型 mtDNA。2006 年的一篇文章报道，坚持锻炼能改善营养障碍基因敲除小鼠成肌细胞移植的成功率[22]。目前，成肌细胞移植疗法尚处于试验阶段，希望在未来能够应用于线粒体疾病的临床治疗。

9.4 运动疗法

通过运动训练管理 mtDNA 疾病旨在提高肌肉中异质性 mtDNA 突变水平高的

患者的体能和生活质量。运动疗法已被用于孤立病例和小型临床试验。运动训练主要是改善运动耐力、阻力和提高氧化能力[2]（图9.4）。

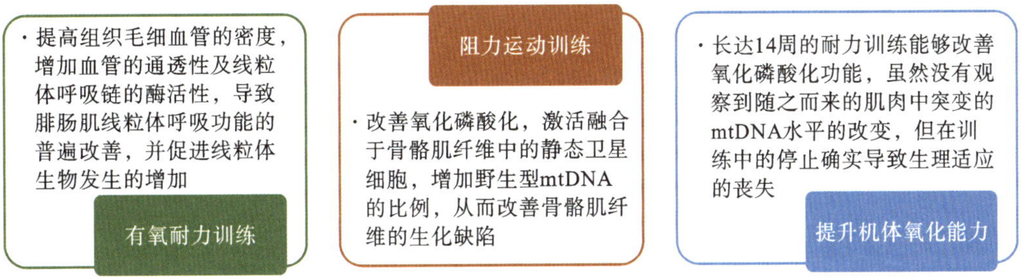

图 9.4 治疗线粒体疾病的运动疗法

- 有氧耐力训练：提高组织毛细血管的密度，增加血管的通透性及线粒体呼吸链的酶活性，导致腓肠肌线粒体呼吸功能的普遍改善，并促进线粒体生物发生的增加
- 阻力运动训练：改善氧化磷酸化，激活融合于骨骼肌纤维中的静态卫星细胞，增加野生型mtDNA的比例，从而改善骨骼肌纤维的生化缺陷
- 提升机体氧化能力：长达14周的耐力训练能够改善氧化磷酸化功能，虽然没有观察到随之而来的肌肉中突变的mtDNA水平的改变，但在训练中的停止确实导致生理适应的丧失

骨骼肌卫星细胞是骨骼肌未分化的肌源性细胞[23]。研究显示，卫星细胞可以被机械性或化学性外伤诱导激活，可以取代或修复受损的肌肉纤维[24]。锻炼诱导并激活线粒体，通过卫星细胞融合减少 mtDNA 异质体突变，阻力训练可以改善氧化磷酸化，激活融合于骨骼肌纤维中的静态卫星细胞，增加野生型 mtDNA 的比例，从而改善骨骼肌纤维的生化缺陷，激活后由于低突变负荷改变了异质性，加入肌肉组织的成熟卫星细胞更偏向野生型基因组[25]，同时也可以提高强度，在线粒体疾病的背景下，使得卫星细胞的突变负荷比成熟的肌肉纤维低[26]。而规律的有氧耐力运动可以提高组织毛细血管的密度，增加血管的通透性及线粒体呼吸链的酶活性，导致腓肠肌线粒体呼吸功能的普遍改善[27]，但在一项研究中，该过程伴随着突变体 mtDNA 负载的增加[28]，一系列针对突变型 mtDNA 及其产物的技术还处于早期发展状态。

有研究显示，长达 14 周的耐力训练能够改善氧化磷酸化功能，虽然没有观察到随之而来的肌肉中突变的 mtDNA 水平的改变，但在训练中的停止确实导致生理适应的丧失[29-31]。2009 年在条件性 *COX10* 敲除小鼠中，进一步证实了每天有氧运动的益处[32]，肌肉调理增强了 ATP 水平，延迟疾病发作，并增加了这些小鼠的预期寿命。抗阻运动已经表现出类似的作用与功能。这种方法是基于对纤维损伤的肌肉再生的刺激。已知未分化的肌原细胞（卫星细胞）会响应由于同心（缩短）或偏心（延长）肌肉收缩引起的损伤而增殖。在成熟肌纤维中偶发高水平突变的 mtDNA，但在卫星细胞水平较低或不可检测的患者中，这些干细胞的活化和随后将野生型卫星 mtDNA 掺入成熟肌肉可能会使异质性水平充分转移以恢复肌肉功能（称为基因转移）[33]。研究已经证明，对大规模的 mtDNA 缺失患者进行的为期 12 周的耐力训练可以增加卫星细胞数量，同时 COX-阴性纤维比例的减少证明肌纤维强度和氧化能力也随之改善[34]。在老年人中，对运动疗法中耐力和阻力运动在线粒体疾病的作用和参数也有所研究[35]，但是最佳的运动方案参数仍然需要进一步的研究来确定，进而提高野生型 mtDNA 的抗损伤能力。

9.5 基因疗法

由于线粒体遗传学的特殊性，基于遗传策略治疗 mtDNA 疾病的新方法是非常必要的。对于线粒体疾病来说，有效的治疗方法可能需要更换或改造有缺陷的基因。对于核基因，这是可行的一种方法，但目前线粒体疾病的有效基因疗法前景仍然非常遥远[36]。有研究人员通过多种不同的方法尝试了操纵异质水平以将突变体平衡转移到野生型基因组，还用修复突变基因和抑制突变基因复制的方法进行治疗，这对确定生物化学缺陷的表达至关重要。目前常见的基因疗法包括以下几个方面（图 9.5）：①作用于突变的 mtDNA 的治疗方法——抑制突变的 mtDNA 复制、限制性内切核酸酶（restriction enzyme，RE）破坏突变的 mtDNA；②作用于野生型 mtDNA 的治疗方式；③将特定的线粒体多肽转运入线粒体——异位表达和异体表达；④将特定的线粒体 tRNA 导入线粒体；⑤提高线粒体 tRNA 的稳定性。

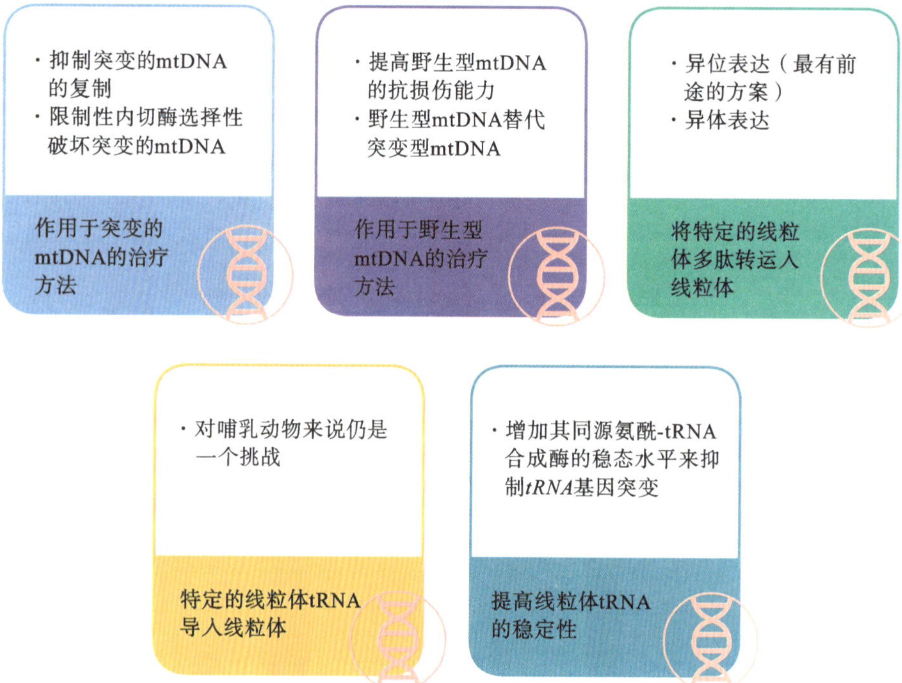

图 9.5 线粒体遗传病常见的基因治疗方法

9.5.1 作用于突变的线粒体 DNA 的治疗方法

1. 抑制突变的 mtDNA 复制

mtDNA 突变会影响呼吸链功能和氧化磷酸化，从而减少细胞能量供应，自由基生成和潜在的兴奋性毒素介导的损伤可能也会增加。所以抑制突变的 mtDNA 复制只允许线粒体野生型 DNA 的复制来减少突变的 mtDNA 在整个线粒体基因组中的比例是一种非常好的方法,下面将详细介绍几种相关的方法。

(1)锌指核酸酶(zinc-finger nuclease,ZFN):又名锌指蛋白核酸酶(ZFPN),它是一类人工合成的限制性内切核酸酶(restriction enzyme,RE),由锌指 DNA 结合域与 RE 的 DNA 切割域融合而成。通过加工改造 ZFN 的锌指 DNA 结合域,形成锌指激活因子(zinc finger activator,ZFA)、锌指抑制因子(zinc finger repressor,ZFR)、锌指核酸甲基化酶(zinc finger methylase,ZFM)等,靶向定位于不同的 DNA 序列,主要通过断裂双链诱导同源重组或非同源末端连接来实现基因修饰,从而使得 ZFN 可以结合复杂基因组中的目的序列,并由 DNA 切割域进行特异性切割,实现对基因组的各种定点修饰或调控。工程化锌指蛋白已被用作干预核基因表达和以序列特异性方式修饰 nDNA。2006 年,M. Minczuk 等人首次发现 ZFN 可作用于线粒体,研究者使用工程化锌指肽(zinc finger peptide,ZFP)选择性结合人 mtDNA 中的预定序列,于是为人们提供了一种治疗线粒体疾病新思路[37]。2008 年,该课题组又将 ZFN 导入到含有 85% 的 m.8993T>G 突变负荷的突变体中[38],并证明 m.8993T>G 水平的下降是由于已经能够成功地将 ZFN 选择性靶向突变的 mtDNA,并且 ZFN 具有类似线粒体靶向限制性内切核酸酶(RE)的清除作用,能够清除突变 mtDNA,使得野生型 mtDNA 比例提高[37]。该方法极大地提高了基因组靶向修饰的效率,并且原理简单、操作方便,使其可能成为适用于包括动、植物在内的大多数物种及各种体外培养细胞。目前该方法在医学领域具有非常重大的价值,对于疾病的基因治疗有潜在意义,已经被应用于多种生物,是一种较为成熟的基因编辑技术,具有非常广泛的应用前景。

(2)锌指核酸甲基化酶:另一个抑制突变的 mtDNA 复制的策略是在线粒体导向序列的引导下,利用 DNA 甲基化酶与 ZFP 相连方式形成的锌指核酸甲基化酶,进入线粒体并对突变的 mtDNA 进行特定的异常甲基化修饰,最终使得突变的 mtDNA 的复制被抑制,突变的 mtDNA 所占的比例降低。也就是说,野生型的 mtDNA 比例相对升高,进而达到治疗目的。研究者目前已经成功地尝试了用 ZFM 靶向突变的 mtDNA,以序列特异性方式结合并修饰具有 m.8993T>G 突变的细胞中的突变基因组,从而治疗神经性肌无力、运动失调及色素性视网膜炎等线粒体疾病[39]。但是该方法存在一定的缺陷,在向临床转化前还需要改进,比如 ZFM 向线粒体转运的效率,特别要改进向活组织转染和转运的效果。此方法虽然非常有前途,但是这种策略的治疗用途受限于缺陷组织中转染和成功表达的需要。

(3)肽核酸(peptide nucleic acid,PNA):一种抑制突变的 mtDNA 复制的方法。使用选择性靶向和抑制突变的 mtDNA 复制的序列特异性核酸衍生物也能够抑制突变的 mtDNA 复制,使得野生型基因组复制。PNA 就是这种合成的多核苷酸,其中每个核苷酸通过肽键连接,通过抑制突变的 mtDNA 复制进行基因治疗。使用线粒体靶向 PNA 选择性地与突变的 mtDNA 杂交,在 mtDNA 复制的单链形成期将反义序列特异的寡核苷酸与之结合,可以只抑制突变的 mtDNA 复制,而让野生型基因组扩增,突变型基因组的比例降到病理性的阈值以下,增大正常 mtDNA 的比例。R. W. Taylor 等人尝试了涉及抑制突变的 mtDNA 复制的基因治疗方法,研究者通过合成与含有缺失断点或单碱基突变的人 mtDNA 模板互补的 PNA 引起疾病来验证该方法。该设想已经在体外分离的线粒体中取得成功,已成功降低肌阵挛性癫痫和破碎红纤维病的发病,这些初步结果给后期治疗带来了希望[40]。尽管 PNA 在完整细胞中共定位于线粒体,但是它并非那么容易被转运到人类细胞的线粒体中[41],并且难以跨越线粒体内膜(inner mitochondrial membrane,IMM)。所以科学家又设计出一种具有更大极性跨膜寡肽分子(cell membrane crossing oligomer,CMCO),并且 CMCO-PNA 杂交分子已经成功靶向并进入所有细胞的线粒体[36],但其能否有效抑制 mtDNA 复制能力及其在活体内的有效性仍然需要进一步研究。

2. 限制性内切酶选择性破坏突变的 mtDNA

另一种用于操纵 mtDNA 异质性水平的策略是能够区分突变型和野生型基因组的线粒体靶向 RE,向异质细胞线粒体输入相应的 RE 以选择性破坏突变的 mtDNA。RE 能在特定的限制位点选择性地剪切 DNA 链,有些 mtDNA 的突变可能会导致新的酶切位点产生,而线粒体靶向 RE 识别这些位点,并使突变 mtDNA 降解,剩余的野生型 mtDNA 比例相对升高,细胞中突变 mtDNA 的比例就会降低,细胞异质性水平改变[42]。该方法在 2001 年已经应用于啮齿类动物[43],2002 年在人类细胞系中应用[44],主要是通过向线粒体输入针对突变 mtDNA 的特定 RE 的重组基因,使线粒体表达相应的内切酶,剪切异常的 mtDNA。将特定的内切酶基因输送给相应患者可望降低突变 mtDNA 的比例。例如,在具有致病突变的人类细胞中和在具有大鼠和小鼠 mtDNA 的杂交细胞中以及在 BALB 和 NZB mtDNA 单体型的异质性小鼠模型中[45],这个方法的应用均很成功。2002 年,D. M. Tanaka 等人[44]在带有 m.8993T>G 突变的人身上也成功应用该方法。带有 m.8993T>G 突变的人,其 *ATPase 6* 基因产生了一个新的酶切位点——*Sma* I,构建内切酶 *Sma* I 与一段线粒体靶向性序列的重组基因,结合异位表达的方法使其在细胞的核基因表达体系表达后转运入线粒体,最终导入内切酶 *Sma* I,使突变的 mtDNA 显著减少[44]。虽然目前线粒体靶向 RE 可以作为异质性改变的一种策略,临床上将特定的内切酶基因输送给相应患者可望降低突变 mtDNA 的比例,但是该方法仅限于 mtDNA 突变后产生了新的特定内切酶位点,尽管近些年的数据表明这种限制病毒基因组不需要独特的位点,有差异的酶切位点也是可操作的[46]。

9.5.2 作用于野生型线粒体 DNA 的治疗方法

1. 提高野生型 mtDNA 的抗损伤能力

提高 mtDNA 的抗损伤能力可防止 mtDNA 突变并维持健康 mtDNA 的异质性平衡。2002 年的一项研究显示,8-羟基鸟嘌呤 DNA 糖苷酶(8-ox-oguanine DNA glycosylase1,OGG1)在修补 mtDNA 氧化损失方面表现良好,故含有重组 OGG1 的细胞能够明显延长氧化应激后的细胞存活率[47]。另外,2005 年的一项研究证实线粒体过表达 O(6)-甲基鸟嘌呤-DNA 甲基转移酶〔O(6)-methylguanine-DNA methyltransferase，MGMT)时，可防止某些烷化损伤，提高 DNA 烷化剂治疗后的细胞存活率[48]。该 DNA 修饰方法与异位表达相结合有利于维持野生型 mtDNA 的异质性平衡水平。

2. 用野生型 mtDNA 替代突变型 mtDNA

用野生型 mtDNA 替代突变型 mtDNA 是防止由 mtDNA 突变引起的母系遗传线粒体疾病最好的治疗方法，通过减少突变型 mtDNA 的量，使得野生型 mtDNA 的比例相对升高，一般通过核转移和胞质转移来实现。

(1) 核转移：指在体外除去含有 mtDNA 突变受精卵的细胞质，然后将剩下的细胞核（含大多数的线粒体）转移到一个含有野生型 mtDNA 的无核卵细胞，体外受精后植入母体子宫[49-50]。2009 年，这项技术在猴子身上试验成功：一个 nDNA 供体和另一个 mtDNA 供体的胚胎卵细胞体外受精后在代孕母体内发育成了一只健康的猴子[51-52]。虽然这项技术确实有望用于预防与 mtDNA 突变相关的母系遗传疾病，但是其在伦理和安全上是存在很大争议的。例如，2015 年 H. Ma 等人发文称：线粒体替代疗法(mitochondrial replacement therapy，MRT)是一种产生有"三个生父母(three-parent)"后代的体外受精技术，能够让有缺陷性 mtDNA 的女性生下没有线粒体疾病的孩子，这引起了民众的很大热议，民众都通过投票和写心得方式反对[53]。这项技术的另一个应用是 2015 年[54]由美国加州基因表达实验室的课题组利用 mtDNA 突变患者皮肤中的成纤维细胞，通过诱导多能干细胞(induced pluripotent stem cell，iPSC)和体细胞核转移(somatic cell nuclear transfer，SCNT)这两种方法，科学家可以获得相关的多能干细胞，通过这些多能干细胞可以纠正 mtDNA 突变，最终达到恢复细胞线粒体正常代谢功能的目的。

(2) 胞质转移：这项技术最早是用来辅助生殖的成功率，现在这项技术也用于治疗线粒体疾病。胞质转移是指将胞质中正常的线粒体转移到卵母细胞中，从而降低缺陷 mtDNA 的比例。实验操作与核转移类似，但是通过这种技术出生的一些婴儿仍然有低水平的异质性，因为他们的 mtDNA 来自母体卵细胞[49-50]，这是该方法的一大缺陷。另一个缺陷是转移量较少，研究者利用小鼠模型进行实验探究后发现，这种技术转移的 mtDNA 数量少于总 mtDNA 的 1/3，所以其治疗效果并不明显[21]。因此，这种技术可能对 mtDNA 突变患者的治疗价值不高，如果以后能够进一步改进，也许能成为一种治疗线粒体疾病的良方。

9.5.3 将特定的线粒体多肽转运入线粒体——异位表达和异体表达

mtDNA 突变的最终结果都是其编码的 13 种蛋白质的变异，造成线粒体呼吸链功能障碍。如果能针对线粒体蛋白质的突变输入相应的正常蛋白，尽管 mtDNA 突变形式千变万化，都可达到最终修正线粒体呼吸链功能的效果，有望从根本上纠正基因突变引起的病变。

1. 特定多肽的异位表达

对于编码特定多肽的 mtDNA 的突变，可考虑将特定的蛋白质转运进入线粒体，这种设想可以通过一种叫异位表达的途径实现。该方法能够缓解和替换mtDNA的缺陷，通过使基因从其他的细胞区域转至其靶位点并使其在该位点异位表达来达到缓解mtDNA缺陷的目的，异位表达的实现需要线粒体密码子变成通用的遗传密码，这种异位表达线粒体蛋白的策略是目前线粒体疾病基因治疗最有前途的方案。该方法首先在酵母中研究成功，第一个异位表达基因是ATP8，它融合线粒体靶向序列后转入细胞核，利用核基因体系表达该基因。新合成蛋白表达成功后，导入并组装进复合体 V，恢复了酵母ATP8基因敲除的细胞功能[55]。另外有研究表明，ATP6基因在中国仓鼠卵巢细胞中也可与1号染色体相结合，上述均表明该类转染基因能够长期表达，这就提示我们对于编码特定多肽的mtDNA的突变，可考虑将特定的蛋白质转运进入线粒体，即采取异位表达。多数线粒体蛋白质的 N 端都有线粒体引导肽（mitochondrial leading peptide，MLP）或线粒体靶向序列（mitochondrial targeting sequence，MTS）之类的信号前导序列，能够将该蛋白导向线粒体。因此核基因表达的目的蛋白要定向转运到线粒体，就要在编码该蛋白的DNA序列上连接一段来源于其他线粒体蛋白的前导序列，利用该线粒体前导序列的引导作用，使得该基因的表达产物定向转运至线粒体。事实上，mtDNA基因的核表达就是一种异位表达。例如，线粒体内膜呼吸链酶复合物的63个亚基中除20% 由 mtDNA 编码，其余均由核基因编码，在人类携带ATP6突变基因缺陷的细胞中，核基因化的人类线粒体ATP6表达后被转运进入线粒体缓解了呼吸链的缺陷，即完成核基因的异位表达。研究表明，利用异位表达能够成功修复体外胞质杂种细胞中由于 m.8993T＞G[39]突变或者 m.11778G＞A[56]突变引起的生化缺陷。通过在线粒体中异位表达核基因化的 ND1[56]和 ND4[39]基因恢复了呼吸链功能。另外，NADH 脱氢酶 4（NADH dehydrogenase 4，ND4）的异位表达恢复了莱伯遗传性视神经病变模型大鼠的视力[57]，但是这种方法可能仅适用于某些具有足够两亲性的蛋白质，因为只有这样，它们才能通过蛋白质输送系统被线粒体基质所摄取。而 mtDNA 编码的蛋白质大多数是疏水性的，该方法能否用于 mtDNA 治疗的这一难题正尝试用其他种属蛋白质替代人蛋白质的方法来解决。另外，科学家也在深入研究体外构建兼具增加蛋白亲水性和剪切、连接活性的蛋白质内含子，并且近年来研究人员通过强制使 mRNA 定位于线粒体表面来改善多肽转移效果，这确保了高度疏水性多肽的线粒体转移的最大化，保证了线粒体多肽转移具有高效率[58-59]。这些方法的研究都为该方法的实施提供了可能与基础。

2. 特定蛋白的异体表达

另一种修正 mtDNA 突变的策略是异体表达，这是编码具有其他物种相似功能同源蛋白质的野生型基因的异位表达，用相似功能的异种同源蛋白替代基因突变的蛋白，弥补其缺陷。已经证明线粒体靶向的 S.cerevisiae 单亚基 NADH 氧化酶 NdI1 可以修复人类细胞中复杂的还原型辅酶Ⅰ氧化酶缺陷[60]，并且给大鼠喂养 1-甲基-4苯基-1,2,3,6-四氢基吡啶（一种已知引起帕金森病形成的致幻剂），能防止大鼠中的神经变性[61]。因此，使用 NdI1 可能是挽救神经变性患者复合物Ⅰ缺乏症的一种很有希望的方法。类似地，携带 m.8993T>G 突变的人类胞质杂交细胞中绿藻酸赖氨酸蛋白酶 6(CrATP6)的异体表达会使得 ATP 生成量提高，并且使细胞活力完全恢复[62]。这些数据表明，用于治疗 ATP 合酶障碍，如神经病变伴共济失调和视网膜色素变性(NARP)综合征以及母系遗传性利氏综合征(MILS)的基因治疗方法是可能的。此外，有研究显示，来自海鞘的一个酒精氧化酶(alcohol oxidase，AOX)亚单位在人类细胞中合成后转入线粒体内膜[21]，发挥了抗氧化等方面的作用，能够成功转染针对人工培养海鞘 AOX 的线粒体 IMM，恢复线粒体 COX 缺陷就有可能实现[63]。事实上，AOX 耐受性良好，转染后对线粒体代谢物氧化作用有显著的氰化物抗性。

9.5.4 将特定的线粒体 tRNA 导入线粒体

研究表明，绝大多数 mtDNA 突变发生在线粒体 tRNA 上，因此对于线粒体疾病的治疗从 tRNA 入手也是一种思路。由于点突变导致反密码子修饰缺陷，扰乱突变型 tRNA^{Lys} 中密码子-反密码子的正确配对识别，最终导致线粒体翻译水平和效率严重降低，引发线粒体疾病的发生。对于线粒体 tRNA 突变，2004 年的一项研究显示：酵母 tRNA^{Lys} 衍生物可以表达并进入含有 m.8344A>G 突变的原代人成纤维细胞和胞质杂交细胞内的线粒体。当酵母 tRNA^{Lys} 衍生物导入后，该酵母 tRNA^{Lys} 分子能够被正确地氨酰化并参与线粒体翻译，也就恢复了线粒体翻译和氧化磷酸化功能[64]。虽然在酵母中已经成功尝试将 tRNA 导入到线粒体，但该方法效率低，不稳定，且转染载体有毒性，在哺乳动物中应用仍是一个挑战。2008 年，M. A. T. Rubio 等人[65]进一步证明在大鼠和人类活体线粒体中导入胞质 tRNA$^{Gln(CUG)}$ 和 tRNA$^{Gln(UUG)}$ 的方法与上述蛋白质进入线粒体有着明显不同的机制，这一发现提示我们线粒体 tRNA 突变的未来疗法有重要的意义，因为通常这个过程不被认为会发生在人类细胞中。另外，致病性线粒体 tRNA 突变也可以通过其同源氨酰基合成酶的修饰或过表达来改善和弥补缺陷。携带 m.611G>A 突变的突变体 mt-tRNA^{Phe} 的氨酰化效率在同源苯丙氨酰 tRNA 合成酶的 mt-tRNA 的结合结构域修饰后显著改善[66]。

2006 年，B. Mahata 等人发表于《科学》杂志上的一项研究表明，利什曼原虫 tRNA 运入复合物(RIC)可以通过凹蛋白 1 依赖途径进入人类细胞，在凹蛋白 1 中可以诱导进入内源细胞溶质 tRNA(包括 tRNA^{Lys})，并在含有突变体基因的胞质杂交细胞中恢复线粒体功能，因此利用此方法可以进行线粒体疾病的治疗。当然，该方法还需进一步研究，希望能够应用于临床。

9.5.5 提高线粒体 tRNA 的稳定性

人类 mt-tRNA$^{Leu(UUR)}$ 基因中的 m.3243A>G 突变可导致许多人类疾病。该突变使得氨酰化 tRNA 水平降低，这些缺陷与导致线粒体翻译产物和呼吸链酶活性水平降低的线粒体翻译缺陷相关，从而导致线粒体翻译功能和呼吸链缺陷[67]。tRNA

合成酶的过表达可缓解携带 tRNA 突变的细胞株呼吸链缺陷。虽然 tRNA 合成酶过表达的细胞增加了 $tRNA^{Leu(UUR)}$ 的稳定性，但蛋白合成率却与亲本突变细胞基本一致。此外，2008 年的两项研究[67-68]已经分别证明在缬氨酰和亮氨酸合成酶过表达后突变体 $tRNA^{Val}$ 和 $tRNA^{Leu(UUR)}$ 稳定性增加。在突变体 m.3243A>G 细胞中，这种过表达能够恢复野生型呼吸链功能。这些发现表明这是一种很有前途的治疗 mtDNA 疾病的策略，通过增加其同源氨酰-tRNA 合成酶的稳态水平来抑制 tRNA 基因突变是人类致病性 tRNA 突变的潜在疗法的模型。

9.5.6 近年来的典型方法

2013 年，T. Wenz 等人[69]的研究成果表明，提高骨骼肌当中 PGC1α 表达或者利用苯扎贝特（bezafibrate）治疗能有效地激发肌肉组织中的残余呼吸量。该研究成果是研究人员利用氧化磷酸化缺陷的小鼠模型进行的，并且研究结果发现单位肌肉的氧化磷酸化量增加也能产生线粒体的增生，ATP 浓度得以维持，小鼠寿命延长。这就提示我们利用该方法也许能大大提高患病肌肉的功能，减缓线粒体疾病的发生率。

研究表明，*Parkin* 和 *PINK1* 基因突变与神经退行性疾病帕金森病有关，这也是一种线粒体疾病。2014 年，B. Bingol 等人[70]的一项研究表明，USP30 的抑制能够有效对抗由 *Parkin* 基因突变引起的缺陷线粒体自噬现象，最终引起 USP30 的活性降低，在神经元中出现时能够导致帕金森病的缺陷线粒体降解。研究者在果蝇模型中也得到同样的结论，因此，USP30 的抑制对帕金森病有潜在好处。

2015 年在《自然》杂志上的一项研究报告[71]指出，*TDP*-43 基因突变会使其在神经细胞内部的错位大大增强，而研究人员利用一种小型蛋白就可以阻止 TDP-43 蛋白进入神经细胞的线粒体中，因此阻断线粒体中特殊蛋白的聚集或可有效治疗多种神经变性疾病，如肌萎缩侧索硬化症（ALS），这是一种新的治疗神经退行性疾病的方法。

同年，意大利科学家在国际著名杂志 *Cell Metabolism* 上发表文章[72]，研究人员指出，他们发现一个治疗线粒体紊乱的潜在作用靶蛋白——OPA1，其实在之前一些研究中就发现线粒体 OPA1 蛋白表达水平增加能够显著影响氧化呼吸链效率，从而保护组织免受损伤，这就说明 OPA1 蛋白是对抗线粒体紊乱的一个重要潜在靶向目标，该蛋白对于线粒体治疗药物开发具有重要意义。在该项研究中，研究人员首先对 OPA1 蛋白进行了过表达，结果表明 OPA1 过表达后对两个线粒体功能障碍小鼠模型具有明显的改善作用，该结果令人惊喜。这项研究发现，线粒体 OPA1 蛋白对于改善线粒体功能具有重要作用，这为未来开发治疗线粒体紊乱的药物提供了一个重要的作用靶点。

9.6 其他方法

研究发现，除了上述 5 种特定方法可治疗线粒体疾病，还有以下 5 种方法可以应用于线粒体疾病的治疗(图 9.6)。

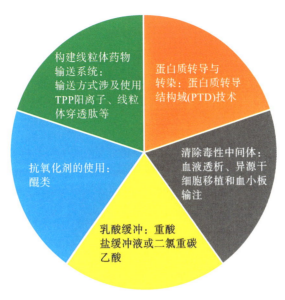

图 9.6 其他线粒体遗传病疗法

9.6.1 蛋白质转导/蛋白质转染

研究发现，具有细胞渗透性质的蛋白质转导结构域是一种新型导入方法，它能够克服蛋白质自身的疏水特性[73]，但是这是一种短暂的修复作用，无法长期维持。蛋白质转导结构域是通过反式转录激活因子(transactivator of transcription，TAT)融合蛋白偶合线粒体靶向序列或细胞核定位信号转导，能够穿过细胞膜[74-75]并进入细胞[76-77]。2008 年有一例线粒体成功靶向导入的报道，该报道指出 TAT 介导的硫辛酰胺脱氢酶(lipoamide dehydrogenase，LAD)利用固有的线粒体靶向序列恢复了 LAD 缺陷患者细胞内线粒体丙酮酸脱氢酶复合体的活性[78]。对于蛋白质转染，这是 2009 年 James 团队发明的一种新的方法，该方法改进了蛋白质转导原理，他们利用融合蛋白转导结构域和线粒体定位信号共同搭建成一个线粒体转导结构域(mitochondrial transduction domain，MTD)。融合的 MTD 不会干扰线粒体转录因子 A(mitochondrial transcription factor A，TFAM)结合 DNA 的能力，并且 MTD-TFAM 通过跨膜转运并最终定位于线粒体[79]。2011 年，L. C. Papadopoulou[80]等人通过蛋白质转导结构域(protein transduction domain，PTD)技术为真核细胞器内人重组蛋白质的输送提供了新的机会。为此，在特定的线粒体位点递送人线粒体蛋白(通过重组 DNA 和 PTD 技术工程)可能为临床治疗线粒体疾病发挥功能。总体而言，PTD 介导的蛋白质替代治疗作为线粒体疾病治疗方法的模型系统出现为蛋白质转导提供了机会。

9.6.2 清除毒性中间体

线粒体疾病患者的氧化磷酸化缺陷会造成电子流阻滞，从而引起醌类和

NADH/NAD 的过量降低，使得氧化磷酸化代谢通路各阶段中间产物积累，导致能量供应不足。而这些代谢中间产物有一部分是有毒性的，如硫化物和脱氧核糖核苷。比如，硫化物的积累导致细胞色素 c 氧化酶(COX)的抑制。对于线粒体神经胃肠道肌病，由胸腺磷酸化酶(thymidine phosphorylase，TP)缺陷导致 TP 活力降低甚至消失，从而可引起存在于血液中的其催化的底物脱氧胸苷和脱氧尿苷水平上升[81]，脱氧胸苷和脱氧尿苷的系统积累使得在 mtDNA 复制过程中线粒体核苷库的不平衡，进而导致 mtDNA 复制紊乱，出现缺失、多重缺失和点突变等现象，造成线粒体功能障碍，比如线粒体神经胃肠道脑病[82-83]。为了解决这个问题，目前有三种常见方法用于清除血液中的核苷，即血液透析[84]、异源干细胞移植[85]和血小板输注(含有胸苷磷酸化酶)[81, 86]。这些代谢中间产物是产生线粒体疾病症状的主要原因之一。因此，清除这些毒性中间体是防止疾病发生的关键，也是针对氧化磷酸化缺陷的理想治疗策略。

9.6.3 乳酸缓冲

线粒体功能失调可能会引起乳酸中毒，而导致线粒体功能失调的原因可能是某些抗病毒药物与 mtDNA 聚合酶相互作用，从而抑制了 mtDNA 的进一步复制；也有可能是氧化磷酸化的阻滞使得丙酮酸盐被进一步代谢形成乳酸，并在血液中堆积导致酸中毒。针对这一问题，最常见的治疗方法即用重碳酸盐缓冲液或用二氯乙酸(DCA)对患者进行治疗，这是一种很强的丙酮酸脱羧酶激动剂，能迅速增强乳酸的代谢，并在一定程度上抑制乳酸的生成，从而降低血清中的乳酸。另外，二氯乙酸和维生素 B_1 组合运用可以加速氧化代谢，减少乳酸生成[40]。二氯乙酸一般用量为 35~50 mg/kg，每天用量不超过 4 g。但遗憾的是，二氯乙酸存在很大的缺陷，会导致严重的神经毒性，所以研究人员也在致力于解决这个问题。

9.6.4 抗氧化剂的使用

线粒体疾病中会出现氧化应激现象，能够损伤 mtDNA[87]，从而导致线粒体疾病(如神经退行性疾病)的出现[88-89]。ROS 是研究较多的影响 mtDNA 突变的因素，ROS 过多或抗氧化防御系统削弱时就可能诱发 mtDNA 的点突变，进一步导致 DNA 双链的分离，促使 mtDNA 产生片断丢失、断裂、碱基修饰和插入等各种变异，所以一般可通过引入抗氧化剂清除活性氧来减少由该原因导致的 mtDNA 变异[90]。

醌类是一种很有效的抗氧化剂，在呼吸链中具有双重作用。它既是复合物Ⅰ/复合物Ⅱ和复合物Ⅲ的电子载体，能恢复由于醌缺失导致的电子传递障碍；也是 ROS 清除剂，对大多数的线粒体疾病具有一定的作用。常见的醌类有 CoQ10，还有艾地苯醌以及 MitoQ 等。2011 年的一项研究表明，通过给线粒体疾病患者补充 CoQ10 可以增加 ATP 合成，这也就达到了解决问题的目的，但又由于 CoQ10 的亲脂性特性导致其不太容易进入细胞和线粒体[91]，为了解决这一困难，一种 CoQ10 的人工合成形式——艾地苯醌可以用来做 CoQ10 的替代物，这种替代物的生物利用率较高,并且可以有效地透过血脑屏障,其抗氧化作用较 CoQ、维生素 E 强很多倍。该药物前文已有涉及,作用机制同前文[92-93]。对于另一种醌类——Mito Q,于线粒体、细胞、动物和人体中的研究较多,主要是通过结合亲脂阳离子轻松跨过磷脂分子层并聚集在线粒体内[94],其中一部分醌是保护氧化应激反应,而另一部分则作为电子载体发挥作用,这两种功能都能够防止过氧化,对线粒体疾病的氧化有所缓解[95]。该药物的最初批准基于单一随机对照试验的治疗获益证据,但是在随后的主要或次要随机试验中未发现有效,加拿大卫生部于 2010 年 1 月 20 日向医生发出公开信,提示请注意阴性结果。在弗里德赖希共济失调中,对艾地苯醌的进一步试验也是阴性的,并且系统评价认为没有效力证据,如果进一步的试验数据不是肯定的,可能会在稍后撤回批准[96]。

除了上述抗氧化剂的应用,值得注意的还有另外一种方法,即 2008 年美国的 T. Wenz 等人[69]的研究成果表明,提高骨骼肌当中的代谢调节子 PGC1α 表达或者利用苯扎贝特治疗能有效激发肌肉组织中的残余呼吸量。该研究成果是研究人员利用氧化磷酸化不足的小鼠模型进行的,并且研究结果发现单位肌肉的氧化磷酸化量增加使得线粒体数量增加,ATP 浓度得以维持,小鼠寿命延长。这就提示我们利用该方法也许能大大提高患病肌肉的功能,降低线粒体疾病的发生率。

9.6.5 构建线粒体药物输送系统——新型纳米技术载体

线粒体作为细胞保护和细胞毒性治疗的靶标已取得药物输送的认可。随着线粒体知识的扩充,研究人员已经摸索出将小药物分子和大分子传递到线粒体的传递策略,包括线粒体的高膜电位和蛋白质进入机制。线粒体引导序列肽能够引导 17～322 bp DNA 序列,但是对于较大长度的核酸,还需要更为有效的输送体系[97]。所以需要开发一种包装药物,使其在内体逃逸后,能够靶向调节药物释放到细胞质中,然后将释放的药物递送至线粒体。

线粒体输送方法涉及使用 TPP 阳离子、线粒体穿透肽、QAsome 囊泡、阳离子 bola 脂质[98]等。目前的新型纳米技术载体可以有效地利用线粒体药物设计,用于临床环境线粒体疾病药物递送系统[99]。

9.7 最新的治疗方法

9.7.1 线粒体核移植

线粒体是人体的"供电站",在人体生命活动中起到非常重要的作用。它独立于细胞核之外,有自己一套独立的遗传物质和基因组,可以进行自我复制,并且线粒体只经过母婴遗传,在卵母细胞的细胞质内母体传递的 mtDNA 突变常常导致危及生命的疾病。因此,研究人员希望借助全新试管授精技术去除母亲卵子中有缺陷的线粒体,从而在更大程度上确保新生儿健康。

来自美国哥伦比亚大学干细胞基础实验室在 2013 年的一项研究为线粒体疾病

的治疗打开了新的大门，提供了新的思路[100]。他们首次进行了线粒体核移植，使用两个供体的未受精卵母细胞之间的核基因组转移，以防止线粒体突变的传播，并且结果显示，核基因组转移不会降低胚泡期的发育效率，只要通过转移未完全组装的纺锤体-染色体复合物避免自发性卵母细胞活化，就可以保持基因组完整性。与核基因组一起转移的mtDNA最初在低于1‰的水平下被检测到，在囊胚和干细胞系中可以降低到检测不到的水平，并且在传代一年以上，克隆扩增，分化成神经元、心肌细胞或β细胞。干细胞和分化细胞具有线粒体呼吸链酶活性和氧消耗率，与对照组没有差异。重要的是，转移与核基因组的完整性相容，因为它不会导致拷贝数变异(copy number variation, CNV)增加。这些结果均显著表明了核基因组转移的潜力，以防止人类线粒体疾病的传播。

2013年，美国俄勒冈州健康与科学大学的灵长类研究中心发文称，研究人员调查了通过主轴转移(也称为纺锤体复合物转移)在人类卵母细胞中进行mtDNA替换的可行性。通过实验发现，捐赠的用于研究的106个人卵母细胞中，65个受到相互主轴转移的作用，33个作为非操纵对照。主轴转移卵母细胞受精率(73%)与对照组相似(75%)，并且在正常受精的主轴转移合子中，囊胚发育(62%)和胚胎干细胞分离率(38%)与对照组也类似。来自主轴转移合子的所有胚胎干细胞系都具有正常的整倍体核型并且仅包含供体mtDNA。mtDNA可以在人卵母细胞中高效替代。尽管其中一些主轴转移卵母细胞表现出异常受精，但剩余的胚胎能够发育成胚泡并产生与对照相似的胚胎干细胞。但这无疑和前文介绍的线粒体核移植一样，共同证明核移植对线粒体疾病治疗的可行性。

2014年复旦大学团队的研究成果[101]使得线粒体疾病治疗研究方面得到了突破性进展。已知mtDNA是以母系遗传进入下一代，考虑到极体含有少量线粒体并且与卵母细胞共享相同的基因组材料，研究人员进行极体转移以防止mtDNA变体的传播。极体是卵子在减数分裂过程中排出的"小细胞"。研究人员用极体中的遗传物质代替细胞质内的遗传物质，在两种不同线粒体遗传背景的小鼠之间进行线粒体置换研究。结果显示第一极体置换产生的子一代小鼠及子二代小鼠体内仅含细胞质供体小鼠的线粒体，也就是杜绝了异质mtDNA的产生。同时，研究人员在小鼠将极体移植、原核移植、纺锤体复合物移植以及第一和第二极体转移在同一尺度进行比较，重建的胚胎支持正常受精并产生活的后代。重要的是，遗传分析证实，与来自其他程序的F1代相比，来自极体转移的F1代具有最小的供体mtDNA携带。此外，在极体转移后，F2代mtDNA基因型保持稳定。这证明了极体的优越性及潜在的临床应用价值，希望能为线粒体疾病的治疗提供新思路。

2016年9月，纽约新希望生殖中心的生育学家张进宣布，该团队通过线粒体移植让一位携带致命基因缺陷的母亲生下了健康的宝宝[102]，据了解，该位母亲卵子的线粒体有一个突变，导致线粒体不正常，所以无法生育一个自己的健康宝宝，该团队采用的线粒体移植疗法技术是将来自两名女性(一名基因有缺陷，一名健康)和一名男性(健康)的DNA进行融合，以弥补缺陷女性基因的缺陷，并利用该技术人为"造"出了一个健康的男婴。该技术的主要流程是健康女性捐赠其健康的卵子,并将卵子的核和卵胞质分离,舍弃卵子核;辅助生殖技术过程中获得患者的卵子,并将卵子的核和卵胞质分离,舍弃的是卵胞质(其中含有异常的线粒体);将女性患者卵子的核和健康人的卵胞质(含有正常的线粒体)融合形成一个健康完全的卵子;形成的新卵子与精子结合,形成健康胚胎,并移植到女性患者体内(图9.7)。该技术利用基因技术对受精卵实施基因改造,用一名女性捐献者的健康线粒体基因组替代受精卵中有缺陷的mtDNA组,在基因层面上进行胚胎修复,因此我们也可以说,这个孩子有三个生物学上的父母,相当于拥有一位父亲和两位母亲,所以又被称作"三亲试管婴儿",该项技术无疑标志着线粒体疾病治疗的突飞猛进。正常来说,"三亲试管婴儿"是一项有益于人类健康的先进技术,能帮助婴儿恢复身体健康,帮助父母生育健康的宝宝。

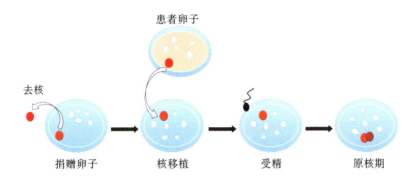

图9.7 细胞核移植过程

但是,线粒体核移植技术能够改变线粒体缺陷婴儿0.1%的遗传信息,虽然改变很小,但却会产生非常大的影响。2016年12月,《自然》杂志发表了一篇文章,该作者称线粒体移植有风险[103]。作者研究发现,线粒体移植会有15%的失败率,该技术有许多需要克服的技术难关,因为该技术的局限性会导致致命性缺陷的发生,甚至会增加儿童对新的疾病的易感度。该项研究证实了许多研究者的疑虑,并且作者及其团队明确指出:外来移植基因和自身原来的mtDNA之间有不可避免的冲突,所以以后需要对线粒体捐赠者和接受者进行严格的匹配,避免发生严重的后果。目前针对"三亲试管婴儿"的研究主要基于动物实验和干细胞,缺乏临床试验结果。此外,供体卵母细胞的胞质成分是否会改变受体细胞核DNA表观遗传修饰,进而影响基因表达也需要进一步的探讨。细胞核与线粒体的不匹配是否会对后代的生育、行为等产生影响还需要长期的追踪及安全性评估,置换后的线粒体与细胞核的相容性仍需要进一步验证,并且在伦理道德层面也一度引发公众很大的反响,人们认为这种"设计"新生儿的做法违反人伦,这种方式是按照自己意向随意制造设计自己的试管婴儿胚胎。但如果之后人类的试验结果不错,副作用小,且对新生儿的后续研究也没问题,那么该技术无疑是非常成功的,是一种非常有效的线粒体疾病治疗手段。

但是，当前转移母体 nDNA 的方法仍然让其中的一些有缺陷的线粒体搭便车进入供者卵子中。在 2016 年一项涉及来自 64 名女性供者的 500 多个卵子的研究中，来自英国纽卡斯尔大学等机构的研究人员报道他们改进了这种核转移技术，不仅增加了有活力的受精卵产生的数量，同时还能够降低与 nDNA 一起转移到供者卵子中的缺陷性线粒体的数量[104]。研究人员可以通过调整核转移时间，发现更早地进行核转移（在受精大约 8 小时后）导致体外受精卵更有效地存活，这是在完成减数分裂后不久，而不是在第一次有丝分裂之前不久，这促进胚胎期的有效发育，对非整倍型或基因表达没有影响。另外，改变某些转移条件，比如在卵母细胞去核期间不添加蔗糖和使用冻存的而不是新鲜的患者的卵母细胞，导致将近 50% 的样品在胚泡中没有检测到有缺陷的线粒体。在产生的所有三个生父母的受精卵中，共有 79% 的受精卵在核转移后残留不到 2% 发生突变的线粒体。该项研究就是利用改善核转移技术替代普通的线粒体移植疗法，有望降低线粒体疾病的传递风险。

9.7.2 基因编辑技术

2015 年的一项研究首次通过选择性地消除卵母细胞和单细胞胚胎中的突变 mtDNA，阻止了线粒体疾病的生殖细胞系传播[105]。该研究通过选择性消除突变 mtDNA 诱导 mtDNA 异质性转移来预防线粒体疾病的生殖细胞传播。首先利用 NZB/BALB 异质性小鼠，其包含两种 mtDNA 单倍型（BALB 和 NZB），并使用线粒体靶向 RE 或 TALEN 选择性地阻止它们的种系传播。此外，使用线粒体靶向 TALEN(mito-TALEN)成功地减少了在哺乳动物卵母细胞中导致莱伯遗传性视神经病变(LHON)和神经源性肌肉无力、共济失调和 NARP 的人类突变 mtDNA 水平。这种方法与之前的细胞核移植技术相比，最大的优势在于不需要涉及第三方的 mtDNA，因此也不可能引发道德和技术冲突。该技术中所用的转录激活因子样效应物核酸酶(transcription activator-like effector nuclease, TALEN)，是基因组编辑核酸酶三大类之一。它是实现基因敲除、敲入或转录激活等靶向基因组编辑的里程碑应用，是 CRISPR/Cas9 出现之前常用的基因编辑技术。本研究中证实的动物模型和人类细胞中的高效靶向突变 mtDNA 是令人振奋的。正如该领域广泛认为的一样，这项研究可能从根本上塑造线粒体疾病疗法的未来发展。与目前正在开发的其他线粒体替代疗法相比，这种新技术不再需要来自独立个体的供体卵母细胞，并且是不太复杂的程序，其对卵母细胞的创伤较小。尽管讨论了所有潜在的优势，并且作者还警告说当"编辑"胚胎中的 mtDNA 拷贝数低于特定阈值时，胚胎可能有无法植入子宫的风险。尽管如此，这是第一次在种系细胞中对 mtDNA 进行基因编辑，这可能会鼓励和促进未来对母系遗传线粒体疾病治疗的研究。该研究中的方法代表了一种潜在的治疗途径，即利用基因编辑技术来预防由 mtDNA 突变引起的人类线粒体疾病的跨代传播。

2012 年，科学家发现了用于基因编辑的 CRISPR/Cas9 复合物，这是"成簇规则间隔短回文重复序列"(clustered regularly interspaced short palindromic repeat,

CRISPR）和"CRISPR 关联基因 9"（CRISPR associated 9，Cas9）的缩写[106]。CRISPR/Cas9 是新出现的一种由 sgRNA 指导 Cas 核酸酶对靶向基因进行特定 DNA 修饰的技术。在这一系统中，sgRNA 引导序列靶定位点剪切双链 DNA 达到对基因组 DNA 进行修饰的目的。原核生物具有含有短重复碱基序列 DNA 的 CRISPR 区段，其允许细菌细胞记录它已经暴露的病毒的 DNA 序列。然后，Cas9 酶发挥作用来寻找那些病毒 DNA 的位置并将这段序列剪切掉，并且该复合物是可设计编写的，使科学家能够以极高的精度定位去除特定位点的 DNA。CRISPR/Cas9 技术的出现推动了科学家们治疗由单基因突变引起的疾病。精确的 CRISPR/Cas9 技术利用细菌免疫功能的原理来靶向和去除突变 DNA 的特定序列，这可能有助于治疗 mtDNA 突变引起的疾病。CRISPR/Cas9 技术由于在治疗遗传疾病方面的潜在应用而受到欢迎，在过去的十几年里，研究人员已经发表了几项动物研究报告，展示了其强大的基因编辑功能。2016 年 2 月，在一项新的研究中[107]，研究人员利用前沿的 CRISPR/Cas9 基因编辑技术鉴定出两个新的基因 *ATP5SL* 和 *DMAC1* 与线粒体疾病的一种主要病因相关联，这两个新基因都会参与复合物 I 的构建。研究人员对一系列细胞进行修饰而让它们具有一种不同的遗传组分——每个细胞类型缺乏一个独特的与仅在人类中发现的呼吸链酶复合物 I 蛋白相关联的基因，使用 CRISPR/Cas9 基因编辑技术表明，二者中任何一个发生突变都会破坏复合物 I 和线粒体功能。他们的研究为更好地对线粒体疾病进行遗传诊断铺平了道路，让这两个基因加入到遗传筛选名单中，而且也可能有助于鉴定出用于治疗的潜在治疗靶标。

胚胎 mtDNA 的 CRISPR/Cas9 编辑是一种比之前讲过的"三亲试管婴儿"更为社会可接受的替代方案[107]。这种技术不需要结合三个人的遗传学，而可以让一对夫妇在不需要供体遗传物质的情况下受孕，并且如果胚胎处于 8 或 16 个细胞阶段，那么确保减少的突变负荷可能比出生后出现指数增加的细胞要更容易。基于核的基因编辑技术为纠正人类遗传疾病提供了机会，这是科学家们第一次在与患者细胞融合的小鼠卵母细胞中完成了对 mtDNA 的靶向基因编辑。这一令人兴奋的进展可能会促进人类母系线粒体疾病的新疗法的发展，让广大患者受益。

9.7.3 干细胞疗法

线粒体通过氧化磷酸化在能量产生中起主要作用，其依赖于由 mtDNA 编码的关键基因的表达。mtDNA 突变可导致致命或严重衰弱的疾病，但治疗选择有限。2015 年 8 月美国俄勒冈州健康与科学大学的研究人员在《自然》杂志上在线发表了一项线粒体疾病治疗方案，研究人员在利用全新的干细胞疗法治疗线粒体疾病方面迈出了关键的第一步[107]。该项研究中的研究人员从一些携带 mtDNA 突变的儿童和成年人身上搜集了皮肤细胞，将皮肤细胞中的细胞核与健康捐赠者提供的卵细胞细胞质进行匹配，利用这种技术，研究人员获得了含有正常线粒体的胚胎干细胞（embryonic stem cell，ESC）。该项研究认为，mtDNA 突变可以通过遗传获得的方式来纠正，正常代谢功能可以利用通过多能干细胞（pluripotent stem cells，PSC）来恢复。利用 mtDNA 突变患者皮肤中的成纤维细胞，通过细胞因子介导的重编程（iPSC）和体细胞核转移（somatic cell nuclear transfer，SCNT）这两种方法，科学家可以获得相关的多能干细胞，最后可以恢复这些细胞线粒体的正常代谢功能。

在获得来自 mtDNA 突变疾病患者的皮肤样品后，研究人员使用不同的方法试图"修复"这些皮肤细胞中的线粒体，并使这些细胞诱导得到多能干细胞，未来可能可以利用这些细胞作为线粒体疾病的治疗工具。对于异质性突变引起的最广泛的线粒体疾病类型，通过利用这些携带突变的细胞产生多个株系的 iPSC，能够得到野生无线粒体突变的单克隆细胞系。使用 SCNT 技术可以通过替换细胞核使得来自线粒体突变细胞的细胞核获得无突变线粒体的细胞质环境，从而解决同质线粒体突变细胞的"修复"，并可以获得无线粒体突变的多能干细胞株系，这个株系的细胞具有与胚胎细胞类似的转录、表观遗传环境。尽管这个杂合的细胞线粒体和细胞核来自不同的个体，但是似乎它们能够协调完成正常的代谢功能，这可能意味着细胞核-线粒体相关的代谢有很高的保守性。

这个研究利用两种不同的方法，使用来自患者的细胞，最终可以得到无突变的多能 ESC 或 iPSC，即多重诱导多能干细胞系来源于患有常见异质性突变的患者，主要包括引起 Leigh 综合征的 3243A>G 和引起线粒体脑肌病和卒中样发作（MELAS）的突变 8993T>G 和 13513G>A 等。通过在增殖的成纤维细胞中自发分离异质性 mtDNA，生成仅含有野生型或突变型 mtDNA 的同源 MELAS 和 Leigh 综合征 iPS 系。利用这些细胞株系，可能最终能够改变线粒体突变疾病的治疗现状。这种针对携带线粒体突变细胞得到 ESC 或 iPSC，可能可以用于针对下一代的基因改造，使得女性患者的后代免遭这种线粒体突变带来的疾病的困扰。此外，与在突变细胞中观察到的氧消耗和 ATP 产生受损相比，基因治疗后的患者多能干细胞显示出正常的代谢功能。因此该研究的结论是，两种重编程方法通过自发分离单个诱导多能干细胞细胞系中的异质 mtDNA 或通过同质 mtDNA 基础疾病中的体细胞核移植线粒体替代，为得到仅含有野生型 mtDNA 的多能干细胞提供互补策略，所以该研究揭示了为 mtDNA 疾病患者产生基因和功能正确的 ESC 的补充策略。尽管患者和供体 mtDNA 之间存在单体型差异，代谢功能的恢复表明正常的核与线粒体相互作用在物种内高度保守。从 mtDNA 疾病患者中遗传修正的多能干细胞的生成使得从保守治疗转向基于再生医学的治疗干预措施成为可能。核移植技术相比于经典的基因治疗方法更加精确，并且不需要病毒载体对人工合成的 DNA 进行运送，更加安全。

9.8 线粒体遗传病的预防

9.8.1 预防线粒体遗传病面临的困难

目前对线粒体遗传病的产前诊断和咨询仍然处于相当困难的境况，这是由于线粒体遗传病的异质性、高度的表型变异和阈值效应导致的。mtDNA 突变度比 nDNA 高。基因突变累积形成的阈值效应使得病变发生的时间变异，因此子代中发病程度和时间的高度表现型差异增加了诊断难度[108]。另外，同一患者不同组织检测的突变 mtDNA 存在差异，有的组织呈阴性，而有的组织呈现阳性。产前诊断胎儿组织取材检测出突变 mtDNA 并不能一定确定胎儿出生后患病，而检测阴性也不能完全排除患病的可能[109]，这使得对受 mtDNA 突变影响的家族进行准确的遗传咨询非常具有挑战性[110]。因此，产前诊断面临的困难非常多，这也就给线粒体疾病的预防带来了很大的挑战。

9.8.2 线粒体遗传病的预防策略

尽管线粒体疾病预防与治疗存在很多困难，但是现在科学家仍在考虑几种有助于最小化高 mtDNA 突变负载传播的方法。

通过借助产前诊断来进行预防。首先，可以进行绒毛膜绒毛取样或羊膜穿刺术的产前遗传诊断，这是一种很普遍的方法，目前在临床上应用较广。其次，复旦大学团队研究发现，利用极体也许可以预防线粒体疾病，极体是卵子在减数分裂过程中排出卵包膜外的"小细胞"，主要通过对未受精卵母细胞极体的 mtDNA 或从植入前早期胚胎细胞移除的单个细胞进行植入前遗传学诊断（preimplantation genetic diagnosis，PGD）。最后，利用一些综合性的诊断策略，直接分离 mtDNA 进行氧化磷酸化的生化分析、羊水细胞的酶学分析及突变基因的测序进行产前诊断[111-112]。另外，对于一些具体的线粒体疾病，也有一些不同的方法，例如尝试对 MELAS[113] 的产前诊断等。目前对于突变负荷较大、表型与基因型相关性差的线粒体遗传病的产前诊断和咨询都处于摸索阶段，困难较大。另外，mtDNA 替代为预防人类 mtDNA 疾病传播提供了巨大的潜力。2009 年，M. Tachibana 等人研究证明，通过将纺锤体-染色体复合物（含 nDNA）从一个卵子转移到另一个去核的充满线粒体的卵子中，成熟的非人灵长类动物的卵母细胞中的线粒体基因组可以被有效替换。线粒体替代的重组卵母细胞能够支持正常受精、胚胎发育并产生健康的后代[114]。有一种涉及核转移的替代方法，L. Craven 等人 2010 年对异常受精的人类胚胎进行研究，将来自 mtDNA 疾病母亲的受精卵的核转移到健康供体雌性的去核受精卵，并认为受精卵之间的核转移以及最近描述的第二次减数分裂中期主轴转移具有预防人类 mtDNA 疾病传播的潜力[115]。不可避免地，该过程需要在宿主女性中进行分子诊断（并且在供体中排除），并且是对于女性突变携带者的重要潜在疗法。以前在异质性小鼠中的研究已经提出了这种方法的可行性[116]。

关于预防线粒体疾病，英国 2015 年通过投票表决的方式批准了以卵子线粒体替换防治线粒体遗传病。采用一种微创形式的试管婴儿技术，将有缺陷的线粒体用健康人的线粒体替代，能降低新生儿生理缺陷的风险。2017 年，纽约大学 Langone 医学中心发现 mtDNA 复制和传递过程容易导致常见 DNA 缺失，从而引起线粒体疾病。研究人员表示距离开发预防以及治疗方法还有很长的路要走，但是短期目标就是发现药物靶点，从而阻止、逆转甚至预防线粒体疾病。

其他的预防措施：①禁止近亲结婚，因为近亲结婚所生的孩子患有遗传病的可能性较大。②适龄生育，女性怀孕年龄过大，出现先天畸形和先天愚型婴儿的机会增大；男性年龄可以适当高点，但也不宜太高。③对于已经确定有致病线粒体疾病突变，允许结束妊娠并接受适当的遗传咨询。④提倡遗传咨询以及选择性产前诊断等。

9.9 线粒体遗传病研究的展望

线粒体遗传病是母系遗传的复杂性疾病，常累及多个系统，影响人体几乎所有的器官。自 1981 年 S. Anderson 等人首次成功测序人类 mtDNA 序列后，D. C. Wallace 等人证实了 mtDNA 突变与莱伯遗传性视神经病变之间的关系。随后，mtDNA 与线粒体遗传病的相关研究逐渐受到人们的关注，人类自此进入 mtDNA 时代。越来越多的科学家开始从细胞水平和分子水平探讨 mtDNA 突变与线粒体遗传病的致病机制。迄今为止，已发现 100 余种疾病与 mtDNA 有关。

尽管在过去的 30 年中越来越多的科研工作者致力于 mtDNA 变异与人类遗传性疾病的相关性研究，不断探索 mtDNA 在疾病中的作用机制，并且近些年来科学家们也取得了相当大的进展，但目前仍有许多线粒体疾病的分子致病机制尚未明确，mtDNA 突变与不同病理过程（如 DNA 损伤、ROS 和细胞凋亡）之间的联系以及它在疾病中的作用仍有待进一步研究，并且已报道的许多线粒体疾病相关突变位点也需要进一步证实。

随着线粒体疾病分子遗传学研究的不断深入，该类疾病的实验室诊断方法主要包括临床、组织化学和生化测试，以及将遗传信息结合在一起进行的分子检测。目前由于分子诊断技术日趋成熟，加之分析仪器和自动化设备等大量新兴技术的不断发展，未来基因诊断技术在临床线粒体遗传病的诊断中将得到更广泛的应用，为线粒体遗传病的诊断提供更可靠、更科学的依据和帮助。此外，近年来的研究工作越来越多地关注疾病的分子机制，并深入阐明基因型和与这些疾病相关的多种临床表型之间的复杂关系。毫无疑问，明确线粒体疾病的发病机制将有助于揭示疾病的具体分子途径及分子靶标的发现，将来可能有助于分子标志物及靶标药物的研发，为线粒体遗传病的治疗奠定理论基础。

目前针对线粒体遗传病的治疗主要包括 5 种方法，即膳食改良疗法、药物代谢物疗法、成肌细胞移植疗法、运动疗法和基因疗法，其中最主要的是运动疗法和基因疗法。除此之外，还有其他治疗方法。同时，研究者正在积极推行防止线粒体疾病传播的新方法，包括 PGD、单细胞胚胎之间的核转移及卵母细胞之间的纺锤体-染色体转移，已有大量研究表明 mtDNA 替代在预防人类 mtDNA 疾病传播中发挥着巨大潜力。这些发现为线粒体疾病的治疗提供了更多的方法与策略。但是由于 mtDNA 疾病中的遗传学复杂性和表型易变性，对线粒体疾病采用通用的"治疗"方法是不现实的。令人遗憾的是，截至目前，仍没有有效的治疗方法可用于线粒体功能障碍患者，只有在个别罕见情况下可通过手术或移植方法进行治疗。

由于线粒体和核基因组内的致病突变数量不断增加以及致病性不断发展变化，使得这些疾病的诊断及治疗变得更具挑战性。未来，科学家们将继续深入探索mtDNA变化与各类疾病的起始及进展的因果关系，进一步解析线粒体疾病的分子机制，鉴定新的分子标志物及药物靶点，为患者的早期诊断、治疗及预后提供更多理论支持及技术指导，逐步改善线粒体遗传病患者的现状。

（郭　燕　段媛媛）

参考文献

[1] CHINNERY P, MAJAMAA K, TURNBULL D, et al. Treatment for mitochondrial disorders [J]. Cochrane database of systematic reviews, 2006, 4(1): CD004426.

[2] HASSANI A, HORVATH R, CHINNERY P F. Mitochondrial myopathies: developments in treatment[J]. Current opinion in neurology, 2010, 23(5): 459-465.

[3] PALEOLOGOU E, ISMAYILOVA N, KINALI M. Use of the ketogenic diet to treat intractable epilepsy in mitochondrial disorders[J]. Journal of clinical medicine, 2017, 6(6): 56.

[4] KANG H C, LEE Y M, KIM H D, et al. Safe and effective use of the ketogenic diet in children with epilepsy and mitochondrial respiratory chain complex defects[J]. Epilepsia, 2007, 48(1): 82-88.

[5] FALK R E, CEDERBAUM S D, BLASS J P, et al. Ketonic diet in the management of pyruvate dehydrogenase deficiency[J]. Pediatrics, 1976, 58(5): 713-721.

[6] MAGNER M, KOLÁŘOVÁ H, HONZIK T, et al. Clinical manifestation of mitochondrial diseases[J]. Dev Period Med, 2015, 19(4): 441-449.

[7] IWAMOTO J, HONDA A, MIYAMOTO Y, et al. Serum carnitine as an independent biomarker of malnutrition in patients with impaired oral intake[J]. J Clin Biochem Nutr, 2014, 55(3): 221-227.

[8] MOUTAOUAKIL F, EL O H, FADEL H, et al. L-arginine efficiency in MELAS syndrome: a case report[J]. Rev Neurol, 2009, 165(5): 482-485.

[9] ARGOV D Z, BANK W J, MARIS J, et al. Treatment of mitochondrial myopathy due to complex Ⅲ deficiency with vitamins K3 and C: a 31P-NMR follow-up study[J]. Ann Neurol, 1986, 19(6): 598-602.

[10] LETTÉRON P, BRAHIMIBOUROUINA N, ROBIN M A, et al. Glucocorticoids inhibit mitochondrial matrix acyl-CoA dehydrogenases and fatty acid beta-oxidation[J]. Am J Physiol, 1997, 272(1): 1141-1150.

[11] STACPOOLE P W, KURTZ T L, HAN Z, et al. Role of dichloroacetate in the treatment of genetic mitochondrial diseases[J]. Advanced drug delivery reviews, 2008, 60(13-14): 1478-1487.

[12] LAGOUGE M, ARGMANN C, GERHARTHINES Z, et al. Resveratrol improves mitochondrial function and protects against metabolic disease by activating SIRT1 and PGC-1alpha[J]. Cell, 2006, 127(6): 1109-1122.

[13] SEIDMAN M D. Effects of dietary restriction and antioxidants on presbyacusis[J]. Laryngoscope, 2000, 110(5): 727 – 738.

[14] SHARMA S, BLACK S M. Carnitine homeostasis, mitochondrial function and cardiovascular disease[J]. Drug Discov Today Dis Mech, 2009, 6(1 – 4): e31 – e39.

[15] WINTER S C. Treatment of carnitine deficiency[J]. J Inherit Metab Dis, 2003, 26(2 – 3): 171 – 180.

[16] SUNO M, NAGAOKA A. Inhibition of lipid peroxidation by idebenone in brain mitochondria in the presence of succinate[J]. Arch Gerontol Geriatr, 1989, 8(3): 291 – 297.

[17] RODGERS J T, LERIN C, HAAS W, et al. Nutrient control of glucose homeostasis through a complex of PGC – 1alpha and SIRT1[J]. Nature, 2005, 434(7029): 113 – 118.

[18] KHAN M M, AHMAD A, ISHRAT T, et al. Resveratrol attenuates 6 – hydroxydopamine – induced oxidative damage and dopamine depletion in rat model of Parkinson's disease[J]. Brain Res, 2010, 1328: 139 – 151.

[19] MAHER P, DARGUSCH R, BODAI L, et al. ERK activation by the polyphenols fisetin and resveratrol provides neuroprotection in multiple models of Huntington's disease[J]. Hum Mol Genet, 2011, 20(2): 261 – 270.

[20] PARIKH S, SANETO R, FALK M J, et al. A modern approach to the treatment of mitochondrial disease[J]. Curr Treat Options Neurol, 2009, 11(6): 414 – 430.

[21] LAW P K. Disease prevention and alleviation by human myoblast transplantation[J]. Open journal of regenerative medicine, 2016, 5(2): 25 – 43.

[22] BOUCHENTOUF M, BENABDALLAH B F, MILLS P, et al. Exercise improves the success of myoblast transplantation in mdx mice[J]. Neuromuscul Disord, 2006, 16(8): 518 – 529.

[23] MORGAN J E, PARTRIDGE T A. Muscle satellite cells[J]. Int J Biochem Cell Biol, 2003, 35(8): 1151 – 1156.

[24] HAWKE T J, GARRY D J. Myogenic satellite cells: physiology to molecular biology[J]. Journal of applied physiology, 2001, 91(2): 534 – 551.

[25] TAIVASSALO T, GARDNER J L, TAYLOR R W, et al. Endurance training and detraining in mitochondrial myopathies due to single large – scale mtDNA deletions[J]. Brain, 2006, 129(12): 3391 – 3401.

[26] CLARK K M, BINDOFF L A, LIGHTOWLERS R N, et al. Reversal of a mitochondrial DNA defect in human skeletal muscle[J]. Nat Genet, 1997, 16(3): 222 – 224.

[27] LUMINI – OLIVEIRA J, MAGALHÃES J, PEREIRA C V, et al. Endurance training improves gastrocnemius mitochondrial function despite increased susceptibility to permeability transition[J]. Mitochondrion, 2009, 9(6): 454 – 462.

[28] TAIVASSALO T, SHOUBRIDGE E A, CHEN J, et al. Aerobic conditioning in patients with mitochondrial myopathies: physiological, biochemical, and genetic effects[J]. Annals of neurology, 2010, 50(2): 133 – 141.

[29] TAIVASSALO T, HALLER R G. Exercise and training in mitochondrial myopathies[J]. Med Sci Sports Exerc, 2005, 37(12): 2094 – 2101.

[30] JEPPESEN T D, SCHWARTZ M, OLSEN D B, et al. Aerobic training is safe and improves exercise capacity in patients with mitochondrial myopathy[J]. Brain, 2006, 129(12): 3402 – 3412.

[31] SCHAEFER P M, RATHI K, BUTIC A, et al. Mitochondrial mutations alter endurance exercise

response and determinants in mice[J]. Proc Natl Acad Sci USA, 2022, 119(18): e2200549119.

[32] WENZ T, DIAZ F, HERNANDEZ D, et al. Endurance exercise is protective for mice with mitochondrial myopathy[J]. Journal of applied physiology, 2009, 106(5): 1712-1719.

[33] TAIVASSALO T, FU K, JOHNS T, et al. Gene shifting: a novel therapy for mitochondrial myopathy[J]. Hum Mol Genet, 1999, 8(6): 1047-1052.

[34] MURPHY J L, BLAKELY E L, SCHAEFER A M, et al. Resistance training in patients with single, large-scale deletions of mitochondrial DNA[J]. Brain, 2008, 131(11): 2832-2840.

[35] BARBIERI E, AGOSTINI D, POLIDORI E, et al. The pleiotropic effect of physical exercise on mitochondrial dynamics in aging skeletal muscle[J]. Oxidative medicine and cellular longevity, 2015, 2015: 917085.

[36] KYRIAKOULI D S, BOESCH P, TAYLOR R W, et al. Progress and prospects: gene therapy for mitochondrial DNA disease[J]. Gene Ther, 2008, 15(14): 1017-1023.

[37] MINCZUK M, PAPWORTH M A, KOLASINSKA P, et al. Sequence-specific modification of mitochondrial DNA using a chimeric zinc finger methylase[J]. Proc Nat Acad Sci USA, 2006, 103(52): 19689-19694.

[38] MINCZUK M, PAPWORTH M A, MILLER J C, et al. Development of a single-chain, quasi-dimeric zinc-finger nuclease for the selective degradation of mutated human mitochondrial DNA [J]. Nucleic Acids Res, 2008, 36(12): 3926-3938.

[39] MANFREDI G, FU J, OJAIMI J, et al. Rescue of a deficiency in ATP synthesis by transfer of $MTATP6$, a mitochondrial DNA-encoded gene, to the nucleus[J]. Nat Genet, 2002, 30(4): 394-399.

[40] TAYLOR R W, CHINNERY P F, TURNBULL D M, et al. Selective inhibition of mutant human mitochondrial DNA replication in vitro by peptide nucleic acids[J]. Nat Genet, 1997, 15(2): 212-215.

[41] MINCZUK M, PAPWORTH M A, KOLASINSKA P, et al. Sequence-specific modification of mitochondrial DNA using a chimeric zinc finger methylase[J]. Proc Natl Acad Sci USA, 2006, 103(52): 19689-19694.

[42] JENUTH J P, PETERSON A C, SHOUBRIDGE E A. Tissue-specific selection for different mtDNA genotypes in heteroplasmic mice[J]. Nat Genet, 1997, 16(1): 93-95.

[43] SRIVASTAVA S, MORAES C T. Manipulating mitochondrial DNA heteroplasmy by a mitochondrially targeted restriction endonuclease[J]. Human molecular genetics, 2001, 10(26): 3093-3099.

[44] TANAKA D M, BORGELD H J, ZHANG J, et al. Gene therapy for mitochondrial disease by delivering restriction endonuclease Sma I into mitochondria[J]. Journal of biomedical science, 2002, 9(6): 534-541.

[45] KIM S, KIM J S. Targeted genome engineering via zinc finger nucleases[J]. Plant Biotechnol Rep, 2011, 5(1): 9-17.

[46] BACMAN S R, WILLIAMS S L, HERNANDEZ D, et al. Modulating mtDNA heteroplasmy by mitochondria-targeted restriction endonucleases in a 'differential multiple cleavage-site' model [J]. Gene Ther, 2007, 14(18): 1309-1318.

[47] RACHEK L I, GRISHKO V I, MUSIYENKO S I, et al. Conditional targeting of the DNA repair enzyme hOGG1 into mitochondria[J]. J Biol Chem, 2002, 277(47): 44932-44937.

[48] RASMUSSEN A K, RASMUSSEN L J. Targeting of O 6 - MeG DNA methyltransferase(MGMT) to mitochondria protects against alkylation induced cell death[J]. Mitochondrion, 2005, 5(6): 411-417.

[49] BROWN D T, HERBERT M, LAMB V K, et al. Transmission of mitochondrial DNA disorders: possibilities for the future[J]. Lancet, 2006, 368(9529): 87-89.

[50] FULKA JR J, FULKA H, JOHN J C. Transmission of mitochondrial DNA disorders: possibilities for the elimination of mutated mitochondria[J]. Cloning Stem Cells, 2007, 9(1): 47-50.

[51] KUEHN B M. Scientists probe method to prevent inherited mitochondrial gene diseases[J]. JAMA, 2009, 302(13): 1409.

[52] TACHIBANA M, SPARMAN M, SRITANAUDOMCHAI H, et al. Mitochondrial gene replacement in primate offspring and embryonic stem cells[J]. Nature, 2009, 461(7262): 367-372.

[53] MA H, FOLMES C D L, WU J, et al. Metabolic rescue in pluripotent cells from patients with mtDNA disease[J]. Nature, 2015, 524(7564): 234-238.

[54] STODDARD J, BHARTI K, BONNAH R, et al. Improving the efficiency of RPE cell differentiation from rhesus macaque iPS - and SCNT - derived stem cell lines[J]. Investigative ophthalmology & visual science, 2015, 56(7): 1844.

[55] GRAY R E, LAW R H P, DEVENISH R J, et al. Allotopic expression of mitochondrial ATP synthase genes in nucleus of *Saccharomyces cerevisiae*[J]. Methods Enzymol, 1996, 264: 369-389.

[56] GUY J, QI X P, PALLOTTI F, et al. Rescue of a mitochondrial deficiency causing Leber hereditary optic neuropathy[J]. Annals of neurology, 2002, 52(5): 534-542.

[57] ELLOUZE S, AUGUSTIN S, BOUAITA A, et al. Optimized allotopic expression of the human mitochondrial ND4 prevents blindness in a rat model of mitochondrial dysfunction[J]. Am J Hum Genet, 2008, 83(3): 373-387.

[58] BONNET C, AUGUSTIN S, ELLOUZE S, et al. The optimized allotopic expression of *ND1* or *ND4* genes restores respiratory chain complex Ⅰ activity in fibroblasts harboring mutations in these genes[J]. Biochim Biophys Acta, 2008, 1783(10): 1707-1717.

[59] BONNET C, KALTIMBACHER V, ELLOUZE S, et al. Allotopic mRNA localization to the mitochondrial surface rescues respiratory chain defects in fibroblasts harboring mitochondrial DNA mutations affecting complex Ⅰ or Ⅴ subunits[J]. Rejuvenation Res, 2007, 10(2): 127-144.

[60] YAGI T, SEO B B, Di Bernardo S, et al. NADH dehydrogenases: from basic science to biomedicine[J]. J Bioenerg Biomembr, 2001, 33(3): 233-242.

[61] MARELLA M, SEO B B, NAKAMARU - OGISO E, et al. Protection by the *NDI1* gene against neurodegeneration in a rotenone rat model of Parkinson's disease[J]. PLoS One, 2008, 3(1):e1433.

[62] OJAIMI J, PAN J, SANTRA S, et al. An algal nucleus - encoded subunit of mitochondrial ATP synthase rescues a defect in the analogous human mitochondrial - encoded subunit[J]. Molecular biology of the cell, 2002, 13(11): 3836-3844.

[63] HAKKAART G A, DASSA E P, JACOBS H T, et al. Allotopic expression of a mitochondrial alternative oxidase confers cyanide resistance to human cell respiration[J]. EMBO Rep, 2006, 7(3): 341-345.

[64] KOLESNIKOVA O A, ENTELIS N S, JACQUIN - BECKER C, et al. Nuclear DNA - encoded tRNAs targeted into mitochondria can rescue a mitochondrial DNA mutation associated with the MERRF syndrome in cultured human cells[J]. Human molecular genetics, 2004, 13(20): 2519-2534.

[65] RUBIO M A T, RINEHART J J, KRETT B, et al. Mammalian mitochondria have the innate ability to import tRNAs by a mechanism distinct from protein import[J]. Proceedings of the National Academy of Sciences of the United States of America, 2008, 105(27): 9186-9191.

[66] LING J Q, ROY H, QIN D M, et al. Pathogenic mechanism of a human mitochondrial tRNA^{Phe} mutation associated with myoclonic epilepsy with ragged red fibers syndrome[J]. Proceedings of the National Academy of Sciences of the United States of America, 2007, 104(39): 15299-15304.

[67] PARK H, DAVIDSON E, KING M P. Overexpressed mitochondrial leucyl-tRNA synthetase suppresses the A3243G mutation in the mitochondrial *tRNA$^{Leu(UUR)}$* gene[J]. RNA, 2008, 14(11): 2407-2416.

[68] RORBACH J, YUSOFF A A, TUPPEN H, et al. Overexpression of human mitochondrial valyl tRNA synthetase can partially restore levels of cognate mt-tRNA^{Val} carrying the pathogenic C25U mutation[J]. Nucleic Acids Res, 2008, 36(9): 3065-3074.

[69] WENZ T. Regulation of mitochondrial biogenesis and PGC1α under cellular stress[J]. Mitochondrion, 2013, 13(2): 134-142.

[70] BINGOL B, TEA J S, PHU L, et al. The mitochondrial deubiquitinase USP30 opposes parkin-mediated mitophagy[J]. Nature, 2014, 510(7505): 370-375.

[71] LAZAROU M, SLITER D A, KANE L A, et al. The ubiquitin kinase PINK1 recruits autophagy receptors to induce mitophagy[J]. Nature, 2015, 524(7565): 309-314.

[72] CIVILETTO G, VARANITA T, CERUTTI R, et al. Opa1 overexpression ameliorates the phenotype of two mitochondrial disease mouse models[J]. Cell Metab, 2015, 21(6): 845-854.

[73] WAGSTAFF K M, JANS D A. Protein transduction: cell penetrating peptides and their therapeutic applications[J]. Current medicinal chemistry, 2006, 13(12): 1371-1387.

[74] BECKER-HAPAK M, MCALLISTER S S, DOWDY S F. TAT-mediated protein transduction into mammalian cells[J]. Methods, 2001, 24(3): 247-256.

[75] VOCERO-AKBANI A, CHELLAIAH M A, HRUSKA K A, et al. Protein transduction: delivery of Tat-GTPase fusion proteins into mammalian cells[J]. Methods in enzymology, 2001, 332(24): 36-49.

[76] VYAS P M, PAYNE R M. TAT opens the door[J]. Mol Ther, 2008, 16(4): 647-648.

[77] UNIVERSITÄT ZU KÖLN. Fusion protein for use in the treatment of mitochondrial diseases: EP14183699.9[P]. 2016-03-09.

[78] RAPOPORT M, SAADA A, ELPELEG O, et al. TAT-mediated delivery of LAD restores pyruvate dehydrogenase complex activity in the mitochondria of patients with LAD deficiency[J]. Mol Ther, 2008, 16(4): 691-697.

[79] KEENEY P M, QUIGLEY C K, DUNHAM L D, et al. Mitochondrial gene therapy augments mitochondrial physiology in a Parkinson's disease cell model[J]. Hum Gene Ther, 2009, 20(8): 897-907.

[80] PAPADOPOULOU L C, TSIFTSOGLOU A S. Transduction of Human Recombinant Proteins into Mitochondria as a Protein Therapeutic Approach for Mitochondrial Disorders[J]. Pharm Res, 2011, 28(11): 2639-2656.

[81] LARA M C, WEISS B, ILLA I, et al. Infusion of platelets transiently reduces nucleoside overload in MNGIE[J]. Neurology, 2006, 67(8): 1461-1463.

[82] DI MEO I, LAMPERTI C, TIRANTI V. Mitochondrial diseases caused by toxic compound

accumulation: from etiopathology to therapeutic approaches[J]. EMBO Mol Med, 2015, 7(10): 1257-1266.

[83] TAANMAN J W, DARAS M, ALBRECHT J, et al. Characterization of a novel *TYMP* splice site mutation associated with mitochondrial neurogastrointestinal encephalomyopathy (MNGIE)[J]. Neuromuscul Disord, 2009, 19(2): 151-154.

[84] Schon E A, DiMauro S, Hirano M, et al. Therapeutic prospects for mitochondrial disease[J]. Trends Mol Med, 2010, 16(6): 268-276.

[85] HALTER J, SCHÜPBACH W, CASALI C, et al. Allogeneic hematopoietic SCT as treatment option for patients with mitochondrial neurogastrointestinal encephalomyopathy (MNGIE): a consensus conference proposal for a standardized approach[J]. Bone Marrow Transplant, 2011, 46(3): 330-337.

[86] WALIA A, THAPA B R, KIM V. Mitochondrial neuro-gastrointestinal encephalopathy syndrome[J]. Indian journal of pediatrics, 2006, 73(12): 1112-1114.

[87] BALABAN R S, NEMOTO S, FINKEL T. Mitochondria, oxidants, and aging[J]. Cell, 2005, 120(4): 483-495.

[88] Lin M T, Beal M F. Mitochondrial dysfunction, oxidative stress and neurodegeneration[J]. Nature, 2006, 443(7113): 787-795.

[89] REGO A C, OLIVEIRA C R. Mitochondrial dysfunction and reactive oxygen species in excitotoxicity and apoptosis: implications for the pathogenesis of neurodegenerative diseases[J]. Neurochemical research, 2003, 28(10): 1563-1574.

[90] MURPHY M P, SMITH R A. Drug delivery to mitochondria: the key to mitochondrial medicine [J]. Advanced drug delivery reviews, 2000, 41(2): 235-250.

[91] ORSUCCI D, MANCUSO M, IENCO E C, et al. Targeting mitochondrial dysfunction and neurodegeneration by means of coenzyme Q10 and its analogues[J]. Current medicinal chemistry, 2011, 18(26): 4053-4064.

[92] ARTUCH R, ARACIL A, MAS A, et al. Cerebrospinal fluid concentrations of idebenone in Friedreich ataxia patients[J]. Neuropediatrics, 2004, 35(2): 95-98.

[93] NITTA A, MURAKAMI Y, FURUKAWA Y, et al. Oral administration of idebenone induces nerve growth factor in the brain and improves learning and memory in basal forebrain-lesioned rats[J]. Naunyn-Schmiedeberg's archives of pharmacology, 1994, 349(4): 401-407.

[94] ROSS C M. Folate, mitochondria, ROS, and the aging brain[J]. Am J Med, 2005, 118(10): 1174-1175.

[95] ADLAM V J, HARRISON J C, PORTEOUS C M, et al. Targeting an antioxidant to mitochondria decreases cardiac ischemia-reperfusion injury[J]. FASEB J, 2005, 19(9): 1088-1095.

[96] PFEFFER G, HORVATH R, KLOPSTOCK T, et al. New treatments for mitochondrial disease-no time to drop our standards[J]. Nat Rev Neurol, 2013, 9(8): 474-481.

[97] D'SOUZA G G M, BODDAPATI S V, EISSIG V. Gene therapy of the other genome: the challenges of treating mitochondrial DNA defects[J]. Pharmaceutical research, 2007, 24(2): 228-238.

[98] WEISSIG V, BODDAPATI S V, CHENG S M, et al. Liposomes and liposome-like vesicles for drug and DNA delivery to mitochondria[J]. Journal of liposome research, 2006, 16(3): 249-264.

[99] MALHI S S, MURTHY R S. Delivery to mitochondria: a narrower approach for broader

therapeutics[J]. Expert opinion on drug delivery, 2012, 9(8): 909-935.

[100] PAULL D, EMMANUELE V, WEISS K A, et al. Nuclear genome transfer in human oocytes eliminates mitochondrial DNA variants[J]. Nature, 2013, 493(7434): 632-637.

[101] WANG T, SHA H Y, JI D M, et al. Polar body genome transfer for preventing the transmission of inherited mitochondrial diseases[J]. Cell, 2014, 157(7): 1591-1604.

[102] ZHANG J, LIU H, LUO S, et al. Live birth derived from oocyte spindle transfer to prevent mitochondrial disease[J]. Reprod Biomed Online, 2017, 34(4): 361-368.

[103] KANG E, WU J, GUTIERREZ N M, et al. Mitochondrial replacement in human oocytes carrying pathogenic mitochondrial DNA mutations[J]. Nature, 2016, 540(7632): 270-275.

[104] HYSLOP L A, BLAKELEY P, CRAVEN L, et al. Towards clinical application of pronuclear transfer to prevent mitochondrial DNA disease[J]. Nature, 2016, 534(7607): 383-386.

[105] REDDY P, OCAMPO A, SUZUKI K, et al. Selective elimination of mitochondrial mutations in the germline by genome editing[J]. Cell, 2015, 161(3): 459-469.

[106] FOGLEMAN S, SANTANA C, BISHOP C, et al. CRISPR/Cas9 and mitochondrial gene replacement therapy: promising techniques and ethical considerations[J]. Am J Stem Cells, 2016, 5(2): 39-52.

[107] STROUD D A, SURGENOR E E, FORMOSA L E, et al. Accessory subunits are integral for assembly and function of human mitochondrial complex I[J]. Nature, 2016, 538(7623): 123-126.

[108] ARGENTARO A, SIM H, KELLY S, et al. A SOX9 defect of calmodulin-dependent nuclear import in campomelic dysplasia/autosomal sex reversal[J]. J Biol Chem, 2003, 278(36): 33839-33847.

[109] SHORT R V. Sex determination and differentiation[J]. British medical bulletin, 1979, 35(2): 121-127.

[110] BROWN D T, SAMUELS D C, MICHAEL E M, et al. Random genetic drift determines the level of mutant mtDNA in human primary oocytes[J]. Am J Hum Genet, 2001, 68(2): 533-536.

[111] PARKER K L, SCHIMMER B P. Steroidogenic factor 1: a key determinant of endocrine development and function[J]. Endocr Rev, 1997, 18(3): 361-377.

[112] SCHMAHL J, EICHER E M, WASHBURN L L, et al. Sry induces cell proliferation in the mouse gonad[J]. Development, 2000, 127(1): 65-73.

[113] ACHERMANN J C, ITO M, ITO M, et al. A mutation in the gene encoding steroidogenic factor-1 causes XY sex reversal and adrenal failure in humans[J]. Nat Genet, 1999, 22(2): 125-126.

[114] TACHIBANA M, SPARMAN M, SRITANAUDOMCHAI H, et al. Mitochondrial gene replacement in primate offspring and embryonic stem cells[J]. Nature, 2009, 461(7262): 367-372.

[115] CRAVEN L, TUPPEN H A, GREGGAINS G D, et al. Pronuclear transfer in human embryos to prevent transmission of mitochondrial DNA disease[J]. Nature, 2010, 465(7294): 82-85.

[116] SATO A, KONO T, NAKADA K, et al. Gene therapy for progeny of mito-mice carrying pathogenic mtDNA by nuclear transplantation[J]. Proceedings of the National Academy of Sciences of the United States of America, 2005, 102(46): 16765-16770.

索引

(按汉语拼音排序)

Charcot – Marie – Tooth 病　Charcot – Marie – Tooth disease，CMT　/292
Kearns – Sayre 综合征　Kearns – Sayre syndrome，KSS　/78，109
Leigh 综合征　Leigh syndrome，LS　/78，103
NADH 脱氢酶 4　NADH dehydrogenase 4，ND4　/458
Pearson 综合征　Pearson syndrome　/78

A

阿尔卑斯-赫滕洛克尔综合征　Alpers – Huttenlocher syndrome，AHS　/297
阿尔茨海默病　Alzheimer's disease，AD　/184
阿米什致死性小头畸形　Amish lethal microcephaly，MCPHA　/331

B

巴思综合征　Barth syndrome，BTHS　/161

C

常染色体显性进行性眼外肌麻痹　autosomal dominant progressive external ophthalmoplegia，ADPEO　/299
常染色体显性视神经萎缩　autosomal dominant optic atrophy，ADOA　/306

E

耳聋-肌张力障碍-视神经病　deafness – dystonia – optic neuronopathy，DDON　/329

F

弗里德赖希共济失调　Friedreich ataxia，FRDA　/194
副神经节瘤　paraganglioma，PGL　/283

G

感觉性共济失调性神经病变、构音障碍和眼肌瘫痪　sensory ataxic neuropathy，dysarthria and ophthalmoplegia，SANDO　/297

J

肌病、乳酸酸中毒和铁粒幼细胞性贫血　myopathy, lactic acidosis, and sideroblastic anemia，MLASA　/31

肌萎缩性脊髓侧索硬化症　amyotrophic lateral sclerosis，ALS　/196

肌阵挛性癫痫伴破碎红纤维　myoclonic epilepsy associated with ragged red fiber，MERRF　/79

肌阵挛性癫痫肌病感觉性共济失调　myoclonic epilepsy myopathy sensory ataxia，MEMSA　/88

脊髓小脑性共济失调　spinocerebellar atrophy，SCA　/192

继发性进行性多发性硬化症　secondary progressive MS，SPMS　/191

L

莱伯遗传性视神经病变　Leber hereditary optic neuropathy，LHON　/114，394

M

慢性进行性眼外肌麻痹　chronic progressive external ophthalmoplegia，CPEO　/124

慢性乙型肝炎病毒感染　chronic hepatitis B virus infection，CHB　/369

母系遗传性糖尿病伴耳聋　maternally inherited diabetes and deafness，MIDD　/120

母系遗传性 Leigh 综合征　maternally inherited Leigh syndrome，MILS　/397

母系遗传性原发性高血压　maternally inherited essential hypertension，MIEH　/153

N

年龄相关性听力损失　age-related hearing loss，ARHL　/398

S

神经病变伴共济失调和视网膜色素变性　neuropathy, ataxia and retinitis pigmentosa，NARP　/128

T

铁粒幼细胞性贫血伴免疫缺陷、发热和发育迟缓　sideroblastic anemia with immunodeficiency, fevers, and developmental delay，SIFD　/314

X

线粒体 ATP 生成率　mitochondrial ATP production rate，MAPR　/409

线粒体 DNA 耗竭综合征　mitochondrial DNA depletion syndrome，MDS　/85

线粒体 RNA 聚合酶　mitochondrial RNA polymerase，POLRMT　/15
线粒体 tRNA 片段　mitochondrial tRNA fragment，mt‑tRF　/396
线粒体氨酰‑tRNA 合成酶　mitochondrial aminoacyl‑tRNA synthetase，mt‑aaRS　/317
线粒体靶向序列　mitochondrial targeting sequence，MTS　/13
线粒体单核苷酸多态性　mitochondrial single nucleotide polymorphism，mtSNP　/199
线粒体翻译优化 1　mitochondrial translation optimization 1，MTO1　/32
线粒体钙单向转运体　mitochondrial calcium uniporter，MCU　/156
线粒体核糖体蛋白　mitochondrial ribosomal protein，MRP　/316
线粒体呼吸链　mitochondrial respiratory chain，MRC　/83
线粒体肌病　mitochondrial myopathy　/73
线粒体脑病　mitochondrial encephalopathy　/73
线粒体脑肌病　mitochondrial encephalomyopathy　/73
线粒体脑肌病伴高乳酸血症和卒中样发作　mitochondrial encephalomyopathy with lactic acidosis and stroke‑like episode，MELAS　/79，116，396
线粒体能量生成系统　mitochondrial energy generating system，MEGS　/418
线粒体融合蛋白 2　mitofusin 2，Mfn2　/327
线粒体神经胃肠道脑肌病　neurogastrointestinal encephalomyopathy，MNGIE /303
线粒体替代疗法　mitochondrial replacement therapy，MRT　/457
线粒体细胞病　mitochondrial cytopathy　/102，252
线粒体转导结构域　mitochondrial transduction domain，MTD　/461
线粒体转录因子 A　mitochondrial transcription factor A，mtTFA/TFAM　/13
线粒体转录终止因子　mitochondrial transcription termination factor，MTERF　/15

Y

遗传性痉挛性截瘫　hereditary spastic paraplegia，HSP　/319，325
遗传性运动感觉神经病　hereditary motor‑sensory neuropathy，HMSN　/292
婴儿型脊髓小脑性共济失调　infantile‑onset spinocerebellar ataxia，IOSCA　/192，298
原发性线粒体病　primary mitochondrial disease　/72